超声诊断学
DIAGNOSTIC MEDICAL SONOGRAPHY

妇科及产科
Obstetrics and Gynecology

第 4 版

主　编　Susan R. Stephenson Julia Dmitrieva

主　译　罗　红　杨　帆

审　校　刘吉斌

人民卫生出版社

图书在版编目（CIP）数据

超声诊断学：妇科及产科/（美国）苏珊·R. 斯蒂芬森
（Susan R. Stephenson）主编；罗红，杨帆译. —北京：人
民卫生出版社，2018
　　ISBN 978-7-117-27262-9

　　Ⅰ.①超…　Ⅱ.①苏…②罗…③杨…　Ⅲ.①超声波诊
断-高等学校-教材　Ⅳ.①R445.1

　　中国版本图书馆 CIP 数据核字(2018)第 191476 号

人卫智网　www.ipmph.com	医学教育、学术、考试、健康，	
	购书智慧智能综合服务平台	
人卫官网　www.pmph.com	人卫官方资讯发布平台	

版权所有，侵权必究！

图字号：01-2018-0664

超声诊断学：妇科及产科

主　　译：罗　红　杨　帆
出版发行：人民卫生出版社（中继线 010-59780011）
地　　址：北京市朝阳区潘家园南里 19 号
邮　　编：100021
E - mail：pmph @ pmph.com
购书热线：010-59787592　010-59787584　010-65264830
印　　刷：北京画中画印刷有限公司
经　　销：新华书店
开　　本：889×1194　1/16　　印张：53.5
字　　数：1733 千字
版　　次：2018 年 9 月第 1 版　2018 年 9 月第 1 版第 1 次印刷
标准书号：ISBN 978-7-117-27262-9
定　　价：396.00 元

打击盗版举报电话:010-59787491　E -mail:WQ @ pmph.com
（凡属印装质量问题请与本社市场营销中心联系退换）

主　译　罗　红　杨　帆

审　校　刘吉斌

译　者（以汉语拼音为序）

  陈　娇　四川大学华西第二医院

  陈诗雨　四川大学华西第二医院

  程勃超　四川大学华西第二医院

  高倩倩　四川大学华西第二医院

  郭　楠　四川大学华西第二医院

  郭瑞倩　四川大学华西医院

  何冠南　四川省妇幼保健院

  何　敏　四川大学华西第二医院

  蒋　瑜　四川大学华西第二医院

  金　亚　四川大学华西第二医院

  刘　丹　四川大学华西第二医院

  罗　红　四川大学华西第二医院

  马晓娟　成都市第一人民医院

  庞厚清　四川大学华西第二医院

  唐　英　四川大学华西第二医院

  田　甜　四川大学华西第二医院

  田　雨　四川大学华西第二医院

  王　晶　四川大学华西第二医院

  王静欣　四川大学华西第二医院

  伍　婷　四川大学华西第二医院

  熊　雯　四川省医学科学院四川省人民医院

  徐　红　四川大学华西第二医院

  杨　帆　四川大学华西第二医院

  杨家翔　四川省妇幼保健院

  张　波　四川大学华西第二医院

  朱　琦　四川大学华西第二医院

作者

Karen Ambrowitz, RDCS
Technical Director
Pediatric Echocardiography Laboratory
UCLA Mattel Children's Hospital
Los Angeles, California

Lisa Allen, BS, RDMS, RDCS, RVT, FAIUM
Ultrasound Coordinator
The Regional Perinatal Center
State University of New York
Upstate Medical University
Syracuse, New York

Liana Amarillas, BS, RDMS (ABD)(OB), RVT, RDCS
Diagnostic Medical Sonographer
Divisions of Ultrasound and Prenatal Diagnosis
University of Colorado Hospital
Aurora, Colorado

Amanda Auckland, RDMS, RDCS, RVT
Sonographer
Department of Ultrasound
University of Colorado Hospital
Aurora, Colorado

Sue Benzonelli-Blanchard, BS, RDMS, RDCS
Ultrasound Consultant
Issaquah, WA

Danielle M. Bolger, RT, RDMS, RVT, RDCS
Department of Ultrasound
University of Colorado Hospital
Aurora, Colorado

Molina Dayal, MD, MPH, FACOG
Medical Director
Sher Institute of Reproductive Medicine
St. Louis, Missouri

Greggory DeVore, MD
Division of Maternal-Fetal Medicine
Department of Obstetrics and Gynecology
David Geffen School of Medicine at UCLA
Los Angeles, California
Fetal Diagnostic Centers
Pasadena, Tarzana, and Lancaster, California

Julia Dmitrieva, DBA, RDMS (OB)(AB)(BR), RDCS, RVT
Philips Healthcare
Bothell, Washington

Arri Hall-Terracciano
Dixie Regional Medical Center
St. George, Utah

Faith Hutson, BAS, RT, RDMS
DMS Clinical Coordinator
Diagnostic Medial Sonography
Doña Ana Community College
Las Cruces, New Mexico

Catheeja Ismail, RDMS, EdD
Staff Sonographer
Assistant Professor of Radiology
The George Washington University Hospital
Washington, District of Columbia

Sanja Kupesic, MD, PhD
Clinical Professor of Obstetrics & Gynecology
and Radiology
Department of Medical Education
Paul L. Foster School of Medicine
El Paso, Texas

Bridgette Lunsford, MAEd, RDMS, RVT
Clinical Applications Specialist
GE Healthcare - Ultrasound
Arlington, Virginia

Darla Mathew, BAS, RT, RDMS
DMS Program Director
Diagnostic Medical Sonography
Doña Ana Community College
Las Cruces, New Mexico

Amber Matuzak, BS, RDMS, RVT, RDCS
Division of Ultrasound
University of Colorado Hospital
Diagnostic Medical Sonographer
Aurora, Colorado

Kassandra Quigley, BS, RDMS, RVT, RDCS
Lead Sonographer
University of Colorado Hospital
Aurora, Colorado

Cindy Rapp, BS, RDMS, FAIUM, FSDMS
Senior Clinical Marketing Manager
Toshiba America Medical Systems
Tustin, California

Gary Satou, MD, FASE, FAHA
Director
Pediatric Echocardiography
Co-Director
Fetal Cardiology Program
UCLA Mattel Children's Hospital
Ronald Reagan Medical Center & UCLA Health
Clinical Professor
David Geffen School of Medicine UCLA
Los Angeles, California

Tammy Stearns, MSAS, BSRT, RDMS, RVT
CoxHealth School of Diagnostic Medical Sonography
Springfield, Missouri

Susan R. Stephenson, MS, MAEd, RDMS, RVT, CIIP
Siemens Medical Solutions USA, Inc.
Salt Lake City, Utah

Cheryl Vance, MA, RDMS, RVT, RT
Women's Health & Specialty Education
Program Manager
GE Healthcare - Ultrasound
San Antonio, Texas

Michelle Wilson, MS, RDMS
Kaiser Permanente Medical Center at Vallejo
Sonography Sessions LLC
Napa, California

Paula Woletz, MPH, RDMS, RDCS
Clinical Coordinator
Howard Community College
Columbia, Maryland

审阅者

Michelle Cordio
University of Wisconsin Hospital and Clinics School of
   Diagnostic Medical Sonography
Madison, Wisconsin

Beth Edson
Community College of Allegheny County
Monroeville, Pennsylvania

Traci Fox
Thomas Jefferson University
Philadelphia, Pennsylvania

Kathryn Gill
Institute of Ultrasound Diagnostics
Mobile, Alabama

Tiffany Johnson
Saint Luke's School of Diagnostic Medical Sonography
Kansas City, Missouri

Tanya Nolan
Weber State University
Ogden, Utah

Latha Parameswaran
JFK Muhlenberg Harold B. & Dorothy A. Snyder Schools
Plainfield, New Jersey

Cherie Pohlmann
University of South Alabama
Mobile, Alabama

随着医学超声仪器和技术的不断进步,超声在腹部、浅表、血管、心脏、妇产、介入等多个领域得到了广泛的应用和持续的发展,已成为临床上最常用且不可或缺的影像方法。

目前国内关于超声诊断的参考书很多,既有全面阐述各个系统的鸿篇巨著,也有某个领域精雕细琢的专著,但是针对超声检查基础如超声图像获取及质量、不同器官超声扫查方法及标准的书还很少。

《超声诊断学:妇科及产科》是《超声诊断学》系列丛书中的一本,该系列丛书内容上侧重超声检查基础及相关知识,包括解剖、生理、病理、超声检查方法以及与此相关的正常和异常声像图,编排上包含了丰富的插图、汇总表和超声图像,是美国超声技师教育的经典教材,具有一定的权威性。

我们引进《超声诊断学》系列丛书的目的是为各级超声从业人员提供超声基础及专业知识、特别是与超声检查及图像相关的基础和专业知识。面向的读者群包括超声专业的学生、规范化培养的学员、超声技师、超声医师及临床工作中对超声操作感兴趣的人员。本教材既可以作为专业的入门书籍,也可以作为专业的参考书。希望该译本的出版能够为达到该目的做出一点贡献。

在本书的翻译过程中,全体翻译及校订人员均付出了艰辛的劳动;特别感谢刘吉斌教授在百忙之中审阅了译稿,并提出了许多宝贵的建议。在本书交付之际,对参与此书出版的各位人员表示最衷心的感谢!

本书在初译之后多次校订。在忠于原文的基础上,翻译文字务求行文流畅、言简意赅且表达准确。虽竭尽所能,不足和不当之处在所难免,恳请超声界前辈及同道不吝批评指正。

罗红　杨帆

四川大学华西第二医院

基于使用者的反馈,我们对《超声诊断学:妇科及产科》进行了第 4 版的改版编写。在产科超声部分我们依据胎儿系统进行章节划分,分系统讲述了胚胎发育、正常解剖和异常解剖结构。这本教科书适用于不同背景和经验的读者,是学习者的职业入门和参考书籍。书的内容有利于超声技师、超声医师、超声专家或学生更好地理解解剖学、生理学、病理生理学以及其他影像知识。

本书分为两个部分,第一部分是妇科超声,第二部分是产科超声。每一部分的第一章,即"妇科超声扫查原则"和"产科超声扫查原则"都讲到了患者的护理和妇产超声检查的流程。第一章描述了图像存档和通信系统(即 PACSs)和诊所或医院内的互联网计算机系统,彻底改变了我们的日常工作流程。这两个总纲性的章节都介绍了在进行超声检查时照顾病人的方法。

在整套书中,我们尝试在适当的时候将超声和其他辅助成像方式融合。因为超声技师可以将经常遇到的其他影像学发现与超声有机整合。

我们力求制作一本跟上时代的、接地气的教科书,同时以有趣的、乐读的形式呈现给读者。为了做到这点,我们提供了解剖学、生理学、病理学的详细描述,以及这些解剖和病理案例正常和异常的超声表现,包括插图、汇总表和图像,其中许多都包含有价值的病例研究信息。

我们的目标是尽可能地呈现完整的、最新的内容,同时也认识到,本书以后还必须补充新的信息,以反映超声专业的动态发展。随着设备的每一项技术进步,超声检查者的想象力必须延伸以创造新的应用。有了本书提供的综合基础,超声检查者就可以从容应对这个挑战了。

Susan R. Stephenson

Julia Dmitrieva

对《超声诊断学：妇科及产科》（第4版）进行编辑出版的过程是一个不断学习的过程。我们起初认为出版第4版是件容易的事，这是彻底错误的。我从作者和共同主编 Julia Dmitrieva 处受益良多。Diane M Kawamura、Tonya Nolan（腹部及浅表器官分册）和 Anne Marie Kapinski（血管分册）是《超声诊断学》丛书的三大主编，感谢他们宝贵无私的支持。

对 Lippincott Williams & Wilkins 出版社为本书的编辑、出版、宣传、发行辛勤付出的团队表示由衷感谢。

感谢我们的同事、学生、朋友和家人给予持续的鼓励、热情、启发和倾听。

Susan R. Stephenson，MS，MAEd，RDMS，RVT，CIIP

11

目录

第一部分 妇科超声

1 妇科超声的扫描技术原理 ……………… 1
2 女性生殖系统的胚胎发育 ……………… 15
3 女性生殖道畸形 ……………………… 25
4 女性周期 …………………………… 45
5 女性盆腔的正常解剖结构 …………… 75
6 盆腔多普勒超声评估 ………………… 127
7 小儿盆腔 …………………………… 143

8 女性盆腔良性病变 …………………… 159
9 子宫和宫颈恶性疾病 ………………… 195
10 卵巢恶性肿瘤 ……………………… 219
11 盆腔炎和子宫内膜异位症 …………… 239
12 辅助生殖技术、避孕和人工流产 …… 259
13 女性生殖系统影像学 ………………… 293

第二部分 产科超声

14 产科超声的扫描技术原理 …………… 323
15 超声在早孕期的应用 ………………… 333
16 早期妊娠并发症的超声评价 ………… 353
17 超声在异位妊娠中的应用 …………… 371
18 中晚孕胎龄和胎儿大小的评估 ……… 393
19 正常胎盘和脐带 …………………… 423
20 胎盘和脐带异常 …………………… 433
21 胎儿头部的超声评估 ………………… 467
22 胎儿颈部与脊柱的超声评估 ………… 497
23 胎儿超声心动图 …………………… 511
24 胎儿胸部的超声评估 ………………… 543

25 胎儿腹部(包括腹壁)的超声评估 …… 577
26 胎儿泌尿生殖系统及盆腔的超声评估 …… 609
27 正常和异常的胎儿肢体 ……………… 641
28 生物物理评分 ……………………… 661
29 多胎妊娠 …………………………… 675
30 宫内生长受限 ……………………… 701
31 胎儿异常的类型 …………………… 721
32 妊娠期母体疾病的影响 ……………… 753
33 产后子宫 …………………………… 777
34 介入性超声 ………………………… 783
35 妇产科超声的三维和四维成像 ……… 809

妇科超声

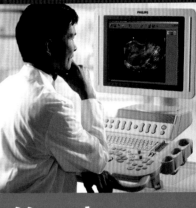

妇科超声的扫描技术原理

SUSAN R. STEPHENSON

第1章

目标

- 妇科超声检查之前患者的准备工作。
- 探头的选择。
- 超声技师所需的资格认证。
- 检验室认证的必要性。

术语表

附件(adnexa): 一个器官周围的区域。

腹水(ascites): 腹腔内或盆腔内的液体。

生物效应(bioeffects): 声波与组织相互作用产生的生物物理结果。

电子病例系统(electronic medical record,EMR): 包含所有患者信息的电子数据库。

腔内(endocavity): 在腔体内例如腹腔或盆腔。

宫底(fundus): 子宫的顶部。

医院信息系统(hospital information system,HIS): 为管理医院数据而设计的纸质的或计算机系统,比如账单和患者的信息资料。

膀胱截石位(lithotomy position): 在分娩中患者经常采用的双脚分开蹬在脚蹬上的体位。

模式工作列表(modality worklist,MWL): 进入模式的患者电子列表,如超声波,这有助于减少数据输入错误。

非妊娠(nongravid): 没有妊娠。

血管周围(perivascular): 在血管周围的。

图像存档和通信系统(picture archiving and communication system,PACS): 存储影像图像的数据库。

信息系统(radiology information system,RIS): 用来管理影像数据例如计费、报告和图像的纸质或电子系统。

扫描列表(scanning protocol): 一项完整的检查所需要的图像列表。

经腹成像(transabdominal): 经腹部扫查成像途径。

探头接触区(transducer footprint): 接触患者并发出超声波的探头区域。

经阴道(transvaginal/endovaginal): 探头放在阴道里的检查途径。

患者准备
经腹
经阴道
最小剂量原则
资格认证
登记注册

任何超声检查的目的都是通过适当的技术和患者准备来进行诊断。优化检查可以降低成本、符合 ALARA[1] 原则降低超声能量的暴露,并且减少患者的不适感。遵循流程的检查过程可以确保获得盆腔器官或胎儿的完整成像。这种系统成像包括实时二维、频谱、彩色或能量多普勒成像,以及应用越来越广泛的三维和四维成像。

许多制造商提供了图像的自动化调节,诸如整体增益、余辉和输出功率等技术因素的处理。要获得所需的图像,不仅需要了解超声波的物理知识,还需要了解正常和异常的解剖学知识,以及疾病的进展。

在这一章中,你们将学习到妇科超声检查中的基本操作技术和新兴成像技术。各个部分的详细内容将在后面的章节中讨论。

患者准备

设置

当患者来做超声检查时,她必须首先进入医院的信息系统。患者的病例号可以识别她的电子医疗记录,里面包括了所有的检验室、病理学和影像学检查。为了区别每次就诊,会生成一个单独的病例号。一旦进入影像学的信息系统,超声技师可以搜索到工作列表,并且超声机器会自动匹配患者的信息。尽管这听起来复杂,但是医院网络通过减少错误和影像的使用[2]让我们的工作更加轻松。

与患者见面时,超声技师应该自我介绍一下。核实患者的身份,应使用两种方法,例如患者的姓名和出生日期。患者的手环也可以识别身份。接下来,询问患者要做什么检查,以便于确定正确的检查顺序和知晓患者对这些检查的看法(表1-1)。在完成患者身份核实和确认检查类型后,解释检查过程,检查的时长,患者可能的感觉,以及探头将放在哪里和如何移动。

表1-1　患者核对
• 询问患者的名字
• 询问患者的出生日期
• 检查类型
• 预约的临床医生
• 腕带

为了确保核对患者,采用两种不同的识别方式[23]

超声报告中应包括所有相关的临床资料。包括:患者的年龄、末次月经的日期(及其是否正常)、孕产次、症状比如疼痛或出血、盆腔手术史及任何其他相关的医疗或手术史。如果检查申请上没有以上这些内容,就需要我们通过询问患者获知。这些信息可以输入到设备的开始界面中,很多情况下系统可以计算出孕期和预产期,然后把这些信息转移到电子报告上

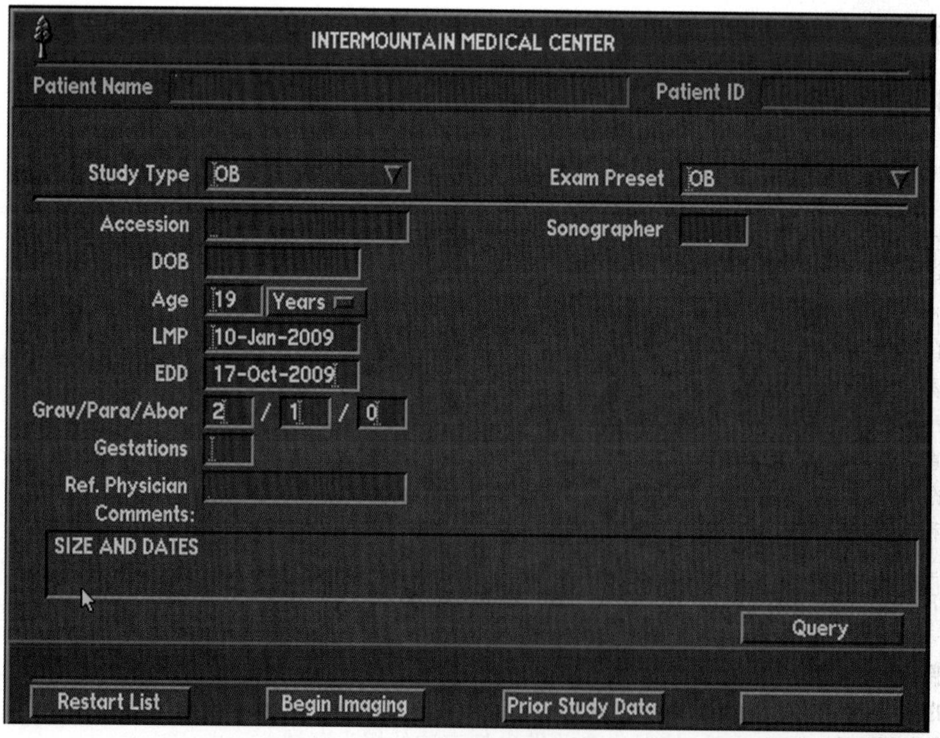

图1-1　在患者数据录入(patient data entry,PDE)界面可以输入患者的登录号码或患者访问号码、末次月经时间和患者的妊娠信息。如果你所在的医院没有联网,那么你可以手动输入患者信息

（图 1-1）。在开始检查之前，最好先获取这些信息，减少在超声技师检查时患者看到屏幕上的图像下结论的机会。

了解患者的生育史给超声技师撰写和解释超声检查报告提供了必要的信息。例如，如果患者的子宫大于孕周，这可能是由于妊娠的胎儿数月导致而不是病理情况。虽然产科编码系统存在变化，但以下是最常见的：妊娠（G）指的是以前妊娠的数量，包括此次妊娠。一位妊娠的妇女，有 1 次异位妊娠史和双胞胎生育史，将记作 G3。患者如果现在没有妊娠，但之前有过 4 次妊娠史，那应记作 G4。产次（P）是指患者妊娠到足月的次数；因此，异位妊娠将记为 P0，双胎妊娠将为 P1。P 之后的数字按顺序是指妊娠到足月的次数、流产（自发或诱发）次数和存活胎儿的数量。因此，上文提到的目前妊娠的患者将被记为 G3P1A1T2，这意味着这位女性有过 3 次妊娠、1 次生产、1 次流产（此病例是指异位妊娠）和 2 个存活的胎儿（此病例为产下 1 对双胞胎）。[3]如果患者目前尚未妊娠，她将记为 G2P1A1T2（表 1-2）。

获得所有相关临床信息后，帮助患者躺上检查台，让患者尽可能的感到舒适。将一个或两个枕头垫于患者膝盖下方可以减轻背部的压力。经腹检查中，将足够的耦合剂涂于患者的下腹部，使声波有效的传播。

表 1-2　孕次/产次的定义

名词/缩写	定义
妊娠（G）	妊娠的次数
产次（P）	妊娠超过 36 周以上的次数
流产（A）	失败的妊娠次数
生育（T）	生下活产的数量

为了尽量减少患者的不适感，可以将耦合剂加热至人体温度。如果诊断室内没有专门的耦合剂加热器，可以将其放在温水槽中加温。不要使用微波炉，因为凝胶发热不均匀可能会导致爆炸。如果要行经阴道超声检查，当患者脱下裤子并用治疗巾把自己盖起来时要注意保护患者的隐私。

每个医院都应制定出每种检查类型的扫查方案，并在打印出的参考手册中列出来。美国超声医学研究所（American Institute of Ultrasound in Medicine，AIUM，详见框 1-1 和框 1-2）[5,6]为妇产科超声检查提出了建议方案。超声诊断医学会（the Society of Diagnostic Medical Sonography，SDMS）的妇产科指南和美国放射学会（American College of Radiology，ACR）的指南一样，都包括一部分扫描技术，[7]每一位超声技师在形成自己的检查顺序时，都应当牢记，超声检查需通过一系列典型的图像来显示每一个解剖结构的正常或异常。

框 1-1

产前超声检查指南

早孕期超声检查指南

适应证：确定是否是宫内孕；评估疑似宫外孕；确定阴道出血或盆腔疼痛的原因；估计妊娠龄；诊断或评估多胎妊娠；确认胚胎是否存活、辅助绒毛膜穿刺取样（chorionic villus sampling，CVS）、胚胎移植和宫内节育器（intrauterine device，IUD）的放置和取出；评估胎儿畸形如无脑儿；评估产妇子宫发育异常和（或）盆腔肿块；测量颈部透明层（nuchal translucency，NT）；并评估可疑的葡萄胎。

总体评价：早孕期的超声检查可以经腹、经阴道或者两种方法同时使用。如果经腹部检查无法提供诊断信息，那么可以选择行经阴道或经会阴扫查。同样，如果经阴道扫查不能扫查到需要的所有切面，那么则应行腹部扫描进行补充。

1. 扫查子宫和附件确定是否有孕囊。记录任何可以看到的孕囊并确定其位置。注意胚胎的存在与否并记录胚胎长度（crown-rump length，CRL）。

注解：①估计孕周时，CRL 相比孕囊径线是更为准确的指标。如果未见胚胎，通过卵黄囊的存在评估孕囊。孕周的估计应该基于孕囊的平均径线或孕囊的形态和内容物。②通过卵黄囊或胚胎的存在可以确认妊娠囊。在这些结构确认之前作出孕囊的诊断要慎重。卵黄囊和胚胎的缺乏要高度怀疑是

否是宫腔积液，它在异位妊娠时常与假孕囊共同出现。③在早孕期的后期，双顶径（biparietal diameter，BPD）和其他胎儿生物测量指标有时也可用于孕周的判断。

2. 用 M 型超声成像或者回放记录是否有胎心搏动。

注解：①实时观察对胎心的诊断至关重要。②经阴道扫查，5mm 及以上的胚胎应该可以看到胎心的搏动，如果 5mm 以下的胚胎没有看到明显的胎心搏动，则需要超声随访来确定胚胎是否存活。

3. 确定胎儿的数量。

注解：仅在超声图像上显示出多个胚胎时报告多胎妊娠。在早孕期，羊膜和绒毛膜不完全的融合或宫内出血导致的绒毛膜突起经常类似第二个孕囊，导致误诊为多胎妊娠。

4. 全面扫查子宫、附件和盆腔。

注解：①可以发现有临床意义的异常情况。记录肌瘤和附件包块的有无、位置和大小。扫查盆腔是否有积液，如果有盆腔积液则应扫查腹部两侧和肝下寻找是否有腹腔积液。②将血清激素水平与超声结果相结合，有助于辨别正常、异常或异位的妊娠。

5. 评估存活胎儿的颈部区域。

注解：①NT 测量是检验室确定有一定区间内的精确测量。

框 1-1（续）

产前超声检查指南

②NT 测量与血清学生化检查相结合可以确定胎儿患 13-三体或 18-三体的风险，或其他缺陷如心脏或脊柱畸形的风险。

③NT 操作的资格认证可以保证超声技师之间做检查时的质量和扫查方法保持一致。

中、晚孕的超声检查指南

适应证：评估孕周及胎儿生长情况；确定阴道出血、盆腔疼痛或宫颈机能不全的原因；确定胎先露；诊断或者评估多胎妊娠；确定羊膜穿刺术的可行性；确定子宫大小和临床提供孕周存在差异的原因；评估胎儿畸形；评估母体子宫畸形、盆腔包块或可疑的异位妊娠；评估胎儿的发育；评估羊水量、可疑的胎盘早剥、胎膜早破和异常生化标志物；帮助宫颈环扎的定位、辅助外倒转术。对有胎儿畸形、胎盘位置异常和胎儿先天异常病史的孕妇进行随访；评估孕晚期产前护理孕妇的胎儿情况；评估可能增加非整倍体风险的相关发现；评估可疑的葡萄胎。

1. 记录胎儿的存活、数量、胎先露和活动。

注解：①报告异常心率和（或）节律。②多胎妊娠需要额外记录的信息：妊娠囊的数量、胎盘的数量、隔膜的存在与否、胎儿生殖器（如果可见的话）、胎儿大小的比较、隔膜两侧羊水量的比较。

2. 报告上对羊水量的估计（增加，减少，正常）。

注解：当确定羊水量是否合适时，需考虑到妊娠每个阶段羊水的生理性变化。

3. 记录胎盘的位置和外观，以及与子宫颈内口的关系。观察脐带在胎盘和胎儿腹壁的插入口。以及在横断面观察游离脐带的三根血管，并且用彩色血流多普勒显示脐动脉在胎儿膀胱两侧的走形。

注解：①胎盘在妊娠早期的位置和分娩时的位置并无明显关系。②孕妇过度充盈的膀胱和子宫下段肌壁收缩可能会造成胎盘前置的假象。③经腹、经会阴或经阴道都可以帮助我们观察胎盘与宫颈内口的关系。

4. 通过胎儿头颅的测量如 BPD、头围（head circumference，HC）和肢体的测量如股骨长（femur length，FL）来估计胎儿的孕周。

注解：在妊娠晚期，由于个体差异（即高或矮），测量结果可能不能准确地反映孕周。晚孕期的检查结果要基于早期的检查，因为早期的 CRL、BPD、HC 和 FL 更为准确。为了确定当前孕周，可以应用产科公式，将数据输入公式或采用以下算法：在公式中输入所需的 CRL、BPD、HC 和（或）FL 的值，目前的孕周＝早期检查所估计的孕周+第一次检查到现在的周数。

4A. 测量 BPD 的标准切面是显示丘脑的胎头横断面。

注解：如果胎头的形状偏圆或偏扁，BPD 的测量误差较大。如果胎儿头颅是长头或短头，那么 BPD 的测量可能会误导我们。有时需要计算头颅指数（cephalic index，CI），即 BPD 与枕额径的比值来帮助评估。在这种情况下，需要加测其他的胎头指标如头围。

4B. 在测量 BPD 的平面测量头围，绕胎儿颅骨测量其周长。

4C. 在孕 14 周以后常规测量和记录股骨的长度。

注解：就像头颅的测量一样，股骨长在晚孕期也有较大的生理性差异。

5. 在中孕后期和晚孕期估计胎儿体重。这个计算需胎儿腹部的直径或腹围。

注解：①参考至少 2～4 周以前的检查结果评估生长速度是否合适。②胎儿体重估计与分娩时的实际体重可能有正负 15% 的误差。这可能是由于患者的种族、超声测量方法以及技术因素导致的。

5A. 在同时显示门静脉左、右支汇合处与胎儿胃泡的标准横切面测量胎儿腹围。

注解：腹围的测量可以帮助估计胎儿体重，并且可以发现胎儿生长迟缓或巨大儿。

5B. 从已知的胎儿生物测量值估计一段时间后胎儿的生物测值。

6. 评估子宫（包括宫颈）和附件。

注解：可以发现有临床意义的异常情况。记录肌瘤和附件包块的有无、位置和大小。中孕和晚孕期孕妇的卵巢常不易扫查到。当胎头遮挡，经腹部扫查不易显示孕妇宫颈时可以经阴道或会阴进行扫查。

7. 胎儿的扫查应包括，但不限于以下结构的扫查：脑室、后颅窝（包括小脑半球和小脑延髓池）、脉络丛、侧脑室、脑中线大脑镰、透明隔腔、上唇、心脏切面包括四腔心（包括心脏在胸腔的位置）、左室流出道、右室流出道、主动脉弓和导管弓、脊柱、胃泡、肾脏、膀胱、膀胱两侧脐血管的彩色多普勒或彩色能量血管成像、胎儿的脐带插入口、前腹壁的完整性和胎盘。另外也包括四肢，扫查是否有长骨的缺失和胎儿外生殖器的观察。当胎儿体位允许时，我们应努力的扫查胎儿的所有解剖结构。

注解：①我们认识到，并非所有以上提及的器官系统的畸形都可以通过超声检测到。②将这些推荐视为胎儿解剖结构扫查的最低指导要求。偶尔当胎儿体位、羊水量少、孕妇的体型这些因素限制时，会有一些结构不能很好地显示。遇到这种情况时，应将显示不清的胎儿结构标注在超声检查报告中。③疑似有异常时应对这一部分进行针对性的超声检查。④在非整倍性风险增高的胎儿中，应测量颈部皮肤厚度。

American Institute of Ultrasound in Medicine. Guidelines for Performance of the Antepartum Obstetrical Ultrasound Examination. Laurel, MD: AIUM；2007.

框 1-2

女性盆腔超声检查的操作指南

适应证：疼痛；月经疼痛（痛经）；月经量少（闭经）；月经量过多（月经过多）；不规则的阴道出血（子宫出血）；量过大的不规则出血（月经过多）；之前发现问题的随访检查；评估、监测、和（或）治疗不孕患者；月经延后、性早熟或青春期前的阴道出血；绝经后阴道出血；盆腔感染的症状或体征；其他影像学检查发现异常后的进一步检查；先天性畸形的评估；大量出血；盆腔手术后感染；分娩或流产；宫内节育器的定位；高危患者的恶性肿瘤筛查；尿失禁或盆腔器官脱垂；以及介入或外科手术的指导。

下面的指南描述了女性骨盆内各器官和解剖学区域的检查。所有相关的结构都应经过经腹部和（或）阴道扫描来显示。如果经腹扫查没能了解到诊断需要的信息，那么在条件允许的情况下应进一步行经阴道检查。类似地，如果经阴道扫描没能了解到诊断所需的信息，也应该进一步行经腹扫查。在某些情况下，需要同时行经腹和经阴道检查。

检查前准备

对于经腹的盆腔检查来说，患者应充盈膀胱，将盆腔的小肠和气体排开。有时过度充盈的膀胱可能会影响评估。遇到这种情况时，患者应排出部分尿液再复查。

对于经阴道超声检查来说排空膀胱最好。超声技师或内科医生应向患者介绍经阴道超声探头。在行阴道超声检查时，诊断室最好有一名女性的医生或医院员工在场陪同。

子宫

当进行盆腔检查时，阴道和子宫可以当作解剖学的参考标记。在检查子宫时，要记录以下内容：①子宫大小、形状和位置；②子宫内膜；③子宫肌壁；④宫颈。

长轴切面上从宫底到宫颈的距离是子宫的长径。子宫前后径是在同样的长轴切面上垂直测量子宫前壁到后壁的距离。在横切面或者冠状面测量子宫的横径。在进行子宫容积测量时应排除宫颈。

记录子宫的异常包括轮廓变化、回声、包块和囊肿，并且测量至少两个径线，另外不需要测量所有的肌瘤大小。

子宫内膜的检查包括：厚度、异常回声和宫腔内是否有积液或占位。在正中矢状切面测量子宫内膜厚度，包括内膜基底层的前、后部分，并除开相邻的低回声的子宫肌壁和宫腔的积液。评估子宫内膜应考虑到月经周期和激素补充带来的子宫内膜形态的生理性变化。宫腔声学造影可以帮助评估功能失调的子宫出血或子宫内膜异常增厚的患者。记录宫腔内是否有节育器及其位置。当需要时，可对子宫行冠状面的三维重建。

子宫附件（卵巢和输卵管）

在评估子宫附件时，我们应该首先找到卵巢，因为卵巢可以作为主要的解剖参考，帮助我们定位和评估附件的病变。

尽管卵巢的位置不固定，但它们往往位于髂内血管前方、子宫的外侧和闭孔内肌的浅面。测量卵巢的大小并记录任何异常的发现。在两个垂直的平面上测量卵巢的三个径线（宽度、长度和厚度）。为了确保是在三个正交平面的测量，可以利用双成像模式。在一些女性中，卵巢可能无法辨认，这经常发生于绝经后女性或有较大平滑肌瘤的患者中。

在大多数患者中，正常的输卵管一般看不到。在附件周围的区域仔细扫查，特别注意积液或扩张的管状结构，这些可能是扩张的输卵管。

任何附件肿块都要注意其与子宫的关系。描述同侧的卵巢。确定卵巢的大小和回声（囊性、实性、或混合；或存在分隔）。多普勒超声在鉴定盆腔结构血管性质上有重要的作用。

盆腔

直肠子宫陷凹区域应该重点评估是否有游离液体或包块。当发现游离液体时，应评估液体的回声。当发现包块时，应评估包块的大小、位置、形状、回声（囊性、实性或混合性），以及它与卵巢和子宫的关系。肠蠕动可以用来区分肠管和盆腔包块。在没有肠蠕动的情况下，区分正常或异常的肠袢与包块有时比较困难。经阴道检查有助于区分疑似肿块和正常的直肠、乙状结肠内的液体和粪便。超声水灌肠或清洁水灌肠后再次检查也有助于区分疑似肿块和肠管。

American Institute of Ultrasound in Medicine. Guidelines for Performing of the Ultrasound Examination of the Female Pelvis. Laurel, MD: AIUM; 2009.

妇科检查

进行妇科超声检查时患者需要充盈膀胱（图 1-2）。检查前准备应该根据患者、检查目的和探头类型进行调整。一个绝经前的妇女为了检查是否有卵巢囊肿可能会被要求正常饮食、不排尿，或在检查 1 小时前喝下 4 杯 230ml 左右的水并憋住不排尿，直到检查结束以后。这些要求可以确保她能顺利进行经腹盆腔检查。一名 60 多岁或 70 多岁的绝经后妇女因子宫出血来检查，她可能有尿失禁或者膀胱容量降低，那么我们要做出调整，要求她准备前只喝 3 杯 230ml 左右的水。如果患者行经阴道检查，那么必须排空膀胱，除非在同一检查中需要经腹部扫查。

足够充盈的膀胱通常延伸至非妊娠子宫的宫底部。如果子宫和附件可以看清楚，那就是膀胱足够充盈；如果没有，我们应该要求患者再多喝水，或者等待使得膀胱更加充盈。患者的体位变化可能对一个充盈不太理想的膀胱有帮助。让患者躺成左或右后斜位，这样膀胱就会往感兴趣的区域比如子宫侧面、附件或包块倾斜。

如果患者的膀胱过于充盈导致挤压或推挤盆腔脏器，或者患者不能耐受检查，可以让她排空部分膀胱，给她一个杯子，并告诉她可以解多少杯的小便。许多患者对自己能否在中途停止排尿表示怀疑，但大多数

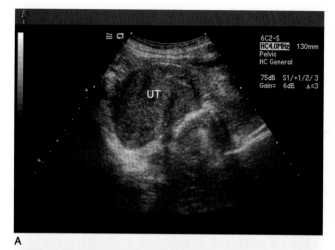

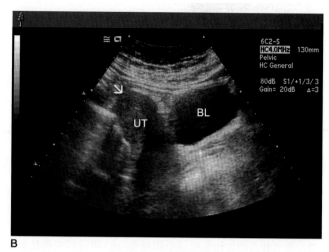

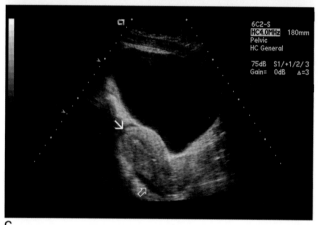

图1-2　A. 这张图片显示在膀胱不充盈的情况下,经腹矢状切面显示的子宫图像不佳。双附件区无法显示。B. 这张图片显示膀胱部分充盈的情况下,虽然子宫显示的比上一张图像好,但是膀胱仍不够充盈,使得宫底显示欠佳(箭头)。C. 在膀胱完全充盈的情况下,宫底(箭头)显示满意,肌壁和宫内膜的回声可以清楚的显示。另外可以看到直肠子宫陷凹有少许的游离液体(空心箭头)

患者都是成功做到了。

在许多情况下,排空膀胱,通过经阴道探头检查可以评估大多数盆腔深面的结构。经腹检查由于其扫查范围大于经阴道检查,主要用于排除盆腔有无包块。

妇科超声检查的操作

不管临床的提示是什么,妇科超声检查应包括以下切面:子宫正中矢状切面,包括宫颈和阴道;子宫和双侧附件的左、右旁矢状面;宫底部经过宫角的横切面、宫体的横切面和宫颈、阴道、两个卵巢的横切面。只要不是正常的标准图像,记录任何可疑的病理特征。在超声检查中对可疑异常的结构要保存若干矢状和横切的图像。文档应该包含有和没有测量的图像,以及异常结构的回声说明。检查中应力求将包块与周围器官结构的关系描述清楚。如果超声检查结果是阴性,那么应该对感兴趣的区域图像进行留存,以证明没有发现任何病理现象。

超声技师还必须了解某种疾病的其他相关表现。例如,当发现卵巢实性包块时,超声技师应仔细扫查直肠子宫陷凹、摩里逊陷凹、肝缘和腹部的两侧以了解是否有腹水,另外也要扫查肝、肾和血管周围的区域来判断是否存在转移。每次检查都必须进行全面的扫查;在使用实时探头检查时,所需的额外时间是最少的,但对患者的健康可能是至关重要的。虽然妇科肿块的超声图像常常没有特异性,令人困惑,但是利用最佳的技术,可以直观地看到与特定肿块相关的特征(表1-3)。另外我们应当知道多普勒频谱和彩色多普勒相结合可以提高诊断。这本书中有几章节的内容描写了盆腔包块显像的特殊技术。

超声技师如果对超声的物理原理有很好的理解,对认识图像问题是有帮助的。许多优秀的教科书解说了这些原理。[9,10]

表 1-3　妇科超声扫查的一般原则	
包块的特征	**扫查技术**
大小	测量三个最大的径线：长、宽、厚
移动性	患者体位变化，膀胱排空，探头加压
组织构成	切换探头：高频到低频
	与液性、无回声的膀胱相比较
	提高增益显示隔膜，降低增益显示钙化的声影
	在充满液体的结构中找寻边缘声影和前混响伪像
	注意包块是否有蠕动，以便于和肠管鉴别
补充检查部位（扩展）	检查膀胱壁，呈光滑的，测量厚度为 3～6mm 线状回声
	检查子宫直肠陷凹、腹部两侧和摩里逊陷凹以发现是否有腹水
	检查肝脏有无转移
	检查肾脏是否有肾积水或转移
	检查血管周围区域看是否有长大淋巴结

每个超声技师在检查过程中都应该尽量减少产生声波伪像。以下基本的扫描原则有助于获得有诊断意义的超声图像：

1. 为了获得探头最优的轴向分辨率，保持声束尽可能垂直贴近感兴趣的区域。
2. 最好的分辨率存在于探头的焦点区域内。
3. 高频探头提供更好的分辨率。
4. 低频探头提供更大的穿透深度。
5. 充满液体的结构可以提高声波的传播。
6. 实性结构不同程度导致声波衰减。

探头的选择

探头的选择应基于患者的体型、孕周和检查目的。每个医院都应该有一组具有 M 型、频谱多普勒和彩色多普勒功能的不同频率的探头。许多探头现在具有复合功能：显示二维图像的同时，可以显示 M 型或者频谱多普勒。同时可以二维、彩色和频谱多普勒成像的探头称为三联成像。大多数的探头都是电子聚焦的，通过改变焦点的深度和焦点的数量，使得超声技师可以获得感兴趣区域的最佳图像。使用宽频探头时超声检查者可通过改变频率以优化不同深度下图像分辨率。[9,10]

扇形探头扫查时，接触面积及活动范围较小，容易操作，可有效应用于大多数妇科及早孕期检查。各种尺寸和形状的线性探头可提供与长度相关的各种视野，并可用于线性结构（如股骨）的精确测量，适用于妊娠晚期。凸阵线性探头在扇形探头视野广泛这一优点的基础上增加了更大的近场分辨率，提高了线性测量的精度。

患者体型影响传感器频率的选择。体型较胖的患者需选择 2.5MHz 探头，5MHz 探头可为体型较纤瘦女性及儿童提供较优质的分辨率，而小婴儿则应选择 7.5MHz 探头。图像处理可提高图像分辨率，因此可使用比先前更高频率的探头对患者进行检查。为提高图像质量，超声检查者可根据成像结构的深度来更换探头，例如，为年轻女孩或者体型较瘦的女性行盆腔脏器检查时，可切换为高频探头以提高分辨率。若患者肥胖，盆腔器官距离探头表面较远，则应更换为低频探头。

阴道内探头良好的实用性和优异的成像，使其应用于绝大多数妇科和产科中，同时也成为诊所进行妇科和产科超声检查的重要设备。阴道内探头的频率范围为 3.0～6.0MHz 或 7.5MHz，频率的选择由待检的结构与宫颈的距离决定。不同制造商生产的阴道探头在大小、形状、图像方向与探头旋转方向、探头是否应形成一定角度、能否具有双 M 模式（同时显示 M 模式及二维图像）、频谱多普勒、彩色多普勒、能量多普勒上各不相同。一些仪器与探头也具备声束转换能力。[9,10]

经阴道扫查

经阴道扫查经常与经腹部扫查联合进行。经阴道探头可显示距焦点 2～7cm 范围内组织结构，仅局限于显示无巨大平滑肌瘤的非妊娠患者的子宫及其附件。相比于经腹检查，经阴道探头提供的视野更小（图 1-3）。经阴道超声的应用包括子宫、卵巢和盆腔炎症性疾病的评估；卵巢扭转；监测排卵。它也可用于监测诸如取卵、盆腔积液的引流或穿刺以及治疗等。SDMS 出版物《超声检查指南》(*Sonography Examination Guidelines*)[11] 对该技术作了较好概述，AIUM 的超声执业委员会已经发布了经阴道探头的使用建议。[12]

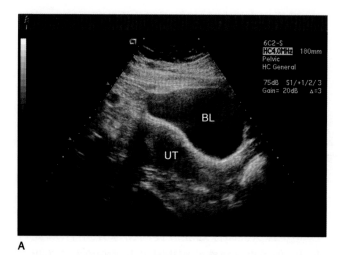
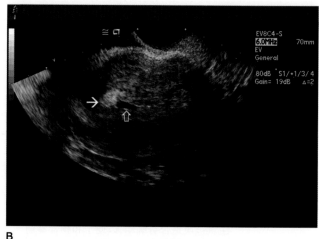

图1-3　A. 腹部扫查显示在相对充盈膀胱(BL)后方相对正常的子宫(UT)。由于患者肥胖而存在多重反射伪像；降低动态范围或总体增益有助于去除一些散射伪像。B. 阴道内扫查可以更好地显示子宫内膜，内膜回声(箭头)，息肉和液体(空心箭头)

经会阴扫查

在某些情况下可能不能进行经阴道扫查。如果担心有可能导致感染，例如避孕套破裂的情况或者患者拒绝接受经阴道扫查，经会阴扫查的方法可以使超声技师获得宫颈和子宫下段的图像。检查时患者体位同经阴道扫描一致。这项检查是使用隔离的经腹部超声探头（正如在经阴道扫查技术的部分所述），在会阴部的阴唇之间进行扫描来完成的。有时视野可能会被肠道气体干扰，可嘱患者抬高臀部，在臀部下方加垫枕头或毛巾，来使肠道移动位置并改变超声波束相对于宫颈的角度[13,14]（图1-4），以此来提高图像质量。

技术

在检查开始前详细地向患者解释检查过程。在某些特殊情况下，在检查前需获得患者的知情同意并签字。

1. 在患者膀胱不充盈的时候进行扫描，因为充盈的膀胱可能会使盆腔的解剖发生变化，并将需要探查的器官推挤出探头扫查范围。

2. 患者取膀胱截石位或仰卧位（仰卧位时需在臀部下方放置一个枕头）。患者的上半身应高于骨盆，以便液体都汇集到子宫直肠陷凹。

3. 用专为此操作设计的隔离套覆盖探头。该隔离套可降低患者的感染风险。若无该隔离套可使用避孕套或外科手套替代。在覆盖探头前需将少量耦合剂放置在探头表面，为扫描面和隔离套之间提供液体接触。还需小心移除探头表面和隔离套之间的所有气

泡，以优化图像质量。

4. 为尽量减少患者的不适，用 K-Y 凝胶润滑探头隔离套。如果患者接受不孕症的治疗，则不应使用耦合剂，因为耦合剂具有杀精效应，因此用盐水润滑探头。

5. 根据机构的政策，在经阴道检查过程中建议有女性陪伴。

6. 超声技师通过推拉、倾斜或旋转探头手柄获得子宫和附件的矢状切、冠状切及横切图像。推进探头成像时避免将探头推进太远。与标准扫描一样，放大图像增强了图像的可视化。

7. 由于图像的定位与经腹扫描不同，因此在每次扫描时必须指明位置和方向。目前方向和标签尚未标准化，因此推荐使用解剖标志参考图像（例如，显示与髂血管关系的卵巢）。

8. 检查完成后，请小心地取出避孕套，并根据探头制造商的建议对探头进行消毒。[12]

扫查完成

扫查获取所需图像只是扫查步骤中的一部分。扫查的测量结果会显示在超声仪器的电子报告中（图1-5）。这些结果连同屏幕上的患者信息常常以图像的形式储存在患者的记录中。报告页可在纸质打印机或独立打印机上打印。如果仪器设置成批量发送，检查图像的时候，要删除重复或不标准的图像。如果图像以获取方式发送，那么删除图像的唯一方法就是从归档图像和通信系统（picture archiving and communication system，PACS）中删除。当你结束检查时，将图像发送到 PACS 系统并存储，然后连接到患者的 EMR。

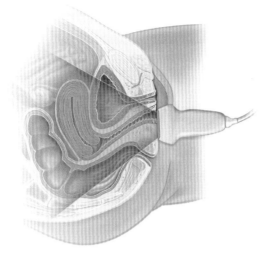

A

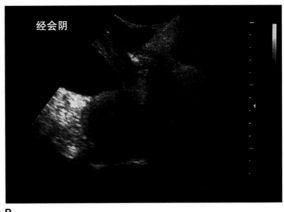

B

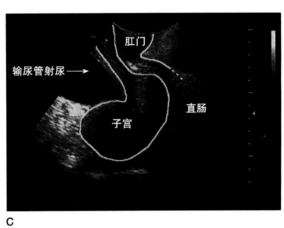

C

图 1-4　A. 非妊娠子宫经会阴扫查切面示意图。B. 正常子宫经会阴超声影像图。C. 超声影像图上勾画出的结构轮廓。（图片由 Susan Schultz，RDMS，Technical Coordinator of Education，The Jefferson Ultrasound Institute，Philadelphia，PA. 提供）

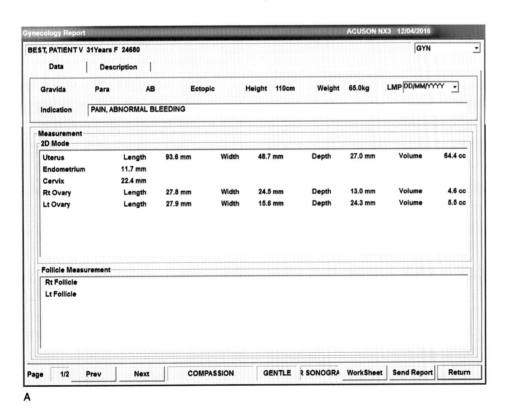

A

图 1-5　A、B. 两个妇科检查的页面显示子宫和卵巢的测量数据

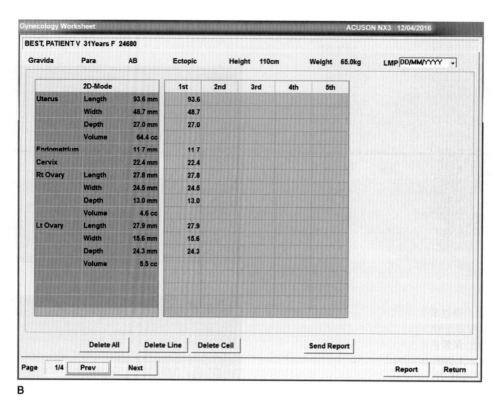

Gynecology Worksheet							ACUSON NX3　12/04/2016

BEST, PATIENT V　31Years F　24680

Gravida	Para	AB	Ectopic	Height　110cm	Weight　65.0kg	LMP DD/MM/YYYY

	2D-Mode		1st	2nd	3rd	4th	5th
Uterus	Length	93.6 mm	93.6				
	Width	48.7 mm	48.7				
	Depth	27.0 mm	27.0				
	Volume	64.4 cc					
Endometrium		11.7 mm	11.7				
Cervix		22.4 mm	22.4				
Rt Ovary	Length	27.8 mm	27.8				
	Width	24.5 mm	24.5				
	Depth	13.0 mm	13.0				
	Volume	4.6 cc					
Lt Ovary	Length	27.9 mm	27.9				
	Width	15.6 mm	15.6				
	Depth	24.3 mm	24.3				
	Volume	5.5 cc					

Delete All　　Delete Line　　Delete Cell　　　　　Send Report

Page　1/4　Prev　　Next　　　　　　　　　　　Report　　Return

B

图 1-5（续）

这使得电子报告可以和主要记录以及放射科的报告同时出现。这就让临床医生等有权限的人可以在患者图表中查看图像和报告。通常情况下，指定的报告在一两天内通过电子方式发送，减少患者等待结果的时间。

诊断超声医学的进展

超声弹性成像，通常简称为弹性成像，提供了组织硬度的定量和定性测量。基于与外部触诊相同的原理，弹性成像使用某种类型的压力，如外力产生压缩或系统自动产生，以确定目标区域的体积变化。[10]在压缩过程中，测量组织保持其原本形态的程度。[10]像子宫肌瘤，[12,13]息肉，[14]宫颈恶性病变[15]这类病理变化的压缩性低于周围组织。应力机制下组织的位移会导致组织应变。为了确定应变，超声系统定量地比较目标（或病变）区域与正常组织之间的组织形态变化。然后，弹性图数据会用选定的颜色图覆盖灰度图像（图 1-6 和图 1-7）。

宫腔声学造影是将 25～30ml 的无菌生理盐水注入子宫腔中，通过经腹或经阴道超声检查方法增强可视化。生理盐水通过宫颈置管注入。检查前患者可能需要进行衣原体、解脲脲原体和淋病等检测，并预防性使用抗生素预防感染。与妇科检查一样，患者需采取膀胱截石位。将窥阴器置入阴道暴露子宫颈，用聚维碘酮消毒宫颈外口，然后插入导管。[16]患者耐受好，几乎无痛。由于生理盐水含有微气泡，通常最早显示子宫腔形态。生理盐水通过输卵管流入子宫直肠陷凹从而证明输卵管通畅。已证明该技术优于阴道超声检查，可用于鉴别包括子宫内膜息肉、黏膜下肌瘤、宫腔粘连、子宫内膜增生和子宫内膜癌引起的内膜增厚，以及检查输卵管通畅。[16]

妇科超声检查已应用生理盐水等造影剂，从而增强子宫内膜和输卵管的可视化。通过向阴道和子宫颈插入的导管内注射生理盐水并获取三维超声数据，从而诊断输卵管的通畅和阻塞。[17,18]现已证明在子宫输卵管造影（hysterosalpingogram，HSG）中使用生理盐水是有效的。超声技师的角色取决于操作方法。通常，超声技师是作为操作医生的助手。然而，由于超声技师开始培养高级技师，即该技师能胜任全部检查。

三维超声是计算机技术的进步，是超声成像最有意义的发展之一。我们对几种类型的三维超声研究进行了总结，例如二维连续扫描，[10]容积成像，[19,20]以及使用散焦透镜。[9]二维连续扫描（通常称为三维成像）用于产科检查的有效性研究发现其更能显示重要的细节，特别对于评估早孕期胚胎，[21]胎儿脸部，四肢及手指尤为重要。时空关联成像技术（spatiotemporal image correlation，STIC）是另一种三维成像方法，用于对胎儿心脏进行成像，应用多平面重建（MPR）显示心脏的三

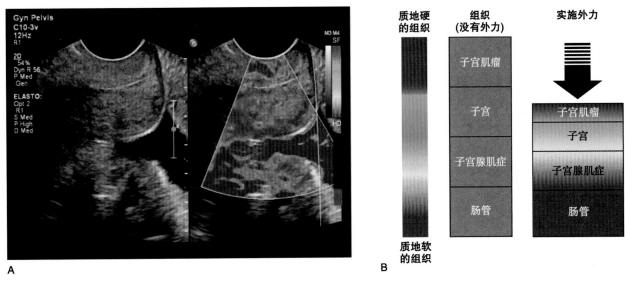

图 1-6　实时超声弹性成像的示意图。A. 应用于子宫的探头压力会导致组织形变。由压缩引起的形变取决于组织的硬度，软组织的形变多于硬组织。B. 形变的改变用颜色编码，并被叠加在相应的 B 模式图像上。我们主要使用超声机器上的"升色"彩色图：深紫色或蓝色表示硬度较大的组织；绿色和黄色表示中等硬度的组织；橙色和红色表示较软的组织。（引自 Stoelinga B, hehenkamp W, Brolmann H, et al. Real-time elastography for assessment of uterine disorders. Ultrasound Obstet Gynecol. 2014;43:218-226. ）

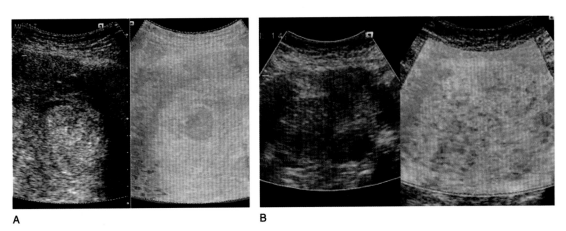

图 1-7　子宫平滑肌肉瘤（A）和平滑肌瘤（B）的灰阶超声图像与超声弹性图。蓝色、黄色、绿色和红色的不规则分布提示不均匀的内部结构。在灰阶图像上显示的高回声点上有显著的蓝色。（引自 Furukawa S, Soeda S, Watanabe T, et al. The measurement of stiffness of uterine smooth muscle tumor by elastography. SpringerPlus. 2014;3:294. ）

个正交平面。[22]

三维和四维超声成像扫描技术无明显变化。容积探头获得顺序图像并储存于容积数据库中。在扫描后，可以调用数据并产生可以旋转大约 360° 的容积重建。临床医生能够以动态方式评估整个器官，而非静态图像。该技术使得用户能够在存储数据之后任何时间对感兴趣区域研究各种正交视图。

超声技师的专业职责

2002 年 3 月，超声诊断成为劳工统计局[26]的独立分类专业，并列入"职业展望手册"。[27]超声技师必须熟悉超声技师的"职业行为守则"[28]（表 1-4）、"道德准则"、[29]"实践范围"，[7]遵守"患者权利法案"，并学习感染控制技术从而保护患者和自己。

选择诊断超声作为专业的人员应该参加认证考试。有几个认证测试机构，如美国放射技术人员注册表（American Registry of Radiologic Technologists, ARRT）；然而，金标准仍是美国诊断医学超声技师注册表（American Registry of Diagnostic Medical Sonographers, ARDMS）里的测试。ARRT 测试包含了大体上的主题，而 ARDMS 具体到了专业领域，如产科/妇科。在决定采用哪种测试时，一定要确定是你所在单位的设备鉴定机构所认可的。

表 1-4　诊断医学超声技师的职业行为准则

这一道德准则的目标是通过培养超声技师的责任和义务来促进患者的就诊体验。在这样做的过程中,可以维护超声诊断医学专业的完整性。

目标

创建并鼓励形成讨论和解决专业和道德问题的环境。
帮助超声技师个人识别伦理问题。
为个别诊断医学超声技师提供有关道德行为的指引。

原则

原则一:为了促进患者的健康,诊断医学超声技师应:

A. 向患者提供关于超声检查目的的一些信息,并对患者的问题以及担忧做出回应。
B. 尊重患者的自主性和拒绝检查的权利。
C. 了解患者的个性,并且无偏见、无歧视的关怀患者。
D. 通过彻底的向患者解释检查项目、指导患者正确的体位和恰当的遮挡提高患者的隐私、尊严和舒适感。
E. 将获得的患者资料保密,并按照 1996 年健康保险可携性和问责制(HIPAA)遵守国家患者隐私规定。
F. 在超声检查过程中及超声诊断技师可看护的范围内保障患者的安全。

原则二:为促进最高水平的实践经验,诊断医学超声技师应:

A. 获得适当的诊断超声医学教育和临床技能培训,确保工作能力。
B. 完成并持有超声专业认证。超声证书必须由国家超声认证机构所认证,而这个机构必须由专门认证机构的国家认证机关所认证。这包括国家认证机构委员会(NCCA)及国际标准化组织(ISO)。
C. 坚持专业标准,遵守技术协议和同行评审建立的诊断标准。
D. 认识个人和法律的限制,在执业范围内行医,并对他/她的行为承担责任。
E. 通过终身学习保持自身的能力,包括继续教育,取得专业证书和证书的再次认证。
F. 进行由执业医师开具的或者医疗服务人员指定的有医学适应证的超声检查。
G. 通过遵守研究程序的监督和批准,包括签署知情同意书,保护患者和(或)研究。
H. 避免使用任何可能改变判断或技能的物质,从而危害患者应得到的医疗护理。
I. 负责并参与对设备、程序、协议和结果的定期评估和评审。这个可以通过设施认证完成。

原则三:为了促进专业诚信和公众信任,诊断医学超声技师应:

A. 与患者及同事保持真诚沟通。
B. 尊重患者、同事和自己的权利。
C. 避免利益冲突、利用他人或歪曲信息。
D. 准确地表现他或她的经历、教育和文凭。
E. 促进获得关怀的公平性。
F. 与专业的同事合作,创造一个促进沟通和尊重的环境。
G. 与他人沟通并协作以促进道德实践。
H. 从事合乎伦理的收费行为。
I. 从事医疗行业中法律允许的行为。向行使内部制裁、地方干预和(或)刑事起诉的领导机构报告偏差。
J. 报告从道德规范到机构领导的内部制裁、地方干预和(或)刑事起诉。道德准则可以作为制定地方政策和程序的有效工具。

The Society of Diagnostic Medical Sonographers. Code of Professional Conduct for Diagnostic Medical Sonographers. Dallas,TX;SDMS;2006.

　　加拿大的考试是根据全国的超声从业资格纲要,包含了指定的全面超声技师核心能力部分。这一考试涉及多个领域,包括产科、妇科、腹部和血管。也有专门针对心脏和血管专业的测试。如果你想在一个特定的国家从业,一定要确认认证要求,因为它们各不相同。

　　为了维护注册的状态,超声技师必须完成持续的

医学教育(continuing medical education,CME),这取决于所持有的证书和认证机构的资格。在像诊断超声这样动态的领域中,保持信息的更新是必需的。在没有CME 维护的情况下,所有在网页目录上列出的测试机构均不能以活跃成员状态被直接搜索到。许多认证机构要求在规定的时间间隔内需要重新获得认证资格。

　　在美国,AIUM 可以认证产科、妇科、腹部和乳腺

超声领域的操作。[23]另一个管理机构，ACR，也可以认证影像检验室。AIUM 需要 ARDMS 在认证的专业领域注册。然而，他们也确实接受 ARRT 乳腺超声认证。[24]ACR 接受 ARDMS 和 ARRT 任何之一的认证。[25]超声技师需要有匹配的教育和实践证书。加上第三方支付者越来越多的要求，如医疗保险，只报销在有认证的检验室中，有资格认证的超声诊所做的检查，很明显做超声检查的医生必须具有资格证书。

超声技师应该在他/她的实践领域成为专业团体中的成员，在这里是针对一般群体和妇女。举例来说，专业团体包括 SDMS、AIUM，甚至是国际妇产科超声学会（International Society of Ultrasound in Obstetrics and Gynecology，ISUOG）。加入一个专业团体带来的好处是作为其中的一份子，团体的任务是保持成员的知识不断更新，并且能胜任工作。在 SDMS 和 AIUM 提供的资源中，包括了教育指导方针、超声技师的特征（包括薪资水平）、同行评议期刊（*The Journal of Diagnostic Medical Sonography*，*Journal of Ultrasound Medicine*，*Ultrasound in Obstetrics and Gynecology*），以及国家和区域的年度学术会议。它也使其成员更新法律法规知识和目前的社会流行趋势，而这些都可能在地方、国家和国际水平影响超声的操作。

保持注册状态。

小结

- 超声检查从在 EMR、RIS 以及条件允许在 MWL 中输入患者信息开始。
- 超声技师向患者介绍自己，通过多种方法确认患者信息（姓名、出生日期、检查类型、腕带），并且询问病史。
- 每个影像学检验室都必须形成自己的检查流程，确保检查的完整性以及多次检查的一致性。
- 女性生殖系统的经腹扫查，不管是否妊娠，都需要充盈膀胱。
- 探头的选择取决于探头的扫查范围、患者体型、检查类型和孕周。
- 经阴道超声及经会阴超声都需要覆盖探头。
- 专业性部分取决于获得的资格证书以及在 CME 中

思考题

1. 你被要求成为超声部门招聘委员会成员之一，回顾完申请者的材料之后，你想核实 CME、ARDMS 和 ASRT 的注册状态。你将通过哪些渠道来完成这个任务？

2. 作为新任命的 CME 协调员，你的职责是为你的超声技师寻找并提供再教育的机会。你会使用哪些资源来建立自己的项目？你如何使用较少的经费或者不用经费来完成研究项目？

3. 一个产科诊所想通过认证，确保超声检查的质量。这个诊所可以提供早孕到足月的超声检查，并在早孕中行单倍体的筛查，在美国通过认证的第一步是什么？

（罗红　刘丹　译）

参考文献

1. American Institute of Ultrasound in Medicine. *Official Statement As Low As Reasonably Achievable (ALARA) Principle.* Laurel, MD: AIUM; 2014.
2. Shortliff EH, Cimino JJ. *Biomedical Informatics: Computer Applications in Health Care and Biomedicine.* 4th ed. New York: Springer; 2014.
3. Hacker NF, Moore JG. *Essentials of Obstetrics and Gynecology.* Philadelphia: WB Saunders; 1986.
4. Hansman M, Hackeloer BJ, Staudach A. *Ultrasound Diagnosis in Obstetrics and Gynecology.* Berlin: Springer-Verlag; 1985.
5. American Institute of Ultrasound in Medicine. *Guidelines for Performance of the Antepartum Obstetrical Ultrasound Examination.* Laurel: AIUM; 2007.
6. American Institute of Ultrasound in Medicine. *Guidelines for Performance of the Ultrasound Examination of the Female Pelvis.* Laurel: AIUM; 2009.
7. Society of Diagnostic Medical Sonographers. *The Scope of Practice for the Diagnostic Medical Sonographer.* Dallas: SDMS; 2009.
8. American Institute of Ultrasound in Medicine. Bioeffects committee reviews RADIUS study. *AIUM Report.* 1994;10:2-4.
9. Kremkau F. *Diagnostic Ultrasound: Principles and Instruments.* 9th ed. Philadelphia: Saunders Elsevier; 2011.
10. Hedrick WR. *Technology for Diagnostic Sonography.* St. Louis: Elsevier Mosby; 2013.
11. Society of Diagnostic Medical Sonographers. *Sonography Examination Guidelines.* 2nd ed. Plano: SDMS; 2006.
12. American Institute of Ultrasound in Medicine. *Guidelines for cleaning and preparing endocavitary ultrasound transducers between patients.* AIUM Official statement. Laurel: AIUM; 2014.
13. Stoelinga B, Hehenkamp W, Brolmann H, et al. Real-time elastography for assessment of uterine disorders. *Ultrasound Obstet Gynecol.* 2014:43:218-226.
14. Furukawa S, Soeda S, Watanabe T, et al. The measurement of stiffness of uterine smooth muscle tumor by elastography. *SpringerPlus.* 2014;3:294.
15. Bakay O, Golovko T. Use of elastography for cervical cancer diagnostics. *Exp Oncol.* 2015;37(2):139-145.
16. Elsayes KM, Pandya A, Platt JF, et al. Technique and diagnostic utility of saline infusion sonohysterography. *Int J Gynaecol Obstet.* 2009;105(1):5-9.
17. Chan CC, Ng EH, Tang OS, et al. Comparison of three-dimensional hysterosalpingo-contrast-sonography and diagnostic laparoscopy with chromopertubation in the assessment of tubal patency for the investigation of subfertility. *Acta Obstet Gynecol Scand.* 2005;84(9):909-913.
18. De Felice C, Porfiri LM, Savelli S, et al. Infertility in women combined sonohysterography and hysterosalpingography in the evaluation

of the uterine cavity. *Ultraschall Med*. 2009;30(1):52–57. Erratum in: *Ultraschall Med*. 2009;30(2):195.

19. Andrist L, Katz V, Elijah R, et al. Developing a plan for routine 3-dimensional surface rendering in obstetrics. *J Diagn Med Sonogr*. 2001;17:16–21.

20. Ballard-Taraschi K, Roberts D, Thompson S. Utilizing 3D ultrasound to visualize trisomy 18 abnormalities in the first trimester. *J Diagn Med Sonogr*. 2003;19:110–113.

21. Fauchon DE, Benzie RJ, Wye DA, et al. What information on fetal anatomy can be provided by a single first-trimester trans-abdominal three-dimensional sweep? *Ultrasound Obstet Gynecol*. 2008;31(3):266–274.

22. Hata T, Dai SY, Inubashiri E, et al. Real-time three-dimensional color Doppler fetal echocardiographic features of congenital heart disease. *J Obstet Gynaecol Res*. 2008;34(4, pt 2):670–673.

23. American Institute of Ultrasound in Medicine. *Standards and Guidelines for the Accreditation of Ultrasound Practices*. Laurel: AIUM; 2005.

24. American Institute of Ultrasound in Medicine. *Ultrasound Practice Accreditation: The Measure of Excellence*. Laurel: AIUM; 2009.

25. American College of Radiology. *Ultrasound Accreditation Program Requirements*. Reston: ACR; 2009.

26. Society of Diagnostic Medical Sonography. Press release http://www.sdms.org/news/release03182002.asp. Accessed August 2017.

27. Occupational Outlook Handbook, 2008-2009 Edition. http://www.bls.gov/oco/ocos273.htm. Accessed August 2017.

28. Society of Diagnostic Medical Sonographers. *Code of Professional Conduct for Diagnostic Medical Sonographers*. Plano: SDMS; 2006.

29. Society of Diagnostic Medical Sonographers. *Code of Ethics for the Profession of Diagnostic Medical Sonography*. Plano: SDMS; 2006.

女性生殖系统的胚胎发育

SUSAN R. STEPHENSON

第 2 章

目标

- 掌握胚胎结构的表现。
- 对早孕 Carnegie 分级进行描述。
- 胚胎结构与相应成人器官间的相关性。
- 学习女性生殖系统的发育阶段。
- 解释生殖、泌尿系统间的内在联系。

术语表

尿囊(allantois):囊状的血管结构,位于绒毛膜的下方,由后肠发育而来。

闭锁的(atretic):一个结构的缺失或阻塞。

子宫阔韧带(broad ligament):连接子宫到盆腔的褶皱腹膜。

胚胎发育(embryogenesis):胚胎的形成。

泄殖腔(cloaca):发育成部分消化和生殖器官的空腔。

二倍体(diploid):正常数目的配对染色体。

性腺嵴(生殖嵴)(gonadal ridges):妊娠 5 周时出现的结构,会发育成卵巢或睾丸。

子宫阴道积液(hydrometrocolpos):由于梗阻造成子宫、阴道的扩张,分泌液体的集聚。

肾积水(hydronephrosis):由于远端梗阻造成的肾脏积水。

输尿管积水(hydroureter):由于远端梗阻造成的输尿管增大、迂曲。

中肾管(mesonephric ducts):中肾与泄殖腔间的连接管道。

中肾(mesonephros):肾脏发育的第二阶段(又叫沃尔弗氏体)。

卵巢系膜(mesovarium):涵盖了卵巢的那部分子宫阔韧带。

米勒管(副中肾管,Müllerian ducts):发育成卵巢、子宫、子宫颈和上段阴道的成对管道。

卵母细胞(oocytes):女性生殖细胞。

卵原细胞(oogonia):未成熟的卵母细胞。

副中肾管(paramesonephric ducts):见米勒管。

原始生殖细胞(primordial germ cells):生殖细胞的前体,发育为成人的卵母细胞或精子。

前肾(pronephros):肾脏胚胎发育的最初阶段。

沃尔弗氏管(wolffian ducts):中肾。

泌尿生殖的(urogenital):有关泌尿生殖系统的。

关键词

胚胎发育
泌尿生殖的
原始生殖细胞
中肾
前肾
诱导生殖细胞
中肾管
副中肾管
米勒管
外生殖器
沃尔弗氏管

要了解女性生殖解剖,首先得全面了解盆腔结构的胚胎发育。由于正常解剖的变化,子宫和卵巢的超声图像在发育过程中会变得很复杂。了解泌尿系统和生殖系统发育的关系,需要掌握这两种器官系统的正常和异常发育情况。一个系统的异常通常都会导致另一个系统中存在畸形。泌尿生殖系统在宫内和整个一生中都容易显像,所以从胎儿、新生儿、儿童、生殖期到绝经期各个时期都可以诊断其形态异常。

Carnegie 分级是一种用于对胚胎进行分类的方法,根据年龄、大小、形态学特征将胚胎分成不同的类别。胚胎以一种特定不变的顺序发育并保持不变。每种生物有各自不同的发育速度,细胞分裂有形态学的改变,发育中允许不同时期形态的变化。[1]

Carnegie 分级适用于 8 周前的妊娠,与胚胎的器官形成有关。8 周后 23 个 Carnegie 结束,即胎儿期开始。Carnegie 分级将包含在每个器官发育的章节。这章涵盖了女性泌尿生殖结构的正常发育,包括相关的 Carnegie 分级。下一章将进一步讨论异常的发育。

胎儿期

生殖泌尿系统包括两个系统:生殖和泌尿。这些系统是在胚胎时形成并且在成人期保持紧密联系。

在胎儿期发现的大多数先天性异常发生在泌尿生殖系统,其中泌尿道的异常占总数的 50%。[2]这些异常表现为一个广泛的范围,从肾脏和输尿管的完全不发育到部分畸形,重复和阻塞,伴随囊肿形成。产前超声检查也可以发现先天性卵巢、子宫和阴道的异常情况,特别是当它们扩大形成盆腔肿块时更加明显。泄殖腔的异常可能导致子宫阴道积水,它是由女性胎儿阴道梗阻造成的。[3]这种低回声的团块位于膀胱后方,压迫尿道,引起尿路梗阻,表现为肾积水或输尿管积水。[3]

新生儿期

就像胎儿期一样,新生儿中最常见的肿块来源于肾脏;[4]而卵巢囊肿是新生儿最常见的腹内病变。[5]在盆腔超声检查时,需要正确认识新生儿女婴正常的膀胱、子宫、阴道及卵巢(只要有可能),来排除包块和梗阻。

经前期到成年期

青春期开始时出现月经不规律,需要进行超声检查。这常常是第一次发现异常,这些异常随着发育会变得更明显。例如,在双子宫患者中一个阴道有隔膜,我们会看到一侧经血受阻而出现阴道积血。[6]这些患者的肾脏超声检查很重要,经常会发现伴发肾脏异常。[6]无症状的患者除非进行超声检查,否则她们无法发现自身的先天性异常。

这些异常出现在胚胎发育的早期。下面的章节将要复习女性内、外生殖器官的发育。

胚胎时期性别的表达

原始生殖细胞

性别是在 Carnegie 1 级精子和卵子结合成受精卵的时期决定的。[1]这个时期称为胚胎前期,将持续到第 3 周。[1]卵子含有 X 染色体,精子中提供 X(女性)或 Y(男性)染色体。如果精子的 X 和卵子的 X 一起,就是女性受精卵(XX)。如果卵子的 X 和精子的 Y 一起,则是男性受精卵(XY)。[6]受精结果为二倍体染色体,数目为 46,有 2 条性染色体(XX 或 XY)。

表达或产生男性或女性的原始生殖细胞在胚胎的 3 周末到 4 周时可以被识别(即大概在妊娠后第 17 天。[1]这个阶段为胚胎期,从第 4 周开始直到第 8 周[1])。原始生殖嵴细胞沿着生殖嵴生长,结节出现提示 Carnegie 6 级。这些生殖细胞不同于尾侧的卵黄囊细胞,紧贴于尿囊(卵黄囊的一个小憩室,可延伸到连接蒂)(图 2-1A)。在 Carnegie 17 级的第 6 周时,[2]原始生殖细胞沿着尿囊迁徙到生殖腺索。[6,7]生殖腺或生殖嵴同时形成,是女性卵巢和男性睾丸的前体。这些生殖嵴位于中肾的前内侧壁,该处是肾脏发育的区域(图 2-1B)。[7]泌尿系统和生殖系统起源、发育和结局都密切相关。都是由中胚层发育而来的这两个系统,最初是以一个普通嵴(中肾)的形式出现,出现在 Carnegie 6 级,即排卵后的 13 天。[2]这两个系统继续紧密相连的发育。他们形成一个泄殖腔,稍晚形成泌尿生殖窦,后者将泄殖腔分隔开。部分泌尿生殖系统在短暂存在后消失。[8]比如在第 5 周,前肾已经分化消失。[9]后肾的形成大概在 31～38 天,Carnegie 14～15 级。在男性和女性中,某些共同的原基会发生不同的变化。

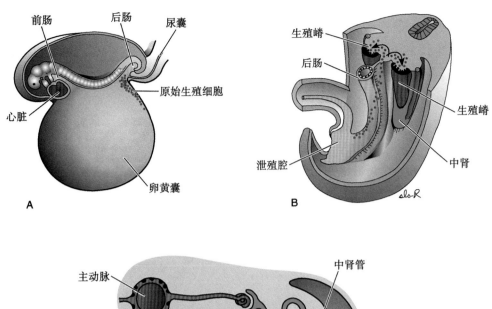

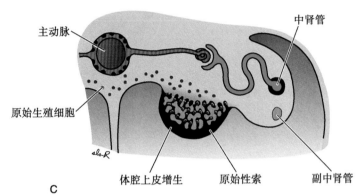

图 2-1 精子和卵细胞聚集在生殖嵴,在肠内胚层内产生配子(A),迁移到了背系膜(B)在生殖嵴上增殖的原始性索(C)。(From TW. Langman's Medical Embryology. 10th ed. Baltimore,MD:Lippincott Williams & Wilkins,2006. Figure 15. 18a,b,p. 240;Figure 15. 19,p. 249.)

诱导生殖细胞

在发育的第 5 周,原始生殖细胞通过变形运动从卵黄囊处沿背系膜移行。在第 6 周它们侵入生殖嵴(图 2-1B)。如果他们没有到达生殖嵴,性腺将停止发育。因此,原始生殖细胞是性腺的诱导细胞。观察到在发育的这个时期(第 6 周),中肾(以前称为沃尔弗氏体)和中

肾管(以前称为沃尔弗氏管)发育成单侧生殖嵴。[7,10]

当原始细胞侵入生殖嵴时,一层被称为"体腔上皮"的胎儿外层组织长入底层间质组织或者胚胎结缔组织内。生长在这里的活性组织形成原始性索(图 2-2)。它与中肾管部分吻合,然后建立胚胎时期的初级泌尿生殖联系。中肾退化后,在男胚胎中,中肾管转化为生殖管。这个阶段在男性和女性中是相似的。通过形态学去鉴别性别是不可能的。这个发育阶段命名为

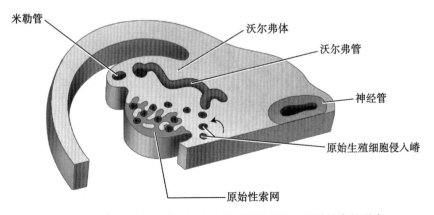

图 2-2 一侧胚胎的发育。性未分化生殖腺阶段。原始性索的形成

性未分化生殖腺阶段。[6,7,10]

在第 7 周,如果胚胎是男性,原始性索继续增生,最终生成睾丸网。如果胚胎是女性,原始性索将分裂形成不规则的细胞簇,这些细胞簇最终将被一种支持组织——血管基质所取代而消失,最后形成卵巢髓质(图 2-3)。[6,7]在女性性腺(卵巢),上皮外层继续增生,形成次级生殖腺索,最终占据卵巢皮质。这些称为皮质索,或 Pluger 小管(图 2-4)。[10]

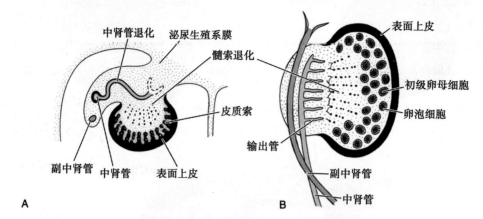

图 2-3　A.第 7 周卵巢的横截面,显示原始性索(髓质)的退化和皮质索的形成;B.第 5 个月的卵巢和生殖管道。显示髓索的退化,有排泄功能的中肾小管还未与原始性索相连。卵巢皮质区中包含大量卵原细胞,其周围环绕卵泡细胞

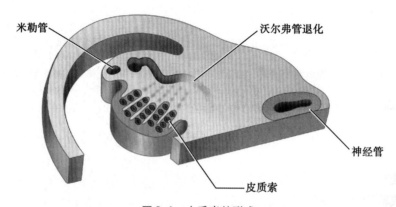

图 2-4　皮质索的形成

第 4 个月,皮质索分裂为独立的细胞簇,每个细胞簇环绕着一个或多个原始生殖细胞。原始生殖细胞分化成卵原细胞,卵原细胞不断有丝分裂,到第 5 个月时其数目达最高峰,可达 700 万个。随后许多卵原细胞退化,在出生时,其数目大约为100 万个(图 2-5)。[7]

出生前,存活的卵原细胞分化成初级卵母细胞,其周围覆盖着一层由皮质索分化而来的颗粒细胞。初级卵母细胞和颗粒细胞被称为原始卵泡。许多原始卵泡在儿童期和青春期逐渐退化,到青春期,大概有 50 万个原始卵泡存在。在青春期和更年期之间,产生大约300~400 个生育卵泡。[7]

生殖管道

随着性腺(卵巢或睾丸)的发育,导管系统同时发育。在未分化性腺阶段(至 7 周末),男性和女性胚胎的生殖器官都有同样的外观,包含两对导管。中肾管

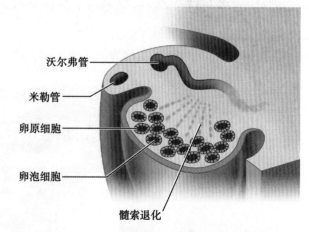

图 2-5　第 4 个月原始生殖细胞分化为卵原细胞

是由中肾产生的。在中肾管头端外侧的脏壁中胚层体腔上皮向间充质凹陷,形成在体腔的管,称为中肾旁管或米勒管。这管逐渐向尾侧伸长,最终形成一开放的管道。[10]在循环激素的影响下,胚胎的导管系统和外生殖器发育。在男性,胎儿睾丸会产生一种诱导物,导致中肾管的分化和生长,以及对米勒管的抑制。在女性,由于男性诱导物缺失,中肾管退化。在母体和胎盘雌激素影响下,米勒管系统最终发育成输卵管和子宫。[10,11]

米勒管开始平行于中肾管向下延伸,然后转向下腹部的中份,越过中肾管的前方在中线融合,形成一管道,即子宫阴道原基(图 2-6)。这种融合从尾侧开始直到达将来输卵管的位置。正常的发育中,中间隔膜在第三个月结束时消失,子宫体和子宫颈形成。它们被一间质层包围,最终形成了子宫肌层和其上覆盖的腹膜(子宫浆膜层)。[7,10]

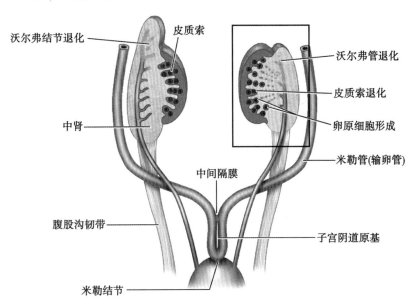

图 2-6　第 8 周子宫阴道原基的形成。图中方框:4 个月的卵巢形成卵原细胞

输卵管的形成

子宫阴道原基形成后,位于腹股沟韧带交界处以上的那部分米勒管形成输卵管。米勒管的头部保持与腹腔相通,称为输卵管的伞部。输卵管最初呈垂直位置。随着发育,它移动到腹腔内部,呈水平位。这个移动引起通过卵巢系膜附着于输卵管上的卵巢向下移动,最后到达背向输卵管的位置(表 2-1,图 2-7)。[7]

Carnegie 阶段/周	泌尿系统	生殖腺	生殖管道	肠系膜	胚胎大小
早孕					
第 1 阶段/6		原始生殖细胞出现			
第 3 阶段/10	前肾分化	尿囊中的原始细胞出现			0.2～3.5cm
第 4 阶段/13	前肾消失,中肾分化	生殖嵴形成			0.4～0.6cm
第 5 阶段/14～16 超声发现卵黄囊	后肾(永久肾)开始分化	生殖细胞原始迁移			0.5～0.11cm
第 6 阶段/18～19		原始生殖细胞浸蚀生殖嵴,生殖结节出现,生殖腺索形成:性未分化阶段	两套管道存在:中肾的(肾脏)和米勒管(生殖嵴)		0.16～0.18cm
第 7 阶段/20		原始生殖腺索消失,睾丸或卵巢形成,皮质索出现			0.18～0.22cm

表 2-1　女性泌尿生殖胚胎发育表[1,2,7]

表2-1（续） 女性泌尿生殖胚胎发育表[1,2,7]					
Carnegie 阶段/周	泌尿系统	生殖腺	生殖管道	肠系膜	胚胎大小
第8阶段/22～23	中肾消失，仅剩导管存在	外生殖器形成但未分化			0.27～0.31cm
中孕					
第8～12阶段	中肾管完全退化		米勒管融合形成子宫阴道板和输卵管		
第12阶段		男性/女性生殖器明显，卵巢下降	中隔消失		
第12阶段到第5个月	后肾	皮质索分裂，围绕原始生殖细胞产生700万个卵原细胞		输卵管系膜、卵巢系膜、阔韧带、卵巢韧带、悬韧带形成	

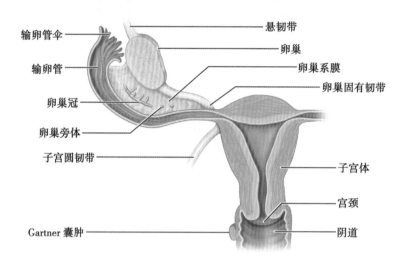

图2-7 完全发育的女性生殖器官

阔韧带的形成

随着米勒管在中线的融合，卵巢位于头侧，背向输卵管，系膜随之进行了位置变化。[10]这些变化使腹膜从后外侧壁提高、褶叠，形成一个大的横跨盆腔的褶皱称为阔韧带，阔韧带从融合的米勒管的侧面延伸至盆壁。输卵管位于阔韧带的上表面，卵巢位于其后表面（图2-7）。卵巢被以下几个结构牵拉：①卵巢系膜是腹膜的双层皱褶，是阔韧带后上层的延续；②卵巢固有韧带是在两层阔韧带之间的结缔组织，连接卵巢的下极与子宫侧壁；③悬韧带是褶皱的腹膜形成的三角形，实际上形成了阔韧带的上外侧。这个韧带使卵巢和输卵管悬吊在骨盆边缘的壁层腹膜上。[11]

阴道的形成

阴道有双重起源：它的上部分是来源于米勒管的中胚层组织，下部分来源于泌尿生殖窦。泌尿生殖窦是原始泄殖腔（后肠）被尿生殖隔分开的腹侧部分。泌尿生殖窦的上部分形成膀胱；下部分又被分为两个部分：一部分与阴道形成相关；另一部分与外生殖器原基发育有关。通过阴道的发育，我们可以更好地理解这步骤。首先，子宫阴道原基的末端与泌尿生殖窦的后壁接触（图2-8A）。随着这些结构的融合，形成阴道板（图2-8B）。从阴道板，两个窦阴道球围绕子宫阴道原基生长，在相反位置融合（图2-8C）。如果窦阴道球不能正常融合，阴道就有两个出口，或者是一个正常出口一个为闭锁端。[7,10]

正常发育后，在阴道内形成一个腔隙。阴道和泌尿生殖窦仅通过一薄的组织板，即处女膜分开（图2-8D）。环绕着子宫的末端（子宫颈）的阴道穹隆被认为是来源米勒管。

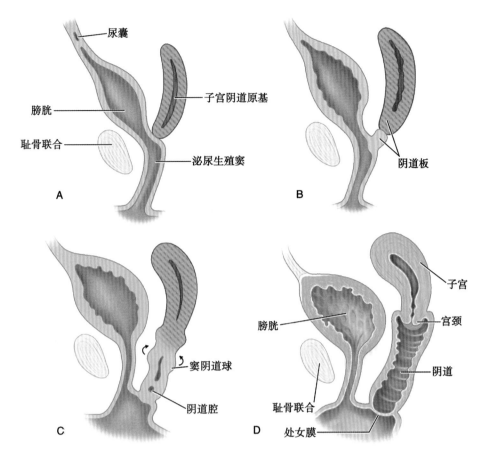

图 2-8 阴道的形成。A. 子宫阴道原基与泌尿生殖窦相连。B. 阴道板的形成。C. 窦阴道球围绕阴道板并拉长。D. 阴道板形成阴道，通过处女膜，阴道和泌尿生殖窦分离

外生殖器的发育

正如前面讨论，在发育的前几个月生殖器是未分化的。前 8 周内外生殖器的发育在两性中是相似的。[12]母体雌激素是促进女性外生殖器发育的因素。外生殖器包括阴道前庭、前庭大腺、阴蒂、小阴唇、大阴唇、阴阜等。[10,11]在未分化阶段，在 44～48 天，生殖结节在伸长，阴唇阴囊突和泌尿生殖皱褶横向发展至泄殖腔膜上。[2]在男女两性中，生殖结节会发育为原始阴茎。此时至孕 18 周，女性的原始阴茎停止发育，变成相对肥大的阴蒂。[7]在妊娠第 44 天，男性胚胎中性腺的性别可以确定，与 Carnegie 18 级有关。[1]女性胚胎的性腺性别出现在 Carnegie 20 级。[1]阴唇褶皱继续生长，后部分的融合形成小阴唇。这些后部分皱褶的融合形成后唇联合，前部的融合形成前唇联合和阴阜。大阴唇是阴唇皱褶不融合的结果，与男性的阴囊相似（表 2-2，图 2-9）。[7,10,12,13]到妊娠第 56 天，外生殖器完全形成。[1]

表 2-2 成年人结构的胚胎起源[7,8,10,11]		
胚胎结构	中间结构	成年人结构
未分化腺体/原始生殖腺索	生殖器/生殖嵴	卵巢/睾丸
皮质索/Pluger 小管		卵巢皮质/原始卵母细胞
中肾	中肾管	生殖管
体腔上皮	米勒管	输卵管、子宫、子宫肌层、子宫浆膜层
上泌尿生殖窦		膀胱
米勒管/下泌尿生殖窦		阴道
原始阴茎		阴蒂头
泌尿生殖膜	泌尿生殖皱褶	小阴唇
阴囊阴唇的膨大		大阴唇

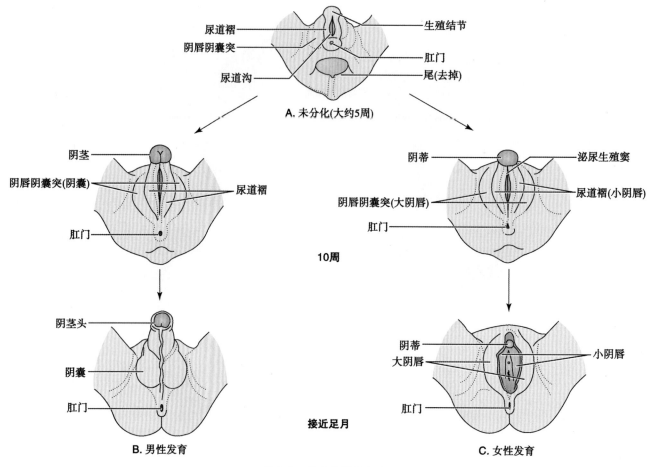

图 2-9　外生殖器的发育

小结

- Carnegie 分级是在发育的前 8 周按照胚胎的年龄、大小、结构外观来分级。
- 生殖(生殖器)和泌尿系统同时发育,导致共存的畸形。
- 染色体性别在受精时已经决定,或者是女性(46XX),或者男性(46XY)。
- 原始生殖细胞出现在第 3~4 周,迁移出现在第 6 周。
- 生殖嵴(中胚层),位于中肾的前侧,是卵巢和睾丸的前体,大概在排卵后 2 周开始发育。
- 在第 5 周前肾形成,中肾在第 6 周形成,后肾在 Carnegie 14~15 阶段开始发育。
- 原始生殖细胞向性腺嵴的迁移会导致生殖腺的发育。
- 原始性索第一个与中肾管(第 2 阶段肾脏)吻合,在胚胎中建立泌尿生殖系统连接。

- 在第 7 周,原始性索发生了变化,增殖(男性)或退化(女性)。
- 米勒管融合形成正常子宫和输卵管。阔韧带是腹膜的皱褶。
- 阴道的形成是通过泌尿生殖窦和原始泄殖腔的发育形成的。
- 大概在妊娠 44~48 天前生殖器是没有分化的。
- 在 Carnegie 22 级,外生殖器形成。

思考题

1. 一名 25 岁的患者告诉医师她尝试 1 年后仍然未能妊娠。超声提示是双角子宫。请解释这种畸形的发育,以及这一发现如何改变你的影像扫查流程。
   答:子宫畸形是由于米勒管融合不当形成的,生殖器和泌尿系同时发育,导致畸形共存。如果有子宫融合异常,很可能肾脏也会出现某些类型的畸形。

（田雨　译）

参考文献

1. Swiss Virtual Campus. Module 8—embryonic phase. University of Fribourg, Lausanne, and Bern (Swizerland). Available at: http://www.embryology.ch/anglais/iperiodembry/carnegie01.html. Accessed 2009.
2. Ahmadzadeh A, Tahmasebi M, Gharibvand MM. Causes and outcome of prenatally diagnosed hydronephrosis. *Saudi J Kidney Dis Transpl.* 2009;20(2):246–250.
3. Hung YH, Tsai CC, Ou CY, et al. Late prenatal diagnosis of hydrometrocolpos secondary to a cloacal anomaly by abdominal ultrasonography with complementary magnetic resonance imaging. *Taiwan J Obstet Gynecol.* 2008;47(1):79–83.
4. The Visible Embryo. Available at: http://www.visembryo.com/. Accessed 2009.
5. Papaioannou G, McHugh K. Investigation of an abdominal mass in childhood. *Imaging.* 2004;16:114–123.
6. Wilhelm D, Palmer S, Koopman P. Sex determination and gonadal development in mammals. *Physiol Rev.* 2007;87:1–28.
7. Moore KL, Persaud TVN, Torchia MG. *The Developing Human; Clinically Oriented Embryology.* 10th ed. Philadelphia: Elsevier; 2016.
8. Tsai CH, Chen CP, Chang MD, et al. Hematometrocolpos secondary to didelphic uterus and unilateral imperforated double vagina as an unusual case of acute abdomen. *Taiwan J Obstet Gynecol.* 2007;46(4):448–452.
9. Khong PL, Cheung SCW, Ooi CGC. Ultrasonography of intra-abdominal cystic lesions in the newborn. *Clin Radiol.* 2004;58(6):449–454.
10. Sadler T. *Langman's medical embryology: North American edition.* 11th ed. Philadelphia: Lippincott Williams & Wilkins; 2009.
11. Rey R. Anti-Müllerian hormone in disorders of sex determination and differentiation. *Arg Bras Endocrinol Metabol.* 2005;49(1):26–36.
12. Tanagho EA, Smith DR, McAninch JW. *Smith's General Urology.* 17th ed. New York: McGraw Hill Medical; 2007.
13. Moore KL, Dalley AF, Agur AM. *Clinically Oriented Anatomy.* 7th ed. Philadelphia: Lippincott Williams & Wilkins; 2014.

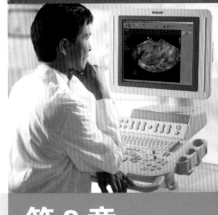

女性生殖道畸形

FAITH HUTSON

第 3 章

目标

- 讨论副中肾管(米勒管)和中肾管(午非管)的正常发育和异常发育。
- 了解子宫发育异常的治疗方法。
- 总结先天性子宫发育异常女性患者的生育能力及妊娠结局。
- 运用超声检查,放射线检查及磁共振成像技术区别异常子宫融合。
- 明确子宫发育异常可能合并的肾脏位置及结构的改变。
- 鉴别双角子宫与纵隔子宫。
- 了解暴露于己烯雌酚患者子宫的特征表现。

术语表

细胞凋亡(apoptosis):子宫中隔再吸收的机制。

宫颈功能不全(cervical incompetence):临床表现为在足月妊娠前孕妇宫颈管开始消退扩张,其可能导致流产或早产。

先天的(congenital):自出生就患有精神或身体发育异常、畸形或疾病。

己烯雌酚(diethylstilbestrol,DES):20世纪40年代末至70年代初用于预防孕妇流产的一种非类固醇药物。己烯雌酚是首个被证实的可通过胎盘屏障具有致癌作用的药物。母体服用该药物后,其通过胎盘屏障导致女性胎儿阴道透明细胞癌发生。与己烯雌酚暴露相关的子宫畸形包括子宫发育不良和T形子宫。

阴道积血(hematocolpos):阴道下段梗阻或处女膜闭锁导致月经血积聚在阴道内。

子宫积血(hematometra):月经血积聚在子宫腔内。

子宫阴道积血(hematometrocolpos):由于处女膜闭锁或其他梗阻导致月经血积聚在子宫及阴道内。

子宫积水(hydrometra):液体积聚在子宫腔内。

处女膜(hymen):阴道外口的环状组织,经过该孔与阴道相通。

子宫输卵管碘油造影(hysterosalpingography):注射造影剂后子宫输卵管在放射线下显像。

处女膜闭锁(imperforate hymen):由于处女膜中心的上皮细胞未退化导致先天性处女膜闭锁。在做瓦氏运动时,发现阴道外口有半透明的薄膜完全覆盖并震动,但震动幅度小于尿道球震动幅度;该疾病只能通过外科手术治疗。

克-费综合征(Klippel-Feil syndrome):该综合征表现为先天性颈椎融合异常,合并短颈,发际线低,颈椎活动受限,与MRKH综合征相关。

关键词

鞍状子宫
完全性双角子宫
不全或部分性双角子宫
己烯雌酚相关发育异常
子宫输卵管碘油造影
MRKH综合征
中肾管
米勒管发育异常
副中肾管
完全性纵隔子宫
不完全性纵隔子宫
T形子宫
单角子宫
子宫发育不良
双子宫
阴道发育不良
午非管
阴道斜隔综合征

子宫成形术（metroplasty）：子宫重建手术，主要用于治疗纵隔子宫。

孔（ostium/pl. ostia）：小的开口，主要是指空腔脏器或管道的入口。

副中肾管/米勒管（paramesonephric/Müllerian ducts）：与中肾管配对且几乎平行的中空性管道，发育成泌尿生殖窦，女性胎儿的副中肾管上段发育成输卵管，下段发育成子宫。

肾脏缺如（renal agenesis）：一侧或双侧肾脏缺如。

完全性纵隔子宫（septate uterus）：宫腔中隔完全未被再吸收。

尿生殖道阴道球（sinovaginal bulb）：部分泌尿生殖窦阴道板发育成阴道下20%。

不完全性纵隔子宫（subseptate uterus）：宫腔中隔部分吸收受阻。

先天性无子宫（uterine aplasia）：子宫缺如。

鞍状子宫（uterus arcuatus）：轻度子宫融合异常，也认为其可能为正常子宫变异，表现为宫底稍下陷，但宫腔内膜形态正常。

完全性双角子宫（uterus bicornis bicollis）：子宫发育异常形成单阴道，双宫颈及双宫角子宫。

不全/部分性双角子宫（uterus bicornis unicollis）：子宫发育异常形成单阴道，单宫颈及双宫角子宫。

双子宫（uterus didelphys）：子宫发育异常形成双阴道，双宫颈及双宫体。

单角子宫（uterus unicornis unicollis）：子宫发育异常形成单宫颈及单宫体。

阴道斜隔综合征（Wunderlich-Herlyn-Werner syndrome）：该综合征临床表现为双子宫，合并单侧阴道梗阻，并伴发梗阻侧肾脏和输尿管发育不全。

女性先天性生殖道畸形罕见，其发病率不到5%。[1]由于出生时常常无法发现子宫发育异常，故一般人群中米勒管发育异常的实际发病率与流行病学尚不清楚。患者多因不育症或复发性流产而就诊。导致发病率不详的原因还有分类系统的不统一，未标准化，研究人群的诊断标准存在差异性以及诊断流程不统一等因素。[2]

在发育过程中出现以下任何一个问题即可导致子宫和阴道发育不良：

1. 副中肾管（米勒管）发育停止。
2. 米勒管未融合。
3. 子宫中隔未被再吸收。[3]

1979年，Buttram和Gibbons提出将女性生殖道畸形进行系统分类，主要从生殖道结构异常、临床症状、治疗方案及预后四个方面进行分类。美国生育协会已采纳该分类系统，并推荐用于临床工作中（表3-1）。

表3-1　副中肾管发育异常分类

I 类
发育不良
A. 阴道发育不良
B. 宫颈发育不良
C. 宫底发育不良
D. 输卵管发育不良
E. 混合性发育不良
II 类
单角子宫
A1a. 单角子宫与残角子宫连通
A1b. 单角子宫与残角子宫未连通
A2. 残角子宫无宫腔
B. 无残角子宫
III 类
双子宫

表 3-1（续） 副中肾管发育异常分类
Ⅳ类
双角子宫
A. 完全性双角子宫
B. 不全/部分性双角子宫
C. 鞍状子宫
Ⅴ类
纵隔子宫
A. 完全性纵隔子宫
B. 不完全性纵隔子宫
Ⅵ类
己烯雌酚及药物相关的发育异常或鞍状子宫

Buttram VC, GibbonsWE. Müllerian anomalies: a proposed classification [an analysis of 144 cases]. Fertil Steril. 1979; 32: 40-46.

胚胎学

胚胎约 5 周时，其生殖细胞从卵黄囊迁移至性腺区，并诱导未分化的性腺发育。迁移至性腺区的生殖细胞形成生殖嵴，再发育成性索。若生殖细胞未迁移至盆腔的性腺区域，则无法形成性腺和卵巢。[4]

在孕 6 周时，男性和女性胚胎均有两套配对的生殖道：副中肾管（米勒管）和中肾管（午非管）。在胚胎发育的这个阶段，尽管存在细胞差异，但生殖系统是相同的。中肾管发育早于副中肾管，中肾管在短时间内将原肾诱导至泄殖腔。由于缺乏睾酮的刺激，女性胎儿的中肾管退化，副中肾管沿着性腺从两边向中间横向发育。[2]中肾管残留痕迹有助于副中肾管发育。肾脏发育异常与中肾管分化异常及副中肾管发育异常相关。虽然肾脏缺如最常见，但也经常诊断重复肾，多囊肾及异位肾。[4]副中肾管的近端不融合，开口于腹腔形成输卵管。其远端融合形成子宫、宫颈和阴道上五分之四。

虽然最初子宫和宫颈由隔膜分隔，但孕 10 周时，副中肾管下段融合，隔膜消失形成单宫体和单宫颈（见图 2-3，图 3-1）。隔膜消失是由 *Bcl2* 基因介导的细胞凋亡引起；若无该基因介导，隔膜将持续存在。[5]从而形成不完全性纵隔子宫或完全性纵隔子宫，偶尔也导致形成阴道纵隔，更罕见的是形成双宫颈合并完全性纵隔子宫及阴道纵隔。[5]由于子宫发育异常临床表现多样，使得临床诊断、分类及妊娠结局的预测困难重重。

由于新的研究提出了米勒管双向发育理论，人们开始质疑从尾侧向头侧单向发育的经典理论。根据双向发育理论，融合和吸收从子宫峡部开始，并在头侧和尾侧两个方向同时进行。[5]双向发育理论可以解释一些单向发育理论无法解释的发育异常，例如完全性纵隔子宫合并双宫颈，以及孤立性阴道纵隔合并正常子宫。[4]

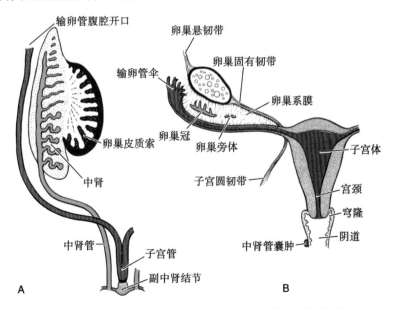

图 3-1 A. 妊娠第 2 个月末的女性生殖道。副中肾管（米勒管）结节与子宫腔的形成。B. 卵巢下降后的生殖道。中肾系统退化后遗留部分可能形成卵巢冠囊肿、卵巢旁囊肿及 Gartner 囊肿（中肾管囊肿）。注意卵巢悬韧带、卵巢固有韧带及子宫圆韧带

当子宫阴道发育时,生殖窦结节开始增厚,形成泌尿生殖窦的阴道球;最终形成阴道下五分之一。子宫阴道通过阴道横膜或阴道板从阴道球分离;阴道板在孕3~5个月期间延伸,随着泌尿生殖窦的发育,阴道横膜消失,最终成为处女膜。处女膜常在围产期破裂形成孔洞;[4]若处女膜未破,则导致处女膜闭锁。通常在月经初潮时诊断处女膜闭

锁,临床表现为处女膜张力增高并向外膨隆。超声检查是诊断子宫阴道积血的有效方法,表现为月经血、液体及分泌物积聚在扩张的子宫及阴道内(图3-2)。

卵巢与米勒管发育异常无关,因为其由性腺间质及上皮细胞发育而成,故不受中肾管及副中肾管发育异常的影响。

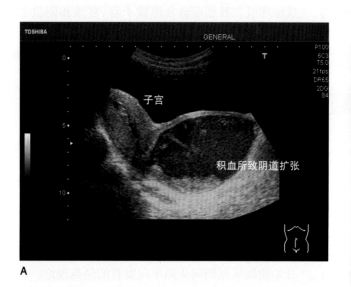

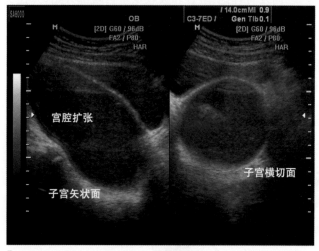

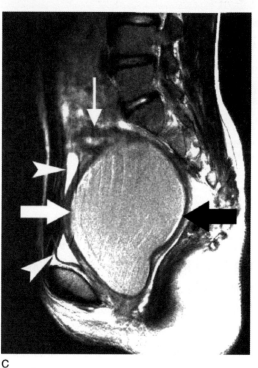

图3-2　A.该图像显示阴道积血导致阴道扩张,宫腔无积血。B.该年轻患者临床表现为原发性闭经合并腹部包块。超声图像显示子宫及阴道内充满低回声液体,液体(血液)内充满细弱点状回声。这些临床表现提示阴道出口梗阻,从而诊断为处女膜闭锁。该患者术中排出了约800ml的积血(图片由 Joe Antony,MD,Cochin,India 提供,来自网站:http://www.ultrasound-images.com/fetus-general.htm)。C.双子宫患者阴道积血。盆腔矢状位 MRI T2 加权图像显示阴道内大量液体(箭头)压迫膀胱(三角形箭头)。注意宫角处与宫腔内液体的连贯性(细箭头)

发育停滞

副中肾管发育停滞可能是双侧的,也可能是单侧的。双侧发育停滞非常罕见,可导致阴道和(或)子宫不发育或发育不良。如果单侧发育停滞会导致形成单角子宫(单宫角合并单宫颈)。[3]

子宫和阴道不发育或发育不良

约5%~10%米勒管发育异常由副中肾管发育停滞所致;可导致子宫和阴道发育不良(部分停滞)或不发育(完全停滞)。[4]

Mayer-Rokitansky-Küster-Hauser(MRKH)综合征是最常见的阴道和子宫完全未发育的生殖道畸形,约15%~40%的确诊病例合并泌尿系统发育异常。另外,骨骼发育异常也与MRKH和克-费综合征相关,约12%~50%患者合并椎骨融合缺失。[2,7]生殖系统发育不良(部分停滞)相对少见,表现为正常子宫合并阴道发育不良(图3-3)。

子宫和阴道不发育或发育不良的临床表现为青春期原发闭经合并严重盆腔疼痛。体格检查可能发现子宫梗阻导致宫腔积血(图3-4),但通常患者卵巢功能正常。

治疗方法

治疗方法主要包括手术治疗和非手术治疗。非手术治疗包括运用模具逐渐扩大阴道开口从而重建阴道;治疗过程可能需要持续数月甚至数年才能重建具有功能的阴道。在阴道未发育时,则需要阴道成形术来重建阴道。根据患者的临床表现及外科医生的经验选择合适的手术方法,如用远端乙状结肠重建阴道就是一种有效的治疗方法。[2]

妊娠结局

先天性无子宫女性无法妊娠。子宫发育不良患者生育的可能性也很小,主要取决于子宫发育的程度及具有功能的子宫内膜的含量。由于存在正常卵巢,可以将子宫发育不良女性的卵细胞移植入代孕女性体内。

成像技术

很少运用子宫输卵管碘油造影(HSG)技术诊断先天性无阴道和阴道发育不良。

由于米勒管不发育,经腹超声检查可诊断先天性

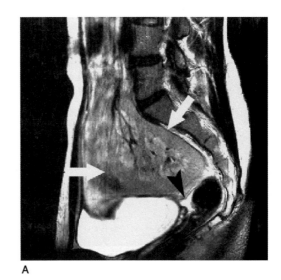

A

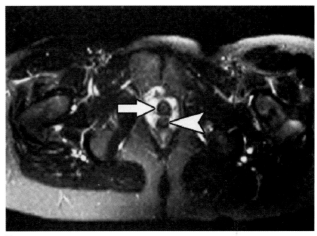

B

图3-3 Mayer-Rokitansky-Küster-Hauser 综合征。A. 闭经女性患者盆腔矢状位 T2 加权图像显示无子宫,只有少量液体充填膀胱直肠间隙(三角形箭头)。盆腔异位肾(箭头)。B. 同一患者低位骨盆横切面 MRI T2 加权图像显示高信号强度的尿道周围静脉环绕正常尿道(箭头)。阴道(三角形箭头)未显示正常的"H"形

无子宫或无阴道,但通常可见卵巢。由于肠蠕动干扰,子宫发育不良或始基子宫检查困难。

MRI 成像技术通常可弥补超声检查的不足。最好在矢状面成像时检查先天性无子宫和子宫发育不良,阴道缺如易在横切面成像时发现(图3-5)。由于米勒管未发育,MRI 成像提示子宫缺如;子宫发育不良患者在 T2 加权图像上显示异常低信号强度的子宫肌层,其与周围组织解剖界限不清、宫腔很小且子宫肌层很薄。[4]

阴道横隔

阴道不发育导致梗阻;阴道纵向融合不良可导致阴道隔膜形成,从而引起阴道梗阻,两者均可使具有正

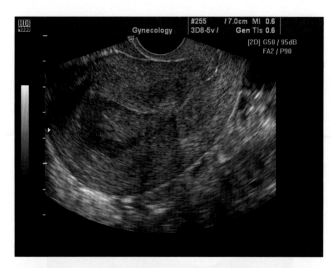

图 3-4　子宫阴道积血患者子宫矢状切面图像。(图片由 Philips Medical Systems, Bothell, WA 提供)

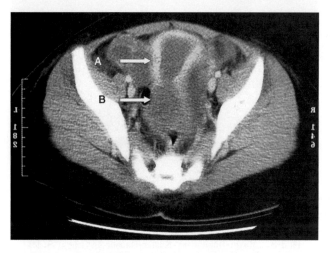

图 3-5　先天性阴道下三分之一闭锁患者 MRI 图像。MRI 表明子宫显示(A)及阴道上段显示(B)。月经初潮后不久出现阴道上段积血合并盆腔肿块

常功能的子宫内膜患者宫腔积血。[4]最常见的阴道横隔位于阴道中上三分之一交界处。无孔处女膜类似低位阴道横隔,两者均可导致阴道积血;但无孔处女膜并非米勒管发育异常所致,故两者治疗方法也不同。阴道横隔可能发生于任何类型的米勒管发育异常,但最常见于双子宫患者。

阴道横向融合不良最常导致阴道纵隔形成,常合并纵隔子宫;若有梗阻,则通常合并单侧生殖道梗阻。[4]

治疗方法

根据子宫发育异常类型不同,手术治疗主要包括两个方面:第一,引流积血;第二,重建大小及功能类似正常阴道的结构。[6]最常见的阴道横隔可通过阴道切除。当阴道横隔位置很高,或者隔膜较厚时,外科手术

非常困难。[6]

妊娠结局

由于完全性阴道横隔患者缺乏随访资料,故其妊娠结局不详。[9]成功妊娠主要取决于是单纯阴道发育异常还是合并子宫发育异常,以及阴道横隔的位置。位于阴道中上段的阴道横隔患者妊娠概率远低于阴道下段横隔患者。[9]经血逆流理论提示高位或中位阴道横隔患者较早发生月经血逆流经过子宫和输卵管,患者可能无症状,但易患子宫内膜异位症;低位阴道横隔患者更多表现为阴道扩张,月经血逆流发生时间更晚。[9]

成像技术

由于宫颈无法置管,输卵管碘油造影无法诊断阴道横隔。

阴道发育异常主要包括阴道横隔和双阴道,超声成像诊断阴道发育异常存在一定的难度。先天性无阴道表现为阴道正中气体线回声消失。超声有助于诊断部分阴道发育不良,影像表现为阴道闭锁部分气体线消失。

超声的衰减作用使得阴道横隔常不易显示,但是在阴道积血或宫腔积血时有助于诊断。子宫阴道积血的超声表现多样,主要表现为阴道扩张以及子宫腔内低回声的囊性包块。

经腹扫描纵切面时,阴道和阴道壁应与子宫颈相延续。若回声未延续提示可能存在阴道闭锁,将在横切面进一步明确诊断。

若疑诊为阴道闭锁或先天性无阴道,应谨慎进行阴道内检查。经会阴超声检查也有助于鉴别先天性无阴道和阴道梗阻。

由于阴道发育异常的复杂性,特别是当子宫阴道积血时,超声检查易受检查视野及周围解剖结构的影响,此时可运用 MRI 成像技术帮助诊断。MRI 成像可以显示阴道隔膜,子宫积血或者子宫阴道积血。积血在 T1 加权图像上表现为高信号,但由于积血持续时间不同,T2 加权图像信号强度各异。[4]MRI 多平面扫描有助于发现复杂的阴道发育异常,包括任何类型的子宫阴道解剖异常,及继发性卵巢和输卵管异常,如子宫内膜异位症等。[4]

单角子宫

由于一侧米勒管完全或部分未发育,而另一侧米勒管正常发育,导致单角子宫形成;占所有米勒管发育异常的 2.4% ~ 13%。三项独立的研究发现,在某些

疾病相关知识点 3-1
先天性阴道发育异常超声表现

分类	病因	临床表现	超声表现
阴道积血或积液	处女膜闭锁、阴道横隔或先天性无阴道	表现为腹部包块,原发闭经	膀胱附近及后方无正常阴道回声,表现为梨形无或低回声包块
阴道隔膜	阴道发育过程中的异常部分,表现为阴道纵隔或横隔	完全性隔膜-表现为原发闭经、阴道积血/子宫积血,周期性下腹部疼痛 部分性隔膜-部分月经血流出,经血潴留,闭经及性交困难	正常阴道回声,或超声表现为阴道积水或积血
双阴道	Musset 等[11]认为米勒管融合起源于子宫峡部,并在头侧和尾侧两个方向同时进行。中隔的再吸收也源自子宫峡部,继而宫颈和阴道中隔再吸收,最后宫体中隔再吸收;此类再吸收障碍才导致双阴道、双宫颈及单宫体形成	原发不孕	正常阴道或扩张的阴道无特异性表现;经阴道超声可显示两个阴道及正常子宫
无阴道	无阴道形成	原发闭经	正常阴道气体线缺失
双子宫合并单阴道闭锁	米勒管完全未融合	剧烈痛经及盆腔包块进行性长大	阴道似正常,正常子宫一侧盆腔可见无回声或低回声包块,常合并同侧肾脏缺如
处女膜闭锁	胎儿发育时处女膜先天性再吸收障碍;常在原发闭经的青春期女孩中诊断	新生儿-表现为急性尿路梗阻 青春期女性-表现为原发闭经、尿路梗阻、便秘、背部疼痛、恶心及腹泻	月经初潮后女性可能出现子宫积血或子宫阴道积血
中肾管囊肿	很常见的中肾管远端囊肿	通常无症状;常合并肾脏及输尿管发育异常	阴道壁小的无回声包块

情况下,单角子宫合并同侧卵巢发育不良可能是由于泌尿生殖脊结构不发育而致,而非仅仅因为米勒管发育不良所致[2](图 3-6)。

虽然单角子宫可能单独发生,但其通常合并对侧残角子宫。残角子宫的宫腔可能具有功能性的子宫内膜,有时单角子宫的内膜可能与残角子宫的内膜相互连通。如果残角子宫有功能的内膜与单角子宫内膜不相通,则会导致经血逆流(通常增加患子宫内膜异位症的可能[3])或月经血潴留(导致子宫积血[6]),其主要取决于是否存在与盆腔相通的开口。单角子宫多位于右侧盆腔,但目前尚无法解释。[4]单角子宫常合并泌尿系统发育异常(44%),尤其合并残角子宫时更易发生泌尿系统畸形。泌尿系统发育异常包括同侧肾缺如(67%)、马蹄肾和同侧盆腔异位肾(15%)[2](图 3-7)。

治疗

对于不相通的单角子宫合并残角子宫,主要治疗方法为手术切除残角子宫,从而缓解临床症状及预防残角子宫妊娠。[4]此外,若两侧宫腔内膜不相通,子宫内膜异位症发病率也有所增加。因残角子宫成功妊娠概率低,若子宫内膜相通也应考虑行残角子宫切除。若残角子宫的内膜无功能通常无需外科手术治疗。[4]

妊娠结局

众多研究表明,单角子宫在所有子宫发育异常的类型中预后最差。研究表明单角子宫患者自然流产率约41%~62%,早产率约10%~20%。可能由于供应子宫的血管发育异常及子宫肌层减少导致生育问题。其他产科并发症还包括异位妊娠(4.3%)、流产、子宫破裂、宫内胎儿生长受限及胎位异常或产妇死亡(0.5%)。[4]

成像技术

注入输卵管碘油造影剂后,单角子宫内膜呈梭形,并弥散至单侧输卵管。子宫通常位于正中线一侧。输卵管碘油造影无法显示粘连的宫腔及不相通的残角子

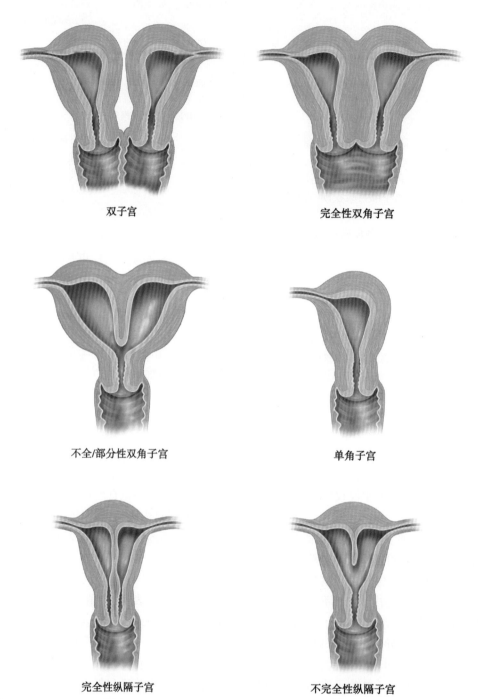

双子宫　　　　　　　　　　　　　　完全性双角子宫

不全/部分性双角子宫　　　　　　　　　单角子宫

完全性纵隔子宫　　　　　　　　　　不完全性纵隔子宫

图 3-6　子宫发育异常。子宫融合异常包括双子宫,完全性双角子宫,不全或部分性双角子宫,单角子宫,完全性纵隔子宫和不完全性纵隔子宫

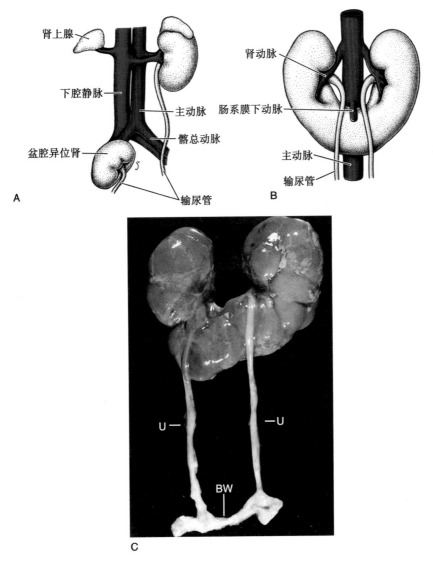

图 3-7　A.显示单侧盆腔异位肾及发育异常侧肾上腺位置。B、C.插图和照片分别为马蹄肾及肠系膜下动脉位置。BW,膀胱壁;U,输尿管

宫[6]（图 3-8）。

　　若不联合输卵管碘油造影检查,单独应用二维(2D)阴道超声诊断单角子宫敏感度低,可能因单角子宫宫腔易与正常子宫宫腔混淆。[6]近年来研究发现,利用多平面成像技术的三维(3D)超声检查对于米勒管发育异常的诊断和分类非常有效。[5]关于米勒管发育异常的多项研究发现,尽管三维超声与二维超声在诊断的敏感性及特异性差异不大,三维超声诊断的敏感度及特异度均为 100%;经阴道二维超声的敏感度为100%,特异度为 95%;但是两者的阳性预测值差异显著,三维超声阳性预测值达 100%,而二维超声阳性预测值仅为 50%。[3]可能因为三维超声可以在冠状面进行成像,而阴道探头移动的局限性导致二维超声无法进行冠状面成像。冠状面成像可以在宫底切面上显示子宫肌层与子宫内膜的关系,显示完整的子宫内膜和

宫颈管,以及双侧宫角和子宫轮廓。[5]三维超声捕获的所有平面超声成像均储存在容积数据库中,故无信息丢失,从而可以选择任意的静态二维图像(图 3-9)。

　　宫腔声学造影也被称为生理盐水注射超声检查(SIS),注射生理盐水使子宫腔扩张,从而区分子宫肌层并突出显示任何充盈缺损。注射生理盐水扩张宫腔时同步使用三维超声冠状面成像,从而减少了宫腔扩张持续时间,进一步减轻患者的疼痛。三维超声还有助于显示不规则的子宫内膜形态,存储实时数据,查询历史数据。冠状面成像还显示了子宫肌层与子宫内膜的关系。

　　单角子宫在 MRI 成像图中表现为弯曲和伸长的子宫,子宫轮廓呈香蕉状。虽然子宫肌层解剖正常,但子宫容积变小。子宫内膜均匀变细,或逐渐变细似子弹头。若残角子宫具有正常子宫内膜组织,其可能具有正常的解剖结构。[4]

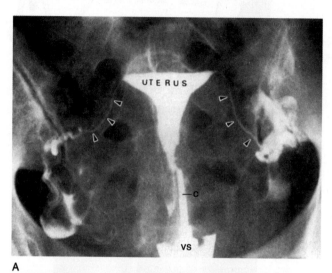

A

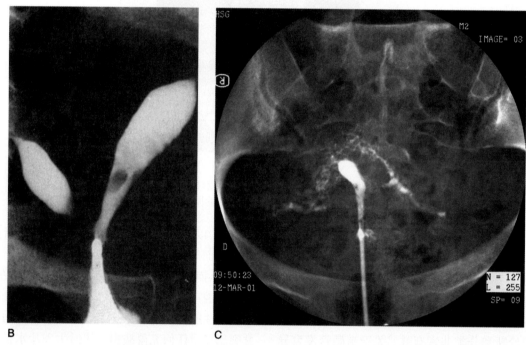

B　　　　　C

图 3-8　A.正常子宫和输卵管的放射线图片(子宫输卵管碘油造影图)。通过宫颈外口将不透射线的材料置入子宫腔。注入造影剂后显示三角形子宫腔和输卵管,造影剂最后经输卵管流入腹腔(侧面的三角形箭头)。c,宫颈管中的导管。B.造影提示单角子宫畸形。当检查提示两侧宫角不对称时,左侧宫角多较右侧宫角发育好。C.造影提示单角子宫

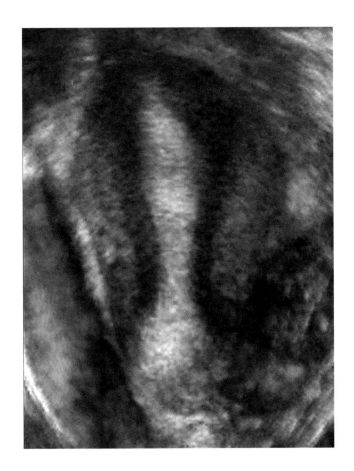

图 3-9　一侧米勒管发育异常导致单角子宫形成。单角子宫常合并残角子宫。残角子宫宫腔可能有子宫内膜组织。通常残角子宫与单角子宫宫体分开，但可能开口于单角子宫宫腔。（图片由 GE Healthcare，Wauwatosa，WI 提供）

疾病相关知识点 3-2
发育停滞（形成异常）

分类	病因	临床表现	超声表现
无阴道、无子宫	米勒管未发育	原发闭经及原发不孕	无子宫，无阴道中上段
阴道和子宫发育不良	米勒管发育不良	原发闭经及不孕，或不良妊娠结局	子宫及阴道发育不良，或子宫正常大小但阴道发育不良，或正常阴道合并子宫偏小
单角子宫	一侧米勒管未发育	不良妊娠结局	与正常子宫相比略不对称，非梨形，位于盆腔一侧

融合失败

米勒管未完全融合导致形成完全性双角子宫（单阴道、双宫颈和双宫体）或不全/部分性双角子宫（单阴道、单宫颈和双宫体）。米勒管完全未融合则形成双子宫（双阴道、双宫颈及双宫体）。

双角子宫

双角子宫占所有米勒管发育异常的 10%。Troiano 和 McCarthy[4] 等人提出至少存在六种变异的双角子宫，约 25% 的双角子宫合并阴道纵隔。双角子宫的双侧宫体融合，宫颈峡部与子宫腔相通。在双角子宫中，宫底凹陷的肌壁可延伸到宫颈内口，而双角子宫的隔膜长度不定。[4]

由于妊娠结局和治疗方法差异很大，故鉴别双角子宫与纵隔子宫十分重要。

治疗方法

通常不建议手术治疗；但建议那些排除其他不孕原因却患有复发性流产的女性行子宫成形术。子宫成形术为通过楔形切除子宫纵隔，将两个宫腔变成一个宫腔。另外，有研究发现 38% 的双角子宫患者可能合并宫颈功能不全，宫颈环扎术将增加胎儿存活率。[4]

妊娠结局

无其他不孕原因的双角子宫女性易怀孕,但并不一定能成功妊娠。据报道完全性双角子宫女性自发流产率约28%~35%,早产率约14%~23%,以及胎儿存活率约57%~63%。在不全/部分性双角子宫女性中,自发流产和早产发生率更高[4](图3-10)。

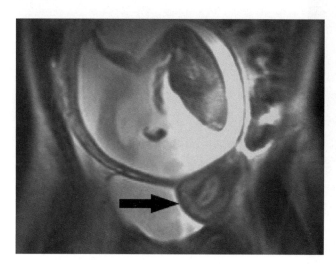

图3-10　双角子宫患者妊娠时期子宫图像。冠状面成像显示双角子宫患者妊娠,孕囊位于一侧宫腔(箭头)

成像技术

输卵管碘油造影技术无法鉴别双子宫和纵隔子宫,因为放射线对子宫外观成像欠佳,故无法评估子宫轮廓(图3-11)。

最好在子宫内膜分泌期进行超声检查,因为此时内膜回声较明显。明确诊断主要在于明确宫底的凹陷程度。三维阴道超声诊断所有米勒管发育异常非常有效,尤其有助于鉴别双角子宫和纵隔子宫(图3-12)。

当超声疑诊双角子宫时,MRI可以进一步明确诊断。通常子宫纵隔长度大于4cm,宫底凹陷超过1cm则考虑诊断双角子宫(图3-13)。最好在子宫冠状面显示子宫轮廓。通常子宫纵隔与子宫肌层信号强度相同。[3]

双子宫

双子宫定义为米勒管完全未融合。完全未融合导致两个独立的宫体形成,分别具有各自的子宫内膜和阴道。每个宫体与一侧输卵管相连,且两侧子宫内膜腔之间不相通,双子宫也可能伴发卵巢畸形。[2]在所有类型的子宫发育异常中双子宫所占比例约5%。

双子宫且无生殖道梗阻女性通常无症状,但如果

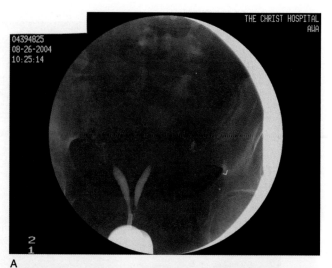

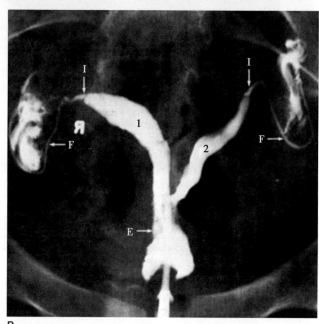

图3-11　A.输卵管碘油造影提示较厚的子宫中隔。在未仔细评估子宫外部轮廓时,无法与双角子宫鉴别(图片由Sherif G. Awadalla, MD提供)。B.输卵管碘油造影显示双角子宫。1和2,两个子宫腔;I,输卵管峡部;E,宫颈管;F,输卵管。(图片由C. E. Stuart和David F. Reid, Copeland LJ. Textbook of Gynecology. Philadelphia, PA: WB Saunders;1993提供)

有些月经初潮女性在月经期用阴道棉条卫生巾仍有经血流出即可诊断。对于梗阻性双子宫患者最常见的症状为痛经和进行性盆腔痛。体格检查可能发现单侧盆腔包块,多发生于右侧盆腔,约为左侧盆腔的2倍。[2]子宫内膜异位症和盆腔粘连常继发于阴道梗阻和经血逆流。

与其他米勒管发育异常相比,双子宫更易伴发肾脏发育不全。有报道提出双子宫合并肾脏发育异常的发生率达20%。双子宫合并一侧阴道梗阻更易合并同侧

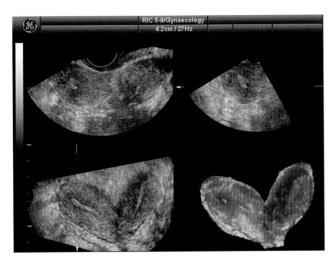

图 3-12　米勒管融合失败导致双角子宫形成。双角子宫两侧宫腔在子宫下段融合交通。注意宫底凹陷可在 Z 平面及可在三维成像上显示。该图像显示完全性双角子宫。（图片由 GE Healthcare，Wauwatosa，WI 提供）

肾脏和输尿管缺如，也称其为阴道斜隔综合征。随着 MRI 在临床的应用，阴道斜隔综合征报道逐年增加。[2]

治疗方法

　　一侧阴道梗阻的手术方式是行阴道隔膜切除术。阴道梗阻可导致宫腔积血，经血逆流可导致输卵管积血、子宫内膜异位症和盆腔粘连；若确诊后切除阴道隔膜则缓解上述症状。若无生殖道梗阻，则无需行子宫成形手术。宫颈成形术手术困难，可能会导致宫颈功能不全或宫颈管缩窄。

妊娠结局

　　由于双子宫发病率较低，妊娠结局的统计数据也较少；但有报道认为双子宫患者的妊娠结局优于单角子宫。来自两项研究的统计数据显示：两项研究共纳入 86 次妊娠，其中早产 21 例（24.4%）、活产 59 例（68.6%）、异位妊娠 2 例（2.3%）及自然流产 18 例（20.9%）。[2,4]

　　很多双子宫患者具有双侧阴道内性交的能力。虽然双侧子宫同时妊娠概率很低，但有资料证实双侧子宫同时妊娠确有发生。双胞胎多为两个受精卵发育而成，应将每个胎儿视为独立的妊娠，因为双胞胎出生时间可以间隔很久，分娩时间可以从相差 3 个小时到 8 周不等。[1]推测一侧子宫分娩完成，第二个子宫再进行分娩；在两个胎儿均分娩后才开始哺乳。不同学者对双子宫患者分娩方式的选择建议不同，有人认为双子宫患者进行阴道分娩较为安全，但还有一些学者则主张双子宫患者行剖宫产更为安全。有报道提出双子宫患者的并发症包括一侧宫腔胎儿早产及另一侧子宫胎

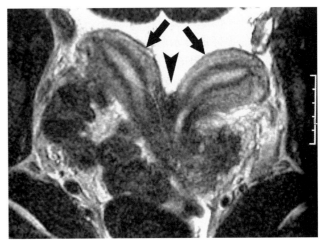

A

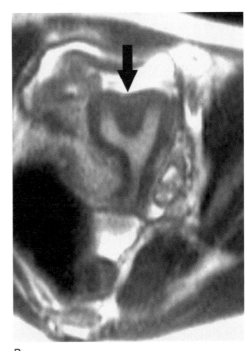

B

图 3-13　子宫发育异常。A. 双角子宫。注意两侧宫角间的厚纵隔（箭头），宫底凹陷程度较深（三角形箭头）。B. 不完全性纵隔子宫。注意纵隔处宫底凹陷程度较浅（箭头）

盘早剥。[2]

成像技术

　　输卵管碘油造影在双子宫中显示两个独立的宫颈管，每个宫颈管连至不同的子宫腔。两侧宫体之间无交通。每侧子宫腔连接于一个输卵管。如果单侧阴道梗阻，则只能显示一个子宫颈。

　　运用超声检查，尤其是经阴道三维成像可以很好地显示宫底处分开的两个宫角。双子宫两侧子宫内膜腔独立且无交通；合并双宫颈。横切图像能很好地显示两个子宫颈和两个子宫体。子宫内膜和子宫颈最佳

显示时间为子宫内膜分泌晚期,此时内膜最厚、回声最强。如果合并单侧阴道梗阻,则会显示宫腔积血。

MRI 也能很好地显示两个独立的宫体、子宫内膜以及宫颈,且多合并阴道上段隔膜。每个子宫具有正常的解剖组织结构,子宫内膜与子宫肌层的比例完整。单侧阴道梗阻将导致积血,根据子宫阴道积血程度不同提示不同畸形。[4]

再吸收障碍

子宫中隔隔膜再吸收受阻将导致完全性纵隔子宫(中隔完全未被吸收)或不完全性纵隔子宫(中隔部分被吸收)。中隔吸收受阻将导致宫腔完全或部分分开,但因米勒管已经完全融合,故形成一个宫体。子宫中隔再吸收异常是最常见的米勒管发育异常,发生率约55%。[4]

子宫中隔隔膜由发育不良的血管纤维组织构成。中隔形成中存在多种变异。完全性纵隔子宫的中隔从宫底延伸至宫颈内口,将子宫腔分成两半;其可能合并阴道纵隔。不完全性纵隔子宫的中隔通常为宫底延伸至宫颈内口以上任何部位。其他类型为完全性纵隔子宫合并双宫颈和阴道纵隔,此类异常发生率可能远多于文献报道。此外,一些纵隔子宫的中隔呈节断性,使得两侧宫腔间断相通。

纵隔子宫患者可能出现原发或继发症状,最常见症状包括性交痛、痛经及不孕。[2] Robert 子宫是一种罕见的变异性纵隔子宫,其特征表现为完全性纵隔子宫的一侧宫腔与外界不相通,临床表现为宫腔积血和痛经。[2]

疾病相关知识点 3-3
米勒管融合异常

分类	病因	临床表现	超声表现
双角子宫	部分未融合	不孕或不良妊娠结局	取决于两侧宫角下陷的程度;子宫底宽度,宫底下陷程度超过1cm,两侧宫角连线角度大于75°,两个宫腔内膜回声或正常子宫外观表现
双子宫	完全未融合	无症状	双宫颈,双宫体,宫体扩大,双宫腔内均有内膜回声

治疗方法

纵隔子宫的主要治疗方式为宫腔镜下行中隔切除术。手术指征主要为改善不良妊娠结局,而并非单纯地为了切除中隔。[2]纵隔子宫中隔切除术主要针对有复发性流产史、中期妊娠流产史及早产史的女性。对于完全性纵隔子宫合并双宫颈及阴道纵隔的女性手术治疗方法具有争议性。一些专家主张切除阴道隔膜,但另一些专家认为切除阴道隔膜可能增加宫颈功能不全风险及手术并发症的可能。[2]

妊娠结局

尽管纵隔子宫患者受孕不受影响,但其在所有米勒管发育异常类型中妊娠结局最差。多项研究表明,纵隔子宫患者自然流产率约26%～94%,[2,4]早产儿出生率约9%～33%,胎儿存活率约10%～75%。[4]对多名纵隔子宫患者中隔隔膜进行活检后证实中隔隔膜由大量肌肉组织构成,并非以前认为的结缔组织。Troiano 和 Dabirashrafi 等认为结缔组织减少可能导致蜕膜形成及植入的发生,肌肉组织增加可能导致子宫收缩性增加,从而导致自然流产率增加。[4,5]子宫中隔使得宫腔缩小也可能导致不良妊娠结局。

成像技术

通过输卵管碘油造影鉴别纵隔子宫与双角子宫的准确率仅为55%。通常两侧宫角之间角度若小于75°则提示可能为纵隔子宫,若大于105°则提示可能为双角子宫。但这两类发育异常鉴别困难,[5]尤其是当宫底合并子宫肌瘤或子宫腺肌症时可扩大两侧宫角的角度,从而干扰诊断。然而,输卵管碘油造影可用于评估输卵管的长度、通畅情况以及隔膜的厚度。[2]

Trojano 和 McCarthy 建议通过三维超声冠状面成像作为区分双角子宫与纵隔子宫的标准,在双侧输卵管开口水平划一条线连接双侧宫角。若子宫底凹陷低于此连线或距该连线小于5mm,则提示可能为双角子宫。无论宫底的形状如何,若宫底凹陷距离该连线大于5mm,则提示可能为纵隔子宫[4](图 3-14)。

Amesse 在几个研究中比较三维超声与宫腔镜作为金标准诊断子宫发育异常的优缺点。三维超声诊断子宫发育异常的诊断准确率高达84.1%(图 3-15 和图 3-16)。

MRI 检查时纵隔子宫具有正常的宫底轮廓,即宫底略向外凸起,但每个子宫内膜腔小于正常宫腔。MRI 图像中,子宫中隔为低信号强度[2](图 3-17)。

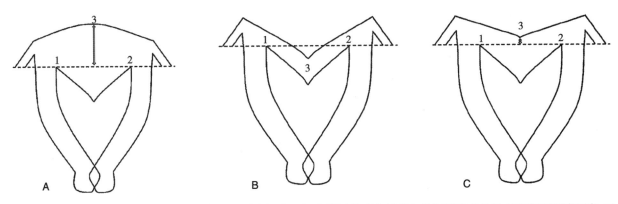

图 3-14　双角子宫和纵隔子宫超声区分标准示意图。A～C. 表明区分双角子宫与纵隔子宫的关键在于宫底凹陷程度，及宫角连线的中点(1,2)与宫底的距离(3)。A. 当距离大于 5mm(箭头)以上时，为纵隔子宫。当宫底外部轮廓最低点(3)低于宫角连线时(1,2)或 B. 小于 5mm(箭头)时为双角子宫。(图片由 Dr. Ong Chiou Li 提供，The current status of three-dimensional ultrasonographyin gynaecology. Ultrasonography. 2016;35[1]:13-24.)

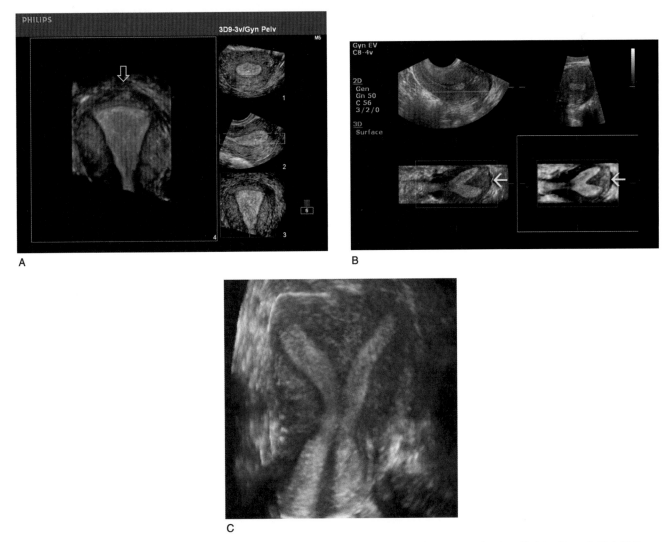

图 3-15　A. 正常子宫的多平面成像。注意子宫内膜呈三角形，宫底处子宫轮廓略向外膨隆(空心箭头)。B. 三角形中隔使得子宫内膜分开(箭头)和子宫外部轮廓圆滑提示为不完全性纵隔子宫(图片由 Philips Medical Systems，Bothell，WA 提供)。C. 中隔从宫底延伸到子宫颈，提示为完全性纵隔子宫(图片由 GE Healthcare，Wauwatosa，WI 提供)

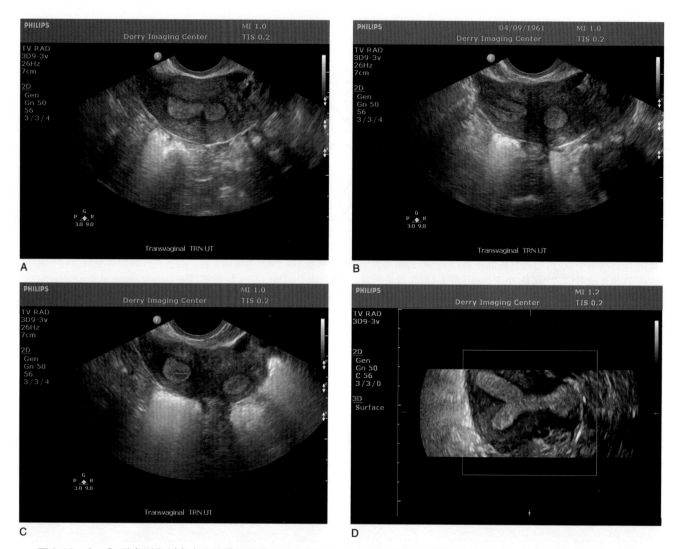

图 3-16　A～C.子宫下段到宫底连续横切图像显示纵隔子宫或双角子宫的内膜的特征性表现。D.若冠状面重建后子宫底部凹陷小于 1cm,则认为该畸形为纵隔子宫而非双角子宫。(图片由 Derry Imaging Center,Derry NH Robin Davies,Ann Smith 和 Denise Raney 提供)

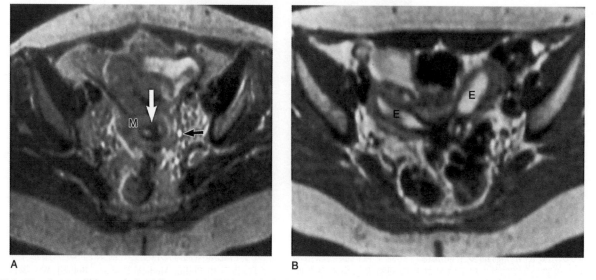

图 3-17　A.MRI 纵切 T2 加权图像显示子宫纵隔。子宫中线(小箭头)水平图像显示单个子宫角,两个宫腔由中隔分开(大箭头),M,子宫肌层。B.与双角子宫纵向 T2 加权图像相比,图像显示具有功能性子宫内膜(E)的两个大小相似的宫角

鞍状子宫

由于子宫阴道中隔隔膜几乎完全吸收,鞍状子宫仅表现为宫底内膜轻度凹陷。最初,Buttram 和 Gibbons 认为鞍状子宫是双角子宫的亚型;后来美国生殖协会认为其宫底完全融合,将其重新定义为单独一类的子宫发育异常。但目前子宫发育异常的分类标准仍有争议,因为目前仍不清楚鞍状子宫确实是子宫发育异常还是正常子宫的解剖变异[4](图 3-18)。

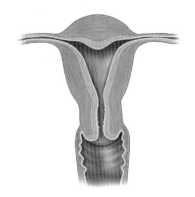

鞍状子宫

图 3-18　米勒管发育异常。鞍状子宫米勒管发育异常的示意图

治疗方法

与双角子宫一样,并没有手术治疗指征。

妊娠结局

鞍状子宫妊娠结局具有很大争议。研究显示既有成功妊娠,也有不良妊娠结局。在复发性流产史女性患者中,鞍状子宫复发性流产率大约为 12%,是普通人群发生率的三倍多。[6]研究表明鞍状子宫女性流产更易发生在中孕期,而纵隔子宫女性流产更易发生在早孕期。

Troiano 和 McCarthy 等[4]认为,当宫底凹陷距离与两侧宫角连线距离比值小于 10% 时,妊娠结局较好。目前,无研究表明凹陷的深度可以鉴别鞍状子宫与纵隔子宫。

成像技术

输卵管碘油造影证实鞍状子宫具有一个宫腔且宫底宽大似鞍状的凹陷。

超声检查可发现宫底的部分子宫内膜轻度凹陷。在横切成像时宫底凹陷显示最佳(图 3-19 和图 3-20)。

通常子宫外部轮廓通过 MRI 评估。鞍状子宫宫底

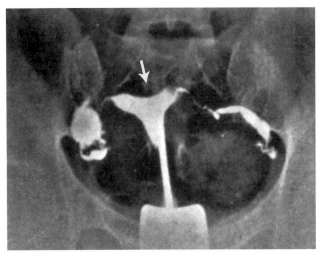

图 3-19　该图像显示由于输卵管伞端阻塞导致输卵管积水。特征表现为宫底鞍状凹陷(箭头)提示鞍状子宫

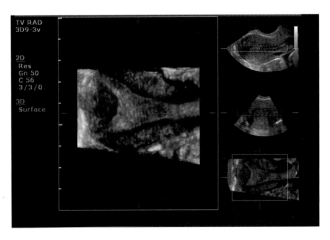

图 3-20　鞍状子宫三维多平面重建图像。(图片由 Philips Medical Systems,Bothell,WA 提供)

部凹陷平滑宽广,与正常子宫肌层信号相同。MRI 有时会在宫底水平显示子宫浆膜层的弓状动脉轻度凹陷。[4]

己烯雌酚(DES)相关的子宫发育异常

1948 年 DES 作为雌激素首次用于治疗妊娠相关疾病,如早产和复发性自然流产。后来证实女性胎儿暴露在该药物下会导致阴道透明细胞癌发生,故 1971 年禁用该药物。在 DES 暴露下透明细胞癌发病率为 0.14‰ ~ 1.4‰。[4]应用过 DES 女性所生女儿在 40 岁以上时患乳腺癌概率是未使用女性的两倍,对于 50 岁以上者患乳腺癌的相对风险估计更高。[7]与这种药物暴露相关的常见子宫畸形是 T 形子宫内膜。约有 200 万 ~ 300 万女性接受过 DES 治疗,约 100 万 ~ 150 万个后代曾有宫内暴露史;在未来 10 至 15 年对生育能力都可能存在持续的负面影响。[4]

DES 干扰了生殖道间质细胞的胚胎发育。子宫体、内膜、宫颈及阴道发育异常均有报道过;然而,并非所有暴露于 DES 的女性胎儿都有生殖道发育异常。

生殖道发育异常取决于 DES 摄入的剂量及胎儿暴露时的胎龄。若在早孕早期或妊娠 22 周后使用 DES 可能并不发生结构异常[4](图 3-21)。

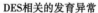

		疾病相关知识点 3-4 中隔再吸收异常		
分类	病因	临床表现	超声表现
纵隔子宫	两侧宫角之间部分或完全性中隔再吸收障碍	不良妊娠结局	取决于隔膜的程度(不完全或完全性),宫底宽阔且连续,子宫轮廓稍凸起,隔膜融合之前显示为双侧内膜回声
鞍状子宫(也可认为是正常子宫变异)	中隔几乎完全吸收	无症状	宫底内膜宽大、平滑

DES相关的发育异常

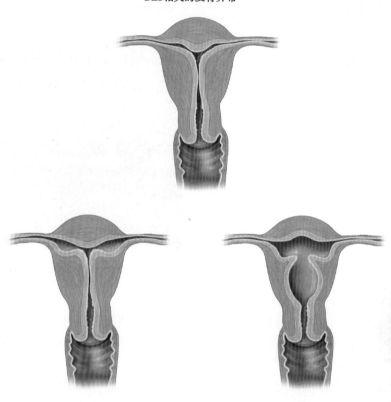

图 3-21　与 DES 相关的米勒管发育异常示意图

治疗方法

关于己烯雌酚相关子宫发育异常的治疗方法鲜有报道(Nagel and Malo,1993;Katz et al. ,1996;Garbinet al. ,1998)。[8] 2011 年,Fernandez 报道宫腔镜下子宫成形术提高了 T 形子宫女性患者妊娠的活产率,这些患者曾有原发不孕,复发性自然流产或早产史。[8]

妊娠结局

无证据表明宫内 DES 暴露女性妊娠率降低,但与未暴露女性相比其自然流产风险增加 2 倍,异位妊娠风险增加 9 倍。有报道称由于宫颈结构和组织改变,可能导致宫颈功能不全。[4]

成像技术

约 69% 的 DES 暴露女性可由 HSG 诊断子宫发育异常;T 形子宫内膜腔可能是 DES 暴露相关的最常见畸形,发生率约 31%。其他子宫发育异常包括子宫缩窄带,发育不良的小子宫,子宫下段扩大,子宫内膜形态不规则(包括宫腔底部子宫内膜缩窄)和宫腔充盈缺损。44% 的患者出现子宫颈发育异常，包括宫颈发育不良，前宫颈嵴，宫颈环和假息肉。宫颈发育不良和宫颈狭窄可能使输卵管碘油造影置管困难。HSG 也能发现输卵管发育异常，包括输卵管缩短，输卵管囊状扩大和输卵管伞端狭窄及输卵管畸形[4]（图 3-22）。

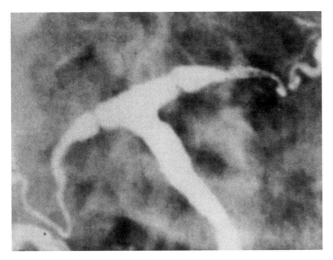

图 3-22　HSG 显示 T 形子宫腔。该患者曾在宫内暴露于 DES

　　三维多平面阴道超声成像有助于诊断子宫发育不良和 T 形子宫腔。三维超声也可以评估子宫内部及外部轮廓，而 HSG 却无法评估。[3,6]多普勒超声研究显示子宫动脉搏动指数（PI）升高，表明子宫灌注降低[4]（图 3-23）。

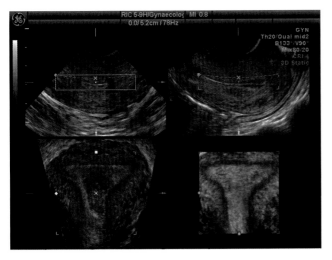

图 3-23　多平面重建显示 DES 暴露女性子宫发育不良典型特征的 T 形子宫腔。子宫外部轮廓正常，但可能存在宫颈充盈缺损。（图片由 GE Healthcare，Wauwatosa，WI 提供）

　　MRI 非常有助于诊断子宫发育不良，T 形子宫腔以及子宫缩窄带。诊断 T 形子宫腔的最佳平面为平行于子宫长轴成像。缩窄带为连接区域的局限性增厚。

扫查陷阱

　　孕期一些正常子宫的超声表现可能与子宫发育异常相似：如输卵管异位妊娠孕囊与宫角妊娠相似；一侧宫角肌瘤与非妊娠时的宫角相似；双角子宫一侧妊娠时，未孕侧的蜕膜反应可误认为双胎妊娠。熟悉患者的临床症状和每种米勒管发育异常的超声特征有助于避免误诊。

输卵管

　　米勒管发育异常极少合并输卵管缺如。较典型的是单侧输卵管缺如合并单角子宫。孤立性输卵管异常非常罕见，包括输卵管开口异常、重复输卵管、输卵管肌层缺如、管腔闭锁、输卵管壶腹部缺合并输卵管伞端闭锁，以及异位输卵管。两个输卵管位于同一侧盆腔也很少见。[2]输卵管部分闭锁可引起不育或输卵管妊娠。输卵管通畅情况可通过输卵管碘油造影或宫腔声学造影确诊。

卵巢

　　卵巢先天性发育异常非常罕见，因为其来自生殖嵴的上皮和间质，而生殖嵴与中肾管和副中肾管形成无关；[4]但有报道认为在先天性子宫发育异常，特别是子宫不发育或单子宫患者中，卵巢多位于髂血管上方。[9]

　　异位卵巢，重复卵巢非常少见。1890 年发现了第一例重复卵巢，目前为止一共报道了 44 例重复卵巢，其发病率不详。[10]

小结

- 女性生殖道畸形是由于米勒管发育、融合或再吸收异常引起。
- 生殖细胞从卵黄囊迁移至性腺区,最终形成性腺和卵巢。
- 胚胎的午非氏管和米勒管分化异常导致肾脏、子宫、宫颈及阴道畸形。
- 副中肾管发育停滞导致阴道和子宫不发育或发育不良。
- HSG、MRI、CT 和超声检查有助于诊断和指导先天性生殖道发育异常患者。
- 阴道横隔不同于处女膜闭锁。
- 子宫一侧正常发育形成单角子宫,可合并子宫另一侧缺如或形成残角子宫。
- 米勒管部分融合异常可能导致完全性双角子宫或不全/部分性双角子宫形成。完全未融合则形成双子宫。
- 完全性纵隔子宫和不完全性纵隔子宫是由于子宫中间隔膜再吸收异常形成。

- 鞍状子宫的宫底内膜轻度凹陷。
- 妊娠 22 周前女性胎儿在宫内暴露于 DES 者常常发育为 T 形子宫。

思考题

1. 患者 15 岁,女性,超声检查发现巨大子宫,内充满混合回声。由于患者无性生活,故不能进行阴道超声检查。患者无月经来潮,伴有下腹部疼痛和压痛。综上所述,可能的诊断是什么?

　答:由于子宫阴道积血提示可能为处女膜闭锁。

2. 患者第一次怀孕进行常规的早孕检查,从而明确孕囊大小及确定妊娠时间。超声检查提示在横切面显示子宫呈分叶状,约 6 周孕胚胎偏心植入子宫。矢状面图像显示子宫内膜增厚,宫颈正常。综上,超声技师如何帮助医生进行鉴别诊断?

　答:可能诊断为双角子宫或完全性纵隔子宫。为了区分双角子宫和完全性纵隔子宫需获得子宫底的冠状面图像。若宫角连线间的凹陷≥1cm,则提示为双角子宫。

（罗红　高倩倩　译）

参考文献

1. Allegrezza RT, Danielle M. Uterus didelphys and dicavitary twin pregnancy. *J Diagn Med Sonogr.* 2007;23:286–289.
2. Amesse L, Pfaff-Amesse T. Müllerian Duct Anomalies. Available at: http://emedicine.medscape.com. Updated Apr 13, 2016.
3. Rumack C, Wilson S, Charboneau JW. Diagnostic Ultrsound. Vol 1. 4th ed. Mosby, Inc.; 2011.
4. Troiano RN, McCarthy SM. Müllerian duct anomalies: imaging and clinical issues. *Radiology.* 2004; 233:19–34.
5. Kupesic S. Clinical implications of sonographic detection of uterine anomalies for reproductive outcome. *Ultrasound Obstet Gynecol.* 2001; 18:387–400.
6. Rock JA, Zacur HA, Dlugi MD, et al. Pregnancy success following surgical correction of imperforate hymen and complete transverse vaginal septum. *Obstet Gynecol.* 1982;59(4):448–451.
7. Palmer JR. Prenatal diethylstilbesterol exposure and risk of breast cancer. *Cancer Epidemiol Biomarkers Prev.* 2006;15:1509.
8. Fernandez, H, Garbin, O, Castaigne V, et al. Surgical approach to and reproductive outcome after surgical correction of a T-shaped uterus. *Hum Reprod.* 2011;26(7):1730–1734.
9. Dabirashrafi H, Mohammad K, Moghadami-Tabrizi N. Ovarian malposition in women with uterine anomalies. *Obstet Gynecol.* 1994;83:293–294.
10. El-Gohary Y, Pagkratis S, Thomas Lee T, Scriven R. Supernumerary ovary presenting as a paraduodenal duplication cyst. *J Ped Surg Case Reports* 3(2015) 316–319.
11. Musset R, Muller T, Netter A, et al. Study of the upper urinary tract in patients with uterine malformations. Study of 133 cases. Presse Med 1967;75(26):1331–1336.

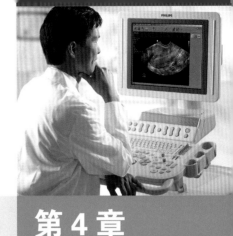

女 性 周 期

SUE BENZONELLI-BLANCHARD

第 4 章

目标

- 描述月经周期的生理学。
- 阐明各个卵泡期和子宫内膜不同阶段发生的激素变化。
- 解释卵细胞发育以及卵细胞从卵巢到子宫的通路。
- 讨论女性周期的功能。

术语表

闭经(amenorrhea):无月经。

雄激素(androgens):女性卵巢和肾上腺生成少量雄性激素,在月经周期中期达到高峰。

前屈(anteflexed):子宫体朝向子宫颈,前倾成角。

前倾(anteverted):子宫向前倾斜,子宫颈与阴道成角≤90°。

腔(卵泡)[antrum(follicular)]:充满卵泡液的卵泡部分。由卵巢滤泡液聚集形成的间隙。

阔韧带(broad ligament):阔韧带是腹膜皱褶的一部分,起支撑输卵管、子宫和阴道的作用。将子宫侧面与骨盆侧壁和盆底相连。

主韧带(cardinal ligament):主韧带在子宫颈水平处附着于子宫,从阴道上部至盆腔侧壁,[1]为子宫提供支持。

黄体(来源于拉丁语)[corpus luteum(latin for"yellow body")]:当卵泡成熟排卵后,滤泡在卵巢内形成可生成孕酮的黄体。孕酮使子宫内膜变厚,帮助胚胎着床。[2,3]

痛经(dysmenorrhea):月经期盆腔疼痛。

内分泌系统(endocrine system):生成直接释放入循环系统的激素的腺体和细胞。

雌激素(estrogen):由卵巢分泌的女性类固醇类性激素的通用术语,促进女性第二性征形成。

卵泡刺激素(follicle-stimulating hormone,FSH):由垂体前叶生成,刺激卵泡和精子生成。[1]

促性腺激素(gonadotropic):垂体促性腺细胞分泌的蛋白。

促性腺激素(gonadotropins):由垂体前叶生成的激素,作用于性腺。

格拉夫卵泡(graafian follicle):一种发育完全成熟的内含成熟卵细胞的卵巢囊肿。

黄体化(luteinization):成熟卵泡向黄体的转变。

关键词

黄体

雌激素

卵泡刺激素(FSH)

促性腺素释放激素
　(GnRH)

黄体生成素(LH)

卵母细胞

卵细胞

孕酮

负反馈(negative feedback):当激素浓度升高至某个水平以上,系统内会发生一系列作用,使浓度下降。相反,如果水平太低,则采取相应步骤使浓度增加。

月经过多(menorrhagia):月经量异常增多或经期延长。

子宫系膜(mesometrium):子宫的系膜。它构成大部分子宫阔韧带,不包括邻近输卵管和卵巢的部分。

月经稀发(oligomenorrhea):月经量异常减少或频率降低。相反为月经过多。

子宫外膜(perimetrium):子宫的浆膜层,相当于腹膜。

正反馈回路(positive feedback loop):当激素水平太低时,使浓度增加的步骤。

月经频繁(polymenorrhea;poly=多,menorrhea=出血):月经发生频率过多。

孕酮(progesterone):由黄体生成的类固醇激素,为接受受精卵和受精卵的发育准备和维持子宫内膜。

直肠子宫陷凹[rectouterine recess(pouch)]:直肠和子宫之间的盆腔内区域,可能蓄积游离液体;也称为后陷凹和道格拉斯窝。

后屈(retroflexed):子宫底相对于子宫颈呈向后的角度。

后倾(retroverted):子宫朝向直肠,向后倾斜。

悬(漏斗骨盆)韧带[suspensory(infundibulopelvic)ligament]:从卵巢上极向上延伸的腹膜韧带。

卵泡内膜(theca interna):一层卵巢细胞层,其特征为含有许多分泌雌激素的体细胞和血管,这些细胞从基质细胞发育而来,可生成类固醇激素。

卵泡外膜(theca externa):含不生成激素的纺锤形细胞的卵巢细胞层。

女婴出生时,每个卵巢含有约100万个不成熟卵子或卵母细胞。出生时,卵母细胞停止发育,直到青春期前。此时,卵巢含有约30万个卵母细胞。月经初潮时,每个月有几个卵母细胞开始发育,但一般只有一个成熟。在女性的一生中,实际上约排出400个卵母细胞,而未成熟卵母细胞则退化。[4-6]

月经周期是子宫内膜的一系列变化,为受精卵的着床做好准备。受精卵将在子宫内着床发育直到出生。如果未受精,子宫内膜在月经期间脱落。一般而言,术语"女性生殖周期"包括卵巢周期、子宫周期、起调节作用的激素变化以及乳房和子宫颈的相关周期性变化。

女性生殖周期涉及一系列错综复杂的化学分泌、反应和身体变化。了解女性周期的生理学对于理解女性盆腔的病理生理而言非常重要。本章节描述了女性生殖系统的不同部分:调节女性身体的激素、月经周期、排卵和绝经后期。

解剖

女性内生殖器官包括子宫、输卵管、两个卵巢、子宫颈、阴道和乳腺。子宫呈倒梨形,位于膀胱和直肠之间,包括内膜和肌壁。解剖学上将子宫分为子宫底(输卵管上方穹顶状部分)、子宫体(中间部分)和子宫颈(下部狭窄部分,开口通入阴道)(图4-1)。[7]

子宫含有三层:

- 子宫浆膜:子宫浆膜层。
- 子宫肌层:中间肌肉层。形成子宫壁的平滑肌。
- 子宫内膜:构成子宫内层的黏膜。子宫内膜层(图4-2)。

子宫是空腔器官,容纳胚胎或受精卵着床生长。子宫内膜增厚直到受精卵着床,或在经期时脱落。

输卵管连接于子宫底的两角。有两条输卵管,也称为"子宫管"。输卵管有不同节段。这些节段包括:

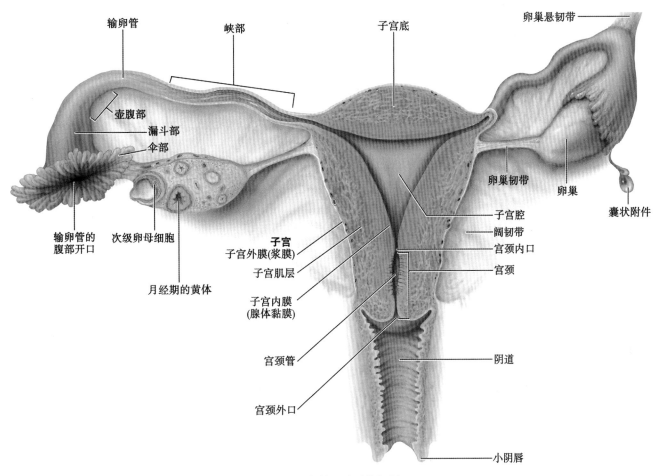

图 4-1　女性生殖系统解剖

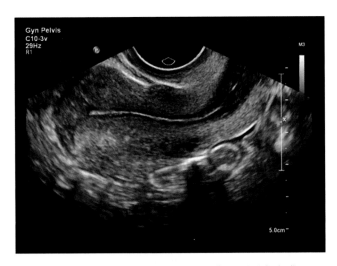

图 4-2　经阴道矢状切面显示增生期三层子宫内膜

- 峡部:输卵管狭窄部分,连接输卵管和子宫。
- 壶腹部:输卵管增宽的部分,弯曲在卵巢周围。受精一般在壶腹部发生,壶腹止于漏斗部。
- 伞部:输卵管远端漏斗状部分。它含有纤毛手指

样凸起,称为伞毛,可捕获从卵巢释放的卵子(图 4-3)。

输卵管一端与子宫相连,另一端与卵巢相连。当卵巢排出卵子时,由伞毛将其扫入输卵管腔内。卵子进入输卵管后,输卵管内膜的微绒毛将卵子沿着狭窄的通道协助推进子宫。

卵巢为卵圆形或杏仁状器官,位于子宫两侧,靠近骨盆内侧壁。正常卵巢(初潮后)长约 3～5cm,宽约 1.5～3cm,厚约 0.5～1.5cm。它们与位于输卵管后下方的子宫阔韧带的后缘连接。卵巢通过卵巢固有韧带与子宫连接,并通过卵巢悬韧带与骨盆壁连接(图 4-3)。[7,8]第一次妊娠会使得卵巢移位,分娩后一般不会回到原来位置。

子宫的下面部分为子宫颈,与阴道顶端相连,形成约 90°的曲线。阴道是从子宫延伸至外部的管道(图 4-3)。乳腺是产生乳汁为婴儿提供营养的器官。

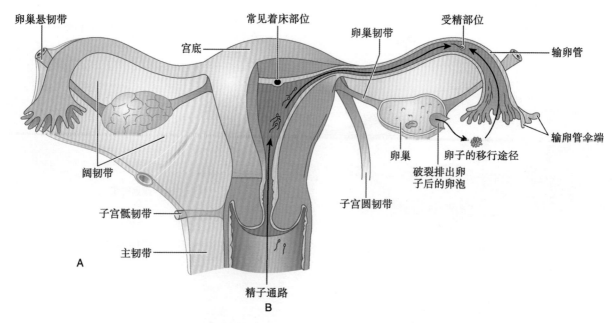

图4-3　女性生殖器官示意图。A. 左侧卵巢悬韧带、阔韧带、子宫骶韧带和主韧带。B. 卵子从卵巢进入输卵管子宫的路径；精子进入子宫的路径和受精的部位（From Hannon r. Porth Pathology. 2nd ed. Philadelphia：Wolters Kluwer；2016. Figure 45-4. ）

生理学

内分泌系统通过化学信使或"激素"控制卵巢和子宫周期。这些激素由下丘脑［促性腺激素释放激素（gonadotropin-releasing Hormone，GnRH）］、垂体前叶［卵泡刺激素（follicle-stimulating hormone，FSH）］和［黄体生成素（luteinizing hormone，LH）］以及卵巢（雌激素、孕酮和抑制素）分泌，并调控女性生殖系统。

女性生殖内分泌腺

本节描述了调控女性生殖系统所必需的内分泌腺。

下丘脑

下丘脑被称为内分泌系统的调控中心。这是因为下丘脑收集并整合了来自身体的各种信息，并调节神经和内分泌应答，从而维持稳定的内部环境（体内平衡）。[9]下丘脑是间脑的一部分，位于脑基底中心、丘脑下方以及脑垂体正上方，构成第三脑室底部。这个小锥形结构从脑部向下突出，止于脑垂体（漏斗部）茎部。[10]

大约有10～11个小神经细胞群位于下丘脑。位于下丘脑前部和后部的细胞监测血液温度并调节异常体温。

前部的神经细胞通过扩张血管和发汗控制热损

失。下丘脑后部神经元通过收缩血管、激发颤抖以及减缓呼吸保存热量。此外，其他下丘脑核团协同合作平衡控制食物摄取量。下丘脑外侧区的活动刺激食欲，而腹内侧核抑制食欲。视前区细胞采用几种激素机制来激发和调节月经周期及其他生殖功能。[11]

下丘脑分泌激素，刺激或抑制脑垂体激素的释放。在这些激素中，有许多是"释放激素"，被分泌到动脉（垂体后叶系统）内，动脉将这些激素直接送到垂体前叶。垂体前叶通过垂体门脉系统接收释放和抑制激素（图4-4）。

垂体门脉系统

垂体门脉系统促进两种结构之间的内分泌通信。垂体门脉系统也称为丘脑下部垂体门脉系统，是连接下丘脑和脑垂体的血管网。

这群独特的血管从下丘脑穿过垂体柄至垂体前叶。与垂体前叶直接连接神经不同，下丘脑通过垂体门脉系统"毛细血管与毛细血管"连接。垂体门脉系统是人体中为数不多的门脉系统之一，它包含两个毛细血管网，由一系列的小静脉相连。[12,13]

下丘脑激素通过以下途径到达垂体前叶：

1. 垂体动脉分出一条分支进入下丘脑下部毛细血管床，下丘脑分泌的激素进入毛细血管血液中。

2. 来自这些毛细血管的血液流入到下丘脑-垂体门脉系统，这些血管再次分成另一个垂体前叶毛细血管丛。

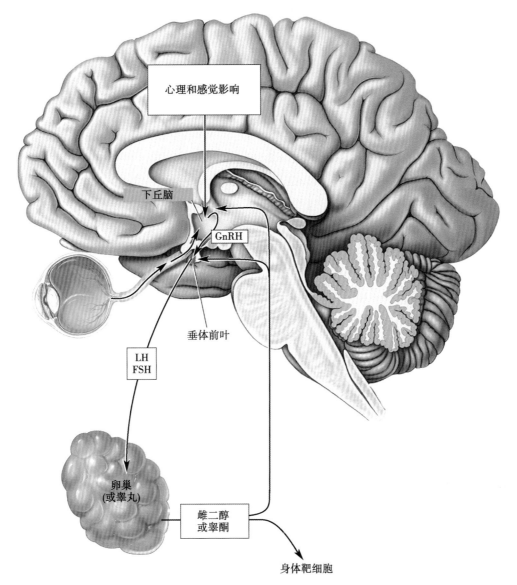

图 4-4 大脑和性腺之间的双向作用。下丘脑受心理因素和感觉信息影响(如视网膜的光反应)。下丘脑产生的 GnRH 调节垂体前叶分泌促性腺激素(LH 和 FSH)。睾丸分泌睾酮和卵巢分泌雌二醇受促性腺激素调节。性激素对机体有多种作用并反馈给垂体和下丘脑

3. 垂体前叶毛细血管,携带垂体前叶激素,进入全身静脉血中(图 4-5)。

垂体门脉系统的作用是,携带少量浓缩下丘脑激素,直接运送至垂体前叶的目标细胞中,而不会被循环系统血液稀释(图 4-6)。[12]

垂体

垂体也被称为"脑下垂体",位于下丘脑的正下方,称为蝶鞍("土耳其马鞍")的骨窝内。它约一颗豌豆大小,经垂体柄与下丘脑相连,含有神经纤维和血管。[9]

脑垂体实际上是由两种独立的不同组织组成,包括垂体前叶(生成脑垂体激素)和垂体后叶(神经垂体)。

垂体各叶产生不同激素。

前叶

- 生长激素——控制生长和发育,促进蛋白质生成。
- 催乳素——促进产后分泌乳汁。
- 肾上腺皮质激素——刺激肾上腺激素的生成和分泌。
- 促甲状腺激素——刺激甲状腺激素的生成和分泌。
- FSH——刺激卵泡生长和发育、雌激素分泌和子宫内膜变化。
- LH——主要功能是引起排卵以及雄激素和孕激素的分泌。

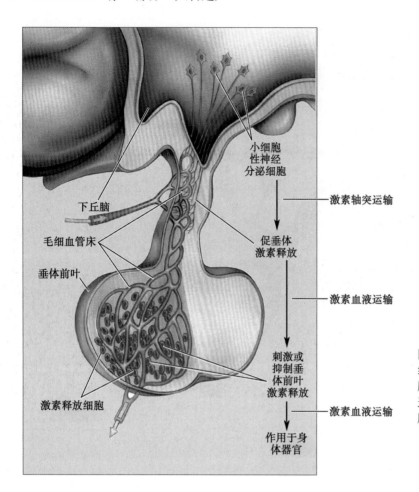

图 4-5 下丘脑小细胞性神经分泌细胞。小细胞性神经分泌细胞分泌垂体激素进入下丘脑-垂体门脉循环系统中特殊的毛细血管床。这些激素进入垂体前叶,触发或抑制垂体细胞分泌激素

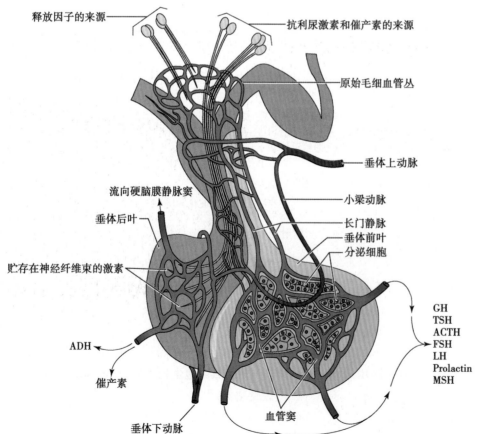

图 4-6 下丘脑和垂体前后叶。下丘脑释放或抑制激素通过门静脉到达垂体前叶。ADH 和催产素是由位于下丘脑视上束和室旁核的神经细胞产生,然后通过神经轴突传递到垂体后叶释放进入血液循环

后叶

- 抗利尿激素——通过减少尿液生成来帮助身体保持水分。
- 催产素——分娩时促进子宫收缩和刺激产乳(图4-7)。[14]

垂体前叶分泌重要的内源性激素。这些激素在下丘脑的直接影响下由垂体前叶直接分泌。下丘脑激素通过一种特殊的毛细血管系统(称为下丘脑-垂体门脉系统,如上所述)分泌入前叶。对于女性生殖系统来说,最重要的垂体前叶激素是 FSH 和 LH。

卵巢

卵巢既是性腺,产生卵子(卵细胞),也是内分泌腺,是女性激素(如雌激素和孕激素)的主要来源。卵巢具有双重且相互关联的功能,包括产生卵子和生成激素。卵巢生成少量的睾丸素,通过卵巢和肾上腺将激素释放到血液中。

卵巢内分泌功能控制着女性身体特征的发育,例如乳房、体型和体毛。它们还调节月经周期和妊娠(表 4-1)。[15]

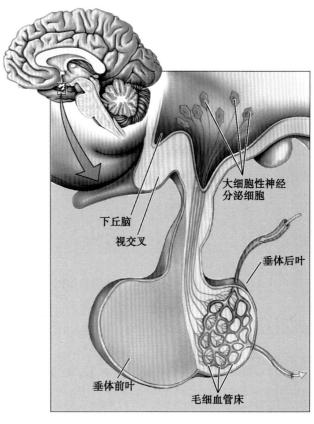

图 4-7　下丘脑大细胞性神经分泌细胞。这里显示的是下丘脑和垂体的正中矢状切面。大细胞性神经分泌细胞分泌催产素和加压素直接进入垂体后叶的毛细血管

表 4-1　女性生殖内分泌腺			
影响女性生殖系统的内分泌腺	激素	靶细胞	主要功能
下丘脑	GnRH	垂体前叶	分泌激素,控制垂体前叶激素的分泌
垂体前叶	促性腺激素(FSH 和 LH)		刺激性腺(配子生成和性激素分泌)
	FSH	卵巢卵泡	• 促进卵泡生长和发育 • 刺激雌激素生成
	LH	卵巢卵泡和黄体	刺激 • 排卵 • 黄体形成 • 雌激素生成 • 孕酮生成
卵巢	雌激素 孕酮	• 乳房、阴道、子宫、骨骼、输卵管、胎盘 • LH 和 FSH • 子宫内膜 • LH • 子宫肌层 • 阴道上皮和子宫颈黏液	• 生殖系统、生长和发育 • 减少 GnRH、LH、FSH 生成的负反馈 • 为子宫内膜做好着床准备 • 抑制 LH 分泌,从而抑制排卵 • 使子宫肌层对催产活动不敏感 • 调整分泌活动

女性生殖激素

促性腺激素释放激素

GnRH,正如我们所熟悉的促黄体生成素释放激素,由下丘脑分泌,刺激垂体前叶释放 FSH 和 LH。GnRH 是一种神经激素,在特定神经细胞中生成,神经末梢释放。下丘脑的视前区包含了大部分 GnRH 分泌性神经元。[16,17]

当 GnRH 到达垂体前叶时,会刺激性腺激素的生成和分泌,这由 GnRH"脉冲"大小和频率以及由雄激素和雌激素的反馈来控制。

GnRH 分泌进入垂体后叶门脉系统,并以一种"脉冲"的方式输送到垂体前叶。根据不同的生理条件,脉冲的频率和振幅各不相同。平均来说,GnRH 分泌的频率为从卵泡早期每 90 分钟一次,增加至每 60～70 分钟一次,并在黄体期随着振幅增加而减少。GnRH诱导 FSH 和 LH 释放,LH 对 GnRH 水平的变化更为敏感。[18,19]

促卵泡激素

FSH 是一种糖蛋白(含有一个碳水化合物和一个蛋白质分子),是由垂体前叶分泌的促性腺激素。FSH 主要负责促进卵泡发育和男性精子发生。同时 FSH 负责卵泡成熟,卵细胞周围的细胞生成维持妊娠的激素(雌激素)和卵细胞周围的卵泡液。[18,20]

随着卵泡的生长,卵泡中的细胞产生更多的雌激素,释放入血。雌激素刺激排卵前子宫内膜变厚。雌激素水平增高,传递信号给下丘脑和脑垂体去减少 FSH 的生成和释放。[20]

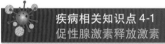

疾病相关知识点 4-1
促性腺激素释放激素

下丘脑→GnRH→垂体前叶

黄体生成素

LH 是由垂体前叶分泌的一种促性腺激素。LH 对于卵泡的生长、黄体化及排卵都是十分必需的。LH 控制女性月经周期的持续时间和进程,包括为受精卵着床作准备以及卵巢生成雌激素和孕激素。卵泡膜细胞(卵泡周围的结缔组织)在 LH 刺激下分泌睾酮,并由邻近颗粒细胞转化为雌激素。[21]

"LH 高峰"或"排卵前 LH 高峰"在排卵前 LH 急剧增加,促发排卵。LH 调节含有成熟卵母细胞的格拉夫卵泡的成熟和排卵。排卵后,分泌激素的卵泡细胞群变成黄体。黄体可生成雌激素和大量的孕激素。孕激素使子宫内膜发育成熟,支持受精卵或胚胎的着床。如果受精卵未着床,雌激素和孕激素水平降低,子宫内膜发生脱落,月经来潮。[22]

疾病相关知识点 4-2
卵泡刺激素

下丘脑→GnRH→垂体前叶→FSH

疾病相关知识点 4-3
黄体生成素

下丘脑→GnRH→垂体前叶→LH

卵泡内膜

卵泡膜是卵巢内正在发育的卵泡外覆盖的一层结缔组织,分为卵泡内膜和卵泡外膜。卵泡内膜通过分泌雄激素对 LH 起反应,雄激素可转化成雌激素。直到青春期,卵泡膜细胞才开始分泌雌激素。[23]

雌激素

雌激素是一种天然的类固醇激素,它主要调节女性生殖系统的生长、发育和功能。体内雌激素的主要来源是卵巢,但黄体和胎盘也产生少量雌激素。三种主要的天然雌激素有雌二醇、雌三醇和雌酮,这些激素均促进女性身体特征的发育。其中一些女性身体特征为:

- 乳房发育
- 子宫和阴道发育
- 阴毛和腋毛生长
- 脂肪组织分布
- 骨盆增宽
- 声调改变

疾病相关知识点 4-4
雌激素

下丘脑→GnRH→垂体前叶→LH→卵泡膜内层细胞→雄激素→雌激素

雌二醇是来自发育卵泡、肾上腺皮质和胎盘的最重要的激素。它负责维持女性特征和性功能,维持子宫、输卵管和阴道的发育和生长,促进乳腺和外生殖器的发育。另外,雌二醇对于女性保持骨骼健康十分重要。然而雌二醇也与很多妇科疾病有关,如子宫内膜异位症、纤维瘤,甚至女性癌症。[24,25]雌三醇来自胎盘,只在孕期产生。[24]雌酮广泛分布于全身,是绝经后女性体内主要的雌激素。[24]

月经周期中,雌激素刺激子宫内膜在排卵前变厚,为受精、着床以及早期胚胎的营养提供适宜的环境。除了调节月经周期外,雌激素还有促进血液凝固,帮助减少骨骼中钙的流失。

雌激素会影响许多器官系统,包括肌肉骨骼、心血管系统和大脑。[26]

雌激素是"下丘脑-垂体轴"的主要调节剂。这涉及脑垂体和卵巢激素(涉及前控制、正反馈和负反馈机制)之间的复杂的相互作用。血液中高水平雌激素也会反馈给下丘脑和垂体减缓 FSH 的生成和释放。雌激素抑制 FSH 的分泌从而抑制排卵的作用,使雌激素和雌激素类化合物成为口服避孕药中的主要成分。

GnRH 控制(正负反馈)

血液中高浓度雌激素引起对 LH 和 FSH 分泌的负反馈,从而抑制这些激素的分泌。相反,较低的雌激素水平会对 LH 和 FSH 分泌产生正反馈,促进其生成和分泌。[27,28]

孕酮

孕酮是一类称为"孕激素"的类固醇,是一种天然产生的人类孕激素。它由受 LH 刺激的黄体生成分泌,反过来 LH 受到 GnRH 的刺激调控。

当 LH 峰出现时(记住,诱导排卵时血液中 LH 急剧增加),它会导致卵泡破裂。卵泡内剩余细胞形成黄体,然后开始分泌孕酮和雌二醇激素。[29]肾上腺也产生少量的孕酮。

孕酮为妊娠做准备,并维持妊娠直到出生。孕酮是一种"勤劳的"激素,作用如下:
- 为子宫内膜做好着床准备。
- 减少子宫肌层的催产活动(催产素在脑垂体后叶生成,刺激子宫的节律性收缩);换句话说,它减少子宫平滑肌的收缩。
- 阻碍新卵泡的发育(抑制 LH 的分泌,从而抑制排卵)。
- 改变阴道上皮和宫颈黏液的分泌活性(使其变得浓稠,让精子难以穿透)。
- 升高基础体温。
- 促进肺泡系统发育。

- 妊娠期间抑制泌乳。分娩后孕酮水平降低是乳腺泌乳的原因之一。
- 降低母体的免疫反应并为受精卵着床准备好子宫内膜。[30,31]
- 刺激子宫壁和子宫血管的生长。[31]

如果着床成功,胎盘将在早期妊娠的末期开始分泌孕酮,并将一直持续到妊娠结束。孕酮最重要的功能之一是在月经周期的后半期刺激子宫内膜分泌特殊蛋白质,做好着床准备并滋养受精卵。如果没有着床,雌激素和孕酮水平下降,黄体开始分解,子宫内膜破裂,月经来潮。[27,31]

疾病相关知识点 4-5
雌激素水平升高或降低(反馈机制)

雌激素水平增高→负反馈(GnRH、FSH 和 LH 停止分泌)→雌激素水平下降→正反馈(GnRH、FSH 和 LH 重新分泌)

疾病相关知识点 4-6
孕激素

下丘脑→GnRH→垂体→LH→黄体→孕激素

疾病相关知识点 4-7
孕激素水平升高或降低(反馈机制)

孕酮水平增高→负反馈(GnRH、LH 停止分泌)→孕酮水平下降→正反馈(GnRH 和 LH 重新分泌)

孕激素反馈

如雌激素受到调控一样,孕激素水平升高也受到正负反馈调控。高水平的孕酮也会像雌激素一样,抑制 GnRH 和 LH 的分泌。[29]

卵巢周期

卵巢周期是一系列与排卵有关的卵巢生理事件。包括卵母细胞的成熟、排卵以及将成熟卵母细胞释放到输卵管内。卵巢周期包含三个阶段:卵泡期、排卵期和黄体期。

卵子形成

在胎儿发育时期,原始生殖细胞或卵原细胞在前 7 个月内经历多次有丝分裂。7 个月后,卵原细胞停止分裂,大多数卵原细胞在这一时期死亡。剩余的卵原细胞(称为初级卵母细胞)开始第一次减数分裂,直到双线期(完成 DNA 复制)。在这一阶段,初级卵母细胞进入减数分裂并且停止在这一时期,直到青春期。[15,33]随着青春期的开始,卵巢活性恢复。卵母细胞完成第一次减数分裂,从卵巢中释放。[15,33]

成熟的初级卵母细胞完成第一次减数分裂后,分裂成两个单倍体细胞。每个单倍体细胞含有一半的染色体(23 条),[21]即每条有两条染色单体。一个细胞叫做"极体",这是两个细胞中较小的那个,含有非常少的细胞质。另一个细胞是次级卵母细胞并进入第二次减数分裂。这个较大的细胞(优势卵泡)停滞在第二次减数分裂,直到受精。[15]

在第 14 天左右,次级卵母细胞从卵巢排出。输卵管含有细小纤毛,它能拍击并吸入释放的卵母细胞。因此,次级卵母细胞进入输卵管,在此等待受精和完成减数分裂。[15]

排卵后一旦受精,卵母细胞在输卵管内发生第二次减数分裂,分裂成两个子细胞,每个细胞接收 23 条染色单体。一个子细胞是成熟的卵细胞(或受精卵),它几乎保留了所有的细胞质。第二个小的非功能性子细胞被称为"第二极体"(图 4-8)。[15]

卵泡期

卵母细胞位于卵泡内。卵巢含有始基卵泡或发育程度较高的原始卵泡。两种卵泡类型都由一个初级卵

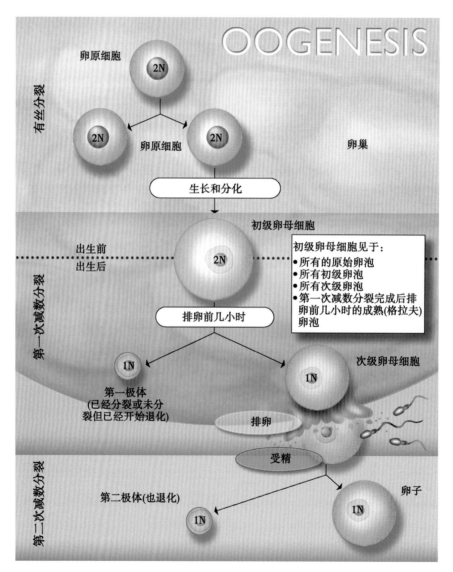

图 4-8 雌性胚胎卵巢含有原始生殖细胞,经过有丝分裂形成卵原细胞。到胎儿发育的第 7 个月,卵母细胞被一层扁平细胞包围,称为原始卵泡。此时卵原细胞停止分裂,大部分卵原细胞在这段时间内死亡。剩余的卵原细胞(称为初级卵母细胞)开始第一次减数分裂进入双线期(DNA 复制完成),一直持续到青春期。随着青春期的开始,卵母细胞排出前完成第一次减数分裂

母细胞和一层周围细胞(称为粒层细胞)组成。随着初级卵泡发育,卵母细胞长大和颗粒细胞增多。当颗粒细胞增多时,它们会在颗粒细胞和卵母细胞周围分泌一层厚厚的物质,称为透明带。随着卵泡继续生长,新的层状结构形成,如外层,称为"膜"。当卵泡膜形成后,卵泡处于窦前期。当卵泡长到足够大时,充满液体的腔间隙开始形成颗粒细胞。颗粒细胞分泌液体到这个间隙,卵泡继续生长,卵泡的生长归功于扩大的腔间隙。此时,卵泡处于窦期。[15]

月经周期第一周,募集开始,最大、最成熟的卵泡继续发育,其他的卵泡进入"闭锁"退化过程。成熟卵泡或格拉夫卵泡向卵巢表面突出。当格拉夫卵泡和卵巢壁破裂,释放出卵母细胞,排卵发生(图4-9)。[15]注:在1%～2%的月经周期中,有两个或三个卵泡可达到成熟,超过1个卵母细胞将从卵巢释放。

卵泡期

月经周期第1天开始月经出血,则卵泡期(或排卵前期)就开始了。经期出血是随着雌激素和孕酮水平下降而发生。由于没有妊娠不再需要增厚的子宫内膜,两种激素的下降使得增厚的子宫内膜脱落。卵泡期从月经周期第1天开始,到LH峰出现、发生排卵时结束(排卵一般在第14天)。[34]卵泡期的主要目的是让存活的卵泡生长发育和排卵。

成熟的初级卵母细胞完成第一次减数分裂后,分裂成两个单倍体细胞。一个被称为"极体"。另一个称为次级卵母细胞进入第二次减数分裂,一直处于第二次减数分裂直到受精。一旦受精,在输卵管内完成第二次减数分裂。卵母细胞分裂成两个子细胞,每个子细胞含23条染色单体。

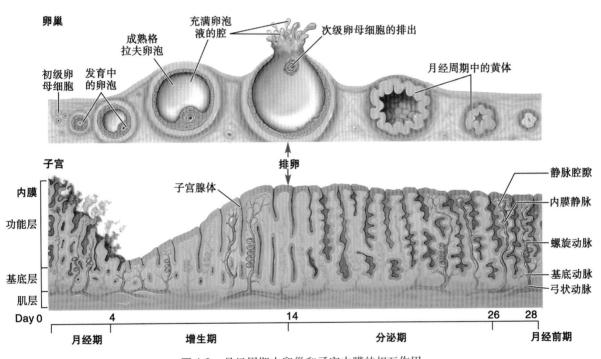

图4-9　月经周期内卵巢和子宫内膜的相互作用

疾病相关知识点4-8
正反馈机制(优势卵泡产生雌激素)

下丘脑→GnRH→垂体→FSH→卵泡→雌激素

还记得当血液中的雌激素水平下降时会发生什么吗? 正反馈机制会引发 GnRH、FSH 和 LH 的分泌。当 FSH 水平开始上升时,FSH 会刺激多个卵泡发育,每个卵泡都含有一个卵子。每个月,FSH 都会启动并促进一群卵泡的生长。很快,一个或两个卵泡就会占优势地位,继续生长、成熟并生成雌激素。这时卵泡膜外膜分泌雄激素增加,雌激素(雌二醇)开始分泌。雌激素会刺激子宫颈产生黏液,使精子穿过子宫颈到达卵子。此外,随着雌激素水平升高,月经开始减少并停止,子宫内膜开始变厚并且产生孕酮受体。[35]

雌激素水平在月经周期的卵泡期结束时达到峰值。雌激素升高是一个成熟卵泡准备好排卵的信号。在这个关键时刻,雌激素对 LH 产生正反馈,引起排卵前 LH 急剧增加。[36,37]在排卵前24到36小时,LH 水平会快速上升。[38]在 LH 的影响下,初级卵母细胞进入第一次减数分裂的最后阶段并分裂成一个次级卵母细胞(图4-10)。

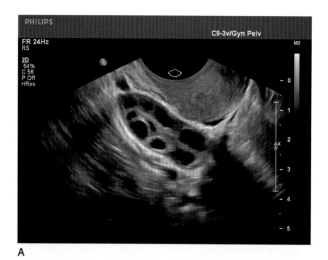

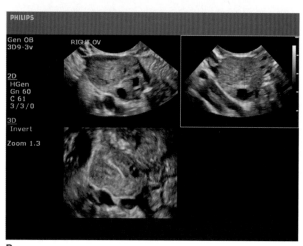

图 4-10 A. 经阴道检查早期卵泡。B. 卵泡期卵巢的 3D 多平面重建图像

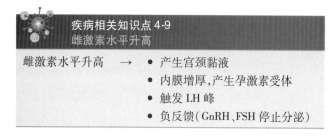

疾病相关知识点 4-9 雌激素水平升高	
雌激素水平升高 →	• 产生宫颈黏液
	• 内膜增厚,产生孕激素受体
	• 触发 LH 峰
	• 负反馈(GnRH、FSH 停止分泌)

排卵期

排卵期以 LH 和 FSH 水平激增开始,通常发生在月经周期的第 14 天(有些女性可能会有所不同)。随着成熟卵子的释放排卵期结束。LH 激增诱导一种酶的释放,这种酶可降解格拉夫卵泡表面的细胞,刺激卵泡壁的血管生成(新血管的发生)。LH 对卵泡的作用导致其肿胀、破裂。在 LH 峰 24 ~ 36 小时内,成熟的卵子会通过格拉夫卵泡壁排出,并在后陷凹内汇集少量液体。[39] 此时进行尿液测试,可以检测出女性尿液中

的 LH 含量(大约在卵子排出后 12 ~ 24 小时)。尿液中的 LH 含量有助于确定女性何时能受孕,因为卵子需要在释放后的 12 个小时内受精。[34] 卵子从卵巢排出后,输卵管的收缩使卵母细胞与输卵管的上皮细胞接触,从而卵母细胞开始通过输卵管进行迁移。

在排卵时,一些女性会感到钝痛/疼痛,或者下腹一侧突然出现剧烈疼痛。疼痛发生在排卵侧,被称为"经间痛"。"经间痛"这个词实际上指的是"月经中期疼痛",在月经中期与排卵同时发生,可以持续几小时到几天,但病因尚不清楚。[36,39]

黄体期

黄体期在排卵后开始,平均持续约 14 天(除非受精发生),并且刚好在月经周期结束前结束。黄体期至少需要 10 天,才能着床成功。与黄体期相关的主要激素是孕酮。

在黄体期,破裂的格拉夫卵泡在释放出卵子后关闭,而 FSH 和 LH 则刺激格拉夫卵泡的剩余部分形成一种称为黄体(来源于拉丁语)的结构。黄体由颗粒层和排卵后留下的卵泡膜细胞以及周围的毛细血管和结缔组织形成,[36] 直径大约 1 到 1.5cm。[40]

LH 峰的一个重要作用是颗粒细胞从雄激素转化细胞占主导地位变成大部分为孕酮合成细胞。黄体主要分泌孕酮和一些雌激素。在排卵之后,黄体对持续升高的 LH 水平作出反应,合成大量的孕酮和雌激素(图 4-11、图 5-48 和图 5-70)。

黄体分泌的孕酮在排卵后大约 5 ~ 7 天内达到峰值。高水平孕酮引发对 GnRH 的负反馈,因此,GnRH 脉冲分泌停止。排卵后,黄体仅持续 12 ~ 14 天,除非胚胎发育,分泌人绒毛膜促性腺激素(human chorionic gonadotropin,hCG)。如果卵子未受精,则黄体开始退

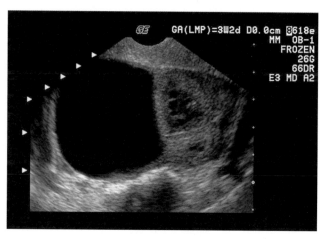

图 4-11 无回声黄体囊肿

化,并逐渐演变为"白体",孕酮生成停止。由于雌激素和孕酮水平均下降,对 GnRH 脉冲频率的负反馈消失,正反馈启动,FSH 和 LH 开始升高,下一个月经周期开始。[35,36] 见图 4-12。

孕酮

- 导致宫颈黏液变厚,不利于精子或细菌进入子宫。

- 在黄体期体温略微升高,并保持升高直到经期开始(温度升高可以用来估计是否已经排卵)。
- 与雌激素一起,引起乳腺导管扩张。因此,乳房可能肿胀,且有触痛。
- 与雌激素一起,引起子宫内膜变厚,形成更多血管,接受囊胚。

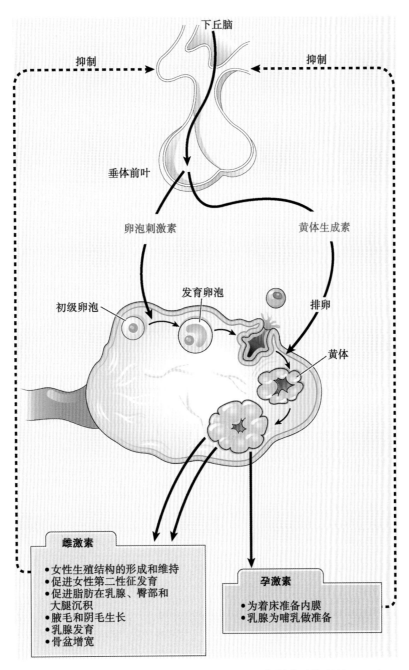

图 4-12 垂体 FSH 和 LH 在排卵中的作用下丘脑先刺激垂体释放 FSH 和 LH。FSH 刺激卵泡发育、排卵和雌激素分泌,进而刺激子宫内膜生长(增生期)。LH 刺激排卵后卵泡膜细胞形成黄体。黄体分泌孕激素,刺激子宫内膜腺体发育和糖原累积,为胚胎植入准备子宫内膜。如果没有妊娠,黄体萎缩成白体,月经来潮

疾病相关知识点 4-10
黄体孕激素生成

下丘脑→GnRH→垂体→LH→黄体→孕激素

　　黄体持续生成孕酮,直到妊娠第 10 周胎盘替代黄体生成孕酮。妊娠时发育中的囊胚植入子宫内膜,受精卵周围的细胞产生一种激素,称为人绒毛膜促性腺激素(hCG)。这种激素维持黄体功能,继续生成孕酮和雌激素,直到约 3 个月之后胎盘来分泌。妊娠试验的基础是检测 hCG 水平增加(图 4-9)。[36]

黄体期功能不足

　　医学博士 Georgeanna Jones 于 1949 年首次描述黄体功能不足。Jones 博士发现黄体存在孕酮生成不足的缺陷会导致不孕或早期自然流产。从那以后,进一步的研究揭示了更复杂的缺陷。以下是黄体期缺陷(luteal phase defect,LPD)的一些原因:

* 卵泡发育异常
  * FSH 和 LH 水平低。
  * 由于 FSH 刺激卵泡颗粒细胞产生来源于雄烯二酮的雌二醇,因此 FSH 下降会减少颗粒细胞生长并降低雌二醇水平。卵泡生长异常影响黄体,导致孕酮生成减少。
* LH 异常
  * LH 减少可引起卵泡膜细胞中雄烯二酮合成减少。
  * 雄烯二酮减少导致雌二醇减少,从而引起孕酮水平降低。此外,LH 峰不足时因颗粒细胞黄体化不足引起孕酮缺乏。
* 子宫异常
  * 在孕酮水平正常的情况下,子宫内膜血管化可能会因子宫异常而中断。常见的子宫异常,如肌瘤、子宫纵隔和子宫内膜炎,都可能是导致子宫内膜分泌不良的原因。
* 黄体期过短
  * 排卵期和月经之间少于 12 天,而孕酮水平正常。[41]
    子宫内膜活检是诊断黄体期功能不足的最准确的方法。

下丘脑-垂体-卵巢轴

　　下丘脑-垂体-卵巢轴是卵巢和下丘脑-垂体系统之间的功能性相互作用。下丘脑-垂体和卵巢激素之间错综复杂的相互作用包括前控制、正反馈和负反馈机制。
　　下丘脑-垂体-卵巢轴最重要的功能之一是调节生殖、维持每月内分泌周期。通过控制子宫和卵巢周期,大脑和卵巢可以调节生殖。[42]

疾病相关知识点 4-11
下丘脑-垂体-卵巢轴

下丘脑→GnRH→垂体前叶→FSH→FSH 刺激卵泡外膜细胞激活雄激素合成→雌激素分泌增加

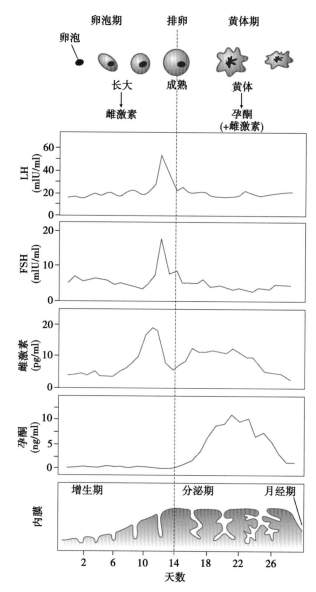

图 4-13　月经周期。月经周期分为卵泡期和黄体期。排卵是这两个阶段的过渡。在卵泡期,垂体前叶促性腺细胞受到 GnRH 的刺激分泌 LH 和 FSH。循环中的 LH 和 FSH 促进卵巢卵泡的生长和发育。发育的卵泡分泌大量雌激素。首先,雌激素对促性腺激素释放有抑制作用。然而,在月经周期前半期,雌激素对 LH 和 FSH 释放有正反馈。随后卵泡破裂、卵子进入输卵管。月经周期后半期,黄体分泌雌激素和孕激素。孕激素诱导子宫内膜从增生型转变为分泌型。如果在排卵后 14 天内未受精无胚胎植入,黄体萎缩,雌激素和孕激素分泌减少,月经来潮,新的周期开始

与下丘脑-垂体-卵巢轴有关的腺体和激素有：
- 下丘脑，生成 GnRH。
- 垂体前叶，生成 LH 和 FSH。
- 卵巢（生殖腺），生成雌激素和睾酮（图 4-13）。[42]

卵泡刺激素增加

垂体前叶受 GnRH 刺激，分泌 FSH。FSH 刺激卵泡外膜细胞激活雄激素合成，生成雌激素。雌激素的分泌在月经周期第 10 ~ 13 天达到峰值。

雌激素分泌增加

当循环中雌激素达到高水平时，对下丘脑产生负反馈，抑制 GnRH 分泌；当 GnRH 分泌停止后，就不会刺激垂体前叶生成 FSH 和 LH。

LH 峰

当雌激素达到峰值水平时，就会产生 LH 激增。这是怎么回事呢？我们刚刚讨论了雌激素水平的增加如何激活负反馈机制，减少 LH 和 FSH 的生成。雌激素峰值水平如何产生正反馈呢？当卵泡达到成熟阶段，并在一个特定的"临界"阈值和持续时间内产生较高的雌激素水平时正反馈机制激活，脑垂体分泌 LH 增加，形成排卵期 LH 峰，FSH 增加幅度较小。

LH 峰刺激格拉夫卵泡和卵巢壁破裂，释放出成熟的卵子。[15]剩下的颗粒细胞、卵泡膜细胞和格拉夫卵泡周围结缔组织形成黄体。当 LH 和 FSH 水平下降时，黄体开始生成孕酮。

孕酮和雌激素

在黄体期，黄体分泌孕酮和雌激素，直到它开始退化。当黄体发生闭锁，变成白体时，孕酮和雌激素生成停止，水平下降。

孕酮和雌激素减少

雌激素和孕酮水平开始下降，解除对 GnRH 脉冲频率的负反馈作用，启动正反馈机制，FSH 和 LH 开始增加，开始下一个月经周期。

月经和（或）子宫内膜周期

女性的生殖年龄大约从 11 岁到 13 岁随着月经初潮开始，到 50 岁左右随着月经结束而终止。月经指周期性地排出血液、黏液、组织、液体和上皮细胞。这是一个为期约 28 天、有节律的周期，与卵巢周期紧密一致。成年人的周期从 21 天到 35 天不等，而青少年的周期则从 21 天到 45 天不等。当月经周期小于 21 天时，称为"月经频发"。当月经周期超过 35 天时，则称为"月经稀发"。

绝经前期妇女子宫内膜的超声评价

子宫内膜的超声评价和测量随着月经周期的时期不同而有所不同。测量也因不同的绝经状态、胎次和妊娠而不同。子宫内膜厚度测量非常重要，因为它有助于发现许多良性和恶性异常。子宫内膜厚度的变化可能与子宫内膜息肉、增生或肿瘤有关。通常正常的子宫内膜应厚度一致、回声均匀，无因黏膜下或子宫肌层异常引起的形态异常。

美国超声医学会（AIUM）在盆腔超声检查的实践指南中指出子宫内膜按照以下方法来测量：

"子宫内膜应在正中线矢状切面来测量，包括子宫内膜基底层前后部分，不包括邻近的低回声子宫肌层和任何子宫内膜的液体。"[43]（图 4-14 和图 4-15）。

卵巢的超声评价

根据 AIUM 盆腔超声检查实践指南，卵巢大小可以通过在两个正交平面上获得图像，测量卵巢的三个维度（宽度、长度和厚度）来确定（图 4-16）。[43]

月经周期

月经周期受 LH、FSH、雌激素以及孕激素的相互作用的调节。月经周期分三个阶段：月经期、增生期和分泌期。

月经或经期

第 1 ~ 5 天（卵泡早期）

月经周期以月经出血开始，平均持续时间为 5 天。有些女性经期可能较短，有些则可能较长。月经与卵泡期的第 1 天同时发生。此时，雌激素和孕酮水平最低。低水平雌激素和孕酮引起出血并刺激正反馈。较低水平的雌激素和孕酮刺激下丘脑分泌 GnRH，反过

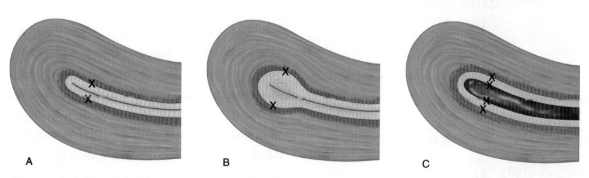

图4-14 A.矢状面测量厚度一致的内膜。B.矢状面测量局部增厚的内膜。C.矢状面测量宫腔积液时的子宫内膜

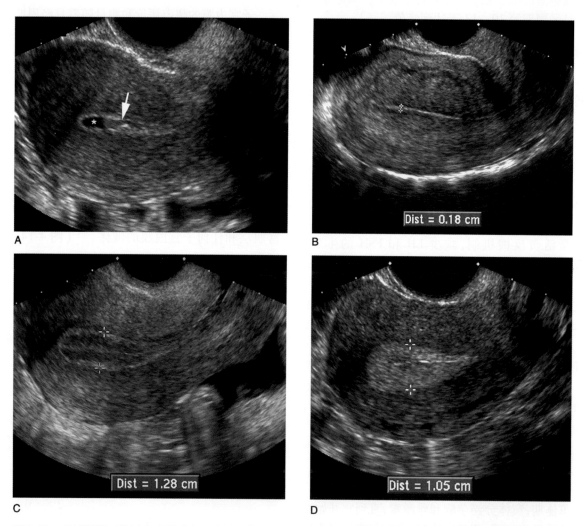

图4-15 月经周期正常子宫内膜形态。通过观察女性月经周期不同阶段子宫正中矢状切面来描述各种子宫内膜形态。A.月经期宫腔内血凝块(箭头)和液体(星号),内膜呈围绕血凝块和液体周围的线状回声。B.增生早期子宫内膜(测量游标)呈线状回声。C.增生晚期内膜(测量游标)呈多层:周边和中间呈高回声,两者之间呈低回声。D.分泌期子宫内膜(测量游标)增厚、回声增强。(From Doubilet PM,Benson CB. Atlas oUltrasound in Obstetrics and Gynecology,2nd edition. Philadelphia:Wolters Kluwer;2011. Figure 24-1.)

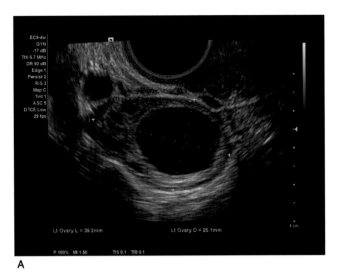

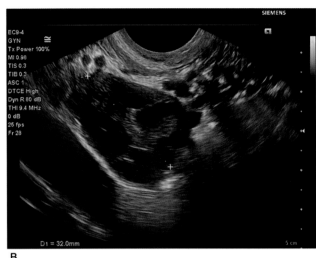

图 4-16 经阴道图像卵巢测量。A.失状切面卵巢测量;B.卵巢冠状面测量含有发育卵泡的卵巢

来刺激垂体分泌 FSH 和 LH。随着分泌的 FSH 和 LH 随血流到达卵巢,卵巢中的卵泡受到刺激开始发育,初级卵泡开始生长。每个卵泡含有一个卵母细胞,周边围绕可生成雌激素的细胞。

第 1~5 天的子宫内膜

在月经期,子宫内膜的致密层和海绵层脱落,基底层不会脱落,且会引起子宫内膜再生。雌激素和孕酮水平降低导致螺旋动脉收缩,从而导致致密层和海绵层组织坏死。必须注意的是子宫内膜血管网是一个选择性过程,随激素变化而变化。弓状动脉和基底小动脉对激素变化无反应,但螺旋动脉对激素变化非常敏感,孕酮减少时会发生收缩(图 4-17 和图 4-18)。[44]

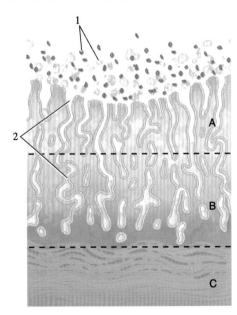

A 功能层
B 基底层
C 肌层
1 含有上皮细胞、血细胞和黏膜排出残留物的宫腔
2 完整或部分排出的子宫腺体

图 4-17 月经周期子宫内膜

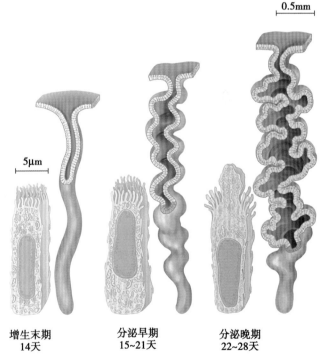

| 增生末期 | 分泌早期 | 分泌晚期 |
| 14天 | 15~21天 | 22~28天 |

图 4-18 月经周期子宫腺体和腺体细胞的变化

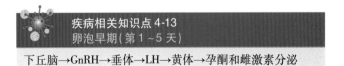

疾病相关知识点 4-13
卵泡早期(第 1~5 天)

下丘脑→GnRH→垂体→LH→黄体→孕酮和雌激素分泌

疾病相关知识点 4-14
增生期（第 11～12 天）

雌激素水平增加→负反馈机制激活→下丘脑分泌 GnRH 受到抑制→FSH、LH 分泌减少

超声评估

超声表现

子宫

在月经期后期，子宫内膜呈一条细的低回声线，厚度小于 1mm。[48] 此时可以鉴别是宫腔出血还是脱落的子宫内膜碎片。月经期后子宫内膜由浅表的功能层和深部的基底层组成。浅表功能层表现为一条线状回声（表 4-2）。

增生期/经后期（卵泡晚期）：第 6～13 天

经血停止后增生期开始。此时，子宫内膜呈细线状。正反馈机制刺激 FSH 和 LH 的分泌。FSH 刺激几个卵泡发育成熟。随着卵泡长大，雌激素合成增加，子宫内膜开始变厚形成新的子宫内膜层（增生的子宫内膜），更多的血管和腺体供给子宫内膜。

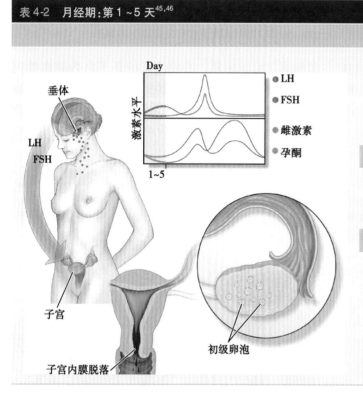

表 4-2　月经期：第 1～5 天[45,46]	
	内分泌学
	• 雌激素和孕酮水平降低（见激素图） • 较低水平的雌激素和孕酮触发下丘脑分泌 GnRH • FSH 和 LH 开始随着血流从垂体进入卵巢 • FSH 开始刺激几个卵泡发育 • FSH 和 LH 刺激雌激素分泌
	子宫周期
	• 雌激素和孕酮减少导致子宫内膜脱落月经第一天开始出血 • 在月经结束时，子宫内膜厚度小于 4mm
	卵巢周期
	• 与卵泡期早期相吻合 • 初级卵泡开始发育 • FSH 启动并促进一群卵泡的生长 • 每个卵泡含有一个卵母细胞，周围是颗粒细胞 • 随着卵泡开始成熟，卵泡膜开始生成低水平的雌激素 • 卵泡内膜对 LH 产生应答，合成和分泌雄激素，并转化成雌激素

在增生中期至后期，一个卵泡（有时候为两个）占优势。剩余的卵泡开始消退（闭锁）。优势卵泡继续生长至成熟，从一个腔前卵泡生长为有腔卵泡或格拉夫卵泡，合成并分泌更多的雌激素。

雌激素水平升高刺激子宫颈分泌利于受孕的宫颈黏液，让精子穿过子宫颈，到达卵子。同时高水平雌激素为对黄体期的孕酮作出应答准备好子宫内膜受体。

超声表现

子宫内膜

增生期开始时，子宫内膜像一条细的回声带，厚度小于 6mm，随着雌激素水平增加，子宫内膜继续变厚（从 5mm 变成 7mm）。[46] 由于腺体、血管和基质发育，内膜回声增强，子宫内膜比子宫肌层回声强（表 4-3）。

增生期第 11～12 天

从 11 天到 13 天开始，雌激素水平长时间持续升高触发负反馈机制。下丘脑受到刺激，抑制 GnRH 的生成，进而抑制 FSH 和 LH 分泌（表 4-4）。

增生期第 13 天（排卵前或排卵前期）：超声表现

子宫内膜

在增生后期（排卵前），子宫内膜出现"三线

征"或变成多层。薄的线状回声将低回声基底层和高回声功能层分开。在这个阶段,子宫内膜厚度可达 5～11mm。三线征通常于排卵后 48 小时消失(表 4-5)。[46]

表 4-3　增生期第 6～10 天[46,47]

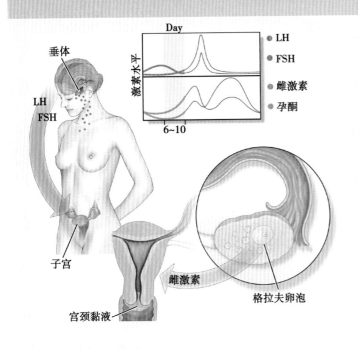

内分泌学

- 随着卵泡发育雌激素水平持续增加
- FSH 持续刺激几个卵泡成熟
- 在增生中期至后期,雌激素合成和释放主要发生在单个优势卵泡(格拉夫卵泡)
- 在黄体期,雌激素为应答孕酮,开始准备子宫内膜受体

卵巢周期

- 与卵巢卵泡后期相吻合
- 选择过程开始后,一个卵泡发育成优势卵泡继续生长和成熟。剩余的卵泡开始闭锁。
- 通常只有一个成熟的卵泡生长至有腔状态(如果为孪生,则有两个)。随着优势卵泡成熟,分泌更多的雌激素(见激素图)

子宫周期

- 卵泡分泌的雌激素刺激新的子宫内膜形成(增生的子宫内膜)。血管和腺体营养增厚的子宫内膜
- 在卵泡后期/增生期,内膜最大厚度可达 11mm
- 雌激素水平增加刺激子宫颈分泌黏液,有利于精子穿过子宫颈,到达卵子

表 4-4　增生期:第 11～12 天

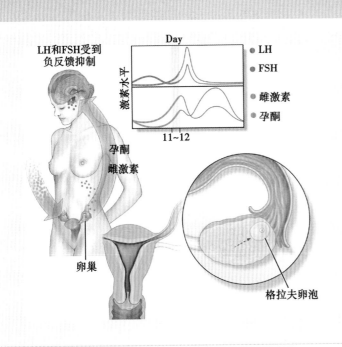

内分泌学

- 随着雌激素和孕酮水平增加,负反馈启动,抑制 FSH 和 LH 分泌

卵巢周期

- 格拉夫卵泡朝卵巢表面移动

表 4-5　增生期:第 13 天[40]

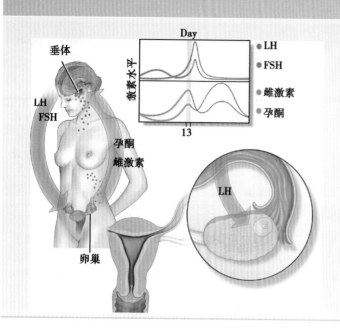

	内分泌学
	• LH 激增,FSH 水平暂时性升高 • 在排卵前 24～36 小时,LH 水平开始升高 • 在 LH 的影响下,初级卵母细胞进入第一次减数分裂的最后阶段 • LH 和 FSH 几乎立即开始降低至基线水平。到排卵发生时,LH 和 FSH 均下降
	子宫周期
	• 此时子宫内膜腺体处于非分泌状态
	卵巢周期
	• 优势卵泡完成第一次减数分裂

分泌期(月经前)第 14 天(排卵)

随着格拉夫卵泡成熟,分泌足够的雌激素触发正反馈。垂体释放的 LH 增加,形成 LH 峰,刺激卵泡内的卵子发育,完成第一次减数分裂(减数分裂 I)。成熟的卵子现在成为次级卵母细胞,开始第二次减数分裂。LH 使格拉夫卵泡壁变薄,触发成熟卵子的释放。两个卵巢(右或左)哪个排卵完全是随机的。随后,成熟的卵子被伞部扫入输卵管。[45,48] 随着排卵,宫颈外口稍微打开,充满黏液,子宫颈内黏液变薄,让精子更容易穿过。[45,48]

超声表现

子宫内膜

子宫内膜达到最厚(9～14mm),[47] 呈高回声伴后方增强。子宫内膜回声增强被认为是由基质水肿、腺体黏液和糖原增加引起。后方回声增强是由基质肿胀引起[46]

在分泌期,子宫内膜将:

• 呈均匀高回声
• 三线征和低回声晕消失
• 回声逐渐超过子宫肌层回声(表 4-6)[49]

表 4-6　分泌期(月经前)第 14 天(排卵)[47]

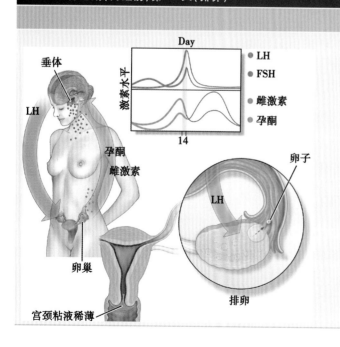

	内分泌学
	• LH 水平升高,引起卵泡内发育中的卵子完成第一次减数分裂(减数分裂 I),形成次级卵母细胞 • LH 激增诱导酶的释放,使格拉夫卵泡表面的细胞降解
	子宫周期
	• 子宫外口稍微打开,排卵时充满黏液 • 子宫颈黏液变薄,让精子更容易穿过
	卵巢周期
	• LH 激增引起格拉夫卵泡和卵巢壁破裂,排卵发生

分泌期:第 15 ~ 22 天

随着卵泡液排出,格拉夫腔(Graafian cavity)塌陷,黄体期开始。黄体成为血管集中生成的部位,因此密集的毛细血管网形成。生成激素的细胞获得氧气、营养物质和激素前体,这些是合成和释放大量孕酮以及少量雌激素所必需的。孕酮在增生性子宫内膜转化为可容纳胚胎着床、支持囊胚发育的分泌性内膜中非常重要。[44,45]

血液中雌激素和孕酮水平的升高触发负反馈机制并抑制垂体 FSH 和 LH 生成。因此,FSH 和 LH 水平开始下降。

如果排出的成熟卵子在输卵管内与精子受精,则发育中的囊胚大约在排卵后 7 天就会在子宫内膜着床。囊胚着床刺激子宫内膜产生 hCG 支持黄体,使其继续分泌孕酮和雌激素。[50]妊娠期间,孕酮使子宫内膜变厚,直到胎盘形成。它还可以使子宫颈黏液变稠,精子或细菌不易进入子宫(表 4-7)。

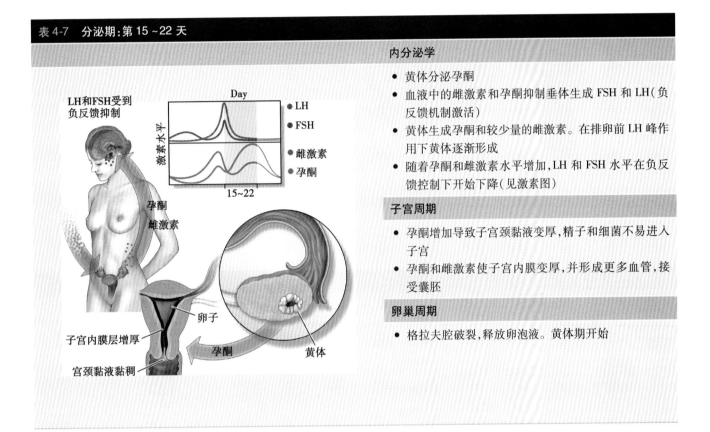

表 4-7　分泌期:第 15 ~ 22 天

内分泌学

- 黄体分泌孕酮
- 血液中的雌激素和孕酮抑制垂体生成 FSH 和 LH(负反馈机制激活)
- 黄体生成孕酮和较少量的雌激素。在排卵前 LH 峰作用下黄体逐渐形成
- 随着孕酮和雌激素水平增加,LH 和 FSH 水平在负反馈控制下开始下降(见激素图)

子宫周期

- 孕酮增加导致子宫颈黏液变厚,精子和细菌不易进入子宫
- 孕酮和雌激素使子宫内膜变厚,并形成更多血管,接受囊胚

卵巢周期

- 格拉夫腔破裂,释放卵泡液。黄体期开始

如果没有高水平的孕酮,子宫内膜开始退化脱落,从而引起月经。孕酮下降触发月经出血。

分泌期:第 23 ~ 28 天

如果排出的成熟卵子没有受精,则黄体开始退化,演变为"白体"(为大量的纤维瘢痕组织)。当雌激素和孕酮水平下降到一定程度时,则启动正反馈控制,FSH 和 LH 将开始升高,开始下一个月经周期(表 4-8、表 4-9 和表 4-10)。[36]

表4-8　分泌期:第23～25天

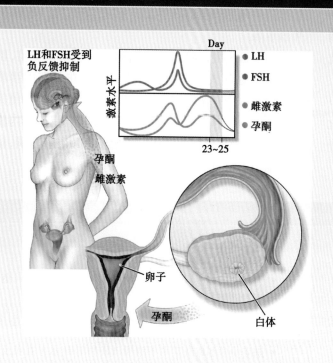

内分泌学

- 如果未受精,黄体退化,孕酮和雌激素水平下降

子宫周期

- 随着孕酮和雌激素水平下降,黄体退化,子宫内膜开始脱落
- 子宫内膜血管开始坏死

卵巢周期

- 如果未受精,黄体开始闭锁,演变成白体

表4-9　分泌期:第26～28天

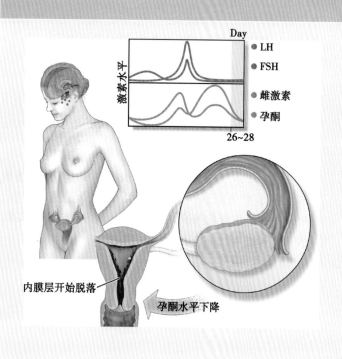

内分泌学

- 在月经周期第28天,雌激素和孕酮处于最低水平
- 对FSH的负反馈消失,FSH和LH分泌重新开始

子宫周期

- 孕酮水平降低引发月经出血和子宫内膜脱落

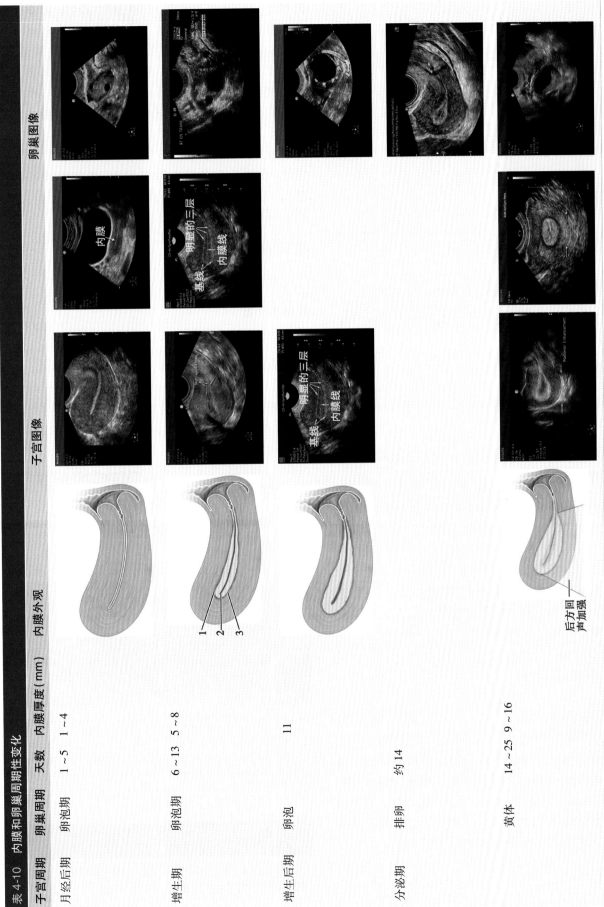

表 4-10 内膜和卵巢周期性变化

子宫周期	卵巢周期	天数	内膜厚度（mm）	内膜外观	子宫图像	卵巢图像
月经后期	卵泡期	1~5	1~4			
增生期	卵泡期	6~13	5~8			
增生后期	卵泡	约14	11			
分泌期	排卵	约14				
	黄体	14~25	9~16			

在月经后期，子宫内膜在经腹和经阴道图像中均为一条纤细的回声线。卵巢无优势卵泡。在增生早期，子宫内膜开始出现典型的三线征外观。在增生后期三线征变得更加明显，优势卵泡形成。月经周期的分泌期显示子宫内膜的分泌期增厚，后方回声增强。排卵发生于约第 14 天，可见卵泡破裂（箭头），随后黄体形成。

月经周期异常

闭经

闭经指月经消失或停止。这种疾病可能为暂时性、间歇性或永久性。它可能是下丘脑、垂体、卵巢、子宫或阴道功能失常引起。有原发性和继发性闭经两种类型。

原发性闭经

原发性闭经指月经从未发生。16 岁女生无月经初潮。[51]

继发性闭经

继发性闭经指已开始月经来潮的女性,停止月经 3 个月或 6 个月。[51]

月经过少

月经过少指月经稀发或月经量少,女性经期间隔大于 35 天,一年只有 4~9 次。

多囊卵巢综合征/卵巢功能衰竭(功能障碍)或卵巢功能早衰

卵巢功能早衰(premature ovarian failure,POF)是一种主要的卵巢缺陷,其特征是缺乏月经初潮(原发性闭经)或在 40 岁之前(继发性闭经)卵巢卵泡过早耗竭。这种异质性疾病影响 1% 40 岁以下女性,20 岁女性中发生比例为 1∶10 000,30 岁女性中发生比例为 1∶1000。[52]POF 使女性面临其他健康疾病的风险,如

- 骨质疏松症
- 甲状腺功能低下
- Addison 病
- 心脏疾病风险[53]

根据梅奥诊所统计,多囊卵巢综合征(polycystic ovarian syndrome,PCOS)是育龄妇女中最常见的激素紊乱。患 PCOS 的女性不排卵、月经稀发、毛发过多、痤疮、肥胖、高血压和卒中风险增加。通常患有这种疾病的妇女卵巢增大,内含多个小囊肿。这些囊肿通常位于卵巢的外缘。[54]PCOS 详细讨论见第 8 章。

更年期

更年期通常是(但并非总是)女性一生中的过渡时期,在 40 多岁或步入 50 岁时发生。卵巢会慢慢停止产生卵子,雌激素和孕酮减少,激素水平不稳定。雌激素和孕酮持续降低,逐渐达到最低点,然后永久性地处于低水平。激素水平经常波动是更年期许多症状的原因。卵巢对 FSH 和 LH 反应减慢直到停止。月经次数减少,最终完全停止。随着卵巢功能停止,无卵子排出,子宫内膜不生长,无月经发生。[55]从有生殖能力到无生殖能力并非突然发生,往往是在几年内逐渐发生,受年龄增长的自然影响。更年期结束后,女性进入绝经后期,此时雌激素和孕酮水平持续较低。

绝经后期

绝经后期是绝经后的阶段。

绝经后子宫

绝经后由于肌肉萎缩,子宫变小纤维化;由于卵巢不能生成卵泡,血液中雌激素水平降低,子宫内膜层变薄、萎缩(图 4-19)。有排卵的成人正常子宫大小约为长 6~8cm、宽 3~5cm、厚 3~5cm(前后径)。在绝经后期,子宫缩小,子宫内膜萎缩。绝经后子宫大小约为长 3~5cm、宽 2~3cm、厚 2~3cm(前后径)。[37]子宫的缩小程度取决于绝经时间长短(表 4-11)。[46]

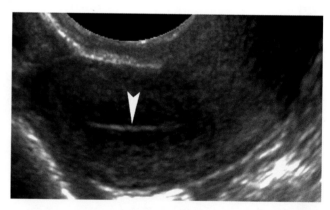

图 4-19 子宫内膜萎缩。经阴道纵切面显示绝经后阴道出血女性子宫内膜很薄,仅为 2mm。子宫内膜萎缩可能为出血的原因,没有必要进一步活检。(From Brant WE, Helms c. Fundamentals of Diagnostic Radiology. 4th ed. Philadelphia:Wolters Kluwer;2012. Figure 36-5.)

疾病相关知识点 4-15
绝经期

卵巢停止产生卵子→没有卵子排出→雌激素分泌下降→内膜不再受到刺激增生或生长→无月经产生

表 4-11 子宫大小[56-59]	长（cm）	宽（cm）	前后径（cm）	宫颈/宫体比
婴儿	2～3	0.5～1	0.5～1	1:2
新生儿	2～5	0.8～2	0.8～2	1:1
小儿	5～7	2～3	2～3	1:1
未生育成人	6～8	3～5	3～5	2:1
经产成人	8～10	5～6	5～6	3:1
绝经后	3～5	2～3	2～3	1:1

绝经后卵巢

绝经后卵巢呈边界清晰的卵圆形低回声，由于缺少卵泡可能难以被发现。绝经后卵巢发生变化，如体积减小、无卵泡生成。卵巢大小与绝经后时间呈负相关，随着绝经期延长，卵巢逐渐缩小（图 4-20）。如果患者接受激素替代治疗（hormone replacement therapy，HRT）卵巢体积可能没有变化。[62]不同研究者所得出的绝经后卵巢体积大小不同（表 4-12）。

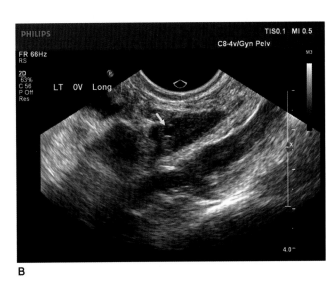

图 4-20 一 58 岁曾行右侧卵巢切除和子宫切除术、激素替代治疗 8 年的绝经后女性卵巢。A. 经腹卵巢横切面。B. 同一卵巢经阴道显示残余小卵泡（箭头）有助于识别卵巢

表 4-12 绝经后卵巢容积[60,61]	Schoenfeld 等	Fleischer 等	Aboulghar 等	Goswamy 等
绝经后卵巢体积正常平均值	$1.3±0.7cm^3$	$2.6±2.0cm^3$	$3.4±1.7cm^3$	右卵巢体积 $3.58±1.40cm^3$（范围 1.00～14.01） 左卵巢体积 $3.57±1.37cm^3$（范围 0.88～10.90）

根据 Fleischer 等的研究，超声显示绝经后卵巢的正常大小为左右径 2.2±0.7cm，前后径 1.2±0.3cm，上下径 1.1±0.6cm。

绝经后子宫内膜

正常的绝经后萎缩的子宫内膜（无 HRT）呈纤细均匀的线状回声。在超声检查中应双层厚度小于 4mm，单层厚度小于 2.5mm（图 4-19），回声均匀、质地硬、光滑，不因黏膜下或子宫肌层异常而形态改变。[63]例外情况是女性进行激素替代治疗。使用 HRT 的患者子宫内膜可能相差 3mm。正常的绝经后子宫内膜约 7mm 或更薄（图 4-15）。[46]

绝经后出血

当患者出现子宫内膜萎缩、子宫内膜息肉、黏膜下纤维瘤、子宫内膜增生、子宫内膜癌或雌激素撤药时，可能发生绝经后出血。绝经后出血患者的最佳影像检查时间为出血刚停止后，此时子宫内膜最薄，更容易发现异常。一般而言，如果子宫内膜厚度低于 4～5mm，则可排除癌症。如果子宫内膜厚度大于 5mm，或子宫内膜形态不规则、回声不均匀，则需通过宫腔声学造影术、活检或宫腔镜作进一步检查（图 4-21，图 4-22）。[48]

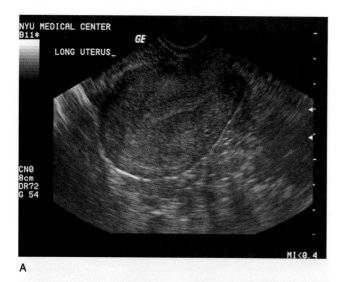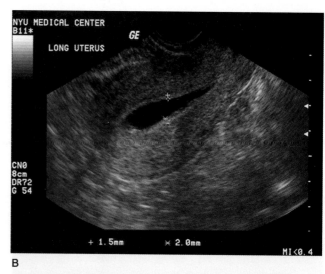

图 4-21　A. 矢状扫查围绝经期异常子宫出血患者的子宫仅凭内膜声像图难以做出诊断。B. 同一患者宫腔注入盐水后超声检查未发现内膜肿块，前后内膜分别为 1.5mm 和 2.0mm（测量游标）。（From Gibbs rS, Karlan By, Haney AF, et al. Danforth's Obstetrics and Gynecology. 10th ed. Philadelphia：Wolters Kluwer；2008. Figure 37-3. ）

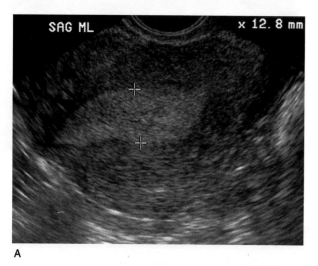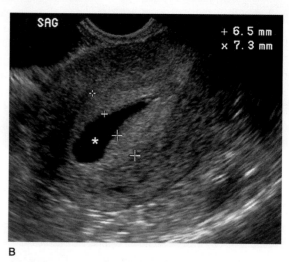

图 4-22　宫腔声学造影显示弥漫性内膜增厚。A. 矢状切面观察绝经后阴道出血女性的子宫，显示子宫内膜增厚（测量游标）12.8mm。B. 逐渐注入盐水（星号）后显示内膜弥漫性增厚（测量游标）。（From Doubilet PM, Benson cB. Atlas of Ultrasound in Obstetrics and Gynecology. 2nd ed. Philadelphia：Wolters Kluwer；2011. Figure 30-2. ）

由于雌激素缺乏引起的绝经后激素变化

　　雌激素缺乏会导致女性生殖系统的变化。阴道黏膜变薄，褶皱消失（黏膜内的典型褶皱）。阴道穹窿变浅，分泌物减少，阴道干燥。由于"阴道干燥"性交过程变得疼痛和困难。大阴唇和阴阜的脂肪减少，阴毛也变得稀疏。阴道口变窄。子宫颈内细胞产生黏液减少，子宫颈变小，并与阴道顶端齐平。乳房也会随着雌激素的减少而改变。乳房的腺体结构开始萎缩，而不是乳房脂肪萎缩。[64]

绝经后激素替代疗法

　　目前认为 HRT 能够提高女性生活质量，同时可预防心脏病、骨质疏松症和癌症。医生开具 HRT，以减轻女性激素水平低引起的症状。但从 2002 年 7 月开始，研究结果显示，长期使用 HRT 会带来严重风险，可能增加心脏病发作和卒中的风险。HRT 可以单独使用雌激素，也可以联合孕酮或合成类孕激素。雌激素和孕酮确实增加第一次心脏病发作以及乳腺癌的几率，也增加凝血风险。[65]

HRT 益处

1. 减少潮热。
2. 有助于保持骨骼强壮，防止骨质疏松。
3. 减少阴道干燥引起的疼痛和刺激。
4. 增加高密度脂蛋白（"有益胆固醇"）以及降低

低密度脂蛋白("有害胆固醇")。

HRT 风险

1. 增加子宫内膜癌几率。雌激素刺激子宫内膜生长,增加子宫内膜癌风险。

2. 雌激素和孕酮增加乳腺癌风险。

3. 增加凝血风险。

4. 雌激素和孕酮增加心脏病发作风险。[65,66]

HRT 患者中绝经后子宫内膜层

在 HRT 患者中,子宫大小和周期性子宫内膜变化可能与绝经前患者表现一致。一般来说,绝经后使用雌激素疗法对子宫内膜的作用与正常周期天然雌激素的作用一致。[55]

绝经后超声

超声对于绝经后患者的管理很重要。最重要的用途之一是诊断和管理子宫内膜癌。大约 90% 子宫内膜癌患者会出现阴道出血,如经期之间或绝经后出血。因此,获得患者病史非常重要。[56]

为了确定子宫内膜癌的进展程度,计算子宫内膜全层的前后径与子宫体前后径的比值。如果低于 50% ,肿瘤侵入不到子宫肌层一半。如果比值大于 50% ,则肿瘤可能已经侵入到子宫肌层的外面部分。[57]关于子宫内膜癌的更多信息,请参阅第 9 章。

小结

- 激素间复杂的相互作用调节月经周期。
  - GnRH
  - LH
  - FSH
  - 雌激素
  - 孕酮
- GnRH 刺激垂体合成并分泌 FSH 和 LH。
- FSH 刺激卵泡生长。
- 发育卵泡产生雌激素。
- 当雌激素上升到阈值水平、LH 峰出现时,负反馈会出现逆转。
- LH 激增促使格拉夫卵泡和卵巢壁破裂、排卵、排出成熟卵子。
- 排卵后黄体形成。
- 黄体合成并分泌雌激素和孕酮。
- 雌激素和孕酮血清水平平稳上升,抑制 LH 生成。

- 如果卵子未受精,黄体开始退化,逐渐变为白体。
- 黄体闭锁引起雌激素和孕酮分泌下降。
- 当雌激素和孕酮水平较低时,对 GnRH 脉冲频率的负反馈消失。
- 正反馈开始,FSH 和 LH 升高,开始下一个月经期。
- 如果妊娠发生,发育中的囊胚植入子宫内膜,受精卵周围的细胞开始生成 hCG,维持黄体,进而生成孕酮和雌激素,直到胎盘占主导(约 3 个月)。

思考题

1. 解释正反馈和负反馈回路之间的区别。这些过程的重要性是什么? 从本章节或其他产科生理过程举例说明。

2. 讨论:描述增生后期子宫内膜的表现。讨论这些表现对监测患者排卵的重要性。随着排卵子宫内膜有何变化?

(庞厚清　译)

参考文献

1. Marieb E. *Human Anatomy and Physiology*. Redwood City: The Benjamin/Cummings Publishing Company; 1989.

2. Encyclopedia Britannica. Corpus Luteum. Available at: http://www.britannica.com/EBchecked/topic/138543/corpus-luteum. Accessed August 2016.

3. What is the corpus luteum? Available at: http://www.justmommies.com/articles/corpus-luteum.shtml. Accessed August 2016.

4. Berkeley University. The reproductive system. Available at: http://mcb.berkeley.edu/courses/mcb32/Miller%20notes-Reproduction. Accessed August 2016.

5. Kimball JW. Sexual reproduction in humans. Available at: http://www.biology-pages.info/S/Sexual_Reproduction.html. Accessed August 2016.

6. Rosenblatt PL. Internal genital organs. Last full review/revision July 2007. Available at: http://www.merck.com/mmhe/sec22/ch241/ch241c.html. Accessed August 2016.

7. Tortora GJ. *Principles of Human Anatomy*. 5th ed. New York: Harper Collins Publishers; 1989.

8. Marrinan G, Stein M. Polycystic ovarian disease (Stein–Leventhal syndrome). Updated: August 11, 2009. Available at: http://emedicine.medscape.com/article/404754-overview. Accessed August 2016.

9. Colorado State University: Bowen, RA. Functional anatomy of the hypothalamus and pituitary gland. Last updated on September 4, 2001. Available at: http://www.vivo.colostate.edu/hbooks/pathphys/endocrine/hypopit/anatomy.html. Accessed August 2016.

10. Encyclopedia Britannica. Science and technology: hypothalamus. Available at: http://www.britannica.com/EBchecked/topic/280044/hypothalamus. Accessed August 2016.

11. Biology Reference. Hypothalamus. Available at: http://www.biologyreference.com/Ho-La/Hypothalamus.html. Accessed August 2016.

12. Science, Natural Phenomena and Medicine, Hypophyseal Portal System (posted Wednesday, April 7, 2010). Posted by Homo Sapiens at 3:10 pm. Available at: http://sciencenaturalphenomena.blogspot.com/2010/04/hypophyseal-portal-system.html. Accessed August 2016.

13. Sherwood L. *Human Physiology: From Cells to Systems* (online book). 7th ed. Belmont: Cengage Learning; 2010. Available at: http://books.google.com/books?id=gOmpysGBC90C&printsec=frontcover&dq=inauthor:%22Lauralee+Sherwood%22&hl=en&ei=3iRsTIjKJITCsAPW99SMCA&sa=X&oi=book_result&ct=result&resnum=2&ved=0CDEQ6AEwAQ#v=onepage&q&f=false. Accessed August 2016.

14. University of Maryland Medical Center. Endocrinology Health Guide: The Pituitary Gland. Available at: http://www.umm.edu/endocrin/pitgland.htm. Accessed August 2016.

15. Vander AJ, Sherman JH, Luciano DS. *Human Physiology*. 5th ed. New York: McGraw-Hill Publishing Company; 1990.

16. Campbell RE, Gaidamaka G, Han S-K, et al. Dendro-dendritic bundling and shared synapses between gonadotropin-releasing hormone neurons. *Proc Natl Acad Sci USA*. 2009;106(26):10835–10840. Available at: http://www.ncbi.nlm.nih.gov/pmc/articles/PMC2705602/?tool=pmcentrez. Accessed August 2016.

17. Wikipedia the Free Encyclopedia. Gonadotropin-releasing hormone. Available at: http://en.wikipedia.org/wiki/Gonadotropin-releasing_hormone#cite_note-pmid19541658-0. Accessed August 2016.

18. MM Student Projects/McGill Medicine. Endocrinology of the menstrual cycle. Available at: http://sprojects.mmi.mcgill.ca/menstrualcycle/endocrinology.html. Accessed August 2016.

19. Kaiser UB, Jakubowiak A, Steinberger A, et al. Differential effects of gonadotropin-releasing hormone (GnRH) pulse frequency on gonadotropin subunit and GnRH receptor messenger ribonucleic acid levels in vitro. *Endocrinology*. 1997;138(3):1224–1231.

20. Mayo Clinic.com. Follicle stimulating hormone and luteinizing hormone (intramuscular route, subcutaneous route). Portions of this document. Last updated: November 1, 2009. Available at: http://www.mayoclinic.com/health/drug-information/DR600403. Accessed August 2016.

21. Medical.WebEnds.com (is a free online medical terminology dictionary). Theca Cells. Available at: http://medical.webends.com/kw/Theca%20Cells. Accessed August 2016.

22. University of South Wales, Sidney, Australia (UNSW). Embryology: corpus luteum by Dr. Mark Hill, 2010. Available at: http://embryology.med.unsw.edu.au/notes/week1_3d.htm. Accessed August 2016.

23. Women's health (WebMD). Women's Health. Normal Testosterone and Estrogen Levels in Women. Reviewed by Mikio A. Nihira, MD on March 07, 2010. Available at: http://women.webmd.com/normal-testosterone-and-estrogen-levels-in-women?page=3. Accessed August 2016.

24. Medline Plus, U.S. National Library of Medicine. Estradiol test. Available at: http://www.nlm.nih.gov/medlineplus/ency/article/003711.htm. Accessed August 2016.

25. New York Presbyterian Hospital. Estrogen effects on the female body. Available at: http://nyp.org/health/estrogen-effects.html. Accessed August 2016.

26. Sassoon J. Ovarian cycle and hormonal regulation. Available at: http://science.jrank.org/pages/4950/Ovarian-Cycle-Hormonal-Regulation.html. Accessed August 2016.

27. Bowen R. Gonadotropins: luteinizing and follicle stimulating hormones. Last updated on May 13, 2004. Available at: http://www.vivo.colostate.edu/hbooks/pathphys/endocrine/hypopit/lhfsh.html. Accessed August 2016.

28. Kimball JW. Progesterone, May 27, 2007. Available at: http://users.rcn.com/jkimball.ma.ultranet/BiologyPages/P/Progesterone.html. Accessed August 2016.

29. Wikipedia. Progesterone. Available at: http://en.wikipedia.org/wiki/Progesterone. Accessed August 2016.

30. MM Student Projects/McGill Medicine. Menstrual cycle home page. Available at: http://sprojects.mmi.mcgill.ca/menstrualcycle/home.html. Accessed August 2016.

31. Gilbert SF. Oogenesis—Oogenic Meiosis. *Developmental Biology*. 6th ed. Sunderland: Sinauer Associates; 2000. Available at: http://www.ncbi.nlm.nih.gov/bookshelf/br.fcgi?book=dbio. Accessed August 2016.

32. Rosenblatt PL. Menstrual cycle. Last full review/revision July 2007. Available at: http://www.merck.com/mmhe/sec22/ch241/ch241e

33. Brown JB. Emeritus Professor. Pituitary and ovarian hormones of a woman's reproductive cycle. Available at: https://www.billings.life/en/for-health-professionals-2/pituitary-and-ovarian-hormones.html. Accessed August 2016.

34. Hagen-Ansert, SL. *Textbook of Diagnostic Ultrasonography*. 7th ed. Vol. 2. St. Louis: Mosby Elsevier; 2016.

35. Cornforth T. The follicular phase of the menstrual cycle. Updated May 4, 2016. Available at: http://womenshealth.about.com/od/womenshealthglossary/g/follicular_phas.htm. Accessed August 2016.

36. American Pregnancy Association. Understanding ovulation. Available at: http://www.americanpregnancy.org/gettingpregnant/understandingovulation.html. Accessed August 2016.

37. Gaupp FB, Stöppler MC. Mittelschmerz. Last editorial review September 22, 2005. Available at: http://www.emedicinehealth.com/mittelschmerz/article_em.htm. Accessed August 2016.

38. WebMD; Medical Dictionary. Corpus luteum. WebMD referenced: Stedman's Medical Dictionary 28th Edition, Copyright© 2006_Lippincott Williams & Wilkins. Available at: http://dictionary.webmd.com/terms/corpus-luteum. Accessed August 2016.

39. Alderson TL. Luteal phase dysfunction. In: *Medscape*. Updated: October 8, 2008. Available at: http://emedicine.medscape.com/article/254934-overview. Accessed August 2016.

40. Alonso R, Marín F, Gonzβlez M, et al. *The Hypothalamus-Pituitary-Ovarian Axis as a Model System for the Study of SERM Effects. An Overview of Experimental and Clinical Studies*. Berlin: Springer; 2006. Available at: http://www.springerlink.com/content/978-3-540-24227-7/contents/. Accessed August 2016.

41. Novak E. *Gynecology and Female Endocrinology*. Little: Brown, 1941.

42. Brzyski RG, Jensen JR. Female reproductive endocrinology. In: *The Merck Manuals Online Medical Library*. Last full review/revision March 2007. Available at: http://www.merck.com/mmpe/sec18/ch243/ch243a.html. Accessed August 2016.

43. AIUM Practice Guideline for the performance of pelvic ultrasound examinations. Original copyright 1995; revised 2009, 2006, 2014. Available at: http://www.aium.org/resources/guidelines/female-pelvis.pdf. Accessed August 2016.

44. Goldberg BB, McGahan JP. *Atlas of Ultrasound Measurements*. New York: Elsevier Health Sciences; 2006.

45. Nalaboff KN, Pellerito JS, Ben-Levi E. Imaging the Endometrium: Disease and Normal Variants. Available at: http://radiographics.rsna.org/content/21/6/1409.full. Accessed August 2016.

46. Universities of Frebourg, Lausanne and Bern (Switzerland). Module 6.1—role and functional anatomy of the endometrium. In: *Human Embryology*. Available at: http://www.embryology.ch/anglais/gnidation/role02.html. Accessed August 2016.

47. Science.jrank.org. Menstrual cycle-secretory phase (p. 4233). Available at: http://science.jrank.org/pages/4233/Menstrual-Cycle-Secretory-phase.html#ixzz0zXqK9u4U. Accessed August 2016.

48. Schmidt W, Kurjak A. *Color Doppler Sonography in Gynecology and Obstetrics*. Stuttagart: Georg Thieme Verlag; 2005.

49. Beck-Peccoz P, Persani L. Premature ovarian failure. *Orphanet J Rare Dis*. 2006;1:9. Available at: http://www.ojrd.com/content/1/1/9. Accessed August 2016.

50. Welt CK, Barbieri RL. Etiology, diagnosis, and treatment of primary amenorrhea, Last literature review version 18.2, May 2010. This topic last updated April 14, 2009. Available at: http://www.uptodate.com/patients/content/topic.do?topicKey=~7MdcWOax0pABxb7. Accessed August 2016.

51. Eunice Kennedy Shriver National Institute of Child Health and Human Development. Premature ovarian failure. Last update: May 22, 2007. Available at: http://www.nichd.nih.gov/health/topics/premature_ovarian_failure.cfm. Accessed August 2016.

52. Wikipedia. Menopause. Available at: http://en.wikipedia.org/wiki/Menopause. Accessed August 2016.

53. Mayo Clinical Staff. Polycystic ovary syndrome. 1998–2010 Mayo Foundation for Medical Education and Research (MFMER). Available at: http://www.mayoclinic.com/health/polycystic-ovary-syndrome/DS00423. Accessed August 2016.

54. Sit AS, Modugno F, Hill LM, et al. Transvaginal ultrasound measurement of endometrial thickness as a biomarker for estrogen exposure. *Cancer Epidemiol Biomarkers Prev*. 2004;13(9):1459–1465. Available at: http://cebp.aacrjournals.org/content/13/9/1459.full. Accessed August 2016.

55. Applebaum M. Ultrasound and the menopause web booklet. Avail-

able at: http://www.drapplebaum.com/menopause.htm#THE%20 OVARIES. Accessed August 2016.

56. Salem S, Wilson S. Gynecologic ultrasound. In: Rumack CM, Wilson SR, Charboneau JW, et al., eds. *Diagnostic Ultrasound*. 3rd ed. St. Louis: Elsevier Mosby; 2005.

57. Baggish MS. Anatomy of the uterus. In: Baggish MS, Valle RF, Guedj H, eds. *Hysteroscopy: Visual Perspective of Uterine Anatomy, Physiology and Pathology*. 3rd ed. Baltimore: Wolters Kluwer Lippincott Williams & Wilkins; 2007.

58. Salsgiver TL, Hagen-Ansert SL. Normal anatomy and physiology of the female pelvis. In: Haga-Ansert S, ed. *Textbook of Diagnostic Ultrasonography*. 6th ed. St. Louis: Mosby Elsevier; 2006.

59. Hagan-Ansert SL. Pediatric Congenital anomalies of the female pelvis. In: Hagan-Ansert S, ed. *Textbook of Diagnostic Ultrasonography*. 7th ed. St. Louis: Mosby Elsevier; 2016.

60. Davis PC, O'Neil MJ, Yoder IC, et al. Sonohysterographic findings of endometrial and subendometrial conditions. *RadioGraphics*. 2002;22(4):803–816. Available at: http://radiographics.rsna.org/content/22/4/803.abstract. Accessed August 2016.

61. GynaeOnline. Symptoms of menopause. Available at: http://www.gynaeonline.com/menopause.htm. Accessed August 2016.

62. Fleischer AC, McKee MS, Gordon AN, et al. Transvaginal so-nography of postmenopausal ovaries with pathologic correlation. *J Ultrasound Med*. 1990;9(11):637–644. Copyright © 1990 by American Institute of Ultrasound in Medicine. Available at: http://www.jultrasoundmed.org/cgi/content/abstract/9/11/637. Accessed August 2016.

63. American College of Gastroenterology. Postmenopausal hormone therapy. Facts about menopausal hormone therapy. Available at: http://www.acg.gi.org/patients/women/menop.asp. Accessed August 2016.

64. Department of Health and Human Services, National Institute of Health, National Heart, Lung and Blood Institute. Important Facts about Post Menopausal Hormone Replacement Therapy (HRT). Available at: http://www.nhlbi.nih.gov/health/women/pht_facts.htm. Accessed August 2016.

65. American Cancer Society. How is endometrial cancer diagnosed? Last medical review: October 22, 2009. Last revised August 18, 2010. Available at: http://www.cancer.org/Cancer/EndometrialCancer/DetailedGuide/endometrial-uterine-cancer-diagnosis. Accessed August 2016.

66. Merz E. *Ultrasound in Obstetrics and Gynecology: Gynecology*. 2nd ed. Vol. 2. New York: Thieme; 2007.

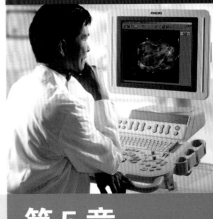

女性盆腔的正常解剖结构

SANJA KUPESIC

第 5 章

目标

- 明确盆腔骨性结构、肌群及盆腔器官。
- 鉴别真骨盆及假骨盆。
- 介绍用于盆腔检查的超声技术。
- 描述子宫的组成部分、肌层、大小、形态及位置变化。
- 解释盆腔内输卵管、卵巢、悬韧带、输尿管及脉管系统的位置。
- 描述妇科、肠道及血管的正常超声表现。
- 总结经腹超声及经阴道超声的盆腔检查技术。
- 解释用于盆腔器官检查的彩色多普勒、能量多普勒、频谱多普勒及三维超声成像。

术语表

膀胱子宫陷凹(anterior cul-de-sac):子宫与膀胱之间的潜在腔隙。

contralateral:对侧的。

白体(corpora albicantia):卵巢黄体纤维化。

假骨盆(false pelvis):又名大骨盆,盆骨边缘的前上方。

促卵泡生成素(follicle-stimulating hormone,FSH):刺激卵巢格拉夫滤泡生长及成熟的激素,由垂体前叶分泌产生。

卵泡闭锁(follicular atresia):卵泡成熟前退化及重吸收。

基底部(fundus):拉丁文的解剖术语,指器官表面相反的部分。

髂耻线(iliopectineal line):又名盆腔边缘或者界线,由耻骨及髂骨的内侧面包括骨性结节构成,将骨盆分为真骨盆及假骨盆。

髂腰肌(iliopsoas muscle):由腰大肌、腰小肌及髂肌组成。

肥大(hypertrophy):体积增大。

ipsilateral:同侧的。

界线(linea terminalis):又名髋骨的界线,耻骨结节到弓状线的连线,将盆腔分为真骨盆及假骨盆。

直角(orthogonal):垂直的。

道格拉斯隐窝(pouch of Douglas):又名后间隙或者子宫直肠陷凹,子宫与直肠间的潜在腔隙。

浆膜层(serosa):将器官包裹其中的浆膜层,分泌起润滑作用的浆液。

retzius 区域(space of retzius):又名腹膜外层,壁腹膜与腹、盆壁之间的区域。

真骨盆(true pelvis):又名小骨盆,盆腔前、后到盆腔边缘的部分。

关键词

假骨盆
真骨盆
骶骨
尾骨
髋骨
腹直肌
腰大肌
髂腰肌
界线
闭孔内肌
梨状肌
耻骨直肠肌
肛提肌
会阴部
膀胱三角
后方回声增强
子宫肌层
子宫内膜
子宫后屈位
前屈位
前倾后屈
子宫主韧带
骶子宫韧带
圆韧带
阔韧带
后间隙
道格拉斯隐窝
子宫直肠陷凹
格拉夫滤泡
促卵泡生成素
髂内动脉
子宫动脉
卵巢动脉
双合诊

超声是最常用于女性盆腔检查的影像技术。盆腔解剖及病理异常显像时,现代超声设备能够提供高分辨率图像,不需要过多的检查前准备或者辐射。

超声诊断起始于20世纪70年代中期,两项最常用的技术包括经腹超声及经阴道超声,也叫阴道内镜超声。以上技术相互补充,超声科可以同时进行以上两种检查。

经腹超声对盆腔结构进行宽幅成像,超声检查者能够显示真骨盆及假骨盆,这就使得同时进行生理及病理异常的成像成为可能。经腹超声同样可以评估与泌尿膀胱和腹壁肌层相关的解剖及病理改变。经腹超声采用低频探头,可以显示更深部位的解剖结构,但是低频超声的应用也会使得解剖结构的分辨率降低。

经腹超声检查时,需要充盈膀胱及使用频率3~5MHz的凸阵探头,才能获得最佳的图像。充盈的膀胱将视野内积气的肠管推挤开,为盆腔结构的成像提供声窗。检查前,一般患者需喝约900ml的液体,而缺水的患者则需喝更多的液体才能充分地充盈膀胱。另外充盈膀胱的途径可以选择经预留的导尿管。扫查者应当注意按压充盈膀胱时的力度,因为这会给患者造成不适。盆腔内游离液体使子宫轮廓更清晰,甚至可能显示阔韧带及输卵管。

经腹超声的局限性包括:低频超声使解剖结构的分辨率减低,患者因为充盈膀胱感到不适及因为充盈膀胱造成检查时间限制。

经阴道超声对盆腔结构的成像更为直观,因为扫查距离更短以及受肠道的干扰更小。经阴道超声时,探头与卵巢的距离是经腹超声的一半。经阴道超声能够使

用高频探头,由于与盆腔器官距离更近,提高了细节分辨率。大多数经阴道超声使用了5~9MHz的宽频探头。

常规经阴道超声(EV)需要排空膀胱。但是在评价前置胎盘时,少量尿液利于显示胎盘与宫颈内口的间隙。经阴道超声检查(EVS)不仅可以用于诊断,也可以作为治疗方式引导介入性操作。表5-1及表5-2总结了EVS的多种用途。EVS的局限性包括视野更小以及探头操作给患者造成不适。EVS的禁忌证包括无性生活女性。处女膜的过早损伤,可能引起感染。表5-3总结了经腹超声及经阴道超声的优势及不足。

表5-1　经阴道超声的诊断应用

早期发现宫内孕
异位妊娠直接及间接征象
发现早孕流产及异常
发现胚胎及早孕期胎儿的异常
多胎妊娠的位置、数目及绒毛膜性
通过生物学特征核实早期孕周
诊断前置胎盘
监测宫颈动力学排除宫颈功能不全
评估羊水过少、胎先露
检查头位胎儿的胎头
诊断子宫疾病
发现子宫畸形
发现卵巢病变
评估子宫直肠陷凹
监测卵泡生长
排卵前监测子宫内膜、宫颈及盆腔改变
评估非妇产科疾病(如泌尿系膀胱、输尿管及肠管)
评估尿动力学

表5-2　经阴道超声操作流程

经阴道超声操作流程	适应证	可替代流程	现状
卵巢囊肿穿刺	取卵细胞组织	腹腔镜 剖腹	
异位妊娠治疗	输卵管、宫角、卵巢或者宫颈异位妊娠	腹腔镜 剖腹	
多胎妊娠减胎术	多胎妊娠 严重畸形的双胎妊娠		与经腹超声相比可及时减胎
盆腔引流	盆腔脓肿 腹膜囊肿 术后血液及淋巴液的引流	剖腹 腹腔镜	
后穹隆穿刺	异位妊娠 卵巢黄体囊肿破裂	后穹隆盲穿	
早期妊娠羊膜腔穿刺			很少进行
绒毛膜穿刺	多发性子宫肌瘤	经腹绒毛膜穿刺 经宫颈绒毛膜穿刺	很少进行
脐带穿刺	早期羊膜腔细胞遗传学		很少进行
超声输卵管显影	宫内膜病理	宫内膜诊刮术 宫腔镜	
输卵管造影 增强气泡	输卵管病理	腹腔镜 子宫输卵管X线造影	

表 5-3　经腹及经阴道超声的优势及不足

检查类型	优势	不足
经阴道超声	应用高频超声 分辨率更高 离病灶更近 排空膀胱	检查视野更局限 患者不适 检查人群受限
经腹超声	检查视野更广 受检人群不限 所有患者均适用	需更低超声频率 解剖分辨率 膀胱充盈不适

对超声检查者而言,详细掌握女性盆腔大体及局部解剖是十分必要的。理解盆腔解剖结构首先需要掌握盆腔层次及骨性结构。

盆腔骨结构

成年人的盆骨由四块骨头围成,分别是骶骨、尾骨以及两块大的髋骨,而髋骨由髂骨、坐骨及耻骨融合而成(图 5-1)。[1]骶骨及尾骨组成盆腔的后壁,髋骨组成盆腔的侧壁及前壁(图 5-2)。髋骨后方在骶骨处相连,前方于耻骨联合处相连。髋骨的外侧面形成髋臼,股骨头位于髋臼内。

骶骨及尾骨是脊柱变形的部分。骶骨由五块骶椎构成,尾骨(人类退化的尾巴)由四块尾椎构成(图 5-3)。骶骨与尾骨形成连接,使得前后轴向运动幅度较小。

女性盆腔具有三项主要功能。首先,盆腔通过骶骨及髋骨为脊柱及下肢骨骼连接间提供承重支撑。在胎儿分娩过程中提供路径,其次可以保护生殖系统或者其他盆腔器官。

盆腔骨性结构划分了两大空间,界线将其分为真骨盆和假骨盆,界线即为沿着髋骨的内侧面由骶岬延伸到耻骨联合的前方(图 5-4 ~ 图 5-6)。[1]真骨盆位于界线下方,横向即为骨盆入口,纵向为骨盆出口(图 5-7)。真骨盆入口的壁完全由骨性结构形成,而出口则是只由部分骨性结构组成(图 5-2、图 5-5 及图 5-6)。骨性结构间的间隙为盆腔腹膜、韧带及肌肉。

疾病相关知识点 5-1
女性真骨盆及假骨盆内器官

真骨盆	盆腔结肠、直肠、膀胱、子宫、卵巢、输卵管、阴道、悬韧带结构
假骨盆	回肠、乙状结肠

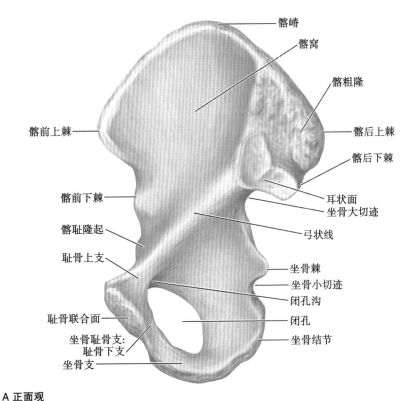

图 5-1　盆腔正面观及侧面观

（图中标注）髂嵴、髂窝、髂粗隆、髂后上棘、髂后下棘、耳状面、坐骨大切迹、弓状线、坐骨棘、坐骨小切迹、闭孔沟、闭孔、坐骨结节、髂前上棘、髂前下棘、髂耻隆起、耻骨上支、耻骨联合面、坐骨耻骨支:耻骨下支、坐骨支

A 正面观

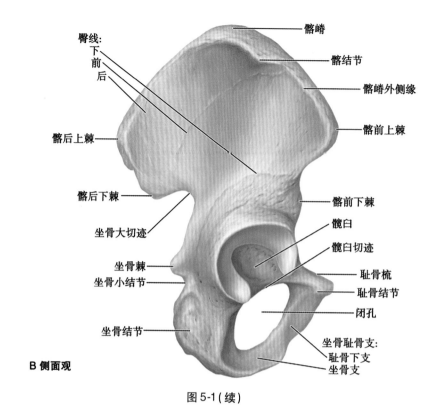

臀线:
下
前
后

髂后上棘

髂后下棘

坐骨大切迹

坐骨棘
坐骨小结节

坐骨结节

B 侧面观

髂嵴

髂结节

髂嵴外侧缘

髂前上棘

髂前下棘

髋臼

髋臼切迹

耻骨梳

耻骨结节

闭孔

坐骨耻骨支:
耻骨下支
坐骨支

图 5-1(续)

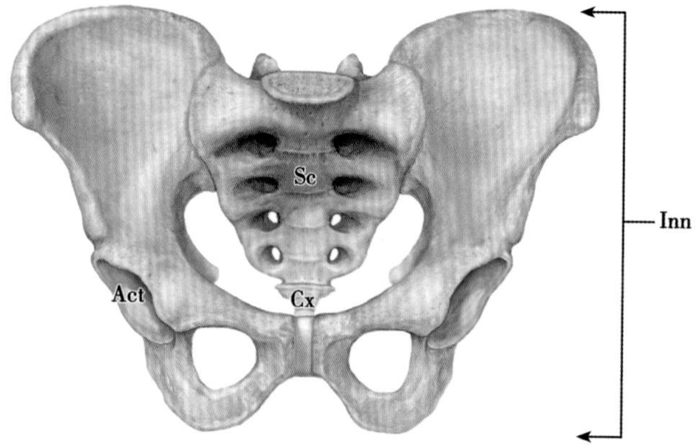

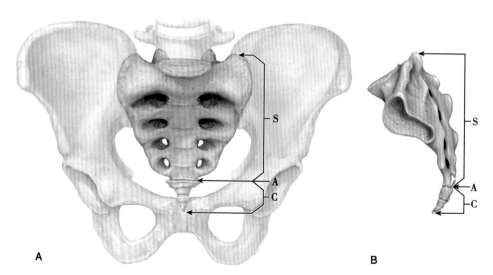

图 5-2　女性盆腔的正面观。Act,髋臼;Cx,尾骨;Inn,髋骨;Sc,骶骨

A

B

图 5-3　成人骶骨(S)和尾骨(C)。A. 腹侧面观;B. 侧面观。骶骨由 5 块骶椎构成,尾骨由 4 块尾椎构成。骶骨及尾骨形成的 S 形弯曲构成了盆腔的后壁。A,骶骨与尾骨间的连接

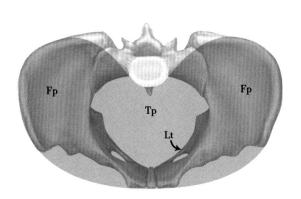

图 5-4　真、假骨盆腔。宽而浅的假骨盆(Fp)环绕着深且位于中间的真骨盆(Tp)。两者的分界为界线(Lt)

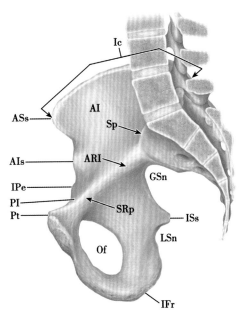

图 5-5　移除左侧髋骨后,骨盆侧面观。界线由耻骨梳线和弓状线组成。AI,髂骨翼形成髂窝;AIs,髂前下棘;ARl,弓状线;ASs,髂前上棘;GSn,坐骨大切迹;Ic,髂嵴;IFr,耻骨下支;IPe,髂耻隆起;ISs,坐骨棘;LSn,坐骨小切迹;Of,闭孔;Pl,耻骨肌线;Pt,耻骨结节;Sp,骶结节;SRp,耻骨上支

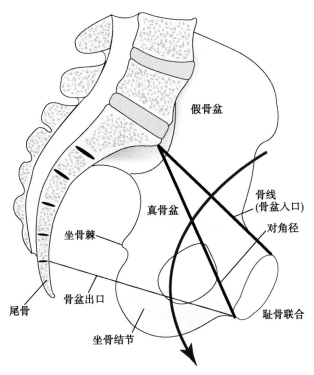

图 5-6　真、假骨盆。界线上方为假骨盆,界线下方为真骨盆。箭头所指的骨盆轴,分娩时,胎儿需循此轴娩出

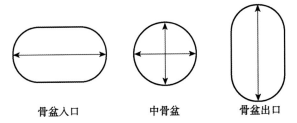

图 5-7　真骨盆的骨盆入口、中骨盆及骨盆出口形状。虽然,骨盆入口和出口在形状上有相似之处,但它们的轴线相差 90°,这决定了分娩过程中胎头的方向

盆壁肌

　　腹壁主要由肌肉组成,盆腔骨性结构由肌肉覆盖,易于超声显像。盆腔肌肉大多数为成对结构。盆腔肌群及盆腔骨性结构限制了超声检查的区域。超声检查者需要鉴别盆腔肌肉与盆腔肿物。骨骼肌比脂肪及平滑肌的回声更低,内部回声表现出与肌纤维一致的线性回声(图5-8)。筋膜及腹膜脂肪组织回声构成肌肉的边界。

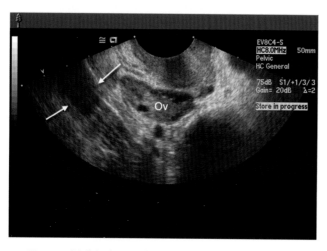

图5-8　阴道超声显示真骨盆内卵巢旁的腰大肌及髂肌(箭头间,Ov 卵巢)。肌肉内的线性结构来源于肌束及筋膜,注意肌群后壁的斜线

　　腹直肌及腰大肌通常在横断面上同时显示,而且延伸穿过腹部。腹前壁主要由腹直肌构成。腹直肌及腰大肌起自第5、6、7肋软骨及剑突,达耻骨联合及耻骨结节水平(图5-9)。[2]纵断面显像时,腹直肌表现为卵圆形或者菱形,以下腹部较明显。

　　腰大肌起自低位胸椎及腰椎,[2]然后经下腹部向侧前方延伸(图5-10)。在第4腰椎上方,腰大肌与脊柱的侧缘相连。约第5腰椎水平,腰大肌向侧面走行,远离脊柱,与脊柱形成间隙,髂总血管在此间隙中走行。在髂嵴下方水平,腰大肌肌纤维与髂肌的中间部分肌肉相互连接或交叉,形成髂腰肌。髂腰肌的侧前方穿过假骨盆,跨过盆腔边缘,连于股骨小转子。

　　大部分穿过假骨盆的髂腰肌,纵切呈钩型,分支呈球状(图5-11)。上述肌肉在超声纵断面上表现为长的、黑色的带状结构,当肌群走行盆腔时,其后缘向上朝向腹前壁(图5-8)。髂腰肌不位于真骨盆。假骨盆内,髂腰肌的中间缘跨过界线,构成了真骨盆及假骨盆的边界(图5-12)。

部位	肌肉	定位
腹部盆腔	腹直肌	前壁
	腰大肌	后壁
假骨盆	髂肌	髂窝
真骨盆	闭孔内肌	侧壁
	梨状肌	后壁
	尾骨肌	后底壁
	肛提肌	前、中下壁

疾病相关知识点 5-2　骨盆肌肉

　　闭孔内肌位于真骨盆内(图5-13)。这种三角肌起源于真骨盆周边的纤维带及闭孔膜的内表面,覆盖闭孔。[2]肌肉沿着真骨盆的侧壁向后方及中间延展,穿行于肛提肌下方,通过坐骨小孔出骨盆。因为闭孔内肌走行平行且邻近骨盆侧壁,因此很难在超声矢状面上显示。通常二维超声扫查条件下,横断面显示闭孔内肌亦有困难。当闭孔内肌显示时,表现为附着于骨盆壁的薄的、垂直带状低回声(图5-14)。

　　真骨盆后方深面为另一个三角肌肉结构-梨状肌,其起源于骶骨,然后穿过坐骨大孔,止于股骨大转子(图5-15)。[2]若膀胱不充盈,梨状肌常易被乙状结肠产生的肠气遮盖。

　　相似肌肉的复合体构成了两层盆膈结构,形成了真骨盆的底部。最外侧的膜由会阴肌构成,此结构在经腹超声上难以显示。相反,最内层的结构为盆膈膜,此结构在超声横断面上极易显示。内侧组肌肉群从后向前依次为尾骨肌、髂尾肌及耻骨尾骨肌,其中部分称为耻骨直肠肌(图5-15和图5-16)。[2]髂尾肌、尾骨肌及耻骨直肠肌准确地应该被称为肛提肌肌群。部分笔者将尾骨肌作为肛提肌的一部分,但有些持反对意见,认为其功能仅支持尾骨。

　　肛提肌类似于骶骨与尾骨间的吊床。它的侧壁附着于覆盖闭孔内肌的筋膜带,这样将肛提肌附着于骨盆侧壁。[2]在中线上,当直肠、阴道和尿道壁穿过盆膈时,肛提肌纤维附着在它们的壁上。

　　肛提肌与重力抵抗作用增加了腹内压,因此在咳嗽或者紧张时,盆腔内器官仍保持原位(图5-17)。[2]如果这些肌肉功能受损,将可能导致盆腔内器官脱垂。

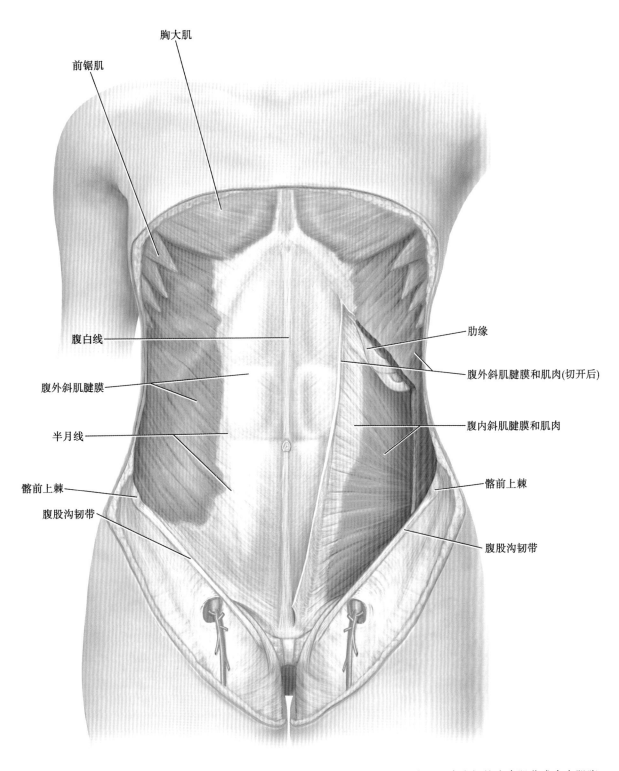

胸大肌

前锯肌

腹白线

腹外斜肌腱膜

半月线

髂前上棘

腹股沟韧带

肋缘

腹外斜肌腱膜和肌肉(切开后)

腹内斜肌腱膜和肌肉

髂前上棘

腹股沟韧带

A

图 5-9　A、B. 腹直肌前面观。腹白线划分左、右两组肌群。横行腱划将位于脐部、剑突及两者之间的腹直肌分成多个肌腹

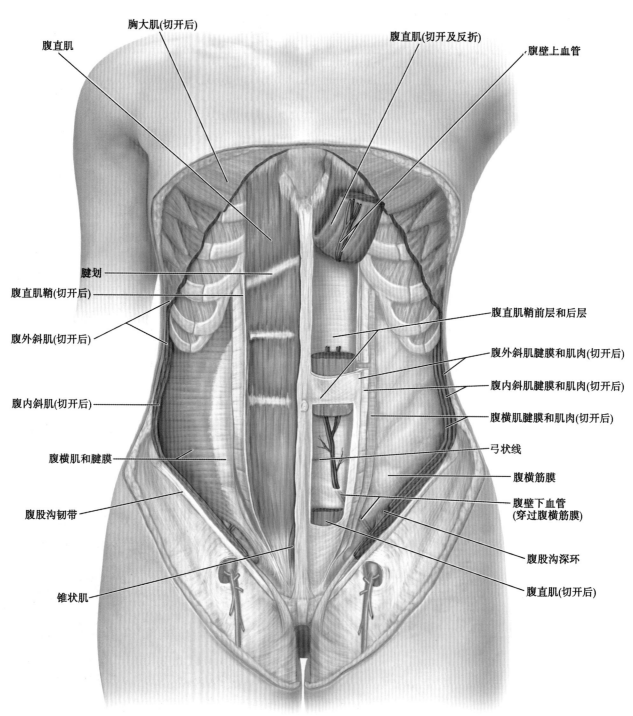

图 5-9 (续)

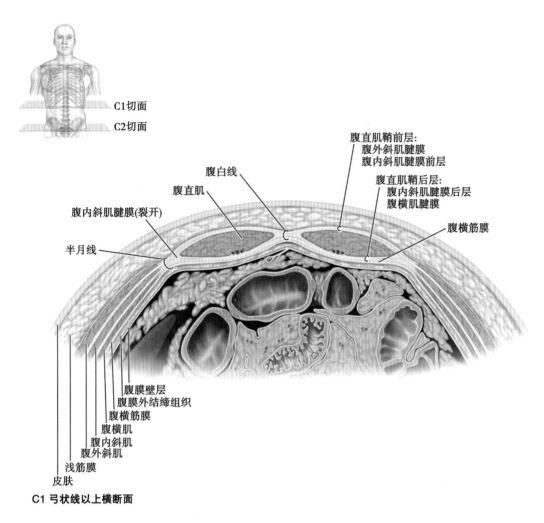

C1切面

C2切面

腹直肌鞘前层:
腹外斜肌腱膜
腹内斜肌腱膜前层

腹白线

腹直肌

腹直肌鞘后层:
腹内斜肌腱膜后层
腹横肌腱膜

腹内斜肌腱膜(裂开)

腹横筋膜

半月线

腹膜壁层
腹膜外结缔组织
腹横筋膜
腹横肌
腹内斜肌
腹外斜肌
浅筋膜
皮肤

C1 弓状线以上横断面

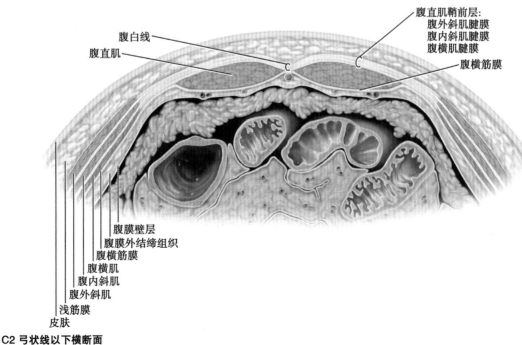

腹直肌鞘前层:
腹外斜肌腱膜
腹内斜肌腱膜
腹横肌腱膜

腹白线

腹直肌

腹横筋膜

腹膜壁层
腹膜外结缔组织
腹横筋膜
腹横肌
腹内斜肌
腹外斜肌
浅筋膜
皮肤

C2 弓状线以下横断面

图 5-9(续)　C.上腹部和下腹部肌肉的横断面观

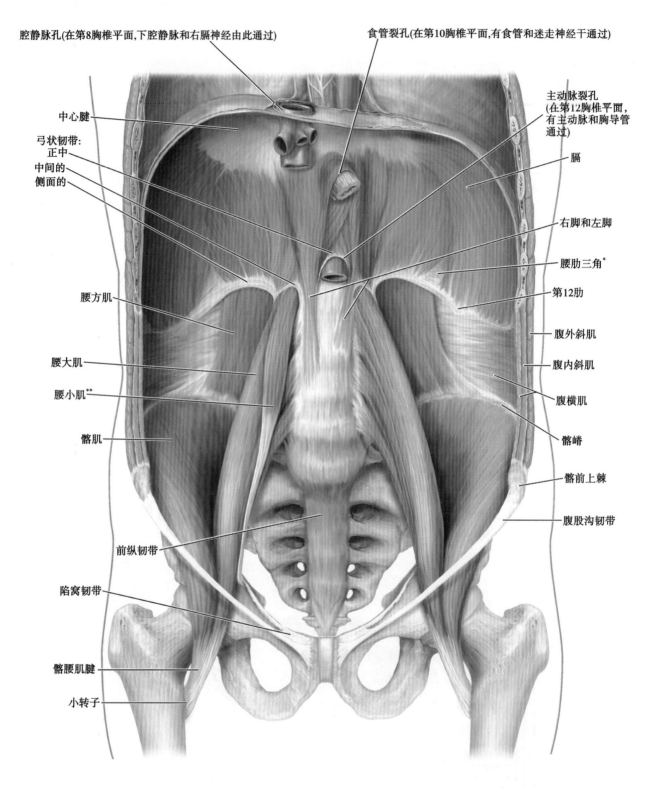

腔静脉孔(在第8胸椎平面,下腔静脉和右膈神经由此通过)

食管裂孔(在第10胸椎平面,有食管和迷走神经干通过)

中心腱

弓状韧带:
正中
中间的
侧面的

腰方肌

腰大肌

腰小肌**

髂肌

前纵韧带

陷窝韧带

髂腰肌腱

小转子

主动脉裂孔
(在第12胸椎平面,
有主动脉和胸导管
通过)

膈

右脚和左脚

腰肋三角*

第12肋

腹外斜肌

腹内斜肌

腹横肌

髂嵴

髂前上棘

腹股沟韧带

*大约出现在80%的人群中
**大约出现在50%的人群中

图 5-10　背部肌群和真骨盆肌群前面观

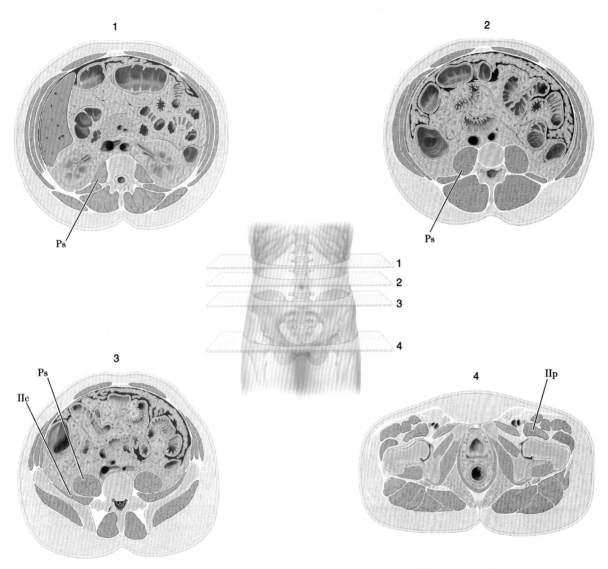

图 5-11　髂腰肌在盆腹腔不同横断面上的形态。IIc,髂肌;IIp,髂腰肌;Ps,腰大肌

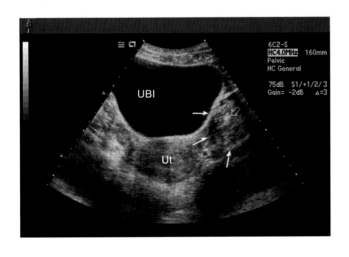

图 5-12　中骨盆横断面扫查。骨盆横断面扫查时,髂腰肌复合结构(箭头所示)更易于显示。肌肉内的强回声(空心箭头所示)由股神经、髂腰肌肌腱和两组协同肌肉间的疏松结缔组织形成。尽管强回声复合结构的解剖学位置不是位于髂腰肌复合肌的正中,但受肠气干扰髂肌外侧份常难以显示,因此此结构一般于超声图像的正中显示。UBI,膀胱;Ut,子宫

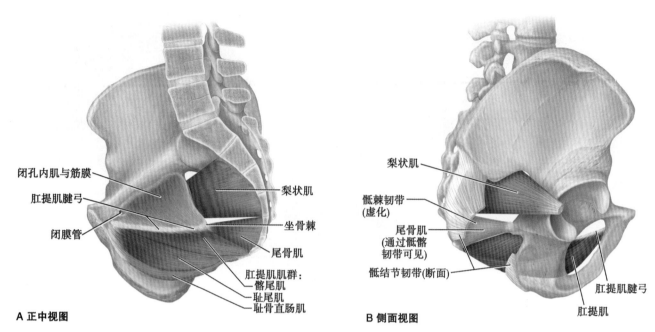

闭孔内肌与筋膜

肛提肌腱弓

闭膜管

A 正中视图

梨状肌

坐骨棘

尾骨肌

肛提肌肌群：
髂尾肌
耻尾肌
耻骨直肠肌

梨状肌

骶棘韧带
(虚化)

尾骨肌
(通过骶髂
韧带可见)

骶结节韧带(断面)

肛提肌腱弓

肛提肌

B 侧面视图

图 5-13　A. 深面骨盆侧壁肌肉的侧面视图。梨状肌通过坐骨大孔出真骨盆(注：坐骨大孔由坐骨大切迹与骶结节韧带、骶棘韧带围成，梨状肌走行于此)。闭孔神经通过坐骨小孔出真骨盆。这些孔状结构由骶棘和骶结节韧带分界。B. 闭孔内肌(肌束)由前向后走行，形成肌腱，该肌腱是盆膈依附点，部分悬挂于闭孔内肌肌肉表面

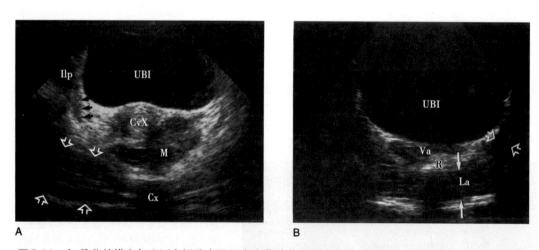

图 5-14　A. 骨盆的横向扫查证实闭孔内肌肌肉为薄片状的低回声带(黑箭头)，毗邻骨盆侧壁。肌肉上缘刚好位于骨盆边缘下方。肛提肌肌群显示良好(空心箭头)。CvX，子宫颈；Cx，尾骨；Ilp，髂腰肌；M，毗邻子宫颈的肿物；UBI，膀胱。B. 组成真骨盆的结构为附着于闭孔内肌内侧面的肛提肌肌群(空心箭头)。La，肛提肌；R，直肠；UBI，膀胱；Va，阴道

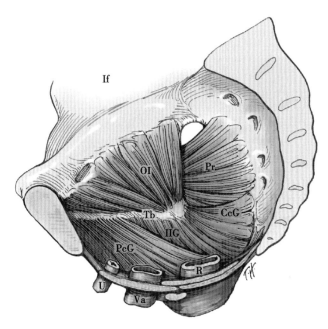

图 5-15　盆膈适当平面可显示更多盆腔肌肉的细节。闭孔内肌肌腱边缘是由覆盖肌肉的筋膜形成。通过盆膈的主要开口也可显示。CcG,尾骨肌;If,髂窝;IIG,髂尾肌;OI,闭孔内肌;PcG,耻尾肌;Pr,梨状肌;R,直肠;Tb,跟腱带;U:尿道,Va,阴道

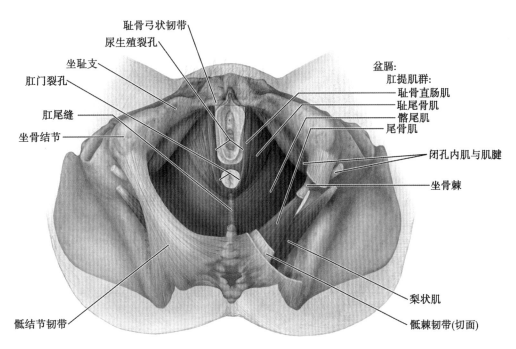

图 5-16　后上方视图显示真骨盆结构。此视角肌肉位置与图 5-15 相关

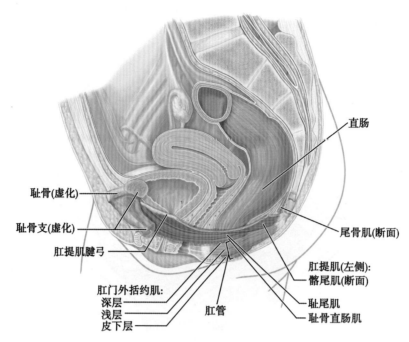

图 5-17　肛提肌群中的耻尾肌通过小孔横穿盆膈的关系

盆腔器官

　　盆腔器官包括：①外生殖器；②膀胱和尿道；③子宫、输卵管、阴道；④卵巢；⑤结肠和直肠。

　　在详细描述女性盆腔内器官前，读者应先了解盆腔壁的层次是由骨、肌肉、腱膜和肌腱组成。就像房子的墙壁一样，此墙壁为疏松结缔组织包绕的筋膜提供了一个刚性结构，以运行"管道"（动脉、静脉、淋巴管）和"电路与交通线"（神经）。几乎在骨盆的任何位置均可见一层绝缘体（腹膜脂肪，位于腹膜与骨盆内筋膜之间）覆盖于筋膜上。腹膜覆盖于多数盆腔器官表面。女性盆腔的绝大多数器官——膀胱、子宫和直肠部分位于腹膜外。然而从实用角度来看，盆腔器官应该按骨盆壁划分的区域定义。这些器官的大小随着膀胱的充盈、直肠的扩张与收缩而改变。子宫大小也随妊娠状态改变。

　　盆腔内器官分布（图 5-18）影响其大小变化，这也意味着每一个器官的位置与轮廓随着其他器官的充盈而发生变化，因为它们位于同一个空间。这种变化将会影响超声图像，将会在下一章进行探讨。

外生殖器

　　在进行阴道超声检查前，超声医师应仔细观察女性外阴，该处位于阴道口与肛门之间。女性阴毛三角区基线位于阴阜的上方。大阴唇极易观察。阴蒂及其

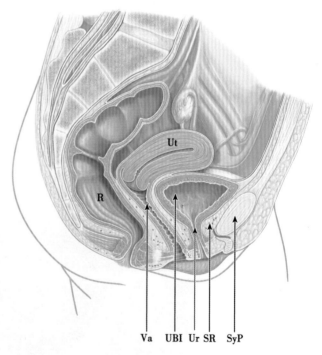

图 5-18　女性盆腔的正中矢状面。R，直肠；SR，Retzius 空间；SyP，耻骨联合；UBI，膀胱；Ur，尿道；Ut，子宫；Va，阴道

覆盖物位于大阴唇前端汇合处。对于年轻女性而言，大阴唇之间的小阴唇或不可见。小阴唇开口于阴道前庭旁。它包括了尿道与阴道孔。通过经腹超声可显示女性阴唇、会阴及阴道。

膀胱与尿道

　　膀胱是一个厚壁、弹性力强的囊腔，位于耻骨联合

与阴道之间。当其空虚时,在矢状切面时类似于有尖端的倒三角,位于耻骨后方尿道口处。

膀胱前表面通过纤维结缔组织(耻骨膀胱韧带)与耻骨弓表面连接在一起,但是它通过位于 Retzius 空间的腹膜外脂肪垫与耻骨联合分开。[3]后壁主要为膀胱

三角区,主要包括两个输尿管及一个尿道口(图 5-19)。薄层脂肪组织及结缔组织将阴道前壁与膀胱分开,该处厚且致密的区域为膀胱三角区。上壁,即膀胱顶,由壁层腹膜覆盖,通常与子宫前壁接触,它向前折叠位于穹顶(图 5-18)。

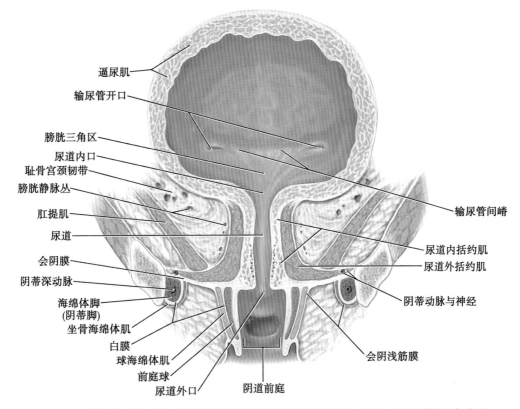

图 5-19　膀胱后壁剖面图。尿道在子宫颈平面汇入膀胱后壁与下壁。通过膀胱壁倾斜的效应形成"阀门",阻止尿液回流。膀胱一般位于阴道之前。膀胱颈位于泌尿生殖膈,顶点低于耻骨

膀胱壁由三层组成,超声仅可显示两层。较厚的中间肌层或逼尿肌主要由平滑肌纤维组成,因此膀胱具有收缩力。外层浆膜层在超声图像上不可见,因为浆膜层很薄,并且与绝大部分覆盖于膀胱前壁、后壁的筋膜层和脂肪组织紧密接触。膀胱壁最内层为黏膜层,回波反射明显。超声对于肌层与黏膜层的显像取决于膀胱充盈程度。膀胱空虚时,黏膜层厚且易于显示(图 5-20A)。充盈膀胱后黏膜层伸展呈线状,变薄、不连续,不易于观察。

肾脏移行处为两侧输尿管,尿液经输尿管从肾脏流入膀胱。尿液从膀胱经尿道流出。输尿管横穿骨盆入口至髂总动脉分叉处,横穿卵巢后方、阴道侧方,止于尿道口。尿道位于女性外生殖器的小阴唇之间,增厚的内括约肌环绕尿道口。超声矢状面经常可看到此结构(图 5-20B)。

输尿管通过蠕动性收缩将尿液排入膀胱。收缩力

传递至膀胱时,来自膀胱的背向压力即被克服,输尿管括约肌突然打开,尿液进入膀胱后有喷射(图 5-21)。尿液喷射在超声二维灰阶或者彩色多普勒下均表现为高增益,但这种表现是暂时的,回声很快就消失。喷尿回声的产生机制尚有争议,但最可能是因为周围尿液与喷射尿液间压力的不同造成的。在肾盏、肾盂、输尿管和膀胱中的尿液通常是无菌的,内部为无回声。

大多数膀胱轮廓的变化与充盈后扩张程度不一致。膀胱的圆顶区为最易扩张区域,预期扩张程度与顶部充盈程度相一致,但是两个因素均表明膀胱壁扩张不一致。首先,膀胱三角区壁薄且僵硬;其次,膀胱需为盆腔内其他器官留出空间,尤其是子宫。因为子宫多表现为前位,位于膀胱顶的后壁或者中份,因此膀胱前壁伸展力很小。此区域只有迅速移动的小肠可取代,它经常用来弥补真骨盆空缺。膀胱前壁部分充盈后向上扩张,矢状面上出现了典型的不对称扩张膀胱(图 5-22)。

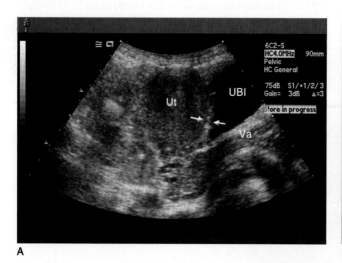
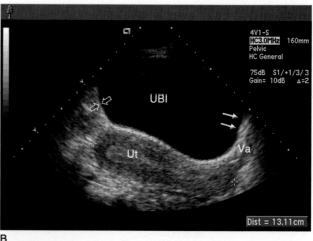

图 5-20 A. 正中矢状面扫查。当膀胱内尿液充盈不够时,膀胱壁(箭头)很厚并且容易显示。B. 正中矢状面扫描。当膀胱充盈大量尿液时,膀胱壁在图像上几乎难以显示(空心箭头)。由内括约肌组成的"尿道隆起"在此图中清晰可见。UBI,膀胱;Ut,子宫;Va,阴道

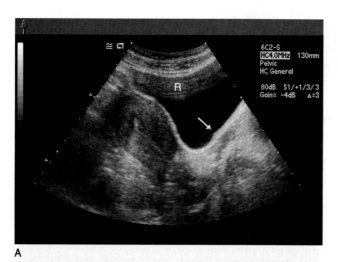
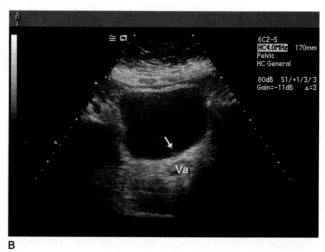

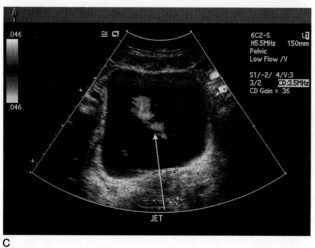

图 5-21 A. 左旁矢状切面扫查。输尿管瓣膜偶尔可见,表现为一个小的突起(箭头)。当输尿管开口结构正常时,输尿管瓣膜仅在其开放时短暂出现,如果持续可见,则可能伴有输尿管囊肿。该声像图也是典型混响伪像(R)一个很好的例子,混响伪像由声束在各组织之间反复反射产生。B. 横断面稍微倾斜时显示阴道(Va)前方左侧输尿管开口(箭头)。C. 当尿液喷射入膀胱时,彩色多普勒检查输尿管开口区域常显示较强的彩色信号

由于膀胱轮廓会影响及反映其周围临近组织结构，检查者在确定邻近组织结构及骨盆内其他组织关系时，应仔细检查膀胱。膀胱轮廓可间接反映骨盆内组织结构（图 5-23 和图 5-24）。此外，膀胱内的尿液可提供声窗和参考标准。和水相似，尿液仅引起轻微的声衰减，因此声束以极小的衰减通过尿液到达骨盆深处。如果尿液内有回声（除了正常前壁的混响伪像），则表示增益过高或者尿液异常。

肾小管的细胞管型和尿酸结晶可引起尿液内点状回声增强，但超声医师很少能够检查到。尿液内回声更常见于高增益或者输出功率产生的噪声。这种伪像既可出现在尿液中，也可出现在软组织中，导致鉴别困难。在妇科超声检查中最常见的技术错误就是过高的增益导致软组织内细微结构显示模糊。为避免此种错误，需要使用最小的输出和增益水平，充分显示组织的内部回声。第二种方法是以尿液为参考标准，盆腔内组织回声与之比较。当选择适当的增益水平时，卵巢囊性结构（如卵泡）表现为与尿液一样的无回声（图 5-25）。

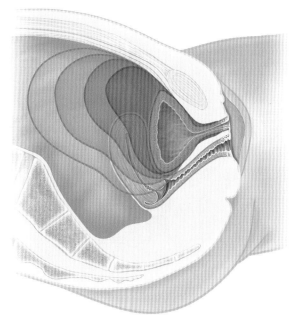

图 5-22　逐渐充盈的膀胱轮廓。当膀胱空虚时，子宫为初始位置，呈前倾位处于膀胱顶上方。虽然在膀胱充盈的每个阶段，均可通过子宫位置显示膀胱后壁，但为清晰显示膀胱，子宫相应的部位并未显示

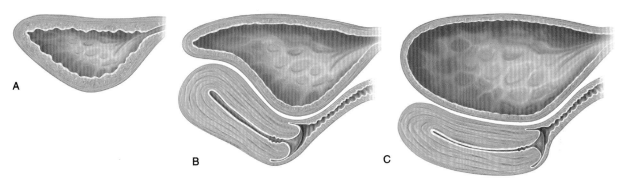

图 5-23　在限定的骨盆空间内，膀胱外形直接受子宫的影响。当子宫被切除或者先天缺如时，膀胱呈典型三角形（A）。正常子宫前屈位时，在适度充盈的膀胱上出现轻微的压痕（B）。压痕的大小受子宫大小及膀胱充盈程度影响。当膀胱过度充盈时，明显挤压子宫，致使其形状和回声改变（C）。膀胱理想的充盈程度为超过宫底上方 1～2cm，同时不影响子宫形状

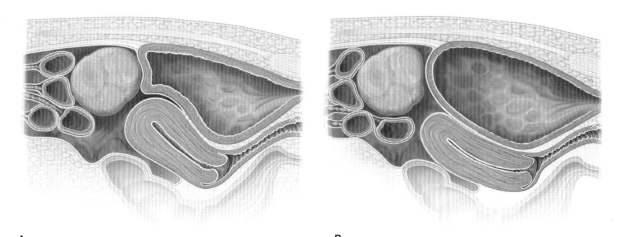

图 5-24　膀胱侧缘可以为其上方和子宫底部肿块提供重要的线索（A）。当膀胱适度充盈时，膀胱壁受肿块推挤形成柔和的曲线，可反映肿块重量（B）。当膀胱过度充盈，膀胱壁紧张时，膀胱上方肿块的重量可能不足以改变膀胱的轮廓。因为膀胱上方和子宫底部的肿块可能会被小肠肠管围绕，这时，膀胱轮廓改变可能是诊断肿块的唯一指征

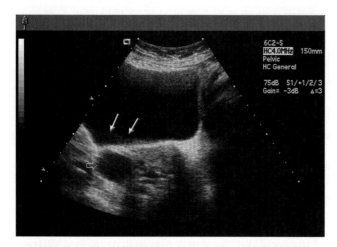

图5-25　当前方有反射物时,膀胱后区可出现由旁瓣效应产生的伪像(直箭头)。这些伪像也可出现在卵巢的卵泡中(空心箭头)

通过选择不同增益水平,对比各种不同未知结构与尿液的回声,超声医师可以定性评估两种结构的异同。回声并不是判断是否存在液体的最终标准。即便在正常增益水平时,均质实性的子宫肌瘤也可以表现为无回声,而有些液体(如血液、脓液)可以有回声。区分液体和实性组织需要结合回声强度和声传播特征。

阴道

　　阴道是一个壁薄、长 7~10cm 的肌性管道,从子宫颈延伸至外生殖器前庭,位于膀胱和直肠之间。[4]阴道上半部分位于会阴内,下半部分位于盆底上方。阴道壁包含平滑肌和弹性纤维组织,内衬复层鳞状上皮,与皮肤相似,因而得名,阴道本质上由皮肤内陷形成。阴道外表面(外膜层)是一层薄薄的纤维层,与周围的盆内筋膜相延续(图 5-26)。正常情况下,因为阴道前后壁相互贴近,所以阴道是一个潜在的腔隙。当阴道塌陷时,其横断面呈"H"形,壁内黏膜表面皱折形成横嵴(皱褶),当阴道壁伸展时,皱褶消失(图 5-27)。

　　阴道后壁较前壁长,阴道上端沿子宫颈倾斜包绕一半子宫颈,[3]在子宫颈外壁和阴道内壁之间形成一个环形的囊袋(穹隆)。阴道穹隆分为互相连通的前、侧、后穹隆(图 5-28)。由于阴道与宫颈斜向相连,后穹隆较前穹隆深,位于后方,导致其成为阴道内尿液、脓液、血液或其他液体容易聚集的部位。

　　阴道的长度和壁的厚度因膀胱充盈程度的变化而不同。阴道附着于位置可变的子宫,因此当膀胱充盈时,子宫位置变化,阴道受到牵拉,阴道壁变薄。当膀胱充盈时,经腹扫查阴道前、后壁厚度之和不应超过

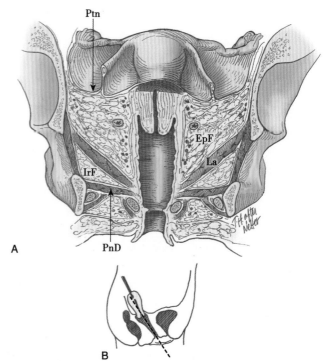

图5-26　A. 阴道和下段子宫的斜切面。切面图见(B)。托举子宫并拉伸阴道使两者位于同一平面,注意会阴隔膜与肛提肌群之间的关系。EpF,盆内筋膜;IrF,坐骨直肠窝;La,肛提肌;PnD,会阴隔膜;Ptn,腹膜

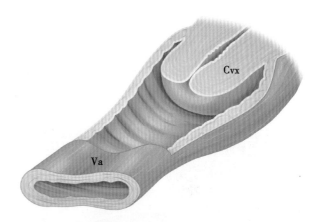

图5-27　阴道剖面图。注意当阴道塌陷时宫颈(Cvx)与阴道(Va)壁的关系

1cm。[5]

　　声像图上,阴道壁肌层呈典型平滑肌的中等低回声(图 5-29)。阴道黏膜呈高回声,但当阴道壁受充盈膀胱牵拉时,黏膜层难以辨别(图 5-30)。虽然阴道可因为直肠扩张受压而轻微向侧方移动,但其最常见的位置位于或者接近骨盆正中矢状位。阴道前后位(AP)则随着膀胱充盈程度或直肠原因的不同而变化。此外,当盆腔有肿块或者直肠或乙状结肠扩张推挤子宫移位时,位于会阴部的阴道可随之移动。

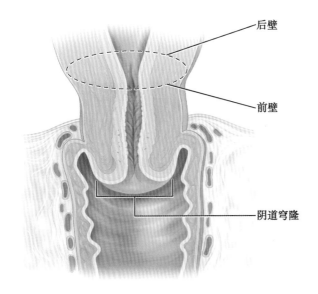

后壁

前壁

阴道穹隆

图 5-28　子宫与阴道的关系。阴道后壁与宫颈连接处较前壁高,阴道穹隆为阴道壁内表面与宫颈外表面形成的囊袋,通常呈塌陷状或者含有少量黏液

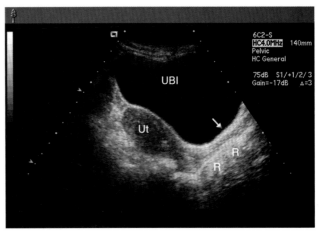

图 5-30　膀胱充分充盈时阴道的回声。此时阴道壁很容易辨认(箭头)。R,直肠;UBI,膀胱;Ut,子宫

进行经阴道超声检查前,掌握阴道解剖结构及其与周围器官的关系非常重要。常规阴道超声检查需要排空或尽量排空膀胱(图 5-31)。将特制探头放入阴道内,将探头底部置于子宫颈或阴道穹隆顶部。超声声束朝向前方,可以显示子宫、输卵管和卵巢,或者旋转探头,扫查骨盆侧壁。6阴道超声的高频探头和将探头放置靠近感兴趣区的位置可明显提高超声图像分辨细微结构的能力(图 5-31B、C),但其穿透力降低。

虽然阴道柔韧性好,为经阴道探头移动提供空间,但盆腔的形状有一定的局限性。另外,操作探头也需轻柔谨慎。患者可能对探头移动耐受力有限,尤其是盆腔炎、粘连或阴道狭窄的患者。检查者也需注意,膀胱空虚时,盆腔内器官解剖位置的变化。例如,当膀胱空虚时,子宫在盆腔内位置明显偏低偏前,卵巢常位于骨盆后外侧区域,可能与子宫有一段距离。这与经腹盆腔扫查相反,经腹扫查时,卵巢通常位于真骨盆更深的位置,紧邻子宫外侧或上缘。

子宫

未生育过的女性子宫是位于真骨盆内的较小的、梨形的肌性器官。从某种意义来说,子宫就是一个"肌性管道"结构中间的膨隆部分,这个"肌性管道"起自输卵管,止于阴道外口(图 5-32)。但是,由于子宫结构及大小与输卵管及阴道完全不同,它又是一个独立的器官。子宫的主要功能是生殖能力:受精卵的着床、为胚胎发育提供营养及最后胎儿的分娩。

子宫构成部分

子宫由四部分组成:宫底、宫体、峡部及宫颈。以上结构是根据子宫的位置及形态来命名(图 5-33)。

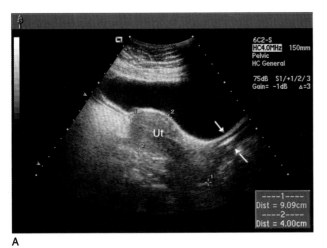

A

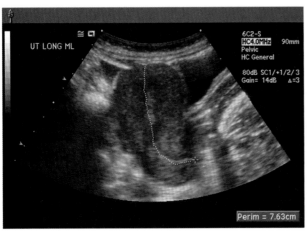

B

图 5-29　A.膀胱充盈时,正中矢状位扫查。注意阴道壁厚度(箭头)和长度。阴道前后壁由两者间的亮线分开(Ut,子宫)。膀胱充盈时测量子宫长度和前后径(AP)是常规的测量方法。B.当患者膀胱部分充盈或不充盈时,子宫处于正常的前倾位,其长度测量困难。本图像显示的是利用示踪功能测量子宫长径的方法

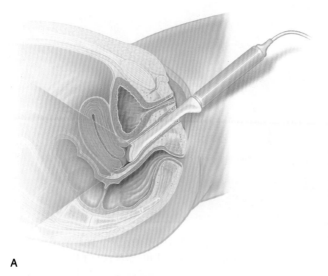

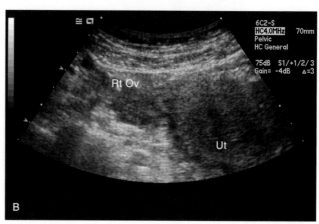

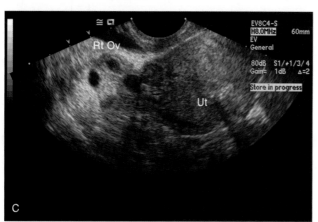

图 5-31 A.阴道超声专用探头可放置在感兴趣器官附近。这种探头可以产生更高的频率,更清晰显示解剖细节。B.经腹扫查右侧卵巢声像图。C.同一卵巢经阴道超声扫查的声像图,卵巢内部结构显示更清晰(Rt Ov,右侧卵巢;Ut,子宫)

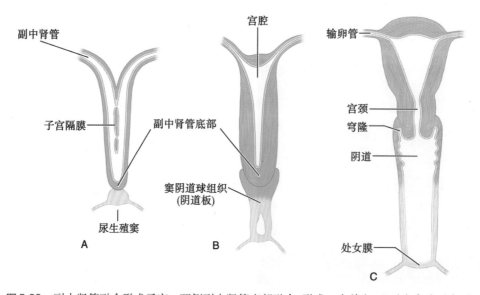

图 5-32 副中肾管融合形成子宫。两侧副中肾管底部融合,形成一个单室,以后发育成子宫,如图 A 所示。融合后紧邻膀胱后壁(如图所示为尿生殖窦),但最终形成后壁(B)并在子宫底端形成一个管道(C)。重要的是,如右侧(C)图所示,这条管道未破坏膀胱后壁,与外界仍然隔离。(From Sadler TW. Langman's, Medical Embryology. 9th Ed. Baltimore:Lip-pincott Williams & Wilkins,2004.)

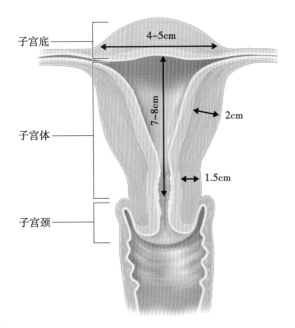

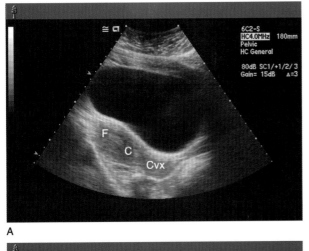

子宫底 4~5cm

子宫体 7~8cm 2cm 1.5cm

子宫颈

图5-33 切除子宫前壁。子宫主要的三部分可以清楚显示:宫颈、宫体及宫底。宫体及宫底肌层最厚,宫颈内口与宫体部的狭窄部分为峡部

子宫底

子宫最上方的部分即为宫底,起于输卵管与宫壁相连。位于宫腔上方呈圆形或圆顶状,其外侧缘变窄形成宫角,[7]与输卵管间质部相连(图5-33)。

子宫体及峡部

子宫体为子宫体积最大的部分,其内部为子宫腔。横断面时,子宫体呈圆形或者卵圆形(图5-34)。矢状面及冠状面,子宫体呈圆柱形或者锥形,到峡部时逐渐变窄。子宫峡部为宫体移行为宫颈的标记,峡部为最具柔韧性的部位。

宫颈

宫颈是子宫圆柱形的颈部,延伸至阴道(图5-35)。宫颈以纤维组织为主,肌性成分较少,内皮也比较特殊。未生育女性的宫颈中间部分较宽,长约2~3cm。[7]宫颈内的纺锤形的高回声黏膜被认为是宫颈内

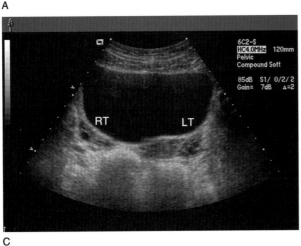

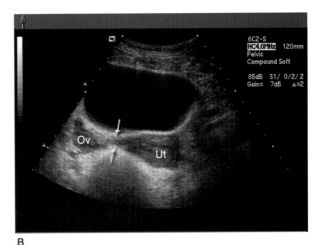

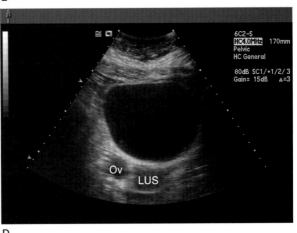

图5-34 A.正常子宫及阴道的正中矢状切面。C,宫体;Cvx,宫颈;F,宫底。B.宫底横切面。右侧卵巢(Ov)显示。宫底(Ut)与卵巢间的区域为阔韧带及(或)输卵管(箭头所示)。C.横断面显示双侧卵巢。D.子宫下段横断面(LUS)。右侧卵巢(Ov)紧邻子宫

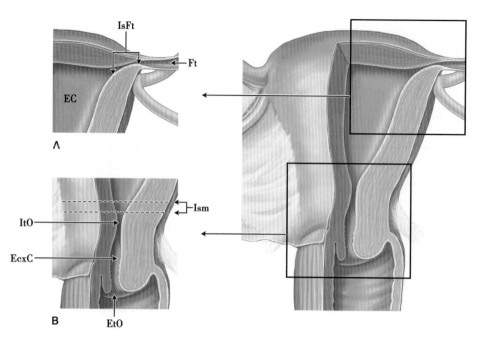

图 5-35 子宫角(A)及宫颈(B)结构。EC,内膜腔;EcxC,宫颈管;EtO,宫颈外口;Ft,输卵管;IsFt,输卵管间质部;Ism,峡部;ItO,宫颈内口

膜,由宫颈内口延伸至外口。斜行呈嵴或者折叠向下达宫颈外口。[7]宫颈内黏膜内、外层有丰富的黏液腺(图5-36A、B)。黏液能够阻止细菌经阴道向上到子宫内。怀孕期间,宫颈内的黏液大量分泌,黏液腺产生黏稠的黏液,能够有效地密闭子宫。

宫腔

宫腔呈倒三角形,底部由输卵管口构成,宫颈外口构成三角形的尖部。宫底部宫腔最宽,子宫峡部宫腔最窄,宫腔至宫颈部逐渐变窄,使得内膜的内、外层只由一层薄的黏液层分开。

子宫层次

子宫壁由三层组织构成(图5-37)。最外层为浆膜层或者子宫外膜层,极薄,超声不显示。浆膜层与盆腔筋膜相连续。厚的中间层为子宫肌层,由平滑肌细胞及散在的纤维结缔组织构成。子宫内侧的线性结构为黏膜层,即子宫内膜层,构成了宫腔的壁。

子宫肌层

子宫中间的肌层构成了子宫体的大部分。子宫肌层又大致被分为三层:最外层由纵向肌纤维构成,厚的中间层含有丰富的血管(图5-37B、C,图5-38),致密的内层螺旋状的肌纤维被分为纵向及斜行肌。[7]适孕年

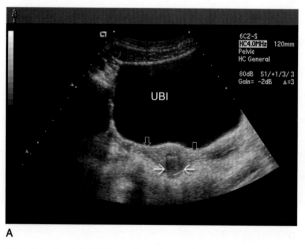

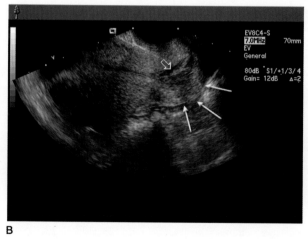

图 5-36 A.宫颈横断面,宫颈位于盆腔右侧。标注宫颈回声的外侧部分(空心箭头),两侧的"翼"形结构为宫颈悬韧带。实心箭头标注出了回声减低部分。回声减低区是宫颈的典型表现。UBI:膀胱。B.阴道内矢状切面成像显示宫颈。阴道后壁(长箭头),越过阴道穹隆与宫颈后壁相连。宫颈长轴可显示宫颈管(空心箭头)

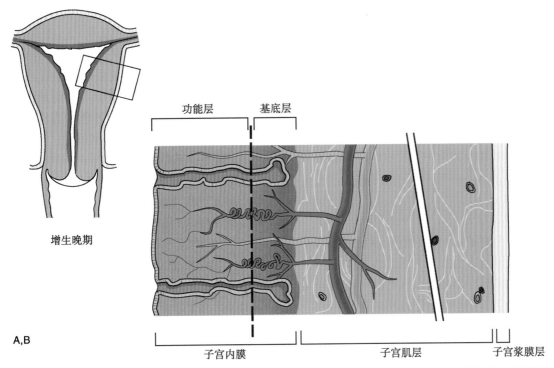

功能层　　基底层

增生晚期

A,B

子宫内膜　　　　子宫肌层　　子宫浆膜层

图 5-37　A. 组成子宫壁结构的放大的正面观。B. 经阴道彩色多普勒超声，取样框置于宫底及宫体中部。亮的彩色部分显示了中间肌层丰富的血供。C. 同一子宫的能量多普勒成像，能量多普勒不依赖于血流方向，且对血流更敏感。单纯二维超声显像不能显示血管。（由 Philips Medical Systems，Bothell，WA. 提供）

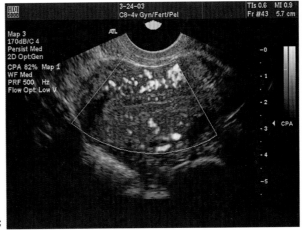

C

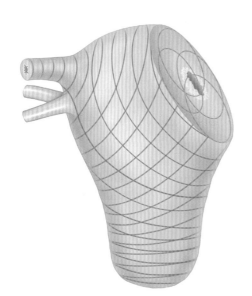

图 5-38　子宫排列有序的螺旋平滑肌纤维。上述肌纤维收缩使宫腔压力增加

龄的女性,子宫肌层收缩性较小以维持子宫肌层的正常状态。在月经前及月经期,子宫肌层由宫底向宫颈外口呈小幅度的、波浪状的收缩。收缩幅度小且慢,由宫底到峡部需要几秒钟。经阴道超声检查时,子宫内膜的发展变化表现为不同的回声。排卵期间,经阴道超声显示收缩朝向相反方向,即从宫颈内口朝向宫底。宫颈内口朝向宫底的肌层收缩有助于将精液经子宫运送至输卵管,而不协调、相反方向的肌层收缩将引起生殖方面的问题。[8]

子宫内膜

子宫内膜是特殊的黏膜层,内膜回声、厚度及结构将随着月经周期的变化而变化。子宫内膜表面覆盖纤毛细胞,细胞间以黏液腺孔。[4]细微的纤毛以一致的频率将表面的黏液排至宫颈,这种稳定的纤毛移动可以阻止细菌进入宫腔。虽然阴道寄生大量的细菌,但是子宫内膜及宫颈内却不受外来微生物的影响。不同时期黏液的分泌量有很大的不同,月经前期及早孕期,黏液分泌量是最多的。

子宫内膜由功能层及基底层构成。在月经期,内膜薄、呈高回声。由于雌激素的影响,增殖期的子宫内膜增厚。基底层回声增高,功能层回声减低,使得增殖晚期的内膜呈典型的征象-三线征。中间的线性回声代表前、后两层内膜间的界线。外侧的高回声线表示了内膜与肌层的连接或者基底层的回声。月经黄体期黄体酮的分泌与内膜腺体分泌糖蛋白不同。功能层水肿、增厚,螺旋动脉开始扭曲。分泌期的内膜,超声表现为等回声或者高回声。

月经结束后,内膜单层厚度约为 0.5 ~ 1mm,在下一次月经期前,内膜单层厚度将增加到 5 ~ 7mm。超声在子宫矢状切面测量内膜厚度,应包括前、后内膜层。按照这种方法测量,月经后内膜厚度约为 1mm,月经前内膜厚度约为 14mm。测量子宫内膜厚度时,不应该包括最外层的低回声,因为其为肌层的起始部。[9,10]在内膜的适宜时期,可同时显示内膜的三层结构(图 5-39A)。其确切的临床意义争论较多,然而排

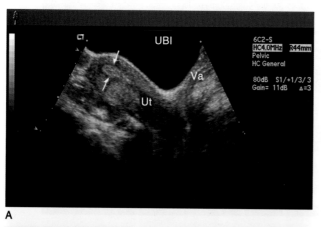

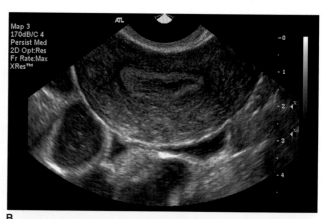

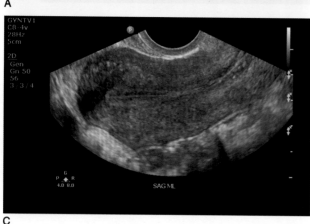

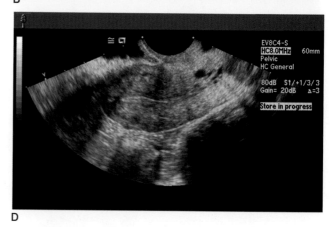

图 5-39　A. 经腹超声子宫及阴道矢状面。月经前期(第 27 天)子宫内膜(箭头)产生大量黏液,使宫腔轮廓更清晰。可以清楚显示三层回声。最外层低回声层为肌层,测量内膜厚度时不应该包括在内。邻近厚的腺体层的那一层构成了内膜的主体。内部低回声将腺体层分为薄的、线性高回声,该层由黏液腺及内膜的表面层构成(UBI:膀胱)。B. 经阴道超声显示分泌期内膜横断面,内膜层次很难显示清楚,腺体层回声紊乱。C.增殖晚期,经阴道超声更容易清楚显示宫体内膜层。D.月经期后,经阴道超声显示子宫。子宫内膜很难显示

卵期后,薄的低回声层有时可在内膜腔的最内层显示(图 5-39)。[9,10]由于这种"内环"征象不易识别,那么其作为排卵的标志将有待探讨。[10]

由于月经周期不同,很难将内膜回声或者厚度变化与月经期联系起来,另外由于个体差异,也只能得出概况。平均 28 天的月经周期包括了四个阶段,其与内膜形态学的改变相关。

子宫大小、形态及位置

子宫大小和形态随年龄及功能改变而不同。胎儿时期,子宫以稳定速度增长,持续到晚孕早期。由于母体高水平雌激素影响,晚孕期,子宫将加速增长。因此,新生儿的子宫大小及形态比儿童更像成人的子宫。[11]出生后,由于母体雌激素撤退将引起子宫收缩变小,直到青春期前,卵巢开始分泌激素,子宫才会再次生长。[11]在婴儿期,子宫为圆柱形,位于盆腔较高位置,与阴道位于同一水平线。年轻女性的子宫仍然为圆柱形(图 5-40B),但是当宫体(宫体及宫底)逐渐成熟时,将变成球状。青春期时,子宫已经表现为典型的梨状。怀孕时,宫体及宫底增

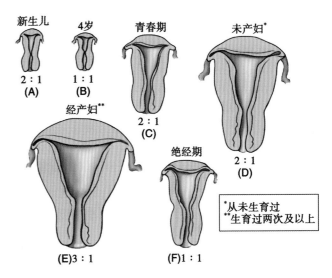

图 5-40　子宫冠状正面观

厚,经产妇的子宫将变得更圆(图 5-40E)。绝经后,子宫体及宫底萎缩,回到青春前期的水平(图 5-40F),老年女性的子宫则表现为宫颈上方的较薄的结构。子宫大小的变化主要是由于子宫肌层,尤其是宫体肌层的变化。由于宫颈结缔组织含量多于肌肉,因此宫颈大小的变化不明显,也是整个子宫

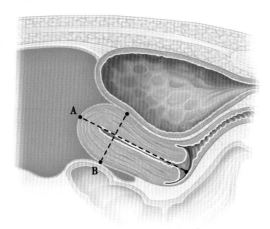

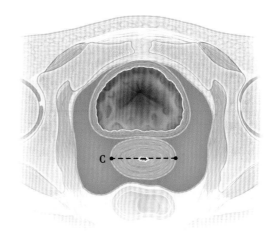

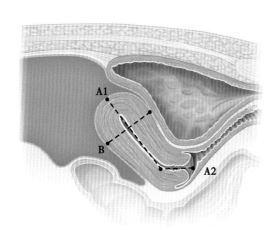

图 5-41　子宫的测量方法。子宫长轴测量需从宫底到宫颈(A 线)。测量子宫大小时,需要仔细辨别真的子宫长轴,因为其与盆腔中线不同。调整扫查平面,使得宫颈口显示最佳。沿着阴道前壁及宫颈后唇可以找到宫颈外侧缘及阴道壁内侧缘的位置。子宫的最大前后径需在垂直于 A 线的平面上测量,此时子宫是最宽的。之后,视野中心定在同一界线测量子宫前后径,原地旋转探头 90°。这可以保证子宫横径(C 线)与子宫前后径(B 线)的测量在同一水平,通过上述方法,使得子宫的测量准确且重复性强。如果子宫极度前屈,那么需要运用两种测量长轴的方式(A1 线及 A2 线),将两者相加得到子宫真实的长径

组成部分中变化最小的。

关于子宫径线的补充

从胎儿期到成年期,器官大小以固定的幅度增长。影响子宫径线的因素有很多,包括周围器官的推挤、月经周期及生产史。子宫大小的正常值取决于子宫的成熟、增长及萎缩。儿童的子宫大小通常为长 2.5cm、前后径 1cm。[12]未生育过的成年女性子宫长约 8cm,宽 5.5cm、前后径 3cm。[11]超声医生需按一致的方法测量子宫大小(如图 5-41 示例)。子宫径线小幅度的变化没有临床意义。

子宫在超声上表现为梨形器官,位于膀胱与直肠之间。子宫体大小的变化是对等的,长径通常为 7.5～9cm,宽 4.5～6cm,厚 2.5～4cm。宫颈使子宫与外界相通,为精液移动到交配处提供动力。宫颈在超声上表现为桶状结构,长 2.5～3.5cm,宽 2.5cm。宫颈由弹性纤维结缔组织及平滑肌构成。排卵期时,宫颈管开放,宫颈黏液稀疏。排卵后,雌激素水平降低,使得宫颈管闭合。宫颈腺体由宫颈内的黏膜层延伸至宫颈结缔组织。宫颈腺体闭塞后形成宫颈潴留囊肿,即 Nabothian 囊肿。

疾病相关知识点 5-3
内膜

阶段	周期天数	厚度(双层/mm)	内膜回声
月经期	1～5	<1	薄的线状回声
月经后期	6～9	2～4	大部分为无回声
增生期	10～13	5～8	低回声
分泌期	14～28	9～14	高回声

子宫韧带

膀胱、直肠与盆腔壁紧密相连,而子宫与盆腔的连接则比较松弛。宫颈横韧带的定义并不明确,它其实是指来源于宫颈侧缘,沿宫体侧缘走行的、由致密纤维肌肉组织组成的宽的带状结构。这些带状结构深入盆腔壁的大部分区域,向后延伸至骶骨边缘。[3]宫颈横韧带的后缘比其他部分致密,被称为宫骶韧带(图 5-42)。宫骶韧带从宫颈后外侧缘延伸至骶骨。宫颈横韧带与宫骶韧带一起将宫颈稳固住,使其与人体中线平行。

圆韧带(图 5-42)为起始于宫角,跨过盆腔前后壁的纤维肌肉带状结构。圆韧带跨过盆腔边缘,穿过腹股沟环,连接到外阴大阴唇上。[3]上述韧带将子宫松弛地固定住,使其倾斜向盆腔,保持前屈位。

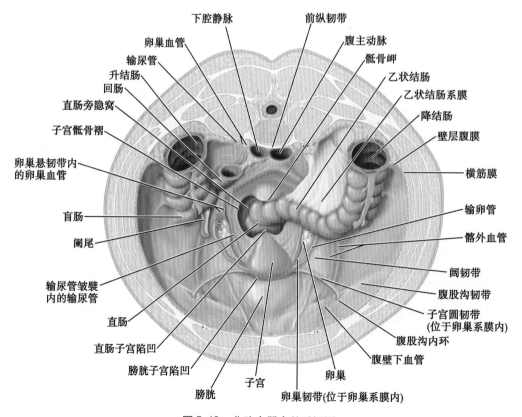

图 5-42　盆腔内器官的透视图

在盆腔所有的韧带中,阔韧带是最难辨认的,因为它并非真的韧带,而仅仅只是腹膜折叠后形成的。壁层腹膜是一层薄的、含浆液性的膜,形成囊腔覆盖于腹腔、盆腔。脏层腹膜覆盖于腹腔内的器官上。腹膜可以产生浆液,减少腹腔内器官移动产生的摩擦力。

阔韧带就是双层的腹膜,内含脂肪、血管及神经。阔韧带在稳定子宫方面的作用比较小,但是却在一定程度上将真骨盆分为前、后盆腔。卵巢附着于阔韧带的后表面,由此可以阻止其移动到后盆腔。

子宫毗邻的区域

腹膜除了具备覆盖、隔绝、润滑器官表面这些解剖功能外,还构成了盆腔内一部分特别的区域。腹膜从盆腔的前壁反折,覆盖膀胱顶,然后折叠成角覆盖子宫前壁。此处折叠部分形成了位于子宫前壁与膀胱间的、[3]相对浅的前间隙(子宫膀胱间隙)。当膀胱充盈时,该处间隙消失,这对超声医生来说没有大的意义。相反,盆腔后壁腹膜反折形成的、覆盖直肠及子宫后壁的腔隙却非常重要。后间隙(道格拉斯陷窝或者子宫直肠陷窝)是腹腔内囊腔中最后位、最独立的部分。[13]腹膜腔任意部位产生的液体都积聚到子宫直肠陷窝处。子宫直肠间隙的组成相对来说比较复杂。子宫直肠陷窝的下方由一个深且窄的腔构成,在宫颈与直肠间向下延伸,其上缘由宫骶韧带构成。子宫直肠陷窝跨过上述韧带延伸至子宫旁宽且浅的区域。腹膜沿着这些浅的附属区域,形成了阔韧带。

子宫位置的多变性

部分女性的子宫不会保持前屈位,而是宫体后屈朝向后间隙(图5-43)。[4]子宫后屈位相对比较常见,没有临床意义,在部分女性中,后屈位只是暂时的或者是永久的。

经腹超声时,子宫后屈位与子宫回声的改变有明显关系。通常子宫位置平面与超声声束垂直。绝大多数子宫与探头间的距离是固定的,所以通过肌层产生的回声也是一致的。相反,后屈位的子宫宫体及宫底朝向了盆腔后方,所以声束需要穿过宫体肌层才能到达宫底。因此,后屈位的子宫宫底比宫体的回声更低

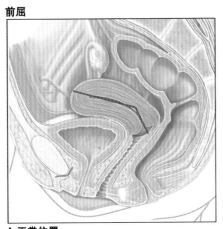
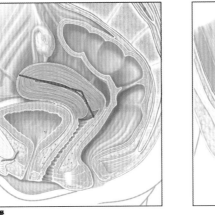
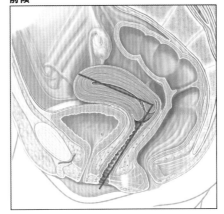
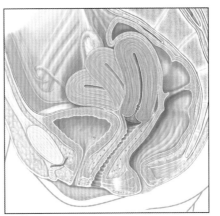

图5-43　盆腔内子宫位置的多变性。A.子宫前倾前屈位;B.子宫后倾位,宫颈保持正常位置,宫体及宫底屈向盆腔后侧,注意弯曲处位于宫颈。C.子宫后倾,宫体及宫底贴于宫颈处

（图5-44），[11]而这是由于宫体肌层对声束的吸收造成的。宫底低回声使得将子宫误诊为后间隙肿物的风险更高。

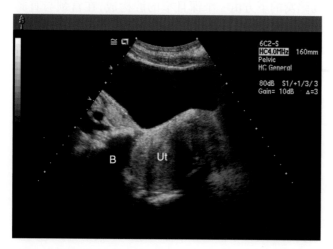

图5-44　经产子宫后屈位矢状面。肠管位于宫底部。B,肠管;Ut,子宫

输卵管

　　输卵管为双侧肌性膜性结构,由子宫底发出到达卵巢及盆腔侧壁。大部分输卵管位于由折叠腹膜形成的阔韧带游离缘内。与子宫壁类似,输卵管壁由三层结构组成:最外层浆膜层(延伸至输卵管峡部上方腹膜)、中间肌层及黏膜层。输卵管分为输卵管子宫部、输卵管峡部、壶腹部及输卵管漏斗部(图5-45)。成人输卵管长度约7~14cm,[3]通常比子宫到盆腔侧壁的距离更远,因此输卵管通常都是扭曲的。当输卵管远离子宫时,输卵管管腔将会增宽。输卵管子宫部是最窄的部位(约1mm),而壶腹部是最宽的部位(约6mm)。[7]输卵管壶腹部到漏斗部就终止了,漏斗部与腹腔相通。

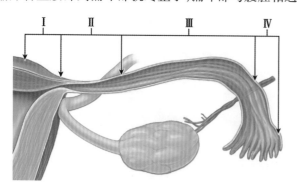

图5-45　输卵管位置。该图显示输卵管已经被水平拉直。输卵管子宫部(间质部Ⅰ)相对比较直,位于子宫壁内。输卵管峡部(Ⅱ)较长,走行轻度弯曲。输卵管壶腹部(Ⅲ)是输卵管最长的部分,极扭曲。壶腹部止于输卵管漏斗部(Ⅳ),边缘为指状突起(伞部)

喇叭状的开口宽约1cm,终止于输卵管伞部。输卵管伞部连于卵巢,将输卵管开口部与卵巢紧密连接在一起。[3]输卵管血供来源于子宫与卵巢动脉连接处。

　　输卵管回声与周围腹部结构回声类似,使得其很难被识别。通常当输卵管积水时,输卵管才能够被识别。其典型图像表现为位于卵巢侧方的漏斗状结构(图5-46A)。由于输卵管壁很薄,其特征性的超声表现为周边环状或圆柱形高回声黏膜层、薄层低回声肌肉组织形成的管腔结构。经阴道超声极易显示输卵管,通常表现为肌层扩张的管状结构,高回声的黏膜层(图5-46C、D)。彩色多普勒超声成像通过毗邻血管找到输卵管位置(图5-46B)。输卵管为连接腹腔与女性身体外部管道结构的最后部分。此管道结构由外生殖器、子宫及输卵管构成。

疾病相关知识点5-4 子宫位置的变化	
位置	定义
前屈	宫体屈向腹壁
前倾	子宫倾向腹前壁,膀胱空虚时前倾位为子宫常见位置
右屈	屈向右侧
右移	子宫倒向右侧
左屈	屈向左侧
左倒	子宫倒向左侧
脱垂	子宫脱垂到阴道内
后屈	宫体屈向直肠
后倒	整个子宫后倒
后倾后屈	后屈位合并后倾位

注:均与盆腔轴向相关

卵巢

　　卵巢与女性盆腔内其他器官有所差异:其为实性器官、分泌激素、表面无腹膜覆盖,为唯一腹腔内位器官。

　　在婴儿期,卵巢为表面光滑的细长圆棱镜样组织,位于假骨盆后份,与子宫后壁毗邻,大小约2.5cm×1.5cm×0.5cm。[11]至青春期,卵巢下降至真骨盆内,呈杏仁状,其轮廓及位置与成人相近。正常卵巢或杏仁状成人卵巢长约2.5~5cm,宽约1.5~3cm,厚约0.6~2.2cm。[14]与三径线测量和体积测量相比,单一径线测量卵巢个体差异较大,较短的卵巢一般较厚,较薄的卵巢则较长。因此,不能通过单独的一个径

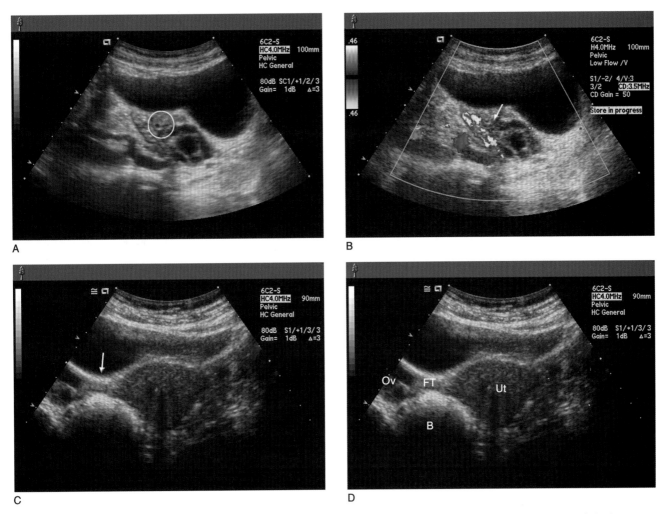

图 5-46 A. 输卵管及左侧卵巢矢状面。如果没有输卵管壶腹部的积液,将很难显示输卵管。B. 彩色多普勒超声有助于显示输卵管旁的血管(箭头)。C、D. 宫角处显像可以发现输卵管由宫体延伸至卵巢。输卵管深面为小肠回声。实时显像有助于鉴别小肠,因为肠管蠕动明显。在子宫峡部,输卵管壶腹部小部分表现为线性高回声。B,肠管;FT,输卵管;Ov,卵巢;Ut,子宫

线来评估卵巢大小。卵巢的体积测量方法为:长×宽×高/2 = 卵巢体积(cm³)。按照体积计算法,青春前期卵巢体积正常上限为 1cm³,而育龄期女性卵巢平均体积约为 6~9cm³。[3]不同年龄段卵巢体积正常参考值见第 10 章。

卵巢的前缘相对较薄,通过卵巢系膜与子宫阔韧带后壁相连,其后缘即游离缘较厚,弓形向外,致其形态特点为不对称的杏仁状。

以下三个结构维持卵巢在盆腔内的正常位置(图5-47):卵巢韧带,亦被称为子宫-卵巢韧带,为扁平的纤维肌性结构,起源于子宫角的输卵管子宫起始部,延伸至卵巢子宫面下极(中端或子宫端);骨盆漏斗韧带,为纤维肌性组织,内含行经盆侧壁止于卵巢外侧极的卵巢血管及淋巴组织。以上血管及附属的纤维结构在腹膜表面形成增厚的脊样结构,起悬吊卵巢作用。骨盆漏斗韧带将卵巢上缘(外侧缘或骨盆缘)悬吊于

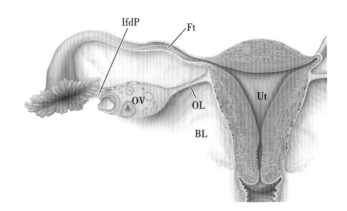

图 5-47 卵巢及其支撑结构。阔韧带后面观显示卵巢与阔韧带、输卵管、骨盆漏斗韧带及卵巢韧带间的关系。为暴露卵巢及其韧带,输卵管被抬起来。BL,阔韧带,Ft,输卵管,OL,卵巢韧带,IfdP,骨盆漏斗韧带,OV,卵巢,Ut,子宫

骨盆后外侧壁真骨盆边缘处。卵巢系膜为较短的双层腹膜结构,起源于阔韧带后面。相对于纤维肌性的卵

巢韧带,卵巢系膜对卵巢的支撑作用较小,但它提供了血管淋巴进入卵巢门的主要路径。

卵巢表层由一层被称作生发上皮的组织构成,但其既非生发细胞,也非真正意义上的上皮细胞。这个词来源于早期的解剖学家的错误认识,实际上是由腹膜变异而来,这种变异差异足以导致卵巢被理解为是一个裸露器官,其表面无膜腹覆盖。[3]卵巢生发上皮内面为一层纤维组织形成的白膜,也称作卵巢包膜。

大部分卵巢组织由一层厚的卵巢实质构成,即皮质,内含大量始基卵泡(图5-48A)。经过数年排卵,其表面明显变得凹陷或皱褶。在卵巢中央区为卵巢髓质,内含血管、结缔组织,但无卵泡(图5-48B、C)。[3]卵巢生发上皮在卵巢门的边缘与腹膜相延续,组成部分阔韧带。有时,卵巢门中含有在成人卵巢中持续存在

的成簇管状结构,其为原始中肾管遗迹,即卵巢冠。[3]值得超声技师关注的是,一些单纯性的卵巢旁囊肿时常源于卵巢冠,当囊肿较大时,可能被误诊为膀胱。

每个新生婴儿卵巢中大约有上百万个甚至更多始基卵泡,但随着婴儿生长过程中卵泡自然消退,卵泡数目大幅度下降。在成年人约30年或更长的育龄期,原卵巢成千上万个卵泡中仅300~400个卵泡发育并成功排卵。[14]

卵泡的发育

在生育治疗过程中,常使用超声技术监测卵泡的生长,因此卵泡的发育过程备受超声技师关注(图5-49)。卵泡的发育过程是由下丘脑、垂体前叶和卵巢间周期性的复杂的化学变化决定。早期卵泡为一实性

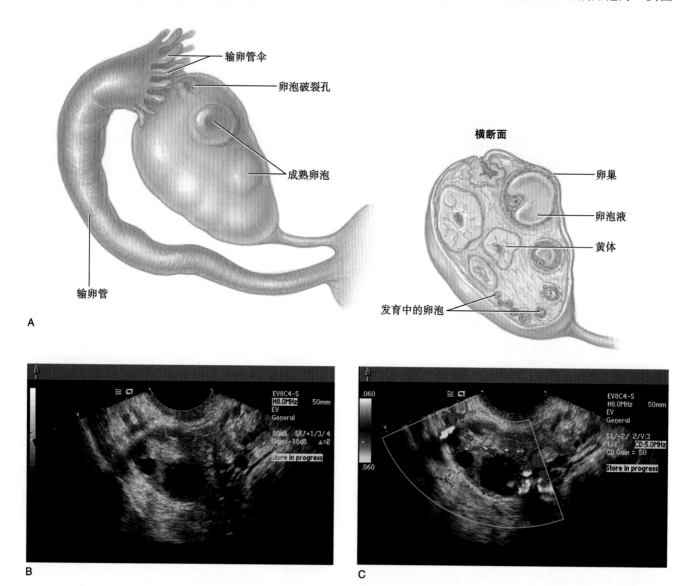

图5-48　A.卵巢横切面图释。B.经阴道超声下卵巢近侧缘声像图;无回声区为发育中的卵泡。C.同一卵巢的彩超表现,近正中平面;高亮的彩色血流为卵巢中丰富血管组织

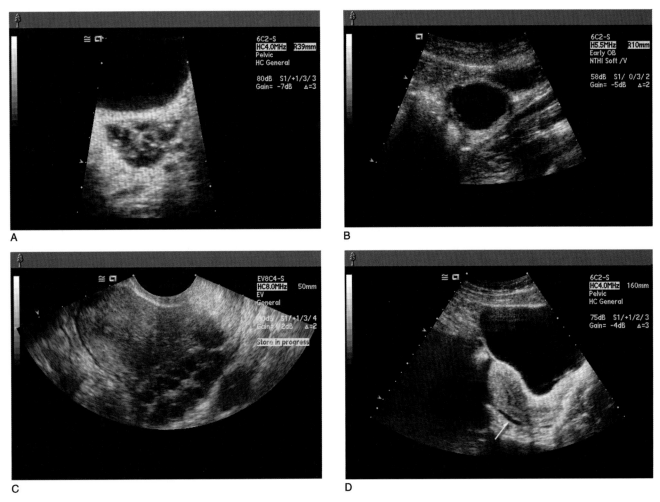

图 5-49　A. 正常成人月经第 7 天卵巢横断面(经腹扫查),内可见数个小卵泡,减小扇形取样框以提高密度分辨率及图像分辨率。B. 刚排卵后优势卵泡矢状面,由于大部分卵泡液排出后卵泡壁局部塌陷。C. 辅助生育过程中人工促排卵后的卵巢(经阴道扫查),该切面上可见多个卵泡。D. 刚排卵后(经腹)子宫矢状面扫查,少量液体聚集于子宫直肠陷凹(箭头处),该处液体多来自卵泡内的浆液

团块,由外层颗粒细胞包绕中央区卵母细胞形成。颗粒细胞的外层为两层薄的卵泡膜组成,卵泡内膜含丰富血管,外膜则主要由结缔组织组成。随着进一步发育,充满卵泡液的新月形腔隙在颗粒细胞内面一侧形成。随着卵泡腔扩大,由大量颗粒细胞环绕的初级卵母细胞突入卵泡腔,形成卵丘。[14]随着卵泡的进一步发育,其体积逐渐增大,成为成熟卵泡,最终向卵巢表面的白膜突出。一般情况下,成熟卵泡在排卵前直径可达 20mm。

成熟卵泡亦被称为 Graafian 卵泡。在育龄期女性的每一个月经周期中,卵泡刺激素促进多个卵泡快速生长,但仅一个卵泡能成为优势卵泡,穿破卵巢表面白膜并释放其内的卵母细胞,完成排卵。其他卵泡则退化闭锁,[14]黄体则迅速萎缩,成为无定形的透明纤维化结缔组织,称为白体。人工促排卵过程(如生育治疗)可能导致一个周期内多个卵泡发育。

在排卵过程中,随着卵泡破裂而释放的卵泡液及出血可导致约 5~10mm 液体聚集于子宫直肠陷凹,在子宫后方可观察到一个新月形的无回声区。[16]月经中期疼痛(经间疼痛)可能与排卵过程相关。排卵孔(卵泡排除通道)则由血凝块封闭,形成一个内充满血凝块的闭合囊状结构。排卵后破裂的卵泡内膜细胞迅速增生,并在细胞内的胡萝卜素与脂肪沉积作用下黄素化。[14]原卵泡部位形成黄体,即黄色或金色结构。在黄体的正常发育过程中,其内的血凝块逐渐被吸收,有时仅在黄体的液化中心内形成一条纤维条索。[6]

排出的卵子受精后,黄体将在早孕期持续存在,其体积逐渐变大,有时可能形成妊娠期黄体囊肿,其直径可达 5~6cm。若卵子未受精,黄体开始退化,最终形成白体。卵巢表面卵泡破裂处瘢痕的形成导致其表面向内凹陷,随着年龄的增长卵巢表面将形成皱折或呈铺路石样改变。绝经后卵巢内剩余的卵泡将在 4~5

年内逐渐萎缩,偶有绝经后卵泡仍会发育、排卵并形成黄体。[14]然而绝经后排卵的情况非常罕见,绝经后卵巢上任何持续存在的囊肿都必须引起重视。绝经后卵巢体积逐渐缩小,最终体积缩小为育龄期卵巢体积的1/3左右。[14]有时,绝经后女性卵巢上扩张的静脉与卵泡极为相似,超声技师可能将此持续充盈的囊性结构误认为卵泡。超声多普勒技术有助于鉴别真正的囊肿与扩张的血管。

超声测量卵泡的大小通常取三个平面卵泡直径的平均值,当需要精确测量时,卵泡的测量方法与卵巢的测量方法相似。卵泡的体积测量方法为:长×宽×高/2=卵泡体积(cm³)。若仅能获得两个切面下卵泡直径,其体积计算公式为:(直径A×直径B×直径B)/2。

卵巢的位置及声学特点

当膀胱不充盈时,卵巢位于由髂外血管与输尿管在骨盆边缘下方骨盆后外侧内形成的凹陷内,即卵巢窝内。当子宫底位于正常位置时,即位于膀胱顶上方时,卵巢大致位于子宫底的后上方。随着膀胱充盈,其将子宫生理性的朝骶骨隆突的后上方推挤。当膀胱继续充盈时,子宫继续向上移动,卵巢则仍然静止于卵巢窝内,位于子宫底的两侧(图5-50)。随着膀胱的进一步充盈,卵巢将在膀胱逐渐增大的压力下,沿着其受力方向移动。通常可能会进一步滑向宫直肠陷凹处。过度充盈的膀胱常导致卵巢离开骨盆后下段,在子宫纵切面,卵巢位于子宫底的头侧。

卵巢可能位于骨盆以下三个区域:子宫直肠陷凹内,子宫两侧的附件区,子宫底的上方(头端)或者后方。卵巢通过卵巢系膜与阔韧带后方连接,因此其位置不会位于阔韧带前方(子宫前方、子宫与膀胱间,或子宫膀胱陷凹)。

卵巢的移动受其与真骨盆的关系、直肠与膀胱的充盈程度及子宫的大小影响。当精确扫查并调整增益仍不能显示卵巢时,超声技师可考虑嘱患者适当排空

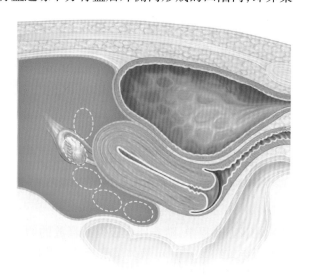

A

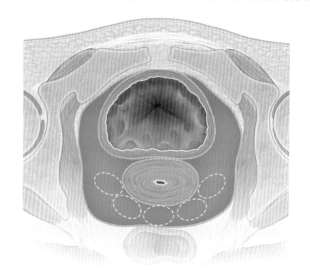

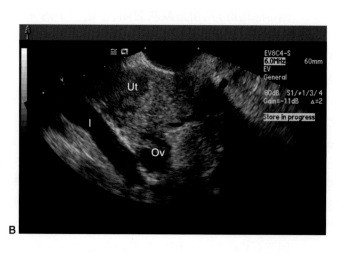

B

图5-50　A. 卵巢的位置。卵巢附着于阔韧带后方,其可能位于盆腔内以下位置:盆腔后方、子宫上方、附件区、子宫直肠凹,不会位于膀胱子宫凹或者膀胱子宫间隙。B. 经阴道超声右旁矢状面扫查,显示位于子宫直肠凹的正常卵巢。I,髂血管;Ov,卵巢;Ut,子宫

膀胱,尤其是膀胱过度充盈时,若卵巢与子宫相邻,可通过上述方法改变卵巢位置,以提高其显示率。嘱咐患者改变体位也可改变卵巢位置,以使卵巢从肠管中移开,提高其可见度。

阴道内成像是详细检查卵巢的方法,其优势在于平衡组织深度与探头位置之间的限制。经腹部超声成像是对盆腔器官进行初步筛查,尤其是对可疑盆腔包块进行筛查的一种检查方法。而阴道内成像是对经腹成像的补充,其可获得盆腔内具体器官的细节声像图。阴道成像可用于仅需要评估卵巢情况的患者(如生育治疗监测卵泡或全子宫切除者),或膀胱充盈困难患者的随访检查。

与回声均匀的子宫肌层相比,正常成人卵巢中有低回声的卵泡组织。卵巢皮质中的白体组织及髓质中的小的脉管结构则使其回声增强。无论是经腹超声还是经阴道超声,卵巢的特点为“蜂窝奶酪”状,即低回声的卵巢皮质内填充着无回声的卵泡。

由于绝经后妇女及婴儿卵巢与周围组织回声相近,寻找较为困难。而在育龄期,卵巢与子宫的声学特点截然不同(图 5-51)。在卵巢显示困难的病例中,卵巢的声学特征是其定位的唯一线索,为了寻找一个难以显示的卵巢,检查者可降低增益,以消除来自子宫及宫旁组织的回声,通过其后方回声增强效应,即显示卵巢后方的增强回声带,从而显示卵巢(图 5-52)。

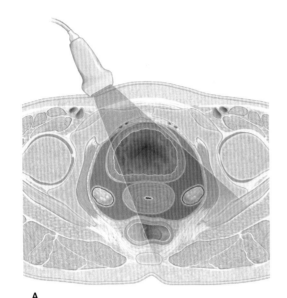

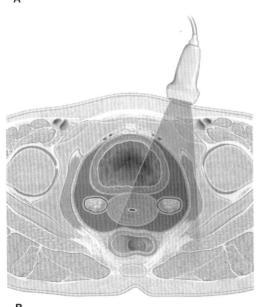

图 5-51　A. 从卵巢对侧的盆腔进行横断面扫查并倾斜声束可将卵巢与闭孔内肌鉴别。通过倾斜探头,可使声束垂直于闭孔内肌表面,显示其表面的薄的脂肪被膜,从而鉴别与卵巢声学模式相似的肌肉组织。B. 将卵巢与子宫肌层组织鉴别比较困难,将探头置于与感兴趣卵巢同侧横断面扫查盆腔并稍向中线倾斜,可显示卵巢与子宫间一条细线性结构,从而区分卵巢与子宫浆膜下肌瘤。声束部位与卵巢可能出现的位置是否符合有助于鉴别,同时嘱患者平卧位更有利于获得理想的检查角度,从而取得所需的检查平面

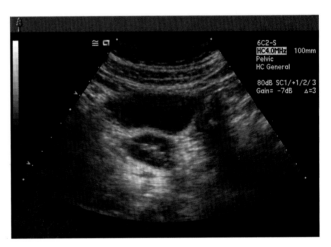

图 5-52　最佳增益调节下的右卵巢矢状切面。后方增强部位为卵巢表面被膜

阴道内成像分辨率较高,可显示既往显示不清或未显示的卵巢细节。通常,当超声技师发现卵巢上大小约 1～3mm 伴或不伴声影的点片状强回声(echogenic ovarian foci,EOF)时,应密切监视,因为其可能提示恶性肿瘤存在,其与肿瘤标记物有同样意义。早期的研究显示,卵巢周围的点状强回声为沙粒样钙化灶,仅见于表面上皮包涵囊肿。[17]Muradali 等对卵巢周围无声影的点状强回声进行组织学分析后发现其实为包涵体囊肿或孤立性黄体囊肿。[18]而其他一些研究则表明,这些钙化灶可能源于皮样囊肿、黏液性囊腺瘤、纤维腺瘤、吸收中的血体、子宫内膜异位症、陈旧性的卵巢输卵管脓肿。研究者似乎确定在正常卵巢中,其周边的

EOF 为良性表现,然而仍有部分研究显示,EOF 位于卵巢髓质内。[18]

肠道

　　直肠的充盈程度影响子宫的位置。在实时超声下肠道蠕动不明显时,肠管极易被误诊为盆腔包块。降结肠经过左侧髂窝处进入盆腔,移行为乙状结肠。乙状结肠通过骨盆来回迂曲形成一个或多个 S 形弯曲(图 5-53)。

　　腹膜覆盖乙状结肠,形成一段短的悬吊系膜即结肠系膜,内含血管及神经组织。结肠系膜的延展性允许乙状结肠在盆腔后方移动的范围相对较大。当膀胱充盈时,乙状结肠及小肠的肠袢位于子宫直肠陷凹内。经阴道超声检查时乙状结肠的位置可能增加检查的难度。将探头置于阴道后穹隆时,仅能够显示位于探头与卵巢之间的乙状结肠,在这种情况中,将探头向外侧移动可提供更好的视野。在充盈的膀胱压力下,乙状结肠与小肠肠袢向上移动,位于子宫底的后上方,因此在经腹部检查中,肠道对检查的影响较小。

　　充满粪便的乙状结肠经骨盆后外侧缘进入子宫直肠陷凹内,在骶曲的中点上方,乙状结肠沿腹膜后方走行,与降结肠一样,部分被腹膜覆盖,仅其前方及部分外侧缘被腹膜覆盖。于此段至肛门段的大肠则为直肠。这部分的特征为较厚的肌性管壁。

　　直肠的管壁通常不能显示,但其内容物极易显示。直肠内的粪便导致产生不规则声影,为致密内含气体成分的高回声。在肠管内的液体或粪便中的少量气体衬托下可显示位于直肠后方的骶骨表面(图 5-54A)。在动态超声观察中,小肠的蠕动使其极易鉴别,尤其是

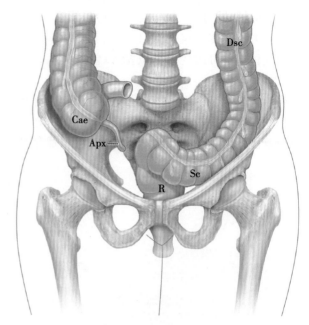

图 5-53　大肠的解剖示意图及其与假骨盆的关系。假骨盆内通常由小肠填充,盲肠与阑尾通常位于假骨盆右侧,降结肠的骨盆段和乙状结肠的近段(上端)位于左侧。阑尾的位置变异较大,其可位于假骨盆内的任何地方,也可位于真骨盆内。Apx,阑尾;Cae,盲肠;Dsc,降结肠;R,直肠;Sc,乙状结肠

肠管内充满液体时更为容易(图 5-54B)。与之相反,直肠的蠕动较为少见,其鉴别主要根据其声学特征及位置,并非其运动。

　　盲肠与阑尾通常在右侧髂窝处显示。阑尾是人体中最易变异的结构之一,理论上讲其为腹腔内结构,但大多被超声技师在盆腔内发现。[19]

　　大多数情况下,肠管与盆腔内的器官及肌肉的鉴别相对较为容易。当不确定子宫直肠陷凹内的结构是包块还是肠袢时,动态超声监测并同时行水灌肠将有

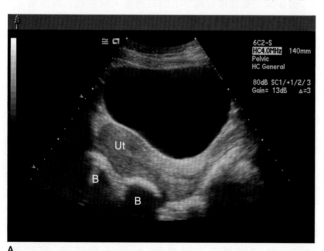

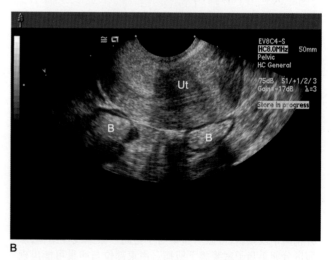

图 5-54　A.经腹部超声下子宫矢状切面图像显示肠管及其内的"不净"阴影(B)。B.经阴道子宫声像图,肠管(B)位于子宫后方(Ut)

助于诊断。水在直肠与乙状结肠内的运动可将上述结构鉴别。

	超声表现	声像特征
小肠	具有较薄的表现为环状无回声的肌壁,形态可变化	随着肠蠕动及内容物运动而变化
盲肠	具有较薄的表现为环状无回声的肌壁,形态可变化	仅蠕动时发生变化
乙状结肠	具有较薄的表现为环状无回声的肌壁,可变化	仅蠕动时发生变化
直肠	具有较薄的表现为环状无回声的肌壁,可变化	不发生变化且较连续,仅能显示粪便表面顶部

盆腔的血供及淋巴循环

盆腔内的血管系统对超声技师的直接意义并不大,直至 20 世纪 90 年代,超声技师偶然地发现盆腔内类似复杂包块的扩张静脉,但是这比较少见。随后通过频谱、彩色、能量多普勒检查盆腔血管在产科超声中变得日益重要,同样在妇科超声中也逐渐被应用。

盆腔的脉管系统由以下三部分组成:动脉、静脉、淋巴管组成;通常淋巴管在超声检查中并无特征性的表现。大血管(动脉与静脉)之间的伴随关系随着其在腹腔内走行而有所改变。在上腹部,腔静脉比主动脉更接近于腹前壁。在脐水平上方,腔静脉与主动脉并排走行,至两者分叉处,静脉则位于动脉后方。[16]

盆腔的动脉系统

腹主动脉的分叉位置较下腔静脉略高,其分为较短的髂总动脉,仅有几个厘米长。髂总动脉向下分支为较粗的髂外动脉及较细的髂内动脉(图 5-55)。髂外动脉在真骨盆的外侧缘沿髂腰肌的内侧缘走行。当其到达骨盆下缘时,于腹股沟韧带后方走行,到达大腿,移行为股总动脉。

髂内动脉,也被称作腹下动脉,于真骨盆的后上方由髂总动脉分支,沿骨盆外侧缘走行 1～3cm 后,向后方分支出较大的臀上动脉。随后髂内动脉继续沿骨盆

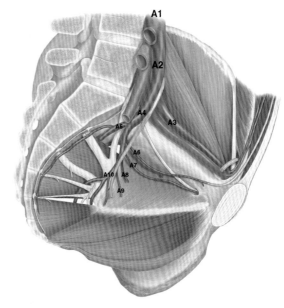

图 5-55　骨盆的脉管系统。虽然上图仅详细显示动脉,但其同名静脉位于动脉后方,与动脉走行一致。髂总动脉分支形成的三角形区域为卵巢窝(Waldeyer 窝)。A1,(腹)主动脉;A2,髂总动脉;A3,髂外动脉;A4,髂内动脉;A5,臀上动脉;A6,闭孔动脉;A7,脐动脉;A8,子宫动脉;A9,膀胱上动脉;A10,阴部内动脉及臀下动脉

下行,分出沿骨盆前方走行的 4 个分支:闭孔动脉、脐动脉、子宫-阴道动脉和膀胱上动脉。最终,髂内动脉止于向后走行的两个分支:阴部内动脉与臀下动脉。除髂内动脉最后的两个分支外,髂内动脉的分支及其细小分支均呈扇形向下走行,沿盆底穿过盆膈,到达其靶器官或肌肉。[18]髂内动脉为子宫、阴道、膀胱及盆底大部分肌肉提供主要的血液供应,但其分支血管的变异非常大。

大部分髂内动脉的细小分支在超声下难以识别,但其中的子宫动脉对于超声检查者来说非常重要。子宫动脉穿过盆膈于宫颈上方水平到达子宫(图 5-56A)。此后分为两支,即向上的宫体支及向下的宫颈-阴道支。宫体支向上沿子宫体外侧缘走行(图 5-56B),到达输卵管子宫起始部后转角沿输卵管走行。于宫颈处直角转弯后,子宫动脉沿宫颈垂直走行。在此处,经阴道超声最易评估子宫动脉彩色血流频谱。当其沿着子宫外侧缘走行时,子宫动脉变得非常迂曲。

生殖器官跟大脑一样有着精密的安全保障血液供应系统。除了位于靶器官的终末支毛细血管,阴部内动脉、阴道动脉及子宫动脉在阴道与子宫间还存在复杂的吻合支,当上述任何一支血管受阻时,吻合支的代偿血管迅速提供血流,以保护组织功能,使其靶器官血流不受影响。而卵巢则有一个更精细的血液供应系统。

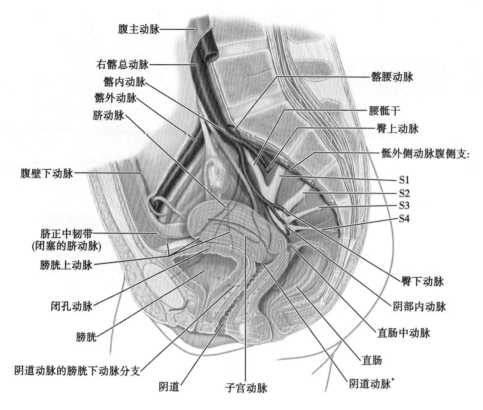

腹主动脉

右髂总动脉
髂内动脉
髂外动脉
脐动脉

髂腰动脉
腰骶干
臀上动脉
骶外侧动脉腹侧支:

腹壁下动脉

S1
S2
S3
S4

脐正中韧带
(闭塞的脐动脉)

膀胱上动脉

闭孔动脉

臀下动脉

膀胱

阴部内动脉

直肠中动脉

阴道动脉的膀胱下动脉分支

直肠

阴道   子宫动脉

阴道动脉*

A

*约11%阴道动脉起源于子宫脉

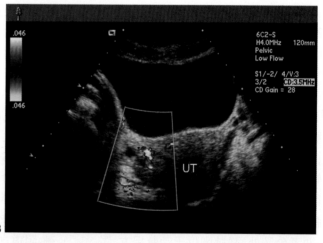

B

图5-56 A.子宫的动脉血供。为暴露子宫动脉,阔韧带已被移除。子宫动脉于宫颈水平向上走行,达子宫角后沿输卵管下部走行。在输卵管下方,子宫动脉与卵巢动脉形成吻合支。因此子宫动脉是子宫主要的血供来源,但并非为唯一的血供来源。吻合血管并非局限于子宫卵巢动脉,其在盆腔内分布广泛,为盆腔器官提供安全保障的代偿血供。B.经阴道超声下子宫峡部横切面超声声像图,彩色多普勒显示子宫外侧缘较丰富的血管,彩色部分代表血流

胚胎时期的卵巢由间充质细胞在腹腔内分化而来,肾上腺同样来源于上述组织。因此在盆腔内或肾上腺区内肾上腺来源的肿瘤具有内分泌功能,可分泌性激素。在胚胎发育后期,卵巢在引带的引导下进入盆腔。虽然在胚胎期卵巢下降至盆腔,但其动脉血供仍来源于腹主动脉,静脉回流入下腔静脉,即成人期的卵巢动脉及卵巢静脉。卵巢动脉也被称作性腺动脉,

于肾盂下缘水平起源于腹主动脉外侧缘(图5-57)。卵巢动脉与输尿管伴行,走行于腰大肌前缘,跨过髂总动脉分叉处上方,随后行走于髂内、外动脉之间。卵巢动脉随后跨过骨盆上缘经骨盆漏斗韧带进入卵巢系膜到达卵巢门,滋养卵巢实质。此外,卵巢动脉与子宫动脉卵巢支形成吻合,形成两支广泛分布的动脉系统,提供闭合的环状代偿血流。

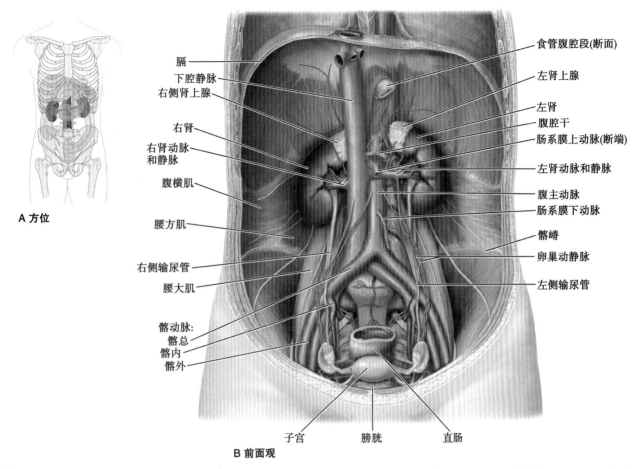

A 方位

食管腹腔段(断面)
左肾上腺
左肾
腹腔干
肠系膜上动脉(断端)
左肾动脉和静脉
腹主动脉
肠系膜下动脉
髂嵴
卵巢动静脉
左侧输尿管

膈
下腔静脉
右侧肾上腺
右肾
右肾动脉和静脉
腹横肌
腰方肌
右侧输尿管
腰大肌
髂动脉:
　髂总
　髂内
　髂外

子宫　　膀胱　　直肠

B 前面观

图 5-57　卵巢的血供。子宫动脉与卵巢动脉在卵巢门处形成吻合支。注意卵巢动脉的起始处与卵巢静脉回流处的差异。由于淋巴回流与性腺血管走行一致,盆腔内的肿瘤经淋巴转移至肾盂下缘的腹主动脉旁淋巴结非常常见

盆腔的静脉系统

　　盆腔内的静脉系统与动脉系统相似。在腹主动脉分叉水平下方,下腔静脉分出髂总静脉,并走行于髂总动脉后方。髂总静脉随后分支出较大的髂外静脉及较小的髂内静脉,髂外静脉引流下肢静脉血流,髂内静脉则引流来自盆腔器官与肌肉的静脉血流。在中腹部以下的部位,卵巢静脉与卵巢动脉走行一致,在中腹部

以上,右卵巢静脉直接回流入下腔静脉,而左卵巢静脉则汇入左肾静脉。

　　由于静脉管壁较薄,在特定条件下尤其是怀孕时,其高度扩张,且管径大小差异较大。分娩后静脉管壁通常塌陷,但其仍然较为突出并容易被观察到。当静脉充血时,可能导致盆腔静脉曲张,在超声图像中很容易识别。在一些女性中,尤其是分娩后女性,子宫肌层外的静脉血管清晰可见。

> **疾病相关知识点 5-6**
> 盆腔的动脉供应

血管名称	供应的盆腔器官	供应盆腔器官的分支
主动脉	通过分支血管	髂内、外动脉
髂内动脉(又名下腹动脉)	通过分支血管	子宫动脉、卵巢动脉、膀胱动脉、直肠动脉以及胎儿时期的脐动脉
子宫动脉	子宫、输卵管、卵巢、阴道	弓状动脉、阴道动脉
卵巢动脉(又名性腺动脉)	卵巢、子宫、输卵管	

输尿管

输尿管于髂血管分叉处上方跨过髂总动脉进入盆腔,该肌性膜性管道通过蠕动运输尿液,其沿着骨盆外侧缘卵巢的后外侧、子宫的外侧走行进入

盆腔(图 5-58)。当输尿管进入盆腔后,其迅速到达膀胱顶并进入膀胱,经过膀胱顶的斜切面可显示较长的输尿管膀胱壁内段。动态超声观察可显示输尿管收缩,与经腹部超声相比,经阴道超声更易观察输尿管。

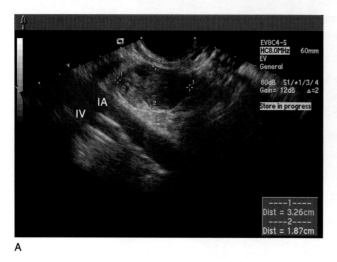

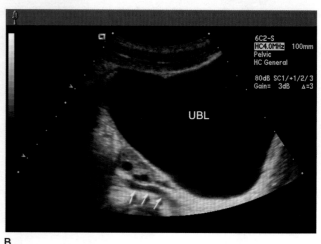

图 5-58　卵巢及其周围血管的矢状面。A.经阴道超声成像显示:髂内动脉(IA),髂内静脉(IV)及正常卵巢。B.经腹部正中矢状切面显示大部分卵巢组织,输尿管(箭头)走行于卵巢后方。UBL,膀胱

经阴道超声、探头准备、检查方向及操作

当男性超声技师或医师进行阴道内超声检查时,应有女性医务工作者陪同。在检查前向患者进行必要的解释,有助于缓解其焦虑。

检查时最理想的体位是在妇科检查台上取膀胱截石位。若没有妇科检查台,可用泡沫垫或枕头抬高患者臀部,并确保覆盖患者骨盆和腿部(以保护隐私)。

准备探头时,将耦合剂直接涂抹于探头顶端,随后用保护套覆盖探头。使用戴手套的手除去保护套与探头之间的气泡。随后将大量的无菌凝胶涂抹于保护套外侧,并轻柔地将探头放入患者阴道内。若检查目的是不孕检查或监测卵泡,可使用生理盐水或无菌水润滑保护套,从而避免无菌凝胶对精子活力的抑制。若使用商业用途的安全套,应确保其内不含杀精剂。超声技师、医师以及患者本人均可将探头放入阴道内。

探头在阴道内角度过大时可能造成患者不适,若操作得当,非妊娠患者与妊娠患者对阴道内超声检查耐受良好。由于探头放置位置不同,经阴道超声图像与经腹部超声图像的方向有所差异。在经腹部盆腔超声检查中,离探头最近的组织位于图像最顶端。图 5-59 显示标准的经腹部矢状切面下前方组织(患者腹前壁)位于图像顶端,而后壁(患者背部)位于图像底部,

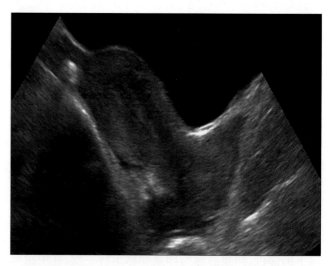

图 5-59　经腹部矢状切面显示患者的前方(腹前壁)位于图像的上方,患者的后方(背部)位于图像的底部,上方(患者的头端)位于图像左侧,下方(足侧)位于图像的右侧

上方(即头端)位于图像左侧,下方(足端)位于图像右侧。而经阴道超声检查图像中,图像的底部指向患者的头端(上方),而图像的顶部指向患者的足侧(下方),左侧指向患者的腹侧(前方),而图像右侧指向患者背侧(后方)(图 5-60)。器官在图像上的方向,取决于子宫在盆腔内的位置。经阴道超声冠状面或斜冠状面图像方向与经腹超声横切面一致。当膀胱空虚时,

子宫呈前位,可获得标准切面。在经阴道检查横切面上(冠状面或斜冠状面)图像方向与经腹扫查一致,即朝向图像右侧为患者左侧,朝向图像左侧则为患者右侧(图5-61)。

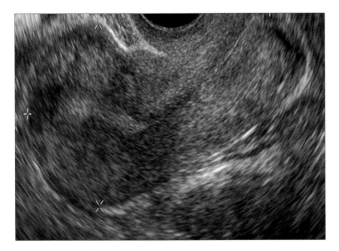

图5-60 经阴道超声检查,图像底部指向患者头端(上方),顶部指向患者足端(下方),左侧为患者腹侧(前方),右侧为患者背侧(后方)

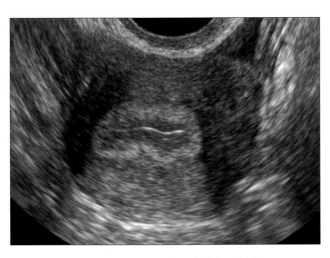

图5-61 经阴道超声子宫横切面图像

图像的方向与检查者持握探头的方向相关,阴道内超声探头与其他探头一致,均有一个凹陷或突起部分指示方向。大部分探头的方向标识点位于图像顶端商标旁;在矢状面扫查时,探头方向标识应指向患者头端,冠状面扫查时逆时针旋转探头(朝向患者右侧)。

部分阴道探头为一个斜切面,冠状面扫查时与一般探头有差异,逆时针旋转探头可充分显示右卵巢。而检查左卵巢则需顺时针旋转探头,因此获得图像方向与标准切面相反。为解决这一问题,在获取左卵巢图像后需将其进行翻转至标准切面。

许多研究者发现,利用器官位置来定位方向比获

取标准切面后定位方向更容易。这需要从横向、纵向及其他切面进行多切面扫查。[21-23]

理解图像方向的基本原理后,经阴道超声检查方法和图像的阅读将变得更容易。最常见的检查方法如下:

1. 前后成角扫查(从腹部向背部)
2. 侧面扫查(从一侧向另一侧)
3. 增加扫查深度(推拉探头)
4. 旋转
5. 双手检查

前后成角扫查

在纵切面扫查时,前后成角扫查有助于获得最佳子宫切面(图5-62)。减小探头持握角度,使探头向上移动,可更好的显示前位子宫。相反的,增加探头持握角度使探头向患者背部倾斜,可更好的观察后位子宫。

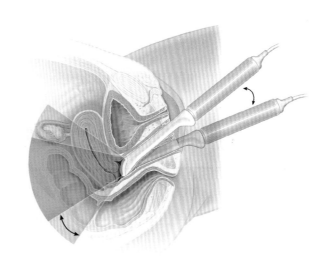

图5-62 为在矢状切面显示子宫,探头的移动示意图,将探头由前向后移动,以在矢状切面上完整显示子宫。(From DuBose TJ. *Fetal Sonography*. Philadelphia:WB Saunders;1996:61-64;illustration by Victoria Vescovo Alderman, MA, RDMS)

侧面扫查

将探头从一侧向另一侧移动,可充分显示子宫中线至其左侧或右侧、子宫角、同侧卵巢、输卵管、盆腔血管、韧带、肠管以及盆腔内其他结构或器官(图5-63)。

许多设备可通过旋转声束而不用调节探头改变扫查部位。在减少扇形取样框的同时,检查者可沿中央由左至右旋转声束,这种方法可良好显示位于骨盆外侧的卵巢以及前位或后位的子宫。

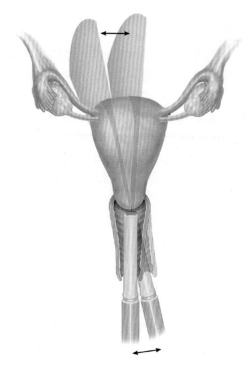

图 5-63　示图显示移动探头以显示不同的矢状切面图像。当探头从一侧移向另一侧时,可显示各个平行的子宫矢状切面图像。(From DuBose TJ. *Fetal Sonography*. Philadelphia:WB Saunders;1996:61-64; illustration by Victoria Vescovo Alderman,MA,RDMS)

深度与分辨率

通过渐进式的改变阴道探头位置而改变检查深度,有助于检查者将感兴趣的器官或组织置于检查窗中央(图 5-64)。改变频率也可改变超声探测仪的穿透深度,低频探头穿透深度较大,可显示盆腔深部以及上方的结构,但其分辨率较低。低频探头对真骨盆深部组织检查受限,但其具有较高的分辨率。

通过减小取样框的大小改变线性密度,也可改变图像分辨率。目标区域减小后密度增加,其图像分辨率也随之增加。为获得理想的分辨率,可使用高频探头,降低检查深度,并减小取样框大小。

旋转

将探头逆时针旋转90°后可显示半冠状面或斜的横切面图像(图 5-65)。旋转的同时将探头缓慢的上下移动(前后角),可从上至下显示盆腔内组织的结构。侧方旋转可在半冠状面或横切面上显示左右附件区的结构。

双手检查

提高阴道内超声检查图像的另一方法为双手操

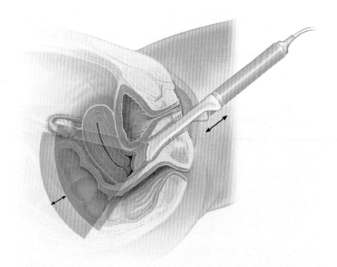

图 5-64　示意图显示探头在阴道内的运动,以观察距离后穹隆不同位置时图像。将探头深入推进后穹隆时有助于显示距探头较远的结构,而退出探头则可显示宫颈组织。(From DuBose TJ. *Fetal Sonography*. Philadelphia:WB Saunders;1996:61-64;illustration by Victoria Vescovo Alderman,MA,RDMS)

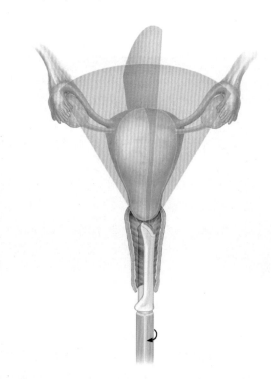

图 5-65　示图显示移动探头以观察子宫半冠状面/横切面图像,从矢状切面开始,将探头逆时针旋转90°,显示子宫横切面,右附件出现在屏幕右侧。(From DuBose TJ. *Fetal Sonography*. Philadelphia:WB Saunders;1996:61-64;illustration by Victoria Vescovo Alderman,MA,RDMS)

作,其方法为:检查者将其空闲手置于受检查者骨盆区域,并在感兴趣区域轻柔的施加压力。手动施压可排开肠管,并将位置较高的组织推挤至检查者可观察到的区域内。双手检查有助于检查者鉴别子宫肿块与子宫外的肿块。来源于子宫的包块随子宫运动而活动，而非子宫来源包块在加压过程中可滑过子宫壁，该方法同样可用于鉴别卵巢来源包块。

经阴道检查女性盆腔应从宫颈开始，随着探头进一步深入，检查范围的深度也随之增加。通过左右侧动从矢状面显示子宫一侧至另一侧的完整结构。逆时针旋转 90°并前后移动探头，扫查子宫横切面与子宫直肠陷凹结构。用同样的方法在横切面与纵切面显示卵巢。绝经后妇女无发育卵泡，卵巢的定位较为困难。

美国放射学会（American College of Radiology，ACR）与美国超声医学研究所（American Institute of Ultrasound in Medicine，AIUM）制定了盆腔超声检查指南。该指南适用于医生、患者以及有特殊检查需要的机构。不同部门的检查要求与图像的采集有所差异，以下为正常盆腔检查的基本内容。更多的细节参见 ACR 与 AIUM 网站。[24]

1. 矢状面与冠状面显示宫颈。阴道腔为宫颈识别标志。

2. 将探头置于后穹隆，显示子宫长轴与短轴切面，确保检查时完整扫查子宫，并测量子宫的三个径线。

3. 在正中矢状切面评估并测量子宫内膜。

4. 通过横切面与纵切面扫查评估性腺。

5. 采用频谱、彩色、能量多普勒评估盆腔内血管结构。

6. 在横切面与纵切面扫查卵巢，记录在上述两个平面中检测到的任何异常。在三个平面上测量双卵巢。

7. 检查子宫直肠陷凹并观察是否有积液。正常的结构如卵巢、输卵管或异常的一些结构可能位于该区域。

实践指示：如何提高阴道内扫查技术

由于阴道内超声检查使用的是高频探头，其组织穿透力较差，当被检查器官离探头较远时难以获得其清晰的图像。其解决方法为，将探头尽可能地靠近被检查器官，例如，若卵巢位于子宫直肠陷凹内，则应将探头置于阴道后穹隆。

选择频率可调节探头时，选择合适的频率以获得最大穿透力与图像分辨率。若被检查器官靠近后穹隆时，选择高频条件，若距离较远时，应选择低频条件。检查近距离组织对穿透力的要求较低，可选择高频条件。

由于经阴道超声检查不受像腹壁一样坚韧组织影响，通过探头头部施加的压力很容易传递到被检查物体。通过阴道探头的压力可使一些柔软的物体如卵巢囊肿变形。在腹部和盆腔下部疼痛的患者中，使用探头触压子宫及双侧卵巢是检查疼痛原因与部位的有效方式。在子宫异常出血的患者中，可使用阴性造影剂如生理盐水，扩张宫腔。

当被检目标远离阴道穹隆时，使用双手操作并将被检目标推向阴道穹隆。如果推挤后检查仍不满意或包块太大，可选择经腹部超声检查或其他影像学检查，如 CT 或 MRI。阴道超声在妇科检查中很有效，但并不是万能的。

疾病相关知识点 5-7
经阴道超声检查要点

- 确保移除探头与保护套之间的气体
- 尽可能使用高频探头以显示最佳细节
- 减小取样框的宽度以提高分辨率
- 将被检查器官置于声束中央
- 将探头的头部贴近感兴趣区域
- 降低深度使目标器官完全在图像中显示
- 使用辅助措施，如双手操作、嘱患者改变体位，以使感兴趣区域显示
- 彩色多普勒与能量多普勒有助于识别组织周围的血管，以鉴别血管与器官（如卵巢）
- 求助

彩色及频谱多普勒成像

多普勒超声可确定是否存在血流以及血流方向、特征。[25]彩色多普勒血流显像的限制因素为取样角度。此外，多普勒超声中的伪像可能干扰判断。多普勒效应是由运动物体反射波频率改变而组成。频率的变化量称为频移，以 Hz 为单位。已知声束与血流方向角度时，可计算血流速度。当血流方向与声束之间角度未知，绝对速度测量困难时，可测量相对指数。在远端血管分支中，由于定量评估血流存在内在困难，血流速度波形通常被翻译为可以识别的高阻力或低阻模式。以下三个指数较为常用：收缩压/舒张压比（systolic/diastolic，S/D），搏动指数（pulsatility index，PI，也比称为阻抗指数），阻力指数（resistance index，RI，也被称为 pourcelot ratio）。S/D 为最简单指标，但当舒张期血流速度消失时，因其值变得无限大而失去意义。高于 8.0 时为极高值。

PI 与 RI 定义如下

阻力指数（RI）= S-D/S

搏动指数（PI）= S–D/平均值

频谱多普勒或脉冲多普勒显示血管内血流速度峰值。频谱多普勒通过显示高于基线的正向血流或低于基线的负向血流来评估血液在血管内流动的方向。评估较大血管时，流动方向更为重要，对于较小的血管，流动方向评估极具挑战。人体的每一个血管都具有特定的频谱波形。盆腔内的血管的脉冲多普勒频谱可能因患者的月经周期变化，后面章节将会详细阐述。

彩色多普勒显示随着时间推移在特定检查区域的平均流速。同样可根据血流是背离还是朝向探头来提供血流方向信息。

若彩色多普勒不能达到预期效果时，能量多普勒为另一种选择。能量多普勒是另一种通过颜色显示多普勒频移的模式。彩色多普勒中流速较慢或低流量的血流信号较差，而能量多普勒利用信号的强度及幅度提高低流速血管血流信号的敏感度。虽然现在有更新的定向能量多普勒设备，但标准的能量多普勒不能显示血流方向，其仅作为彩色多普勒的补充，为超声医师提供有价值的诊断信息。

预设的盆腔检查条件为多普勒应用提供了良好的条件，但超声检查医师仍应具备调节脉冲重复频率或标尺、彩色或脉冲多普勒增益、壁滤器和基线等能力。

经腹部和经阴道超声成像均可受益于频谱、彩色和能量多普勒。这些技术可用于卵巢囊肿扭转评估，附件区包块、妊娠组织残留及异位妊娠。采用多种多普勒模式可有助于盆腔异常或急症的诊断。

卵泡与黄体的血流

通过阴道超声和彩色血流成像，可以研究卵巢周期中病理或生理情况下微小的血管变化。[26-27]卵巢的动脉血供来源于卵巢动脉以及子宫动脉卵巢支。上述血管相互吻合并于平行卵巢门处形成血管网。卵巢动脉的血流为低频移、低速血流（图 5-66）。其血流频谱随着卵巢周期而变化。卵巢动脉血流速度波形研究显示，两个卵巢动脉之间的血管阻力有差异，这取决于优势卵泡或黄体的存在。[26-27]搏动或阻力指数降低反映出有优势卵泡或黄体一侧卵巢血液供应增加，阻力减小。[26]不活跃的一侧卵巢则表现为低舒张末期血流或舒张末期血流消失。在黄体中期，活跃卵巢舒张末期血流速度增加最为明显。

卵巢动脉在卵巢门处呈迂曲螺旋状进入基质。螺旋动脉命名是根据其形状特征，该类血管内为高阻血流。由于卵泡和黄体的发育，上述血管结构有助于适

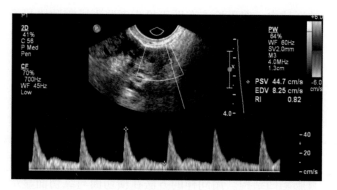

图 5-66　黄体期卵巢动脉血流频谱。注意连续的舒张期血流，RI = 0.82，显示优势卵巢血流速度增加

应卵巢大小变化。随着卵泡和黄体的形成，动脉螺旋松弛、血管管径增粗，在卵泡闭锁或黄体消退后又恢复到初始状态。若规律的月经周期为 28 天，临床评估卵泡生长通常在月经第 9 或第 10 天开始，优势卵泡的超声图像为直径 8～10mm 边缘较锐的无回声囊状结构，并以每天 2～3mm 的速度生长。当优势卵泡直径达10mm 时，可检测出卵泡边缘的血流信号（图 5-67）。[26,27]在排卵前几天，阻力指数（RI）约为 0.54（图5-68）。在排卵前 2 天，血流阻力指数逐渐下降，排卵时约为 0.44±0.04。排卵前血流速度增加可能是由激素因子和血管生成素作用导致。即使阻力指数相对恒定，收缩期血流速度峰值增加也有助于判断即将排卵。这可能是与颗粒细胞层与卵泡膜层内血管扩张和新生血管生成有关。这些血管变化受损害可能对穿过卵泡细胞的氧浓度有深远的影响。在黄体期仍未破裂的卵泡，排卵前期的血流峰值将消失。[27]上述事实支持这样一个假说：卵泡壁内的氧分压变化是卵泡破裂所必需的。多囊卵巢综合征的患者卵巢动脉与卵巢间动脉血流阻力不随月经周期变化。

排卵后，原卵泡壁内组织发生结构、功能与血管变化形成黄体（图 5-69）。在月经后半周期或早孕期，经阴道超声可检测出黄体血流。[28,29]成熟的黄体的血流速度较排卵前增加，平均阻力指数为 0.43±0.04（图 5-70和图 5-71）。[26]若未受孕，黄体于月经第 23 天开始萎缩，其血流阻力指数增加，RI = 0.49±0.02。在妊娠期间，黄体由滋养细胞分泌的人绒毛膜促性腺激素维持。

子宫的血流

子宫的主要动脉血供来源于子宫动脉，极少部分源于卵巢。子宫动脉发出弓状动脉走行于子宫肌层外1/3（图 5-72）。弓状动脉呈放射状分支，穿过肌壁-内膜层后形成基底动脉与螺旋动脉。基底动脉相对较

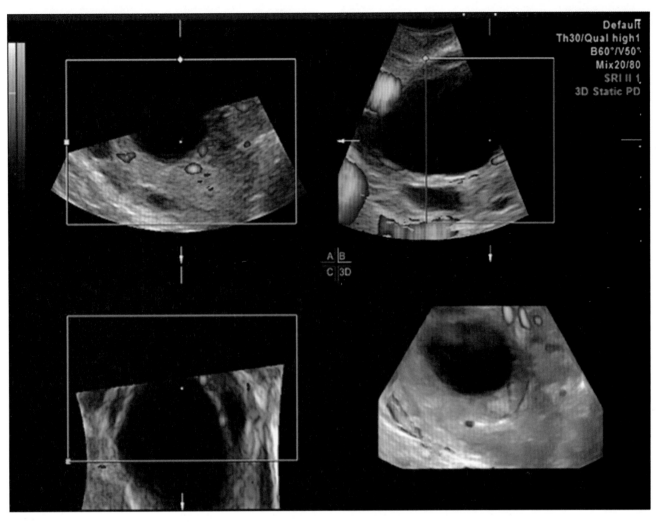

图 5-67　排卵前三维能量多普勒图像,通过能量多普勒可较容易的获得卵泡周围的血流

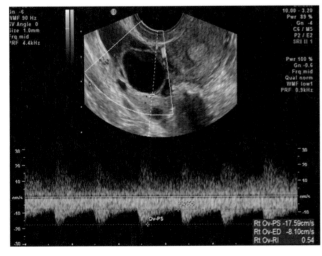

图 5-68　卵泡周围血流脉冲多普勒成像(RI=0.54)

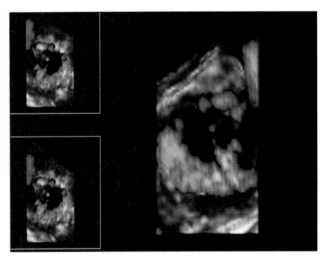

图 5-69　三维能量多普勒超声显示黄体期卵巢内血流速度增加

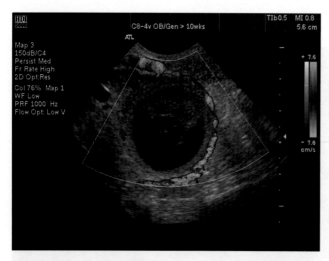

图 5-70 经阴道血体彩色多普勒超声表现。彩色区域表示黄体血管。（图片由 Philips Medical Systems，Bothell，WA 提供）

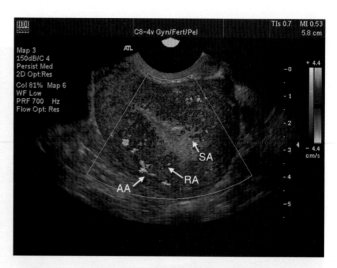

图 5-72 经阴道彩色多普勒超声显示弓状动脉（AA）、放射状动脉（RA）和螺旋动脉（SA）。（图片由 Philips Medical Systems，Bothell，WA 提供）

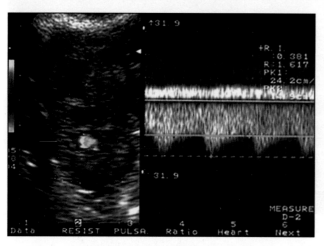

图 5-71 脉冲多普勒显示正常黄体周围高速（24.2cm/s）低阻血流（RI=0.38）

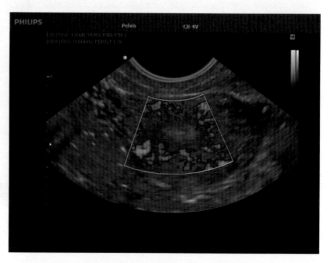

图 5-73 经阴道超声多普勒扫描显示增厚的分泌早期子宫内膜。螺旋动脉在内膜周围显示。（图片由 Philips Medical Systems，Bothell，WA 提供）

短，于基底层内形成毛细血管床，滋养内膜基底层。螺旋动脉进一步深入内膜，最终形成毛细血管网，滋养内膜功能层。

仅螺旋动脉随月经周期变化而改变（图 5-73）。[26,27]受雌激素与孕激素的影响，子宫的血流随着生理周期发生变化。孕激素拮抗雌激素对血管的扩张作用，拮抗作用的大小取决于两种激素的比值，雌-孕激素比值越大，通过子宫血管床的血流量就越大。[27]

来自子宫动脉主干的彩色多普勒血流信号可在子宫颈体交界处外侧探及（图 5-74），[26]其血流频谱为中-高速血流，阻力指数（RI）与被检查者年龄、月经周期、子宫的特殊状态（如妊娠、子宫肌瘤等）相关。若月经周期为 28 天，在内膜增生期，子宫动脉中可探及少量

舒张末期血流，[26,27]月经第 13 天时，RI 值为 0.88±0.04。研究表明在黄体激素峰值（LH）3 天后子宫动脉阻力进一步增加。上述结论可能与子宫收缩后其内的穿支动脉受压，导致管腔变窄，血流阻力增加相关。子宫动脉舒张末期血流速度在内膜由增生期向分泌期转换期间显著增加。在黄体功能达到峰值时，子宫动脉血流阻力最低，受精卵最易在此时期着床。[26,27]在无排卵的月经周期中，子宫动脉无周期性变化，其阻力指数持续上升。黄体期持续降低的 RI 值显示子宫动脉的松弛将持续至月经开始。超声医师也应注意在排卵期子宫动脉血流的周期变化规律，这种变化似乎与激素变化无关。[30]

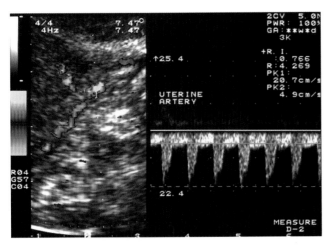

图 5-74 分泌期子宫动脉血流频谱显示舒张末期血流速度增加(RI=0.77)

子宫的血流灌注与子宫动脉、弓状动脉、放射动脉的血流相关,与子宫动脉相比较,螺旋动脉的血流频谱为低阻型。[26,27]因此有假说认为螺旋动脉的血流可预测着床成功率,并对患者不孕原因提供线索。

三维超声成像

将三维超声技术引入日常检查,可以储存完整的容量数据(图 5-75)。一旦数据被储存,则随时可进行访问并进行图像重建,且图像质量不受影响。在取样框内感兴趣的任何切面的图像均可被储存。储存的数据被处理后可以多种形式显示,如表面或透明视图。三维超声检查主要有四个步骤:数据采集、3D 可视化、图像处理和容积数据的储存。[31]有关获取三维数据的完整讨论,请参阅第 32 章。

使用三维超声评估女性盆腔解剖结构有很多优点,超声医师可以在三维空间内浏览储存的图像。三维超声下冠状面使宫腔、子宫肌层、子宫底可视化,有助于子宫异常的诊断(图 5-76)。[32-34]精确的容积测量可对卵泡、卵巢、宫腔体积进行精确估计(图 5-77 和图 5-78)。[35,36]卵巢体积评估有助于多囊卵巢综合征的准确诊断和对促排卵治疗效果的预测(图 5-79)。通过宫腔多个层面的断层图像,可显示子宫内膜息肉、黏膜下肌瘤和宫腔粘连(图 5-80)。[37]结合血流量化研究子宫内膜容积有助于评估子宫内膜容受性,并可能预测辅助生殖技术中的妊娠率(图 5-81)。[38]三维能量多普勒对形态和血流的评估可提高卵巢与子宫恶性肿瘤的检出率。[39,40]

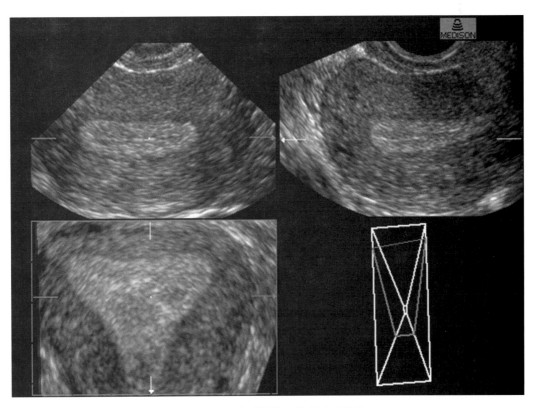

图 5-75 正常子宫的三维多平面重建

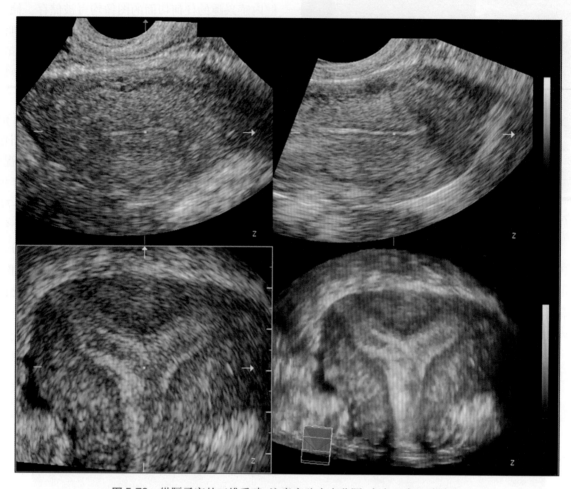

图 5-76 纵隔子宫的三维重建,注意宫腔内有分隔、宫底正常凹陷消失

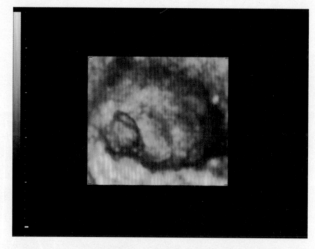

图 5-77 排卵前卵泡的三维超声,卵丘提示即将排卵

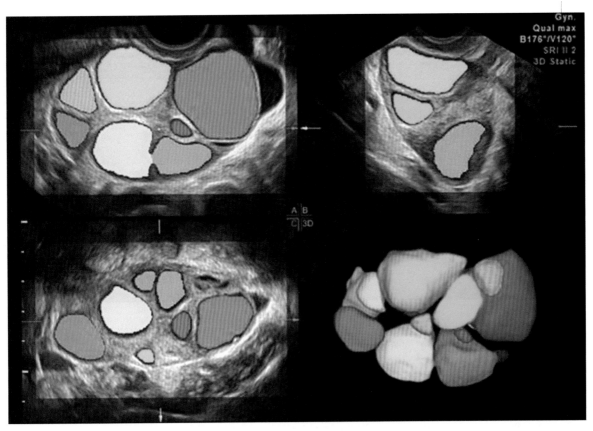

图 5-78　因促排卵被过度刺激的卵巢三维超声表现,卵巢增大,内含较多较大卵泡(彩色部分)

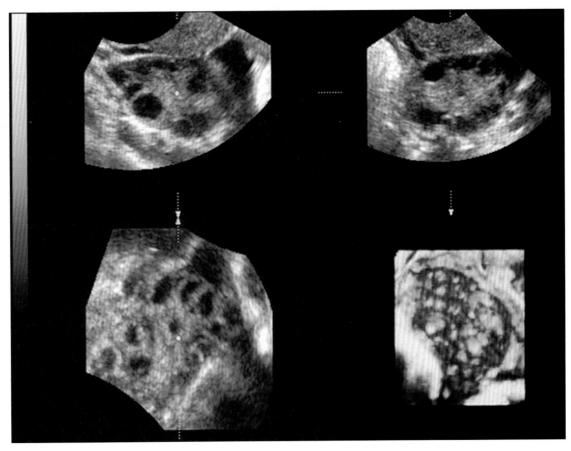

图 5-79　多囊卵巢的三维超声表现

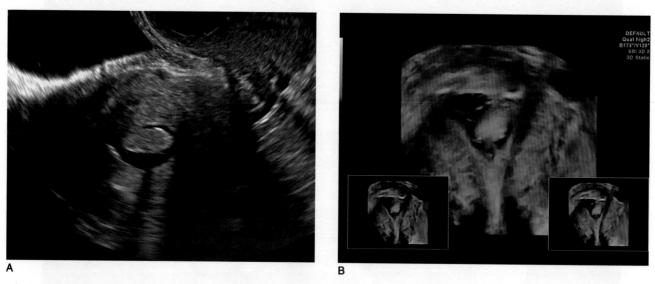

A
B

图 5-80 A. 子宫正面观(三维图像)显示宫腔内局部强回声,经宫腔镜证实为内膜息肉。B. 宫腔内注入生理盐水后子宫正面观三维成像提示内膜局限性增厚,宫腔镜证实为内膜息肉

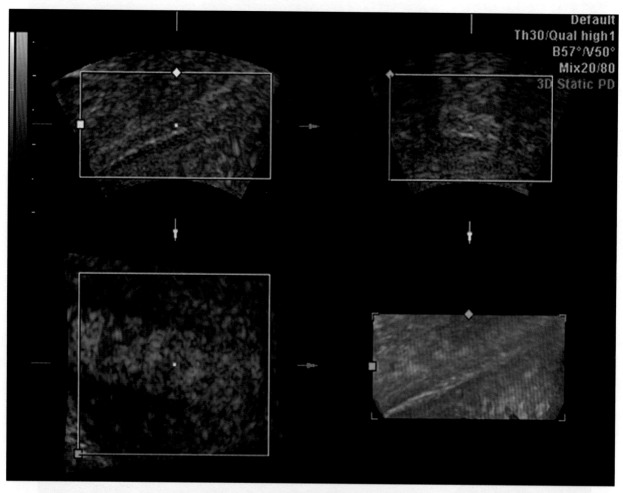

图 5-81 排卵前子宫内膜三维能量多普勒图像

小结

- 经腹部超声图像可显示盆腔内结构整体情况。
- 经阴道超声可显示盆腔内器官的细节情况。
- 骨盆的骨性结构包括：骶骨、尾骨和两块无名骨。
- 生殖器官位于真骨盆内。
- 脂肪或平滑肌回声较骨骼肌强。
- 膀胱分为三部分：膀胱顶、膀胱底、膀胱颈。
- 输尿管于膀胱三角处进入膀胱。
- 子宫分为三部分：子宫底、子宫体和宫颈。
- 子宫分为三层结构，依次为浆膜层、肌层、内膜。
- 子宫与卵巢的大小随年龄、月经周期、激素水平改变。
- 子宫位于膀胱与子宫膀胱凹后方，直肠与道格拉斯腔前方。
- 子宫的血管、阔韧带、输卵管、卵巢位于子宫两侧。
- 肠内容物的超声表现为盆腔内"不净阴影"，可蠕动，也可不蠕动。
- 盆腔内器官的血供起源于腹主动脉。
- 除卵巢/性腺静脉外，其他盆腔内静脉均与动脉伴行，右侧卵巢静脉回流入下腔静脉，左侧卵巢静脉则回流入左肾静脉。
- 彩色和能量多普勒可辅助判断卵巢的位置，并根据月经周期与早孕状态判断卵巢囊肿的类型。
- 容积成像可应用于正常或异常卵巢的辅助诊断。

思考题

1. 下图来自正常盆腔内器官，请提出优化图像方案。

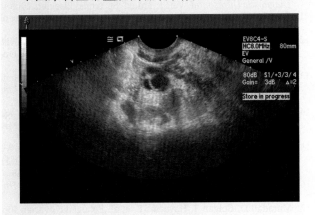

2. 一位 43 岁患者于你所在的部门检查，1 个月前 CT 扫描显示卵巢囊肿，此次临床医生进行体格检查发现盆腔触痛缓解，请根据下图回答以下内容：

   a. 检查的类型

   b. 内膜正处于哪一个时期

   c. 箭头所指部位为何结构，如何确定你的判断

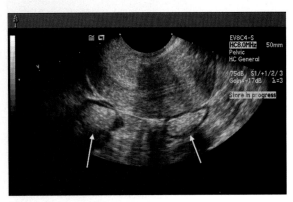

3. 一位 23 岁的女性因月经紊乱就诊，但检查前她已经排空了膀胱。请看下图后回答问题：

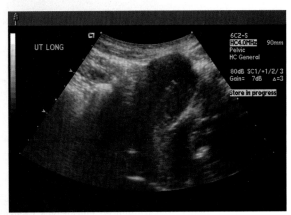

A

   a. 请根据以下两图描述子宫位置

   b. 请辨别子宫横切面图像上星标结构

c. 辨别箭头表示的结构,并阐述如何辨别

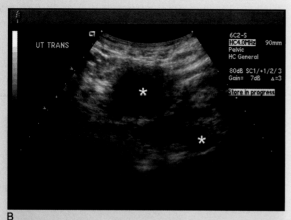

B

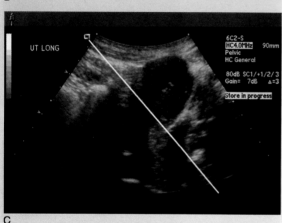

C

4. 月经第 21 天矢状面图像,几天后患者诉左下腹部疼痛,请讨论空心箭头与实箭头所指区域的意义。

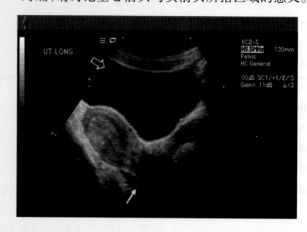

（罗红　金亚　陈诗雨 译）

参考文献

1. Standring S. *Gray's Anatomy: The Anatomical Basis of Clinical Practice, Expert Consult*. Section 8. 40th ed. Philadelphia: Churchill Livingstone; 2008.
2. Moore KL, Dalley AF, Agur AMR. *Clinically Oriented Anatomy* (Chapter 2). 6th ed. Philadelphia: Wolters Kluwer/Lippincott Williams & Wilkins; 2010.
3. Bonsib SM. Renal anatomy and histology. In: Jennette JC, Olson JL, Schwartz MM, et al., eds. *Heptinstall's Pathology of the Kidney*. 6th ed. Philadelphia: Churchill Livingstone; 2007.
4. Salsgiver TL, Hagan-Ansert S. Normal anatomy and physiology of the female pelvis. In: Hagen-Ansert, S, ed. *Textbook of Diagnostic Medical Ultrasonography*. 6th ed. Vol. 2. St. Louis: Mosby; 2006.
5. Sample WF. Gray scale ultrasonography of the normal female pelvis. In: Sanders RC, James AE, eds. *The Principles and Practice of Ultrasonography in Obstetrics and Gynecology*. 2nd ed. New York: Appleton-Century-Crofts; 1980.
6. Levi CS, Lyons EA, Holt SC, et al. Normal anatomy of the female pelvis and transvaginal sonography. In: Callen PW, ed. *Ultrasonography in Obstetrics and Gynecology*. 5th ed. Philadelphia: Saunders Elsevier; 2008.
7. Valentin L, Callen PW. Ultrasound evaluation of the adnexa (ovary and fallopian tubes). In: Callen PW, ed. *Ultrasonography in Obstetrics and Gynecology*. 5th ed. Philadelphia: Saunders Elsevier; 2008.
8. Oike K, Obata S, Takagi K, et al. Observation of endometrial movement with endovaginal ultrasonography (Abstract). *J Ultrasound Med*. 1988;7:S99.
9. Poder L. Ultrasound evaluation of the uterus. In: Callen PW, ed. *Ultrasonography in Obstetrics and Gynecology*. 5th ed. Philadelphia: Saunders Elsevier; 2008.
10. Rumack CM, Wilson SR, Charboneau JW. Gynecologic ultrasound. In: Rumack CM, Wilson SR, William Charboneau J, et al., eds. *Diagnostic Ultrasound*. Vol. 1. 3rd ed. St. Louis: Elsevier; 2006.
11. Sample WF, Lippe BM, Gyepes MT. Gray-scale ultrasonography of the normal female pelvis. *Radiology*. 1977;125:477–483.
12. Hagan-Ansert S. Pediatric congenital anomalies of the female pelvis. In: Hagen-Ansert, S, ed. *The Textbook of Diagnostic Ultrasonography*. Vol. 1. 6th ed. St. Louis: Mosby Elsevier; 2006.
13. Gibbs RS, Karlan BY, Haney AF, et al., eds. Gynecologic ultrasound. In: *Danforth's Obstetrics & Gynecology*. 10th ed. Philadelphia: Lippincott Williams & Wilkins; 2008.
14. Wallace WH, Kelsey TW. Ovarian reserve and reproductive age may be determined from measurement of ovarian volume by transvaginal sonography. *Hum Reprod*. 2004;19(7):1612–1617.
15. Valentin L, Callen PW. Ultrasound evaluation of the adnexa (ovary and fallopian tubes). In: Callen PW, ed. *Ultrasonography in Obstetrics and Gynecology*. 5th ed. Philadelphia: Saunders Elsevier; 2008.
16. Blount RF. The digestive system. In: Schaeffer JP, ed. *Morris' Human Anatomy*. 11th ed. New York: McGraw-Hill; 1953.
17. Muradali D, Colgan T, Hayeems E, et al. Echogenic ovarian foci without shadowing: are they caused by psammomatous calcifications? *Radiology*. 2010;254(2):429–435.
18. Webb JL. I'm seeing spots!: a review of literature regarding echogenic foci of the ovary. *J Diagn Med Sonography*. 2002;18:380.
19. Moore KL, Dalley AF, Agur AMR. *Clinically Oriented Anatomy*. Chapter 1. 6th ed. Philadelphia: Wolters Kluwer/Lippincott Williams & Wilkins; 2010.
20. Rottem S, Thaler I, Goldstein SR, et al. Endovaginal sonographic technique: Targeted organ scanning without resorting to "planes."

J Clin Ultrasound. 1990;18:243-247.

21. Fleischer AC, Kepple DM. Normal pelvic anatomy as depicted with endovaginal sonography. In: Fleischer AC, Manning FA, Jeanty P, et al., eds. *Sonography in Obstetrics and Gynecology.* 5th ed. Stamford: Appleton & Lange; 1996:43-52.

22. Timor-Tritsch IE. Conducting the gynecologic ultrasound examination. In: Goldstein SR, Timor-Tritsch IE, eds. *Ultrasound in Gynecology.* New York: Churchill Livingstone; 1995:49-54.

23. American College of Radiology. ACR-ACOG-AIUM-SPR-SRU Practice Parameter for the Performance of Ultrasound of Female Pelvis; Revised 2014. https://www.acr.org/∼/media/ACR/Documents /PGTS/guidelines/US_Pelvic.pdf

24. Breyer B. Physical principles of the Doppler effect and its application in medicine. In: Kupesic S, ed. *Color Doppler and 3D Ultrasound in Gynecology, Infertility and Obstetrics.* New Delhi: Jaypee Brothers; 2003:1-14.

25. Kurjak A, Kupesic S, Schulman H, et al. Endovaginal color Doppler in the assessment of ovarian and uterine perfusion in infertile women. *Fertil Steril.* 1991;6:870-874.

26. Kupesic S, Kurjak A. Uterine and ovarian perfusion during the periovulatory period assessed by endovaginal color Doppler. *Fertil Steril.* 1993;3:439-443.

27. Kupesic S, Kurjak A, Vujisic S, et al. Luteal phase defect: comparison between Doppler velocimetry, histologic, and hormonal markers. *J Ultrasound Obstet Gynecol.* 1997;9:105-112.

28. Kupesic S, Kurjak A. The assessment of normal and abnormal luteal function by endovaginal color Doppler sonography. *Eur J Obstet Gynecol.* 1997;72:83-87.

29. Zaidi J, Jurkovic D, Campbell S, et al. Description of circadian rhythm in uterine artery blood flow during the peri-ovulatory period. *Hum Reprod.* 1995;10:1642-1646.

30. Kurjak A, Kupesic S. *Clinical Application of 3D Sonography.* New York: Parthenon Publishing; 2000.

31. Kupesic S, Kurjak A. Diagnosis and treatment outcome of the septate uterus. *Croat Med J.* 1998;39:185-190.

32. Kupesic S, Kurjak A, Skenderovic S, et al. Screening for uterine abnormalities by three-dimensional ultrasound improves perinatal outcome. *J Perinat Med.* 2002;30:9-17.

33. Kupesic S. Three-dimensional ultrasound in reproductive medicine. *Ultrasound Rev Obes Gynecol.* 2005;5:304-315.

34. Kupesic S, Kurjak A. Predictors of IVF outcome by three-dimensional ultrasound. *Hum Reprod.* 2002;17:950-955.

35. Kupesic S, Kurjak A, Bjelos D, et al. Three-dimensional ultrasound ovarian measurements and in vitro fertilization outcome are related to age. *Fertil Steril.* 2003;79:190-197.

36. Kupesic S, Kurjak A, Ujevic B. B-mode, color Doppler and three-dimensional ultrasound in the assessment of endometrial lesions. *Ultrasound Rev Obstet Gynecol.* 2001;1:50-71.

37. Kupesic S, Bekavac I, Bjelos D, et al. Assessment of endometrial receptivity by endovaginal color Doppler and three-dimensional power Doppler ultrasonography in patients undergoing in vitro fertilization procedures. *J Ultrasound Med.* 2001;20:125-134.

38. Kupesic S, Plavsic MB. Early ovarian cancer: 3D power Doppler. *Abdominal Imaging.* 2006;31:613-619.

39. Kupesic S, Kurjak A, Hajder E. Ultrasonic assessment of the post-menopausal uterus. *Maturitas.* 2002;41:255-267.

40. Kupfer MC, Ralls PW, Yao SF. Transvaginal sonographic evaluation of multiple peripherally distributed echogenic foci of the ovary: prevalence and histologic correlation. *Am J Roentgenol.* 1998;171(2):483.

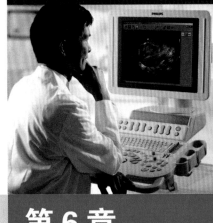

盆腔多普勒超声评估

MICHELLE WILSON

第 6 章

目标

- 总结女性生理周期中子宫、卵巢及附件的血液循环。
- 阐述盆腔多普勒超声检查指南。
- 定性测量盆腔血流,如收缩期/舒张期(S/D)比值、阻力指数(RI)及搏动指数(PI)。
- 阐述盆腔高阻及低阻血流的重要性。
- 阐述多普勒超声测量时正确的取样方法。
- 讨论动静脉畸形和盆腔淤血的血流模式。
- 阐述卵巢扭转和肿瘤形成过程中的血流模式。

术语表

附件(adnexa):一个器官周围的区域。

血管生成(angiogenesis):已有血管内血液细胞的新生过程。

弓形动脉(arcuate vessels):宫旁的小血管。

动静脉畸形(arteriovenous malformation):动脉和静脉的异常连接。

阻抗指数(impedance indices):与介质阻力相比,血流阻力的测量。

卵巢血管(ovarian vessels):将含氧血输送给卵巢,再将卵巢内的低氧血输出。

Pourcelot 阻力指数(Pourcelot resistive index):收缩期峰值流速减去舒张末期血流速度再除以收缩期峰值流速。

增殖早期(proliferative phase early):月经周期的第 5~9 天。

增殖晚期(proliferative phase late):月经周期的第 10~14 天。

搏动指数(pulsatility index):收缩期峰值流速减去舒张末期血流速度再除以平均血流速度。

S/D 比值(S/D ratio):收缩期峰值流速与舒张末期血流速度的比值。

分泌期(secretory phase):月经周期的第 15~28 天。

镜面反射(specular reflectors):当声束遇到比波长大的界面时,会发生镜面反射。

子宫动脉(uterine artery):将含氧血液输送给子宫的主要血管。

关键词

S/D 比值

阻力指数

PI

彩色多普勒

能量多普勒

阻抗指数

频谱多普勒波形

子宫多普勒频谱

卵巢多普勒频谱

盆腔淤血综合征

女性盆腔动静脉畸形

超声已成为女性盆腔检查的重要检查方法。当怀疑机体发生病理改变时，解剖学检查具有重要的价值。随着技术的进步，超声已广泛应用于成人和儿童的评价。超声具有操作简便、无创及高分辨率等优势，已成为妇科疾病的首选检查方法。

多普勒成像技术可以观察月经周期不同阶段的盆腔结构如子宫、卵巢的病理变化。超声检查是女性盆腔最基本的影像学诊断方法，可用于确定病变的大小、位置、轮廓、血管，内部回声情况及有无腹水。

多普勒超声是评价盆腔病理和生理的重要检查方法。文献报道许多病理状态都会引起盆腔器官的血流量增加。可能是由于良性或恶性肿瘤的新生血管生成、炎症状态下的充血以及正常和异常的血流模式。多普勒成像为研究者提供了大量信息。本章主要介绍多普勒超声在女性盆腔中的应用。

病史和现病史

超声检查前，应询问病人的病史，有助于疾病的诊断、鉴别诊断以及病理随访。

病史包括患者的年龄、末次月经、月经周期是否正常、孕次、产次、是否使用激素疗法以及个人或家族中肿瘤发生情况。还应记录：临床症状，如是否有腹痛或阴道流血等、是否有盆腔感染或手术史，实验室检查，以及其他相关的手术或操作，包括任何活组织检查或侵入性检查。获取全面的病史后，向病人介绍检查流程并指导病人上检查台。

检查规范

许多研究机构已制定出盆腔超声检查规范。包括超声医学诊断学会、美国超声医学学会、美国放射学会（ACR）和国际妇产科超声学会（ISOUG）。[1-4] 所有的这些规范都在学会自己的网站上有介绍，并鼓励大家使用。本章依据美国放射学会（ACR）制定的标准，如ACR网站上所说，这些规范适应于临床医生、患者、超声技师以及质量控制人员等。[1]

ACR对于女性盆腔超声检查的规范指南总结如下：

1. 女性盆腔超声检查必须在书面或电子医学申请后，方可操作，便于更好的操作、解释和医疗费用的报销。

2. 设置尽可能低的超声波频率来获取必要的诊断信息。

3. 了解经腹或经阴道超声检查所有相关的解剖结构。在多数情况下，需要两者联合使用。

4. 病人信息需要专业的文件管理。超声检查应永久保存。记录所有检查区域的超声图像，包括正常和异常结构的图像采集及超声报告的书写。

5. 女性盆腔的超声检查时采用实时扫描仪。根据临床需要选取合适的探头，调至最佳频率。

6. 检查完毕后根据制造商推荐，清洁探头。经阴道超声探头在检查前应套上合适的保护套，检查完毕后扔掉保护套，清洁探头。

ACR也列出了检查者、超声报告、质量控制、质量改进、安全、感染控制以及患者教育的标准，详见第1章。

经腹和经阴道扫查声像图

完整的女性盆腔扫查需要经腹和经阴道超声联合使用，两者互补。经腹扫查可显示盆腔解剖及病变的整体情况。经阴道超声分辨率较高，能更详细地显示盆腔器官，但检查视野也更受限（表6-1）。

文献报道经腹超声和经阴道超声均有各自的优缺点。因此一个最佳的盆腔超声检查应联合采用两种检查方式，以达到正确的临床诊断。[5-8] 每个检查室应该有标准化操作流程规范，指导超声技师或超声专家行相应的检查，全面评估女性盆腔。

经腹扫查声像图

经腹超声检查在腹前壁进行。探头使用基于超声成像原理，保证足够的穿透深度，最佳的分辨率。经腹超声探头可根据病人需要选择曲线，扇形或线性。根据患者体型选择合适的腹部探头，探头频率为2.5～5.0MHz。

经腹超声检查需要患者充盈膀胱，可排开肠管气体充分暴露检查视野。因此要求患者在检查前1小时喝完约900ml的液体。子宫正中矢状切面的最佳声像图为腹正中线上充盈的膀胱后方显示阴道、子宫颈及子宫体（图6-1，图1-2）。曾认为膀胱充盈可能影响多普勒频谱检查，其阻抗指数明显高于膀胱空虚时，但现已证实该理论是错误的。[9] 当膀胱充盈时，很容易显示子宫体。但不是子宫动脉的最佳显示切面，因为此时多普勒超声束与血管长轴成角。膀胱过度充盈可推挤盆腔器官，使得盆腔器官无法显示，此时可嘱患者适当排空膀胱。

表 6-1　经腹和经阴道超声检查的优缺点

经腹超声检查的优点

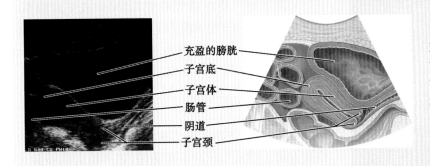

充盈的膀胱
子宫底
子宫体
肠管
阴道
子宫颈

完整显示盆腔全貌
评估巨大包块
评估远离正中线或中线两侧包块
适用于检查无性生活女性
侵入性检查可能引起身体或心理伤害的患者

经腹超声检查的缺点

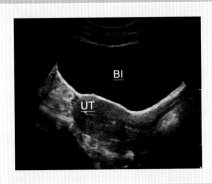

检查前必须充盈膀胱
膀胱充盈可能会导致腹痛
不适用于无法充盈膀胱的患者
后位子宫很难完全显示
穿透越深分辨率越差

经阴道超声检查的优点

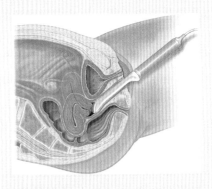

更接近盆腔器官
探头频谱越高分辨率越高
无需充盈膀胱
避免腹壁脂肪衰减
避免腹壁疤痕或创伤遮挡

经阴道超声检查的缺点

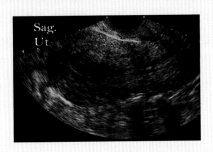

检查视野受限
无法评估巨大包块
不适用于无性生活女性
不适用于身体和心理无法接受的患者
可能漏诊视野以外小病灶
不适用于绝经后有急性腹痛且不能耐受阴道
探头的患者

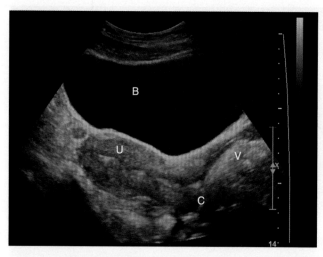

图6-1 经腹扫查盆腔正中矢状切面显示膀胱（B）、子宫体（U）、子宫颈（C）和阴道（V）

经腹扫查盆腔声像图包括子宫、附件和膀胱。正确识别充盈膀胱，勿将其误诊为盆腔囊性包块。可通过排空膀胱鉴别诊断。若为盆腔囊性包块表现为排空膀胱后，囊性包块仍然存在且大小无明显改变。

经阴道扫查声像图

经阴道扫查需要将超声探头插入患者阴道内进行检查。与经腹扫查相比，经阴道扫查距离盆腔更近且探头分辨率更高，能更好地显示盆腔器官的解剖结构。子宫动脉从上到下的走行要求检查者尽可能调整入射角度获取最佳的多普勒波形。

检查前必须告知患者经阴道超声检查的整个操作流程以及检查目的。超声技师必须得到患者同意后方可行经阴道超声检查。在任何侵入性检查如经阴道超声检查前，超声技师应询问病人是否对耦合剂过敏。如过敏则应避免使用该耦合剂。

检查开始前应嘱患者排空膀胱，使患者放松，子宫处于前倾状态。耦合剂涂于探头的顶端，且必须覆盖保护套。应确保探头顶部没有气泡，因为气体会产生伪像。检查前可在保护套外涂少许润滑剂，检查者将探头置于阴道前穹窿。探头插入阴道约3～4英寸或7～8cm。通过从前往后，从左往右旋转，调整探头，全面扫查盆腔器官。

经阴道超声检查需要妇科检查床。若没有，可嘱患者躺在床的末端，臀部用枕头或泡沫垫抬高，即可行经阴道超声检查。采取截石位的病人图像与病人体位相反。头低脚高位可让盆腔液体积聚在子宫直肠陷窝。如有积液存在，积液可产生固-液界面，有利于盆腔器官的显示。有时头低脚高位可使肠管远离盆腔器官。当扫查附件时，可移动探头至侧穹窿，更易显示。

经阴道超声检查通常采用7.5MHz或更高频率，以便更好地显示子宫和附件。检查完成后，取下探头的避孕套或保护套。按照制造商的建议和浸泡时间，将探头浸泡在特定的溶剂里。

多普勒波形分析

近年来，多普勒超声已成为评估血流阻力无创的检查方法。当采用脉冲多普勒时，超声检查能够测量取样容积的速度范围以及整个心动周期的速度变化。文献已详细阐述多普勒效应及其基本原理，本章仅作简要概述。

多普勒超声检查分为定性和定量两种测量方式。定性多普勒指数为"半定量"指标，通过波形特征反映血流的方向、宽度以及范围，间接地反映了取样容积中的血流速度和阻力。定性评价指标主要包括收缩期/舒张期比值（S/D比值）、阻力指数（RI）（也叫Pourcelot指数）及搏动指数（PI），通过最大多普勒频移公式计算得来，没有角度依赖性。定量多普勒超声是最有用的无创检查，用于估测绝对血流速度、评估血管阻抗以及量化血流干扰。这些定量指标的准确性很大程度上取决于取样夹角是否正确以及所测量血管的直径。[10]

1974年Pourcelot首次提出阻力指数，认为是类似S/D比值的数学公式。[11]阻力指数是收缩期峰值流速与舒张期末期血流速度之差再除以收缩期峰值流速，详见表6-2。1976年，Gosling和King提出多普勒波形可反应血管阻抗。[12]与阻力指数不同，搏动指数用于评估舒张期血流，定义为收缩期峰值流速与舒张末期血流速度之差除以平均血流速度，均值由超声仪器自动计算。1980年，Stuart及同事首先提出S/D比值。[13]定义为收缩期峰值速度与舒张末期血流速度之比。这些指标通过公式计算得来，不依赖于入射角度，且不需要测量血管的直径，因此比定量指标更易获得。这三个定性指标如下：

（1）阻力指数（RI）

（2）搏动指数

（3）S/D比值

三者已广泛应用于妇科超声检查。当取样夹角小于60°时，多普勒波形可被记录，但并不绝对。

表6-2　多普勒波形计算公式

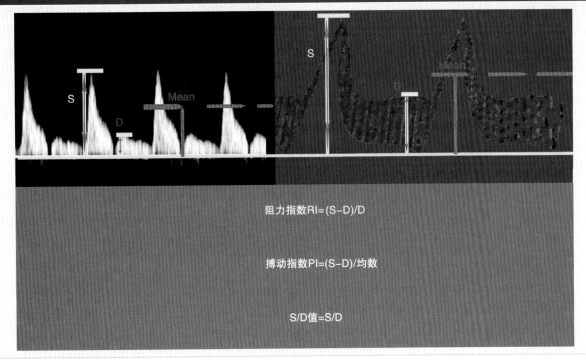

$$阻力指数RI=(S-D)/D$$

$$搏动指数PI=(S-D)/均数$$

$$S/D值=S/D$$

D,舒张期;S,收缩期;Mean,均数

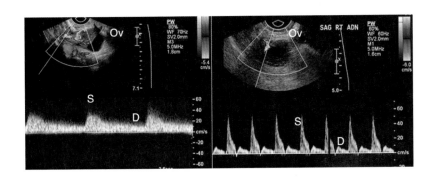

图6-2　右卵巢经阴道扫查矢状切面脉冲多普勒血流频谱。**左图**为低阻血流频谱:舒张期血流速度较高,收缩期血流速度增加缓慢。**右图**为高阻血流频谱:舒张期血流速度低,收缩期峰值流速高。Ov,卵巢;S,收缩期;D,舒张期

多普勒血流频谱可分为高阻和低阻两种。高阻表现为收缩期峰值流速高,舒张末期血流速度低。低阻表现为收缩期峰值流速和舒张末期血流速度都较高,因此表明低阻血管内有更多的血流量通过(图6-2),或血流量较恒定或血流量的增加与减少相抵消。[14]

依据多普勒波形的计算公式,超声技师能够发现感兴趣区的异常波形。若本身为高阻的区域表现为低阻血流频谱,可怀疑有血管的闭塞或异常血管形成。若正常为高阻的器官如增殖期卵巢,表现为低阻血流,表明可能有新生血管形成(图6-3)。彩色多普勒,能量多普勒及频谱多普勒可以帮助评估盆腔病变的血流情况。[15,16]

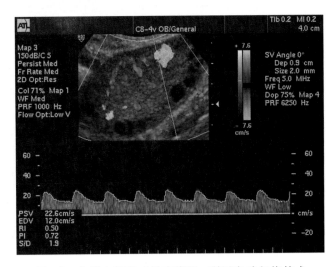

图6-3　卵巢血流的三维声像图。利用自动包络技术可自动测量所有指标(图片由华盛顿大学飞利浦医学中心提供)

多普勒技术

如前所述,脉冲多普勒可检测取样容积的血流速度和深度。应避免邻近血管的干扰,对取样容积内的血流情况单独评估。脉冲波多普勒可反映血流的方向,表现为频谱位于基线上方或下方。血流方向朝向探头时频谱多普勒位于基线上方,血流方向背向探头时频谱多普勒位于基线下方(图6-4)。当彩色标尺反转时,频谱多普勒显示的方向也反向。

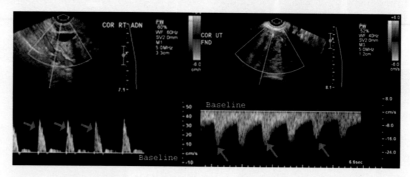

图6-4　动脉血流频谱。A.频谱位于基线上方表明血流方向朝向探头(箭头)。B.频谱位于基线下方表明血流方向背离探头(箭头)

当已知收缩期峰值流速及取样夹角时,可计算取样容积的血流速度。[10,14]为获取较为准确的血流速度,要求取样夹角应小于60°,否则通过公式计算的血流速度不够准确。脉冲多普勒测量标准是速度,单位是m/s或cm/s。

血流模式

动静脉血流频谱有一定的特异性。静脉频谱表现为收缩期和舒张期恒定的血流。动脉血流频谱表现为收缩期峰值流速升高,舒张期血流速度降低(图6-5)。

彩色多普勒是血管内红细胞叠加显像,成像原理是基于频率变化以及红细胞流动方向不同,从而反映血流的速度。[17]与脉冲多普勒波形相同,二者计算公式的基本原理相同。可通过移动探头的位置或者调整取样容积或者调整取样夹角来实现血流测量。

通常血流方向朝向探头显示为红色,血流方向背离探头显示为蓝色(图6-6)。可利用缩写"BART"帮助记忆:蓝色(blue)远离(away),红色(red)朝向(toward)。位于图像一侧的彩色标尺,可确定血流的方向。颜色的亮度可反映血流的速度。通常,速度越快颜色越明亮,速度越慢颜色越暗淡。然而,彩色多普勒

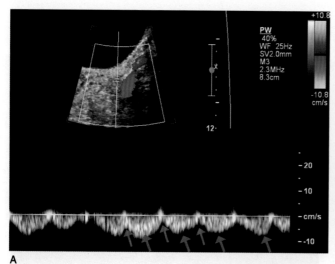

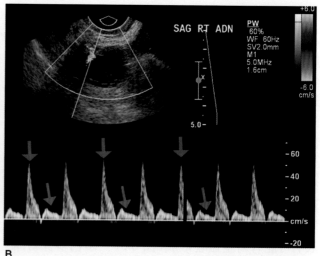

图6-5　静脉和动脉血流频谱。A.静脉血流频谱收缩期(红色箭头)和舒张期血流速度较恒定,或舒张期血流速度轻度减慢(蓝色箭头)。B.动脉血流频谱显示收缩期和舒张期血流速度快速变化,收缩期血流速度加快(红色箭头),舒张期血流速度减慢(蓝色箭头)

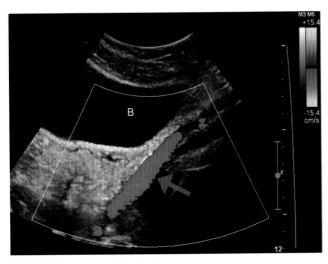

图 6-6　经腹扫查髂血管的声像图。蓝色血流信号（红色箭头）表明血流方向背离探头。图像右上角显示为彩色血流标尺。B，膀胱

速度图未标准化，不同的超声仪器显示不同的颜色谱。若为湍流显示为明亮和暗淡的混杂色。用户可在超声仪器中按需求使用彩色多普勒速度图，可显示血流颜色和亮度的变化。

通常血管中心的血流速度最快，靠近血管壁的血流速度最慢。[10,14]这一原理称为层流。当血流速度或血管结构不规则时，可使靠近血管壁的血流速度增快，常出现于卵巢恶性肿瘤或血管病变时。

彩色及能量多普勒可显示子宫及卵巢的血流灌注。彩色血流波形可随月经周期和患者年龄的不同而变化，这时可通过脉冲多普勒定量分析血流情况。

能量多普勒显示红细胞的运动而非频移（图 6-

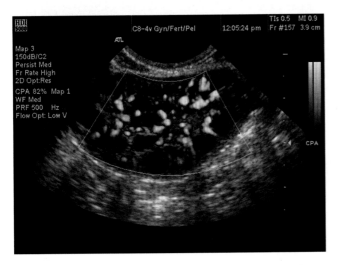

图 6-7　经阴道扫查彩色血管能量成像（CPA）显示卵巢血管床冠状面声像图（图片由华盛顿大学飞利浦医学中心提供）

7）。不受入射角度的限制，可显示所选区域各个方向的血流信号。与彩色多普勒相比，能量多普勒对小血管的低速血流更敏感。能量多普勒广泛应用于血管形态的主观评价。当评估血供较少的附件区病变时，能量多普勒能够更好地明确血流位置，再利用脉冲多普勒进行全面评估。彩色多普勒可帮助鉴别低回声的实性肿块。

子宫多普勒血流频谱

子宫的血供来源于子宫动脉血管网（图 6-8）。子宫动脉起源于髂内动脉前干分支。经腹和经阴道超声扫查，都可在盆腔侧壁显示髂内血管，可作为寻找卵巢的标志（图 6-9）。当使用彩色多普勒超声检查髂血管时，血流信号完全填盈，且动脉通常位于静脉的前方。髂内动脉的前干分支发出子宫动脉，在腹膜后沿骨盆侧壁向下向前走行，经阔韧带基底部及宫旁组织到达子宫外侧，相当于宫颈内口水平外侧约 2cm 处，横跨输尿管至子宫侧缘，继续走行至子宫角与卵巢动脉吻合。子宫动脉走行迂曲。彩色多普勒超声有助于显示子宫动脉在子宫体内的走行。最易在子宫颈水平显示子宫动脉（图 6-10）。

子宫动脉主干环绕宫体表面，形成弓状动脉分支供应子宫肌层。[18]弓状动脉的声像图表现为子宫肌层内的管状无回声（图 6-11A ~ D）。在绝经后女性患者中，可发现钙化的弓状动脉，与年龄增长相关。钙化的弓状动脉超声表现为线状强回声后方伴声影（图 6-12）。

子宫动脉在子宫肌层分支为弓状动脉为肌层提供血供达宫腔，在宫腔再发出螺旋动脉。螺旋动脉和子宫动脉为子宫内膜功能层提供血供。排卵期的内膜或内膜基底层血流可通过彩色多普勒和脉冲多普勒波形显示（图 6-13）。月经期，内膜功能层的螺旋动脉塌陷及内膜脱落，经血流出。

子宫体积的大小与月经周期相关，很大程度取决于血供差异。[19-23]与卵巢动脉类似，子宫动脉血流速度随月经周期而变化，在早孕期血流速度急剧升高，阻抗降低。多普勒超声检查易获得子宫动脉血流测量数据，易重复操作。在非孕女性中，子宫动脉血流速度为中-高速血流。在月经周期的增殖期子宫动脉阻力指数 RI 较高（0.88±0.05），排卵前和黄体期略有下降（0.84±0.06）。[24-26]目前，已证实子宫动脉周期性的变化与生育功能有关。[24-26]由于子宫动脉血流随月经周期变化，应随着月经周期变化评估生殖生理功能，而非

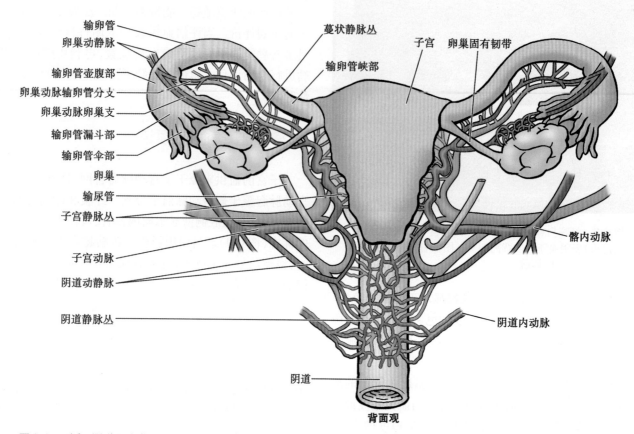

输卵管
卵巢动静脉
输卵管壶腹部
卵巢动脉输卵管分支
卵巢动脉卵巢支
输卵管漏斗部
输卵管伞部
卵巢
输尿管
子宫静脉丛
子宫动脉
阴道动静脉
阴道静脉丛

蔓状静脉丛
输卵管峡部

子宫　卵巢固有韧带

髂内动脉

阴道内动脉

阴道

背面观

图6-8　子宫、阴道和卵巢的血液循环。本图已剔除子宫阔韧带,更好地显示来自腹主动脉的卵巢动脉以及来自髂内动脉的子宫动脉,供应卵巢、输卵管和子宫。在阔韧带中(已被剔除)也可见输卵管和卵巢分支血管。蔓状静脉丛、卵巢静脉及子宫静脉丛(From Moore KL, Dalley AF Il. Clinical Oriented Anatomy. 4th ed. Baltimore, MD: Lippincott Williams & Wilkins;1999.)

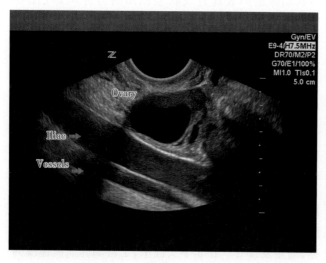

图6-9　经阴道扫查右卵巢(ovary)及髂外动、静脉(iliac vessels)的矢状切面声像图

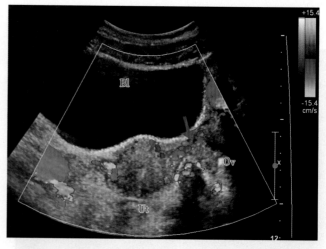

图6-10　经腹扫查盆腔声像图。卵巢动脉与子宫动脉于子宫角处吻合(红色箭头)。Ut,子宫;Ov,卵巢;Bl,膀胱

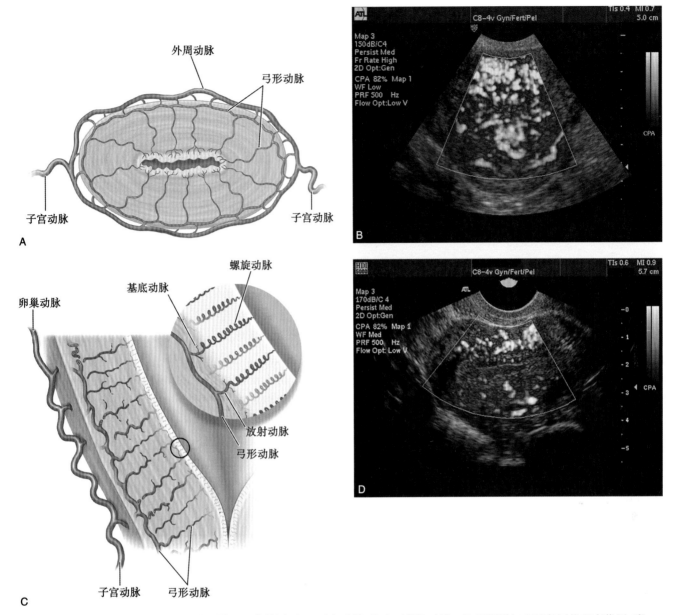

图6-11　弓状动脉。**A.** 弓状动脉的横切面声像图,起于子宫动脉,终止于螺旋动脉。**B.** 经阴道扫查子宫冠状面声像图,彩色血管能量多普勒显示弓状动脉的走行。**C.** 弓状动脉的纵切面示意图。**D.** 经阴道扫查子宫正中矢状切面声像图。(图片由华盛顿大学飞利浦医学中心提供)

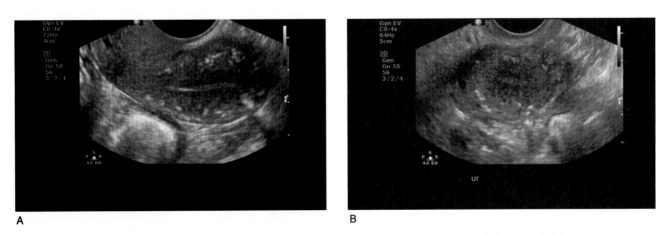

图6-12　**A.** 经阴道扫查子宫正中矢状切面声像图显示钙化的弓状动脉。**B.** A 图的横切面声像图。(图片由 Robin Davies, Ann Smith, and Denise Raney; Derry Imaging Center, Derry, nh. 提供)

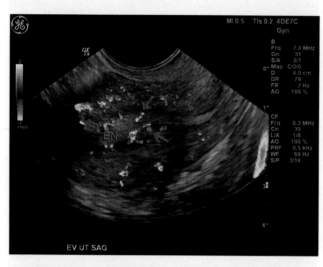

图 6-13 经阴道扫查子宫正中矢状切面声像图显示内膜内的螺旋动脉（箭头）

孤立检查。注意，绝经后女性子宫动脉血流的平均值与绝经前黄体期子宫动脉血流相似。[27]

子宫周围的静脉伴随动脉走行。初产妇子宫周围的静脉管径不应超过 5mm，血流速度为 5～10cm/s，[28-30]否则将疑诊盆腔淤血综合征。

生育期女性

月经周期中卵巢动脉血流变化

卵巢动脉起源于肾脏下缘水平的腹主动脉。在腹膜后沿腰大肌走行，向外下行至骨盆缘处，跨过输尿管和髂总动脉下段，经骨盆漏斗韧带向内横行，再向后穿过卵巢系膜，分支经卵巢门进入卵巢。卵巢动脉与子宫动脉的卵巢支相吻合，为卵巢提供充足血供。由于

卵巢有两套独立的动脉供血系统，因此能够充分满足卵巢需求（图 6-14）。卵巢动脉走行迂曲，通常在一个切面仅能显示卵巢动脉的一段。

卵巢动脉以及卵巢皮质的血流随着月经周期而改变。[31-34]这些变化主要是由于卵巢组织的血流动力学改变引起，比如窦卵泡的生长发育、排卵及黄体的产生。可应用彩色能量多普勒观察卵巢内的血流，与卵泡期和排卵期相比，通常更易在黄体期观察卵巢血流。

卵泡期，卵巢动脉通常表现为低速高阻血流。舒张期血流速度降低或缺失，RI 的平均值约为 0.92 ± 0.08。[34]不排卵侧卵巢血流的峰值流速相对恒定；排卵侧卵巢动脉在排卵期和黄体期 RI 值显著降低，黄体晚期 RI 值升高（图 6-15）。排卵期，卵巢动脉的峰值流速升高，RI 降低至 0.44±0.08。优势卵泡的低阻抗可能是由于新生血管所致，成熟前几小时血流速度升高，并持续至黄体形成后 72 小时。[35,36]绝经前女性卵泡期的卵巢血流与绝经后女性相似，但卵巢的周期性变化消失。由于子宫动脉存在周期性的变化及个体差异，因此可用卵巢动脉的阻抗评估卵巢功能。

妊娠早期，黄体囊肿通过分泌孕酮维持妊娠。彩色多普勒显示囊肿周边环绕血流信号，称为"火环"，是囊肿的血供。频谱多普勒提示舒张期血流阻力降低。[5,19]

动静脉畸形

动、静脉未通过毛细血管网连接，而是直接相通，称为动静脉畸形（AVM）。动静脉畸形虽然罕见，但可发生在身体任何部位。在子宫中常发生于子宫肌层，因为子宫肌层血流丰富，阻力指数较低；有时亦可累及子宫内膜。与身体其他部位的动静脉畸形相同，子宫

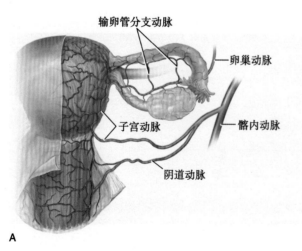

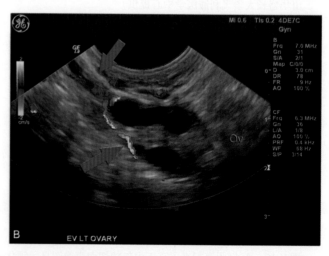

图 6-14 A. 卵巢和子宫动脉。B. 卵巢（Ov）的矢状切面声像图；箭头所指为近侧卵巢动脉及位于卵巢皮质的远端卵巢动脉

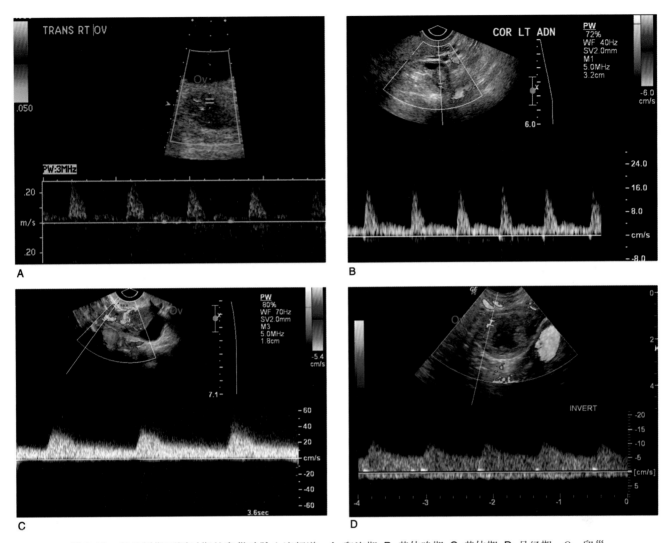

图 6-15　月经周期不同时期的卵巢动脉血流频谱。A. 卵泡期；B. 黄体晚期；C. 黄体期；D. 月经期。Ov，卵巢

动静脉畸形可发生于创伤或手术等应急事件后，也可继发于妊娠滋养细胞疾病。临床表现为月经过多，血红蛋白降低。盆腔先天性动静脉畸形也可存在，但其发生率显著低于获得性。[37-39]

子宫动静脉畸形超声表现无特异性，可表现为微小的管状无回声，也可表现为盆腔巨大管状无回声。需与卵巢多房囊肿、肠管积液及输卵管积水等相鉴别。

彩色多普勒超声显示管状无回声内充满血流信号。通常彩色多普勒比二维灰阶显示的异常范围更广，这是由湍流的性质决定。频谱多普勒显示为高速低阻的动脉血流与高速的静脉血流相混淆，通常不易与动脉血流相鉴别。彩色多普勒和脉冲多普勒能够很好地诊断动静脉畸形，从而鉴别输卵管积水、卵巢多房囊肿、肠管积液或盆腔静脉曲张。通常明确诊断后，可采用血管造影介入栓塞治疗子宫动静脉畸形[40-43]（图6-16）。

卵巢静脉多普勒频谱

卵巢静脉回流通过卵巢静脉丛，与阔韧带内的子宫静脉丛相连。卵巢静脉来自卵巢静脉丛，沿腰大肌向上延伸。卵巢静脉在盆腔两侧走行不同。左侧卵巢静脉以直角方式向上汇入左肾静脉，右侧卵巢静脉以锐角方式直接汇入下腔静脉（图 6-17）。由于静脉血压力较低，故静脉管壁较动脉管壁薄弱。

文献报道初产妇卵巢静脉平均直径约为 2.6mm，经产妇约为 3.4mm。妊娠期，静脉管径可大幅度扩张以适应增加的血容量。整个心动周期，卵巢静脉血流频谱显示血流恒定（图 6-18）。超声检查具有快速、经济等特点，通常作为盆腔静脉检查的首选检查方法。然而，当肠管明显胀气时会影响检查。

盆腔淤血综合征

盆腔淤血综合征的病理生理机制尚不完全清楚。

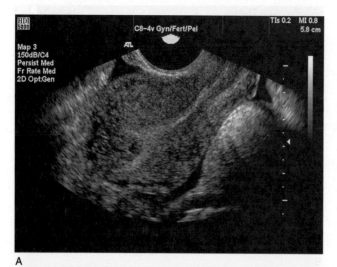

A

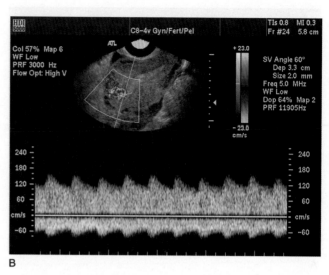

B

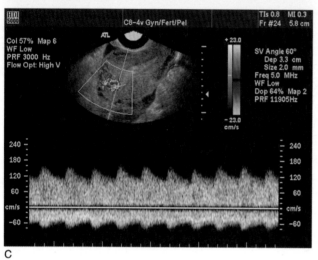

C

图 6-16　A. 子宫内膜活检后子宫内膜内出现动静脉瘘的二维灰阶声像图。B. 彩色多普勒显示子宫内膜包块的多普勒血流频谱。C. 频谱多普勒显示为动静脉瘘典型的低阻血流。（图片由华盛顿大学飞利浦医学中心提供）

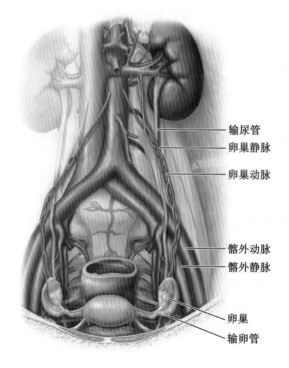

输尿管

卵巢静脉

卵巢动脉

髂外动脉

髂外静脉

卵巢

输卵管

图 6-17　卵巢动脉、静脉及髂外血管示意图

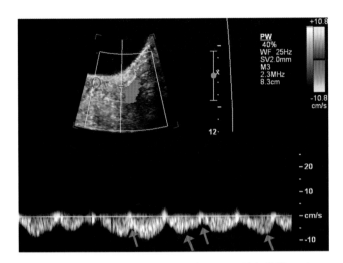

图 6-18 经腹扫查卵巢静脉声像图。频谱多普勒显示整个心动周期卵巢静脉内连续的血流。红色箭头表示收缩期血流,蓝色箭头表示舒张期血流。Ov,卵巢

腔淤血综合征的患者通常表现为慢性盆腔疼痛,当腹内压增加,如弯曲、起立、长时间站立或步行时,腹痛加重。

病人可表现为月经前、月经期、性交时及会阴部疼痛。盆腔淤血综合征常与外阴、会阴和下肢静脉曲张有关。常见于经产妇。妊娠期卵巢静脉可代偿性扩张60 倍以满足增加的血流量,从而继发性导致静脉功能不全。[44,45]

诊断盆腔淤血综合征的金标准是静脉造影,是一种需要镇静和照射的有创检查。文献报道卵泡的数量和直径与静脉充血有关,盆腔越充血卵泡数量越多,体积越小。[46-48]经阴道超声如能量多普勒超声能够帮助鉴别多囊卵巢,宫旁扩张的血管等,有助于诊断盆腔瘀血综合征。超声检查也可排除引起患者盆腔疼痛的其他病理改变。

当发现子宫和卵巢周围有多个迂曲扩张的静脉时(直径大于 4～5mm,流速约 3cm/s),应高度怀疑盆腔瘀血综合征[49,50](图 6-19)。

但许多学者认为,卵巢静脉机能不全导致阔韧带和蔓状静脉丛的静脉曲张,引起盆腔疼痛。当静脉瓣膜关闭不全时,血液逆流并淤积,导致该区域压力升高。盆

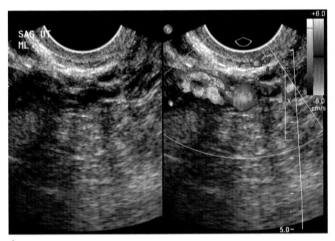

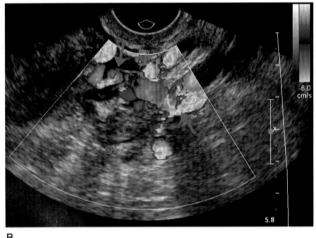

图 6-19 盆腔淤血。A. 左图显示宫旁多个直径≥5mm 的管状无回声。右图提示为静脉。B. A 图同一病人的卵巢(Ov)旁扩张的静脉(箭头)

疾病相关知识点 6-1			
多普勒波形			
	取样位置	正常值 cm/s	异常值
子宫动脉	宫颈旁	增殖期 RI = 0.88±0.05 黄体期 RI = 0.84±0.06	血流信号缺失
子宫静脉	子宫动脉旁	初产妇子宫静脉直径 = 2.6mm 经产妇子宫静脉直径 = 3.4mm 连续的前向血流	直径>5mm 血流速度<5 或>10cm/s 静脉血流
卵巢动脉	卵巢皮质	卵泡期 RI = 0.92±0.08 黄体期 RI = 0.44±0.08	舒张期高速血流
卵巢新生物	包块内部		RI = 0.4 PI = 1.0

卵巢扭转

卵巢扭转可表现为盆腔低位局限性疼痛。卵巢扭转是由于卵巢血管蒂扭转引起,可导致动脉、静脉及淋巴回流受阻。依据卵巢扭转持续时间和程度不同,卵巢扭转的超声表现不同,可表现为实性包块、囊性包块、实性包块周围合并卵泡、有无盆腔积液、囊壁增厚以及囊肿出血。卵巢扭转典型的超声表现为卵巢长大,水肿(表现为低回声),外周有小卵泡,几乎无血流信号以及盆腔积液。当卵巢扭转表现为扭转的中心或外周有血流信号时,可认为卵巢尚未坏死。此时,应及时行腹腔镜下卵巢松解术保留卵巢。[28,51]

卵巢扭转的多普勒波形是变化多端的,主要取决于扭转的程度。部分患者的声像图表现为血流信号丰富区即为扭转的位置。[52]典型的卵巢扭转表现为患侧卵巢内血流信号缺失。当发现这一征象时,必须记录健侧卵巢的血流。此时应保证多普勒超声设置正确,波形缺失是由于血流缺失引起。当发现患侧卵巢无血流信号时,应开腹行卵巢切除术。当血流信号正常时可采取保守治疗。[53]

卵巢肿瘤

文献报道多普勒超声有助于鉴别附件区的良、恶性包块。[54-56]由于肿瘤血管缺乏肌层,因此常为低阻血流信号。这种阻力可通过 RI 或 PI 定量测量。通常认为 RI≤0.4 或 PI≤1.0 多为恶性肿瘤。[57-60]然而,许多其他生理性囊肿和良性肿瘤 RI 值也较低。为了鉴别良恶性病变,学者们基于卵巢体积和囊肿的复杂性制定了一些评分系统,主要包括:囊壁的厚度,囊肿的数量,乳头状突起,隔膜的厚度,有无赘生物,以及是否合并腹水。[15,61,62]然而也有部分良性肿瘤声像图表现复杂,因此超声不能有效地鉴别良、恶性肿瘤。

黄体通常表现为低阻血流信号,因此患者应该在月经周期的前 10 天来检查,以避免卵巢肿瘤与黄体血流信号混淆(图 6-20)。然而,即使排除了生理性囊肿,RI 测值的敏感性及特异性也无法取代良恶性病变的形态学改变。迄今为止,灰阶成像观察肿瘤形态学改变对于鉴别良恶性肿瘤更为敏感。容积成像技术的出现为鉴别良恶性肿瘤提供了更有效的帮助。

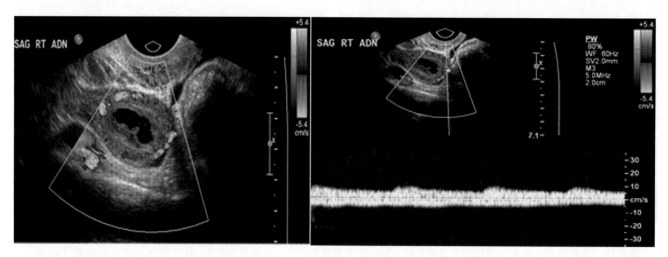

图 6-20　黄体血流。左图为经阴道扫查右卵巢(Ov)正中矢状切面声像图,优势卵泡周围的环状血流信号,右图显示为黄体囊肿的低阻血流频谱

小结

- 采集病史及检查方法与二维超声检查方法一致。
- 多普勒定性或定量测量,如 RI、S/D 比值、PI 或速度。
- 由于生理或病理过程的不同血管阻抗不同。
- 高阻血流通常表现为收缩期峰值流速高,舒张末期血流速度降低。最常见于动脉血管,有些疾病可导致高阻静脉血流的形成。
- 低阻血流通常表现为舒张末期与收缩期峰值血流速度均较高,动、静脉均可出现。
- 多普勒血流频谱采集要求取样夹角≤60°。

- 彩色多普勒和能量多普勒可在灰度图像上叠加。
- 标准彩色血流成像,血流朝向探头(基线上方)显示为红色,血流背离探头(基线下方)显示为蓝色。
- 正常血管内血流模式为层流。
- 彩色多普勒显示血流速度,能量多普勒显示血流量或红细胞浓度。
- 增殖期子宫动脉 RI 值较高(0.88±0.05),排卵前和黄体期略有降低(0.84±0.06)。
- 子宫周围静脉的血流速度为 5~10cm/s,血管直径小于 5mm。

- 由于卵泡期卵巢动脉舒张期血流速度降低或消失，RI 约为 0.92±0.08。排卵期 RI 降低至 0.44±0.08。
- 子宫动静脉畸形可为先天性畸形，也可继发于创伤如子宫内膜活检，或滋养细胞疾病。
- 初产妇卵巢静脉的直径约 2.6mm，经产妇约 3.4mm。当静脉管径大于 4～5mm 可考虑为盆腔淤血综合征。
- 卵巢扭转是由于卵巢血管蒂的扭转所致，完全性扭转表现为卵巢血流信号消失，部分性扭转表现为卵巢血流信号减少。
- 卵巢恶性肿瘤的 RI≤0.4 或 PI≤1.0。然而，即使排除了生理性包块，RI 测值的敏感性和特异性也不能取代良恶性病变的形态学特征表现。

思考题

1. 患者行早孕期超声检查。母体血清甲胎蛋白（MSAFP）水平不能确认怀孕。经阴道超声检查发现宫腔内有一个小的圆形液性暗区，但其内无卵黄囊或胎芽回声。哪种多普勒超声可以帮助确定早期妊娠？
2. 患者于 1 个月前行子宫内膜活检术，出现不规则阴道出血。经阴道超声检查显示子宫内膜内混合性包块。彩色多普勒显示包块内呈现花色血流信号。频谱多普勒显示为高速低阻血流信号，难以区分动静脉。应该与哪些疾病相鉴别？
3. 病例分析

病史

（1）35 岁。

（2）G6P1A1。

（3）性交痛。

（4）下肢静脉硬化。

（5）从事服务行业超过 10 年。

（6）通常工作 10 小时后自觉盆腔疼痛。

（7）放置宫内节育器（IUD）3 年。

超声图像

（1）正常子宫。

（2）盆腔无积液。

（3）宫内 T 形节育环，位置正常。

（4）宫旁多个直径约 6mm 的管状无回声结构。彩色多普勒无血流信号显示，能量多普勒可检测到血流信号，频谱多普勒显示血流速度约 2cm/s 的静脉。

（杨太珠 　蒋瑜 　译）

参考文献

1. ACR standard for the performance of ultrasound examination of the female pelvis, ACR Res 23, 2004. Available at: http://www.acr.org/SecondaryMainMenuCategories/quality_safety/guidelines/us/us_pelvic.aspx. Accessed July 13, 2009.
2. Society of Diagnostic Medical Sonography. *Diagnostic Ultrasound Clinical Practice Standards*. Available at: http://www.sdms.org/positions/clinicalpractice.asp. Accessed July 13, 2009.
3. American Institute of Ultrasound in Medicine. *AIUM Practice Guideline for the Performance of Pelvic Ultrasound Examinations*. Available at: http://www.aium.org/publications/guidelines/pelvis.pdf. Accessed July 13, 2009.
4. International Society of Ultrasound in Obstetrics and Gynecology. Home Website. Available at: http://www.isuog.org/. Accessed July 13, 2009.
5. Hagen-Ansert SL. *Textbook of Diagnostic Ultrasonography*. 6th ed. St. Louis: Mosby Elsevier Health Sciences; 2006.
6. Marveen C. *Essentials of Sonography and Patient Care*. 2nd ed. St. Louis: Saunders Elsevier; 2006.
7. Curry RA, Tempkin BB. *Sonography: Introduction to Normal Structure and Function*. St. Louis: Elsevier Health Sciences; 2003.
8. Qureshi IA, Ullah H, Akram H, et al. Transvaginal versus transabdominal sonography in the evaluation of pelvic pathology. *J Coll Clinicians Surg Pak*. 2004;14(7):390–393.
9. Steer CV, Williams J, Zaidi J, et al. Diagnostic techniques: intra-observer, interobserver, interultrasound transducer and intercycle variation in colour Doppler assessment of uterine artery impedance. *Hum Reprod*. 1995;10(2):479–481.
10. Kremkau FW. *Diagnostic Ultrasound: Principles and Instruments*. St. Louis: WB Saunders; 2005.
11. Pourcelot L. Application clinques de l'examen Doppler transcutanie. In: Peronneau P, ed. *Velometric Ultrasonor Doppler*. Vol 34. Paris: Inserm; 1974:625.
12. Gosling RG, King DH. Ultrasound angiology. In: Marcus AW, Adamson L, eds. *Arteries and Veins*. Edinburgh: Churchill Livingstone; 1975.
13. Stuart B, Drumm J, Fitzgerald DE, et al. Fetal blood velocity waveforms in normal and complicated pregnancies. *Br J Obstet Gynaecol*. 1980;87:780.
14. Well PN. Doppler studies of the vascular system. *Eur J Ultrasound*. 1998;7:3–8.
15. Levine D, Brown DL, Andreotti RF, et al. Management of asymptomatic ovarian and other adnexal cysts imaged at US: Society of Radiologists in Ultrasound consensus conference statement. *Radiology*. 2010; 256:943–954.
16. Polat P, Suma S, Kantarcy M, et al. Color Doppler US in the evaluation of uterine vascular abnormalities. *Radiographics*. 2002;22:47–53.
17. Hendrick WR, Hykes DL, Starchman DE. *Ultrasound Physics and Instrumentation*. 4th ed. St. Louis: Mosby; 2004.
18. Dietz HP. *Atlas of Pelvic Floor Ultrasound*. London: Springer-Verlag; 2008.
19. Dal J, Vural B, Caliskan E, et al. Power Doppler ultrasound studies of ovarian, uterine, and endometrial blood flow in regularly menstruating women with respect to luteal phase defects. *Fertil Steril*. 2005;84(1):224–227.
20. Lyall F, Bulmer JN, Kelly H, et al. Human trophoblast invasion and spiral artery transformation: the role of nitric oxide. *Am J Pathol*. 2001;54(4):1105–1114.
21. Ng EHY, Chan CCW, Tang OS, et al. Relationship between uterine blood flow and endometrial and subendometrial blood flows during stimulated and natural cycles. *Fertil Steril*. 2006;85:721–727.
22. Ziegler WF, Bernstein I, Badger G, et al. Regional hemodynamic adaptation during the menstrual cycle. *Obstet Gynecol*. 1999;94:695–699.
23. Raine-Fenning NJ, Campbell BK, Clewes JS, et al. Quantifying the changes in endometrial vascularity throughout the normal menstrual cycle with three-dimensional power Doppler angiography. *Hum Reprod*. 2004;19:330–338.
24. Carbillon L, Perrot N, Uzan M, et al. Doppler ultrasonography and implantation: a critical review. *Fetal Diagn Ther*. 2001;16:327–332.
25. Bernstein IM, Ziegler WF, Leavitt T, et al. Uterine artery hemodynamic adaptations through the menstrual cycle into early pregnancy. *Obstet Gynecol*. 2002;99:620–624.

26. Jauniaux E, Jhons J, Burton J. The role of ultrasound imaging in diagnosing and investigating early pregnancy failure. *Ultrasound Obstet Gynecol*. 2005;25:613–624.

27. Alcázar JL, Castillo G, Mínguez JA, et al. Endometrial blood flow mapping using transvaginal power Doppler sonography in women with postmenopausal bleeding and thickend endometrium. *Ultrasound Obstet Gynecol*. 2003;21(6):583–588.

28. Allan P, Dubbins P, Pozniah M, et al. *Clinical Doppler Ultrasound*. 2nd ed. China: Churchill Livingstone Elsevier; 2006.

29. Venbrux AC. Ovarian vein and pelvic varices in the female. In: Savader SJ, Trerotola SO, eds. *Venous Interventional Radiology with Clinical Perspectives*. New York: Thieme; 1996:159–162.

30. Park SJ. Diagnosis of pelvic congestion syndrome with transabdominal and transvaginal ultrasound. *Ultrasound Med Biol*. 2006;32(5):41.

31. Pan Ha, Wu MH, Cheng YC, et al. Quantification of ovarian stromal Doppler signals in poor responders undergoing in vitro fertilization with three-dimensional power Doppler ultrasonography. *Am J Obstet Gynecol*. 2004;190:338–344.

32. Fleischer AC. New developments in the sonographic assessment of ovarian, uterine, and breast vascularity. *Semin Ultrasound CT MR*. 2001;22:42–49.

33. Nyberg DA, Hill LM, Bohm-Velez M, et al., eds. *Transvaginal ultrasound*. St. Louis: Mosby Year Book; 1992.

34. Wiebe ER, Switzer P. Arteriovenous malformation of uterus associated with medical abortion. *Int J Obstet Gynaecol*. 2000;71:155–158.

35. Renu A, Achla B, Pinkee S, et al. Arteriovenous malformations of the uterus. *N Z Med J*. 2004;117:1206.

36. Grivell RM, Reid KM, Mellor A. Uterine arteriovenous malformations: a review of the current literature. *Obstet Gynecol Surv*. 2005;60(11):761–767.

37. Agarwal S, Magu S, Goyal M. Pelvic arteriovenous malformation. An important differential diagnosis of a complex adnexal mass. *J Ultrasound Med*. 2009;28(8):1111–1114.

38. Elia G, Counsell, Singer SJ. Uterine artery malformation as a hidden cause of severe uterine bleeding. A case report. *J Reprod Med*. 2001;46:389–400.

39. Goldberg RP, Flynn MK. Pregnancy after medical management of uterine arteriovenous malformations. A case report. *J Reprod Med*. 2000;45:961–963.

40. Lin AC, Hung YC, Huang LC, et al. Successful treatment of uterine arteriovenous malformation with percutaneous embolization. *Taiwan J Obstet Gynecol*. 2007;46(1):60–63.

41. Halligan S, Campbell D, Bartram C, et al. Transvaginal ultrasound examination of women with and without pelvic venous congestion. *Clin Radiol*. 2000;55(12):954–958.

42. Campbell D, Halligan S, Bartram CI. Transvaginal power doppler ultrasound in pelvic congestion: a prospective comparison with transuterine venography. *Acta Radiol*. 2003;44(3):269–274.

43. Hobbs JT. The pelvic congestion syndrome. *Br J Hosp Med*. 1990;43:200–206.

44. Mathis BV, Miller JS, Lukens ML, et al. Pelvic congestion syndrome: a new approach to an unusual problem. *Am Surg*. 1995;61:1016–1018.

45. Adams J, Reginald PW, Franks S, et al. Uterine size and thickness and the significance of cystic ovaries in women with pelvic pain due to congestion. *Br J Obstet Gynaecol*. 1990;97:583.

46. Giacchetto C, Catizone F, Cotroneo GB, et al. Radiologic anatomy of the genital venous system in female patients with varicocele. *Surg Gynecol Obstet*. 1989;169:403–407.

47. Alla M, Rozenblit Z, Ricci J, et al. Incompetent and dilated ovarian veins: a common CT finding in asymptomatic parous women. *Am J Roentgenol*. 2001;176:119–122.

48. Willms AB, Schlund JF, Meyer WR. Endovaginal Doppler ultrasound in ovarian torsion: a case series. *Ultrasound Obstet Gynecol*. 1995;5(2):129–132.

49. Smorgick N, Maymon R, Mendelovic S, et al. Torsion of normal adnexa in postmenarcheal women: can ultrasound indicate an ischemic process? *Ultrasound Obstet Gynecol*. 2008;31(3):338–341.

50. Valentin L, Ameye L, Testa A, et al. Ultrasound characteristics of different types of adnexal malignancies. *Gynecol Oncol*. 2006;102(1):41–48.

51. Milad MP, Cohen L. Preoperative ultrasound assessment of adnexal masses in premenopausal women. *Int J Gynecol Obstet*. 1999;66(2):137–141.

52. Andreotti RF, Harvey, SM. Sonographic evaluation of acute pelvic pain. *J Ultrasound Med*. 2012;31(11):1713–1718.

53. Kupesic S, Plavsic BM. Early ovarian cancer: 3-D power doppler. *Abdom Imaging*. 2006;31(5):613–619.

54. Fruscella E, Testa AC, Ferrandina G, et al. Ultrasound features of different histopathological subtypes of borderline ovarian tumors. *Ultrasound Obstet Gynecol*. 2005;26:644–650.

55. Emoto M, Udo T, Obama H, et al. The blood flow characteristics in borderline ovarian tumors based on both color Doppler ultrasound and histopathological analysis. *Gynecol Oncol*. 1998;70:351–357.

56. Wu CC, Lee CN, Chen TM, et al. Incremental angiogenesis assessed by color Doppler ultrasound in the tumorogenesis of ovarian neoplasms. *Cancer*. 1994;73:1251–1256.

57. Seidman JD, Soslow RA, Vang R, et al. Borderline ovarian tumors: diverse contemporary viewpoints on terminology and diagnostic criteria with illustrative images. *Hum Pathol*. 2004;35:918–933.

58. Valentin L. Use of morphology to characterize and manage common adnexal masses. *Best Pract Res Clin Obstet Gynaecol*. 2004;18(1):71–89.

59. Varras M. Benefits and limitations of ultrasonographic evaluation of uterine adnexal lesions in early detection of ovarian cancer. *Clin Exp Obstet Gynecol*. 2004;31(2):85–98.

60. Marret H. Doppler ultrasonography in the diagnosis of ovarian cysts: indications, pertinence and diagnostic criteria. *J Gynecol Obstet Biol Reprod*. 2001;30(1):20–33.

61. Fleischer AC. Recent advances in the sonographic assessment of vascularity and blood flow in gynecologic conditions. *Am J Obstet Gynecol*. 2005;193(1):294–301.

62. Fleischer AC, Andreotti RF. Color Doppler sonography in obstetrics and gynecology. *Expert Rev Med Devices*. 2005;2(5):605–611.

小 儿 盆 腔

SUSAN R. STEPHENSON

第 7 章

目标

- 总结缓解患儿紧张情绪的技巧。
- 比较儿童和成人正常子宫、卵巢的大小和形态。
- 认识膀胱、子宫、卵巢的良恶性肿块。
- 探讨性腺发育不全和外生殖器性别不明的原因。
- 性早熟相关的激素和病理改变。
- 分别讨论阴道积液、阴道积血、子宫积液、子宫积血、子宫阴道积液和子宫阴道积血的超声图像。
- 预测与子宫畸形并存的子宫外先天性畸形。
- 识别卵巢扭转的超声表现。

术语表

肾上腺功能初现(drenarche):青春期开始时肾上腺活动增加。

外生殖器性别不明(ambiguous genitalia):具有两性特征的外生殖器。

己烯雌酚(diethylstilbestrol, DES):合成类雌激素,1940—1971 年间用于辅助维持妊娠,可引起女性胎儿 T 形子宫。

牛奶咖啡斑(café au lait skin pigmentation):皮肤表面不规则扁平状色素沉着。

生殖细胞肿瘤(germ cell tumors):来源于卵子或精子的肿瘤。

性腺发育不全(gonadal dysgenesis):胚胎时期性腺原始生殖细胞缺失。

两性畸形(hermaphrodite):同时具有男性和女性性腺特征。

嗜铬细胞瘤(pheochromocytoma):肾上腺的血管肿瘤。

性早熟(precocious puberty):青春期提前,常常在 8 岁以前。

假性两性畸形(pseudohermaphrodite):内外生殖器性别不一致。

横纹肌肉瘤(rhabdomyosarcoma):来源于横纹肌或骨骼肌的恶性肿瘤。

Rokitansky 小结(又名皮样栓)[Rokitansky nodule (a. k. a. dermoid plug)]:来自厚壁囊肿的结节状凸起,常发生在卵巢。

乳房初发育(thelarche):青春期乳房开始发育。

特纳氏综合征(Turner syndrome):一种遗传综合征,染色体常为 XO,引起女性卵巢早衰和青春期缺如。

关键词

阴道积液

阴道积血

子宫积液

子宫积血

阴道子宫积液

阴道子宫积血

横纹肌肉瘤

无性细胞瘤

嗜铬细胞瘤

Rokitansky 结节

生殖细胞肿瘤

性早熟

性腺发育不良

外生殖器性别不明

卵巢扭转

超声在小儿妇科影像领域为我们打开了新的视野。可以在创伤很小的情况下获得发育异常的特点和程度。年轻女孩的盆腔内诊常常不满意或不可能，因此超声是观察内部解剖相对简单无痛的方法。经阴道超声很有用，但处女和儿童禁止使用。经会阴超声尽管探头没有进入阴道，但接近子宫，常常也很有效。

更多侵入性操作，如麻醉下检查、诊断性腹腔镜检查或剖腹探查术可以避免或延迟。近些年频谱彩色血流多普勒超声提高我们小儿超声检查的能力。儿童妇科超声检查适应证主要有阴道出血、外生殖器性别模糊、盆腔疼痛和腹部肿块。妊娠是成年女性腹部肿块的常见原因，但本章主要讨论初潮前儿童，因此在这里不讨论妊娠。

超声检查方法和指南

在开始超声检查前，花几分钟与孩子及其父母沟通是非常有用的。可以减少焦虑、建立信任。根据患儿年龄进行解释和演示。例如让孩子触摸探头，感受耦合剂，看自己肚子的冻结图像。在检查过程中让父母和孩子待在一起，和他们讨论减少患儿焦虑的方法。对于婴幼儿一个瓶子，一个安抚奶嘴，一个钥匙圈，对于年龄稍大的患儿喜欢的玩具都是缓解焦虑的有效方法。视觉和听觉干扰（包括摇篮曲、唱歌、泡泡和喜欢的玩具）都可以分散患儿对检查的关注。通常尽管努力解释和安抚，患儿在开始都会哭闹，检查开始后发现检查不痛、父母不离开他们就会停止哭闹。在独立式儿童医院有儿童生活专家可以给患儿和家人普及一些检查前知识和分散注意力的技巧。一种常见的做法是在检查结束时给一个玩具篮或者类似棒棒糖或贴纸的小奖励以表彰检查完成。

高分辨率、实时、三维（3D）超声波已经成为婴幼儿、儿童、成人下腹部和盆腔检查的重要影像技术。充盈的膀胱常被用作下尿道、子宫、附件、前列腺、精囊、盆腔肌肉和血管检查的声窗。

患儿年龄和检查部位决定探头频率和探头类型，合适的探头非常重要。为了清楚显示下尿道、子宫、附件和前列腺，婴幼儿常用 4～10MHz 的相控阵或凸阵探头，较大儿童常用 1～5MHz。为了清楚显示盆腔肌肉、血管系统、表浅结构和肠道可选用 7～15MHz 高频线阵探头。儿童超声检查参照成人扫查平面和指南。患儿在检查中可能会移动，我们可以从动态图像中截取清晰图像。包括解剖信息的 3D 扫描数据也是一种获取所需图像的方法。

年长儿盆腔检查开始前 45 分钟到 1 小时可以饮水或液体食物约 700ml，婴幼儿可以在检查前半小时喂水一瓶。如果不能通过饮水充盈膀胱，则可能需要导尿。因为患儿很难控制充盈的膀胱所以检查速度和准确性至关重要。成熟、性活跃的青少年可以选用阴道内超声。[1,3]

经会阴超声在评估阴道病变和肛门闭锁时很有帮助。与成人一样，如果在盆腔检查中发现异常，应检查上腹部，以排除相关异常，如肾盂积水、淋巴结或肝脏的转移性病变。

近年来，因为辐射问题，许多机构将超声作为腹痛患儿首选影像检查方法而不是使用 CT。已经证实经过专门训练的医学专业人员的检查和结果解释是儿科盆腔疾病的唯一诊断方式。[4]

疾病相关知识点 7-1
减少患儿移动的方法

1. 运动减少
   - 聚焦数目
   - 扇扫范围
   - 连续扫查
2. 获得动态存图或 3D 数据
3. 从动态存图或 3D 数据测量器官

正常解剖

子宫

子宫和卵巢在正常生长发育过程中大小和形态发生一系列变化。[5]受宫内母体激素影响，女婴子宫内膜增厚，宫腔线明显，子宫清晰可见。[2,3]子宫呈铁丘型，长径约 3.5cm，宫体宫颈比为 1∶2。2～3 个月大时，子宫恢复到青春期前大小，外形呈管状。长径 2.5～3cm，体颈比 1∶1，看不到子宫内膜线。这种子宫大小和形状一直持续到青春期，此后长径逐渐长到 5～7cm，体颈比为 3∶1（图 7-1）。[3,6-8]在青少年期，子宫内膜回声和厚度随月经周期而变化。双侧子宫动脉（髂内动脉分支）供应子宫。彩色多普勒可以显示子宫肌层的血流，但子宫内膜无或很少血流显示（见表 4-11）。[3,7]

阴道

高分辨率超声波为儿童数字可视化阴道检查提供了选择。超声联合其他检查方法常常可以找出女婴和女童阴唇间肿块的原因。[8]评估阴道的最佳方法是通过

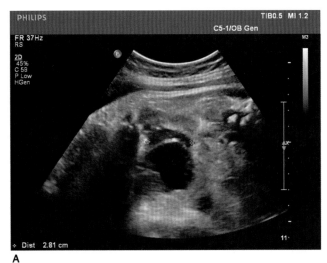
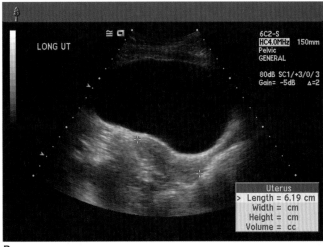

图 7-1　A. 38 周孕胎儿正常子宫。B. 青春期前 12 岁女童子宫

充盈膀胱的纵向扫描。阴道看起来呈长管状,与宫颈连续。两层阴道黏膜壁之间是高回声的阴道气体线。经会阴超声检查也可以有效评估阴道病变。

卵巢

儿童卵巢超声检查显示情况很大程度上取决于卵巢位置、大小和患儿年龄(图 7-2)。新生儿卵巢通常位于相对狭小的骨盆里卵巢蒂上,可位于肾下极和真骨盆之间的任何位置。卵巢容积最能反映卵巢大小,可用简化的 prolate 椭圆公式计算体积。出生到 5 岁卵巢平均体积通常小于或等于 1cm³。[2,3-6] 到 10 岁初潮前女童的卵巢平均体积 1.2 ~ 2.1cm³。[2,3] 青春期后卵巢体积明显增大,所以月经来潮后卵巢体积大于初潮前。

在新生儿初期由于多个小囊肿,卵巢常表现回声不均匀。卵巢囊肿在儿童中非常常见。已经观察到从出生到 2 岁,大多数人都有过卵巢囊肿,此后逐渐减少直到 12 岁。超过 9mm 的大囊肿在出生后第 1 年内比第 2 年更常见。新生儿的这些表现与母体较高的激素水平有关。卵巢有两套供血系统。一套来自于卵巢动

疾病相关知识点 7-2

卵巢容积[2,3]	
公式	长×厚×宽×0.523
大小(cm³ ;±SD)	
出生 ~ 5 岁	≦ 1
6 ~ 10 岁	1.2 ~ 2.1(±0.5)
11 ~ 13 岁	2.5 ~ 4.2(±1.3 ~ 2.3)
来月经后	9.8(±5.8)

脉,起源于腹主动脉;另一套是子宫动脉的卵巢分支。[2,3,5] 多普勒模式(彩色、频谱)可显示多数青少年卵巢的血流。然而要完全分开两套血供是不可能的。[2,5]

病理情况

儿童和青少年生殖器肿瘤很罕见,但是发现的肿瘤中大约有一半是恶性的或者有可能是恶性的。发生在成人的生殖器肿瘤在儿童中几乎都能见到。以下几节描述儿童和青少年中最常见的恶性肿瘤和良性肿瘤。

下尿道

恶性病变

横纹肌肉瘤是儿童最常见的下尿道肿瘤。肿瘤起源于泌尿生殖系统,21% 的病例位于前列腺或膀胱三角区。少见部位包括精囊、精索、阴道、骨盆肌肉、子宫、阴阜、脐尿管及阴囊周围区域。[2] CT 和盆腔超声成像有助于诊断儿童横纹肌肉瘤。[2,10]

男童横纹肌肉瘤发病率稍高,男:女比为 1.6:1。好发年龄是 3 ~ 4 岁,第二个发病高峰期是青少年期。[2] 胚胎型横纹肌肉瘤是最常见的细胞分型,葡萄状肉瘤是胚胎型的一个亚型。肺泡细胞型是第二种常见类型;未分化型和多形性型很少见。当肿瘤起源于膀胱或前列腺,患者常表现出尿路梗阻和血尿。这些肿瘤与胎儿酒精综合征、基底细胞内痣综合征和多发性神经纤维瘤有关。[2]

横纹肌肉瘤超声表现为回声均匀的实性肿块,与

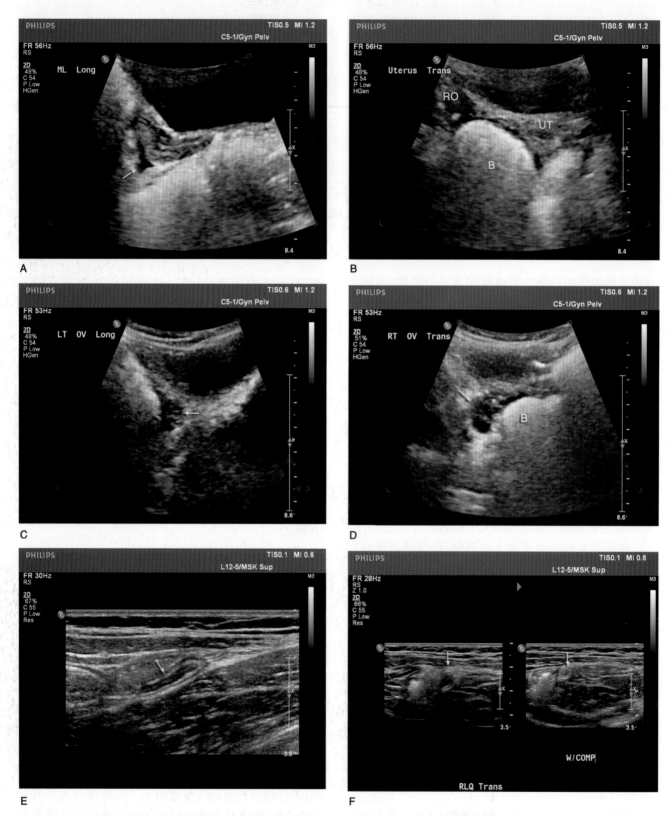

图 7-2　10 岁主诉盆腔右下腹疼痛的盆腔图像。A. 月经未来潮女童的正常大小的子宫,后陷凹少量液体(箭头)。B. 子宫横切,同时显示右卵巢。UT,子宫;RO,右卵巢;B,肠管。C. 正常左卵巢的纵切面。D. 右侧卵巢的横切面;E. 阑尾区扫查发现管状结构(箭头)。F. 横切加压和不加压检查证实为阑尾(箭头)

肌肉组织的声学特征类似。肿瘤内有坏死和出血时可出现无回声。肿瘤内钙化很少见。当肿瘤来自膀胱黏膜下时,可以看见葡萄状肉瘤侵及膀胱壁引起的息肉状突起。前列腺肿瘤可引起前列腺同心圆或不对称肿大,导致膀胱颈部、直肠周围区域及后尿道的浸润。肿瘤原发部位和腹膜后淋巴结转移常见。

良性病变

小儿下尿道良性病变非常少见。移行细胞乳头状瘤、平滑肌瘤、神经纤维瘤、纤维瘤和血管瘤是儿童和青少年常见良性肿瘤(图 7-3)。[2]嗜铬细胞瘤是一种罕见肿瘤,很可能起源于自主神经系统的副神经节。可位于膀胱后壁近三角区或膀胱穹窿部的黏膜下层。值得注意的是在儿童中 2% 的膀胱嗜铬细胞瘤是恶性的。[2]与嗜铬细胞瘤有关的先天性疾病有神经纤维瘤病、管状硬化症、A 型多发性内分泌瘤(甲状腺髓样癌、甲状旁腺功能亢进)、马-林道病,斯特拉-韦伯综合征,ⅡB 型多发性内分泌瘤(髓样癌、黏膜神经瘤、嗜铬细胞瘤)。

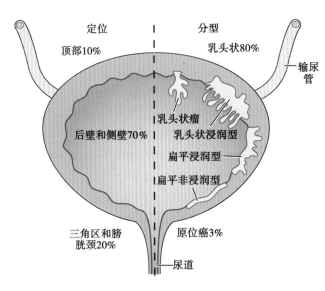

图 7-3　移行细胞肿瘤。大多数肿瘤发生在膀胱,组织学分类为泌尿道上皮(移行细胞)癌(transitional cell carcinomas,TCCs)。输尿管和后尿道也有移行细胞,可以发生 TCC。TCC 可以是扁平的、乳头状、乳头状伴浸润性、或单纯浸润性。良性的移行细胞乳头状瘤很少见

膀胱嗜铬细胞瘤的症状包括头痛、间歇性高血压(70%)、血尿(6%)、视力模糊、出汗和心悸。[2]

男性尿道的良性息肉也可引起尿路梗阻。膀胱底是这些定义明确、实性、内生性肿瘤的常见位置。

阴道、子宫和输卵管

儿童子宫和阴道的肿瘤很少见,恶性肿瘤比良性肿瘤常见,发生在阴道比发生在子宫更常见。[2]阴道内异物是儿童阴道出血的最常见原因,厕纸是最常见的异物。初潮前的阴道出血也可由性早熟引起。血管畸形和血管瘤也是潜在的青春期前阴道出血的原因。[11]阴道出血的相关检查包括血雌二醇水平、促性腺激素释放激素实验、盆腔超声、CT 或 MRI 排除附件和性腺肿瘤,头部 CT 可以排除中枢神经系统病变,[4]特别是在评估性早熟时(图 7-4)。[12]

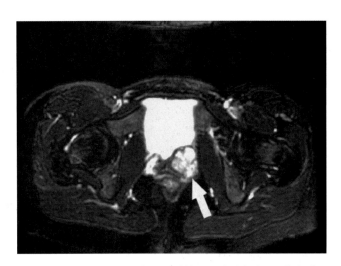

图 7-4　阴道嗜铬细胞瘤　阴道轴平面脂肪抑制 T2 加权像显示阴道左侧壁小叶状高信号团(箭头)

良性病变

虽然儿童子宫和阴道的实性良性病变很少,但囊性良性阴道病变并不少见。这类肿块包括 Gartner 囊肿和盆腔炎性疾病。最常见的阴道囊性病变是高德纳导管囊肿。这些良性囊肿为莫菲氏管末端或中肾管的遗迹。可以是多个或单个囊肿,常位于阴道前外侧区。超声检查时在阴道壁内可见充满液体的囊性结构(见图 8-28 和图 8-29)。

盆腔感染疾病(pelvic inflammatory disease,PID)可发生在性活跃的青少年或被性侵儿童。感染可累及卵巢、子宫和输卵管。PID 可引起输卵管卵巢脓肿、子宫内膜炎、输卵管炎、卵巢炎和(或)盆腔腹膜炎,导致慢性盆腔疼、生育能力受损或异位妊娠。

恶性肿块

儿童期最常见阴道和子宫恶性肿块是横纹肌肉瘤。典型表现是一簇叫肉瘤的囊肿突出阴道外或阴道流血。这种肿瘤典型的起源于阴道,向子宫扩散。偶尔会起源于子宫,向阴道扩散(图 7-5)。[2]

横纹肌肉瘤的超声表现为均质肿块充满阴道或引

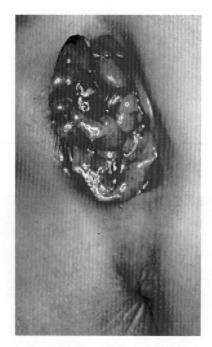

图7-5　阴道胚胎型横纹肌肉瘤(葡萄状肉瘤)
葡萄状肿瘤突出阴道口

起子宫外形不规则长大。肿瘤的长大和扩散使超声确定肿瘤来源变得困难。放疗和化疗可以使肿块缩小到适合保守性切除手术。超声波、MRI 和 CT 可用于后续随访检查。[1,10]

尽管内胚窦瘤或卵黄囊瘤很少见,但它们与无性细胞瘤和横纹肌肉瘤有相似的临床和超声表现。子宫和阴道的其他肿瘤很少见。[2]

阴道癌(典型的透明细胞腺癌)主要见于宫内暴露于己烯雌酚(DES)的青少年。[2]

卵巢

自从采用盆腔超声检查术后,小儿卵巢囊肿比以前想象的要普遍得多。在儿童 60% 卵巢肿块是功能性囊肿,40% 是肿瘤。女童生殖道肿瘤最常见部位是卵巢。月经初潮之前,三分之一的卵巢肿瘤是恶性,三分之二肿瘤是良性,多为成熟畸胎瘤。[4]卵巢肿瘤有多种症状,包括盆腔疼痛、肿胀和感染。联合肿瘤标记物的超声波检查是一个有用的诊断工具。除了卵巢癌,这些工具有助于成功治疗肿瘤和保留卵巢功能。[14]

良性肿块

儿童和青少年卵巢囊肿很常见。卵泡液潴留性囊肿、黄体囊肿或出血性囊肿最常见。这些囊肿内壁细胞可分泌激素引起性早熟。除了出血性囊肿表现复杂,其余囊肿往往是无回声。这些卵巢囊肿最大的风险是长到一定大小时有可能引起卵巢扭转。胎儿期卵巢囊肿与母体和胎盘分泌绒毛膜促性腺激素有关。较大的卵巢囊肿在母体患有毒血症、Rh 血型同种免疫和糖尿病时更常见,因为这些情况可导致胎盘绒毛膜促性腺激素释放增多。[15]

新生儿卵巢囊肿的处理随着年龄长大而变化。超声随访检查发现多数新生儿卵巢囊肿在生后几个月内会自行消失。监测促性腺激素水平和超声波随访检查已经取代了卵巢囊肿切除手术或卵巢切除术。[16]

以下情况仍建议切除囊肿:大于 5cm 的新生儿囊肿、可能引起扭转或梗死的出血性囊肿、小于 4cm 囊肿持续存在 4 个月、囊肿长大或出现症状。公认手术可以避免由于囊肿扭转导致卵巢功能受损、囊肿破裂导致腹膜炎、囊肿长大引起肠梗阻。当新生儿囊肿出现腹水时,囊肿破裂、囊肿扭转导致腹膜炎和肠道梗阻的可能性增加。[17]

彩色多普勒超声并没有增加超声诊断卵巢囊肿的特异性,但有助于准确检测卵巢血流是否存在,帮助临床医生诊断或排除卵巢扭转。[7]

育龄期最常见的卵巢肿瘤是良性囊性畸胎瘤(BCT,皮样囊肿),但在青春期前相对少见。常发生于右侧,可因扭转出现腹痛,因此与阑尾炎症状相似。[2,3]常为囊性,内有脂肪、毛发和钙化。[18]卵巢畸胎瘤常有超声可见的壁立结节(称为 Rokitansky 结节),后方常伴声影。[18]大约 10% 畸胎瘤双侧发生。[18]

良性浆液性和黏液性囊腺瘤在青春期前儿童少见。儿童卵巢良性肿瘤比恶性肿瘤常见,通常单侧发生。常是上皮来源。[19]病灶中的分隔有助于鉴别诊断。腹水、胸腔积液和纤维瘤(Meigs 综合征)是一种罕见良性实性结缔组织肿瘤,可引起卵巢扭转。[20,21]

恶性肿块

生殖细胞肿瘤是最常见的小儿生殖道恶性肿瘤。与睾丸精原细胞瘤相对应的是无性细胞瘤,是最常见的儿童卵巢肿块,但幸运的是肿瘤恶性程度低,对放疗敏感,因此有治愈的可能。超声典型表现为实性肿块,大小差别很大,从小结节到充满整个盆腹腔。肿块内可见小叶、出血坏死和纤维血管性隔膜。[19]晚期病例可有肝转移、腹水及腹膜后淋巴结病变(图 7-6)。

彩色多普勒超声可显示无性细胞瘤内纤维血管隔上的动脉血流。Kim 和 Kang 描述了几例病例的影像结果,其中包括一例 7 岁女孩的特殊病例。在她的 MRI 检查中 T2 加权像呈高密度或等密度,在增强 CT 和增强 MRI T1 加权像都有明显增强。Tanaka 和同事

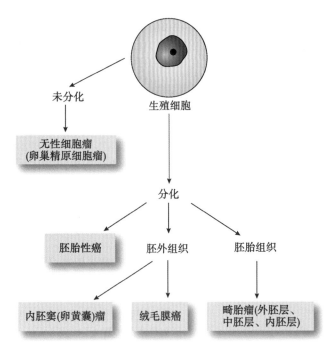

图7-6 卵巢生殖细胞肿瘤分类

也描述了这种特殊表现。[19,22]

　　实验室检查也是无性细胞瘤与其他超声表现相似的疾病如卵巢扭转和阑尾脓肿等相鉴别的重要手段。生殖细胞肿瘤时人绒毛膜促性腺激素(hCG)、乳酸脱氢酶(lactic dehydrogenase,LDH)和甲胎蛋白(alpha-fetoprotein,AFP)均可升高。10%～15%的病例双侧卵巢受累,内有钙化。[23]

　　单侧肿瘤时常行单侧卵巢切除加放疗联合治疗,但有些人提倡全子宫切除术,术后放疗。如果是双侧肿瘤、局部扩散或伴有淋巴结病变和(或)腹水时,常采用全子宫切除术加术后放疗。[24]

　　其他生殖细胞肿瘤有内胚窦瘤、未成熟畸胎瘤、卵巢原发性绒毛膜癌、胚胎癌。内胚窦瘤是第二常见的生殖细胞肿瘤,多为单侧发生、生长迅速。[11]3岁是未成熟畸胎瘤发病高峰期,60%的未成熟畸胎瘤影像学检查可发现钙化。尽管它含有更多实性成分,但仍然不易与皮样囊肿鉴别。[19]胚胎癌恶性程度高、单侧发生、可引起性早熟。另外一种少见可引起性早熟的肿瘤是非妊娠性绒毛膜癌。[2]这些肿瘤超声表现从明显高回声到无回声不等。半数病例有后陷凹积液表现。肝脏和淋巴结转移、腹水在这些肿瘤中很常见(图7-7)。[25]

　　来源于性腺的卵泡膜颗粒细胞和男性细胞瘤(Sertoli-Leydig cell),恶性程度较低,可影响激素分泌。颗粒细胞瘤是一种可引起女性化的肿瘤,可引起性早熟,只有5%是在青春期前发现。双侧发生小于5%。有晚期复发的情况,因此要求术后终生随访。卵巢男性细胞瘤是一种引起男性化的肿瘤。这些肿瘤如果复发,常发生在治疗后3年内。[23]

　　在儿童中,上皮源性癌、浆液性和黏液性囊腺癌比相应的良性肿瘤少见。浆液性肿瘤常是多房、有厚壁分隔和实性成分。浆液性肿瘤发病率是黏液性肿瘤的两倍。

　　转移性肿瘤可累及一侧或双侧卵巢。白血病、淋巴瘤、库肯博瘤、神经母细胞瘤和横纹肌肉瘤都可扩散累及卵巢。[1,12]尸检显示在女性11.5%～80%急性淋巴细胞性白血病可累及生殖器。超声表现为卵巢内实性低回声团块。骨髓缓解常与性腺是否受累一致。如果这些隐蔽的肿瘤未得到彻底治疗则有可能复发(表7-1)。

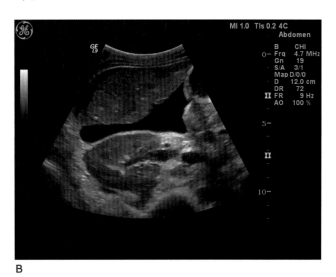

图7-7 A.肝转移。B.横切右上象限腹水(另外一个患者)。(图片由GE Healthcare,Wauwatosa,WI提供)

表 7-1　儿童卵巢复杂肿块的鉴别诊断				
肿块	病史	体格检查	实验室检查	超声表现
卵巢囊肿出血	下腹疼痛,偶尔恶心	阴性;或者出现明显包块;扭转时出现发热	扭转时白细胞升高	多变;囊肿壁厚,内有隔膜;囊内呈现低回声;直肠子宫陷凹积液;随访过程中形态可发生变化
良性囊性畸胎瘤	下腹痛,恶心,呕吐,扭转时疼痛加剧	下腹压痛;盆腔肿块;扭转发生率25%,此时会出现发热和急性腹痛	扭转时白细胞升高	复杂性肿块内有强回声伴声影;冰山一角征;实性肿块内有时会有散在分布的囊性成分;脂液分层征;47%～54%出现钙化
正常子宫附件扭转	急性腹痛;50%曾自行好转;恶心,呕吐	附件肿块小且质软;下腹痛;腹部有压痛;发热	白细胞升高	实性为主的卵巢肿块,有良好声穿透力;直肠子宫陷凹积液;实性肿块(即长大的卵巢)周边出现囊性变;梗死时类似出血性囊肿表现
阑尾周围脓肿	右下腹痛;恶心,发烧,呕吐	右下腹压痛,反跳痛;下腹部包块;发热	白细胞升高	无特异性的附件肿块;粪石伴或不伴有声影;直肠子宫陷凹积液
输卵管-卵巢脓肿	下腹痛,阴道分泌物;盆腔炎性疾病史	下腹压痛,腹部或附件包块;发热;宫颈脓液	白细胞升高	无特异性的附件肿块,长大的附件类似出血性囊肿;直肠子宫陷凹积液
恶性肿瘤	可能出现下腹痛,可以是急性、亚急性或者慢性;恶心,呕吐	下腹部包块,扭转时发热;腹水;淋巴结转移	扭转时白细胞升高	无特异性的附件肿块,坏死时中心出现囊性变;囊内分隔多;子宫显示不全;50%出现直肠子宫陷凹积液;腹水,肝脏和周围组织发生转移,淋巴结受累

生殖器异常、性腺发育不全、生殖器性别不明

在怀疑新生儿或儿童有先天性子宫畸形或有阴道、肛门或尿道异常等相关畸形时应进行超声检查。但这些检查可能会比较困难。盆腔超声检查发现子宫偏小或子宫梗阻时提示可能存在先天性子宫异常。宫腔和阴道扩张提示处女膜闭锁或阴道异常。某些涉及米勒管发育异常的综合征常有子宫、阴道或肾脏发育不良。Mayer-Rokitansky-Küster-Hauser 综合征和子宫阴道缺如或发育不良可以染色体核型正常,第二性征正常,但常同时合并肾脏(50%～90%)和骨骼的异常。超声检查有助于确定是否存在阴道畸形,但很难明确具体类型。超声检查可以观察阴道深度、有无阴道上三分之一、子宫和卵巢有无缺失,有助于制定阴道闭锁、狭窄或发育不全矫形手术计划。[13]

卵巢发育不全很罕见,甚至认为是卵巢扭转和宫内坏死的结果。卵巢发育不良通常与内分泌紊乱,中枢性疾病和性腺发育不全有关。[13]

特纳综合征是性腺发育不良最常见类型。在这种综合征中,卵巢可以是成年型、婴儿型、甚至缺如。特纳患者卵巢功能不足,染色体核型通常为 45,XO。身体特征包括侏儒症、蹼颈、盾形胸部、闭经和婴幼儿样性发育。卵巢因为没有卵泡,通常以纤维条索的形式出现。在激素治疗前,超声检查常常难以发现这些患者的卵巢;子宫呈幼稚子宫,其大小和形状与患者的年龄无关。经过激素治疗后,超声检查可发现子宫和卵巢大小和形状的变化。

在具有异常核型 46,XY 个体中,由于雄激素不敏感而发生睾丸女性化。身体特征包括子宫和阴道异常,很少或没有阴毛和腋毛,以及睾丸位于腹腔内或腹股沟区。睾丸激素水平可能正常,但是最终靶器官通常不敏感。[15]性腺发育不良患者可能有"条索"性腺。它们类似于卵巢,但不含生殖细胞或卵泡。这些孩子体内的 Y 染色体可能会导致肿瘤的发生,如无性细胞

瘤或生殖腺细胞瘤的发生率大于 30%。因此,对这些患者推荐采用性腺切除术。

新生儿超声检查的主要指标之一是生殖器性别不明。早期诊断可以避免严重的心理障碍。超声可用于检查阴道闭锁、阴唇融合、阴蒂肥大或隐睾症,以明确其内部解剖结构。对腹膜后和外阴部位的性腺及盆腔内米勒管结构进行详细的超声检查,可为临床医生诊断治疗提供重要信息。为了排除肾上腺增生和肾脏异常,还应详细进行肾上腺和肾脏的超声检查。[12]同时还要进行激素和染色体检查(图 7-8)。

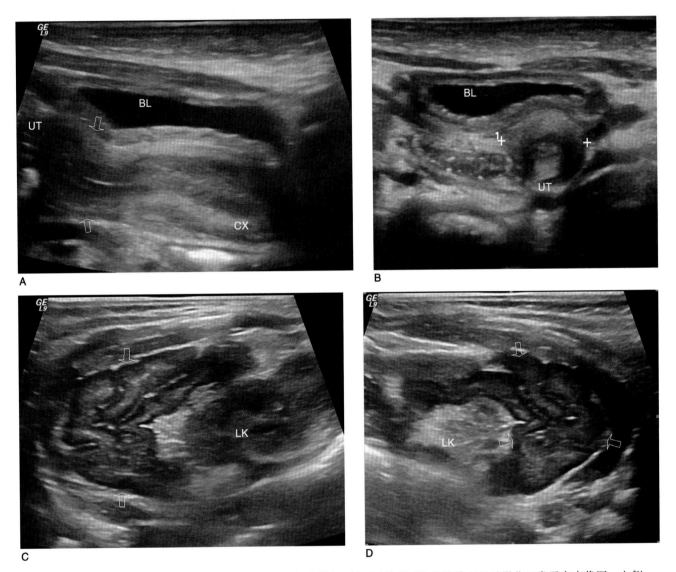

图 7-8　新生儿外生殖器性别。A.纵切面(箭头所示)和横切面扫查(B,游标)盆腔检查显示婴儿正常子宫声像图。左侧肾上腺(箭头)纵切面(C)与横切面(D)图像显示先天性肾上腺皮质增生症时肾上腺长大,看起来类似脑组织。LK,左肾;BL,膀胱;UT,子宫;CX,宫颈。(图片由 Helen DeVos Children's Hospital,Grand Rapids,MI 提供)

婴儿中生殖器不明的发生率约为 1/(5 万 ~ 7 万)。[12]其中单纯的两性畸形发生率约为 1/1000,大部分常常合并其他异常。[13]通过超声明确这些婴儿内部解剖结构有助于加快诊断和性别分辨。[3,13]真正的两性畸形既有卵巢又有睾丸组织。卵巢和睾丸可分别位于盆腔两侧,或者融合在一起称为卵睾,子宫或有或无。染色体为(46,XX)的女性被认为是女性假两性畸形,因为其同时有卵巢和男性外生殖器,包括阴唇融合、继发于促肾上腺皮质激素升高的色素沉着和阴蒂肥大。这可能是由于某些严重的母体疾病或先天性肾上腺皮质增生(CAH)而导致雄激素产生过多;这种情况下常有子宫。CAH 的特征之一是肾上腺增生类似脑组织形状。

具有女性化外生殖器的男性(染色体为 46,XY)也是假两性畸形。这种情况可能是因为雄激素减少,靶器官发育不良或酶缺陷。血清睾酮与双氢睾酮比例增高可肯定这一诊断。盆腔超声检查可能会发现米勒管结构。雄激素不敏感可引起腹股沟疝,疝内容物可能含有睾丸。睾丸可以出现在腹膜后或阴唇内。患儿可能有一个或两个睾丸,或者有一个睾丸和一条"条索"性腺。

性早熟

性早熟的定义是女孩在八岁以前出现青春期正常生理和内分泌过程。大多数情况下是特发性的,继发于下丘脑-垂体-性腺轴的激活。实验室检查显示黄体生成素(LH)和卵泡刺激素(FSH)对促性腺激素释放激素(GnRH)的刺激起反应,表现为性腺激素水平升高和骨龄提前。性早熟儿童身体发育顺序通常与青春期正常儿童身体发育顺序一致,依次为:乳腺发育、阴毛和腋毛出现、最后是月经来潮。青春期后子宫和卵巢大小也将达到成人大小,子宫体:颈比例为1:1(见图5-40)。[3]中枢神经系统肿瘤影响下丘脑时可导致真正的性早熟。

肾上腺或卵巢功能障碍可引起假性性早熟或不完全性性早熟,这不依赖垂体促性腺激素。患者可能出现与真性性早熟相同的临床体征,但月经通常较不规则。卵巢因素中卵泡膜细胞瘤引起的假性性早熟占60%。[26]少数情况下,假性性早熟可由无性细胞瘤、绒毛膜癌、卵巢男胚瘤、滤泡膜囊肿和卵巢囊肿的自主功能引起的。肾上腺原因包括先天性发育不全、腺瘤和腺癌。有时候,甲亢也可能会导致青春期女童发育,但根据报道不会导致月经来潮。[3]

McCune-Albright综合征与性早熟有一定关系,其特征是骨骼纤维发育不良和皮肤色素沉着,出现咖啡牛奶斑。内分泌功能亢进也与性早熟有关。超声检查发现这类患者常常有很大的卵巢囊肿,两侧卵巢大小差异很大。

超声检查可以准确评估子宫和卵巢大小。当超声显示子宫和双侧卵巢对称性长大时,可以诊断已经受到垂体轴刺激。虽然正常情况下始基囊肿可引起卵巢长大,但如果子宫如青春期前大小而单侧卵巢长大仍提示卵巢肿瘤。king等进行了一项观察性早熟患儿卵巢囊肿的研究,他们发现仅有小囊肿(小于9mm)不能区分性早熟患儿和正常女孩。根据他们的研究,性早熟最佳指标是双侧卵巢长大,而大囊肿(大于9mm)导致单侧卵巢长大提示假性性早熟。超声显示为幼稚子宫和卵巢时,提示乳房早发育或肾上腺功能初现,不能诊断为性早熟。在这些病例中,还必须对肾上腺和下丘脑区进行仔细分析后才能说是卵巢囊肿导致性早熟出现。[12]在这一方面CT和MRI均优于超声检查,可用于评估这些区域。

超声检查可通过监测子宫卵巢大小和体积的变化,评估性早熟患儿激素替代治疗的疗效(LH释放因子类似物治疗以减少垂体对GnRH的反应)。GnRH-a(GnRH agonist,GnRH激动剂)药物目的是抑制垂体-性腺轴并减少垂体促性腺激素分泌,尽快让性腺功能恢复到正常状态。连续超声检查可记录性腺对治疗的反应(图7-9)。

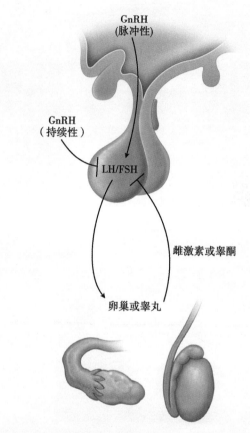

图7-9 促性腺激素释放激素(GnRH)对下丘脑-垂体生殖轴的影响。GnRH由下丘脑以脉冲方式分泌,刺激垂体前叶促性腺激素细胞分泌LH和FSH。LH和FSH刺激卵巢和睾丸产生雌激素和睾酮,这两种性激素反过来又抑制LH和FSH的进一步产生。脉冲性给予外源性GnRH可用于诱发下丘脑性不孕妇女排卵。相反,连续性使用GnRH可抑制内源性GnRH的促性腺激素作用,从而减少性激素的产生。利用GnRH类似物代谢稳定性高、半衰期长的优势,可抑制性早熟和前列腺癌等疾病引起的性激素增多

阴道积液、阴道积血、子宫积血、子宫阴道积液和子宫阴道积血

阴道积液是指液体聚集在阴道内;阴道积血是指血液聚集在阴道内;子宫积液是指液体聚集在子宫内;子宫积血是指血液聚集在子宫内;子宫阴道积液是指液体聚集在子宫和阴道内;子宫阴道积血是指血液聚

集在子宫和阴道内。处女膜闭锁、阴道隔膜、伴单侧梗阻的重复畸形和获得性阻塞性病变是最常见的积液原因。[2,13,20,25]宫颈也可能积血扩张，原因包括与阴道闭锁有关的宫颈闭锁和狭窄（图 7-10）。[2,3]这些情况在新生儿期可能表现为腹部肿块或处女膜肿胀，通常在初潮之后才被发现。这部分占新生儿女婴腹部肿块的15%，略微超过卵巢囊肿的发生率。[12]母体激素会引起女婴子宫分泌物增加，导致子宫或阴道出现类似于梗阻所致的扩张。

阴道积液超声表现为盆腔内膀胱和直肠之间类似梨形的肿块。由于细胞碎片或囊内出血肿块内可有实性回声，此时可以出现液-液平面。可以在扩张的阴道上方发现正常子宫。为了区分肿块与膀胱，有时需要充盈膀胱（图 7-11）。

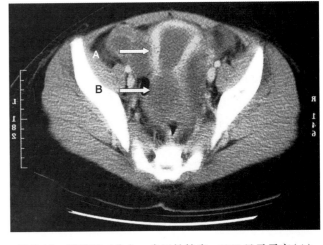

图 7-10 阴道下三分之一先天性缺失。MRI 显示子宫（A）及阴道上段穹隆（B）。在月经初潮后不久阴道上段形成血肿，表现为盆腔包块

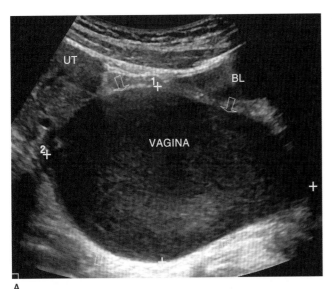

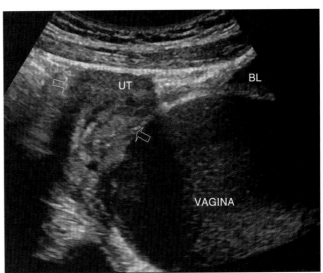

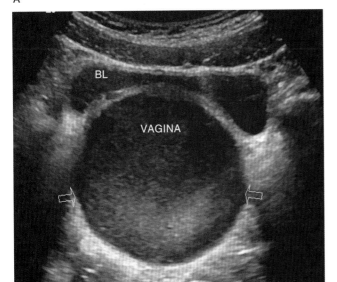

图 7-11 一个 11 岁女孩的阴道积血。A. 纵切扫查盆腔显示一个大的梨形囊肿（箭头），大小约 7.5cm×7.3cm×11.7cm。囊性病变位于膀胱后方，由于含有细胞碎片和血液呈低回声。B. 向囊肿上方纵切扫查出现正常形状的子宫（空心箭头）与囊肿相连，这证实囊肿是充满液体的阴道。C. 横切扫查盆腔下部发现无回声膀胱后方的圆形混合性囊肿（箭头），内有液-液水平，提示囊肿为扩张的充满血液的阴道。BL，膀胱；UT，子宫。（图片由 Helen DeVos Children's Hospital, Grand Rapids, MI 提供）

经会阴超声检查观察阴道整个长度有助于制定阴道重建术。矢状和冠状切面扫查可以发现低位梗阻并确定阴道隔膜厚度。Scanlan 和他同事等报告了这种技术。

严重的阴道扩张可引起肾积水和下肢静脉、淋巴管阻塞。[3]在宫内出现这种情况可引起尿路梗阻，导致胎儿无尿、羊水过少和肺发育不良（图 7-12）。[2]

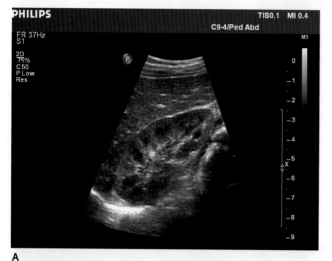

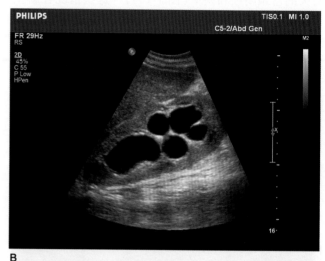

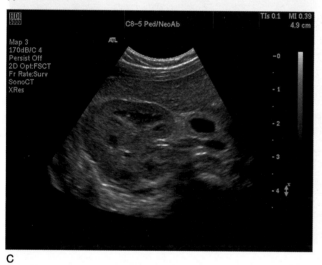

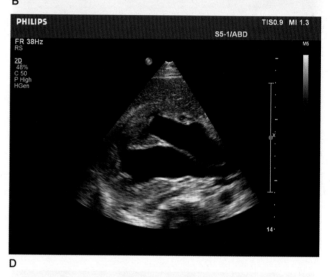

图 7-12　新生儿正常肾脏矢状面图像（A）和肾积水矢状面图像（B）。正常肾脏横切面图像（C）和肾积水横切面图像（D）。（图片由 Philips Medical Systems, Bothell, WA 提供）

除了单纯的处女膜闭锁外，阴道积水常伴有其他先天性畸形，如肛门、尿道异常，生殖器、心脏和骨骼畸形。[2]还可能存在其他相关异常如单侧肾脏发育不良，因此应全面检查肾脏，确定或排除这些诊断。在肾脏发育异常的女性中，48%～70% 有子宫异常；但在所有女性中，子宫异常的发生率仅为 0.1%～0.5%。因此，当发现女性肾脏异常时应对子宫进行检查。[2,3,5]早期诊断出双子宫伴一侧阴道梗阻，可采用保守治疗（为了避免引流后阴道自发闭合导致阴道积脓，必须切除隔膜），最大程度地保留这些患者的生育能力（表 7-2）。

表 7-2　儿童妇科囊性和实性肿块的鉴别诊断	
囊性	**实性**
前脑膜膨出	脊索瘤神经母细胞瘤
神经管原肠囊肿	神经节细胞瘤
直肠后囊肿	神经纤维瘤
异位肾（肾积水）	骶尾部肿瘤
重度输尿管积水	腹膜后肉瘤
膀胱憩室	淋巴肉瘤
输卵管积水	横纹肌肉瘤
卵巢囊肿	卵黄囊瘤
子宫阴道积水	肠套叠

卵巢扭转

正常卵巢或异常卵巢扭转并不是腹痛常见原因。卵巢蒂的扭转阻塞淋巴和静脉回流，最终影响卵巢动脉灌注。卵巢扭转以右侧卵巢常见，右侧：左侧约3:2，这可能是由于左侧附件邻近乙状结肠系膜而相对固定。正常附件扭转高发于 10 岁以内。含有卵巢肿瘤（如 BCT 或无性细胞肿瘤）的卵巢扭转比正常附件扭转常见。儿童附件活动度大，当腹内压力或身体位置发生变化时易发生输卵管系膜扭转，是儿童卵巢扭转的原因。青春期前扭转的卵巢多位于盆腔外。扭转的可能是输卵管或卵巢，或两者均有。为了保留卵巢，必须及时进行手术治疗。[12]

卵巢扭转临床症状包括下腹疼痛（通常超过 48 小时）、发热、食欲缺乏、恶心、呕吐。疼痛呈典型的急性发作、锐痛、放射至腹股沟或侧腹部。发热和白细胞计数升高通常表明已进入坏死或脓肿阶段。有一半腹痛患者会自行恢复。[2,3]这可造成诊断困难，尤其对于儿

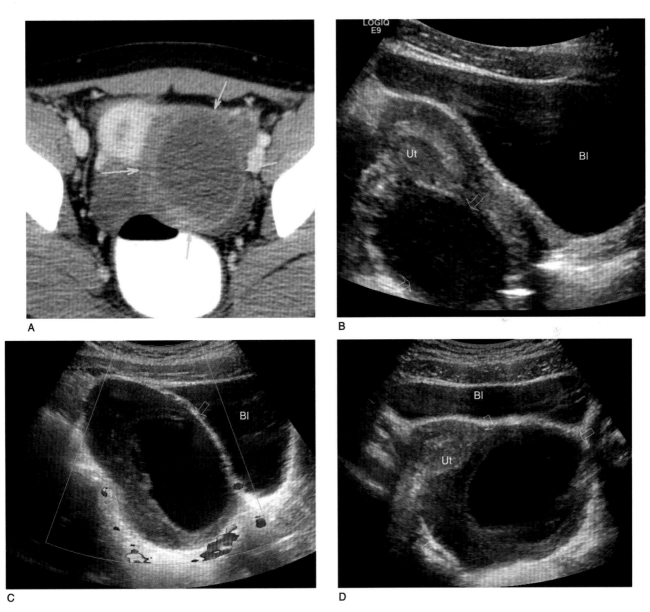

图 7-13 13 岁有盆腔疼痛的患者。A. 对比增强 CT 图像显示子宫后方出现大小约 10cm 混合性卵巢肿块（箭头），并将子宫推挤至右侧。病灶周边轻度增强。子宫和左卵巢正常。B. 盆腔矢状面超声图像显示正常的子宫和子宫内膜以及一侧卵巢，子宫后方出现囊性肿块（箭头）。C. 纵切扫查发现盆腔内一个大小约 10.1cm×5.5cm×9.1cm 无回声囊肿，周边被卵巢组织包绕（箭头）。使用与对侧卵巢相同成像参数的彩色多普勒成像发现肿块缺乏血供。D. CT 检查前 1 周的盆腔横向扫查。一个体积较大的含有囊性成分的肿块位于盆腔后方偏左（箭头），将子宫推挤向右前方。未发现正常右卵巢；因此，这个肿块最有可能是扭转的右卵巢。手术中发现卵巢因扭转发生坏死、呈黑色。Bl，膀胱；Ut，子宫。（图片由 Helen DeVos Children's Hospital，Grand Rapids，MI 提供）

童,他们的症状可能是阑尾炎、肠胃炎、肾盂肾炎、肠套叠或 Meckel 憩室炎等引起。盆腔超声可以排除导致急性腹痛的其他原因。

卵巢扭转的超声表现多种多样,如卵巢明显肿大(平均体积可能是正常的 2.8 倍)、道格拉斯窝积液,团块周边有卵泡或其他附件病变如囊肿或肿瘤,但这些表现都是非特异性的。[2,3]如果道格拉斯窝积液完全由卵巢扭转引起,它常常是卵巢扭转晚期表现,与卵巢出血坏死相关。[2,3]团块内血管充血形成良好的透声窗,团块内部回声增多。不全扭转引起静脉和淋巴回流异常,卵巢明显肿大,表现为实性团块。[2,7]部分性或间歇性扭转引起的卵巢水肿超声表现多样,可表现为实性回声、多囊性或者混合性回声。目前卵巢扭转与卵巢长大的因果关系尚不明确。当扭转的卵巢内含有卵巢肿瘤时,常表现为复杂的腹腔肿块。

频谱和彩色血流多普勒超声有助于卵巢扭转的诊断。[2,3,7]首先,检查正常侧卵巢确定合适的仪器检查条件,然后检查患侧卵巢,观察其有无血流信号。静脉一般不显示,动脉血流灌注取决于血管受累严重程度。因此,卵巢扭转时应记录血流的变化(图 7-13)。

超声鉴别诊断包括卵巢肿瘤、异位妊娠、出血性囊肿、PID 以及阑尾周围脓肿。对不典型卵巢扭转,获取完整病史并提出恰当的怀疑,有助于早期诊断和保留卵巢功能。[2,3]

有学者建议行卵巢固定术,将卵巢固定在阔韧带或骨盆侧壁上,可以防止卵巢扭转。之所以这样建议,是因为对于之前已切除一侧卵巢的女性来说能避免另一侧发生扭转,可减少她们对生育的担忧。

病理诊断标准

儿科超声诊断标准通常与成人相同。肿块可以描述为囊性,实性或混合性。腹水,边界不清,增厚的隔膜伴有乳头状突起,这些特点提示恶性肿瘤,但不能因此作出恶性肿瘤的诊断。任何异常病灶都需要识别相关的正常解剖标志,这些标志通常能提示病灶的原发脏器。超声是一种能对解剖进行鉴别、定位和描述的检查,结合临床病史、体格检查、放射学和实验室检测可以做出鉴别诊断。

盆腔肿块鉴别诊断

儿童妇科疾病涵盖各种鉴别诊断。囊性肿块可能是妇科来源(如卵巢囊肿、输卵管积水、阴道积水),或者泌尿系来源(如膀胱憩室、输尿管积水)。此外,其他鉴别诊断包括肠系膜囊肿、胃肠道重复囊肿、假性囊肿和骶尾部脊膜膨出等。

混合性肿块可能继发于脓肿(包括阑尾炎)、血肿(取决于血块形成时间)、肿块扭转或异位妊娠。

含有实性成分的肿块可能是妇科肿瘤、脊柱神经肿瘤、肠套叠、淋巴结以及来源于盆骨的肉瘤。

准确诊断需要包括临床病史、实验室检查结果、超声检查和激素在内的所有信息。

小结

- 卵巢囊肿在儿童中很常见。
- 多数尿路肿瘤起源于膀胱。
- 卵巢是儿童盆腔肿瘤最常见的原发部位。
- 功能性卵巢肿瘤、肾上腺增生和内分泌紊乱都可导致性早熟。
- 无性细胞瘤的纤维隔上有明显的动脉血流。
- 实验室检查 hCG、LDH 和 AFP 有助于扭转、脓肿与其他肿瘤的鉴别。
- 对于儿童外生殖器不明,全面超声检查子宫、卵巢和(或)睾丸可以帮助确定性别。
- 阴道积水、阴道积血、子宫积水、子宫积血、子宫阴道积水、子宫阴道积血是指各种液体或血液因阻塞而聚集在子宫或阴道内。
- 先天性发育性子宫、卵巢和肾脏异常常同时存在。
- 右侧卵巢扭转更常见。

思考题

一位 11 岁经前期女孩因右下腹疼痛、发热、恶心、呕吐持续 2 天就诊。实验室检查结果显示白细胞计数升高。超声检查显示子宫和左卵巢正常,阴道后穹窿有积液,右下腹发现一个混合性圆形肿块。彩色多普勒超声显示肿块为充血状态。讨论此临床情况的鉴别诊断。

(庞厚清　译)

参考文献

1. Atra A, Ward HC, Aitken K, et al. Conservative surgery in multimodal therapy for pelvic rhabdomyosarcoma in children. *Br J Cancer*. 1994;70(5):1004–1008.
2. Rumack CM, Wilson SR, Charboneau JW, et al., eds. *The Pediatric Pelvis. Diagnostic Ultrasound*. 4th ed. St. Louis: Mosby; 2011.
3. Hagan-Ansert SL. Pediatric congenital anomalies of the female pelvis. In: Hagan-Ansert SL, ed. *Textbook of Diagnostic Ultrasonography*. 6th ed. St. Louis: Mosby Elsevier; 2006.
4. Coley BD, Kane RA, Kruskal JB, eds. *Ultrasound Clinics. Pediatric Ultrasound/Intraoperative Ultrasonography of the Abdomen*. Vol 1, Issue 3. Philadelphia: Elsevier Saunders; 2006:471.
5. Moore KL, Persaud TVN. *The Developing Human: Clinically Oriented Embryology*. 10th ed. Philadelphia: Saunders; 2015.
6. Khadilkar VV, Khadilkar AV, Kinare AS, et al. Ovarian and uterine ultrasonography in healthy girls between birth to 18 years. *Indian Pediatr*. 2006;43(7):625–630.
7. Dubbins, PA. Doppler ultrasound of the female pelvis. In: Allen PL, Dubbins PA, Pozniak MA, et al., eds. *Clinical Doppler Ultrasound*. 3rd ed. Philadelphia: Churchill Livingstone; 2013.
8. Nussbaum AR, Lebowitz RI. Interlabial masses in little girls: review and imaging recommendations. *Am J Roentgenol*. 1983;141:65–71.
9. Foster CM, Feuillan R, Padmanabhan V, et al. Ovarian function in girls with Mccune–Albright syndrome. *Pediatr Res*. 1986;20:859–863.
10. Park K, van Rijn R, McHugh K. The role of radiology in paediatric soft tissue sarcomas. *Cancer Imaging*. 2008;8:102–115.
11. Garel L, Dubois J, Grignon A, et al. US of the pediatric female pelvis: a clinical perspective. *RadioGraphics*. 2001;21:1393–1407.
12. Haller JO, Fellows RA. The pelvis. In: Haller JO, Shkolnik A, eds. *Ultrasound in Pediatrics Clinics in Diagnostic Ultrasound*. Vol 8. New York: Churchill Livingstone; 1981.
13. Haller JO, Bass IS, Friedman AP. Pelvic masses in girls: an 8-year retrospective analysis stressing ultrasound as the prime imaging modality. *Pediatr Radiol*. 1984;14:363–368.
14. Laufer MC. Ovarian cysts and neoplasms in infants, children, and adolescents. *J Reprod Med*. 2004;49:329.
15. Nussbaum AR, Sanders RC, Hartman DS, et al. Neonatal ovarian cysts: sonographic-pathologic correlation. *Pediatr Radiol*. 1988;168:817–821.
16. Widdowson DJ, Pilling DW, Cook RCM. Neonatal ovarian cysts: therapeutic dilemma. *Arch Dis Child*. 1988;63:737–742.
17. Nussbaum AR, Sanders RC, Hartman DS, et al. Neonatal ovarian cysts: sonographic-pathologic correlation. *Pediatr Radiol*. 1988;168:817–821.
18. Valentin L, Callen PW. Ultrasound evaluation of the adnexa (ovary and fallopian tubes). In: Callen PW, ed. *Ultrasonography in Obstetrics and Gynecology*. 5th ed. Philadelphia: Saunders Elsevier; 2000.
19. Kim SH, Kang SB. Ovarian dysgerminoma: color doppler ultrasonographic findings and comparison with CT and MR imaging findings. *J Ultrasound Med*. 1995;14:843–848.
20. Vander Werff BJ, Hagen-Ansert SL. Pathology of the ovaries. In: Callen P, ed. *Ultrasonography in Obstetrics and Gynecology*. 5th ed. Philadelphia: Elsevier; 2008.
21. Vijayaraghavan GR, Levine D. Case 109: Meigs syndrome. *Radiology*. 2007;242(3):940–944.
22. Tanaka YO, Kurosaka Y, Nishida M, et al. Ovarian dysgerminoma: MR and CT appearance. *J Comput Assist Tomogr*. 1994;18:443–448.
23. Foster CM, Feuillan R, Padmanabhan V, et al. Ovarian function in girls with Mccune-Albright syndrome. *Pediatr Res*. 1986;20:859–863.
24. Salardi S, Orsini LF, Cacciari E, et al. Pelvic ultrasonography in premenarchal girls: relation to puberty and sex hormone concentrations. *Arch Dis Child*. 1985;60:120–125.
25. Schaffer RM, Haller JO, Friedman AP, et al. Sonographic diagnosis of ovarian dysgerminoma in children. *Med Ultrasound*. 1982;6:118–119.

女性盆腔良性病变

SUSAN R. STEPHENSON

第8章

目标

■ 列举阴道、宫颈、子宫和卵巢的良性肿瘤。
■ 阐述女性生殖器官良性肿瘤的超声表现和其他补充影像检查表现。
■ 总结手术和外伤对子宫的影响(如粘连、子宫破裂)。
■ 鉴别子宫外的肿块,如脓肿、血肿、囊状淋巴管瘤和子宫肿块所致的阑尾炎。
■ 列举卵巢囊肿的种类、发病原因及其超声表现。
■ 解释卵巢扭转的结局和图像特征。

术语表

分粘术(adhesiolysis):通过手术去除粘连带(瘢痕组织)。

无排卵(anovulation):未能排卵。

恶性葡萄胎(chorioadenoma destruens):生长浸润子宫肌层的一类癌。

Crohn 病(Crohn's disease):肠道的炎症。

电外科手术(electrosurgery):使用电子设备进行的外科手术,如电灼术。

子宫内膜异位囊肿(endometrioma):由于内膜异位种植形成的充满陈旧血液的囊肿。

卵泡刺激素(follicle-stimulating hormone,FSH):由垂体前叶产生的可以促进卵泡生长的激素。

多毛(hirsutism):女性毛发过多。

葡萄胎(hydatidiform mole):染色体异常的妊娠,表现为生长在子宫内的葡萄样团块。

高雄激素血症(hydatidiform mole):和多囊卵巢综合征有关的睾酮水平升高。

雄激素过多症(hyperandrogenism):雄激素产生/分泌过多。

子宫整形术(hysteroplasty):重建子宫结构的手术。

宫腔镜(hysteroscope):可以直视宫腔的一种器械。

退化(involute):向内萎缩和卷曲。

黄体生成素(luteinizing hormone,LH):由垂体前叶产生的可以刺激排卵的激素。

溶解(lysis):组织分解、破坏。

月经过多(menorrhagia):月经量异常增多或经期延长。

排卵稀发(oligoanovulation):排卵频率低。

关键词

纳博特囊肿
子宫内膜增生
Asherman 综合征
粘连
子宫破裂
平滑肌瘤
脓肿
血肿
淋巴囊肿
阑尾炎
输卵管积水
功能性囊肿
滤泡囊肿
黄体囊肿
卵泡膜黄素化囊肿
出血性囊肿
扭转
多囊卵巢综合征
囊性畸胎瘤
皮样囊肿
黏液性囊腺瘤
浆液性囊腺瘤
Brenner 瘤
卵泡膜-纤维瘤
粒层细胞瘤
性腺母细胞瘤
支持细胞-间质细胞肿瘤
Meigs 综合征

月经稀发（oligomenorrhea）：月经频率低。

网膜（omentum）：支撑腹腔脏器的腹膜返折。

胎盘粘连（placenta accrete）：胎盘长入子宫肌层。

前置胎盘（placenta previa）：胎盘附着于子宫下段或宫颈。

砂粒体（psammoma bodies）：某些肿瘤内出现的显微镜下可见的钙盐沉积

不透 X 线的（不透射线的）「radiodense（radiopaque）」：组织吸收 X 线最终在放射图片上显示为白色。

红色变性（red degeneration）：肌瘤生长过快，血供不能满足导致瘤内出血。

他莫昔芬（tamoxifen）：可降低对雌激素敏感的乳腺癌发病率的抗雌激素药物。

子宫破裂（uterine dehiscence）：子宫瘢痕处的肌层出现部分分离。

女性生殖系统超声检查方便易行，因此诊断性超声检查已经成为评估女性盆腔脏器的常规检查手段。由于恶性病变和良性病变可能具有相似的超声特征，超声检查必须与临床、实验室检查和病理检查相结合。本章主要讲述女性盆腔的良性病变，从子宫平滑肌瘤到卵巢生理性囊肿，再到结构复杂的病变，如输卵管-卵巢脓肿或肿瘤。

子宫

宫颈

子宫发育异常相对比较常见，分为子宫融合异常所致（见第 2 和 3 章）、宫颈功能异常所致（宫颈功能不全）以及由于母体暴露于己烯雌酚（DES）所致。多种良性病变可以引起宫颈长大，比如宫颈平滑肌瘤、纳博特囊肿和宫颈息肉（表 8-1）。

纳博特囊肿/包涵囊肿

纳氏囊肿或包涵囊肿位于宫颈内纳博特腺导管

开口处，系由纳博特腺体的分泌受阻所致。[1,2]是成年女性宫颈一种无症状的正常变异，常见于妊娠后或罹患慢性宫颈炎后（图 8-1）。[3]

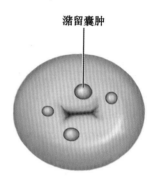

潴留囊肿

图 8-1　宫颈表面的上皮移行。有两种类型的上皮覆盖宫颈：①组成阴道上皮的光滑粉色鳞状上皮；②与宫颈内膜线相延续的深红色高柱状上皮。这两种上皮在鳞柱交接部相接，如果相接处位于宫颈口或宫颈管内，则只能见到鳞状上皮。常可见到柱状上皮环不同程度的环绕宫颈口。这是伴随着胎儿生长、月经来潮和首次妊娠的正常生理过程。青春期，随着雌激素刺激增加，柱状上皮全部或部分转变为鳞状上皮，此过程称为化生。这种变化可能引起柱状上皮分泌受阻导致产生潴留囊肿（有时称为纳氏囊肿）。表现为宫颈表面一个或多个透明的结节，无明确病理意义

表 8-1　阴道、宫颈、子宫的良性病变		
病灶	发病年龄	超声特征
Gartner 导管囊肿	生育期	无回声的充满液体的肿块，边界清楚，透声性好，位于阴道前侧壁
纳氏囊肿	常见于妊娠后	位于宫颈管的充满液体的肿块，常见侧方声影
息肉	围绝经期和绝经后	回声强于周围内膜。可为局限性或弥散性
平滑肌瘤（肌瘤、纤维瘤）	生育期	可能为强回声、弱回声或等回声。透明变性：透声差的无回声团块；囊性变：透声好的无回声团块；钙化：局部回声增强伴后方声影

影像学特征

超声检查

超声,特别是经阴道超声可以观察宫颈管内的囊肿,囊肿大小从 3mm 到 3cm。囊肿的超声表现为边界光滑、充满液体的肿块。常出现后方增强伪像和侧方折射声影(图 8-2),技术改进可能消除这些伪像。选择适合的成像模式有助于鉴别纳氏囊肿与发育卵泡或盆腔局部积液。

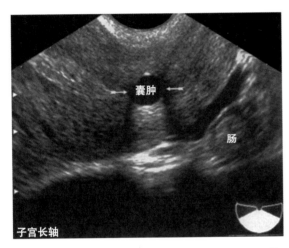

图 8-2 经阴道超声显示前倾子宫的宫颈长轴声像。圆形的、充满液体的肿块(箭头),肿块出现后方回声增强和侧方声影,符合纳氏囊肿超声表现

MRI

纳氏囊肿在 MRI 上易于成像,病灶在 T2 加权像显示为中-高信号。这种包涵囊肿常与宫颈恶性病变表现相似(图 8-3)。[4]

治疗

较小或无症状的纳氏囊肿一般无需治疗。如果不能排除恶性病变或囊肿长大,可能需要进行囊肿切开引流。[5]

息肉

宫颈息肉是最常见的宫颈良性肿物,在妇女中发生率为 4%,最常见于多次妊娠的围绝经期和绝经后妇女。宫颈息肉通常无症状,也可能导致大出血或分泌物增多。[3] 宫颈息肉常常有蒂与宫颈壁相连,大小可达数厘米。[3] 尽管经阴道超声比经腹部超声更容易分辨较小的息肉,但也可能难以分辨很小的宫颈息肉超声。带蒂的宫腔内或宫颈的平滑肌瘤偶尔突出于宫颈口时,可能与息肉混淆(图 8-4)。[3,4]

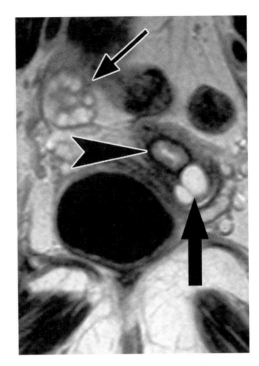

图 8-3 MRI 高分辨率 T2 加权像宫颈显像显示两个小的纳氏囊肿(箭头)注意宫颈的带状解剖结构(三角箭头)和正常的右侧卵巢,其上可见卵泡(细箭头)

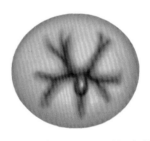

图 8-4 宫颈息肉通常来自于宫颈管,当其突出宫颈口时,可以见到息肉病灶。息肉是鲜红色、质软而脆的组织。如果只能见到息肉尖端,临床难以将其与子宫内膜息肉进行鉴别。息肉属于良性病变,但可以引起出血

治疗

没有症状的息肉无需切除。息肉一旦发生出血、长大、或肉眼检查发现形态异常时需要进行息肉切除。息肉切除可以直接扭转或使用镊子摘除。[6]

肌瘤

宫颈肌瘤具有和宫体肌瘤相似的组织学特征。小的、无症状的宫颈肌瘤大约占 3%～8%。宫颈肌瘤的症状包括性交困难、排尿困难、尿急、泌尿生殖道梗阻、宫颈阻塞、脱垂、出血、分娩受阻。临床医生可根据患者年龄和生育要求选择仅切除引起症状的病灶或子宫切除术。[7] 宫颈肌瘤可导致宫颈扭曲变形,其超声表现与宫体肌瘤相似。连续动态超声检查有助于

监测无症状肌瘤的生长。

治疗

无症状的宫颈肌瘤无需治疗。小到中等大小的宫颈肌瘤如果出现症状,可行肌瘤切除术,如果是很大的肌瘤,则必须行子宫全切术。[8]

内膜

内膜增生

内膜过度生长称为内膜增生。高雌激素水平[如促排卵治疗、激素替代治疗(HRT),或使用他莫昔芬治疗(图8-5)]可促使内膜增厚。糖尿病、肥胖、持续无排卵月经周期以及多囊卵巢综合征的患者也常发生内膜增生。产生雌激素的卵巢肿瘤,如卵泡膜细胞瘤和粒层细胞瘤也可以引起子宫内膜增厚。由于内膜增生增加了女性罹患子宫内膜癌的风险,严密监测非常重要。[9,10]

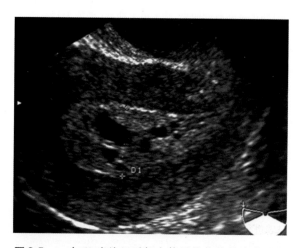

图8-5　一个62岁绝经后妇女使用他莫昔芬治疗后出现阴道流血,经阴道子宫长轴切面显示子宫内膜增厚(19mm)伴囊性改变。最后确诊为内膜增生

内膜增生是引起妇女异常子宫出血的最常见原因,内膜厚度的上限值:绝经前妇女14mm,[3]使用他莫昔芬的妇女10mm,[11]绝经后妇女为8mm。[3]所有测值均包括子宫内膜前后两层。

影像学表现

超声成像

内膜增厚是最主要的超声表现(图8-6)。内膜回声均匀,或不均匀,当伴随腺体扩张、囊性萎缩或内膜息肉时,内膜内可见小的囊性区域,表明病变为良性。[12]由于内膜增生的超声表现无特异性,活检对于明

确诊断必不可少。[10]

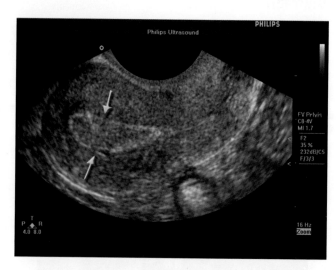

图8-6　阴道超声显示内膜增生患者的子宫内膜增厚(箭头)。(图片由 Philips Medical Systems, Bothell, WA 提供)

内膜增生患者行三维超声检查有助于补充二维超声缺少的解剖信息。通过三维多平面重建显示的冠状切面可以更进一步评估宫腔线(图8-7)。将彩色多普勒信息叠加到三维重建的图像上有助于鉴别病变的良恶性。Hosney 等的研究证实,当增生的内膜周边出现规则的分散的血管,同时彩超发现内膜血流的 RI 大于 0.5(0.85±0.08)时,病变为良性的可能性大。[12]

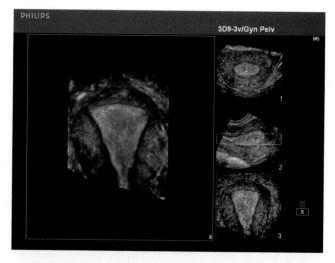

图8-7　三维多平面成像显示图像的冠状切面。在图3中显示的冠状切面经重建成为图4的容积图像。(图片由 Philips Medical Systems, Bothell, WA 提供)

治疗

美国妇产科协会建议对子宫内膜增生患者采用

宫腔镜手术或吸刮术（dilation and curettage，D&G）。[13]
其他治疗取决于内膜增生的类型和患者的生育要求。
包括口服避孕药行孕激素治疗或使用宫内节育器（in-trauterine contraceptive device，IUCD）。[14]某些严重的病例需行子宫切除术。[14]

Asherman 综合征/宫腔粘连

子宫内膜损伤可以引起内膜粘连，病因包括剖宫产（cesarean section，C/S）史、选择性流产时进行吸刮术或妊娠失败的并发症。胎盘残留行吸刮术也会增加粘连的风险。宫腔操作以后，损伤的内膜表面修复形成粘连，患者可能出现不孕或复发性流产。

影像学表现

超声成像

子宫超声造影、子宫输卵管超声造影和超声子宫造影具有相似的定义，用于描述在超声监测下将生理盐水注入宫腔的过程。第 31 章详细讲述了该过程的操作细节（图 8-8）。

宫腔镜下松解子宫粘连带（子宫成形术）可以直接治疗宫腔粘连，腹腔镜联合宫腔镜可以用于较复杂病例的粘连松解。[10,15,16]

子宫输卵管造影

子宫输卵管造影（sonohysterography，HSG）是目前诊断宫腔和输卵管病变的金标准。操作时先通过宫颈向宫腔内注射造影剂，再使用 X 线透视成像进行观察。为了避免早孕期的放射暴露，该检查一般在妇女月经周期的第一阶段（月经第 7 ~ 12 天）进行。[17,18]检

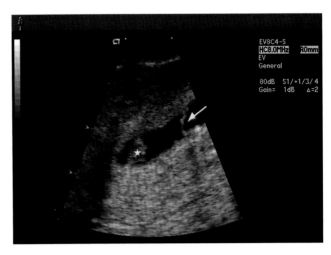

图 8-8　注射生理盐水后行超声子宫造影（SIS）显示宫腔内的粘连带（星号和箭头）注意放大图像（增加扇形区域内线阵的密度和深度来增加图像的细节）

查并发症包括出血、感染、造影剂过敏、子宫穿孔和早孕期放射暴露。

子宫输卵管造影成像过程中，粘连表现为宫腔内的充盈缺损。这些区域显示比周围的造影剂更黑而且接近子宫壁。需要注意与子宫返折相鉴别，子宫返折表现为与子宫壁平行的线状充盈缺损（图 8-9）。[18]

治疗

宫腔镜直视下切除或切断粘连带，该操作可采用粘连切断、使用剪刀切割粘连带，以及通过电外科或使用激光切除。[15]

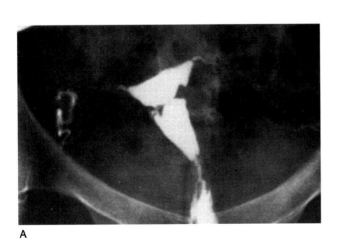

A

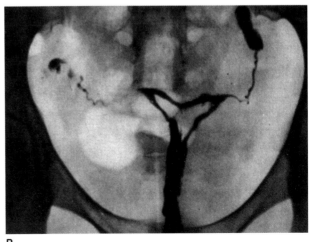

B

图 8-9　A.典型的宫腔边缘粘连时的充盈缺损表现。此病例粘连带为环形的，子宫造影图像的两侧均可见充盈缺损。
B.宫腔粘连造影显示连续的充盈缺损如沙漏样（如伸展于子宫前后壁之间的柱状粘连带）

疾病相关知识点 8-1 Asherman 综合征(宫腔粘连)[10,17]		
症状和体征	**诊断**	**内膜超声表现**
• 月经正常到闭经等不同程度月经紊乱 • 复发性流产 • 不孕	• 宫腔镜 • 子宫输卵管造影 • 超声子宫造影	• 二维成像:正常或低回声小梁状粘连带 • 超声造影:粘连带呈小梁状;宫腔扭曲;内膜变薄,自由漂浮;内膜增厚但缺乏弹性

子宫肌层

子宫破裂

剖宫产(C/S)在发达国家非常普遍,其安全性已被认可,但是,任何手术均可能增加盆腔粘连、子宫破裂(瘢痕断裂)和未来发生胎盘种植并发症(前置胎盘和胎盘植入)的风险。[19]其他引起子宫瘢痕的原因包括肌瘤挖除和器械穿孔。[20,21]子宫瘢痕破裂是妊娠期罕见而严重的并发症,常导致母儿死亡。[19]子宫破裂时子宫肌层分离而腹膜完整。如果是妊娠子宫,则胎膜仍然保持完整。[20]本节重点关注非妊娠子宫的瘢痕断裂。

影像学表现

超声成像

明确剖宫产子宫瘢痕最好的方法是使用阴道探头扫查子宫下段(lower uterine segment,LUS)。[20,22]剖宫产分娩绝大部分采取的是膀胱上方子宫下段横切口行子宫切开,因此瘢痕大多位于宫颈内口上方子宫前壁下段。[22]Ofili-Yebovi 等的研究证实阴道超声可以分辨95%或更高比例的剖宫产瘢痕,他们大多数的位置接近宫颈内口。

子宫下段由子宫肌层、膀胱浆膜层(包含腹膜脏层和壁层)组成。该部分的子宫成像显示两层浆膜层高回声和低回声子宫肌层。[23]瘢痕位于子宫下段,显示为线状或三角形低回声区域,该处肌层和子宫内膜均较薄(图 8-10)。翻转的子宫下段由于伤口修复引起的张力使得瘢痕形成的可能性增加50%。

MRI

除超声外,MRI 也可用于确定肌层分离的程度,特别是对于超声图像质量不佳或超声表现有混淆的病例。[20]因为成像无需使用对比剂,无放射性,MRI 常用于胎儿成像。在子宫破裂时,MRI 可以精细显示子宫肌层分离的情况(图 8-11)。[24]

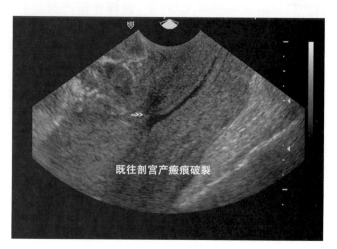

图 8-10　剖宫产瘢痕破裂。注意很薄的低回声区域从宫颈内口延伸进入宫颈组织(箭头)。(图片由 Philips Medical Systems,Bothell,WA 提供)

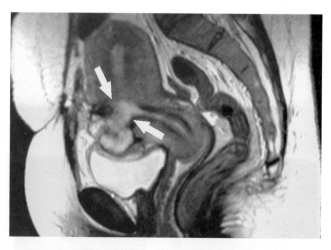

图 8-11　剖宫产后的子宫破裂。患者剖宫产后出现疼痛和阴道出血,T2 加权像子宫显像。注意切口部位肌层的断裂(箭头)

治疗

可采取宫腔镜、腹腔镜-阴道联合以及开腹手术缝合剖宫产切口的缺陷,[25]严重病例可能需要行子宫切除。

症状	超声发现
● 疼痛	● 子宫下段厚度 1.5mm
● 闭经	● 剖宫产切口部位三角形或线状无回声区
	● 子宫肌层 4~6mm 的内陷

平滑肌瘤

平滑肌瘤是女性盆腔最常见的肿瘤,据估计生育期妇女的发病率为 20%~30%。[24]在美国黑人中的发生率明显高于白人,[3,26]这些良性肿瘤具有相似的生长模式。母亲或姐妹罹患子宫肌瘤的妇女在其有生之年患病的机会为 40%。[26]子宫肌瘤的病因尚不明确,但他们通常都发生于月经初潮后而在绝经后逐渐消退,提示雌激素可能是生长的促发因素。[10,24]使用他莫昔芬治疗的妇女子宫肌瘤的发病率增高。[10]

子宫平滑肌瘤是由来源于子宫平滑肌的平滑肌细胞和纤维结缔组织构成的良性肿瘤,其他常用的术语包括平滑肌瘤、肌瘤和纤维肌瘤。肌瘤可单发或多发,大小不一,周边包绕肌纤维压缩形成的假包膜。[3,24,27]平滑肌瘤可以发生于子宫的任何部位,根据它们与宫腔的关系来描述。位于肌层内的称为肌壁间,位于内膜下的可以凸入宫腔或使宫腔扭曲变形。浆膜下肌瘤位于子宫浆膜表面,常伸入腹腔。这种类型常包括带蒂浆膜下肌瘤,图像显示为子宫外的肿块(图 8-12)。黏膜下肌瘤大约占 5%~10%,是最容易引起临床症状的类型。[3]浆膜下肌瘤随时间推移可能变成带蒂浆膜下肌瘤,是超声最难以评估的。寄生肌瘤是指肌瘤的血供来自于其他器官(图 8-13)。这些肌瘤可能附着于网膜或肠道或可能长入双侧阔韧带内。[3]

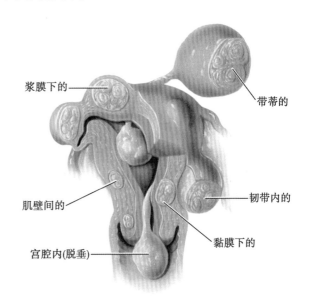

图 8-12　肌瘤可能的发生部位。示意图显示肌瘤可能发生在多个部位。当肌瘤紧贴内膜腔可能引起大量的阴道流血,浆膜下肌瘤可引起子宫长大,但月经无明显变化。子宫任何部位均可发生子宫肌瘤,宫颈因为肌细胞成分较少,发病率相对较低

(图中标注:浆膜下的、带蒂的、韧带内的、黏膜下的、肌壁间的、宫腔内(脱垂))

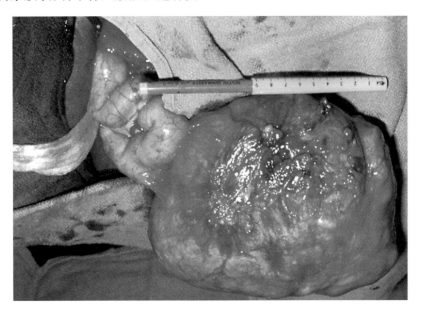

图 8-13　寄生肌瘤。一个很大的肿瘤环绕小肠寄生,通过新生血管夺取其血供。这种情况的典型病例仅见于后壁或宫底部较大的肿瘤,当他们有蒂时更常见。一般认为发生机制是由于小肠壁受压坏死和修复过程中发生血管重建

变性

当肌瘤生长过快,血液供应不足时,肌瘤会发生各种变性。变性的程度取决于肌瘤生长速度与血供之间不平衡的严重程度,[26]大约2/3的肌瘤可出现不同形式的变性。肌瘤变性的症状和体征取决于肌瘤的大小和部位。肌瘤可出现各种类型的变性,包括:透明变性、肉瘤变、囊性变、钙化、脂肪变性、红色变性(出血性)和坏死。[26-28]疼痛可能提示某种类型的变性,也可能是带蒂浆膜下肌瘤扭转或较大的肿瘤压迫盆腔神经根所致。

透明变性时,平滑肌细胞被纤维组织所取代,囊性变(4%)时,透明组织出现变性导致液化坏死。钙化最多见于绝经后,[29]在超声上很容易辨认(图8-14)。急性的平滑肌梗死可导致红色变性,常常出现在妊娠期。[27]它可以引起剧烈的疼痛,必须手术治疗。在必要时对妊娠妇女采取开腹手术或肌瘤挖除,可改善母儿结局。

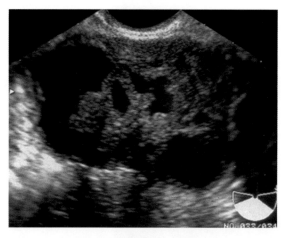

图8-14　较大的混合性团块合并囊性变,位于子宫前壁,手术证实为带蒂浆膜下肌瘤变性

体征和症状

肌瘤的大小和部位决定了患者症状,然而,许多肌瘤患者都没有症状。黏膜下肌瘤和部分可使内膜腔扭曲变形的肌壁间肌瘤常常引起异常出血,临床表现为月经过多,也可出现经间期点滴出血和月经周期不规则。非常大的肌瘤可以引起患者腹部长大,伴或不伴疼痛。[15,28]平滑肌瘤压迫膀胱前壁常引起尿频和围绝经期张力性尿失禁。[26]位于子宫后壁的平滑肌瘤可能压迫直肠导致便秘或背部及下肢肿胀不适。[3]

影像学表现

大的肌瘤比小的更能破坏子宫轮廓,因此肌瘤的

影像检查非常重要。多发的较大的浆膜下肌瘤可使子宫长大,出现分叶状轮廓;大的肌壁间肌瘤和黏膜下肌瘤可使宫腔扩张,内膜线扭曲。不管是浆膜下、肌壁间和(或)黏膜下肌瘤以及是否出现内膜线扭曲,肌瘤的定位至关重要。肌瘤的大小和部位决定了不同的手术方式。

因为肌瘤可以使子宫显著长大,并且可以伸出子宫形成带蒂的形式,必须仔细扫查整个盆腔以观察到子宫和子宫外的所有肌瘤。带蒂浆膜下肌瘤容易和多种疾病混淆,包括双角子宫、残角子宫、卵巢肿块、葡萄胎以及异位妊娠(图8-15)。[26]必须借助辅助影像技术如超声、放射、MRI和造影来确诊。

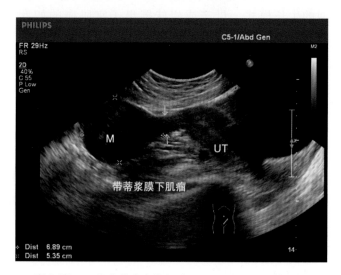

图8-15　一个中等大小的肌瘤(7cm×5.3cm)以较细的茎(蒂)和宫底部相连。持阴道探头进行推拉式扫查(前后连续扫查使探头位于阴道最顶端和末端)可帮助辨认肌瘤的蒂及其活动情况。(图片由Joe Antony,MD,Cochin,India提供。网址:http://www.ultrasound-images.com/fetus general.htm.)

超声

常规超声成像可以评价肌瘤的大小、数量和部位。[2]与其他影像检查一样,肌瘤测量包括三个参数:长度、宽度和厚度。因为肌瘤容易使声波衰减从而使得肌瘤的后部显示困难,检查者常需使用低频探头、增加总增益和时间补偿增益以及增加输出功率。连续动态观察有助于监测肌瘤的生长过程。长大的子宫可能妨碍临床医生对附件进行完整的体格检查,此时超声是评价卵巢的很好的检查手段。子宫肌瘤较大时,卵巢位置常位于盆腔深部,需要经阴道超声检查。当卵巢位置很高时,联合经腹部超声图像质量更优。增大的子宫常引起输尿管阻塞,导致肾盂积水,因此对肾脏的检查非常重要。

肌瘤的超声表现各异,[9,30]取决于团块大小、位置

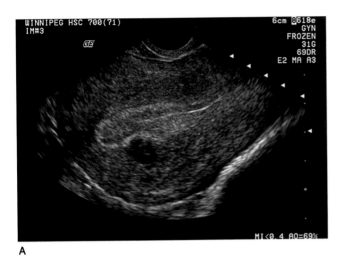

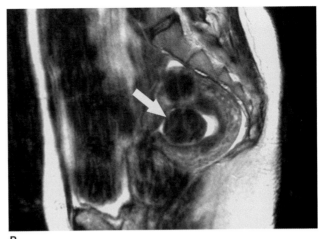

图8-16　A.经阴道子宫长轴切面显示黏膜下肌瘤为低回声团块,使内膜形态扭曲。B. MRIT2 加权像矢状面成像显示黏膜下肌瘤(箭头)位于宫腔中央。C.黏膜下肌瘤 X 线片检查显示为宫腔内黑色的充盈缺损。(图像由 GE Healthcare,Wauwatosa,WI 提供)

及是否发生变性。小肌瘤表现为子宫肌层回声轻微改变或使宫腔变形(图 8-16)。肌瘤变性时超声表现从低回声到高回声。囊性变可使肌瘤内出现局部回声减低。当平滑肌束和纤维组织束按同心圆排列时,可以见到漩涡状结构。红色变性表现为透声较好的中等回声。[31]

钙化是比较常见的一种变性,超声容易分辨,主要表现为散在分布的高亮回声伴后方声影。钙化的肌瘤应注意不要与弓形动脉钙化相混淆。X 线摄片显示钙化的肌瘤为盆腔内不透光区域(白色)。发生这类变性的肌瘤一般体积较大伴后方声影。子宫弓形动脉钙化表现为围绕子宫周边的高亮回声。两种类型的钙化均为良性病变(图 8-17)。

子宫前壁和后壁的大肌瘤可以对膀胱和直肠造成压迫,在超声上显示为子宫-膀胱、子宫-直肠接触面平滑的压痕。图 8-18、图 8-19、图 8-20 和图 8-21 展示

了这种类型的肌瘤。

MRI

研究表明 MRI 对某些肌瘤的显示优于超声。MRI 检查可在术前对肌瘤进行定位,[25]但是这种检查手段的费用远高于超声检查(图 8-16B 和图 8-21A)。

子宫输卵管造影和超声子宫造影

HSG 和 SHG 都可以通过显示充盈缺损来判断肌瘤突入内膜的程度。两种侵入性检查都会带来感染和出血的风险,且会引起患者不适。HSG 具有放射性,会增加患者的放射线暴露。这些检查仅能提供黏膜下肌瘤的信息,对其他类型肌瘤还应使用其他诊断方法(图 8-21B、C)

治疗

根据患者肌瘤大小不同而有不同的治疗方法,无症状的妇女仅需要常规随访,前列腺素或口服避孕药

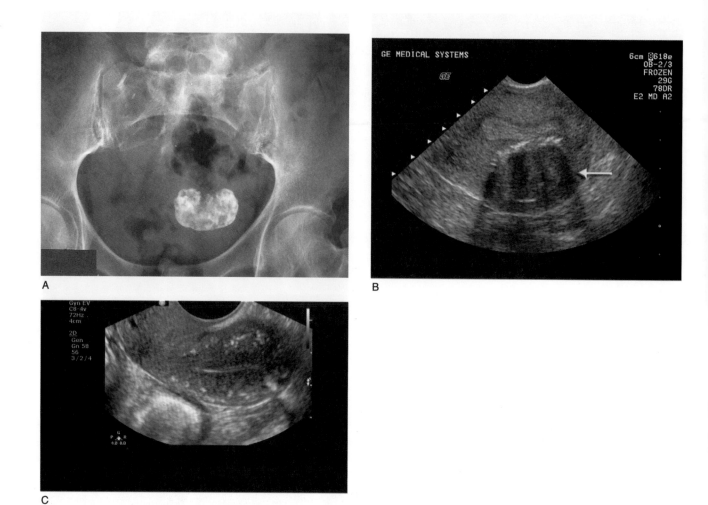

图 8-17 A.盆腔透视显示中线偏左侧的钙化团块。纤维组织钙化常常看起来像爆米花。B.另一患者行超声检查显示钙化的高回声肌瘤(箭头)。C.子宫弓形动脉钙化显示为子宫周边灶状高回声。(图像由 Philips Medical Systems,Bothell,WA 提供)

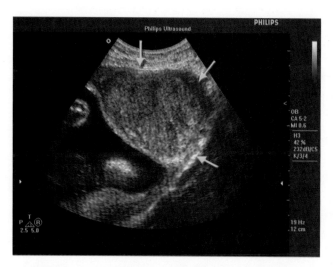

图 8-18 一个妊娠期妇女子宫横切面的超声图像显示子宫肌瘤(箭头)。彩色叠加(又叫伪彩),使图像呈现为金黄色调。(图像由 Philips Medical Systems,Bothell,WA 提供)

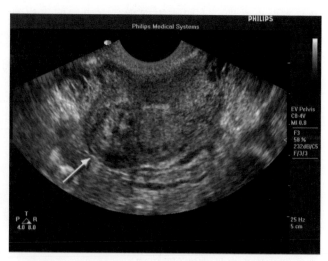

图 8-19 经阴道横切面扫查显示浆膜下肌瘤(箭头)。(图像由 Philips Medical Systems,Bothell,WA 提供)

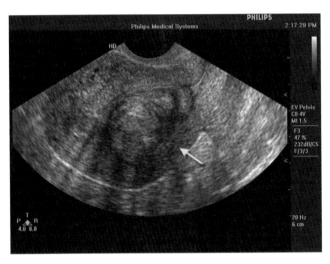

图 8-20　肌瘤的位置难以明确。这个病例可以归类为肌壁间肌瘤（箭头），但因为团块引起子宫内膜扭曲变形，也可以归类为黏膜下肌瘤。（图像由 Philips Medical Systems，Bothell，WA 提供）

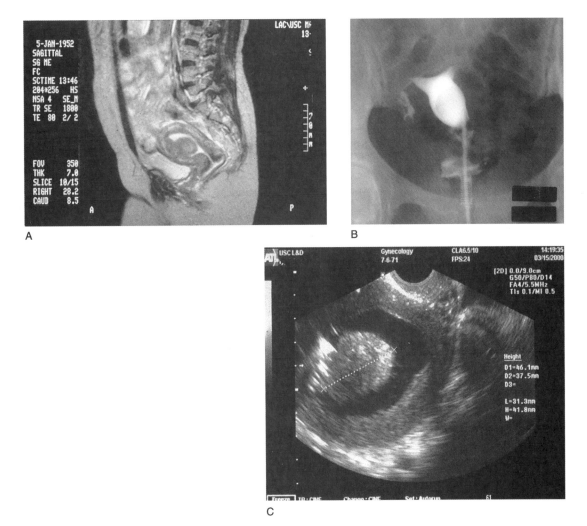

图 8-21　A. 黏膜下肌瘤 MRI 检查。B. 同一病例行 HSG。C. 同一病例行生理盐水注射宫腔超声造影

可能减轻或消除症状。[26]肌瘤较大且有生育要求的妇女适合行肌瘤挖除术。如果肿瘤压迫输尿管阻碍了肾脏的排泄,可以引起肾功能受损,必须施行手术切除。[26]由于个体差异,临床医生必须明确激素治疗、[15,26]子宫切除、[26,33]宫腔镜肌瘤切除、[15,26]经腹子宫切除、[26,33]激光[1]或子宫动脉栓塞[34]等方法治疗子宫肿瘤的适应证。

疾病相关知识点 8-3 平滑肌瘤	
症状	**超声发现**
• 无症状	• 肌层回声不均匀
• 月经过多	• 内膜形态不规则
• 月经淋漓	• 肌层内的低回声区域
• 腹部长大	• 肌瘤内部旋涡状结构
• 疼痛	• 钙化
• 尿频/尿急	• 膀胱后壁外形改变
• 下肢疼痛	
• 大腿不适或肿胀	

子宫外的盆腔肿块

脓肿

炎症波及输卵管、卵巢、阑尾、肠道、腹膜[10,21]或肠穿孔[30]均可以形成盆腔脓肿,产生原因是由于组织坏死或生成脓性物质。腹膜炎(腹腔浆膜面感染)是手术的并发症之一。肠穿孔、阑尾炎或输卵管-卵巢脓肿的扩散也可以引起盆腔脓肿。[35]

疑诊盆腔脓肿的患者可出现术后发热、盆腔触痛或疼痛、手术部位肿胀,还可能伴随寒战、不适、虚弱。实验室检查可出现白细胞计数升高、败血症和细菌培养可能出现阳性。[35,36]

影像学表现

超声成像

由于病灶内有气泡形成,超声成像比较困难。感染区域可能是盆腔内的腔隙、结肠旁沟、或延伸到盆腔外。左上腹和右上腹均可出现或浑浊或清亮的液体集聚围绕在肾周。病灶内残渣沉积可能使液平面上升。仔细观察可疑团块的蠕动情况有助于与来自肠道的病变相鉴别(图 8-22)。[35,36]

CT

CT 是诊断盆腔内感染性疾病非常准确的检查方

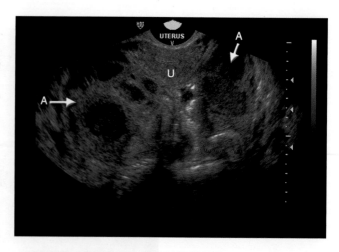

图 8-22　经阴道扫查显示子宫横切面(U)及双侧脓肿(A),超声表现为炎症病变的杂乱回声。(图像由 Philips Medical Systems, Bothell, WA 提供)

法。脓肿具有特征性 CT 表现:局部分隔的液体集聚,对周围结构可能产生占位效应(图 8-23)。[37]

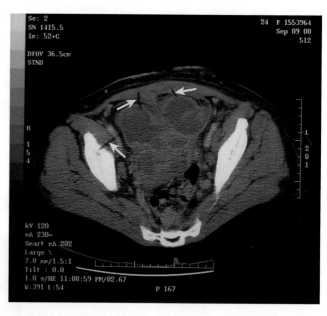

图 8-23　剖宫产后脓肿。CT 扫描显示前盆腔较低位置的多房分隔脓肿,位于子宫切口区域

血肿

由于外伤或疾病导致器官内或任何潜在腔隙的血液集聚均可形成血肿。内出血患者出现血色素下降、可扪及包块、高血压及肾功能减退。[36]盆腔血肿的病因包括异位妊娠或囊肿破裂、肾移植术后出血、手术或外伤。

超声检查可以发现边界清楚的分隔状团块。这些区域可能出现杂乱回声,从旋涡状活动团块到囊实性再到完全无回声。其表现取决于血肿形成的

时间。[10,36]

淋巴囊肿

淋巴囊肿是淋巴液的局部集聚,多由于盆腔内淋巴管受到外伤引起。外渗的淋巴液周围出现纤维组织增生,导致出现占位效应。这是肾移植术后常见的并发症,发病率约 12%。

淋巴囊肿与盆腔其他边界清楚的分隔状肿块具有相似的超声表现。鉴别诊断主要与压迫膀胱形成压迹的肿块相鉴别,包括尿潴留、血肿或脓肿(图 8-24)。如图 8-25 所示,许多不同的肿块具有相同的超声表现。

治疗

为缓解症状,临床医生对较大的淋巴囊肿可通过手术排液或经腹穿刺(经皮)或采取开窗减压术。[38]

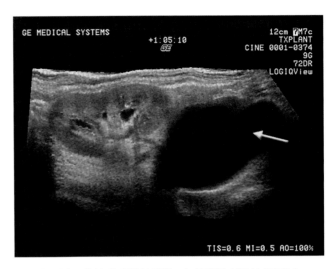

图 8-24　移植术后淋巴囊肿,出现无回声肿块(箭头),延伸至盆腔内。(图像由 GE Healthcare,Wauwatosa,WI 提供)

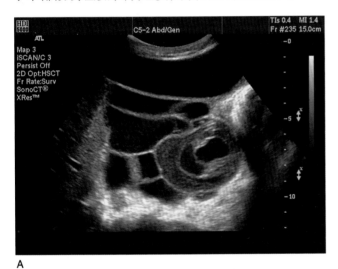

A

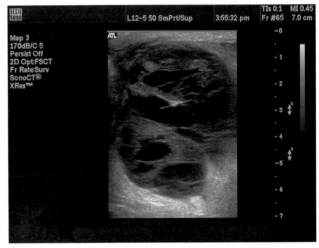

B

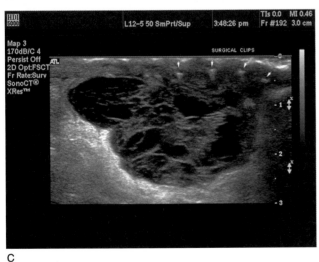

C

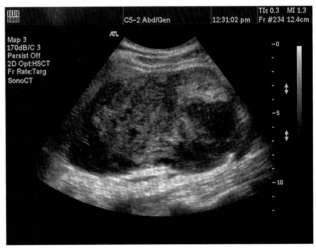

D

图 8-25　A. 图像显示腹水内杂乱分隔。B. 切口部位发现脓肿。C. 术后血清肿。D. 腹壁肉瘤。(图像由 PhilipsMedical Systems,Bothell,WA 提供)

阑尾炎

急、慢性阑尾炎均可以引起阑尾脓肿。常常由于管腔内结石阻塞或淋巴增生引起，疾病也可能和盲肠癌、卵巢肿块、Crohn 病或憩室炎类似。由于缺乏特异性的体征和实验室检查发现，这种常见的炎性疾病很难诊断。右下腹 McBurney 点疼痛是最常见的表现，McBurney 点的定位方法是在肚脐和髂前上棘间作一连线，McBurney 点位于此连线距肚脐 5cm 处。该处也是检查反跳痛的位置。

影像学表现

超声成像

阑尾的超声表现具有特征性的肠道结构，可清晰显示肠道三层结构，特别是被感染的阑尾。为显示阑尾，应从可以显像的最低频率开始选择，通常探头频率 5 ~ 12MHz，聚焦部位在阑尾深度。[36,40]检查时可经腹部加压（分级压力）来定位疼痛部位并且可排开肠管。横切面上，阑尾显示为髂血管旁、腰大肌前方或中间的牛眼样结构。

由于患者体型、肠气干扰或阑尾位置影响，阑尾在超声上常难以显示。如果可以显示阑尾，则能看到由于管壁厚度正常，阑尾腔因受压出现塌陷。阑尾发炎时，管壁增厚，回声减低，因为管壁水肿，阻止了阑尾塌陷。测量阑尾径线可以帮助诊断阑尾炎症。测量从外壁到外壁，正常阑尾不超过 6mm。[36,40]叠加彩色和能量多普勒超声可以显示炎症病灶特征性的充血现象。[36,40]如果阑尾穿孔，唯一的发现可能是围绕盲肠和阑尾出现肠壁增厚、分隔、脓肿、蜂窝织炎、积液和明显肿大（图 8-26）。[40]

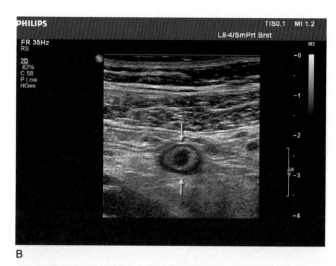

图 8-26　A. 发炎阑尾的长轴图像（箭头）显示右下腹末端为盲端的管状结构。由于高频探头可以增加对图像细节的显示，L8-4 探头可帮助分辨组织层次。高频率增加了图像的分辨率，但降低了声波的穿透性。B. 同一阑尾的横切面显示肠道发炎时特征的"牛眼"征。（图像由 Philips Medical Systems，Bothell，WA 提供）

X 线摄像

X 线摄像显示输尿管移位至腰大肌边缘，异常的团块、腹腔积气、钡灌肠检查时阑尾不充盈。

CT

CT 是另一种诊断阑尾炎和继发脓肿的检查手段。[40]妊娠妇女主诉右下腹疼痛对超声检查者是一个挑战。子宫增大使阑尾位置移出盆腔，导致超声定位极其困难，更难以进行准确诊断。[41,42]因为患者很可能出现穿孔、早产、胚胎丢失，对某些超声无法显示的病灶，可以选择 CT 作为检查手段。[42]盲肠局部出现因肿块压迫形成的凹痕（图 8-27）。[41]

治疗

手术是主要的治疗选择。

疾病相关知识点 8-4
子宫外的盆腔肿块[10,35,36,39,40]

肿块	病因学	超声表现
脓肿	感染性疾病	杂乱回声团块、由于气泡产生混杂的声影、分隔状、结肠旁沟积液
血肿	手术、外伤	血肿形成时间不同则超声表现不同。初始阶段为混合回声内有移动微粒、血凝块等固体,逐渐转变为内有固体/无回声区域的混合回声
淋巴囊肿	肾移植、外伤、淋巴结清扫	分隔状、边界清楚的肿块,可表现为位于膀胱一侧的混合回声
尿囊肿	肾移植、外伤、梗阻病变	位于移植肾近端的无回声囊肿,由纤维囊包裹尿液形成,可使盆腔脏器移位
血清肿	外伤、手术	手术部位混合回声团块
阑尾炎	结石、梗阻、细菌感染、盆腔脓肿	McBurney 点横切面牛眼样非压缩性管状结构,末端为盲端,管径大于 6mm,可见游离液体
肠道肿物	感染病史(克罗恩病)、癌肿、梗阻	与混合性附件囊肿相似,出现肠道靶环征,肠内气体使中心呈高回声,壁为低回声
盆腔肾	肾衰竭	与正常肾脏表现相似,一般位于左侧髂窝
膀胱憩室	先天性或获得性	膀胱壁上无回声凸出,可能有相连的颈部,与卵巢囊肿近似,排空膀胱后形态及大小发生变化
输尿管扩张	梗阻	与卵巢囊肿相似,但扭曲使输尿管延长

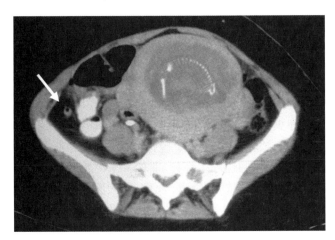

图 8-27 一个妊娠 18 周的孕妇因为右下腹疼痛 12 小时行 CT 扫描,腹部查体有明显压痛,超声检查疑诊阑尾炎考虑行开腹切除术。CT 扫描显示正常的充气的阑尾,且阑尾周围没有炎症的表现(箭头)。遂推迟开腹手术,12 小时后,患者流产一个腐败的胎儿。由于选择了最适宜的 CT 扫描,一个不典型的绒毛膜羊膜炎患者避免了不必要的手术。(图片由 David Weiss 博士,栗树山医院,宾斯法尼亚大学健康系统,栗树山,PA 提供)

阴道

Gartner 管囊肿

Gartner 管囊肿通常没有症状,是常规盆腔检查最常见的现象。这种囊肿是阴道常见病变,可以单发或多发,是胚胎泌尿生殖结构-中肾管的残迹。[43]囊肿很少引起症状,但一旦长大,也可引起一些压迫症状和性

交困难。引起症状的囊肿一般来自阴道上段与宫颈连接处并且可延伸自阴道开口处的阴唇内。

影像学表现

超声成像

超声有助于阴道前侧壁的囊肿定位。病灶表现为无回声或混合回声团块,边界清楚、透声性好(图 8-28)。

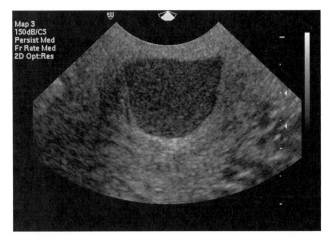

图 8-28 阴道超声显示 Gartner 管囊肿。由于液体中的蛋白质,团块表现为混合回声。(图像由 Philips Medical Systems,Bothell,WA 提供)

CT

和超声一样,CT 显示为边界清楚的薄壁囊肿,囊壁无增强。MRI 可显示阴道肿块的位置和囊性表现,

有助于诊断。由于囊液中的蛋白成分,Gartner 管囊肿显示为高信号(图 8-29)。[44]

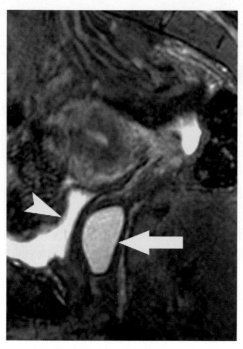

图 8-29　Gartner 管囊肿。女性盆腔正中矢状脂肪抑制 T2 加权像显示单发的高信号囊性病灶(箭头),位于膀胱后方(三角箭头)。(图像由 Timothy G. Sander,MD 提供)

治疗

无症状的 Gartner 管囊肿无需随访,如果出现症状,可切开引流或切除以缓解症状。[44]

子宫切除术后阴道断端

子宫切除术后患者盆腔检查可显示阴道断端,前

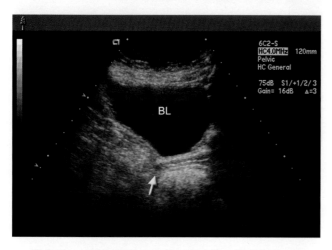

图 8-30　子宫切除术后患者经腹成像。阴道断端(箭头)位于膀胱(BL)后方

后径(AP)测值不超过 2.1cm。[3] 肿块、癌肿或放射诱导的纤维化可使阴道断端长大。阴道长度取决于外科医生在子宫切除时,切除的程度(图 8-30)。[45]

输卵管

正常输卵管比较狭长,常规经腹部超声扫查无法显示输卵管,除非输卵管周围被液体包绕。[46]经阴道扫查,短轴切面可见输卵管与子宫悬韧带连接部,常可帮助定位卵巢。当周围被液体环绕时,这一正常结构很容易显示。输卵管良性病变仅限于盆腔炎性病变。

炎性病变

炎性病变包括盆腔炎(pelvic inflammatory disease,PID;输卵管积脓和输卵管-卵巢脓肿)和非妇科脓肿。PID 主要与妇科感染和放置宫内节育器有关。对于 PID 的全面讨论放在第 11 章。盆腔脓肿的患者会出现发热、疼痛和白细胞计数升高。

盆腔脓肿超声表现多样,包括透声性好、边界可不规则、内部间隔、絮状沉积和其他。脓肿内的气体产生高亮回声,可能出现声影。

输卵管积脓的超声表现可能与输卵管积水类似,但内部回声常较低,表示其内有脓液。在脓肿一侧壁发现卵巢,则更支持输卵管-卵巢脓肿的诊断。

盆腔脓肿的鉴别诊断包括血肿、子宫腺肌瘤、异位妊娠、妇科肿瘤发生坏死、非妇科来源脓肿(如憩室脓肿、阑尾周围脓肿、Crohn 氏病、腰大肌脓肿、术后脓肿)。因为此类病变多具有相似的超声表现,完整的病史可以揭示疾病的发生发展过程,对鉴别诊断至关重要。[35]

输卵管积水

输卵管积水是由于输卵管瘢痕或阻塞引起的液体集聚,通常继发于输卵管积脓,当脓性物质被浆液所取代时,输卵管积脓转变为输卵管积水。为慢性或陈旧性感染。[47]通常情况下,患者没有急性症状,仅在经阴道检查时偶然发现。

输卵管积水超声表现为管状,走行扭曲,充满液体的团块,囊壁较光滑,边界清楚。[10]输卵管积水可单侧或双侧发生,输卵管可明显长大。其显著的超声特征是输卵管与宫角相连,形成充满液体的纺锤形结构。这种液体积聚与附件囊肿或围绕在周围的肠管的超声表现相似。但团块缺乏蠕动,有助于与周围肠管鉴别。膀胱憩室、尿囊囊肿、肠系膜囊肿是一

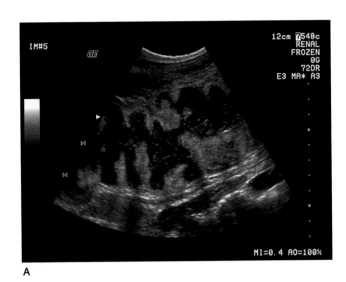
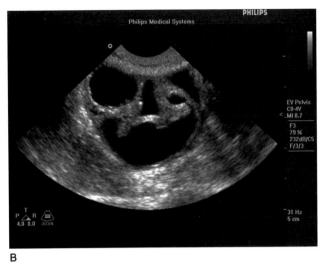

图8-31　结肠炎发炎肿大的肠管(A)可能误诊为输卵管积水(B),但是,肠管可见蠕动,并且内部可见输卵管所不具备的皱褶。(A由GE Healthcare,Wauwatosa,WI提供,B由Philips Medical Systems,Bothell,WA提供)

些非妇科来源的肿块,也表现为充满液体的盆腔肿块(图8-31)。

卵巢

良性囊肿

大多数盆腔内充满液体的团块都来源于卵巢。单纯性囊肿的超声诊断标准:①边界清楚,囊壁光滑;②内部为无回声;③后方回声增强(图8-32)。[10]囊壁厚而不规则或隔膜较厚(>3mm)可能与炎症、内膜异位病灶或恶性肿瘤有关。含有强回声病灶的附件肿块可能是良性的囊性畸胎瘤,较均匀增强回声肿块倾向于实性肿块、出血或子宫内膜异位囊肿。表8-2列举

了附件的良性囊性团块。

所有生育期妇女(包括妊娠期)超声均有可能检出卵巢囊肿。最大直径小于3cm的囊肿常可自行消退,是卵泡或正常卵巢的生理性功能性囊肿。[48]任何卵巢囊肿都需要进行详细的超声评估,检查其分隔或实性成分,特别是直径大于5cm的团块。大约60%隔膜薄、没有实性成分的卵巢囊肿在3个月内可以自行消退。如果囊肿最大直径超过10cm,即使表现符合单纯性囊肿的诊断标准,也很少消退。这种大小的囊肿具有更大的恶性或侵蚀的潜在风险,常常需要切除。在妊娠期出现的大小超过8cm的囊肿一般在中孕期行切除术,因为它可增加妊娠或分娩并发症的发生,也可能是恶性。

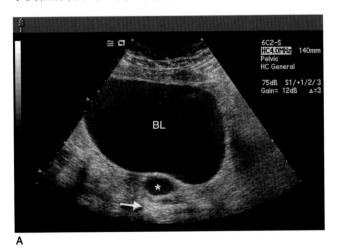
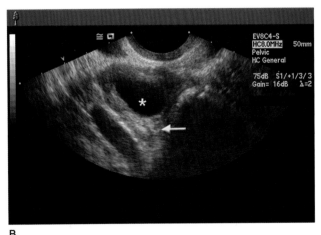

图8-32　A.经腹矢状切面显示滤泡囊肿(星号),位于充盈的膀胱(BL)后方。注意后方回声增强(箭头)。B.同一患者经阴道检查显示滤泡囊肿(星号)及同样的后方回声增强(箭头)

表 8-2 附件良性的囊性团块
生理性或功能性
卵泡
滤泡囊肿
黄体囊肿
卵泡膜黄素化囊肿（高反应性黄素化）
表面包涵囊肿
Miscellaneous
卵巢旁囊肿
腹膜包涵囊肿
出血性囊肿
子宫内膜异位囊肿
输卵管积水
输卵管旁囊肿
多囊卵巢
炎性病灶

功能性囊肿

卵巢功能性或生理性囊肿包括卵泡、滤泡囊肿、黄体囊肿、卵泡膜黄素化囊肿。[10] 卵泡表现为卵巢上无回声结构，超声测量大小为 5mm。大约排卵前 10 天，卵巢内包含许多小卵泡。并非所有的卵泡都能成熟达到排卵要求。一般只有一个卵泡能成为优势卵泡，最大直径达到 2 ～ 2.5cm。[10] 在月经中期，黄体生成素（LH）的释放导致排卵，卵泡破裂并转化为黄体。[10] 一旦受孕，黄体就继续产生孕激素直到大约妊娠 11 ～ 12 周，胎盘形成并产生孕激素。如果没有受孕，黄体常在排卵后 2 周内退化。

CT 和 MRI 作为补充的影像检查可以显示妇女盆腔正常生理变化。超声检查者必须能识别这些功能性囊肿（图 8-33）。功能性囊肿常可以自行吸收。

滤泡囊肿

滤泡囊肿可以由优势卵泡未破裂形成，或一个不成熟卵泡经历正常的闭锁过程，但卵泡液未吸收所形成。可以多发，但一般为单侧，直径从 3cm 至 10cm 不等，平均 2cm。[49] 孤立性的滤泡囊肿比较常见，可以从胎儿时期一直存在直到绝经。由于囊肿可以自行消退，绝大多数生理性囊肿患者没有症状。

滤泡囊肿符合如前所述超声对于单纯性囊肿的诊断标准。一般来说，对于有排卵的妇女，任何大小不超过 5cm 的单纯性囊肿，都应在 6 ～ 8 周后再次进行超声评估。常常可见囊肿大小形态改变、或完全消失。某些滤泡囊肿患者可能出现从轻微到严重的程度不等的盆腔疼痛。囊肿发生出血、扭转或破入盆腔

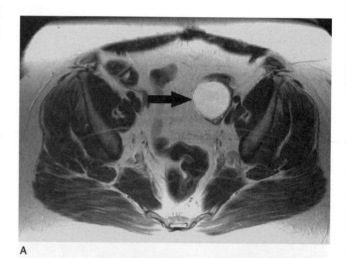

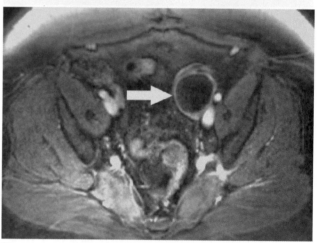

图 8-33 卵巢功能性囊肿。A. 女性盆腔轴位 T2 加权像显示左卵巢单纯性囊肿（箭头）。B. 在脂肪抑制 T1 加权像，囊肿内部没有出现强化（箭头）

时，可引起临床症状。囊肿内出血可因回声不同而有不同的超声表现。囊肿破裂时，囊肿形态的变化和子宫直肠窝的游离液体有关。

黄体囊肿

滤泡囊肿如果未吸收常形成黄体囊肿。[48] 黄体形成来自于排卵后数小时内的囊肿滤泡，当优势卵泡破裂时生成黄体。黄体大小一般 1.5 ～ 2.5cm，可能表现为低回声，围绕中心的无回声区出现不规则或较厚的边界。由于它们形态多变，被称为"出色的伪装者"。经阴道扫查一般均可显示这些囊肿，但经腹部扫查常无法显示。除非黄体直径至少到达 3cm，否则不能简单将黄体等同于黄体囊肿。由于囊内出血，超声表现为低回声或囊内出现液体与絮状回声分层现象。大多数患者急性腹痛不超过 24 小时，但也有约 1/4 患者腹痛可持续 1 ～ 7 天。黄体囊肿一般是单房单侧性，大

小 6～8cm，平均直径 4cm。除非发生扭转，都无需治疗，[49]2～3 个月经周期后，一般自行消退。扭转破裂可造成直肠窝和腹腔其他部位积液。出血和破裂可引起临床症状。

一旦发生受精，将形成妊娠黄体囊肿。图 8-34 妊娠黄体囊肿和妊娠子宫被显示在同一幅超声图像上。妊娠期，典型的黄体囊肿可长至最大约 3cm，但也有长大到 5～10cm，在妊娠 16 周左右吸收。这期间的任一时段均可发生出血或破裂，引起盆腔疼痛，威胁母儿安全。

彩色或能量多普勒显像可以显示囊肿的周边血流信号，一般称为"环状血流"。频谱多普勒测量显示为低阻血流，收缩期血流明显（图 8-34）。[48]

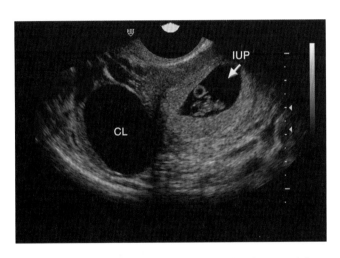

图 8-34　可见妊娠黄体囊肿（CL）与宫内妊娠（IUP）同时显示，囊肿位于子宫一侧（图像由 Philips Medical Systems，Bothell，WA 提供）

治疗

黄体囊肿无需治疗。

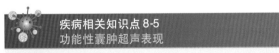

疾病相关知识点 8-5
功能性囊肿超声表现

- 无回声
- 壁薄
- 后方回声增强

卵泡膜黄素化囊肿

卵泡膜黄素化囊肿（又称高反应性黄素化）是最大的功能性囊肿，大小 3～20cm。出现卵泡膜黄素化囊肿代表患者对黄体过度反应，人绒毛膜促性腺激素（HCG，妊娠期产生的一种激素）水平高。[10,48]卵泡膜黄素化囊肿和妊娠滋养细胞疾病如葡萄胎、侵蚀性葡萄胎和绒癌有关，也可见于卵巢过度刺激综合征（不孕药物治疗的并发症之一），[10]正常单胎或多胎妊娠偶尔也可出现卵泡膜黄素化囊肿。

卵泡膜黄素化囊肿通常采用保守治疗，因为一旦消除促性腺激素的来源，囊肿常可自行消退，虽然也有部分可能持续到滋养细胞被清除后数月内。某些患者的囊肿会持续很长时间，直到 HCG 水平下降到无法检出。同其他功能性囊肿一样，卵泡膜黄素化囊肿偶尔也可发生出血、扭转或破裂，引起患者腹痛。[10,48]如果囊肿明显增大或出现破裂、腹腔内出血，可能需要手术治疗。

卵泡膜黄素化囊肿超声表现为双侧较大的多房分隔状液性团块，囊壁较薄（图 8-35）。[10,48]双侧发生被视为对激素刺激的反应。因为其与妊娠滋养细胞疾病相关，一旦发现卵泡膜黄素化囊肿，必须仔细检查子宫。完整的病史有助于判断卵泡膜黄素化囊肿的病因。

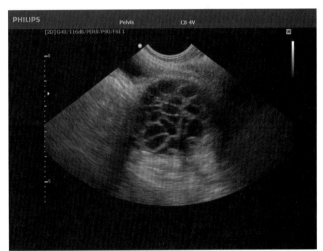

图 8-35　过度刺激的卵巢包含多个卵泡膜黄素化囊肿。（图像由 Philips Medical Systems，Bothell，WA 提供）

治疗

卵泡膜黄素化囊肿的产生是由于治疗不孕或葡萄胎妊娠时激素水平升高，一旦激素水平正常，囊肿就自行消退。

疾病相关知识点 8-6
卵泡膜黄素化囊肿

体征和症状	超声表现
疼痛	如果出血则为混合性回声
恶心	妊娠患者
呕吐	- 壁薄
触诊卵巢长大	- 单侧
	- 如果破裂可能产生盆腔积液

表皮包涵囊肿

卵巢周边分布的表面包涵囊肿最常见于绝经后妇女,但也可发生在任何年龄。[10]是由于卵巢表面上皮的皮质内陷所形成。[10,50]可通过检测沙粒体来诊断这类微小的单房薄壁囊肿。这些结构通常被认为是卵巢常见上皮肿瘤的前体。[50]

出血性囊肿

囊肿内出血,不管是功能性还是黄体,都可以引起急性盆腔疼痛。[10]超声上,新鲜出血显示为无回声,进展至亚急性表现为混合回声,最后又转变为无回声。在急性期的后期,因为出血与实性团块相似,囊肿呈现高回声。和卵巢肿块的鉴别包括后方回声增强、后壁光滑、病灶内没有血流信号。[10,48]出血性囊肿的后部可以见到絮状回声。超声随访可监测血凝块溶解和分隔形成。血凝块回缩时,常出现固体-液体分层或混合性囊性团块。因出血性囊肿与异位妊娠或

输卵管炎症具有相似的超声特征,必须小心鉴别(图8-36)。[10,48,49]

治疗

怀疑囊肿出血可随访确定是否吸收。如果团块不吸收或没有变小,需要怀疑其他新生物可能。这些混合性肿块可发生扭转,如果引起血管闭塞则需要治疗。

扭转

卵巢合并卵巢蒂部的附件囊肿或肿瘤发生部分或完全扭转可引起突然发作的疼痛。[10,46]虽然扭转可以发生于正常卵巢,但目前报道的大多数病例主要是合并卵巢肿块的儿童或年龄小于 30 岁的年轻妇女。[10,46]卵巢过度刺激的患者,[46]输卵管发育异常或输卵管系膜囊肿[51]患者发生扭转风险较高。既往发生过扭转的患者风险也较高。[48]虽然妊娠妇女发生扭转的风险较高,[10]对于发生急性腹痛的非妊娠妇女,不管查

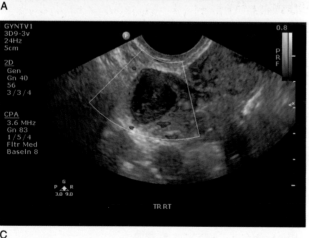

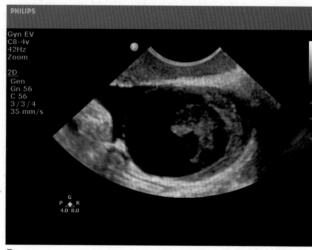

图 8-36　A. 右卵巢上机化的出血性囊肿。B. 随时间延长,出血开始液化。C. 彩色能量血管成像证实出血性囊肿内部没有血流信号(A 由 GE Healthcare,Wauwatosa,WI 提供,B 和 C 由 Philips Medical Systems,Bothell,WA 提供)

体是否发现肿块,首要诊断也应包括出血和扭转。

　　附件扭转一般为单侧,由于左侧腹腔空间被肠道占据,右侧发病率稍高于左侧。[10,44,51]临床表现包括局部腹痛和压痛反复发作或急性发作、恶心、呕吐,以及腹部触及肿块。[10]由于扭转引起的闭塞,血循环和淋巴回流不同程度受阻,导致水肿和梗死,最严重的可导致坏疽,是影像学改变的病理基础。

影像学表现

超声成像

　　由于缺乏特异性超声表现(囊性、实性或混合性团块,伴或不伴盆腔积液、囊壁增厚、出血),诊断卵巢扭转非常困难。尽管存在困难,超声仍然是诊断卵巢扭转首选的检查方法。[52,53]如果扭转不完全或呈间歇性,卵巢可能水肿长大,超过 4cm。[48]最特征性的表现是卵巢长大[52]但失去特征性的杏仁样外观,变成圆形或球形。卵巢上的回声减低和增强区域代表出血、梗死或坏死的声像。青春期女性卵巢扭转引起卵巢长大伴周边分布的多发囊性结构。[46]由于循环不良[10]导致卵巢充血,可引起液体渗入卵泡使多个卵泡长大。包膜内液体可因静脉及淋巴回流受阻而继发性增多,导致液体从卵巢包膜渗出。如果整个血管蒂部发生扭转,则出现低回声环与中央条状低回声图像,被称为靶形外观。也可出现内部回声不均质的椭圆形或管状结构。[10]

疾病相关知识点 8-7 卵巢扭转	
体征和症状	**超声表现**
突然发作的严重的盆腔疼痛	卵巢长大
恶心	卵巢失去正常形态
呕吐	卵巢回声增强
扪及附件肿块	不均质回声
	卵巢周围血管扩张
	多普勒显示血流缺失或减少
	后陷窝积液

　　彩色血流显像(频谱、彩色和能量)可协助诊断卵巢扭转,大约 3/4 病例出现动脉血流缺失、超过 90%病例出现静脉血流减少或缺失。[52]卵巢扭转可导致血流部分或完全阻塞。[10,48]一侧卵巢无血流显示,而对侧卵巢血流存在时应怀疑卵巢扭转的可能。彩色多普勒对间歇性扭转以及子宫动脉分支存在侧支循环的病例可能没有太大帮助。[53]多普勒评估可能有助于确定卵巢是否有血液供应,因为扭转最初累及卵巢静脉,但它可以进展为同时累及卵巢动脉。[10,48]观察卵巢的血流是中央性还是边缘性非常重要,[53]因为血流为中央性时,卵巢存活的可能性增加。受累附件内出现卷曲的、螺旋状或环状的血管(漩涡征)是扭转的另一个超声征象。[10,31,48]

CT 和 MRI

　　卵巢扭转的 CT 和 MRI 表现相似。这些与超声表现相似的征象包括卵巢长大、输卵管增粗、周边囊性结构和游离液体。由于这些影像检查方法具有整体成像的特征,对盆腔的整体观察可以发现子宫偏向受累一侧。[52,53]

治疗

　　治疗常选择附件切除术,但也有解除受累卵巢血管蒂的扭转,恢复血供的成功案例。[52]对绝经后妇女可选择卵巢切除术。

多囊卵巢综合征

　　多囊卵巢综合征是最常见的雄激素分泌失调,与肥胖、闭经、无排卵、多毛和不孕有关。[54,55]该综合征最初由 Stein 和 Leventhal 描述,因此被命名为 Stein-Leventhal 综合征,它具有 4 个特征性标准:不孕、肥胖、月经稀发和多毛。[48]最初的分类存在的问题是患者病变的多样性-包括生理的和代谢的。2003 年建立的鹿特丹标准采用三联征—月经稀发、高雄激素血症和(或)雄激素增多症、且排除其他相关的内分泌失调,作为 PCOS 的诊断标准。[54,55]

　　目前认为此类患者不排卵是卵巢周围异常增厚的假包膜[56]和相关的内分泌异常,但是这个综合征具有错综复杂的生理过程(图 8-37)。雌激素和雄激素产生异常使得血清 LH 和 FSH 失衡,[10,48,56]PCOS 患者 FSH 水平降低、LH 水平升高使 LH/FSH 比值升高。[10,48,55]对卵巢间质的慢性刺激使雄激素分泌增加,雄激素可转化为雌激素。[56]雌激素使 LH 增加而抑制 FSH 的分泌。[56]这种形式的激素周期形成无排卵月经周期及子宫内膜增生和不孕。[56]

　　患者临床表现多变,激素失衡的程度和持续时间,以及同时伴发的综合征或疾病也各不相同(表 8-3)。[48]最常见的临床和影像学发现是双侧卵巢长大(图 8-38)。因为某些特定的肾上腺肿瘤也可引起月经稀发或闭经,在对患者进行临床鉴别诊断时应考虑肾上腺肿瘤。

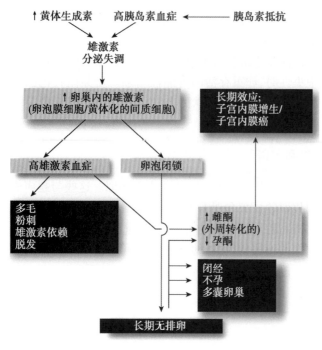

图 8-37 PCOS 的发病机制

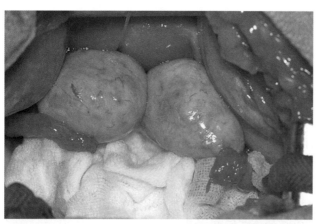

A

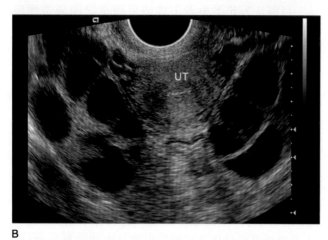

B

图 8-38 A. 腹腔镜下显示 PCOS 妇女的卵巢。相对子宫,卵巢明显长大,包膜光滑,没有排卵的征象。B. 经阴道横切面显示双侧多囊卵巢。UT,子宫。(A 由 Siemens Healthcare,Mountain View,CA 提供)

表 8-3	和多囊卵巢有关的综合征或疾病
雄激素增多症不伴胰岛素抵抗	
类固醇生成酶缺陷	
先天性肾上腺增生	
芳香酶缺陷	
分泌雄激素的肿瘤	
卵巢的	
肾上腺的	
外源性雄激素	
蛋白同化甾体	
变性者激素替代	
其他	
粉刺	
特发性多毛	
雄激素增多症先天性伴胰岛素抵抗	
先天性	
A 类综合征	
B 类综合征	
矮妖综合征	
脂肪萎缩性糖尿病	
Rabson-Mendenhall 综合征	
PCOS	
获得性	
Cushing 综合征	
胰岛素抵抗	
糖原累积症	
2 型糖尿病	
其他	
中枢神经系统病变	
外伤/病变	
高泌乳素血症	
非激素用药	
丙戊酸	
遗传性血管源性水肿	
贪食症	
特发性(包括月经周期正常的雄激素正常的妇女)	

影像学表现

超声成像

多囊卵巢患者卵巢的超声表现多种多样,且超声检查被认为是诊断 PCOS 的金标准。[54]典型病例出现双侧卵巢长大、其内可见多发性环绕卵巢周边的小囊泡,有时被称为"珍珠串"征[54]或"黑珍珠项链"征[55](图 8-39)。小囊泡(大于或等于 12 个)直径 2～9mm,导

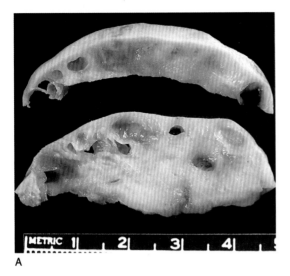
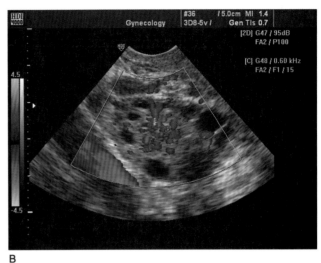

图 8-39　A. 卵巢的剖面显示硬化的间质内镶嵌了多个囊泡。B. 超声图像显示沿周边分布的囊泡的血流信息。（图像由 Philips Healthcare，Bothell，WA 提供）

致卵巢体积长大，超过 10cm。[3,55] 因为囊泡非常小，常常只能见到线状回声。囊泡可能位于卵巢包膜下，也可随机分布在整个卵巢实质内。多达三分之一的临床诊断 PCOS 的患者盆腔超声检查显示卵巢正常。实质回声增强是 PCOS 最常见的超声表现。[48,54]

三维超声可获得卵巢容积数据，有助于诊断 PCOS。3D 可以在三个平面显示卵巢，获取容积数据可以使卵巢体积测量更准确。[57]

一项为确定彩色多普勒和频谱多普勒测量价值的研究发现 PCOS 患者子宫动脉搏动指数（PI）较高。阻力指数高表明阻力增加、血流量减低。[57]

某些患有多囊卵巢疾病的妇女虽然可能没有临床症状，但超声检查显示双侧卵巢均有多囊样改变。多囊卵巢的超声改变也可见于正在使用 FSH 治疗的妇女，新生女婴因为对母体激素的反应也可能出现类似改变。[44] 由于雌激素水平升高，多囊卵巢综合征罹患心血管疾病、内膜癌及乳腺癌的风险升高。[10,48]

MRI

MRI 有助于诊断生化指标异常而超声检查未发现典型的卵巢囊性改变或卵巢间质改变的患者。[58] PCOS 患者的 MRI 表现为卵巢轻微长大伴周边环绕排列的小滤泡以及中央区域低信号。[56,59] 卵巢间质增生导致中央区域呈低信号。使用对比剂-钆可以使间质增强，从而确定卵巢血管化增加。[57] 和超声一样，单独的 MRI 检查对 PCOS 没有特异性，只能作为诊断方案的一部分。[56,57]

治疗

调节复杂的雄激素失衡是治疗 PCOS 的第一步。对于希望妊娠的患者，卵巢消融治疗如通过卵巢打孔术或部分切除术破坏卵巢间质具有一定效果。[55]

疾病相关知识点 8-8 多囊卵巢综合征	
体征和症状	**超声表现**
闭经	双侧卵巢长大
多毛	多发性、围绕周边排列的小滤泡
不孕	卵巢体积大于 10cm³
排卵稀发	
雄激素增多症	
高雄激素血症	

良性肿瘤

卵巢肿瘤 80% 是良性。根据肿瘤内卵巢组织的成分和分化，卵巢良性肿瘤分为以下几类：生殖细胞肿瘤、上皮性肿瘤、或间质肿瘤。最常见的附件良性肿瘤是良性囊性畸胎瘤（生殖细胞肿瘤）和囊腺瘤（上皮性肿瘤）。间质肿瘤包括纤维瘤和卵泡膜细胞瘤。表 8-4 对良性肿瘤进行了总结。

Koonings 和他的同事对经手术证实的 861 例卵巢肿瘤患者进行了一项跨度 10 年的回顾性研究（包括实时超声）。[40] 在他们的病例中，囊性畸胎瘤是最常见的肿瘤，大约占所有卵巢肿瘤 44%（表 8-5）。28% 的肿瘤大小不超过 6cm，53% 的肿瘤大小 6～11cm，19% 大于 11cm。生育期妇女的卵巢肿瘤 75% 是良性，而绝经后妇女仅 25% 是良性（表 8-6）。

表 8-4　良性卵巢新生物

病灶	发病年龄	症状和体征	偏侧性	超声表现
生殖细胞肿瘤				
成熟性(囊性)畸胎瘤(皮样囊肿)	任何年龄,常是生育期或年轻女性	中到重度腹痛、扪及附件包块/饱满、压迫膀胱和(或)直肠	15% 双侧	囊性至混合性、液体-固体或脂-液分层、钙化伴声影、强回声斑、漂浮的毛发束
上皮性肿瘤				
浆液性囊腺瘤	20⁺~50⁺岁	盆腔受压、腹胀、腹痛急性发作、扪及盆腔包块	25% 双侧	单房或多房囊性结构,内见少许絮状回声、囊壁薄而光滑、可出现分隔和乳头状突起
黏液性囊腺瘤	20⁺~50⁺岁	与浆液性囊腺瘤相同	5% 双侧	多房分隔肿瘤 体积较大、多种液性回声、壁较厚,形态规则、腹水、同周围组织分界不清
Brenner 瘤	任何年龄,常见 50 岁左右	常无症状	6.5% 双侧	实性、低回声、可能出现回声增强,大小从显微镜下可见到直径 8cm
间质肿瘤				
卵泡膜细胞瘤,又名纤维卵泡膜细胞瘤	通常见于围绝经或绝经后妇女,但年龄跨度从 15 岁到 86 岁	如果具有激素分泌功能,症状与粒层细胞瘤相似	多为单侧,10% 病例为多发性	低回声、声衰减可形成远场声影;大小 5~16cm, Meigs 综合征、卵巢长大、钙化、囊性变
粒层细胞瘤(GCTs)	任何年龄	青春期前:早熟、假性早熟 绝经前:排卵稀发、月经过多、腹围长大 绝经后:出血、胸部触痛	单侧	大小超过 12cm、实性至混合性、等回声至稍低回声和不均质回声,内部低回声、如果扭转呈多个分隔
性腺母细胞瘤	20⁺岁	原发性闭经、男性化、生殖器发育异常	33% 双侧	软组织密度、钙化
支持细胞-间质细胞(Sertoli-Leydig)肿瘤	30⁺岁	男性化, Cushing 综合征、月经稀发继之出现闭经、粉刺、乳腺增生、多毛、声音低沉、暂时性秃头、阴蒂肥大、腹胀、疼痛	单侧	高回声或低回声肿块

表 8-5　卵巢良性肿瘤的发病率

类型	发生率(%)
囊性畸胎瘤	58
浆液性囊腺瘤	25
黏液性囊腺瘤	12
良性间质肿瘤	4
Brenner 瘤	1

Koonings PP, Campbell K, Mishell DR. Relative frequency of primary ovarian neoplasms: a 10-year review. Obstet Gynecol. 1989; 84: 921. Reprinted with permission from The American College of Obstetricians and Gynecologists.

表 8-6　卵巢肿瘤(861 例)

类型	发生率
绝经前	85%(13% 恶性)
绝经后	25%(45% 恶性)
良性	85%
恶性	21%
低度潜在恶性	4%

Koonings PP, Campbell K, Mishell DR. Relative frequency of primary ovarian neoplasms: a 10-year review. Obstet Gynecol. 1989; 84: 921. Reprinted with permission from The American College of Obstetricians and Gynecologists.

良性囊性畸胎瘤

良性囊性畸胎瘤是最常见的盆腔生殖细胞肿瘤,[10,48,60]也是年龄小于 20 岁女性最常见的卵巢肿瘤,肿瘤来源于胚胎卵黄囊的生殖细胞。[60]畸胎瘤可发生在任何年龄,但最常见于 20 岁到 40 岁这个年龄段。[54,60]虽然畸胎瘤包含了 3 个胚层的组织(外胚层、中胚层、内胚层),[48]皮样囊肿仅含有外胚层组织,[10]但术语“皮样囊肿”和“畸胎瘤”还是常互换使用。畸胎瘤的病理标本中可见牙齿、头发和腺体组织(汗腺、顶浆腺、皮脂腺)。在组织病理检查时还可以见到神经组织和甲状腺组织(卵巢甲状腺肿)(图 8-40)。[48,54]畸胎瘤的恶性潜能和它的组织成熟度呈负相关,但良性囊性畸胎瘤很少发生恶变(小于 1%)。[10,48]

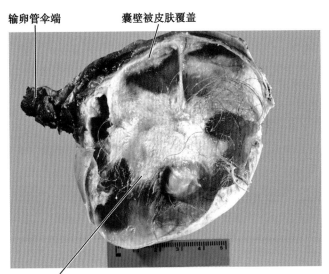

输卵管伞端　　囊壁被皮肤覆盖

头发和脂肪物质形成的团块

图 8-40　卵巢良性囊性畸胎瘤(畸胎瘤囊肿)。注意毛发和皮脂腺样物质

畸胎瘤患者通常没有症状,但也可能出现疼痛、腹胀或扪及肿块。[10]畸胎瘤的蒂可发生扭转,但因为壁厚所以很少破裂。畸胎瘤通常在双合诊时被首次发现。畸胎瘤因为含有很多脂肪成分使得它容易位于子宫底部上方。大约 10% ~ 15% 的患者为双侧性。[48]因为肿瘤的活动度较大,畸胎瘤可能发生扭转引起破裂并发展为腹膜炎。[61]

虽然成熟性和不成熟性囊性畸胎瘤具有相似的表现和症状,却是不同种类的肿块。首先,成熟性畸胎瘤是良性病变,未成熟性畸胎瘤是恶性病变。未成熟畸胎瘤除含有同样的三个胚层的组织外,还含有胚胎组织。是年龄小于 30 岁妇女最常见的恶性肿瘤,[60]大约一半患者会出现甲胎蛋白升高。[48]组织学检查显示某些畸胎瘤内同时含有成熟和不成熟成分,需要根据每种组织的含

量对肿瘤进行分级。[60]第三种类型是皮样囊肿,为单胚层畸胎瘤,仅包含一种组织类型。这种情况还包括卵巢甲状腺肿,肿块内包含甲状腺组织。[52,54]

影像学表现

超声成像

畸胎瘤的超声表现多种多样,包括囊性为主肿块、混合回声肿块伴钙化、混合回声肿块内出现脂-液分层,弥漫性强回声团不伴声影。[10]畸胎瘤最多见的超声表现是实性为主的混合性肿块,内含代表钙化或脂肪的强回声斑,伴或不伴声影。这种类型的畸胎瘤,因为超声表现与肠气相似,是最难以被超声发现的。囊性团块内的强回声结节称为“皮样囊肿塞”[10,48]或 Rokitansky 结节,[54]其内可能包含牙齿、毛发或脂肪。偶尔可表现为“冰山之巅”征,指的是前方极强回声伴后方大片声影,这会影响团块后方更多结构的显示。[10,48]“脂-液分层”征是指液体成分位于较深的位置,而强回声的脂肪漂浮于液体的上方。畸胎瘤的超声表现根据其所含有的成分(皮肤、毛发、牙齿、骨骼、脂肪)不同而复杂多样。有时可见毛发束漂浮于液体内,这是畸胎瘤较特异性的表现,称为“皮样网格”。[10]如果团块内骨骼和牙齿成分含量较高,超声检查会呈现强回声斑块后方伴声影(图 8-41)。

当发现与畸胎瘤表现相似的病变时,一定要注意仔细扫查,鉴别是否为畸胎瘤。处于吸收阶段的出血性囊肿[10]和子宫内膜异位囊肿[48,54]囊壁上也可能出现结节,但这些团块会出现后方增强,与畸胎瘤出现后方声影不同,可以作为鉴别点。带蒂浆膜下肌瘤和多孔性阑尾结石具有与畸胎瘤相似的超声表现。[10,48]不蠕动的肠管也和畸胎瘤相似。[54]

超声检查注意事项

平卧位经腹部超声扫查有助于显示脂-液分层或液体-残渣分层,因为团块内相互混杂的不同成分,在平卧位时会因密度不同发生位移。检查中用另一只手触诊肿块可以引起脂-液界面发生移动。水灌肠时由于肠道产生微泡,可以提供超声对比将直肠与盆腔肿块区分开,从而与畸胎瘤鉴别。

放射成像

盆腔 X 线片可以显示畸胎瘤内的脂肪、牙齿、或骨骼成分。在经阴道超声检查出现以前,都是通过放射检查来诊断畸胎瘤。患者出现急性腹痛,X 线片发现盆腔内骨性团块或牙齿时,可以怀疑畸胎瘤(图 8-42A 和图 8-43)。[60]

CT 和 MRI

CT 和 MRI 也可以显示良性囊性畸胎瘤某些特征性的表现。脂肪具有特征性 CT 表现,CT 能分辨这些肿瘤内的脂-液分层或液体-沉渣分界。[62]CT 表现为伴随壁立结节征的囊性团块与超声表现为充满无回声皮脂的团块是一样的病变(图 8-42B)。[10]

脂肪含量较高的良性囊性畸胎瘤的 MRI 成像:T1加权像,脂肪成分产生极高信号。MRI 特别适用于妊娠妇女或使用其他辅助影像检查方法无法确诊的患者(图 8-44)。[60]

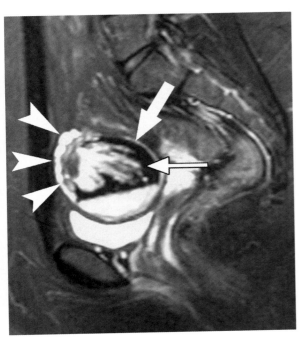

图 8-44　成熟性囊性畸胎瘤。女性盆腔矢状面脂肪抑制 T2 加权像显示不均质回声团(箭头)周边包绕高回声滤泡(三角箭头),确定团块来源于卵巢。在脂肪抑制成像序列,团块内低信号(细箭头)代表脂肪成分

治疗

对良性囊性畸胎瘤一般采用手术切除。卵巢囊肿切除术可以保存年轻患者未受累的卵巢组织和生育功能。可以在腹腔镜下切除畸胎瘤而不必切除整个卵巢(图 8-45)。[60]

上皮性肿瘤

浆液上皮是覆盖于器官和体腔表面的一层组织。上皮性肿瘤发生在多个部位,包括肝脏、肺、唾液腺、输卵管和卵巢。此类肿瘤最常见的组织学特征是纺锤形柱状上皮细胞。[63]本节重点讲述来源于卵巢表面

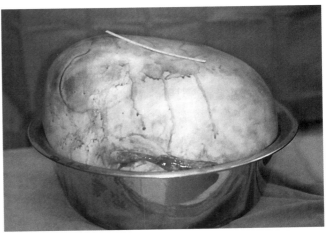

图 8-45　切除的巨大囊性畸胎瘤

上皮的良性浆液性囊腺瘤和黏液性囊腺瘤。[10]与之相对应的恶性类型分别为浆液性囊腺癌和黏液性囊腺癌。比较少见的良性上皮肿瘤是 Brenner 瘤、透明细胞肿瘤和混合性上皮肿瘤。[10]

囊腺瘤

囊腺瘤是来源于腺体组织的良性肿瘤。来自被覆上皮肿瘤的分泌物包括浆液性和黏液性,可发生在唾液腺、前列腺或卵巢。囊腺瘤是最常见的卵巢良性囊性肿瘤,大约占到全部卵巢肿瘤的 1/4。[10,54]囊腺瘤一般可长到很大,[48]多见于绝经后妇女,但偶尔也可见于生育年龄妇女。[10]如它们的名字所示,浆液性囊腺瘤含清亮的浆液性液体,而黏液性囊腺瘤含较黏稠液体。浆液性囊性瘤较黏液性囊性瘤更常见,且恶性可能性更大。肿瘤通常为单房性,大约25%的病例是双侧同时发生。[48,54]浆液性囊腺瘤可能含纤细分隔,偶尔还会出现乳头状突起(图 8-46)。

黏液性囊腺瘤是最大的卵巢肿瘤,双侧发病不超过5%,[10,54]大小一般大于浆液性囊腺瘤(超过 5cm 左右),[10,54]内见多个较厚的分隔和絮状物。[4,37]发病年龄范围 20⁺ ~ 50⁺ 岁。可以根据液体回声的差异与浆液性囊腺瘤进行鉴别。超声难以鉴别良性或恶性囊腺

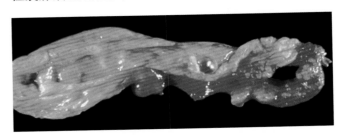

图 8-46　卵巢浆液性囊腺瘤。单房囊肿具有光滑的被覆上皮,显微镜下类似输卵管上皮

瘤,因此寻找恶性肿瘤的继发改变非常重要,比如腹水、肿瘤固定等。确诊需要组织病理学检查(图8-47)。

　　浆液性或黏液性囊腺瘤患者的症状包括盆腔压迫症状、腹胀以及由破裂所致的急性腹痛。因为肿瘤体积较大,体格检查可扪及盆腔肿块。[54]

影像学表现

超声成像

　　浆液性囊腺瘤超声检查表现为单房或多房结构,[10]多为单侧,也可为双侧。[48]肿瘤大小5~15cm,囊壁可出现乳头状突起(图8-48)。[10,48,54]

　　黏液性囊腺瘤常为单房性肿瘤,破裂时可引起腹水,形成腹膜假性黏液瘤。[10]超声显示液性暗区内有点

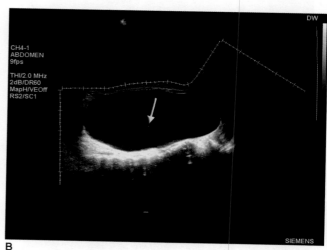

图8-47　卵巢黏液性囊腺瘤。肿瘤的特征是内含多个充满稠厚液体的囊肿

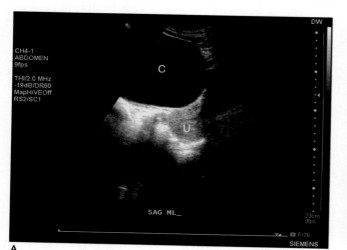

A

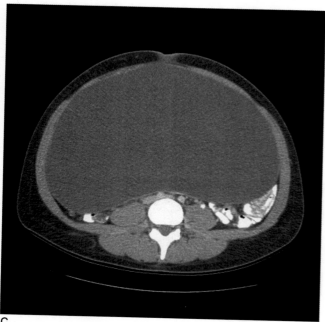

C

图8-48　A.一个巨大浆液性囊腺瘤延伸到盆腔外。C,囊肿;U,子宫。B.同一囊肿的曲面断层成像。注意囊性结构中央部位的伪像(箭头)。C.同一结构的轴位CT成像。(图像由 Derry Imaging Center, Derry, NH. Robin Davies, Ann Smith, and Denise Raney 提供)

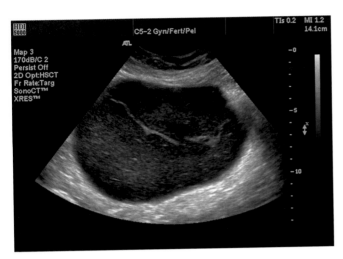

图 8-49　使用 C5-2 探头经腹扫查显示黏液性囊腺瘤的特征。（图像由 Philips Medical Systems, Bothell, WA 提供）

状强回声,肿瘤具有较厚的不规则的囊壁及分隔。[48]因为这些肿瘤的超声表现很相似,仅凭图像确定几乎是不可能的(图 8-49)。[45]

CT 和 MRI

囊腺瘤的 CT 和 MRI 表现与超声类似。囊肿可能很大(巨囊)或非常小(微囊)而呈现特征性的蜂巢外观。[64]菲薄的囊壁上可有也可无囊内钙化形成的强化。[64,65]囊壁较薄,可见一些腔室,但囊壁上没有结节。[64]中央瘢痕是另一个图像特征,指被一些囊肿围绕的纤维瘢痕区域,大约在一半左右的肿块中可以看到(图 8-48C 和图 8-50)。[67]

治疗

囊肿切除是生育期妇女最好的选择,绝经后妇女则选择患侧卵巢输卵管切除术。[54]如果肿瘤为双侧性,需考虑行子宫全切术。[54]对已经确诊的卵巢黏液性囊腺瘤,因为发生阑尾黏液瘤的风险增高,常常需要同时行阑尾切除术。[54]

Brenner 瘤

移行细胞是一类上皮组织,它伸展入囊壁,延伸变形从立方上皮转变为鳞状上皮。除了卵巢,还可以在膀胱、输尿管和前列腺发现这种细胞。Brenner 瘤或移行细胞肿瘤是比较罕见的来源于卵巢表面上皮的实性肿瘤,[10]大约占所有卵巢肿瘤的 2%。[10,48,54] Brenner 瘤可发生于任何年龄,但最常见于 50～70 岁这个年龄段,[48,54]患者可无症状,或体检扪及肿块、出现疼痛、异常子宫出血等症状。[54]大约 6.5% 的患者为双侧发生肿瘤,大小范围从显微镜下可见到直径 30cm。Brenner 瘤常常是在因其他盆腔疾病切除的标本中通过组织病理学检查偶然发现而诊断,最多见于浆液性或黏液性囊腺瘤(图 8-51)。[10,54] Brenner 瘤很少发生恶变,肿瘤恶变常表现为团块长大、内见液性区域。

影像学表现

超声成像

通常超声表现为实性[54]低回声[10]团块,可能伴周边钙化。[10,48]团块外形稍呈分叶状。[54]图像上出现小囊腔提示可能同时合并囊腺瘤,[10]因为内含纤维间质成分,Brenner 瘤的超声表现[10,46,48]和组织学特征[10]与平滑肌瘤、纤维瘤或卵泡膜细胞瘤近似。

CT 和 MRI

与超声相比较,CT 和 MRI 表现相对无特异性。

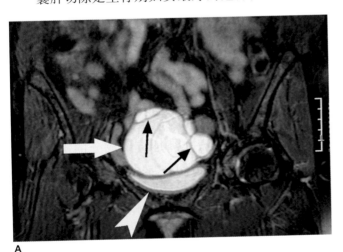

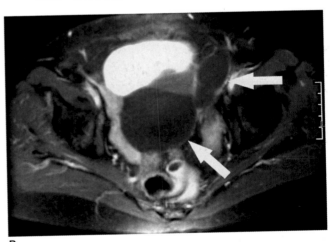

图 8-50　卵巢浆液性囊腺瘤。A.冠状位脂肪抑制 T2 加权像显示位于膀胱(三角箭头)上方的囊性团块(箭头)。可见分隔(细箭头)。B.轴位脂肪抑制、钆增强 T1 加权像显示团块壁薄(箭头),没有增强结节。手术证实团块为良性

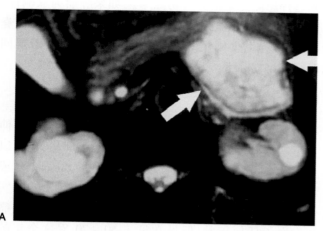

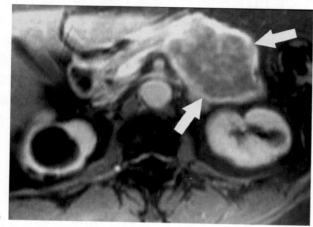

图 8-51　黏液性囊腺瘤。A. 轴位 T2 加权像,脂肪抑制成像显示胰尾混合性囊性团块(箭头)。B. 脂肪抑制、钆增强梯度成像显示团块内部结构微弱增强(箭头)

表现为实性团块,CT 可检测到团块内的钙化,而 MRI T2 加权像显示与卵巢纤维瘤相似的低信号。

治疗

Brenner 瘤常规治疗包括肿瘤切除加部分或全子宫切除。[54]

卵巢性索间质肿瘤

世界卫生组织(WHO)将粒层细胞瘤和卵泡膜-纤维瘤归类为粒层间质细胞肿瘤。此类肿瘤来源于胚胎性腺或卵巢间质。因为这类良性间质肿瘤具有相同的症状、体征和影像学表现,它们也与支持细胞-间质细胞肿瘤(也指胚细胞瘤和男性细胞瘤)一样,根据细胞种类来进行分类。比如纤维瘤、卵泡膜细胞瘤、支持细胞-间质细胞瘤和 Brenner 瘤,超声分别表现为低回声或等回声的附件肿块,不能与良性或恶性卵巢肿瘤进行区别。如果可以确定肿块来源于卵巢,可借

此与子宫肌瘤鉴别。[60]

粒层-间质细胞肿瘤

卵泡膜细胞瘤

卵泡膜细胞瘤,有时称为纤维卵泡膜细胞瘤,是来源于卵巢间质的产生孕激素的实性肿瘤,大约占卵巢肿瘤的 1% ~ 2%。[10,60]由于肿瘤产生的雌激素使患者出现异常子宫出血、盆腔疼痛、腹胀和腹部受压等临床症状。[60]因为分泌较多雌激素,此类肿瘤常伴发腺癌。卵泡膜细胞瘤一般单侧发病,大小可达直径 20cm。[60]多发于绝经期及绝经后妇女,[10]偶尔也可见于年龄不超过 35 岁的女性。[60]虽然被认为是非恶性肿瘤,但也可能变得具有侵蚀性。由于雌激素生成增多使患者罹患子宫内膜癌的风险较高。

纤维瘤与卵泡膜细胞瘤非常相似,不同之处在于纤维瘤不产生激素。[60]Meigs 综合征(随后出现的)、肿瘤大小、治疗方法和发病率都与卵泡膜细胞瘤相近。基底细胞痣(Gorlin)综合征患者纤维瘤发病较高,患者可在 30 岁左右发生双侧卵巢肿瘤钙化。[10,60,68]

影像学表现

超声成像

卵泡膜细胞瘤的超声表现为实性低回声团块,可出现囊性变和钙化,[10,60,68]团块边界清楚,由于肿瘤内含有较密集的纤维组织,吸收声波,肿瘤常出现后方声影。[10,60,68]由于卵泡膜细胞瘤受重力影响发生蒂部扭转,较大的卵巢肿瘤可出现水肿。[10,48]因为超声均表现为实性、圆形或卵圆形、边界光滑、较均质回声,卵泡膜细胞瘤与带蒂平滑肌瘤无法鉴别。[46]

CT 和 MRI

卵泡膜细胞瘤的 CT 表现取决于肿瘤是否发生扭转。造影检查时,卵泡膜细胞瘤表现为边界清楚的均质或不均质的实性团块,延时强化。[68,69]增强程度随肿瘤成分而变化,均质的肿瘤增强程度强于不均质的肿瘤。

由于存在高度血管化的卵泡膜细胞,MRI 检查显示正常卵巢内出现延时微弱强化。MRI 检查的强化程度随卵泡膜细胞瘤内纤维组织成分的不同而变化。[70]较小的均质的实性纤维瘤在 T1 和 T2 加权像显示为低信号。这种信号强度取决于较小纤维瘤内的纤维组织。较大的纤维瘤由于水肿或囊性变显示为高信号(图 8-52 和图 8-53)。[70,71]

治疗

年龄是绝经期或绝经后妇女选择行子宫全切除加双侧卵巢切除最主要的决定因素。对希望保留生

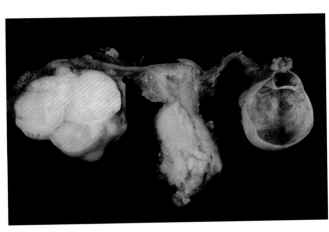

图 8-52　在标准解剖部位显示的 TAH-BSO 标本，右侧附件位于图像的左侧。右侧卵巢被 Brenner 瘤取代，左侧卵巢被黏液性囊腺瘤取代。宫颈肿瘤是无角化的鳞状细胞癌

育功能的妇女，可选择行卵巢囊肿切除术或输卵管卵巢切除术。[60,68] 肿瘤切除术是防止卵巢纤维瘤恶变的唯一方法。[68]

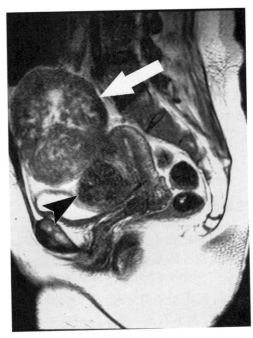

图 8-53　卵巢纤维瘤。通过对一个围绝经期妇女盆腔进行矢状面 T2 加权像显示与子宫相连的很大的肿块（箭头），表现为显著低信号伴内部部分区域高信号。卵巢无法分辨。同时显示子宫纤维瘤（三角箭头）。这个肿块最初被误诊为浆膜下肌瘤

粒层细胞瘤

　　所有的粒层细胞瘤均分泌雌激素导致患者出现女性化。[48,70] 粒层细胞瘤分为成人型和幼年型两种类型，最常发生于生育期或绝经期妇女。[10] 肿瘤由类似格拉夫滤泡的细胞构成，大约一半病例为绝经期妇女，而另一半为生育期（45%）和青春期女性。[48] 肿瘤具有低度恶性潜能，占所有卵巢肿瘤的 1%~2%，约 15% 患者因为高雌激素水平，可能发生内膜癌。[10]

　　幼年型粒层细胞瘤在女性的发病年龄大约 30 岁以上，这种卵巢肿瘤与 Ollier 病、Maffucci 综合征相关，在年轻患者则与染色体核型异常有关。[60]

　　临床症状取决于发病年龄，年轻患者出现同性性早熟、腹痛、腹围长大，年长妇女出现乳房胀痛和异常阴道出血。[10,48,60,70] 与任何实性肿瘤一样，肿瘤一旦发生扭转将引起疼痛和肿瘤破裂，也可能出现假 Meigs 综合征。[48]

影像学表现

超声成像

　　成年女性的单侧肿瘤可能长得非常大（平均 10~12cm[48,60]），外形各异。较小的肿瘤因为出血或纤维化可出现从实性到混合性多种回声。肿瘤的回声可能从等回声到稍低回声和不均质回声。[72] 肿瘤内部低回声与子宫内膜异位囊肿或囊腺瘤相似。[48] 发生扭转时，肿瘤变为多房结构，内可见血液或液体成分。[48] 由于雌激素水平高，可出现内膜增生或息肉。[48,60,71]

　　一项小型研究发现粒层细胞瘤的彩色多普勒表现为周边血流，这是提示交界性恶性肿瘤的实际病理性质更趋向于良性的指标。

　　肝脏的囊性肿块可能是恶性粒层细胞瘤出现肝脏转移的征象。[10]

CT 和 MRI

　　生殖细胞肿瘤的影像学特征在 CT、MRI 和超声三者之间具有很好的相关性。[72] CT 显示多房囊性病灶，合并纤维化、梗死、坏死和出血等改变。[71,72] CT 和 MRI 比超声更优越的地方在于可以显示所有的腹膜种植或腹腔积血。[71] MRI 还有一个额外的优势在于可显示由于雌激素水平升高引起的任何内膜病变或子宫长大。[72,73]

治疗

　　年轻女性的治疗包括切除受累及的卵巢和输卵管。肿瘤的分期决定了肿瘤的恶变潜能。经 10~20 年的随访，双侧输卵管卵巢切除术联合子宫全切除可消除绝经后患者术后发生恶变的可能。[60] 希望保留生育功能的患者可行卵巢或肿瘤切除术。联合化疗是治疗的另一步骤，有助于阻止恶性病变扩散。[60]

性腺母细胞瘤

　　性腺母细胞瘤在男性和女性都是极为罕见的肿瘤,由来源于发育不良的性腺的性索细胞和间质成分构成。核型检测为男性假两性畸形的人群罹患这种肿瘤的几率最高,表现型为男性者和表现型为女性者的发病比率为4:1。[60]大约一半病例包含无性细胞瘤的细胞形态,约1/3的病例为双侧发病。[60,74]其他和性腺母细胞瘤相关的肿瘤包括卵黄囊瘤、胚胎癌和绒癌。[60]

　　患者临床症状包括原发闭经、男性化和生殖器发育异常。性腺母细胞瘤最常见于20岁左右的女性。[60]

影像学表现

　　超声检查显示软组织回声,诊断依靠组织病理学分析。[75]肿块大小可达8cm,其内可见钙化区域。[60]放射线检查可显示任何钙化,MRI成像可以观察的视野更大,因而可以对性腺发育不良或性腺形态异常的患者进行肿瘤定位。

治疗

　　由于发育不良的性腺发生性腺母细胞瘤的几率增高,一般主张对其行双侧性腺切除。[60]肿瘤的预后和治疗方案的变化取决于是否出现其他相关的肿瘤,比如胚胎癌或绒癌。[60]

支持细胞-间质细胞肿瘤

　　这类单侧发病的肿瘤拥有多个名称:Sertoli-Leydig细胞肿瘤、Sertoli-间质细胞肿瘤、卵巢雄性细胞瘤或卵巢男性细胞瘤,[34,48,60,71]发生率不超过肿瘤的0.5%。患者可出现疼痛或腹胀,由于雄激素水平升高,约1/3患者出现男性化。[34,48]肿瘤也和Cushing综合征有关。[71]绝大多数病例发生于年龄30岁左右的妇女,这类肿瘤偶尔与雌激素分泌增加有关,约20%患者可能为恶性。[10,60]

　　患者出现月经稀发,继之发展为闭经、粉刺、乳房萎缩、多毛、声音低沉、暂时性秃头和阴蒂肥大。不表现内分泌综合征的患者可出现腹胀和疼痛,其中部分原因是由于肿瘤过大(12~15cm)。[60]

影像学表现

　　此类非特异性卵巢实性肿瘤超声表现为强回声或低回声团块。[48]可以显示其内坏死或出血区域。[60]MRI检查T1加权像显示高信号肿块。[71]

治疗

　　治疗与其他肿瘤一样,取决于肿瘤的组成。肿瘤局限于患侧卵巢而希望保留生育功能的患者最好的选择是切除患侧的输卵管和卵巢。绝经后妇女通常选择双侧输卵管卵巢切除加子宫全切术。[60]

关于梅格斯综合征的注意事项

　　腹水、胸腔积液和卵巢肿瘤三联征常被命名为Meigs综合征。肿块可能是纤维瘤、卵泡膜细胞瘤或粒层细胞瘤。[76]这种罕见的临床后遗症有很多反复循环,取决于疾病的进程。假Meigs综合征虽具有相同的临床表现,但缺乏Meigs最初所描述的细胞类型。合并假Meigs综合征的卵巢肿瘤包括、成熟性畸胎瘤、卵巢甲状腺肿和卵巢平滑肌瘤。[76-78]一旦切除肿瘤,胸腔积液和腹水也将吸收。[76]

　　系统性红斑狼疮患者会出现假Meigs综合征的另外一种变异:卵巢长大、腹水和胸腔积液。这类患者的卵巢长大但不合并Meigs综合征或假Meigs综合征中可见到的卵巢肿瘤。[76]

残余卵巢综合征

　　残余卵巢综合征是双侧输卵管卵巢切除术的并发症之一,是由于术后残余的卵巢组织变得具有功能而引起。患者可出现慢性盆腔疼痛、肿块或两者兼具。[10,32]这种情况最常发生于由于严重的子宫内膜异位症进行过盆腔探查的患者。[32]残余卵巢综合征也可出现在盆腔严重粘连导致卵巢剥离困难的患者。超声检查显示回声与卵巢组织相似的实性组织,伴或不伴囊肿。[10,48]

其他

卵巢旁或输卵管旁囊肿

　　卵巢旁或输卵管旁囊肿来自退化的Wolffian管结构或输卵管上皮。卵巢旁囊肿位于输卵管系膜,即输卵管和卵巢门之间的阔韧带。[46]这些囊肿占所有附件肿块的10%,发病年龄跨度较大,[48]最多见于30~40岁这个年龄段,大小1.5~19cm。卵巢旁囊肿很难通过查体和超声检查将其与卵巢病变区分开来。多数出现症状的患者表现为月经不规则、下腹部腹围增加,如果囊肿长大可出现疼痛。一些小囊肿可一直无症状,只是在超声检查或术中偶然发现。

　　卵巢旁囊肿超声表现为壁薄、单房,内部无回声。病变来源于附件但不是卵巢,但这可能不是一个简单的超声诊断。[46]因为肿瘤不会对激素周期变化做出反应,其大小也不会随月经周期而变化。[48]偶然情况下,囊肿与完整卵巢分开,输卵管被囊肿包裹或拉扯,这种表现可提示囊肿位于卵巢旁。借助阴道超声,可以更容易的将输卵管旁肿块与卵巢分开。和其他囊性肿块一样,出血、扭转和破裂都可以出现不同的超声表现。

腹膜包涵囊肿

有盆腔粘连病史或手术史的患者超声检查可能看到充满液体的肿块,[48]是由浆液聚集于粘连带与腹膜层之间形成。这些液体积聚被称为"腹膜包涵囊肿"。几乎所有患病的绝经前妇女都会出现盆腔疼痛或肿块。患者的病史包括曾经的手术史(频繁的多次操作)、内膜异位症或盆腔炎(PID)病史。[48]

腹膜包涵囊肿常与附件紧邻,使卵巢移位导致卵巢形态扭曲。经阴道超声常常显示内有多个分隔的液性暗区环绕完整的卵巢,形似"网中的蜘蛛"。当包涵囊肿较大时,经腹部超声更便于检查。Sohaey 和他的同事使用彩色多普勒和频谱多普勒超声检测到包含囊肿的隔膜上相对低阻的血流。

鉴别诊断

完整的临床诊疗,对盆腔肿块的鉴别诊断必须包括异位妊娠和子宫内膜异位症。异位妊娠和子宫内膜异位症的超声表现多种多样,从完全的囊性团块到混合性盆腔肿块。这些疾病在 11 章和 15 章将进行详细的讲解。

卵巢良性囊性团块和实性团块的鉴别诊断见表 8-7。充满液体的肠管或异常的肠管可能与囊性、混合性或实性的附件肿块相似,超声难以对良性肿块和恶性肿瘤进行鉴别,但可通过分辨组织的特征来提示病变的良恶性。附件实性肿瘤和具有多个分隔或实性壁立结节的囊性肿瘤恶性的可能性更大。出现腹水、腹膜种植或内脏转移更支持恶性可能。

表 8-7 良性附件肿块的鉴别诊断
囊性附件肿块
滤泡囊肿
黄体囊肿
卵巢旁囊肿
附件包涵囊肿
出血性囊肿
输卵管积水
内膜异位囊肿
良性囊性畸胎瘤
具有分隔或絮状回声的附件囊性肿块
卵泡膜黄素化囊肿
出血性囊肿
囊腺瘤
输卵管-卵巢脓肿
异位妊娠
附件囊性肿块
附件实性肿块
子宫内膜异位囊肿
出血性囊肿
Brenner 瘤
卵泡膜细胞瘤
纤维瘤

小结

- Nabothian 囊肿在妇科超声检查中很常见,表现为宫颈低回声囊性区域。
- 诊断内膜增生通过测量双层子宫内膜厚度,绝经前妇女等于 14mm、使用他莫昔芬治疗妇女等于 10mm、绝经后妇女等于 8mm。
- Asherman 综合征超声表现为宫腔内高回声带,是由于术后瘢痕形成所引起。
- 子宫瘢痕(粘连)破裂是剖宫产术后、肌瘤切除术后或器械穿孔后妊娠的并发症之一。
- 平滑肌瘤可出现在宫颈或子宫的任何部位。
- 变性平滑肌瘤可能与卵巢或子宫病理相似。
- 子宫外感染病变常和肿瘤的超声表现相似,但还具有其他的临床症状,如发热、寒战、白细胞计数升高、细菌培养可能为阳性。

- 手术如肾移植可引起血肿和淋巴囊肿。
- 异常阑尾测值大于 6mm,彩色超声显示充血,可能与输卵管卵巢脓肿相似或引起输卵管卵巢脓肿。
- 卵巢生理性囊肿包括功能性囊肿、滤泡囊肿、黄体囊肿和黄素膜囊肿。
- 出血性囊肿根据其所处于消散的不同阶段而有各种表现。
- 卵巢扭转可由功能性囊肿、过度刺激或肿瘤引起,超声表现取决于卵巢扭转发生的时间。
- PCOS 是一个错综复杂的,雄激素依赖的病程,超声表现为卵巢长大伴周边环绕排列的小滤泡。
- 内包含牙齿、毛发、腺体组织、可能还有神经或甲状腺组织的肿瘤是畸胎瘤或皮样囊肿肿瘤
- 囊腺瘤内充满浆液性或黏液性物质,超声检查发现较大的肿瘤内出现少许点状稍强回声。

- Brenner 瘤的超声表现与平滑肌瘤、纤维瘤或卵泡膜细胞瘤相似。
- 卵泡膜细胞瘤、卵泡膜瘤和生殖细胞肿瘤含有相似的成分，其中占主要地位的细胞类型和肿瘤分泌的激素决定了肿瘤的类型。
- 性腺母细胞瘤出现在核型为男性，而表现型为女性的假两性畸形患者中。
- 支持细胞-间质细胞肿瘤引起雄激素水平升高，使卵巢出现非特异性影像表现。
- Meigs 综合征包含三联征——卵巢肿瘤、腹水和胸腔积液，最初用于描述纤维瘤的超声发现。其他的学术分类方法使用假性 Meigs 综合征和假性-假性 Meigs 综合征。
- 盆腔囊性团块的其他病因包括卵巢残余综合征，卵巢旁、输卵管旁和腹膜包涵囊肿。

思考题

1. Sue，26 岁，主诉月经稀发、月经量少，从去年开始尝试怀孕未成功，现已开始进行不孕的相关检查。最初的实验室检查结果包括 LH/FSH 比值。超声表现：双层内膜厚度 15mm，双侧卵巢长大，卵巢周边排列多个小滤泡伴卵巢中央实质强回声。宫颈可见 2 个囊壁光滑的无回声区域。

超声表现可提示哪些内容？解释引起超声改变的病因。

2. 患者，30 岁，因为"阵发性右下腹疼痛"进行超声检查。患者已经服用非处方止痛药，目前疼痛指数为 6 分。临床检查发现患者无发热、WBC 计数正常、妊娠试验阴性、扪及右卵巢长大。$G_4 P_3 A_0$，末次月经在 3 周前。

超声表现：子宫正常、宫内膜处于分泌期。左卵巢大小正常，内见一个 2cm 低回声区域，边界不规则，内为低回声。右附件区可见一个直径 4cm 囊性团块，内见高回声结节伴后方声影。还有一个和右卵巢声像一致的条状低回声结构。团块与卵巢相连，不随患者体位、探头侧动及外部推拉等改变。彩色多普勒显示左卵巢低回声周围血流信号增加。彩色和能量多普勒显示右附件区囊性团块和卵巢没有血流。

总结患者的临床及影像学发现，提出相关的鉴别诊断。解释此例患者与炎性疾病的区别。

（何敏　译）

参考文献

1. Nabothian follicles. Available at: http://www.healthline.com/health/nabothian-cyst#Overview1. Accessed August 21, 2016.
2. MedlinePlus. Nabothian cyst. Available at: http://www.nlm.nih.gov/medlineplus/ency/article/001514.htm. Accessed August 21, 2016.
3. Vander Werff BJ, Hagen Ansert S. Pathology of the uterus. In: Sandra LH, ed. *Textbook of Diagnostic Medical Ultrasonography*. Vol 2. 6th ed. St. Louis: Mosby; 2006.
4. Okamoto Y, Tanaka YO, Nishida M, et al. MR imaging of the uterine cervix: imaging-pathologic correlation. *Radiographics*. 2003;23:425–445.
5. Sosnovski V, Barenboim R, Cohen HI, et al. Complex nabothian cysts: a diagnostic dilemma. *Arch Gynecol Obstet*. 2009;279:759–761.
6. WebMD. Cervical polyps. Available at: http://www.webmd.com/women/tc/cervical-polyps-topic-overview. Accessed August 21, 2016.
7. Katz VL, Lentz G, Lobo RA, et al. *Comprehensive Gynecology*. 5th ed. St. Louis: Mosby; 2007.
8. Gene McNeeley S. Cervical myomas. Available at: http://www.merck.com/mmhe/sec22/ch262666/ch262666c.html. Accessed August 21, 2016.
9. The American Congress of Obstetricians and Gynecologists. Endometrial hyperplasia patient education pamphlet. Available at: http://www.acog.org/Patients/FAQs/Endometrial-Hyperplasia. Accessed August 21, 2016.
10. Salem S, Wilson SR. Gynecologic ultrasound. In: Arnold CF, ed. *Diagnostic Ultrasound*. Vol 1. 3rd ed. St. Louis: Elsevier Mosby; 2005.
11. Weaver J, McHugo JM, Clark TJ. Accuracy of transvaginal ultrasound in diagnosing endometrial pathology in women with post-menopausal bleeding on tamoxifen. *Br J Radiol*. 2005;78(929):394–397.
12. Hosny IA, Elghawabit HS, Mosaad MM. The role of 2D, 3D ultra-sound and color Doppler in the diagnosis of benign and malignant endometrial lesions. *J Egypt Natl Canc Inst*. 2007;19(4):275–281.
13. The American Congress of Obstetricians and Gynecologists (ACOG). Endometrial hyperplasia. Available at: http://www.acog.org/Patients/FAQs/Endometrial-Hyperplasia. Accessed August 21, 2016.
14. Chundnoff SG. Endometrial hyperplasia. *Medscape Obstet/Gynecol Women's Health*. 2005;10(1). Available at: http://www.medscape.com/viewarticle/507187. Accessed August 21, 2016.
15. Williams RS. Hysteroscopic surgery. In: Ronald SG, Beth YK, Arthur FH, et al, eds. *Danforth's Obstetrics and Gynecology*. 10th ed. Philadelphia: Lippincott Williams & Wilkins; 2003.
16. Cholkeri-Singh A, Sasaki KJ. Hysteroscopy for infertile women: a review. *J Minim Invasive Gynecol*. 2015;22(3):353–362.
17. Baramki TA. Hysterosalpingography. *Fertil Steril*. 2005;83(6):1595–1606.
18. Simpson WL, Beitia LG, Mester J. Hysterosalpingography: a re-emerging study. *Radiographics*. 2006;26:419–431.
19. Ofili-Yebovi D, Ben-Nagi J, Sawyer E, et al. Deficient lower-segment Cesarean section scars: prevalence and risk factors. *Ultrasound Obstet Gynecol*. 2008;31:72–77.
20. Levine EM. Uterine rupture vs dehiscence. *Am J Obstet Gynecol*. 2016;214(3):415.
21. Hasbargen U, Summerer-Moustaki M, Hillemanns P, et al. Uterine dehiscence in a nullipara, diagnosed by MRI, following use of unipolar electrocautery during laparoscopic myomectomy: case report. *Hum Reprod*. 2002;17(8):2180–2182.
22. Koskas M, Nizard J, Salmon LJ, et al. Abdominal and pelvic ul-trasound findings within 24 hours following uneventful Cesarean section. *Ultrasound Obstet Gynecol*. 2008;32:520–526.
23. Cheung V. Sonographic measurement of the lower uterine segment thickness in women with previous caesarean section. *J Obstet Gynaecol Can*. 2005;27(7):674–681.
24. Leyendecker JR, Gorengaut V, Brown JJ. MR imaging of maternal

diseases of the abdomen and pelvis during pregnancy and the immediate postpartum period. *Radiographics*. 2004;24:1301–1316.

25. Donnez O, Jadoul P, Squifflet J, et al. Laparoscopic repair of wide and deep uterine scar dehiscence after cesarean section. *Fertil Steril*. 2008;89(4):974–980.
26. Haney AF. Leiomyomata. In: Ronald SG ,Beth YK ,Arthur FH , et al., eds. *Danforth's Obstetrics and Gynecology*. 10th ed. Philadelphia: Lippincott Williams & Wilkins; 2003.
27. Mason TC. Red degeneration of a leiomyoma masquerading as retained products of conception. *J Natl Med Assoc*. 2002;94(2):124–126.
28. Poder L. Ultrasound evaluation of the uterus. In: Peter WC, ed. *Ultrasonography in Obstetrics and Gynecology*. 5th ed. Philadelphia: Elsevier; 2008.
29. Novak ER, Woodruff JD, eds. *Novak's Gynecologic and Obstetric Pathology*. 8th ed. Philadelphia: WB Saunders; 1979.
30. Okita A, Kubo Y, Tanada M, et al. Unusual abscesses associated with colon cancer: report of three cases. *Acta Med Okayama*. 2007;61(2):107–113.
31. Vijayaraghavan SB. Sonographic whirlpool sign in ovarian torsion. *J Ultrasound Med*. 2004;23(12):1643–1649.
32. Sharp HT. Chronic pelvic pain. In: Ronald SG, Beth YK, Arthur FH, et al., eds. *Danforth's Obstetrics and Gynecology*. 10th ed. Philadelphia: Lippincott Williams & Wilkins: 2003.
33. Tucker RD, Baggish MS. Lasers and electrosurgery in hysteroscopy. In: Michael SB, Rafael FV, Hubert G, eds. *Hysteroscopy: Visual Perspectives of Uterine Anatomy, Physiology and Pathology*. 3rd ed. Philadelphia: Lippincott Williams & Wilkins; 2003.
34. Westphalen AC, Qayyum A. The role of magnetic resonance imaging in the evaluation of gynecologic disease. In: Peter WC, ed. *Ultrasonography in Obstetrics and Gynecology*. 5th ed. Philadelphia: Elsevier; 2008.
35. Vander Werff BJ, Hagen-Ansert S. Pathology of the adnexa. In: Peter WC, ed. *Ultrasonography in Obstetrics and Gynecology*. 5th ed. Philadelphia: Elsevier; 2008.
36. Hagan-Ansert S. The peritoneal cavity and abdominal wall. In: Sandra LH, ed. *Textbook of Diagnostic Medical Ultrasonography*. Vol 2. 6th ed. St. Louis: Mosby; 2006.
37. Pinto LN, Pereira JM, Cunha R, et al. CT evaluation of appendicitis and its complications: imaging techniques and key diagnostic findings. *Am J Roentgenol*. 2005;185(2):406–417.
38. Muradali D, Wilson S. Organ transplantation. In: Arnold CF, ed. *Diagnostic Ultrasound*. Vol 1. 3rd ed. St. Louis: Elsevier Mosby; 2005.
39. Downey DB. The retorperitoneum and great vessels. In: Arnold CF, ed. *Diagnostic Ultrasound*. Vol 1. 4th ed. St. Louis: Elsevier Mosby; 2011.
40. Wilson SR. The gastrointestinal tract. In: Arnold CF, ed. *Diagnostic Ultrasound*. Vol 1. 4th ed. St. Louis: Elsevier Mosby; 2011.
41. Levine D. The role of computed tomography and magnetic resonance imaging in obstetrics. In: Sandra LH, ed. *Textbook of Diagnostic Medical Ultrasonography*. Vol 2. 6th ed. St. Louis: Mosby; 2006.
42. Krakow D. Medical and surgical complications of pregnancy. In: Ronald SG, Beth YK, Arthur FH, etal., eds. *Danforth's Obstetrics and Gynecology*. 10th ed. Philadelphia: Lippincott Williams & Wilkins; 2003.
43. Rosenberg HK. Pediatric pelvic sonography. In: Arnold CF, ed. *Diagnostic Ultrasound*. Vol 2. 3rd ed. St. Louis: Elsevier Mosby; 2005.
44. Bala R. Posterior vaginal wall Gartner's duct cyst. *J Mid life Health*. 2015;6(4). Available at: http://www.ncbi.nlm.nih.gov/pmc/articles/PMC4743283/. Accessed August 21, 2016.
45. DeLancy JOL. Epidemiology, pathophysiology, and evaluation of pelvic organ support. In: Ronald SG, Beth YK, Arthur FH, etal., eds. *Danforth's Obstetrics and Gynecology*. 10th ed. Philadelphia: Lippincott Williams & Wilkins; 2003.
46. Valentin L, Callen PW. Ultrasound evaluation of the adnexa (ovary and fallopian tubes). In: Peter WC, ed. *Ultrasonography in Obstetrics and Gynecology*. 5th ed. Philadelphia: Sanders Elsevier; 2008.
47. Eschenbach DA. Pelvic and sexually transmitted infections. In: Ronald SG, Beth YK, Arthur FH, etal., eds. *Danforth's Obstetrics and Gynecology*. 10th ed. Philadelphia: Lippincott Williams & Wilkins; 2003.
48. Vander Werff BJ, Hagen-Ansert S. Pathology of the ovaries. In: Peter WC, ed. *Ultrasonography in Obstetrics and Gynecology*. 5th ed. Philadelphia: Elsevier; 2008.
49. Koonings PP, Campbell K, Mishell DR, et al. Relative frequency of primary ovarian neoplasms: A 10-year review. *Obstet Gynecol*. 1989; 84:921. Reprinted with permission from The American College of Obstetricians and Gynecologists.
50. Sharma A. Assessing the malignant potential of ovarian inclusion cysts in postmenopausal within the UK collaborative trail of ovarian cancer screening (UKCTOCS): a prospective cohort study. *BJOG*. 2012;119(2):207–219.
51. Lin CK, Chu TW, Yu MH. Painless ovarian torsion mimicking a uterine myoma. *Taiwan J Obstet Gynecol*. 2006;45(4):340–342.
52. Chang HC, Bhatt S, Dogra VS. Pearls and pitfalls in diagnosis of ovarian torsion. *Radiographics*. 2008;28(5):1355–1368.
53. Singh A, Danrad R, Hahn PF, et al. MR imaging of the acute abdomen and pelvis: acute appendicitis and beyond. *Radiographics*. 2007;27(5):1419–1431.
54. Pierson RA. Ultrasonic imaging in infertility. In: Peter WC, ed. *Ultrasonography in Obstetrics and Gynecology*. 5th ed. Philadelphia: Sanders Elsevier; 2008.
55. Legro RS, Azziz R. Androgen excess disorders. In: Ronald SG, Beth YK, Arthur FH, etal., eds. *Danforth's Obstetrics and Gynecology*. 10th ed. Philadelphia: Lippincott Williams & Wilkins: 2003.
56. Mitchell DG, Gefter WB, Spritzer CE, et al. Polycystic ovaries: MR imaging. *Radiology*. 1986;160:425–429.
57. Lakhani K, Seifalian AM, Atiomo WU, et al. Polycystic ovaries. *Br J Radio*. 2002;75(889):9–16.
58. Faure N, Prat X, Bastide A, et al. Assessment of ovaries by magnetic resonance imaging in patients presenting with polycystic ovarian syndrome. *Hum Reprod*. 1989;4(4):468–472.
59. Tanaka YO, Tsunoda H, Kitagawa Y, et al. Functioning ovarian tumors: direct and indirect findings at MR imaging. *Radiographics*. 2004;24(suppl, 1):S147–S166.
60. Cass I, Karlan B. Ovarian and tubal cancers. In: Ronald SG, Beth YK, Arthur FH, etal., eds. *Danforth's Obstetrics and Gynecology*. 10th ed. Philadelphia; Lippincott Williams & Wilkins: 2003.
61. Chang YT, Lin JY. Intraperitoneal rupture of mature cystic ovarian teratoma secondary to sit-ups. *J Formos Med Assoc*. 2009;108(2):173–175.
62. Okada S, Ohaki Y, Inoue K, et al. A case of dermoid cyst of the ovary with malignant transformation complicated with small intestinal fistula formation. *Radiat Med*. 2005;23(6):443–446.
63. Metaxas G, Tangalos A, Pappa P, et al. Mucinous cystic neoplasms of the mesentery: a case report and review of the literature. *World J Surg Oncol*. 2009;7:47.
64. Shah AA, Sainani NI, Kambadakone AR, et al. Predictive value of multi-detector computed tomography for accurate diagnosis of serous cystadenoma: radiologic-pathologic correlation. *World J Gastroenterol*. 2009;15(22):2739–2747.
65. Okada S, Ohaki Y, Inoue K, et al. Calcifications in mucinous and serous cystic ovarian tumors. *J Nippon Med Sch*. 2005;72(1):29–33.
66. Jacob S, Rawat P, Mark RP. Serous microcystic adenoma (glycogen rich cystadenoma) of the pancreas. *Indian J Pathol Microbiol [serial online]*. 2010;53:106–108.
67. Hong SG, Kim JS, Joo MK, et al. Pancreatic tuberculosis masquerading as pancreatic serous cystadenoma. *World J Gastroenterol*. 2009;15(8):1010–1013.
68. Najmi Z. Laparoscopic approach to large ovarian fibroma: a case report. 2014;51(7):57–60.
69. Mak CW, Tzeng WS, Chen CY. Computed tomography appearance of ovarian fibrothecomas with and without torsion. *Acta Radiol*. 2009;50(5):570–575.
70. Tanaka YO, Tsunoda H, Kitagawa Y, et al. Functioning ovarian tumors: direct and indirect findings at MR imaging. *Radiographics*. 2004;24:S147–S166.
71. Jung SE, Rha SE, Lee JM, et al. CT and MRI findings of sex cord-stromal tumor of the ovary. *Am J Roentgenol*. 2005;185(1):207–215.
72. Ko SF, Wan YL, Ng SH, et al. Adult ovarian granulosa cell tumors: spectrum of sonographic and CT findings with pathologic correlation. *Am J Roentgenol*. 1999;172(5):1227–1233.
73. Jung SE, Lee JM, Rha SE, et al. CT and MR imaging of ovarian tumors with emphasis on differential diagnosis. *Radiographics*. 2002;22(6):1305–1325.
74. Rosenberg HK. Pediatric pelvic sonography. In: Arnold CF, ed. *Diagnostic Ultrasound*. Vol 2. 3rd ed. St. Louis: Elsevier Mosby; 2005.
75. Kanagal, D. Ovarian gonadoblastoma with dysgerminoma n a young girl with 46, XX karyotype: a case report. *J Clin Diagn Res*. 2013;7(9):2021–2022.
76. Cheng MH, Yen MS, Chao KC, et al. Differential diagnosis of gynecologic organ-related diseases in women presenting with ascites.

Taiwan J Obstet Gynecol. 2008;47(4):384–390.

77. Vijayaraghavan GR, Levine D. Case 109: Meigs' syndrome. *Radiology.* 2007;242(3):940–944.

78. Krenke R, Maskey-Warzechowska M, Korczynski P, et al. Pleural effusion in Meigs' syndrome-transudate or exudate?: Systemic review of the literature. *Medicine (Baltimore).* 2015:94(49):e2114.

79. Sohaey R, Gardner TL, Woodward PJ, et al. Sonographic diagnosis of peritoneal inclusion cysts. *Ultrasound Med.* 1995. Dec;14(12):913-7. PMID: 8583527.

子宫和宫颈恶性疾病

FAITH HUTSON

第 9 章

目标

- 子宫内膜癌的危险因素、影像学表现和预后。
- 平滑肌瘤和平滑肌肉瘤的鉴别。
- 输卵管癌危险因素，影像学特征和远期预后。
- 宫颈癌的疾病发展过程和影像学特征。
- 总结持续性滋养细胞肿瘤的基因结构。

术语表

腺癌(adenocarcinoma)：起源于任何腺器官的恶性肿瘤。

腺病(adenosis)：腺体或者腺体组织的疾病。

雄烯二酮(androstenedione)：中枢性肾上腺类固醇激素，是睾丸激素和其他雄激素的前体。

雌激素拮抗剂(antiestrogen)：能阻止或改变雌激素作用的物质。

宫颈息肉(cervical polyp)：宫颈上皮过度生长形成的突起；可以宽基底或呈带蒂样生长。

宫颈狭窄(cervical stenosis)：继发性宫颈管变窄或梗阻。

绒毛膜癌(choriocarcinoma)：转移性滋养细胞肿瘤，可继发于任何妊娠，最多见于葡萄胎。

子宫内膜癌(endometrial carcinoma)：发生于围绝经期和绝经后妇女的恶性肿瘤，表现为子宫内膜异常增厚和不规则阴道流血。

子宫内膜增生(endometrial hyperplasia)：子宫内膜仅有雌激素刺激生长而缺乏孕激素的拮抗；是女性，特别是绝经后女性常见的阴道出血原因。

子宫内膜息肉(endometrial polyp)：附着于宫腔内膜的有蒂或无蒂团块。

子宫内膜样病变(endometrioid)：内膜组织的多样分化。

上皮样滋养细胞肿瘤(epithelioid trophoblastic tumor)：胎盘部位滋养细胞肿瘤的变异型。

输卵管癌(fallopian tube carcinoma)：非常罕见的妇科恶性肿瘤，最常见于60岁左右绝经后妇女，腺癌是最常见的组织学类型。

钆(gadolinium)：稀土金属元素，具有顺磁性，被用做MRI检查的造影剂。

妊娠滋养细胞肿瘤(gestational trophoblastic neoplasia，GTN)：与妊娠相关疾病，妊娠滋养层组织穿透整个宫腔，肿瘤来源于胎盘绒毛部位的绒毛。

关键词

腺癌

宫颈癌

宫颈息肉

绒毛膜癌

子宫内膜癌

子宫内膜增生

子宫内膜息肉

上皮样滋养细胞肿瘤

输卵管癌

遗传性非息肉性结肠癌

人类乳头状瘤病毒

外溢性输卵管积水

侵蚀性葡萄胎

平滑肌肉瘤

持续性滋养细胞肿瘤

胎盘部位滋养细胞肿瘤

宫腔声学造影

鳞状细胞癌

他莫昔芬

粒层细胞肿瘤(granulosa cell tumor)：是一种少见的卵巢性索-间质细胞肿瘤，起源于原始粒层细胞，肿瘤体积可以巨大。

人绒毛膜促性腺激素(human chorionic gonadotropin, hCG)：胎盘滋养细胞分泌的激素，出现在孕妇的尿液或血液中，妊娠滋养细胞肿瘤可出现该激素水平的异常增高。

人类乳头瘤病毒(human papillomavirus, HPV)：是一种性传播病毒，损伤黏膜，被认为是宫颈癌的致病因素。

外溢性输卵管积水(hydrops tubae profluens)：间歇性阴道水样分泌物，有时出现于输卵管癌。

侵蚀性葡萄胎(invasive mole)：肿瘤穿入和穿透子宫肌壁。

平滑肌瘤(leiomyoma)：由子宫平滑肌细胞和纤维结缔组织形成的良性肿瘤。

平滑肌肉瘤(leiomyosarcoma)：由子宫平滑肌细胞和纤维结缔组织形成的恶性子宫肿瘤，超声表现和良性子宫肌瘤相似。

转移(metastases)：细菌或体细胞，特别是癌细胞从身体的一个部位扩散到其他部位。

甲氨蝶呤(methotrexate)：治疗严重银屑病和多种恶性肿瘤的药物。

巴氏涂片[Papanicolaou(Pap) smear]：用于检测器官脱落癌细胞的细胞学检查(由 George Nicholas Papanicolaou 发明)，最常用于宫颈癌的诊断和预防，对胸膜和腹膜的恶性肿瘤的检测也有价值。

盆腔炎性疾病(pelvic inflammatory disease)：子宫、输卵管及盆腔内相邻结构的感染，通常由阴道和宫颈的致病菌逆行感染所致。

持续性滋养细胞肿瘤(persistent trophoblastic neoplasia, PTN)：恶性程度最高的妊娠滋养细胞肿瘤，此种威胁生命的疾病常常继发于葡萄胎妊娠。

Peutz-Jeghers 综合征(Peutz-Jeghers syndrome)：以小肠息肉和嘴唇、黏膜、手指和脚趾的黑色素瘤为特征的遗传病，小肠息肉所致贫血是常见的症状。

胎盘部位滋养细胞肿瘤(placental site trophoblastic tumor, PSTT)：是持续性滋养细胞肿瘤的一种，常常发生于正常妊娠多年后。

多囊卵巢综合征(polycystic ovarian syndrome)：与慢性不排卵和 Stein-Leventhal 综合征相关的内分泌紊乱综合征。

多倍体(polypoid)：包含两套以上正常染色体。

搏动指数(pulsatility index, PI)：多普勒测量参数，用收缩期血流速度减去舒张期流速再除以平均流速。

放射治疗(radiation therapy)：使用 X-线或伽马射线治疗恶性肿瘤，通过减少有丝分裂或损害 DNA 合成，阻止恶性肿瘤细胞的增殖。

阻力指数(Resistive index, RI)：收缩期峰值减去舒张期峰值除以收缩期峰值，其数值小于或等于 0.7 表示器官有良好的血液供应，数值大于 0.7 表示血流灌注减低。

输卵管卵巢切除手术(salpingo-oophorectomy)：外科手术切除卵巢和输卵管。

子宫造影(sonohysterography)：超声引导下向宫腔注入生理盐水，可以更好地显示宫腔内膜的边界以排除病理情况。

鳞状细胞癌(squamous cell carcinoma)：由鳞状上皮构成、生长缓慢的恶性肿瘤，是宫颈癌最常见类型。

黏膜下平滑肌瘤（submucosal leiomyoma）：平滑肌瘤的一种类型，肌瘤的生长使宫腔内膜变形，可导致月经量过多或月经不规则。

他莫昔芬（tamoxifen）：非甾体抗雌激素化合物，是目前治疗乳腺癌应用最广泛的处方药。

致畸（teratogenic）：造成先天异常或出生缺陷。

超声是发现和评估女性盆腔病变相对廉价和非侵入性的检查方法，它能实时反映出女性盆腔病变的超声图像特征、形态、大小和位置。腔内超声包括经阴道超声（EV）和经直肠超声，腔内超声检查提高了盆腔局部解剖结构的成像质量，对子宫和宫颈恶性肿瘤的临床分期有参考价值。三维（3D）超声可以同时显示解剖结构的矢状面，横切面，冠状面。通过对三维重建图像分析医生能够取得解剖结构任意平面的图像，此外三维超声重建可以提供器官体积的具体数据。子宫超声造影尤其是三维子宫超声造影可以明确子宫内膜增厚的病因及子宫内膜病变的确切位置。彩色多普勒和频谱多普勒用于评价子宫内膜和子宫肌层的血流情况，还可以作为盆腔癌治疗效果的辅助评估方法。超声在指导活检和其他介入治疗中也有重要价值。MRI和CT是其他两个影像学成像方法，磁共振用于显示疾病的组织学特征和恶性肿瘤的分期。CT的应用相对局限用于确定肿瘤转移和复发。

子宫内膜癌

临床信息

流行病学和风险因素

在发达国家如美国，子宫内膜癌是最常见的妇科恶性肿瘤，相比之下，在发展中国家宫颈癌更常见。美国国家癌症研究所统计数据表明大约 60 050 个新确诊的宫内膜癌病例中，有 10 470 名妇女死于这种疾病。[1]尽管子宫内膜癌发病率逐年增加，幸运的是如果早期诊断，子宫内膜癌与其他妇科肿瘤相比预后是最好的。

与宫内膜癌发展有关的风险因素都直接或间接地与雌激素暴露有关，包括肥胖、未育、绝经延迟、糖尿病、无拮抗的雌激素使用，以及他莫昔芬治疗。肥胖患者的高风险是因为脂肪组织负责将雄烯二酮转换成雌激素化合物，脂肪含量高的人群较低脂肪人群转化率高；比标准体重重 22.8kg 的女性患子宫内膜癌的风险增加 9 倍；[2]未产妇较经产妇患内膜癌的风险高；绝经期延迟（迟于 52 岁）也是内膜癌的高危因素。[3]腺瘤样息肉、子宫内膜癌家族史与内膜癌发病率具有相关性；单纯补充雌性激素而无孕激素拮抗，无论是替代疗法还是内源性激素增加，包括多囊卵巢综合征或颗粒细胞肿瘤等疾病产生的内源性激素，也将增加内膜癌的发病风险。雌激素对子宫内膜有增殖效应，大约 25% 的非典型子宫内膜增生患者会发生子宫内膜癌。[4]

还有许多其他疾病使妇女更容易患子宫内膜癌。遗传性非息肉性大肠癌（hereditary nonpolyposis colon cancer，HNPCC）患者罹患内膜癌的风险为 42% ~ 54%，[5]乳腺癌患者有较正常人高两到三倍的患癌风险。[3]他莫昔芬一种非甾体类抗雌激素化合物，是目前世界上最普遍使用的治疗乳腺癌的抗肿瘤药，其有效性是因为它与雌激素竞争雌激素受体。在绝经前妇女，它有抗雌激素效应；而在绝经后妇女，可能有雌激素的作用。使用他莫昔芬治疗的患者出现子宫内膜增生、内膜息肉、子宫内膜癌的风险增加（图 9-1）。[4]

疾病相关知识点 9-1
子宫内膜癌

危险因素	体征和症状	超声表现
肥胖	子宫流血	不均匀的子宫内膜
未生育	疼痛	内膜不规则或边界不清
52 岁后绝经		囊性变
腺瘤样息肉		宫腔积液或积血
内膜癌家族史		子宫增大
单纯使用雌激素		子宫形态呈分叶状
多囊卵巢疾病		扩散或局灶性高回声子
粒层细胞肿瘤		宫内膜增厚
子宫内膜增生		
遗传性非息肉病性大肠癌		
使用他莫昔芬		

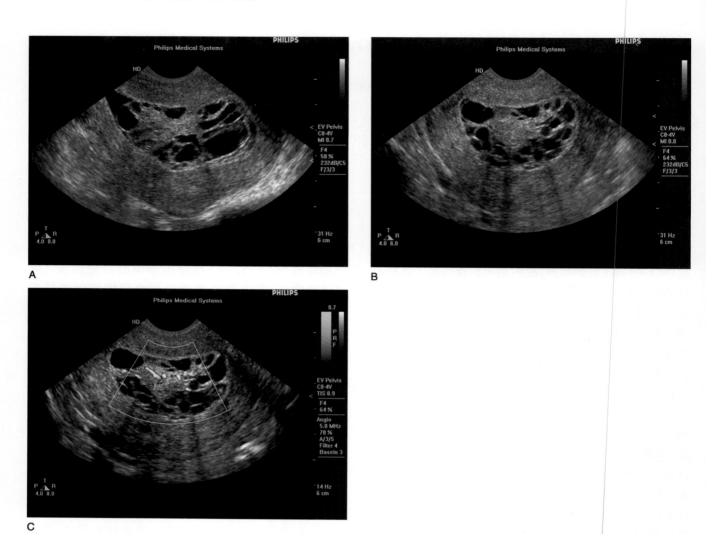

图 9-1　A.经阴道超声矢状面图像显示:接受他莫昔芬治疗患者典型的子宫内膜超声图像。B.同一患者子宫内膜的横切面图像。C.彩色血管造影显示:子宫内膜内混合包块内部血流。(图片由 Philips Medical Systems,Bothell,WA 提供)

大量文献研究表明,服用他莫昔芬的女性患宫内膜癌的风险比同龄人群高出 2 ~ 3 倍。[6]根据 Callen[7] 的研究数据,将他莫昔芬治疗患者分为高风险组和低风险组。经阴道超声筛查没有子宫异常的患者为低风险组,其发展成内膜非典型增生的风险非常低。

在过去,人们认为使用联合口服避孕药(oral contraceptives,OCS)降低了患子宫内膜癌的风险。新的证据表明,使用孕激素和雌激素,无论是用于避孕或绝经期治疗,会产生慢性炎症,增加氧化应激,从而增加患乳腺癌、子宫内膜癌、子宫内膜异位症和冠状动脉疾病的风险。[8]

吸烟减少体重似乎降低女性患子宫内膜癌的风险,在肥胖的吸烟者最明显。另外,吸烟者的更年期比不吸烟者大约早 1 ~ 2 年。不幸的是,这些吸烟的优点,不能抵消患肺癌的高风险和引起身体其他疾病的风险。[3]

病理生理学

组织学检查显示超过 80% 的子宫内膜癌呈子宫内膜样组织学类型。子宫内膜样变是指子宫内膜组织的不同分化,可以分为两个亚组:1 型(低级别 Ⅰ ~ Ⅱ)和 2 型(高级别Ⅲ)。1 型腺癌与长期单纯的雌激素治疗有关;从子宫内膜增生进展而来,预后良好(图 9-2)。2 型癌非激素依赖,通常与萎缩的子宫内膜有关,预后较差。[9]根据分化的类型区分,腺癌可以进一步细分为:1 级,高分化;2 级,中度分化;3 级,低分化。[10]约 2.9% 的宫内膜癌患者同时也有卵巢癌,这也是属于子宫内膜异位的一种。[11]子宫内膜癌和卵巢癌同时发生的发病机理尚不清楚;Chiang 等[11]讨论“继发苗勒管系统”理论,该理论认为子宫的上皮细胞、输卵管、子宫颈、卵巢和腹膜表面有共同的分子受体,可以对致癌刺激作出反应,并导致多种原发恶性肿瘤同步发展。

子宫内膜癌除了分级（图9-3），还有基于肿瘤扩散的分期。目前国际妇科和产科医生联合会（International Federation of Gynecologists and Obstetricians，FIGO）根据手术和病理结果对子宫内膜癌进行分期。分

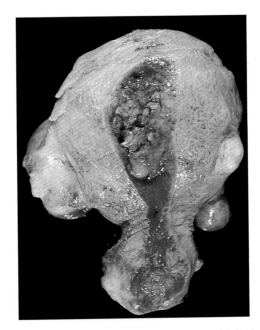

图9-2　子宫内膜腺癌。子宫内膜息肉样病灶突出于宫颈外口，部分坏死。（Rubin E, Farber JL. Pathology. 3rd ed. Philadelphia, PA: Lippincott Williams & Wilkins；1999.）

疾病相关知识点9-2
子宫内膜癌手术病理分期

分期	特点
I	肿瘤局限于子宫体
I A	侵入子宫肌层深度不到一半
I B	侵入子宫肌层深度超过一半
II	肿瘤侵入宫颈，但未延伸到子宫以外
III	肿瘤局部浸润
III A	肿瘤侵入子宫浆膜或（和）附件
III B	阴道或子宫旁组织受累
III C1	盆腔淋巴结受累
III C2	腹主动脉淋巴结受累合并（有或没有）盆腔淋巴结的受累
IV	肿瘤侵入膀胱/肠黏膜和（或）远处转移
IV A	膀胱和（或）肠黏膜的肿瘤累及
IV B	远处转移包括腹腔和（或）腹股沟淋巴结

New staging for endometrial cancer adapted from the International Federation of Gynecologists and obstetricians（FIGO）Cancer Committee Report（2009）.

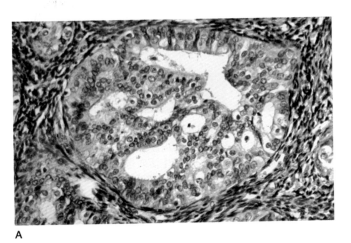

A

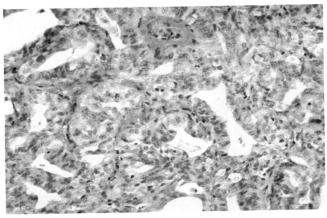

B

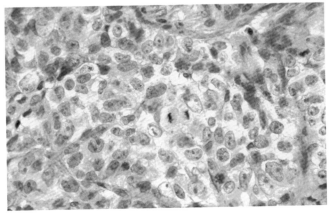

C

图9-3　A.子宫内膜腺癌（FIGO 等级 1～3）。1 级:肿瘤分化良好，腺体完整。B.子宫内膜腺癌（FIGO 等级 1～3）。2 级:细胞是中度分化并显示腺体和实体细胞。C.子宫内膜腺癌（FIGO 等级 1～3）。3 级:肿瘤分化不良，充满大量有丝分裂细胞。（Rubin E, Farber JL. Pathology. 3rd ed. Philadelphia, PA: Lippincott Williams & Wilkins；1999.）

期重要依据包括子宫肌层的侵入深度,是否侵及宫颈;扩展到输卵管,卵巢或盆腔淋巴结;是否有远处转移到肺部或其他器官。

临床诊断

子宫内膜癌常见于 60 岁或 70 岁女性。与黑人女性相比,白人/非西班牙裔女性的发病率略高:每 10 万人中有 26.0 例,每 10 万人中有 24.6 例,然而,与白人女性相比,黑人女性死亡率更高:每 10 万人中有 791 人死亡,白人女性为每 10 万人中有 4.1 人死亡。[1]

最常见的临床表现是子宫出血,只有 10% 的绝经后子宫出血患者发生子宫内膜癌。[12]由于宫颈阻塞,宫腔积血,子宫扩张,患者也可出现腹痛。绝经后盆腔炎的症状可能继发于肿瘤坏死和感染。刮宫和子宫内膜活检为确诊该疾病提供了必要的组织学依据。

治疗

常规治疗包括:剖腹探查术、全子宫切除(hysterectomy,TH)术、双侧输卵管卵巢切除术(bilateral salpingo-oophorectomy,BSO)和腹腔冲洗术,盆腔和腹主动脉旁淋巴结清扫术,目前关于淋巴结清扫术意见不统一,因为它可能增加淋巴水肿的风险,但没有任何明确的证据表明它能提高生存率或减少复发率。治疗方法的选择基于肿瘤的分期,不能手术的患者可以接受放射治疗和(或)短程化疗(brachytherapy,BT)。腹部或盆腔有扩散的患者,可能会进行全子宫切除术、双侧输卵管卵巢切除术。有远处转移的患者,全子宫切除术和放疗和(或)化疗可能是最好的选择。[9]

子宫内膜癌的预后取决于以下几个因素:患者年龄、组织学分级和包括淋巴结转移在内的分期。如果对绝经后阴道出血认识不够,可能会延误宫内膜癌的诊断和治疗,这可能会影响患者的生存预后。

超声诊断

诊断要点

诊断子宫异常出血首选检查是盆腔超声检查,经阴道超声检查有助于观察子宫内膜和子宫肌层。未使用激素替代治疗的绝经后妇女子宫内膜厚度大于 5 毫米时,超声检测宫内膜癌的敏感性和特异性分别为 96% 和 61%。[10]异常增厚的子宫内膜应引起医生重视,直到被确诊或被排除诊断,癌症病灶可能会阻塞宫腔,导致宫腔积液或积血(图 9-4 和图 9-5)。子宫长

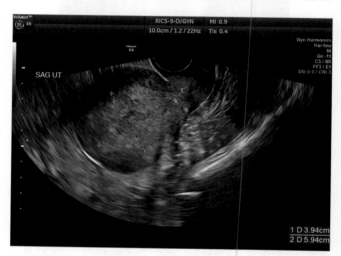

图 9-4　显示子宫内膜中没有结节样病灶。子宫内膜边界欠清。外科手术证实宫内膜腺癌(FIGO 1 级)。抗雌激素治疗可以提供了较好生活质量,因此不建议进行化疗

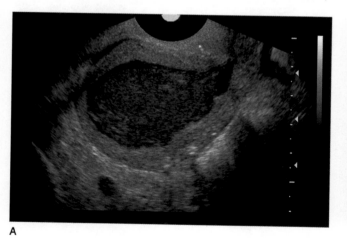

A

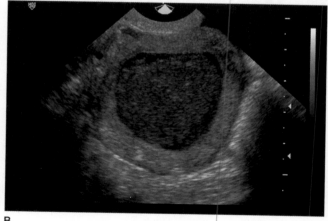

B

图 9-5　矢状面(A)和(B)横切面经阴道超声:子宫腔积血图像,宫腔积血的混合回声。(图片由 Philips Medical Systems, Bothell,WA 提供)

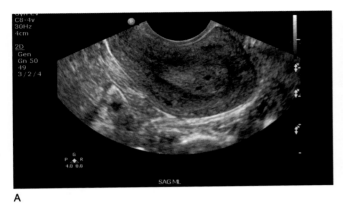 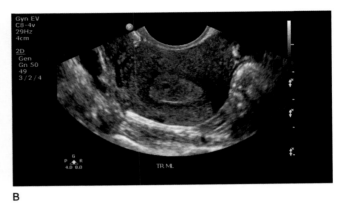

图 9-6　A.阴道超声矢状面显示子宫内膜的囊性变。B.横切面显示子宫内膜增厚的囊性变

大并呈分叶状和内膜回声杂乱提示内膜病变处于进展期。子宫内膜囊性变(图 9-6)可能是子宫内膜萎缩、增生或息肉的超声表现,但也可能与宫内膜癌有关。

对子宫内膜低回声线的观察分析,可以提示有无肌层浸润。完整的宫内膜低回声线的存在,暗示病灶比较表浅,而低回声线中断或消失则意味着深度的肌层浸润。[13]当肿瘤浸润肌层扩散时,肿瘤的边界往往不清。经阴道超声检查病灶肌层浸润的灵敏度和特异性分别为:69% 和 70% 。阴道超声检查在评估肌层浸润时很有用,并能使我们的准确度提高到约 89% 。[10]

肿瘤新生血管生成使彩色及脉冲多普勒为子宫内膜癌的诊断提供更加准确的信息。子宫内膜血流通常在正常或萎缩性子宫内膜和绝大多数增生的子宫内膜检测不到。在 Kupesic 等[14]的研究中,91% 的内膜癌病例有新生血管的形成,瘤内血流显示血管阻力低,阻力指数(RI)0.42±0.02。入侵子宫肌层的血管可能增加病变周围的血流信号的显示,这可能与子宫肌层膜的缺失或不完整有关。

三维超声评估子宫内膜体积,在区分病变的良恶性方面有优势。研究发现,子宫内膜癌患者内膜体积明显大于良性病变患者内膜的体积,绝经后有症状的患者内膜癌诊断试验中,子宫内膜体积测量优于子宫内膜厚度测量。子宫内膜体积的增加与内膜癌的严重程度增加或高级别有关,同时预示病变子宫肌层的侵入。[14]除子宫内膜体积外 Kupesic 等使用三维超声成像方式和能量多普勒的标准来诊断子宫内膜癌,这些标准包括内膜下低回声线的不规则,出现子宫内膜积液,血管结构和血管分支模式。[14]3D 技术还可以显示子宫内膜癌或宫颈癌对膀胱或直肠的浸润。靠近子宫的肿块可能是肿瘤的直接延伸,卵巢转移,淋巴结肿大,或发生于卵巢的肿块。如果肿瘤浸润膀胱,可能引起输尿管阻塞,此时应该扫查肾脏,明确有无肾

积水。

技术和策略

确定子宫内膜线很重要,它代表了子宫内膜腔的界限。子宫内膜厚度测量从子宫内膜基底层反射界面开始从前向后进行测量。子宫肌层的低回声层不应包括在内。同时,任何宫腔液体应该排除在测量之外。

使用常规二维(2D)超声测量子宫内膜厚度来鉴别病变的良恶性存在一定的缺陷。宫内膜增厚本身并不是子宫内膜癌特异的征象。子宫内膜厚度的变化受不同因素影响。这些因素包括患者是否肥胖或患糖尿病;是否围绝经期或绝经后期,绝经后多长时间;以及患者是否服用激素替代疗法,是单独使用雌激素或是雌激素和孕激素的组合治疗。[3]

子宫和宫颈大小及回声的任何变化也应该被重视,附件区肿块成像可以鉴别卵巢和附件的肿块。还要注意有无盆腔或腹腔积液。如果盆腔超声检查发现新生肿瘤,就应该扩大超声检查范围,包括肝脏和腹腔脏器,以寻找可能出现的转移病灶。扫查肾脏以明确有没有肾盂积水,扫查大血管周围确定有无淋巴结肿大。

其他成像方法

MRI 有良好的软组织分辨率,是内膜术前最准确的影像学检查方法。文献报道术前分期的准确性为 83% ~92% ;使用钆可以进一步提高准确度。在 T1 加权图像(T1WI)中,宫内膜癌(EC)通常表现为低信号。在 T2 加权图像(T2WI)中,呈现中等信号强度(SI)低于正常的子宫内膜(图 9-7)。动态对比增强 MR 成像,提高了肌层浸润深度预测的准确性。当几种成像方式同时使用时,T2WI 和动态对比增强成像

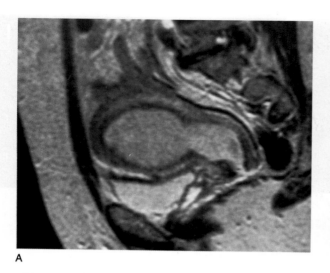
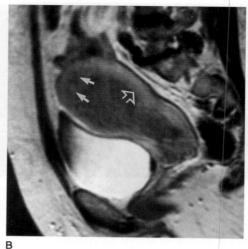

图 9-7　子宫内膜癌 MRI 钆增强。A. 矢状 T2 加权图像显示明显增大的子宫内膜腔与完整的交界线（ⅠA 肿瘤局限于子宫肌层）。B. 矢状钆增强 T1 扫描在同一水平（膀胱尿液含有更多）显示中度增强入侵交界区，肿瘤侵入子宫底部肌层（实心箭头），手术证实是 IC 肿瘤（入侵子宫肌层的 50% 以上）。注意正常子宫肌层后壁的高增强（空心箭头）

在评估肌层浸润时的准确率达到 98%。[10] MRI 在诊断宫颈浸润（86%），阴道浸润，以及直肠和膀胱浸润[10]方面都是非常有用。

　　宫内膜癌在增强 CT 时表现为低密度和低密度增强的肿块，没有特异性，因为子宫内膜息肉和黏膜下肌瘤也出现了低增强。因此，它在肿瘤分期上的作用有限。CT 通过检测远处转移和淋巴受侵，对晚期疾病的评估更有价值。[10]

鉴别诊断

　　子宫内膜癌的鉴别诊断包括子宫内膜增生，在某些情况下可能是子宫内膜癌的前兆（图 9-8）。子宫内膜息肉可以表现为非特异性回声的子宫内膜，可以是弥漫性或局灶性的（图 9-9）。异常子宫出血也可能出现在子宫平滑肌瘤，表现为子宫均匀长大、球形长大和分叶状长大。肌瘤也可使子宫内膜线扭曲，出现子宫内膜增厚。宫颈癌入侵子宫也可以表现为子宫内膜的增厚（图 9-8）。子宫出血可能由于内膜萎缩、内膜息肉、子宫内膜炎或激素替代疗法。绝经后萎缩的阴道在性交后，也会出血。[3]

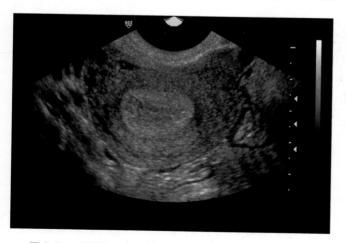

图 9-8　经阴道超声图像显示子宫内膜的增生。（图片由 Philips Medical Systems，Bothell，WA 提供）

疾病相关知识点 9-3
三维超声多普勒和能量多普勒子宫内膜恶性肿瘤的诊断标准

三维超声和能量多普勒标准	评分
子宫内膜体积	<13ml，0 分
	≥13ml，2 分
内膜下晕	规则，0 分
	不连续，2 分
腔隙血流	缺乏，0 分
	存在，2 分
血管结构	线性血管排列，0 分
	混乱血管排列，2 分
分支模式	简单，0 分
	复杂，2 分
总分	

总分=各项得分总和
切割值：得分≥4，子宫内膜恶性肿瘤的风险很高
引自 Kupesic S. Color Doppler and 3D Ultrasound in Gynecology, Infertility and Obstetrics 1st ed. New Delhi：Jaypee Brothers Medical Publishers（P）Ltd，2003.

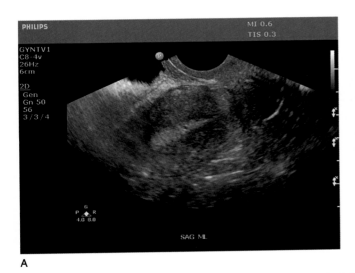

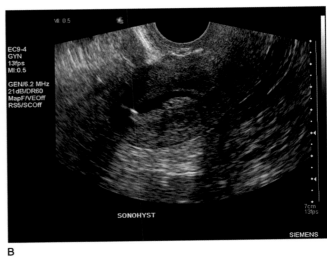

图 9-9　A.子宫内膜增厚回声。B.声学造影显示子宫内膜息肉。（图片由 Derry Imaging Center，Derry NH Robin Davies，Ann Smith，and Denise Raney 提供）

平滑肌肉瘤

临床资料

流行病学和危险因素

平滑肌肉瘤（leiomyosarcoma，LMS）是一种罕见的、快速生长的恶性肿瘤，每 10 万名妇女的年发病率为 0.64。LMS 占所有子宫恶性肿瘤的 1%，占子宫肉瘤的大约 36%。[15]病变来源于子宫肌壁的平滑肌，由于病变具有强大的侵蚀性和预后不良，因此恶性程度极高。因为它的侵蚀性，常见盆腔复发和远处转移。肺是最常见的转移部位，其他部位包括骨骼、大脑和腹部。[16]子宫肉瘤发生的危险因素包括未产妇，年龄增加（50 岁左右围绝经期和绝经后妇女），肥胖，盆腔放疗的历史和服用他莫昔芬。[17]

病理生理学

良性子宫平滑肌瘤与恶性肉瘤之间的关系仍不清楚。LMS 是由平滑肌瘤引起的理论仍然存在争议。一般情况下，LMS 是新发的肿块，尽管少部分患者是由子宫平滑肌瘤恶性转化形成。[15]平滑肌肉瘤往往是子宫肌壁内的，发生于子宫任何部位。它们表现为鱼肉状的、易出血坏死的，缺乏良性平滑肌瘤所具有的典型的漩涡状的外观，肿块呈浸润性，缺乏清晰的边界。[16]

临床诊断

异常阴道出血（56%）、明显的盆腔肿块（54%）和盆腔或腹部疼痛（22%）是最常见的临床表现，常常出现在 40 岁以上患病妇女中。[15]这些也是良性平滑肌瘤的常见症状，但是仅仅依靠临床表现不能诊断恶性肿瘤。由于子宫肌瘤的保守治疗技术日益增多，平滑肌肉瘤可能延误诊断或误诊。[17]学者建议使用经宫颈穿刺活检结合 MRI 鉴别平滑肌肉瘤和良性肌瘤。[17]临床上出现绝经后子宫肌瘤快速长大的情况应该高度怀疑子宫肉瘤。

治疗

一般情况下，手术是治疗平滑肌肉瘤的首选方法。如果肿瘤扩散，可以进行子宫全切术和肿瘤减灭术。由于卵巢和淋巴结转移罕见，目前是否进行卵巢和淋巴结切除术有争议，而且通常其上病变可能与腹腔其他疾病有关。[15]

因为子宫平滑肌肉瘤极具侵蚀性，预后取决于手术时肿瘤的分期和分级。国际妇产科联盟用于子宫内膜癌的分期标准也用于子宫平滑肌肉瘤分期。绝经前同时肿瘤小于 5cm 的女性的预后较好。肿瘤出现血管侵犯或子宫外播散时预后极差。[16]放射治疗并不能明显改善生存率，但可以控制局部复发，而使用阿霉素或多烯紫杉醇的化疗似乎对晚期患者有帮助，其有效率为 27% ~ 36%。[15]

超声成像

诊断要点

子宫肉瘤超声表现为快速生长的、回声不均匀的子宫团块，与平滑肌瘤变性非常相似。彩色多普勒显示在肿块周边及内部有新生血管血流。脉冲多普勒波波形显示为高速低阻血流（RI＝0.37±0.03），新生血管壁薄、不规则、杂乱分布。如果使用 RI 值小于 0.40 为切割值，敏感性为 90.91%，特异性为 99.82%，阳性预测值为 71.43%，阴性预测值为 99.6%。尽管与良性的平滑肌瘤相比，LMS 血管阻力指数明显较低，而峰值收缩速度（PSV）明显高于正常水平。但在平滑肌瘤坏死和炎性变也时可以看到高速低阻血流。[14]

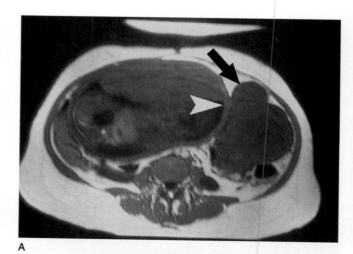

疾病相关知识点 9-4 子宫肉瘤和平滑肌肉瘤		
危险因素	症状/体征	超声表现
未产妇	阴道流血	快速长大的不均质
年龄增加（50 岁左	腹痛	团块
右围绝经期和	快速长大的	通常单发
绝经后妇女）	子宫包块	大团块
肥胖		回声增强
盆腔放疗病史		由于肿瘤液化形成的
三苯氧胺暴露		无回声或混合回声

技术和策略

经腹部超声和经阴道超声技术联合使用，关注肿块的大小和回声，以及附件肿块。发现肿瘤时，超声检查应该扩大检查范围至肝脏和其他腹部内脏器官以确定有无转移。此外，还需扫查主动脉和腔静脉周围寻找肿大淋巴结。

其他成像方法

CT 和常规 MRI 对子宫肿瘤的数量以及肿块的大小，确切位置和病变的范围能够提供确切的信息，两种检查方法鉴别肿块的良、恶性作用有限。使用钆增强 MRI 增加了鉴别平滑肌肉瘤和肌瘤变性的可能性。使用常规 MRI 诊断子宫平滑肌肉瘤的阳性预测值，阴性预测值，和诊断准确率分别为 93%、53% 和 93%；而钆增强 MRI 诊断子宫平滑肌肉瘤的相应值分别增加到 93%、83% 和 95%。[17]氟脱氧葡萄糖发射断层扫描（PET）对鉴别子宫平滑肌肉瘤和子宫其他肿块有一定的作用（图 9-10）。[2]

鉴别诊断

鉴别诊断包括平滑肌瘤变性（图 9-11），其他类型的子宫肉瘤、子宫内膜腺癌、腺肌瘤或胃肠道转移瘤和膀胱癌。[16]很多时候，平滑肌肉瘤只能在手术后诊断；大约 0.5% 的妇女因子宫肌瘤行常规子宫切除后发现是子宫平滑肌肉瘤。[17]

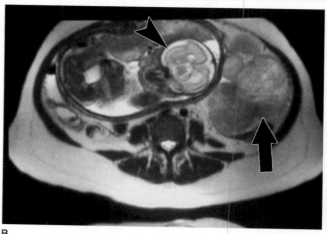

图 9-10　黏液样平滑肌肉瘤。A. T1 加权怀孕患者的子宫大小大于孕周，显示一个分叶状的中间信号强度团块（箭）毗邻子宫（箭头）。B. T2 加权轴向图像显示团块（箭）领域的高信号强度。箭头表示胎儿的头。肿瘤切除标本展示浸润周围的脂肪

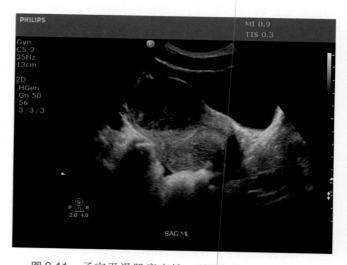

图 9-11　子宫平滑肌瘤变性。（图片由 Derry Imaging Center, Derry NH Robin Davies, Ann Smith, and Denise Raney 提供）

输卵管癌

临床资料

流行病学和危险因素

原发性输卵管癌（primary fallopian tube carcinoma, PFTC）通常被认为是一种罕见的癌症，在所有女性妇科恶性肿瘤中所占的比例不到 1%。Crum 等[18] 提出一种假设，即输卵管癌远比我们认识的还要普遍，许多晚期的卵巢癌可能实际上是原发输卵管的转移病灶。Crum 指出，"输卵管伞端是具有独特功能的区域，表面积巨大，在卵巢排卵的时候，包裹卵巢表面捡拾卵细胞，而且是间皮和缪氏上皮之间的连接。"为了解决 Crum 的假设，Przybycin 等[12] 从 2006 年到 2008 年，研究评估了 114 个盆腔（非子宫）妇科癌，以确定输卵管上皮癌（tubal intraepithelial carcinoma, TIC）的发生率，结论是大约 60% 高级别卵巢浆液性腺癌与输卵管上皮癌有关，这表明这些肿瘤的来源是输卵管。如果分子生物学研究能够证实输卵管上皮癌是原发癌，而不是侵袭性卵巢癌的浸润转移，那么在筛查、预防和治疗盆腔妇科癌方面可能会有革命性的变化。[12] 有 BRCA-1 和 BRCA-2 基因突变患者，已经被列为 PFTC、乳腺癌和卵巢癌的高危家族。研究人员根据分子发

病机制推测，在 PFTC 中发现的 BRCA 突变与浆液性卵巢癌、子宫癌和乳腺癌中发现的 BRCA 突变相似。有证据表明：不孕和未育的妇女面临更高的风险，不孕不育女性双侧附件发病率增加了 5 倍。孕产和口服避孕药的使用大大降低了 PFTC 的风险。[13]

病理生理学

PFTC 的病因尚不清楚。有推测认为，激素和生殖因素会增加患上皮卵巢癌（epithelial ovarian carcinoma, EOC）的风险，这也可能增加 PFTC 的风险。[13] 输卵管癌具有很强的遗传基础，与 BRCA-1 和 BRCA-2 基因的突变有关。CA-125 和超声检查提高了输卵管癌筛查的敏感性和特异性。目前，CA-125 主要用于治疗后的随访，既是对疗效的评价，也是对癌症复发预测。[18]

临床诊断

原发性输卵管癌（PFTC）通常发生在 40～60 岁女性，中位数年龄是 55 岁，发病年龄在 18～88 岁。原发性输卵管癌的临床症状和卵巢上皮癌相似，临床症状和体征通常是非特异性的，阴道出血或点状出血可能是最常见临床表现（见疾病相关知识点 9-5）。[13] 间歇性的盆腔绞痛和阴道分泌水样微黄液体，可能是由于输卵管部分堵塞和排空。[19] 绝经后输卵管卵巢脓肿的妇女和对抗生素治疗、引流无效的绝经前妇女需要做排除输卵管癌的检查（图 9-12）。[19]

疾病相关知识点 9-5
输卵管癌[12]

危险因素	症状/体征	超声表现
40～60 岁；平均年龄是 55 岁 BRCA1/BRCA2 基因突变 不孕 未产妇/低孕次 卵巢癌家族史 卵巢、子宫或胃肠道转移肿瘤	CA125 升高 阴道出血（50%～60%） 腹绞痛或钝痛（30%～49%） 腹部或盆腔肿块（60%） 腹水 输卵管积水 绝经后出血或巴氏涂片阴性罕见的表现：急腹症，明显腹股沟淋巴结，脑转移，小脑变性	带有壁结节囊性团块和输卵管积水 边界不清的腊肠样附件团块 分叶状团块呈蟹足样 盆腹腔积液或宫腔积液 输卵管积水 新生血管形成 输卵管管壁不规则，有分支，肿瘤湖，以及 3D 显示的动静脉分流术

治疗

由于很难将原发性输卵管癌（PFTC）与上皮性卵巢癌（EOC）区分开来，因此，有下列标准之一的患者，医生应该考虑 PFTC 的诊断：原发性肿瘤在输卵管内，并由输卵管内膜起源；组织学类型表现为乳头状生长并重新生成黏膜上皮；如果有间隔，良性和恶

性的上皮之间就可以看到明显的过渡；卵巢和子宫内膜要么是正常的，要么出现的肿瘤比输卵管小。[13] 根据治疗卵巢癌的指导方针，首选治疗是手术分期、肿瘤切除和辅助化疗。按 FIGO 指南，以铂为基础的联合化疗是最常用的辅助治疗方法，癌症有淋巴扩散的趋势；因此，应进行盆腔和主动脉旁淋巴结切除，而不是单纯淋巴结取样。一个罕见的病例中，一

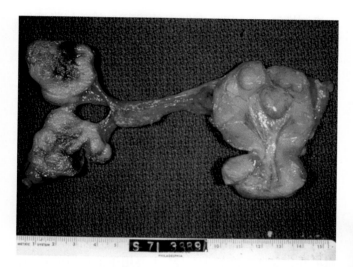

图9-12 输卵管癌。输卵管腔及输卵管壁已经被肿瘤占据。（Scott JR, Gibbs RS, Karlan BY, et al. eds. Danforth's Obstetrics and Gynecology. 9th ed. Philadelphia, PA：Lippincott Williams & Wilkins；2003.）

位45岁的女性出现了5天的左腋肿胀；左乳房显示的是纤维腺瘤，没有其他异常。切除淋巴结的组织学结果，排除原发性乳房恶性肿瘤。PETCT显示右侧骨盆的高吸收区域，并通过腹腔镜检查发现左输卵管的肿瘤，被证实为原发输卵管腺癌。[20]*BRCA-1*和*BRCA-2*突变及*P53*突变也被证明在PFTC中有更坏的结局。[20]

超声成像

诊断要点

经阴道高频超声对评估异常附件包块非常有价

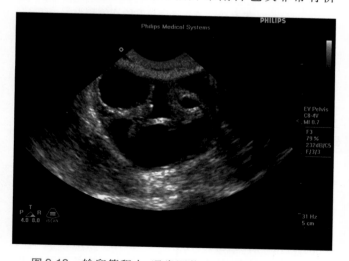

图9-13 输卵管积水，通常图像显示为复杂的囊性肿块，内部有许多曲线和皱褶。（图片由Philips Medical Systems，Bothell，WA提供）

值。PFTC的超声表现是可变的：不规则形态的或腊肠型的团块（图9-13），由于输卵管堵塞而引起的囊性肿块（图9-14），或多个乳头状突起的分叶状肿块；彩色多普勒可用于检测输卵管内的新生血管。附件区出现实性或囊性包块时，应该警惕其恶性肿瘤的可能，尤其是绝经后妇女。其他可疑的特征包括腹水、宫腔积液和输卵管积液。三维超声可以更好地显示输卵管壁的不规则性；包括：血管分支、肿瘤湖和动静脉瘘。[13]

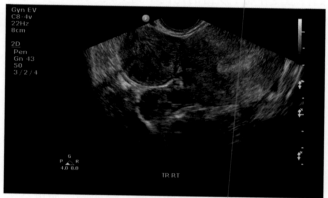

图9-14 带蒂肌瘤在卵巢囊肿之前构成附件区混合性团块。（图片由Derry Imaging Center, Derry NH Robin Davies，Ann Smith，and Denise Raney提供）

技术和策略

系统全面的盆腔超声检查非常必要，特别注意附件和子宫，因为这是输卵管癌首要的转移位置。经阴道超声在显示肿瘤的位置和细节方面有明显的优势。如果超声检查在盆腔发现新生物，超声扫查部位应该扩大到肾脏，肝脏和其他腹部脏器以发现可能存在的远处转移。超声检查还需记录有无腹腔和盆腔积液、肾盂积水、淋巴结肿大。

其他成像技术

CT检查时肿瘤的衰减与其他软组织的肿块相同，增强比肌层弱。MRI在观察肿瘤对膀胱、骨盆侧壁和脂肪、直肠及其他盆腔器官浸润时优于CT或超声检查。在T1WI成像时，肿瘤呈现低信号，在T2WI上，肿瘤是均匀的高信号。运用钆可以更好显示，输卵管腔内乳头状突起的团块和囊状成分。[13]

鉴别诊断

鉴别诊断包括卵巢癌、其他附件包块、盆腔炎性病变和肌瘤，特别是带蒂肌瘤（图9-15）。

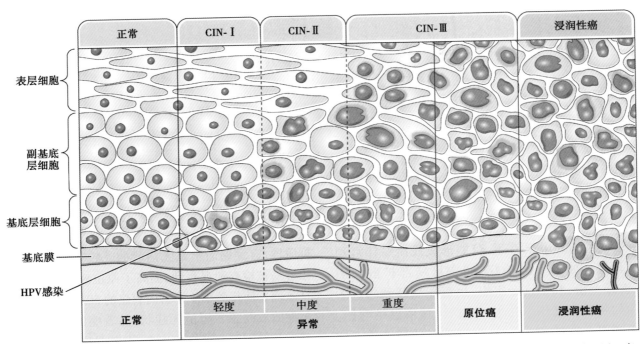

图 9-15　宫颈不典型增生和癌的发展。反复人类乳头瘤病毒（HPV）感染正常上皮（左）转变成日益严重的发育不良,直到恶性上皮细胞突破基底膜成为浸润性癌,入侵血管和淋巴管引起转移

宫颈癌

临床资料

流行病学和风险因素

在美国,宫颈癌的发病率曾经非常高,目前其发病率已经降到第 14 位。在 2017 年,美国癌症协会估计有 12 820 个新增侵袭性宫颈癌病例,其中约有 4210 名妇女死于这种疾病。[21] 相比之下,世界各地的统计数据形势严峻,宫颈癌在女性恶性肿瘤中占第 4 位,每年约有 527 600 例新发病例和 265 700 例死亡病例。几乎 90% 的宫颈癌死亡发生在世界经济欠发达地区。[22]

宫颈癌发病的最大的风险因素是人类乳头瘤病毒（HPV）感染。其他危险因素包括过早性行为、多个性伴侣、低社会经济地位、吸烟、使用口服避孕药、免疫功能降低等。[7] 暴露于已烯雌酚的女性,宫颈和阴道腺癌的发病率增高,这种药物曾在 19 世纪 40 年代和 50 年代用于习惯性流产妇女的保胎治疗。

病理生理学

宫颈黏膜由两种类型的细胞组成。宫颈下份由

鳞状上皮覆盖,引起鳞状细胞癌,有三分之二的病例发生在鳞柱上皮连接处,该处有丝分裂活动活跃,容易受外部致癌物（图 9-16）刺激转化为肿瘤生长。宫颈上份为柱状上皮,形成腺癌,约占病例的 10% ~ 15%。[23]

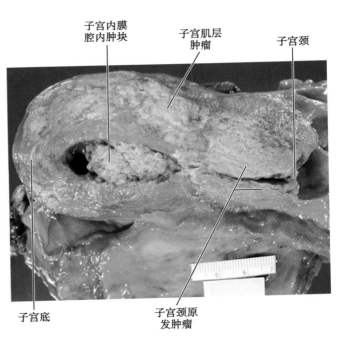

图 9-16　宫颈浸润性癌。广泛浸润宫颈、子宫内膜和子宫肌壁

疾病相关知识点 9-6　宫颈癌		
危险因素	**症状/体征**	**超声表现**
HPV 感染	无症状	Ⅰ期和Ⅱ期宫颈外观正常
早期性生活	性交后出血	子宫积血与宫颈狭窄
多个性伴侣	宫颈表面溃疡	宫颈实性团块内多个囊性区域
低社会经济地位	大量阴道排液	宫颈形态不规则
吸烟	腰骶部疼痛	团块从宫颈延伸至盆侧壁
口服避孕药	膀胱激惹	肿瘤侵及膀胱
免疫功能降低	输尿管梗阻	肾盂积水
出生前接触己烯雌酚	尿毒症	尿毒症肝转移
		大血管旁长大淋巴结

　　最初肿瘤局限于宫颈，可能形成浅溃疡伴宫颈明显长大。如果不经治疗，病变可局部扩散到阴道、宫颈上份、和子宫旁组织，也可能蔓延到邻近的结构如膀胱和直肠。淋巴转移从区域淋巴结开始，然后到腹主动脉旁淋巴结、纵隔淋巴结和锁骨上淋巴结。随后，血行播散到远端器官，包括肺、肝和骨骼。

　　宫颈恶性腺瘤是一类极其罕见的宫颈腺癌，也称为宫颈微腺癌，常与 Peutz-Jeghers 综合征伴发。[4]宫颈实性包块内常可见多个囊性区域，患者出现大量的阴道水性分泌物，诊断只有依靠宫颈组织活检。虽然组织学分化良好，但该病对治疗的反应差，预后很差（图9-16）。[7]

临床诊断

　　巴氏涂片法广泛地用于评估宫颈情况，因为在早期阶段，宫颈癌通常是无症状的。妇科检查时，宫颈很容易被检查和观察到，提高了原位癌的诊断率。子宫颈癌发病年龄小于子宫内膜癌的 50 岁的发病年龄。早期阶段的患者可能无症状，随着癌的扩散，可能出现异常的阴道分泌物和出血，尤其是同房后出血。在更高级的阶段，症状可能包括膀胱激惹，背部和（或）侧腹部疼痛，以及血尿。

治疗

　　美国癌症协会建议，年龄为 9 岁的女性应在初次性交前进行宫颈癌疫苗接种，以预防宫颈癌，该疫苗针对 HPV 病毒。

　　因为宫颈癌在发展中国家更为普遍，FIGO 建立了一种新的分类系统。与其他妇科癌症的分期相比，FIGO 的分类完全基于临床发现，而不是手术病理分期（表9-1）。

表 9-1　总结国际妇产科联合会（FIGO）宫颈癌分期/临床研究结果	
分期	**特点**
原位癌（0 期）	局限于宫颈（不考虑宫体扩张）
Ⅰ A 期局限于宫颈	显微镜下最大深度 5mm，最大宽度 7mm
Ⅰ A1	测量的深度 ≤ 3mm，宽度 ≤7mm
Ⅰ A2	测量的深度为 3 ~ 5mm，宽度 ≤7mm
Ⅰ B 期仅限于宫颈	病灶大于 Ⅰ A 阶段
Ⅰ B1	病灶大小不超过 4cm
Ⅰ B2	病灶大于 4cm

A　Ⅰ B1期　　　B　Ⅱ B期

分期	特点	
Ⅱ期超出宫颈:上三分之二的阴道或子宫旁组织的组织 Ⅱ A	A:没有侵及子宫旁组织 B:侵及宫旁组织 累及阴道上三分之二,没有明显的子宫旁组织的浸润	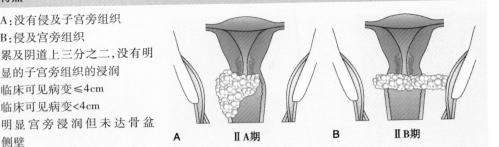
Ⅱ A1	临床可见病变≤4cm	
Ⅱ A2	临床可见病变<4cm	
Ⅱ B	明显宫旁浸润但未达骨盆侧壁	
Ⅲ期延伸至骨盆壁或阴道下部,或引起输尿管阻塞。在直肠检查中,肿瘤与骨盆侧壁粘连	A. 未侵及盆侧壁 B. 侵及盆侧壁或造成输尿管梗阻或肾功能不全	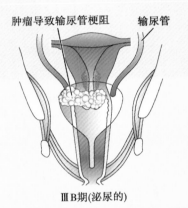
Ⅳ期病灶超越真盆腔或侵及膀胱或直肠黏膜	A. 肿瘤侵及邻近器官 B. 肿瘤侵及远处器官	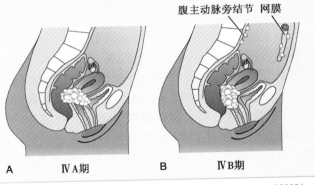

表 9-1(续)　总结国际妇产科联合会(FIGO)宫颈癌分期/临床研究结果

New staging for cervical cancer adapted from the International Federation of Gynecologists and Obstetricians[FIGO]Cancer Committee Report (2009).

与外科手术相比,临床分期低估了 25% ~67% 的病例,高估了 2% 的病例。[23]

治疗方案取决于肿瘤的大小和是否扩散,预后取决于肿瘤的大小、分期和患者的年龄。

Ⅰ A1 和 Ⅰ A2 期:如果想要保留生育能力,就需要进行锥切活检;如果锥切活检边缘有阳性发现,就要行根治性的子宫全切术,特别是在有淋巴管浸润的情况下。如果不考虑生育问题,行子宫全切除和淋巴结活检或盆腔放疗。

Ⅱ A1 和 Ⅰ B1 期:子宫全切除和盆腔淋巴结清扫、放疗或并行化疗(通常使用的化疗是顺铂或顺铂加氟尿嘧啶;放疗包括外束辐射和 BT)。

Ⅱ B、Ⅲ 和 Ⅳ A 期:远端转移病灶成像和放化疗。

Ⅳ B 期:通常无法治愈,放射治疗和化疗(铂类化合物,如顺铂或卡铂,以及紫杉、吉西他滨等)。[24]

超声成像

诊断要点

宫颈癌 Ⅰ 期和 Ⅱ 期的宫颈大小和回声通常是正常的。超声提供诊断信息有限;如果宫颈管出现狭窄,可表现出宫腔积血。高期别的宫颈癌患者,经阴道超声检查可能显示宫颈长大和外形不规则,病灶可能扩展到阴道或盆腹膜,形成从宫颈突向外面的包块;可能侵及盆腔侧壁,侵犯膀胱,由于输尿管阻塞引起肾盂积水;转移到肝脏,主动脉旁的淋巴结长大(图

9-17）。超声在确定病灶的大小,形状,血供,肿瘤的回声特点方面非常可靠。

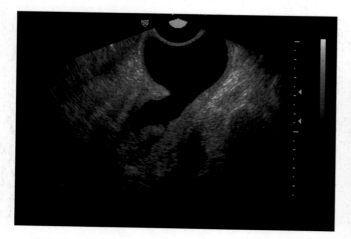

图 9-17　宫颈息肉引起子宫积血增加宫颈癌的可能性。(图片由 Philips Medical System,Bothell,WA 提供)

技术和策略

经会阴超声联合经阴道超声可用于宫颈解剖形态结构的显示。膀胱部分充盈也有助于显示子宫颈。患者臀部抬高并固定,有助于排除直肠气体,有利于宫颈的解剖形态的观察。

由于膀胱内液体在超声检查时形成自然对比,使得Ⅳ期宫颈癌膀胱受累更容易发现,超声检查很难确定直肠受累和子宫旁浸润病灶,除非出现巨大的附件包块。阻塞和扩张的输尿管远端可能与卵巢囊肿相似,但同侧的肾盂积水可以将两者鉴别。肾脏超声扫查排除阻塞性的肾盂积水,提示疾病处于ⅢB 期。腹膜后区域扫查用于发现淋巴结长大和盆腔恶性病灶,肝脏扫查以发现可能存在的转移病灶。

实时超声作为术中超声检查用于:介入治疗盆腔恶性肿瘤患者,双侧输尿管阻塞患者行超声引导下经皮肾造口术,超声引导下宫颈活检术等。

最近,Byun 等对 24 名患有宫颈癌的女性分别进行 3D 超声检查、磁共振检查、临床检查,将这些结果分别与外科手术的结果对比分析,指出与盆腔检查(62%)和 MRI(41%)相比,三维超声(67%)的准确性更高。

其他成像方法

CT

从 20 世纪 80~90 年代,CT 取代淋巴管造影术成为宫颈癌分期的标准成像方法。CT 不能发现小体积病灶及早期疾病(ⅠB 期疾病和宫颈肿瘤直径小于

2.0cm),因为早期疾病向周围侵犯和淋巴结转移的可能性较低。CT 能发现大于 2cm 的宫颈肿瘤,这时临床检查不能发现肿瘤,或肿瘤是宫颈管内生长的。CT 在确定转移性扩散或肿瘤复发方面也非常有用(图 9-18),在发现肿大淋巴结方面优于超声检查。

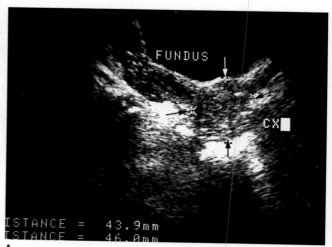

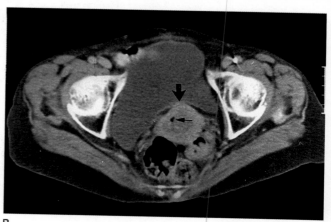

图 9-18　宫颈癌。A. 超声纵向扫描显示扩张子宫颈(箭头)。B. CT 图像显示团块紧靠在膀胱后面(大箭头)。团块内存在少量的气体(小箭头)来源于团块内部继发性坏死。CX,子宫颈

MRI

MRI 有很好的软组织分辨率,超过 CT 和超声检查,因此在评估肿瘤的大小和浸润深度价值更大。

疾病早期

ⅠA 检测通常是困难的。在ⅠB 中,MRI 可以显示了中等信号的肿块与低信号的宫颈基质背景。

Ⅱ期宫颈癌

ⅡA 宫颈癌:阴道穹隆或宫颈壁的正常低信号消

失,通常与原发性宫颈癌肿块相邻;在 Ⅱ B 阶段,宫颈基质低信号环被破坏。

Ⅲ 期宫颈癌

随着Ⅲ期的出现,阴道壁低信号在下三分之一份阴道壁消失。

Ⅳ 期宫颈癌

ⅣA 期,肿瘤结节突出到膀胱或直肠腔内;在ⅣB阶段,肿瘤扩散到真骨盆以外的器官,包括腹主动脉和腹股沟的淋巴结[23](图 9-19)。

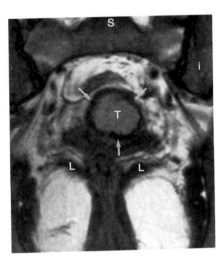

图 9-19　宫颈癌无深部基质侵入。冠状面 T2 加权图像显示宫颈存在薄的、完整的低信号强度边界(箭头),代表中等信号强度周围残留宫颈间质肿瘤(T),子宫颈扩张。识别的完整边缘具有较高的预测价值排出侵入子宫旁和宫颈周围区域。骶骨(S)、髂骨头(i)和肛提肌的肌肉(L)被标识

鉴别诊断

超声波检查发现宫颈长大时,主要考虑是子宫下段的平滑肌瘤。有时,良性子宫内膜息肉可以扩大和脱垂进入宫颈管,这将导致宫颈扩张和回声的改变。偶尔,子宫内膜癌可能侵及到宫颈,导致宫颈的长大。

妊娠滋养细胞肿瘤

临床资料

流行病学和风险因素的信息

妊娠滋养细胞肿瘤(GTN)这个名词是用于描述一组与妊娠相关的子宫肿瘤。这些病变包括良性葡萄胎、侵袭性葡萄胎、绒毛膜癌和胎盘部位滋养细胞肿瘤(PSTT)。本章关注的是系列恶性 GTN 的结局。这些危及生命的疾病,称为持续性滋养细胞肿瘤(PTN),包括侵袭性葡萄胎、绒毛膜癌,PSTT 和上皮样滋养细胞肿瘤(PSTT 的变种)。

PTN 可以发生于任何妊娠后,最常发生于葡萄胎妊娠,大约 5% 的部分性葡萄胎及 20% 完全性葡萄胎会发展成 PTN。[4]

一个受精卵的正常基因组成有 46 条染色体,44条常染色体和两条性染色体。在完全性葡萄胎,其核型是 46,XX,染色体核型为二倍体,均来自父系,其中大部分为 46XX,由一个细胞核基因物质缺失或失活的空卵与一个单倍体精子受精,经自身复制为 2 倍体,其内没有胎儿部分,胚胎在很早期已经死亡(图 9-20)。部分性葡萄胎的核型大部分为三倍体,核型为 69,XXX、69,XYY 或 69,XXY。这个胚胎是由一个以上的精子受精的结果。完全性葡萄胎与三倍体没有关系,而与母亲的染色体有关,另有部分 46XY,认为系由一个空卵分别和两个单倍体精子同时受精而成(图 9-21 和图 9-22)。[4]

PTN 最常见的危险因素是年龄超过 40 岁,并且有多次葡萄胎妊娠的历史。

持续性滋养细胞肿瘤的病理生理学

妊娠滋养细胞调控机制缺失,滋养细胞过度增生导致 GTN 的发生。它会侵入子宫肌层,通过母体血液循环迅速扩散。血清 β-HCG 是该疾病的肿瘤标记物,因为所有 GTN 都会产生它。[26]

侵袭性葡萄胎

侵袭性葡萄胎约占 80% 到 90% 的病例,使其成为最常见的 PTN 类型。它的特点是滋养细胞增殖,在子宫内膜和肌壁中有大量绒毛膜绒毛。在极罕见的情况下,病灶的侵入可能穿透子宫肌层和血管,导致子宫破裂,并可能导致严重的腹腔内出血。[4]

绒毛膜癌

这种类型的 PTN 非常罕见,有 1/30 000 的正常妊娠和 1/40 的葡萄胎妊娠发生绒毛膜癌。[4]与侵袭性不同的是,绒毛膜癌的特征是异常、增生的滋养细胞和缺乏绒毛膜绒毛,这可能是恶性组织快速破坏的原因。绒毛膜癌早期就可以发生转移,宫颈和阴道可见转移小结节。血管浸润发生很快,导致到肺、脑、胃肠道和肾的远处转移向肺部扩散的表现可能是呼吸

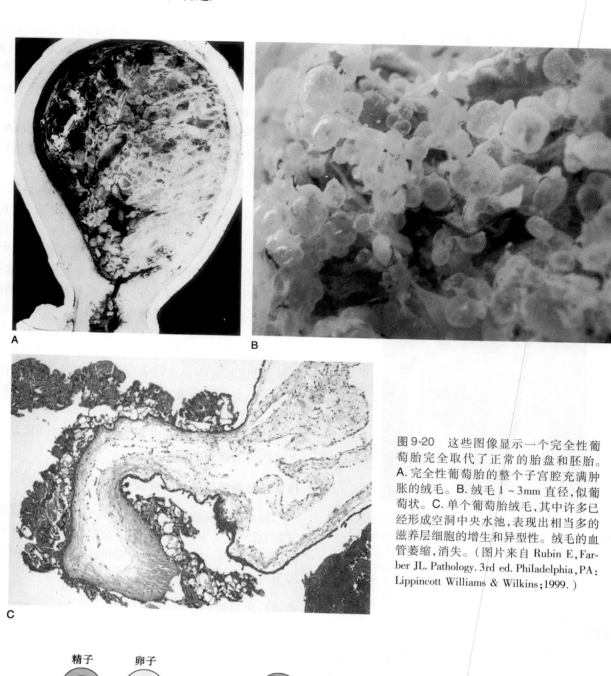

图9-20   这些图像显示一个完全性葡萄胎完全取代了正常的胎盘和胚胎。A.完全性葡萄胎的整个子宫腔充满肿胀的绒毛。B.绒毛1~3mm直径，似葡萄状。C.单个葡萄胎绒毛，其中许多已经形成空洞中央水池，表现出相当多的滋养层细胞的增生和异型性。绒毛的血管萎缩，消失。（图片来自 Rubin E, Farber JL. Pathology. 3rd ed. Philadelphia, PA：Lippincott Williams & Wilkins；1999. ）

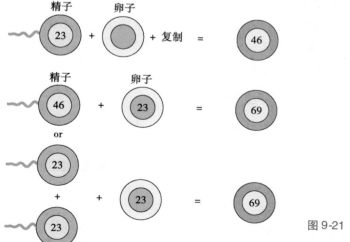

图9-21   染色体异常形成的妊娠滋养层的疾病

系统的损害。[4]

胎盘部位滋养细胞肿瘤（PSTT）

这种形式的 PTN 是最罕见和最致命的形式。它也可以发生于任何类型的妊娠，但大多数病例（90%）都发生于正常的分娩后，即数月或数年之后。病理学起源于非绒毛膜性的中间的滋养层细胞，它在胎盘的位置浸润着蜕膜层、子宫肌层和胎盘部位的螺旋动脉。PSTT 可能局限于子宫；然而，它可以局部侵入骨盆或远处转移，包括肺、淋巴结、肝、胰腺或大脑。

上皮样滋养细胞肿瘤

这是近年才描述和非常罕见的 PTN 肿瘤，它实际上是 PSTT 的变异。它比其他 PTN 发生得更晚，通常发生在最后一次妊娠 6~7 年之后。[4]

临床诊断

侵袭性葡萄胎通常在葡萄胎排空后 1~3 个月内被诊断，临床上表现为持续性、严重的阴道出血和 β-hcg 升高。如果发生子宫穿孔或子宫出血，患者可能会休克。

与侵袭性葡萄胎一样，异常阴道出血是绒毛膜癌的常见症状。如果不明原因的咳嗽、咳血、神经功能障碍或脑出血发生在育龄期女性，医生需要考虑绒癌的诊断。[7]

PSTT 患者通常在末次怀孕几个月或几年后出现闭经或不规则阴道出血，也可出现子宫长大和轻度升高 hCG。上皮样滋养肿瘤的临床表现类似于 PSTT 但发生时间更晚。所有这些疾病中，盆腔检查仅可发现子宫长大。

治疗

低风险患者治疗通常是单药化疗，如甲氨蝶呤，用或不用叶酸。这种治疗的整体生存率接近 100%。单用甲氨蝶呤的治愈率是 70%，另外 30% 耐甲氨蝶呤的患者，用二线药物或多种药物联合化疗。[7]

高风险 PTN 患者用 EMA-CO（依托泊苷，甲氨蝶呤，放线菌素 D，环磷酰胺）方案治疗。这种治疗的缓解率约为 90%。[26]大多数的死亡是由于晚期疾病并发症而不是治疗失败。虽然手术对于耐药的 PSTT 和上皮性滋养层肿瘤也是一种选择，但大多数 PTN 病例首选不是手术治疗。对这些患者来说，手术通常也有效。

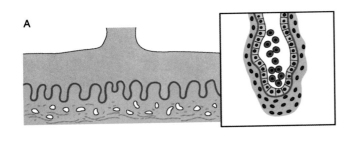

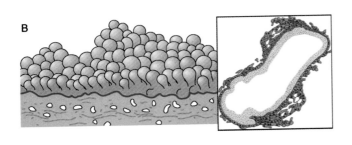

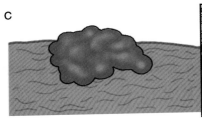

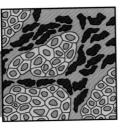

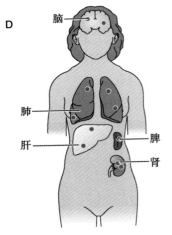

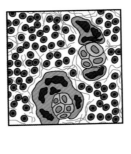

图 9-22　滋养细胞增殖障碍。A. 正常 8 周大的胎儿的绒毛，血管中含有核红血球。B. 完全性葡萄胎绒毛水肿。绒毛被没有血管壁的基质所扩大。滋养层上皮细胞不典型增生。C. 绒毛膜癌：来源于葡萄胎妊娠，在肌壁中有合体滋养层细胞和细胞滋养层细胞混合浸润。D. 绒毛膜癌转移的常见部位。（图片来自 Rubine, Farber JL. Pathology. 3rd ed. Philadelphia: Lippincott Williams & Wilkins; 1999.）

治疗后,建议妇女避孕 1 年,以避免化疗带来的致畸风险,并消除疾病复发和新妊娠之间的混淆。复发的风险约为 3%,最可能发生在第一年。在一些治疗中心,对 hCG 的终生监测已经实施,因为不清楚何时停止监测是安全的。[26]

在 20 世纪 50 年代,患绒毛膜癌的妇女的存活率不到 5%。随着对疾病了解的深入以及化疗的有效性,即使是晚期的转移性妊娠期滋养性疾病患者,治愈率已经超过 90%。[27]

超声成像

诊断要点

超声检查仍然是评估 PTN 的最佳影像学方法,因为它简便易行,患者有良好的耐受性,重复性强和可以监测疗效。对于诊断 PTN 来说,经阴道超声检查是非常重要的,因为肌层里的病变都很小。PTN 的超声描述最常见的是靠近宫腔或深入肌层的局灶性的异常回声结节。病变在外观上是可变的,从实性均匀回声团,低回声或复杂的多囊性似葡萄样蜂窝组织。肿瘤完全占据子宫肌层,子宫长大呈分叶状,并出现宫旁和邻近脏器的入侵。峰值流速(PSV)增高(50cm/s,通常超过 100cm/s),而阻力指数(RI)则降低(小于 0.5,通常低于 0.4),而正常的肌层血流参数 PSV 低于 50cm/s 和 RI 0.74。

侵袭性葡萄胎

超声检查不能鉴别侵袭性葡萄胎和绒毛膜癌。在这两种情况下子宫都是长大的。侵袭性葡萄胎表现为子宫肌层局部区域回声增强。团块内也可能出现低回声区,代表出血或血管湖形成(图 9-23 和图 9-24)。彩色多普勒超声可用于肿瘤浸润的程度的评估以及化疗疗效的评估。[7]

绒毛膜癌

病灶局限于子宫,表现为子宫肌层和子宫内膜的出血性结节(图 9-25)。绒毛膜癌转移迅速,转移病灶可能出现在子宫颈或阴道。肝脏是常见的转移部位,腹部应该包含在超声扫查评估范围内。

胎盘部位滋养细胞肿瘤

PSTT 超声表现没有特异性,通常表现为不规则子宫局部回声团块,结合患者的病史可以帮助诊断。如果肿瘤占据整个子宫肌层,它将显示为子宫增大,子宫肌层回声不均匀,呈分叶状的外观。病灶也可以扩展到子宫旁组织,盆腔侧壁和相邻器官。

PTN 血管过度增生明显,因为子宫螺旋动脉流入血管间隙与引流静脉相通。彩色多普勒通常会显示大量的彩色血流信号,正常血管形态的缺失,以及混乱血管模式(表 9-2)。血流量异常,显示高 PSV 和低 RI,表明血流量增加与血液流动的低阻抗。[4]

技术和策略

经阴道超声成像技术对于显示肌层病变和盆腔扩散很有效。超声检查可以监测化疗的效果,因为病变通常会变得越来越小和回声减低。超声检查范围应扩大到可能转移的器官,包括肝和其他腹部内脏器官的以及动静脉周围淋巴结的检查。

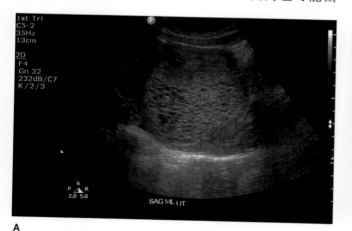

A

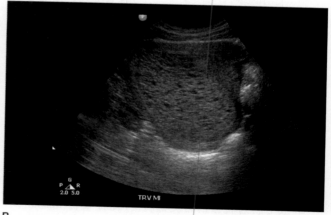

B

图 9-23　A.经阴道超声矢状切面:子宫图像显示了长大的子宫与侵袭性葡萄胎。没有子宫内膜腔道回声。B.横切面:显示囊性回声充填子宫腔。(图片由 Derry Imaging Center,Derry NH Robin Davies,Ann Smith,and Denise Raney 提供)

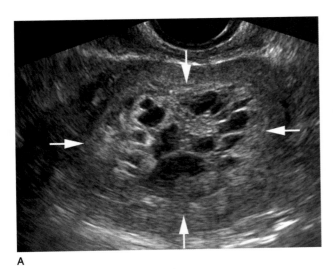

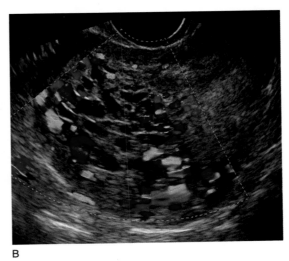

图 9-24　完全性葡萄胎。A. 子宫的冠状面阴道超声图像显示子宫腔内充满了由多个囊性回声组织填充的而成的肿块（箭头）。B. 彩色多普勒显示富血供团块。（图片来自 Doubilet PM，Benson CB. Atlas of Ultrasound in Obstetrics and Gynecology，2nd edition. Philadelphia：Wolters Kluwer；2011. Figure 27. 4-1. ）

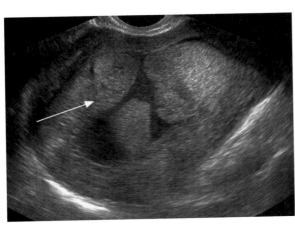

图 9-25　绒毛膜癌。超声横切面图像显示子宫腔内有分叶状强回声的肿块（箭头）。病理证实为绒毛膜癌。（图片来自 Shirkhoda A. Variants and Pitfalls in Body Imaging, 2nd ed. Philadelphia：Wolters Kluwer；2010. Figure 26-30. ）

表 9-2　持续性滋养细胞肿瘤的小结			
GTN 病理学	临床表现	实验室检查	超声表现
浸润性葡萄胎	持续大量阴道出血	显著升高的 hCG 值	子宫增大，肌壁病灶显示丰富血流信号，呈高速低阻血流频谱
绒毛膜癌	异常阴道出血，无法解释的咳嗽、咳血、肺内出血或月经期女性颅内出血	高水平 β-hCG	子宫增大，子宫肌壁内出血性结节病灶，宫颈或阴道、肝脏出现转移肿块
胎盘部位滋养层的肿瘤	闭经；阴道出血	hCG 轻度升高	罕见子宫增大，不规则的局部子宫肿块延伸到周围组织，盆侧壁和邻近的器官

GTN，妊娠滋养层的肿瘤；hCG，人类绒毛膜促性腺激素

其他影像学方法

大脑和盆腔的 MRI 检查、胸部和腹部 CT 检查，通常用于患者被诊断为绒毛膜癌和 PSTT，以及复发或耐药病例（图 9-26）。

鉴别诊断

早期妊娠失败导致的不全流产和胎盘水肿变性

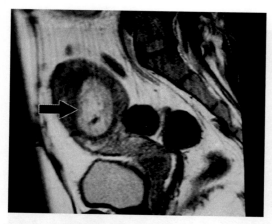

图9-26　妊娠滋养层的疾病。矢状面 T2 加权快速旋转成像，患者异常升高的 hCG 水平和阴道超声表现异常。子宫内膜的非特异性增厚可见（箭头），没有胎儿发育或妊娠证据。宫颈扩张和刮宫术证实为完全性葡萄胎

可能被误认为是滋养细胞疾病，在这种情况下，hCG 可能较低，因为缺乏滋养层细胞增殖，而且滋养细胞功能是减少或减弱的。妊娠物的残留或子宫肌瘤变性病灶内的出血也会表现为众多小囊肿，使子宫长大。子宫内的肌瘤变性声像图与侵袭性葡萄胎相似。子宫腺肌症的超声表现与 PTN 也非常相似。某些卵巢肿瘤如皮样囊肿和乳头状囊腺瘤可能与葡萄样组织的形态相似，如果超声能检查到正常形态子宫，疾病的鉴别就很容易。经阴道超声扫描的优点之一，是能够分辨子宫和附件的结构，从而提高了超声检查的价值。

小结

- 在发达国家，子宫内膜癌是最常见的妇科恶性肿瘤。
- 子宫内膜癌的风险因素包括肥胖、未产妇、晚绝经、腺瘤样息肉、家族史、种族、年龄（60 ~ 70 岁）、单纯使用雌激素、遗传性非息肉性结肠癌、乳腺癌和他莫昔芬治疗。
- 子宫内膜癌超声表现包括子宫内膜囊肿，宫腔积液或积血，子宫增大呈分叶状轮廓，内膜强回声团块，子宫内膜的血流增多。
- 平滑肌肉瘤是发生于子宫平滑肌的侵蚀性肿瘤。
- 浸润性平滑肌肉瘤可来源于平滑肌瘤，也可有其他来源。
- 平滑肌肉瘤的超声图像包括迅速增长的回声不均匀团块，可能伴随退行性变化和后方回声增强。
- 子宫内膜癌和平滑肌肉瘤临床症状无特异性，最常见的表现是子宫出血，可能合并疼痛。
- 输卵管癌的临床症状：可能没有任何症状，或出现包括腹痛、阴道出血、输卵管积水等症状。
- 输卵管癌的超声表现包括外形不规则的实性包块或腊肠形附件囊性包块以及可能的输卵管积水。
- 治疗子宫内膜癌、平滑肌肉瘤、或输卵管癌的方法是子宫全切术。
- 宫颈癌是第二常见的妇科恶性肿瘤，发生在 30 ~ 40 岁的女性。
- 宫颈癌危险因素包括人类乳头瘤病毒感染、早期性行为、多个性伴侣、低社会经济地位、吸烟、使用口服避孕药、种族、己烯雌酚暴露及免疫系统功能低下。
- 宫颈癌的临床症状包括阴道分泌物增加、性交后的出血、膀胱激惹及腰痛。
- 早期宫颈癌的超声表现没有特异性，除非有宫颈狭窄，从而导致子宫积血。晚期癌症表现为宫颈长大，形态不规则，病灶可能扩展到阴道或腹膜，包块可能从子宫颈扩展到盆腔侧壁，侵犯膀胱、肾盂积水、肝转移和主动脉旁长大的淋巴结。
- 宫颈癌治疗取决于分期和肿瘤大小。
- GTN 是作为妊娠并发症出现的一组子宫肿瘤，包括良性葡萄胎、侵袭性葡萄胎、绒毛膜癌及 PSTT。
- 由于多个精子受精，葡萄胎三倍体核型模式 69，XXX、69，XYY 或 69，XXY。
- 侵袭性葡萄胎包含的绒毛膜绒毛来源于葡萄胎治疗后，绒毛膜癌生长快速，病灶缺乏绒毛结构。PSTT 的形成是通过滋养细胞浸润蜕膜、子宫肌层及螺旋动脉。上皮样滋养细胞肿瘤是 PSTT 迟发类型。
- 侵袭性葡萄胎和绒毛膜癌表现为高 HCG，但 PSTT 显示只有轻微的升高。
- 卵巢黄素囊肿的发生在约 25% 的病例，由于高水平的 HCG。

思考题

1. 查看图9-27 后，图像的可能鉴别诊断有哪些？
2. 这个患者成像探头是什么？
3. 如果患者是一个 60 岁的绝经后妇女，鉴别诊断有哪些改变？
4. 对比服用他莫昔芬的患者的内膜形态有什么不同？

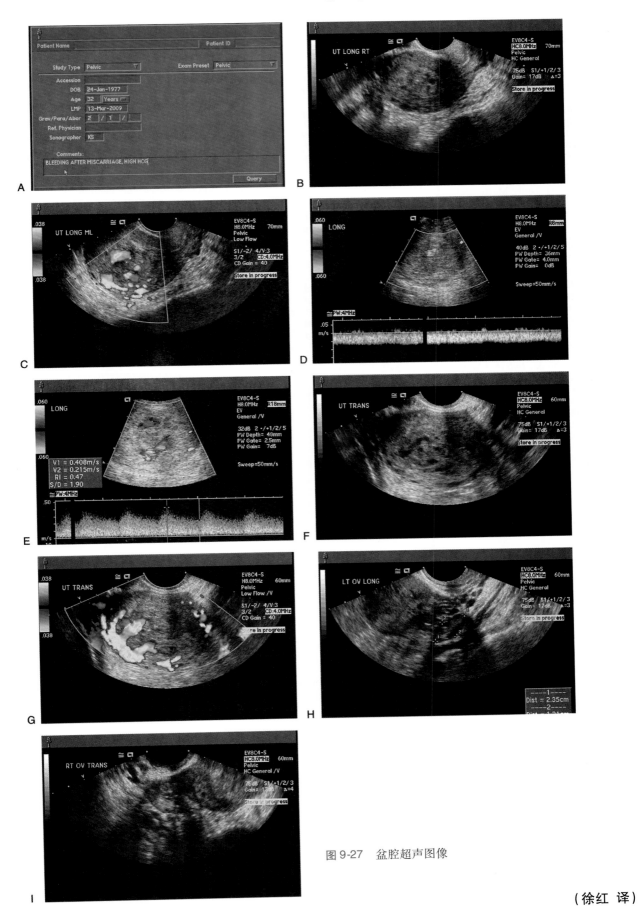

图 9-27　盆腔超声图像

参考文献

1. NIH National Cancer Institute Surveillance, Epidemiology and End Results Program, SEER Stat Fact Sheets: Endometrial Cancer. Last updated April 25, 2016. Available at: http://seer.cancer.gov/statfacts/html/corp.html.

2. Arulkumaran S, Gopalan S, Kumar P, eds. *Obstetrics and Gynecology for Postgraduates.* Vol II. 3rd ed. Hyderabad: Universities Press; 2010.

3. Creaseman W. Endometrial carcinoma. Available at: http://emedicine.medscape.com/article/254083. Accessed July 9, 2007. http://www.thelancet.com/pdfs/journals/lanonc/PIIS1470-2045%2815%2900212-0.pdf; published online 4 August 2015.

4. Rumack C, Wilson S, Charboneau JW. *Diagnostic Ultrasound.* Vol 1. 4th ed. St. Louis: Mosby; 2011.

5. Crispens M. Endometrial and ovarian cancer in Lynch syndrome. *Clin Colon Rectal Surg.* 2012;25(2):97–102 doi:10.1055/s-0032-1313780.

6. American College of Obstetricians and Gynecologists; Committee Opinion No. 601, June 2014, Committee on Gynecologic Practice. Tamoxifen and uterine cancer. *Obstet Gynecol.* 2014;123:1394–1397.

7. Callen P. *Ultrasonography in Obstetrics and Gynecology.* 5th ed. Philadelphia: Saunders Elsevier; 2008.

8. Grant E. Endometrial cancer with progestin and estrogen oral contraceptives and hormone therapy–A review and analysis of the current data. *J Cancer Clin Trials.* 2016;1:2.

9. Plataniotis G, Castiglione M. Endometrial cancer: ESMO Clinical Practice Guidelines for diagnosis, treatment and follow-up. *Ann Oncol.* 2010;21:v41–v45. doi:10.1093/annonc/mdq245.

10. Faria S, Sagebiel T, Balachandran A, et al. Imaging in endometrial carcinoma. *Indian J Radiol Imaging.* 2015;25(2):137–147. doi:10.4103/0971-3025.155857.

11. Chiang Y-C, Chen C-A, Huang C-Y, et al. Synchronous primary cancers of the endometrium and ovary. *Int J Gynecol Cancer.* 2008;18:159–164.

12. Przybycin CG, Kurman RJ, Ronnett BM, et al. Are all pelvic (no-nuterine) serous carcinomas of tubal origin? *Am J Surg Pathol.* 2010;34(10):1407–1416. doi:10.1097/PAS.0b013e3181ef7b16.

13. Pectasides D, Pectasides E, Economopoulos T. Fallopian tube carcinoma: a review. *Oncologist.* 2006;11:902–912.

14. Kupesic S. *Color Doppler, 3D & 4D Ultrasound in Gynecology, Infertility and Obstetrics.* 2nd ed. New Delhi: Jaypee Brothers Medical Publishers; 2011.

15. Khan A, Shehmar M, Gupta J. Uterine fibroids: current perspectives. *Int J Women Health.* 2014:6:95–114.

16. Reif P. Uterine leiomyosarcoma mimicking benign submucosal leiomyoma. *J Diagn Med Sonogr.* 2007;23:368. doi:10.1177/8756479307309414.

17. Harry VN, Narayansingh GV, Parkin DE. Uterine leiomyosarcomas: a review of the diagnostic and therapeutic pitfalls. *Obstet Gynaecol.* 2007;9:2:88–94. doi:10.1576/toag.9.2.088.27309.

18. Crum C, Drapkin R, Kindelberger D, et al. Lessons from BRCA: the tubal fimbria emerges as an origin for pelvic serous cancer. *Clin Med Res.* 2007;5(1):35–44. doi:10.3121/cmr.2007.702.

19. Jeung I, Lee Y, Lee H, et al. Primary carcinoma of the fallopian tube: report of two cases with literature review. *Cancer Res Treat.* 2009;41(2):113–116. doi:10.4143/crt 2009.41.2.113.

20. Healy NA, Hynes SO, Bruzzi J, et al. Asymptomatic primary fallopian tube cancer: an unusual cause of axillary lymphadenopathy. *Case Rep Obstet Gynecol.* 2011;2011:402127. doi:10.1155/2011/402127.

21. American Cancer Society. What are the key statistics about cervical cancer? Available at: http://www.cancer.org/cancer/cervicalcancer/detailedguide/cervical-cancer-key-statistics. Last revised: January 29, 2016.

22. Bermudez A, Bhatla N, Leung E. Cancer of the cervix uteri. *Int J Gynaecol Obstet.* 2015;131(suppl 2):S88–S95. doi:10.1016/j.ijgo.2015.06.004.

23. Patel S, Liyanage S, Sahdev A, et al. Imaging of endometrial and cervical cancer. *Insights Imaging.* 2010;1(5/6):309–328. doi:10.1007/s13244-010-0042-7.

24. American Cancer Society. Treating cervical cancer topics. Available at: http://www.cancer.org/cancer/cervicalcancer/detailedguide/cervical-cancer-treating-by-stage Last medical review September 19, 2014. Last revised January 29, 2016.

25. Byun JM, Kim YN, Jeong DH, et al. Three-dimensional transvaginal ultrasonography for locally advanced cervical cancer. *Int J Gynecol Cancer.* 2013;23(8):1459–1464. doi:10.1097/IGC.0b013e3182a16997.

26. Ngan S, Seckl M. Gestational trophoblastic neoplasia management: an update. *Curr Opin Oncol.* 2007;19:486–491.

27. Kantarjian H, Wolff R, Koller C. *The MD Anderson Manual of Medical Oncology.* 2nd ed. New York: McGraw-Hill Companies; 2011.

卵巢恶性肿瘤

DANIELLE M. BOLGER

第 10 章

关键词

浆液性/黏液性囊腺癌

浆液性癌

黏液性囊腺瘤

Krukenberg 瘤

CA125

卵巢上皮癌

无性细胞瘤

卵黄囊瘤/内胚窦瘤

畸胎瘤

内胚窦瘤

卵巢甲状腺肿

透明细胞腺癌

性索间质肿瘤

支持细胞-间质细胞瘤/
　睾丸母细胞瘤

目标

- 阐述卵巢恶性肿瘤特有的临床体征、症状和实验室检查。
- 总结卵巢恶性肿瘤的影像诊断。
- 列举卵巢恶性肿瘤的类型。
- 明确卵巢恶性肿瘤的常见风险因素。
- 描述卵巢恶性肿瘤的治疗和预后。

术语表

甲胎蛋白(alpha fetoprotein, AFP): 胚胎源性肿瘤的肿瘤标志物。

BRCA1/BRCA2: 与乳腺癌及卵巢癌风险显著增加相关的遗传性基因突变。

CA125: 存在于肿瘤细胞中, 导致该成分血液水平增高的一种蛋白。

癌胚抗原(carcinoembryonic antigen, CEA): 结肠癌、胃癌、乳腺癌、肺癌、某些甲状腺癌及卵巢癌的肿瘤标志物。

透明细胞腺癌(clear cell adenocarcinoma): 女性生殖器官(卵巢)表面上皮细胞来源的恶性肿瘤, 在镜检时可见受累细胞呈透明样改变。

无性细胞瘤(dysgerminoma): 原始性腺的未分化生殖细胞来源的卵巢恶性肿瘤, 组织学上与睾丸精原细胞瘤类似。

子宫内膜样肿瘤(endometrioid tumor): 含有类似子宫内膜样组织的上皮及间质成分的卵巢肿瘤, 典型者见于子宫内膜异位发展而来的肿瘤, 大多数为恶性。

卵巢上皮癌(epithelial ovarian cancer): 卵巢表面的上皮细胞来源的恶性肿瘤。

HER2/neu: 可以产生调节乳腺癌和卵巢癌细胞的正常细胞生长的调节蛋白的基因, 这种蛋白的检出有利于治疗方案的选择。

Krukenberg 瘤(Krukenberg tumor): 卵巢恶性肿瘤, 通常为胃肠道恶性肿瘤转移而来, 部分区域黏液样变性以及可见印戒细胞是其特征性表现。

乳酸脱氢酶(lactate dehydrogenase, LDH): 参与细胞能量产生过程的酶, 血 LDH 浓度上升提示存在组织损伤、恶性肿瘤或其他疾病。

开腹手术(Laparotomy): 外科切开腹部的手术, 用于评估器官。

Meigs 综合征(Meigs syndrome): 包括胸腔积液、腹水和卵巢肿块。

黏液性囊腺瘤(mucinous cystadenoma): 内充满黏稠的凝胶状囊液的囊性包块。

黏液性囊腺癌（mucinous cystadenocarcinoma）：含有厚壁分隔的较大的卵巢囊性肿块，内可含碎屑状成分而出现分层现象。

腹膜假黏液瘤（pseudomyxomaperitonei）：腹腔黏液性物质积聚而成，可由卵巢良性或恶性囊性肿瘤破裂形成，也可由阑尾黏液囊肿破裂形成。

附件切除术（salpingo-oophorectomy）：手术切除卵巢和输卵管。

浆液性癌（serous carcinoma）：卵巢上皮癌的一种类型，表现为囊性包块中含有实性成分。

浆液性囊腺癌（serous cystadenocarcinoma）：较大的多房性卵巢肿瘤，有乳头状突起。

支持细胞-间质细胞瘤/睾丸母细胞瘤（sertoli-Leydig cell tumors/androblastoma）：卵巢的性索（即性腺上皮组织形成的索状物）间质肿瘤，多发生在年轻女性。

性索间质肿瘤（sex cord stromal tumors）：胚胎生殖腺边缘和间质细胞来源的卵巢实性肿瘤。

卵巢甲状腺肿（struma ovarii）：罕见的含有甲状腺成分的卵巢肿瘤。

畸胎瘤/畸胎瘤恶变（teratoma/teratocarcinoma）：年轻女性中较常见的生殖细胞肿瘤，含有脂肪、骨骼、头发、皮肤和（或）牙齿，少数可恶变。

卵黄囊瘤/内胚窦瘤（yolk cell tumor/endodermal sinus tumor）：生殖细胞（卵子）来源肿瘤。

超声检查可确定患者是否存在可疑的盆腔包块，因此在卵巢恶性肿瘤的影像检查中一直处于重要地位。对于已诊断卵巢癌的患者，超声检查可以确定术后或化疗后肿块是否还存在以及是否复发。超声作为常规筛查手段对普通人群进行卵巢癌筛查的成本太高，且收效甚微，但针对肿瘤标志物升高或具有遗传易感性的人群的超声筛查目前仍在继续研究中，并逐渐显现其重要性。[1,2]

发病率和预后

卵巢恶性肿瘤的患病率较低，大约只占女性恶性肿瘤的5%。然而，卵巢癌的死亡率是女性生殖系统恶性肿瘤中最高的，在女性恶性肿瘤死亡率中位居第5。排在前四位的分别是肺癌、乳腺癌、结肠癌以及胰腺癌。卵巢癌的高死亡率与其确诊晚及低治愈率有关。美国癌症协会估计美国每年大约有22 280例新病例确诊为卵巢癌。[3,4]尽管其他妇科恶性肿瘤的死亡率在逐渐降低，但卵巢癌的发病率及死亡率却在逐渐上升。[5-10]北欧地区及美国的卵巢癌发病率高于印度和日本等国家。[7-9]

卵巢恶性肿瘤预后差，在很大程度上因为确诊晚。75%的女性是在卵巢癌晚期才得以确诊，这些病例在出现症状和最终确诊之前已经出现了转移。在过去的40年，尽管外科手术和化疗有所进步，但晚期卵巢癌的生存率依然只有15%左右。[11]相反，诊断时肿瘤局限于卵巢的患者生存率接近90%。[11]决定卵巢癌预后的因素有很多，包括初次诊断时疾病的分期或程度、肿瘤分级、初次手术切除后残留病灶的范围，以及肿瘤对治疗方案的反应。

早期发现卵巢恶性肿瘤是目前降低死亡率最有效的方法。针对这个目标，人们对相关学科进行了研究，如流行病学、妇科肿瘤学及影像诊断学。大量的流行病学调查研究已经明确了具有危险因素的人群。[3,12]尽管卵巢恶性肿瘤的患病率低，但这些研究数据有助于我们经济并高效地锁定高危人群，以进行直接筛查。生物化学方面也已经开展了一些免疫学研究，以通过肿瘤标志物来检测是否存在少量恶性肿瘤细胞。[10,12-14]此外，影像技术的不断发展使得我们能发现卵巢轻微增大的迹象。

流行病学及危险因素

一些流行病学方面的研究揭示了卵巢癌的危险

因素。就最常见的卵巢恶性肿瘤的发病率和死亡率来说，年龄是最主要的危险因素。超过 90% 的散发性卵巢癌发生在 50 岁以上的女性。[15] 其他危险因素包括：从未生育或孕次较少、生育较晚、月经初潮早、绝经晚、绝经后激素使用超过 10 年以及有卵巢癌或乳腺癌家族史。[16]

研究发现排卵行为年限的长短与卵巢上皮癌（最常见的类型）的发生风险有直接关系。从未使用过口服避孕药的女性患卵巢癌的风险明显增大。[17] 这表明排卵行为年限短和长期使用口服避孕药的女性不易发生卵巢癌。[17] 排卵可导致卵巢表面上皮的反复炎症和创伤愈合，因此会增加卵巢癌的风险。[18] 这也进一步证实了排卵行为超过 40 年的女性患卵巢癌的风险更高。[12]

卵巢癌与乳腺癌一样，家族史（母亲或姐妹患病）可显著增加患病风险，所以在进行筛查的时候，必须要询问家族遗传史。[2,10,19] 美国放射学会（ACR）建议有卵巢癌家族史的女性在 20 岁出头的时候咨询专科医生以评估个人风险。[20] 同时研究也发现卵巢恶性肿瘤患者存在一些染色体的缺失。例如，BRCA1 或 BRCA2 基因突变携带者及有乳腺癌或卵巢癌家族史的人群，到 35 岁时进行预防性双侧卵巢切除术，可显著降低患癌风险。[16] HER2/neu 是另外一个被确定能调控细胞自我增殖和修复的基因。虽然该基因被认为与乳腺癌相关，但它同样能增加卵巢癌发生的风险。这种获得性突变是由于复制过程发生错误，从而导致基因的过度表达，细胞不受控制地分裂进一步导致恶性肿瘤的发生。[21] 可以通过组织取样来检测 HER2/neu 基因，其表达水平越高，扩散几率就越高。[22]

很多遗传性家族癌症综合征包括了卵巢癌（表10-1）。有家族性乳腺癌或卵巢癌但尚未患病的人群，到 70 岁时患病风险可达 82%。但人群中只有 3% ~ 7% 的人有家族性综合征。[20]

疾病相关知识点 10-1
危险因素

年龄 50 岁以上
从未生育或孕次较少
生育较晚
月经初潮早
绝经晚
绝经后激素使用超过 10 年
卵巢癌或乳腺癌家族史

表 10-1　卵巢肿瘤综合征[2,35,45,47,56-60]	
综合征	**相关肿瘤**
性腺发育不全（Klein-felter/Turner）	性腺母细胞瘤，无性细胞瘤
多发性痣样基底细胞癌（NBCCS）	卵巢纤维瘤
Peutz-Jeghers 综合征（黑斑息肉综合征）	颗粒细胞-卵泡膜细胞瘤，乳腺或子宫肿瘤
遗传性位点特异性卵巢癌综合征	卵巢上皮癌
遗传性乳腺癌/卵巢癌综合征	乳腺癌及卵巢上皮癌
Lynch 综合征 II 型（遗传性非息肉病性结直肠癌）	结直肠癌、胃癌、肝胆管癌、泌尿道癌、脑癌、皮肤癌、子宫内膜癌、乳腺癌及卵巢上皮癌

某些环境因素也与卵巢癌相关。与发展中国家相比，工业化国家卵巢癌的发病率和死亡率要高 3 ~ 5 倍。[6,12] 鉴于这种全球性的差异，流行病学家推测工业化国家的空气、水或饮食里的致癌物对于卵巢癌的发生都起了一定的作用。[9]

新的研究报告认为身体长期使用滑石粉可明显增加患卵巢癌的风险，多见于非洲裔美国女性。[23] 滑石粉可能因局部炎症、增加细胞分裂速度及 DNA 修复从而加速肿瘤的发展。

病理学

组织学分类

卵巢恶性肿瘤的病理学和病理生理学极其复杂。卵巢同时具有内分泌和生殖功能，包括至少 4 种不同类型的细胞，任何一种都可能发生恶变。世界卫生组织（WHO）根据细胞起源，将卵巢肿瘤分为 9 大类。[24] 每一大类又将组织学上可区分的病变如良性、交界性或恶性用编号进行分类。一个病变的不同部分在组织分化程度上也可能有所不同。分化最好的区域决定细胞类型，分化最差的部分则决定其恶性潜能。肿瘤分级取决于细胞分化的程度，同时也是评估疾病严重程度及预后的重要标准。分化差的恶性肿瘤侵袭性生长的可能性更高，甚至当原发灶还小的时候，就可能已出现了隐匿性转移。

在卵巢恶性肿瘤中，来源于卵巢上皮的肿瘤、浆液性囊腺瘤及黏液性囊腺癌的比例高达 80% 以上。

少见的类型有性腺间质或性索的肿瘤,其中一些可能具有内分泌活性,因而在肿瘤较小时就可能被诊断出来。最不常见的类型是生殖细胞肿瘤。卵巢转移性癌在卵巢恶性肿瘤中的比例也不到10%。虽然超声检查对卵巢恶性肿瘤特定的组织学类型的诊断特异性不高,但结合临床特征与超声征象有可能得到更准确的诊断。表10-2总结了常见的卵巢恶性肿瘤的病理、临床以及超声特征。

表 10-2　常见的卵巢恶性肿瘤:临床和超声特征的相关性[38,45,47,56-60]

病理(所占比例)	临床特点	超声表现
上皮性肿瘤(65%~75%)		
囊腺癌,浆液性(更常见)或黏液性	发生于围绝经期或绝经后,可有腹痛,腹胀,胃肠道症状,腹部长大,盆腔压迫感	肿块较大(10~30cm),囊液清亮或透声差,分隔较多合并乳头状突起,单房或多房性,25%~60%为双侧发生,腹水,瘤体较固定,腹膜种植灶,腹膜假黏液瘤
未分化腺癌		较固定,常合并腹水,腹水透声差提示腹膜假黏液瘤
子宫内膜样癌	可与良性的子宫内膜异位症以及子宫内膜癌同时发生	因出血或坏死表现为囊实混合性,30%为双侧发生,可有子宫内膜回声异常,乳头状突起
透明细胞癌(CCC)	子宫内膜样癌的变异型,发生于50岁以上女性,可合并子宫内膜异位症	双侧性,以囊性为主的混合性团块
Brenner瘤	少见,无明显症状,可合并其他卵巢囊肿,可出现旁分泌性高钙血症	不到10%为双侧发生,低回声实性团块,周边可有钙化
生殖细胞肿瘤(15%~20%)[a]		
无性细胞瘤	青春期多见,对放疗敏感,可引起原发性闭经,LDH升高,可有CA125升高	通常为实性,回声较均匀,大小不等,10%~20%为双侧发生,回声较强,合并坏死和出血可出现囊性区,边界不规整,彩色多普勒可显示分隔上有动脉血流信号
未成熟和成熟畸胎瘤	青春期多见,可有AFP、CA125、CEA、hCG和LDH升高	实性肿块,内可有多个小囊腔,可伴钙化,单侧多见,通常较小,轮廓清楚,回声强度不等,可有囊性变,可出现扭转
卵巢甲状腺肿	含有甲状腺组织的畸胎瘤,非甲状腺疾病引起的甲状腺激素水平增高,年龄50岁以上	彩色多普勒显示为中心型血流,多为实性,多合并腹水
绒毛膜癌	可能导致性早熟,生长过快,可有hCG升高,腹部长大,腹痛,可出现腹腔内出血,月经紊乱等	表现不一,较大,多为单侧
畸胎瘤恶变	少见,常见于年轻女性	表现不一,含有囊性及高回声区后方伴声影
内胚窦瘤(卵黄囊瘤)	青春期多见,对放疗敏感,可引起原发性闭经,AFP升高,可有腹痛	迅速长大的实性肿块,可有坏死区,单侧多见,瘤体较大(3~30cm),淋巴结肿大
卵巢转移性肿瘤(5%~10%)		
Krukenberg瘤	原发于胃肠道或其他部位:如乳腺、肺、胰腺、淋巴瘤等,绝经前或绝经后,可先表现为卵巢外的恶性肿瘤,需要搜寻胃肠道的原发肿瘤	肿块较大,常为混合性团块,多为双侧,单侧者以右侧多见,与卵巢原发恶性肿瘤常常不易鉴别,合并腹水
淋巴瘤		双侧多见,实性低回声团块

表 10-2（续）　常见的卵巢恶性肿瘤：临床和超声特征的相关性[38,45,47,56-60]

病理（所占比例）	临床特点	超声表现
性索间质肿瘤（5%～10%）		
颗粒细胞-卵泡膜细胞瘤	发病年龄范围较广，雌激素增多，子宫内膜增生或内膜癌可引起阴道流血，乳房胀痛，可出现性早熟，发生扭转可出现疼痛，可与子宫内膜癌及乳腺癌同时发生，可有腹痛，破裂可导致腹腔内出血	主要为实性，多为单侧，回声较均匀，可有子宫内膜增厚，肿块大者可达 40cm，常有腹膜转移，可出现 Meigs' 综合征，可出现肝脏囊性肿块
睾丸母细胞瘤（支持细胞-间质细胞肿瘤）	青春期常见，可有男性化表现，AFP 可升高	通常为实性低回声团，单侧多见，瘤体较小
卵巢男胚瘤	不孕，闭经，可有男性化表现，痤疮，多毛，血清睾酮水平增高	实性肿块，可有囊性变区域，分叶状，多为单侧，有包膜，肿块大者可达 30cm

ᵃ包括内胚窦瘤、恶性混合型生殖细胞肿瘤、绒毛膜癌及胚胎癌。

AFP，甲胎蛋白；CEA，癌胚抗原；hCG，人绒毛膜促性腺激素；LDH，乳酸脱氢酶

卵巢肿瘤

卵巢上皮性肿瘤

卵巢上皮性肿瘤包括了大部分卵巢恶性肿瘤，为卵巢癌最常见的类型。包括浆液性和黏液性囊腺癌、子宫内膜样肿瘤、透明细胞癌和移行细胞瘤（Brenner 瘤）等。上皮性肿瘤占所有卵巢肿瘤的 65%～75%，其恶性类型几乎占卵巢恶性肿瘤的 90%。

卵巢浆液性肿瘤是最常见的卵巢上皮性肿瘤，大部分为良性，浆液性囊腺癌约占卵巢恶性肿瘤的 50%。常见于绝经后女性，偶为双侧发生。超声表现可大小不等，典型者通常瘤体较大，可表现为含较多较厚分隔的囊性肿块，囊壁上可见实性乳头状突起，囊内透声差，典型者肿瘤周边可见腹水。

黏液性囊腺癌是卵巢癌的另一种常见类型，较浆液性囊腺癌少见。也大多数发生于绝经后女性。很少为双侧发生，通常呈较大的多房性囊肿，可见乳头状突起，囊内透声差。黏液性囊腺癌与浆液性囊腺癌的表现非常相似，超声难以鉴别两者。卵巢黏液性囊腺癌常合并腹膜假黏液瘤，是由于黏蛋白分泌细胞充满腹膜导致腹腔充满胶冻状物质，在超声上表现为大量分隔性、低回声的腹水。需要注意的是，阑尾黏液囊肿、阑尾或结肠黏液性肿瘤破裂也可导致腹膜假黏液瘤。

卵巢子宫内膜样肿瘤是未分化腺癌的一种类型，几乎均为恶性，是第二常见的卵巢上皮癌，约占卵巢恶性肿瘤的 25%。与子宫内膜异位症有关。可以是双侧发生，但不常见。超声表现为囊肿内壁上有乳头状突起，又称壁结节。

透明细胞癌被认为是卵巢子宫内膜样肿瘤的一种变异型，通常发生于 50 岁以上女性。几乎均为恶性，较上述肿瘤少见，约占卵巢癌的 5%～10%。其与盆腔内膜异位症有关，可由子宫内膜异位囊肿的内覆上皮发展而来。典型的透明细胞癌表现为囊实混合性肿块。

移形细胞瘤即 Brenner 瘤，较为少见，仅占所有卵巢肿瘤的 2%～3%。多数为良性，少数也可为恶性。超声表现为低回声的实性肿块，外壁可伴钙化。

生殖细胞肿瘤

生殖细胞肿瘤占所有卵巢肿瘤的 15%～20%。约 95% 的生殖细胞肿瘤为良性，被归类为囊性畸胎瘤。另外一小部分为恶性，包括无性细胞瘤、内胚窦瘤/卵黄囊瘤，主要发生于儿童及年轻女性。

无性细胞瘤约占卵巢恶性肿瘤的 3%～5%。由于对放疗的高敏感性，治愈率较高。常见于青少年，可导致原发性闭经。超声表现为较均匀的实性高回声肿块，边缘不规则，彩色多普勒显示纤维分隔上可见动脉血流。

卵黄囊瘤尽管比较少见，但仍是第二常见的生殖细胞肿瘤。其生长迅速，通常预后较差，最常见于 20 岁以下女性。卵黄囊瘤的血清甲胎蛋白（AFP）可升高，超声表现类似无性细胞瘤，以实性为主，内可见坏死区，大小可达 30cm，可伴有淋巴结长大。

性索间质肿瘤

卵巢性索间质肿瘤约占所有卵巢肿瘤的 5%～10%，约占卵巢恶性肿瘤的 2%，起源于卵巢间质组

织。与大多数卵巢肿瘤一样,确诊依靠病理诊断。由于肿瘤为实性,且最常见于绝经后女性,术前常常被怀疑为恶性。

颗粒细胞瘤只占卵巢肿瘤的 2%,为低度恶性肿瘤。多见于绝经后女性,几乎均为单侧发生。由于肿瘤多具有分泌雌激素的功能,临床上可见雌激素水平升高。可导致子宫内膜增生及子宫内膜癌。颗粒细胞瘤的超声表现多样,典型表现为实性团块,内可见不同程度的出血。瘤体可达 40cm,可有子宫内膜增厚。如果发生转移,可见腹膜多发肿块及肝脏囊性病灶。

睾丸母细胞瘤,又称为支持-间质细胞肿瘤,是另一类少见的卵巢肿瘤,不到卵巢肿瘤的 0.5%。常见于青少年,其中 10% ~ 20% 为恶性。具有男性化作用而出现相应的临床表现。超声表现为单侧实性低回声肿块,瘤体通常较小。

卵巢转移性肿瘤

卵巢转移性肿瘤的常见原发部位为乳腺及胃肠道,占卵巢肿瘤的 5% ~ 10%。Krukenberg 瘤是一种卵巢转移性恶性肿瘤,其原发部位最常见为胃肠道,也可为乳腺。卵巢转移性肿瘤的典型超声表现为双侧性混合回声团,单侧者多累及右侧卵巢,与卵巢原发性恶性肿瘤常常不易鉴别。多伴腹水。

病理生理学

大多数卵巢上皮癌的典型特征是倾向于形成有多个分隔的囊性肿块(图 10-1)。肿块可以很大,直径可达 30 ~ 40cm,重量可达 10 ~ 15kg,可延伸至腹腔

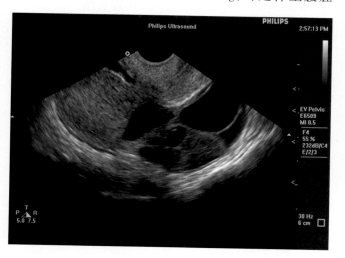

图 10-1 经阴道超声图像显示卵巢恶性肿瘤内部有较多分隔。(由 Philips Healthcare,Bothell,WA 提供)

(图 10-2)。囊内含有浆液性或黏液性液体。囊壁上的结节状或乳头状新生物可突向囊内或在囊肿的外表面向外生长(图 10-3)。这些新生物组织通常易碎,而且病灶的薄壁血管容易破裂引起囊内出血。彩色多普勒显示囊内分隔上或实性成分中血流信号丰富,舒张期血流增多(图 10-4)。病变区域血供不足可引起坏死,出血和坏死导致病变的液体成分增多,同时使液体的回声增强。营养不良性钙化通常出现于细胞变性的区域,放射影像可以显示出这些微晶体或砂砾体。不分泌液体的上皮性肿瘤通常较小,但合并继发性出血或坏死时内部仍可有不规则积液。

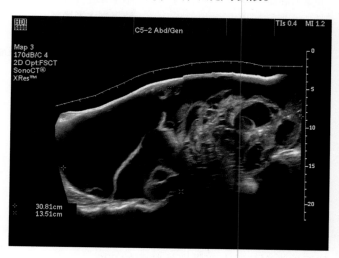

图 10-2 图像显示一个巨大混合性肿块,大小约 30cm× 13cm,肿块已超出盆腔,可能为卵巢来源。(由 Philips Healthcare,Bothell,WA 提供)

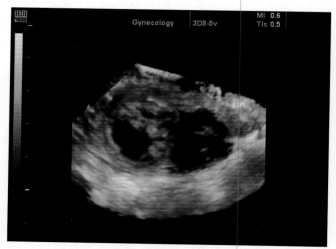

图 10-3 卵巢囊肿内部结构的三维重建图像显示囊内壁上有乳头状突起。(由 Philips Healthcare,Bothell,WA 提供)

卵巢恶性肿瘤通常伴有腹水。60% ~ 70% 的卵巢癌病例在尸检时腹腔中存在典型的高蛋白性腹水。

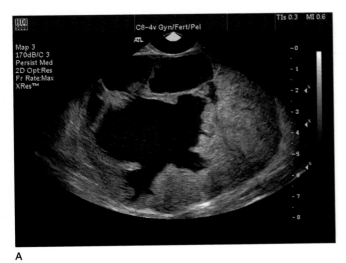

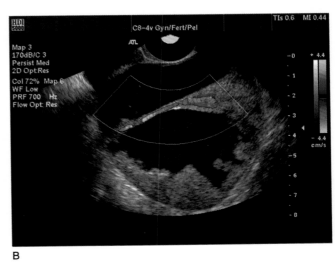

图 10-4　A.囊肿内含有较多分隔、囊壁有突起、囊液呈复杂混合性回声是卵巢恶性肿瘤的表现。B.彩色多普勒显示复杂囊性区域的膜状分隔上有血流信号。(由 Philips Healthcare,Bothell,WA 提供)

由于血管通透性增加,富含蛋白的液体从肿瘤表面的腹膜渗出。[25]液体首先积聚在盆腔下份,如子宫直肠陷凹,接着液体流向两侧结肠旁沟,但主要流向右边,因为这个腔隙更为开阔,更易在右上腹和盆腔之间形成一个良好的通道(图 10-5)。

卵巢恶性肿瘤的扩散与分期

卵巢恶性肿瘤扩散的主要途径包括直接蔓延到盆腔邻近的器官、腹膜种植及淋巴转移。卵巢癌是导致女性腹膜恶性肿瘤的最常见肿瘤。肿瘤细胞可从病变处脱落并在腹膜表面生长从而发生腹腔播散,尤其容易发生在膈肌、肝包膜、肠管浆膜面及网膜。这种播散出现得相对较早且常伴有腹水,也可不伴明显腹水。卵巢肿瘤转移的方式虽然不可预见,但肿瘤细胞的淋巴转移途径如下:腹腔淋巴回流至膈肌,盆腔

淋巴回流至腹膜后,膈淋巴管又回流至胸骨后及纵隔淋巴结,这也是卵巢癌转移至胸部的主要途径。由于膈淋巴管是腹腔液体引流的主要途径,当这条途径被肿瘤阻断时也会导致腹水产生。

阴道细胞学阳性可见于晚期卵巢癌、或由于顺行扩散或肿瘤细胞向子宫远端迁移所致。远处转移通常发生在肝脏(图 10-6)。由于含有液体和黏蛋白,转移性病变在超声上表现为内部回声复杂的囊性团块。

诊断时肿瘤扩散程度或疾病分期是确定患者临床病程的重要参数。临床广泛使用的是国际妇产科联合会(FIGO)和美国癌症联合会(AJCC)提出的分期标准(表 10-3)。在开腹手术时可以确定疾病的分期。计算机断层扫描(CT)、磁共振成像(MRI)和超声等影像技术为提高分期的准确性提供了进一步的信息(图 10-7)。[26-30]

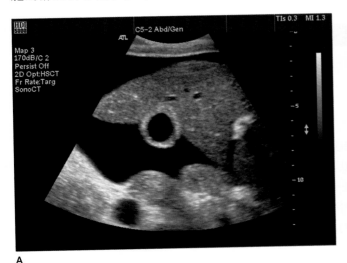

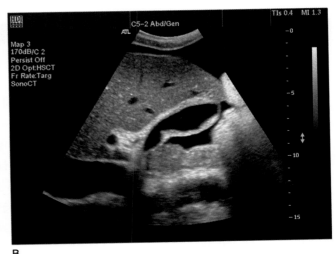

图 10-5　Meigs 综合征包括腹水、胸腔积液及卵巢肿瘤。右上腹的横切面(A)和纵切面(B)图像显示典型的腹水征象

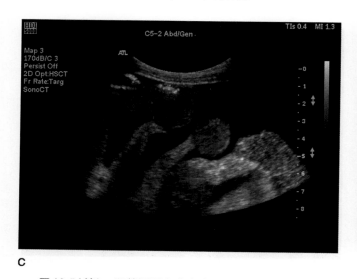

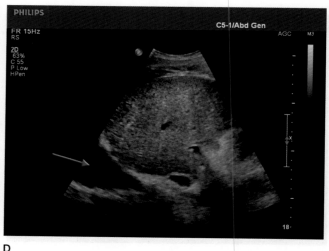

C　　**D**

图 10-5(续)　肠管漂浮在腹水中(C),不能误认为是恶性肿瘤的腹壁种植病灶。D.胸腔积液(箭头)。(由 Philips Health-care,Bothell,WA 提供)

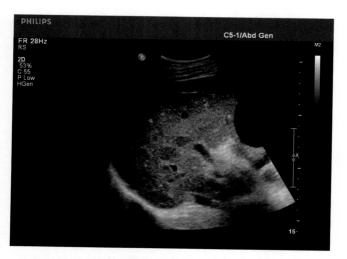

图 10-6　图像显示典型的肝脏低回声转移病灶。图像前方的无回声为腹水(由 Philips Healthcare,Bothell,WA 提供)

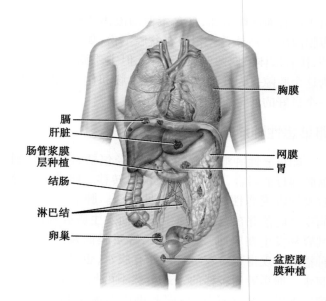

胸膜
膈
肝脏
肠管浆膜层种植
结肠
淋巴结
卵巢
网膜
胃
盆腔腹膜种植

图 10-7　卵巢癌可能的转移部位

表 10-3　卵巢癌的分期[35,36,63]		
FIGO 分期	TNM 分期	病变范围
	TX	无法评估原发肿瘤
	T0	肉眼不能看见原发肿瘤
I	T1	肿瘤局限于卵巢
I A	T1a,N0,M0	肿瘤局限于一侧卵巢,包膜完整,表面无肿瘤,腹水或腹腔冲洗液中不含恶性细胞
I B	T1b,N0,M0	肿瘤局限于两侧卵巢,包膜完整,表面无肿瘤,腹水或腹腔冲洗液中不含恶性细胞
I C	T1c,N0,M0	I A 或 I B 肿瘤伴以下任一情况:卵巢表面有肿瘤,腹水或腹腔冲洗液中含恶性细胞
II	T2	肿瘤超出卵巢,但局限于盆腔
II A	T2a,N0,M0	蔓延或转移到子宫和(或)输卵管,腹水或腹腔冲洗液中不含恶性细胞
II B	T2b,N0,M0	蔓延到包括子宫的其他盆腔组织,腹水或腹腔冲洗液中不含恶性细胞
II C	T2c,N0,M0	II A 或 II B 肿瘤,腹水或腹腔冲洗液中含恶性细胞

FIGO 分期	TNM 分期	病变范围
Ⅲ	T3	肿瘤超出盆腔,腹膜后或腹股沟淋巴结转移或腹腔内大网膜种植,肝表面转移
ⅢA	T3a,N0,M0	淋巴结未见转移,显微镜下证实的腹腔腹膜表面种植
ⅢB	T3b,N0,M0	ⅢA 肿瘤合并腹腔转移灶直径<2cm,淋巴结未见转移
ⅢC	T3c,N0,M0 或 T3c,N1,M0	ⅢA 肿瘤合并腹腔转移灶直径>2cm,或盆腔、腹膜后或腹股沟淋巴结转移
Ⅳ	T(任何级别),N(任何级别),M1	远处转移或胸膜受累,肝实质转移

表 10-3(续)　卵巢癌的分期[35,36,63]

T,肿瘤大小;N,淋巴结受累;M,转移

相关临床

症状

卵巢癌主要发生于围绝经期和绝经后女性,平均诊断年龄 52 岁。卵巢癌的症状常常较隐匿或不明显,因此容易延误诊断。盆腔肿块增大或腹水增加引起的压迫会引起相关症状。少数情况下激素作用(女性化或男性化症状)的表现会对病变的存在起到提示作用。极少数情况下,当肿瘤发生扭转患者出现急腹症需要进行外科手术时,卵巢癌才得以诊断。

一项基于文献的临床研究分析显示,95% 的卵巢癌患者在诊断前出现症状,最常见的是腹胀(77%),其次是腹痛(58%)。[31] 肿块可能会引起背痛、盆腔压迫感、或仅表现为模糊的盆腔不适感。由于肿块和腹水的压迫,34% 的患者出现尿急、尿频症状。有些患者尽管腹围长大,体重反而减轻。我们通常将注意力集中

于对症处理这些症状,而忽略了盆腔的病变,从而延误了诊断。40 岁以上的女性出现诊断不明的、持续性胃肠症状时,应排查有无卵巢病变。

大量卵巢恶性肿瘤患者表现为或发展为阴道出血。出血可能是由于肿瘤分泌雌激素,也可能是子宫内膜癌和卵巢癌同时发生,或者在少数情况下是卵巢癌直接扩散到子宫内膜引起。多数情况下无法确定出血的原因。

有时候异常的内分泌症状可以提示卵巢恶性肿瘤的存在,恶性肿瘤本身可能产生激素,也可能刺激正常卵巢组织导致激素产生增多。颗粒细胞瘤过度产生雌激素引起的雌激素反应通常与绝经后阴道流血有关。卵巢无性细胞瘤是年轻女性原发性闭经的罕见病因,与之相对应且在组织病理学上相似的是睾丸精原细胞瘤(图 10-8)。经常产生去女性化或男性化效应的病变是卵巢男胚瘤或支持细胞-间质细胞肿瘤。这类肿瘤发生于青春期或年轻女性,通常为实性包块。其他内分泌样效应,如库欣综合征、低血糖症、

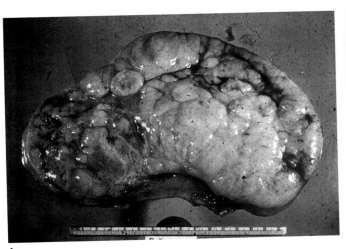
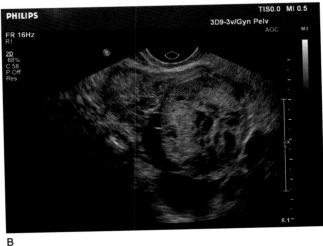

图 10-8　A. 无性细胞瘤的手术标本显示为实性肿瘤,剖面呈灰色、鱼肉样及分叶状,病变以实性为主,有部分囊性区。B. 相同类型肿块的超声表现。(由 Philips Healthcare,Bothell,WA 提供)

高钙血症和甲状腺功能亢进,也可能与卵巢恶性肿瘤有关。这些激素相关症状使得卵巢病变可能得到早期诊断。但具有异常的激素相关症状也不能直接诊断卵巢恶性肿瘤,因为许多卵巢良性肿瘤也可表现出类似的异常症状。

当发生扭转或嵌顿时,肿块的血液供应会突然受阻。卵巢恶性肿瘤偶尔会出现这种情况,很可能会引起急腹症,类似感染性疾病。小儿卵巢恶性肿瘤可能表现为盆腹部肿块,可伴或不伴扭转。由于子宫长大和卵巢蒂的位置变化,卵巢肿块扭转更容易发生在妊娠中晚期。[12]

治疗

在给予常规治疗的情况下,早期发现卵巢癌可使得治愈率高达90%以上。然而仅25%的卵巢癌能在Ⅰ期确诊。[32]治疗方案包括手术、放疗和化疗。[33]外科手术计划制定和处理前需进行合理的手术分期和对标本进行组织学确认。去除大部分肿瘤(减瘤术)有助于最大限度地减少残留病灶并提高放化疗的有效性。手术治疗通常包括双侧附件切除术、子宫全切术和网膜切除术。对于Ⅰ期的年轻女性,为了保留生育功能可只切除病变卵巢。Ⅱ期或Ⅳ期的病人通常放化疗配合治疗。为了确定是否有残留病灶,临床医生也许会建议再次开腹手术,以决定是否采取可能的后续治疗。

实验室检查

简单的血液检测可以检出癌细胞或恶性肿瘤患者的免疫系统产生的某些蛋白质、激素或酶,这些物质被称为"肿瘤标志物"。卵巢癌可导致某些肿瘤标志物显著升高,但没有一个指标是卵巢特有的或足够敏感足以用于筛查的。然而,对于已知有盆腔肿块的患者,某些实验室检查则可能有助于诊断。应用最广泛的肿瘤标志物就是CA125,在临床上被用于反映疾病状态。通过定期监测,CA125升高有助于诊断复发性卵巢癌。[34]反之,其水平下降提示治疗有效。

CA125是一种细胞表面糖蛋白,它存在于80%的卵巢上皮癌中。[35]它还可以与两种新的标志物CA72-4和CA15-3联合使用。在大多数病例中,这些抗原的同时升高预示着恶性肿瘤的存在。[12,13]然而,CA125在早期卵巢癌筛查中的敏感性低,即使在正常水平(<35U/ml)也不一定能排除卵巢癌。[36]

对于CA125的检测仍然存在争议,是由于子宫内膜异位症、子宫肌瘤甚至胰腺炎等良性疾病也可引起CA125升高。[35,37-39]由于CA125缺乏特异性,一些其他指标也用于协助诊断卵巢肿瘤,如甲胎蛋白(AFP)、癌胚抗原(CEA)、人绒毛膜促性腺激素(hCG)和乳酸脱氢酶(LDH)等。CA125联合超声及其他影像学方法可提高对盆腔肿块的诊断准确性,同时特异性也增加。[35-38,40,41]除协助诊断外,治疗后的连续监测还可以提示肿瘤的消融和复发。[37,42]表10-2列出了各种卵巢肿瘤及相应升高的实验室检测物。

影像学诊断

超声

卵巢恶性肿瘤的筛查

超声是检查卵巢肿瘤的首选影像诊断方法。超声是一种安全、耐受性好的检查,尽管它不能区分所有的良恶性病变,但是有助于缩小鉴别诊断的范围。

经阴道超声检查是用于区别良恶性卵巢疾病的应用最广的成像方法。[35]经阴道超声检查能够显示卵巢癌高发的绝经后期的卵巢大小、质地和表面特征的变化。对于正常绝经后女性的卵巢癌筛查,超声还不算是经济的筛查手段,但超声在测量卵巢体积和大小方面比体检触诊更具优势。[35,43,44]针对遗传高危人群,目前许多研究正在进行,目的是研究出一种将肿瘤标志物(即CA 125)、盆腔超声和体格检查结合起来的筛查方法,并证实这种方法能提高卵巢癌的早期诊断。[25,26,35,37,45,47]

进行卵巢癌筛查时,需要注意卵巢大小和回声等重要特征。在绝经后期,卵巢大小从约3.5cm×2cm×1.5cm缩小到2cm×1cm×0.5cm,因此在盆腔检查时扪及不到卵巢。[28]此外,血供减少、无卵泡生长会引起卵巢表面皱缩以及质地的变化。如果在绝经后的3~5年没有出现这种正常的衰退就可能是病理性的,需要及时行进一步检查。只有进行激素替代治疗(HRT)的女性的卵巢才能维持绝经前表现。迄今为止的研究表明,对于未进行激素替代治疗的绝经后女性,超声测量的卵巢体积的正常上限为2.5~3.7cm³。[7,43,47,48]另一个评价卵巢增大的标准是双侧卵巢大小有明显差异。有研究提出一侧卵巢的大小不应超过对侧卵巢的两倍,[43]而在绝经后的女性中,即使不太明显的卵巢大小不一致也应当引起重视。

经腹超声显示绝经后卵巢的敏感度为83%,高于触诊的敏感性(67%)。[28]经腹超声检查能全面显示盆腔器官,能显示腹部和腹膜后情况,并且更容易显示腹水。实性为主或混合性肿块比单纯囊性肿块恶性可能性更大。经阴道超声使得超声技师对辨认组织结构更加有信心,并可以对卵巢大小进行更好的评估。彩色血流多普勒和频谱分析还可以显示相关区域的血流情况。对于绝经后卵巢超声检查的最佳方法是结合经腹超声和经阴道超声。[7]

　　绝经后患者超声检查的较大局限在于难以识别正常绝经后卵巢,是由于其上没有明显的卵泡,而卵泡有助于绝经前女性卵巢的识别。如果超声不能显示卵巢,不能认为卵巢就是正常的,这点需要引起重视。[36,45]丰富的经验、仔细地扫查以及经阴道超声能提高部分绝经后卵巢的显示率。

卵巢多普勒检查

　　多个研究表明,彩色血流多普勒和频谱分析在区分卵巢良恶性肿瘤方面可以为临床提供有用的信息。良性病变中血管通常呈周边分布、走行较规整,而恶性肿瘤血管多呈中心分布、走行杂乱。[28,38,44,49-52]一些学者发现由于新生血管和动静脉瘘形成引起收缩期峰值流速升高。多个研究认为由于肿瘤血管壁中缺乏平滑肌导致血管阻力下降。阻力指数(RI)小于0.4以及搏动指数(PI)小于1.0提示恶性可能大。[35]已有文献证明,卵巢恶性肿瘤的滋养血管的血管阻力低于卵巢良性肿瘤。[53]但其他疾病也可能有类似的血流表现,如炎症、异位妊娠和黄体囊肿等。目前多普勒检查可作为经腹和经阴道超声检查的补充。

　　近来超声技术发展迅速,包括经阴道三维(3D)能量多普勒成像和三维体积采集技术。初步研究表明,该技术有助于鉴别附件病变的良恶性,提高诊断准确性。它可以在三个不同的平面对病变的血管分布进行整体评估,同时可以更好地了解分隔和实性乳头状突起的内部血流情况。此外,3D超声相对于二维(2D)超声的优点还包括它可以通过表面成像提高对附件囊实性肿块内部结构的显示(图10-9)。[54,55]有关卵巢多普勒检查的详细信息,请参阅第6章。

超声造影

　　尽管超声造影剂在欧洲、亚洲已得到广泛应用,但在美国尚未获得食品药品监督管理局FDA的批准使用。微泡造影剂有助于异常血管的显像,这类异常血管在恶性肿瘤中多见,同时微泡造影剂还可评估肿块的血流灌注情况。恶性肿瘤含丰富的异常新生血管网,这些血管通常管径较大、不规则、有异常分支。即使只有毛细血管大小的肿瘤新生血管在使用造影剂后都能在超声图像上得到很好显示。微泡造影剂的大小几乎是红细胞的一半,因此可以轻易通过这些不稳定的毛细血管网。这样就不用仅仅依靠彩色多普勒超声来诊断。近期的研究证实某些造影相关的

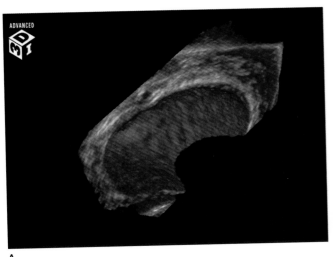
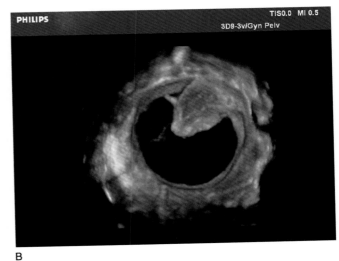

图 10-9　A. 单纯性囊肿内部结构的表面成像显示囊壁平滑规整。B. 与前者相反,该囊肿的表面成像清楚地显示出囊内壁上有突起。(由 Philips Healthcare,Bothell,WA 提供)

参数可以增加超声检测恶性肿瘤的准确性,如峰值强度较大、廓清时间较长、血管容量较大等均提示恶性可能性大。[56]

超声诊断

　　超声检查通常是卵巢恶性肿瘤患者的首选影像学检查。超声检查的目的是了解肿块的特征、边界及大小。最常见的卵巢恶性肿瘤囊腺癌多倾向于形成内部分隔和软组织突起等解剖结构。在黏液性囊腺癌中,囊内的弥漫性低回声提示黏液蛋白的存在。然而,这种表现并不是黏液蛋白特有的,新鲜血液或化脓性物质也有同样表现。高回声伴声影通常提示肿块内存在钙化。

　　超声检查在鉴别良恶性病变方面不具备良好的特异性,但某些超声征象的发现有助于卵巢恶性肿瘤的诊断。病变的实性成分比例越高,恶性的可能性越大。实性成分包括不规则分隔、厚度≥2mm 及乳头状突起。[57]卵巢恶性肿瘤通常为大部分或完全实性。一般来说,如果混合性肿块中实性成分越多、绝经后肿块体积超过 10cm³、或绝经前肿块体积超过 20cm³,则恶性的可能性越大(图 10-10)。[20,53]分叶状或边界不清的肿块也提示恶性。不能推动或加压不变形提示肿块固定,同样提示恶性。

　　此外,病变为双侧性也可能提示恶性,但这个通常难以确定。如果双侧病变较大,可能会在子宫直肠陷凹处融合形成一个大肿块。在某些情况下,腹水可能是卵巢恶性肿瘤存在的唯一线索,而卵巢病变本身可能还无法检出。如果合并腹水,那么盆腔肿块是恶性的可能性明显增加。[58]由于液体中含有胶样的黏液

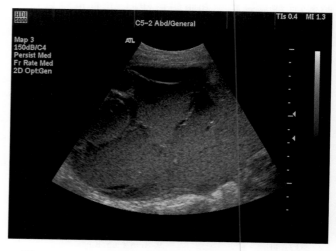

图 10-10　这例卵巢癌表现为实性为主、内部回声不均匀的分隔性团块。(由 Philips Healthcare,Bothell,WA 提供)

蛋白,腹膜假黏液瘤的腹水通常透声差。近期有学者设计了一套形态学的评分系统,该系统是基于卵巢体积、囊壁厚度、有无分隔及乳头状突起、有无积液等来进行评分的,有助于对超声发现进行量化并对恶性肿瘤的风险值进行估计。[59]

　　卵巢转移性肿瘤较为常见,也是女性恶性肿瘤患者治疗失败的重要因素之一。通常来源于乳腺癌或结肠癌,也可能是其他受累的盆腔器官通过直接蔓延或淋巴扩散的方式转移。Krukenberg 瘤的特征性表现是印戒细胞的出现以及部分区域黏液样变性(图 10-11),[20]如前文所述,Krukenberg 瘤常双侧发生,呈实性,预后差。

　　超声成像也有局限性,对腹膜后淋巴结、腹膜表面和网膜的较小病灶的检出较为困难。[27,60]另外,阴道

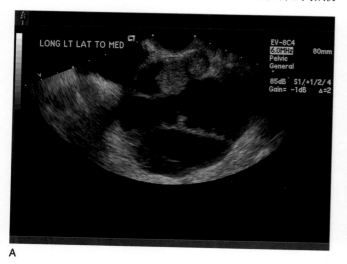

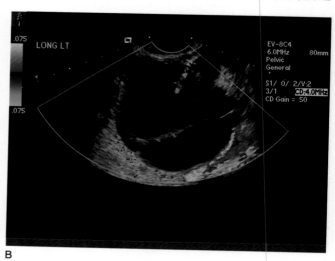

图 10-11　A. Krukenberg 瘤。经阴道超声矢状面图像显示一个较大的混合性肿块,内有较多不规则分隔和实性结节。B. 经阴道超声矢状面彩色多普勒显示分隔的血流丰富

探头可能无法显示位于盆腔较高部位的病变。尽管存在这些局限,超声可为肿瘤初步分期和复发提供较为准确的信息,据报道准确率高达 90%。[30,60]

超声监测

超声常用于监测患者术后和治疗期间是否有持续存在或复发的病灶。术后短期应行超声检查。扫查子宫全切术后的病人时,调整增益设置非常重要,以避免膀胱后方回声增强影响小的盆腔肿块的显示。经阴道超声应明确肿块是否存在于真骨盆或侵袭阴道残端。术后检查还应该包括肝脏和腹膜后区域的扫查。

超声扫查方案

超声检查包括对盆腔进行矢状面和横切面的系统扫查,显示膀胱、子宫、附件及子宫直肠陷凹(表 10-4)。检查时,需要调节时间增益补偿(TGC)、焦点部位和数量、深度以优化图像,并注意后方回声情况。

表 10-4	卵巢恶性肿瘤超声扫查方案总结
目的	**超声检查要点**
筛查	注意有无卵巢长大。在绝经前期及绝经后,卵巢长度不应超过 3cm,厚度不应超过 1.5cm
	注意卵巢大小有无明显不对称
诊断	观察肿块的性质、边界、大小和回声。确定是单侧还是双侧发生。注意子宫轮廓和子宫内膜回声
	检查是否有腹水。确定是否有肝脏、腹膜后或网膜肿块
	检查肾脏是否有积水
监测	与术后首次检查进行比较,排除新发肿块。检查是否有腹水、腹膜后淋巴结肿大及肝脏肿块。在进行二次手术前,检查盆腔、腹腔和腹膜后

通常情况下,当存在较大肿块时由于患者难以充盈膀胱,不可能进行理想的盆腔超声检查。需要注意不能把充盈的膀胱误认为盆腔囊肿,不能确定时应让患者排空膀胱后再复查。在少数情况下,为了行经腹超声检查可能需要用 Foley 导管向患者膀胱内导入 300 至 500ml 生理盐水。经阴道超声检查能更清楚地显示附件肿块的边界,应常规使用。此外,熟悉彩色血流和频谱多普勒技术的使用对于了解病变的血供来源和内部血流信息至关重要。

当卵巢肿块的超声表现可疑恶性时,应进行全面的盆腹部检查为临床分期提供信息(见表 10-3)。寻找腹水应在以下部位进行扫查:子宫直肠陷凹、结肠

旁沟(尤其是右侧)和肝脏周边,又称为 Morison 窝(图 10-12)。在中量腹水时,膈肌的下表面可显示,利于超声技师发现肝包膜或膈肌表面上的结节,出现这种情况属于卵巢癌 IV 期。还应注意对腹膜表面进行扫查以检测肿瘤种植灶。在实时扫查中观察其是否有蠕动也很重要,这样可以避免肿瘤结节与肠袢相混淆。超声技师还可以尝试用手对囊性肿块轻轻施压,以评估其活动性及柔韧性。

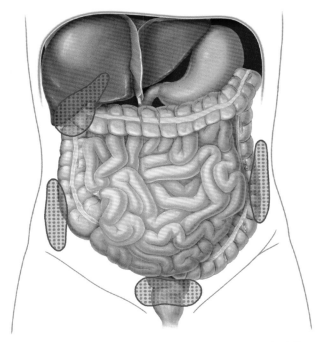

图 10-12　腹腔示意图。点状区域显示腹水最常见的部位

鉴别诊断

卵巢恶性肿瘤需要和各种良性卵巢肿瘤进行鉴别。目前任何成像模式都不能通过组织特异性成像来区分良恶性病变。大多数卵巢肿瘤是良性的,它们与其相应的恶性病变的大体病理学表现通常难以鉴别。在育龄期女性,还需要和卵巢大的滤泡囊肿、黄体和黄素化囊肿这些非赘生性囊肿进行鉴别。这些病变也可表现为混合回声,尤其是发生囊内出血时,也可出现周边血流增多。包裹性积液和卵巢冠囊肿是卵巢的非赘生性囊肿,但出现在绝经后女性时,表现可能类似肿瘤,需要定期随访。

带蒂的子宫浆膜下肌瘤的表现可类似卵巢肿瘤,尤其是血供障碍引起变性后形成囊腔者。[61]这时仅仅依靠超声往往难以诊断,需要借助其他影像检查方法。输卵管肿瘤非常罕见,且通常为恶性,有时容易误诊为卵巢恶性肿瘤。与卵巢肿瘤形态相似的肿瘤

样病变还包括子宫内膜异位症和盆腔炎。此外,对于育龄期女性的盆腔肿块,还要考虑到异位妊娠也可能是潜在的病因,尤其对于妊娠试验阳性患者。

肠憩室炎、结肠炎以及其他胃肠道疾病,通常会形成盆腔炎性肿块和盆腔积液,尤其对于绝经后患者应考虑到这些情况。肠管扩张、肠腔充满积液和粪便时,也可能在超声上表现类似肿瘤。虽然通过观察其蠕动可以判断为肠管,但当缺乏蠕动时也不能排除肠管的可能。

其他影像学检查

常规放射

骨盆平片虽然不常用,但对于可疑卵巢肿瘤的患者可以提供一些额外的信息。最常见的卵巢肿瘤,即浆液性囊腺瘤及囊腺癌,内部都可能含有细小的颗粒状钙化灶,这些钙化灶可聚集成云雾状,在平片上容易显示。大约12%的囊腺瘤或囊腺癌病例的原发灶及其转移灶均显示有钙化(图 10-13)。黏液性囊腺癌和腹膜假黏液瘤可形成曲线形钙化(图 10-14)。囊性畸胎瘤及较少见的畸胎瘤恶变由于含有牙齿、骨骼和脂肪,在平片上表现为范围较广的不同密度图像,这种表现有时非常具有特异性。发生于青少年或老年患者的恶性畸胎瘤可含有粗大钙化灶(图 10-15)。常规用于筛查肺转移的胸片检查,多年来对于疑似卵巢恶性肿瘤的患者具有重要作用(图 10-16)。

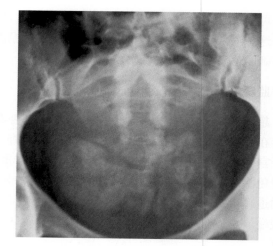

图 10-13　钙化性卵巢囊腺癌在盆腔平片上表现为不定型颗粒状钙化灶弥散地、无规则地聚集

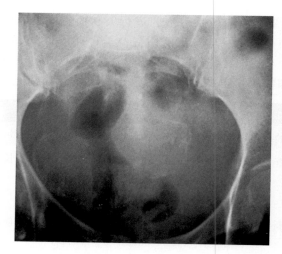

图 10-14　这张骨盆平片显示的是腹腔假黏液瘤,为卵巢黏液癌自发破裂的并发症

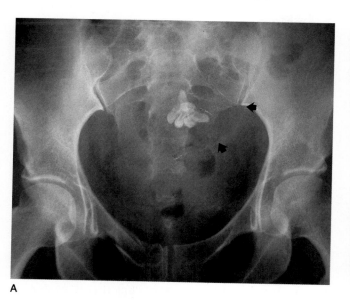

A

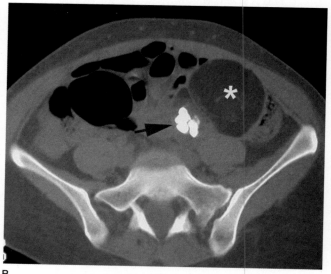

B

图 10-15　A. 盆腔的 X 线微细结构显示左侧有透明的肿块影(箭头),内含畸形的牙齿,常见于卵巢畸胎瘤(皮样囊肿); B. CT 显示肿瘤含有不同密度的脂质(星号)成分和牙齿(箭头)

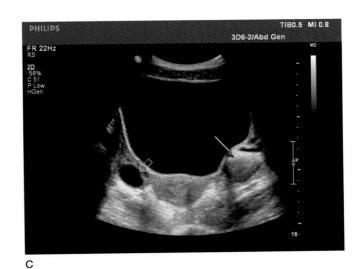

c

图 10-15（续） C.经腹超声盆腔横切面图像。右侧的单纯性囊肿（空心箭头）与左侧的皮样囊肿（箭头）对比

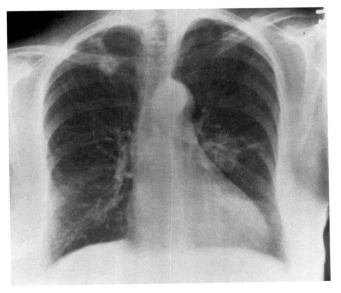

图 10-16 这张胸部平片显示的是盆腔恶性肿瘤肺转移的典型表现。该病例为子宫内膜癌发生双侧肺转移。右肺上叶的局限性病灶具有转移癌的典型的影像表现

CT

CT 检查的特异性优势在于能显示盆腔侧壁肿块、腹膜后肿大的淋巴结、肝转移灶以及钙化（图 10-17 和图 10-18）。但由于 CT 对软组织的辨别力较差，且有电离辐射的危害，所以不常用于评估附件肿块。[20]

当给予静脉和口服造影剂时，除了显示肿块的确切位置之外，CT 检查还能准确显示泌尿道、胃肠道不易显示的部分解剖结构以及是否有腹水。CT 还可发现一些在手术时难以或无法发现的肝脏深部和包膜下的转移灶。虽然剖腹探查术仍然是金标准，但 CT 作为疾病分期的方法最为实用。CT 也有助于确定初次手术的可行性。[35,62,63] CT 可显示那些范围广泛的不可切除的肿瘤，从而防止不必要的手术。[35,45] CT 还可用于术后对残留病灶的评估，同时对于评估化疗后治疗反应也很有价值。

磁共振成像

对于附件肿块来说，MRI 在组织特征的识别方面优于 CT 和超声。[29,64] 通过运用各种参数，MRI 能识别复杂附件肿块中存在的脂肪或血液的不同信号强度。静脉注射钆造影剂可使病变区域信号增强，提高诊断准确性。

虽然 MRI 性价比不如超声，但仍广泛用于确定盆腔肿块起源、浸润范围以及与邻近结构的关系。对于任何经阴道超声怀疑的恶性肿瘤，下一步都需要进行脂肪饱和技术的 MRI 检查。最能预测恶性肿瘤的 MRI 表现包括囊性肿瘤内出现乳头状突起和实性肿瘤中出现坏死（图 10-19）。[20] 如果是 MRI 证实为囊性畸胎瘤或子宫内膜异位囊肿，基本可以肯定，无需进一步的检查确诊。如果是其他病变则必须考虑手术以确诊，如腹腔镜探查。[34]

PET

正电子发射断层扫描（PET）是一种放射性核素示踪检查，主要用于检测隐匿性或复发性卵巢恶性肿瘤。一些研究结果显示 PET 比 CA125 或 CT 对诊断肿瘤复发更为敏感，有较好的应用前景。[35,40] PET 的诊断准确率大约为 76%。由于示踪剂需要回旋加速器，因此成本高，目前不能用于常规使用。此外，生理性的肠道活动可能引起吸收增加，造成肠袢与附件结构区分困难。因此，PET 术前确定卵巢病变良恶性的应用较局限，不宜作为常规诊断方法，只适用于一些超声和 MRI 均诊断不明的特定患者（图 10-20）。[34]

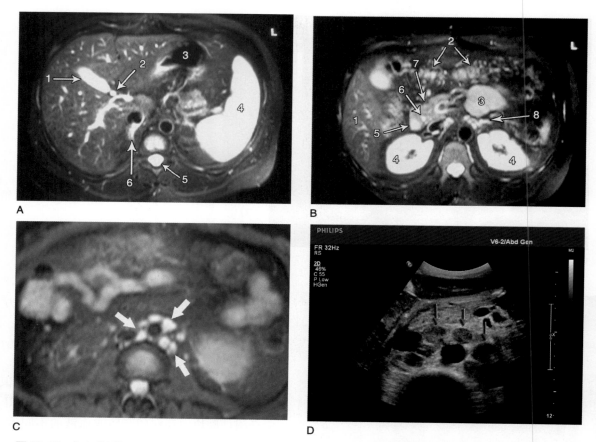

图 10-17　A.1,胆囊;2,肝总管;3,胃;4,脾;5,椎管;6,右侧肾上腺。B.1,肝右侧尾状叶;2,横结肠;3,小肠;4,肾脏;5,十二指肠;6,胆总管;7,胰腺;8,左侧肾上腺;C.在 T2 加权压脂序列成像中淋巴结显示会明显增强,如图所示的该病例腹主动脉旁长大的淋巴结(箭头);D.横切面超声图像显示主动脉旁淋巴结长大(红色箭头)。(由 Philips Healthcare,Bothell,WA 提供)

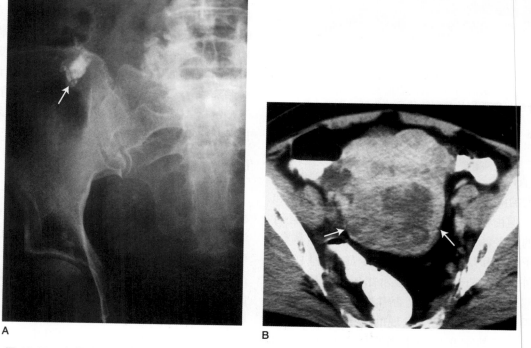

图 10-18　卵巢癌。A.骨盆正位片。注意卵巢内部与髂嵴重叠的不规则钙化灶(箭头)。与骶骨重叠的中央部分含气肠管影消失,代之以软组织影。B.CT 腹部轴位图像(箭头)。注意:超声可作为卵巢肿瘤的早期检查手段,而 CT 通常用于疾病分期和评估治疗进展

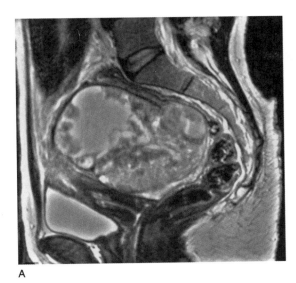
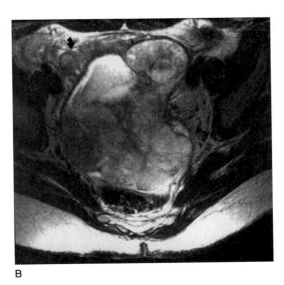

A　　　　　　　　　　　　　　　B

图 10-19　卵巢癌。A. 矢状位 T2 加权图像显示位于子宫上方和直肠前方的较大的囊实性肿块。该肿块似乎不是来源于子宫和直肠。B. 轴位 T2 加权图像显示肿块内大范围的实性成分。该肿块似乎也不是来源于直肠，并且左侧卵巢未显示。右卵巢没有肿瘤的迹象（箭头）

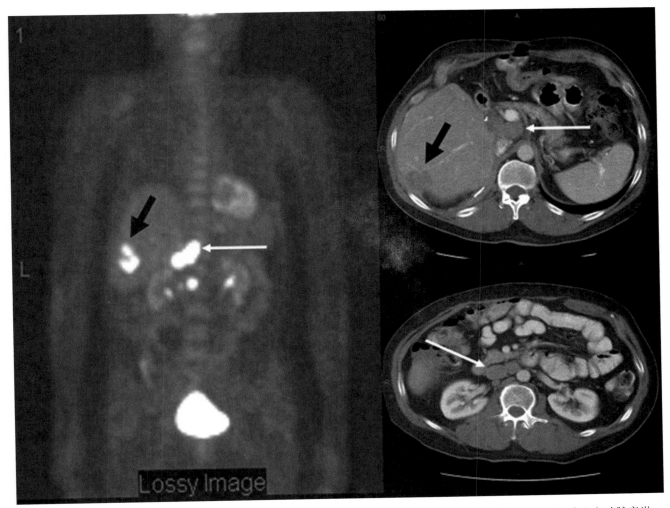

图 10-20　PET 扫描证实了相应的 CT 扫描病变的高代谢活性。黑色箭头提示肝转移，白色箭头显示门静脉和主动脉旁淋巴结转移。PET 图像上的 Lossy 符号表示图像使用的压缩类型

小结

- 由于通常确诊较晚,所以卵巢癌是最致命的癌症之一。
- 早期治疗卵巢癌(Ⅰ期),5 年生存率可达 90%。
- 80% 的卵巢癌起源于卵巢上皮。
- 卵巢上皮癌通常为巨大的囊性肿块伴内壁结节性乳头状突起。
- 卵巢上皮癌的彩色多普勒显示分隔上血流丰富。
- 黏液性囊腺癌破裂可导致腹膜假黏液瘤。
- 同时存在腹水、胸水和卵巢实性肿块被称为 Meig's 综合征。
- 卵巢癌扩散的方式有淋巴扩散和肿瘤细胞的腹腔内种植。
- 使用 FIGO 和 TMN 系统对卵巢恶性肿瘤分期是在开腹手术时进行。
- 卵巢癌的临床症状不明显,与其他疾病有相同表现,常常导致延误诊断。
- 无论恶性还是良性的卵巢肿块,都可能引起卵巢扭转。
- 血 CA125 升高见于 80% 的卵巢上皮癌,然而也见于许多良性病变。
- 卵巢癌的实验室辅助检查包括 CA 72-4、CA 15-3、AFP、CEA、hCG 和 LDH,这些指标也用于后期的治疗监测。
- 绝经后女性正常卵巢体积的上限为 2.5 ~ 3.7 cm³。
- 两侧卵巢大小不一致应怀疑恶性的可能。
- 频谱多普勒显示 RI 小于 0.4 和 PI 小于 1.0 提示恶性。
- 彩色多普勒显示恶性肿瘤的血管分布呈中心分布且走行杂乱。
- 卵巢囊性肿块内部结构的 3D 表面成像有助于乳头状突起的显示。
- 超声成像在卵巢肿块的诊断中缺乏特异性。
- 乳腺癌、结肠癌或其他盆腔恶性肿瘤常转移到卵巢,形成 Krukenberg 瘤。

思考题

一名 18 岁的患者出现间歇性右下腹痛。实验室检查显示红细胞和白细胞(RBC 和 WBC)计数正常。尽管尿妊娠试验呈阳性,但患者否认有过性生活。患者的末次月经大约是两个月前,临床检查显示子宫大小正常,右侧附件增厚。超声显示右侧附件区有肿块。你认为哪一种病理类型的卵巢肿瘤符合以上表现,并解释原因。

(田甜 译)

参考文献

1. Terplan M, Temkin S, Tergas A, et al. Does equal treatment yield equal outcomes? The impact of race on survival in epithelial ovarian cancer. *Gynecol Oncol.* 2008;111(2):173–178.
2. Garber JE, Offit K. Hereditary cancer predisposition syndromes. *J Clin Oncol.* 2005;23(2):276–292.
3. American Cancer Society. Cancer statistics, 2009. *CA Cancer J Clin.* 2009;59(4):225–249.
4. Siegel RL, Miller KD, Jemal A. American Cancer Society. Cancer statistics, 2016. *CA Cancer J Clin.* 2016;66(4):7–30.
5. Aletti GD, Gallenberg MM, Cliby WA, et al. Current management strategies for ovarian cancer. *Mayo Clin Proc.* 2007;82(6):751–770.
6. Cooper N, Quinn MJ, Rachet B, et al. Survival from cancer of the ovary in England and Wales up to 2001. *Br J Cancer.* 2008;99(suppl 1):S70–S72.
7. Alston RD, Geraci M, Eden TOB, et al. Changes in cancer incidence in teenagers and young adults (ages 13 to 24 years) in England 1979–2003. *Cancer.* 2008;113(10):2807–2815.
8. Jensen KE, Hannibal CG, Nielsen A, et al. Social inequality and incidence of and survival from cancer of the female genital organs in a population-based study in Denmark, 1994–2003. *Eur J Cancer.* 2008;44(14):2003–2017.
9. Chung HH, Hwang SY, Jung KW, et al. Ovarian cancer incidence and survival in Korea: 1993–2002. *Int J Gynecol Cancer.* 2007;17(3):595–600.
10. Rosenthal AN, Menon U, Jacobs IJ. Screening for ovarian cancer. *Clin Obstet Gynecol.* 2006;49(3):433–447.
11. Fleisher AC, Lyshchik A, Hirari M. Early detection of ovarian cancer with conventional and contrast-enhanced sonography: recent advances and potential improvements. *J Oncol.* 2012;2012:302858. doi:10.1155/2012/302858.
12. Hamilton W, Peters TJ, Bankhead C, et al. Risk of ovarian cancer in women with symptoms in primary care: population based case-control study. *BMJ.* 2009;339:b2998. doi:10.1136/bmj.b2998.
13. Schutter EM, Davelaar EM, Van Kamp GJ, et al. The differential diagnostic potential of a panel of tumor markers in patients with a pelvic mass. *Am J Obstet Gynecol.* 2002;187(2):385–392.
14. Köbel M, Kalloger SE, Boyd N, et al. Ovarian carcinoma subtypes are different diseases: implications for biomarker studies. *PLoS Med.* 2008;5(12):e232.
15. Jacobs IJ, Menon U. Progress and challenges in screening for early detection of ovarian cancer. *Mol Cell Proteomics.* 2004;3(4):355–366.
16. Berkelmans CT. Risk factors and risk reduction of breast and ovarian cancer. *Curr Opin Obstet Gynecol.* 2003;15(1):63–68.
17. Poole Em, Merritt MA, Jordan SJ. Hormonal and reproductive risk factors for epithelial ovarian cancer by tumor aggressiveness. *Cancer Epidemol Biomarkers Prev.* 2013;22(3):429–437.
18. Smith ER, Xu XX. Ovarian ageing, follicle depletion, and cancer: a hypothesis for the aetiology of epithelial ovarian cancer involving follicle depletion. *Lancet Oncol.* 2008;9(11):1108–1111.
19. Tchagang AB, Tewfik AH, DeRycke MS, et al. Early detection of ovarian cancer using group biomarkers. *Mol Cancer Ther.* 2008;7(1):27–37.
20. Togashi K. Ovarian cancer: the clinical role of US, CT, and MRI. *Eur Radiol.* 2003;13(4):L87–L104.
21. Genetics Home Reference. Available at: http://ghr.nlm.nih.gov/. Accessed January, 2010.
22. Tuefferd M, Couturier J, Penault-Llorca F, et al. HER2 status in ovarian carcinomas: a multicenter GINECO study of 320 patients. *PLoS One.* 2007;2(11):e1138.
23. Schildkraut JM, Abbott SE, Alberg AJ. Association between body powder use and ovarian cancer: the African American

cancer epidemiology study. *Cancer Epidemol Biomarkers Prev.* 2016;25(10):1411-1417. doi 10.1158/1055-9965.

24. World Health Organization. Classification of human ovarian tumors. *Environ Health Perspect.* 1987;73:15-25.

25. Wang E, Ngalame Y, Panelli MC, et al. Peritoneal and subperitoneal stroma may facilitate regional spread of ovarian cancer. *Clin Cancer Res.* 2005;11(1):113-122.

26. deSouza NM, O'Neill R, McIndoe GA, et al. Borderline tumors of the ovary: CT and MRI features and tumor markers in differentiation from stage I disease. *Am J Roentgenol.* 2005;184(3):999-1003.

27. van Nagell JR, Jr, DePriest PD, Reedy MB, et al. The efficacy of endovaginal sonographic screening in asymptomatic women at risk for ovarian cancer. *Gynecol Oncol.* 2000;77(3):350-356.

28. Spencer JA. A multidisciplinary approach to ovarian cancer at diagnosis. *Br J Radiol.* 2005;78(spec no 2):S94-S102.

29. Outwater E, Dressel HY. Evaluation of gynecologic malignancy by magnetic resonance imaging. *Radiol Clin North Am.* 1992;30(4):789-806.

30. Sanders RC, McNeil BJ, Finberg HJ, et al. A prospective study of CT and US in the detection and staging of pelvic masses. *Radiology.* 1983;146(2):439-442.

31. Goff BA, Mandel LS, Melancon CH, et al. Frequency of symptoms of ovarian cancer in women presenting to primary care clinics. *JAMA.* 2004;291(22):2705-2712.

32. Bast RC. Status of tumor markers in ovarian cancer screening. *J Clin Oncol.* 2003;21(10 suppl):200s-205s.

33. Morrow CP. Malignant and borderline epithelial tumors of ovary: clinical features staging diagnosis. Intraoperative assessment and review of management. In: Coppleson M, ed. *Gynecologic Oncology: Fundamental Principles and Clinical Practice.* Vol 2. New York: Churchill Livingstone; 1981:655-679.

34. Rieber A, Nussle K, Stohr I, et al. Preoperative diagnosis of ovarian tumors with MR imaging. *Am J Roentgenol.* 2001;177(1):123-129.

35. Myers ER, Bastian LA, Havrilesky LJ, et al. Management of adnexal mass. *Evid Rep Technol Assess (Full Rep).* 2006;(130):1-145.

36. Van Calster B, Timmerman D, Bourne T, et al. Discrimination between benign and malignant adnexal masses by specialist ultrasound examination versus serum CA-125. *J Natl Cancer Inst.* 2007;99(22):1706-1714.

37. Neesham D. Ovarian cancer screening. *Aust Fam Physician.* 2007;36(3):126-128.

38. Rumack CM, Wilson SR, Charboneau JW. Gynecologic ultrasound. In: Arnold CF, ed. *Diagnostic Ultrasound.* 3rd ed. Vol 1. St. Louis: Elsevier; 2006.

39. Mills SE. *Sternberg's Diagnostic Surgical Pathology.* 5th ed. Vol 2, Chapters 54 and 55. Baltimore: Lippincott Williams & Wilkins; 2010.

40. Iyer RB, Balachandran A, Devine CE. PET/CT and cross sectional imaging of gynecologic malignancy. *Cancer Imaging.* 2007;7(spec no A):S130-S138.

41. Valentin L, Callen PW. Ultrasound evaluation of the adnexa (Ovary and Fallopian Tubes). In: Peter WC, ed. *Ultrasonography in Obstetrics and Gynecology.* 5th ed. Philadelphia: Saunders Elsevier; 2008.

42. Thomas M, Van Voorjis BJ. Gynecologic ultrasound. In: Gibbs RS, Karlan BY, Haney AF, et al, eds. *Danforth's Obstetrics & Gynecology.* 10th ed. Philadelphia: Lippincott Williams & Wilkins; 2008.

43. Sherman ME, Lacey JV, Buys SS, et al. Ovarian volume: determinants and associations with cancer among postmenopausal women. *Cancer Epidemiol Biomarkers Prev.* 2006;15(8):1550-1554.

44. Hagan-Ansert S. The sonographic and Doppler evaluation of the female pelvis. In: Sandra LH, ed. *Textbook of Diagnostic Medical Ultrasonography.* 6th ed. Vol 2. St. Louis: Mosby; 2006:873-897.

45. Kushtagi P, Kulkarni KK. Significance of the 'ovarian crescent sign' in the evaluation of adnexal masses. *Singapore Med J.* 2008;49(12):1017-1020.

46. Liu J, Xu Y, Wang J. Ultrasonography, computed tomography, and magnetic resonance imaging for diagnosis of ovarian carcinoma. *Eur J Radiol.* 2007;62(3):328-334.

47. Healy DL, Bell R, Robertson DM, et al. Ovarian status in healthy postmenopausal women. *Menopause.* 2008;15(6):1109-1114.

48. Wallace WH, Kelsey TW. Ovarian reserve and reproductive age may be determined from measurement of ovarian volume by transvaginal sonography. *Human Reprod.* 2004;19(7):1612-1617.

49. Kurjak A, Prka M, Arenas JM, et al. Three-dimensional ultrasonography and power Doppler in ovarian cancer screening of asymptomatic peri- and postmenopausal women. *Croat Med J.* 2005;46(5):757-764.

50. Alcázar JL. Tumor angiogenesis assessed by three-dimensional power Doppler ultrasound in early, advanced, and metastatic ovarian cancer: a preliminary study. *Ultrasound Obstet Gynecol.* 2006;28(3):325-329.

51. Shwayder JM. Pelvic pain, adnexal masses, and ultrasound. *Semin Reprod Med.* 2008;26(3):252-265.

52. Van Holsbeke C, Domali E, Holland TK, et al. Imaging of gynecological disease (3): clinical and ultrasound characteristics of granulosa cell tumors of the ovary. *Ultrasound Obstet Gynecol.* 2008;31(4):450-456.

53. Ueland FR, DePriest PD, Pavlik EJ, et al. Preoperative differentiation of malignant from benign ovarian tumors: the efficacy of morphology indexing and Doppler flow sonography. *Gynecol Oncol.* 2003;91(1):46-50.

54. Cohen LS, Escobar PF, Scharm C, et al. Three-dimensional power Doppler ultrasound improves the diagnostic accuracy for ovarian cancer prediction. *Gynecol Oncol.* 2001;82(1):40-48.

55. Kurjak A, Kupesic S, Sparac V, et al. The detection of stage I ovarian cancer by three-dimensional sonography and power Doppler. *Gynecol Oncol.* 2003;90(2):258-264.

56. Fleischer AC, Lyshchik A, Andreotti RF. Advances in sonographic detection of ovarian cancer: depiction of tumor neovascularity with microbubbles. *Am J Roentgenol.* 2010;194:343-348.

57. Moyle JW, Rochester D, Sider L, et al. Sonography of ovarian tumors: predictability of tumor type. *Am J Roentgenol.* 1983;141(5):985-991.

58. Requard CK, Mettler FA, Jr, Wicks JD. Preoperative sonography of malignant ovarian neoplasms. *Am J Roentgenol.* 1981;137(1):79-82.

59. Sassone AM, Timor-Tritsch IE, Artner A, et al. Endovaginal sonographic characterization of ovarian disease: evaluation of a new scoring system to predict ovarian malignancy. *Obstet Gynecol.* 1991;78(1):70-76.

60. Khan O, Wiltshaw E, McGready VR, et al. Role of US in the management of ovarian carcinoma. *J Royal Soc Med.* 1983;76(10):821-827.

61. Nocera RM, Fagan CJ, Hernandez JC. Cystic parametrial fibroid mimicking ovarian cystadenoma. *J Ultrasound Med.* 1984;3(4):183-187.

62. Nelson BE, Rosenfield AT, Schwartz PE. Preoperative abdominopelvic computed tomographic prediction of optimal cytoreduction in epithelial ovarian carcinoma. *J Clin Oncol.* 1993;11(1):166-172.

63. Akin O, Sala E, Moskowitz CS, et al. Perihepatic metastases from ovarian cancer: sensitivity and specificity of CT for the detection of metastases with and those without liver parenchymal invasion. *Radiology.* 2008;248(2):511-517.

64. Sohaib SA, Reznek RH. MR imaging in ovarian cancer. *Cancer Imaging.* 2007;7(spec no A):S119-S129.

盆腔炎和子宫内膜异位症

SUSAN R. STEPHENSON

第11章

目标

- 描述盆腔炎(PID)和子宫内膜异位症的病因、临床表现和治疗。
- 讨论超声在诊断和治疗 PID 和子宫内膜异位症方面的作用。
- 使用现行的分级法对 PID 和子宫内膜异位症的严重程度进行分类。
- 总结子宫内膜异位症与子宫腺肌病之间的差异。

关键词

盆腔炎
子宫腺肌病
子宫内膜异位症

术语表

子宫腺肌病(adenomyosis):子宫肌壁中出现内膜腺体和组织

痛经(dysmenorrhea):月经期疼痛

性交不适(dyspareunia):性交过程疼痛

子宫内膜异位症(endometriosis):子宫内膜组织出现在子宫以外的部位

子宫内膜异位囊肿(endometrioma):子宫内膜异位于卵巢形成的充满陈旧性血液的囊肿

子宫内膜炎(endometritis):细菌感染子宫内膜,炎症可扩展到周围(宫旁)的组织

Fitz-Hugh-Curtis 综合征(Fitz-Hugh-Curtis syndrome,又名肝周炎,perihepatitis):PID 罕见的并发症,由于炎性渗出导致形成肝脏粘连

子宫肌炎(myometritis):子宫肌层发生感染

卵巢炎(oophoritis):卵巢发生感染

宫旁组织炎(parametritis):子宫周围结缔组织发生感染

盆腔炎(pelvic infammatory disease,PID):女性生殖道发生感染

输卵管积脓(pyosalpinx):输卵管内脓液积聚

腹膜炎(peritonitis):腹膜发生感染

输卵管炎(salpingitis):输卵管发生感染

输卵管卵巢脓肿(tubo-ovarian abscess,TOA):PID 的晚期炎症表现,无法分辨输卵管和卵巢的结构

输卵管卵巢复合体(tubo-ovarian complex):在发生粘连或感染时尚能分辨卵巢和输卵管结构

盆腔炎(pelvic inflammatory disease,PID)和子宫内膜异位症是导致女性盆腔形态学和血流改变的疾病过程。两者在累及器官的形式和临床表现上均有所不同。在两种疾病的早期阶段,临床表现均没有

特异性。子宫内膜异位症的表现通常类似功能性肠道病变,而 PID 的表现通常类似异位妊娠或阑尾炎。虽然两种疾病在生理机制上完全不同,但是超声表现非常相似。细心的医生可通过详细询问病史、观察临床表现以及盆腔超声检查鉴别两种疾病。本章节,我们分别针对 PID 和子宫内膜异位症的病因学、临床表现、治疗和超声表现进行介绍。表 11-1 总结了两种疾病在病因、临床表现、疾病进展、治疗和转归之间的异同。

表 11-1　盆腔炎与子宫内膜异位症的比较		
	盆腔炎	子宫内膜异位症
定义	由感染引起的上生殖道弥漫性炎症	子宫内膜组织出现在子宫以外的部位
病因	阴道和宫颈菌群的上行感染	月经逆行,体腔上皮化生,血液或淋巴播散
临床表现	下腹部和(或)盆腔疼痛,宫体压痛、附件区压痛或宫颈举痛	痛经,性交不适,排尿困难,排便疼痛,慢性盆腔痛,不孕
临床进展	1 级:子宫内膜炎 2 级:输卵管炎 3 级:输卵管卵巢复合体或输卵管卵巢脓肿(TOA) 慢性疾病	1 级:微型 2 级:轻型 3 级:中型 4 级:重型
治疗	广谱抗生素治疗,外科引流 TOA	镇痛剂,激素药物治疗,手术切除,卵巢切除术
后遗症	慢性盆腔痛,异位妊娠,不孕	慢性周期性盆腔痛,不孕

盆腔炎

　　盆腔炎是指由感染引起的女性上生殖道的弥漫性炎症。盆腔炎感染的部位包括子宫内膜(子宫内膜炎)、子宫肌壁(子宫肌炎)、子宫浆膜层和阔韧带(宫旁组织炎)以及卵巢(卵巢炎)。感染最常见的部位是输卵管(输卵管炎)。

　　盆腔炎可导致严重的直接经济损失及花费昂贵的长期后遗症。在美国盆腔炎病例有所减少,然而用于其三大后遗症慢性盆腔痛、异位妊娠和不孕的治疗费用依然很高。[1]感染一次盆腔炎可以导致输卵管因素相关的不孕和异位妊娠发生率较从未感染过盆腔炎的女性提高 6 倍,而二次感染盆腔炎可以导致其提高

17 倍。[2]此外,慢性盆腔痛和输卵管卵巢脓肿(tubo-ovarian abscess,TOA)是输卵管炎的常见后遗症。盆腔炎的疾病负担在年轻女性中是不成比例地下降的,但其患病率在年轻女性中却更高,在性行为活跃的青少年人群中患病率高达 1/8,而在 25 ~ 29 岁人群中仅为 1/80。[3]

病因

　　盆腔炎的病因一般是多种微生物感染(99%),由阴道和宫颈混合菌群中的病原体侵入上生殖道引起。多种微生物均可以引起盆腔炎,而且每种微生物的感染率因环境而异。一般来说,每年由于性传播的衣原体和淋病奈瑟菌导致的盆腔炎新发病例数大约有1.28 亿。[4]诸如流感嗜血杆菌、肠道革兰阴性杆菌和无乳链球菌等内源性阴道菌群中的厌氧菌和需氧菌引起的上生殖道感染也可以引起盆腔炎。结核分枝杆菌、巨细胞病毒、人型支原体、解脲支原体和生殖器支原体也已被证实可引起盆腔炎。[2,5,6]细菌性阴道炎(bacterial vaginosis,BV)是育龄期女性最常见的下生殖道感染,但是细菌性阴道炎与上生殖道感染之间的因果关系尚存在争议。[5]

　　大多数盆腔炎的患者是通过性传播途径感染的;因此,盆腔炎的危险因素与性传播疾病(STD)感染相关因素类似,包括首次性行为年龄过小、年轻、性伴侣数量增多并且频繁更换性伴侣以及性生活频繁。[5]没有坚持使用避孕套被认为与上生殖道感染相关。[5]非屏障性避孕措施与盆腔炎的相关性也已被广泛证实。生殖道内放置节育器(IUD)会在放置时和放置后 3 周内增加患盆腔炎的风险,可能是医源性操作造成宫颈或阴道病原体进入上生殖道引起的。[5]由于初始阶段致病风险的增加,导致使用 IUD 的女性盆腔炎发病风险回升到与不使用 IUD 的女性同一水平。[6]由于这些研究发现,因此建议高危人群在 IUD 放置前进行 STD 筛查和治疗。[6]

　　吸烟和经期性交也会增加盆腔炎的感染风险。多项 Meta 分析类研究表明阴道冲洗会增加盆腔炎风险。[7,8]此外,下生殖道的微生物也会伴随医源性的侵入性操作进入上生殖道,如子宫内膜活检、宫颈扩张和刮宫术、宫腔镜检查、子宫输卵管造影术和人工授精。只有极少数盆腔炎病例是由于血液或淋巴播散或经腹腔播散,比如阑尾穿孔或腹腔脓肿引起。[9]

进展

　　盆腔炎是一种进展性疾病,疾病分级是按照表面

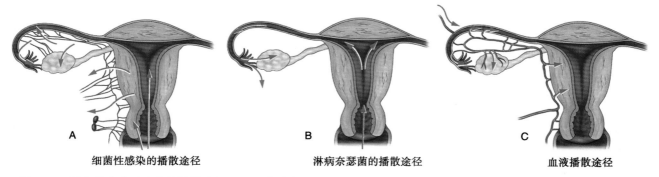

图 11-1　微生物在盆腔炎中的播散途径。A. 细菌感染通过阴道进入子宫并侵入淋巴系统。B. 淋病奈瑟菌通过阴道进入子宫,然后到达输卵管和卵巢。C. 细菌感染可以通过血液到达生殖器官(血液途径播散)

入侵的微生物从宫颈到子宫内膜再到输卵管最后到达盆腔腹膜这一向上转移的过程划分的。感染最初的播散是通过宫颈屏障导致子宫内膜炎,即盆腔炎中期。[10]微生物可以经由宫腔到达输卵管,炎症播散引起不同程度的输卵管炎、卵巢炎及腹膜炎即为盆腔炎后期(图 11-1)。[10]

急性输卵管炎是盆腔炎后期的特征性表现,即输卵管发生炎症和水肿。输卵管炎的蔓延可能会累及阔韧带(宫旁组织炎)和卵巢(卵巢炎)。陈旧性或现行盆腔炎受累的卵巢可能会与子宫粘连,急性卵巢炎时卵巢体积可增大。如果脓性物质在输卵管中形成,并通过输卵管伞端开口引流到卵巢周围(卵巢周围炎),就可能会形成累及输卵管、卵巢和邻近肠管的脓肿,称为输卵管卵巢脓肿。[10]

临床表现

盆腔炎患者多为性行为活跃的年轻女性,表现为一系列非特异性症状。临床表现可能症状轻微,也可能是危及生命的急性表现。最常见的症状是下腹痛和盆腔痛,还可能表现为双侧弥漫性的附件区压痛,以及可因运动或性行为而加重的持续性钝痛。可为急性起病(通常由淋病奈瑟菌引起),也可能起病隐匿(通常由衣原体引起)。体格检查可有宫颈举痛、宫体压痛、附件区压痛或腹部压痛,伴或不伴有强迫体位和附件肿块(图 11-2)。[11]

盆腔炎患者症状表现模糊,因此容易被误诊。盆腔炎的诊断标准现在更改为:女性出现盆腔或下腹部疼痛,并存在宫颈举痛、宫体压痛或附件区压痛三者之一即可确诊,然而之前的诊断标准要求三者同时存在阳性才能确诊。[11]

其他支持但不能明确诊断的检查项目包括:体温(口表)超过 101 ℉(38.33℃)、宫颈异常黏液脓性分

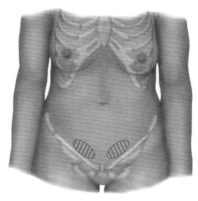

图 11-2　急性输卵管炎症性压痛(输卵管炎症)在紧邻腹股沟韧带上方的部位常常最明显,可有反跳痛和僵硬感,盆腔触诊检查时,推动子宫会引起疼痛

泌物、阴道分泌物中白细胞增多(WBCs)、红细胞沉降率升高、C 反应蛋白升高和宫颈淋病奈瑟菌或衣原体阳性。[11]然而,大多数盆腔炎的特异性诊断方法包括通过子宫内膜活检确诊子宫内膜炎及经阴道彩色多普勒超声或 MRI 证实盆腔炎。[11]但子宫内膜活检和腹腔镜手术这类侵入性检查在诊断盆腔炎时并不常用,非侵入性影像学方法尤其是超声检查在临床上更为常用。与诊断金标准腹腔镜检查或子宫内膜活检相比,经阴道超声显示管壁增厚的输卵管的敏感性高达100%,特异性高达95%。[12]

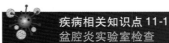

疾病相关知识点 11-1
盆腔炎实验室检查

外周血或阴道分泌物中白细胞增多
红细胞沉降率升高(erythrocyte sedimentation rate,ESR)
C 反应蛋白升高
淋病奈瑟菌和(或)衣原体阳性
细菌性阴道炎阳性

一些患者可能会出现盆腔和右上腹疼痛。Fitz-

Hugh-Curtis 综合征可有一系列临床症状,包括右侧胸痛、右上腹痛和触痛。大约有 5% ~ 10% 的盆腔炎患者会出现 Fitz-Hugh-Curtis 综合征,是由腹膜炎的炎性液体从下方的盆腹膜腔隙流入肝下间隙引起的肝周炎症(图 11-3)。[13]这类患者的超声检查通常无明显异常,但是 CT 检查可有肝包膜增厚。[13]

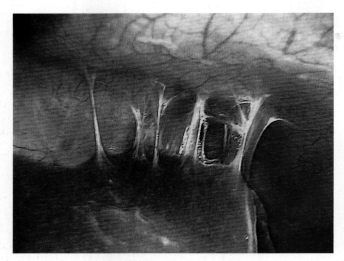

图 11-3　肝周炎(Fitz-Hugh-Curtis 综合征)。肝和膈肌之间的粘连带,为衣原体感染引起的肝周炎。(引自 Beckmann CR, Herbert W, Laube D, et al. Obstetrics and Gynecology, 7th ed. Philadelphia: Wolters Kluwer; 2013. Figure 29-2.)

影像表现

超声检查

盆腔炎患者通常是年轻育龄期女性。由于盆腔炎的三大后遗症(慢性盆腔痛、异位妊娠和不孕)对患者的健康和生活影响极大,因此,及时诊断和治疗盆腔炎极为重要。超声检查在盆腔炎的诊断中非常重要。经阴道超声多普勒成像技术的出现极大地提高了盆腔炎的诊断水平,使得输卵管成像更清楚,并且能更好地显示病变引起的盆腔解剖结构的细微变化。[14,15]此外,腹部超声检查要求充盈膀胱,这对于急性疼痛的患者或许不能耐受,此时经阴道超声是很好的选择。[14]

由于感染范围不同,盆腔炎超声表现也各不相同。检查可能没有明显发现或发现极其微小(疾病早中期的表现),也可能是非常明显的变化(疾病后期的表现)。[16]检查结果也可能会因疾病进展或治疗在短时间内呈现动态变化。[14]以下内容讲述了疾病各个阶段及其后遗症的超声表现。

急性盆腔炎:早期和中期超声表现

疾病早期阶段的超声表现通常没有特异性,也许不能明确诊断盆腔炎。然而,一系列的超声表现结合体征和症状可以支持盆腔炎的诊断。早期急性感染集中在子宫内膜,可出现特征性的子宫炎征象,表现为子宫轻微增大、边缘模糊(图 11-4)。[16]子宫内膜与肌层界限也显示模糊,还可能出现子宫内膜增厚、回声不均匀及宫腔积液。[16]其他早期征象还包括盆腔组织边界模糊和子宫直肠陷凹积液,然而也有些患者不会出现游离积液,如果积液为复杂性回声或低回声,提示为脓性积液。[14,16]

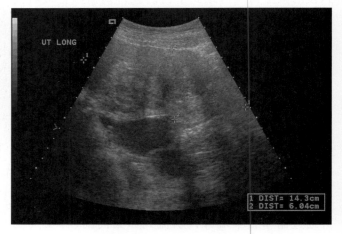

图 11-4　早期盆腔炎患者的子宫矢状面超声图像。子宫增大,边缘模糊,与周围组织分界不清,内膜与肌层的界限模糊

常规经阴道超声检查不能显示正常的输卵管,当输卵管周围有大量盆腔游离液体,比如有腹水时才可以显示。然而,发生急性输卵管炎时,输卵管结构发生了明显改变,输卵管壁增厚、水肿,因此在超声上更容易显示(图 11-5 和图 11-6)。[14]输卵管黏膜内层褶皱增厚使得管腔狭窄,并产生脓性渗出物充满、堵塞管腔。[15]由于脓性物质粘连造成管道堵塞,继而导致输卵管膨大和输卵管积脓,形成一个厚壁(>5mm)的长卵圆形结构。由于输卵管扭曲形成增厚的但不完全的"分隔",表现为从管壁伸向管腔但并未达到对侧管壁的分隔样结构(图 11-7)。由于输卵管黏膜内层褶皱增厚,在受累输卵管的横切面成像时可呈现"齿轮征",是急性输卵管炎的典型征象。[14]输卵管积脓的脓液可能呈无回声或低回声,也可出现分层征象。[16]增厚的输卵管壁和不完全分隔上的多普勒血流信号增多是充血的表现。[14]增大的卵巢常出现在子宫前方,而受累的输卵管更常出现在盆腔后份。[14]受累的卵巢可表

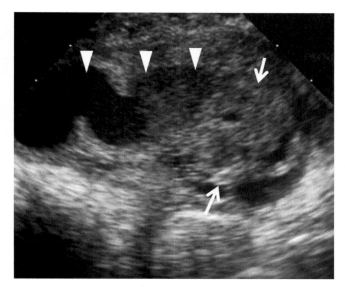

图 11-5 盆腔炎,输卵管积脓。经腹纵切面显示右侧附件区增粗、管壁增厚、内部回声异常的输卵管(三角形所示),以及增大的右卵巢(箭头所示)。(引自 Siegel M. Pediatric Sonography. 4th ed. Philadelphia:Wolters Kluwer;2010. Figure 13-31.)

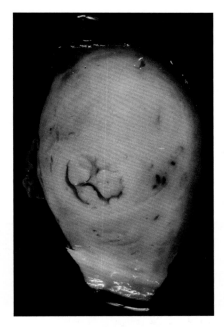

图 11-6 横断面显示淋病患者积脓的输卵管,可见增厚的管壁和脓腔

现为体积增大,靠近子宫并位于其通常所在的解剖位置(图 11-8)。[16]

急性盆腔炎:输卵管卵巢复合体和输卵管卵巢脓肿的检查

输卵管卵巢复合体是由于脓性物质流出管腔引起的。卵巢黄体破裂使得细菌可以侵入进而引起卵

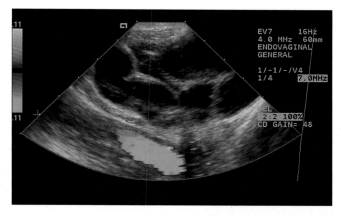

图 11-7 图像显示水肿的附件结构合并输卵管积脓。输卵管管壁增厚,内部可见絮状物。由于扩张的输卵管走行扭曲因而形成不完全分隔

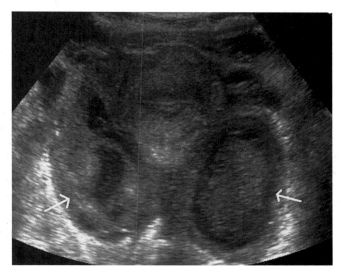

图 11-8 盆腔炎。经腹横切面显示弥漫性盆腔炎患者双侧附件区复杂性肿块(箭头所示)。(引自 Penny SM. Examination Review for Ultrasound. Philadelphia:Wolters Kluwer;2010. Figure 21-1.)

巢本身的感染。[17]在发生输卵管卵巢复合体时,卵巢增大并与附件结构粘连使得盆腔组织边界模糊。然而,与输卵管卵巢脓肿相比,输卵管卵巢复合体指的是受累的卵巢和输卵管彼此粘连,但是在超声上仍然可以识别它们各自的结构(图 11-9)。[16,17]一旦卵巢实质被侵犯、真正的输卵管卵巢脓肿发生时,卵巢与输卵管结构便不能通过超声识别。输卵管卵巢脓肿常常双侧发生,大小和回声强度各不相同,但也可单侧发生。双侧输卵管卵巢脓肿可完全充满盆腔,导致子宫边界不清。当出现边界模糊、壁厚、内有分隔或内部回声杂乱的附件囊性肿块时应考虑输卵管卵巢脓肿的可能(图 11-10)。肿块的超声表现会因为脓肿形成的程度不同而有所差异。输卵管卵巢脓肿可表现为边界

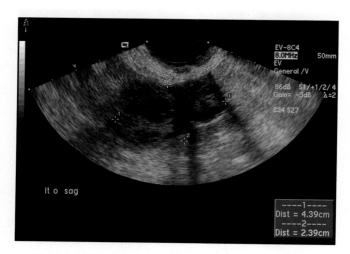

图 11-9　图像显示附件肿块，患者既往有盆腔炎病史。卵巢和相邻的异常输卵管结构彼此粘连，然而它们各自的结构在超声图像上仍然可辨认，即为输卵管卵巢复合体

模糊的混合性肿块，而吸收后会表现为囊性。随着疾病治愈，盆腔结构开始恢复正常表现。彩色及能量多普勒超声发现受累输卵管增厚的管壁和不完全分隔上的血流信号增多。输卵管卵巢脓肿由于血管增生通常血流丰富，并且表现为低阻力指数和搏动指数（图 11-11）。[13]

慢性盆腔炎

　　慢性盆腔炎包括急性炎症的后遗症和既往炎症的亚急性复发。后者可能是由于之前炎症并未完全治愈造成的。临床上，即使急性期超声检查正常，慢性盆腔炎患者超声检查也可能会出现输卵管积水。[13]

当液体积聚在瘢痕性阻塞的输卵管中时便会形成输卵管积水，在急性盆腔炎中表现为伴有不完全分隔的附件区腊肠形或卵圆形无回声。[16]然而，不同于急性炎症的是慢性盆腔炎中的输卵管积液边界清晰且管壁较薄（<5mm），这是由于长期站立的拉伸作用和积液对受损管壁的压迫作用（图 11-12）。[14]横切面观察输卵管积水时，可见 2～3mm 大小的回声结节沿着管壁排列，呈"串珠"样表现。这些结节是急性炎症"齿轮征"中增厚的输卵管黏膜内层褶皱后期的超声表现。输卵管积水与卵巢囊肿或小囊腺瘤可能难以鉴别。然而，与卵巢肿瘤典型的分隔不同的是，输卵管积水的分隔没有达到输卵管管径的全长（图 11-13）。如同卵巢囊肿，输卵管积水偶尔也会发生扭转。

　　经过治疗后，一系列超声检查可以观察到盆腔结构大小和形态的改变，由此可反映盆腔炎症的恢复情况。如果保守治疗没有效果，那么无论是否需要超声引导，超声检查都可以为外科引流提供关于脓肿大小和位置等有价值的信息。经过适当治疗，盆腔结构可能完全恢复正常，也可能出现瘢痕组织和功能受损。治疗后超声表现可发生迅速变化，常常经过数日的治疗就可以观察到复杂性积液的吸收和周围组织炎症的消失。[14]

CT 和 MRI

　　虽然超声是评估盆腔炎的标准影像诊断技术，其他非侵入性的影像技术比如 CT 和 MRI 在诊断中也可以发挥重要作用。CT 常用于诊断出现弥漫性盆腔痛的女性患者。对于盆腔炎患者的早期炎症改变，CT 的显示效果要优于超声。这些早期征象包括盆腔脂肪

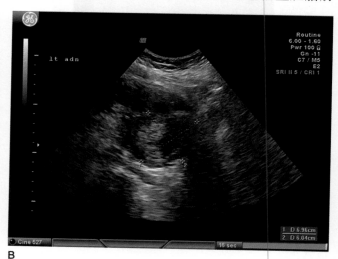

图 11-10　双侧输卵管卵巢脓肿患者接受静脉抗生素治疗前的双侧混合性附件肿块超声图像。肿块边界模糊，内部透声差，难以识别卵巢组织，是输卵管卵巢脓肿的典型表现

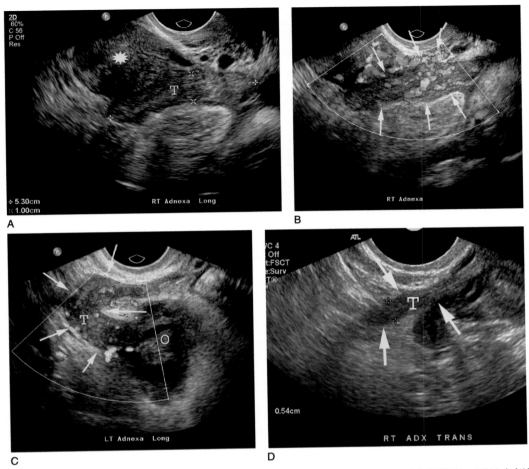

图 11-11　急性盆腔炎，双侧输卵管炎。A. 27 岁女性，出现下腹部疼痛 8 天，矢状面显示右侧附件。可见右侧输卵管管壁增厚、回声增强（T）。可显示部分子宫（星号）。B. 彩色多普勒显示同一输卵管血流极其丰富（箭头），提示为急性炎症。C. 彩色多普勒纵切面显示左侧输卵管及卵巢血流增多（箭头），增粗的输卵管（T），以及相邻的卵巢（O）。D. 经过 5 周的药物治疗，右侧附件区的横断面显示右侧输卵管明显好转（T），如箭头所示。输卵管管径也明显变小，趋于正常。（引自 Pope TLJr，Harris JH Jr. Harris & Harris' The Radiology of Emergency Medicine，5th ed. Philadelphia：Wolters Kluwer；2012. Figure 16-18.）

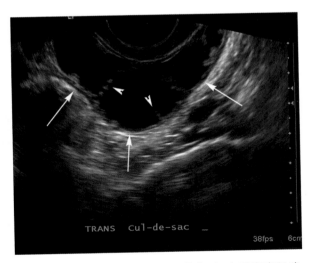

图 11-12　21 岁大学生，盆腔炎恢复后，在子宫直肠陷凹可见输卵管扩张，即输卵管积水（箭头所示），为输卵管炎所致。由于管腔充满浆液性液体因此输卵管壁上特征性的皱襞（三角形所示）更为明显。（引自 Pope TLJr，Harris JH Jr. Harris & Harris' The Radiology of Emergency Medicine，5th ed. Philadelphia：Wolters Kluwer；2012. Figure 16-9.）

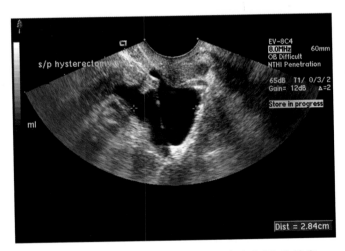

图 11-13　附件肿块内可见较薄的不完全分隔，为输卵管积水的表现。与卵巢肿块的分隔相比，该纤细的线状分隔没有达到肿块内径的全长。此征象有助于输卵管积水的诊断

的改变、盆腔筋膜结构模糊、子宫骶韧带增厚、宫腔积液密度增高、输卵管增粗伴密度增高以及卵巢增大伴密度增高。[17]随着疾病进展 CT 可显示输卵管卵巢脓肿呈多房性的附件低密度影。[17]对于盆腔炎引起的输卵管卵巢脓肿、输卵管积脓和卵巢肿大，MRI 的显示效果要优于超声。虽然 CT 和 MRI 拥有诸多优势，但是超声检查仍然是首选检查，因为其经济方便，可使患者免于辐射，并可用于评价后续治疗效果的连续检查（图 11-14）。

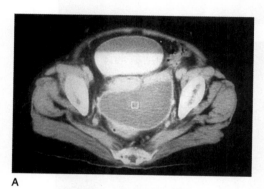

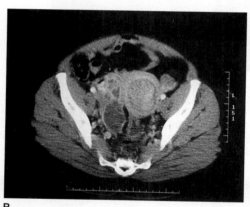

图 11-14 A. 盆腔轴位 CT 扫描显示输卵管卵巢脓肿。B. MRI 显示输卵管卵巢脓肿

治疗

针对伴有宫颈举痛、宫体压痛或附件区压痛的性行为活跃的女性出现的盆腔或腹部疼痛，盆腔炎的经验性抗菌治疗适用于无其他已知病因导致相关症状的患者。合理的经验性治疗包括治疗衣原体、淋病奈瑟球菌和厌氧菌的广谱抗生素。孕妇、不能耐受或口服抗生素无效的患者、高热患者或不能明确排除外科急症（如阑尾炎）的患者建议住院治疗。[5]门诊患者的一线治疗包括头孢三代药物联合多西环素，可加或不加甲硝唑。推荐的注射用药是头孢替坦或头孢西丁联合多西环素，或克林霉素联合庆大霉素。针对美国许多地区出现氟喹诺酮耐药增多的情况，对淋病奈瑟

疾病相关知识点 11-2
盆腔炎的超声成像

第 1 阶段：子宫内膜炎
　　无特异性表现，表现多样
　　子宫增大且边缘模糊
　　子宫内膜增厚，回声不均匀，合并/不合并宫腔积液
　　子宫直肠陷凹积液，无回声或透声差
第 2 阶段：急性输卵管炎
　　厚壁、水肿的输卵管（输卵管积脓）
　　内部呈低回声或复杂性回声，不完全分隔，"齿轮征"
　　输卵管血流信号丰富
第 3 阶段：
　　A. 急性输卵管卵巢复合体
　　　　卵巢长大，与其他附件结构粘连
　　　　组织层次模糊，卵巢清晰可见
　　B. 急性输卵管卵巢脓肿
　　　　边界不清的混合性附件肿块，壁厚，内有分隔
　　　　附件肿块血流信号丰富
　　C. 慢性炎症
　　　　薄壁、水肿的输卵管（输卵管积水）
　　　　内部呈无回声，不完全分隔，"串珠征"

菌的治疗建议更改为以上方案。[5]对于注射抗生素治疗无效的患者，可以考虑超声引导下经皮穿刺引流、外科干预治疗输卵管卵巢脓肿或者切除受累的输卵管或卵巢。

子宫内膜异位症

子宫内膜异位症是指子宫内膜腺体和间质的异位生长，经期女性子宫内膜每月会发生脱落。这些异位的子宫内膜会黏附并侵入腹腔器官[18]并继续受到排卵周期中激素变化的影响。[19]虽然该病通常被视为良性，但是细胞生长和分裂常常会导致粘连形成并破坏正常生殖能力。疾病慢性进展会产生多种临床症状，包括严重的周期性盆腔痛和不孕。子宫内膜异位症是一类常见疾病，全世界患该病的女性大概有 8900 万。[20]

病因

子宫内膜异位症的病因尚未明确，较为认可的有几种学说。较常见的学说是经血逆流使得子宫内膜组织碎片在盆腔中播散。经血逆流是指脱落的子宫内膜细胞通过输卵管逆流至盆腔内组织的浆膜表面。其他学说还包括体腔上皮化生学说、血液或淋巴播散。由于单卵双胎的子宫内膜异位症表现具有一致性，所以遗传因素可能也起到一定作用。[21]有人发现

90%的女性存在经血逆流，而且大多数存在子宫内膜异位病灶的女性没有临床症状，这使得其病因更加难以解释。[21]子宫内膜异位症的病因还在积极研究中，目前仍无定论。

由于子宫内膜异位症的症状与激素的周期性刺激直接相关，因此仅见于育龄期女性。作过双侧卵巢切除的患者其异位的子宫内膜会完全退化，同时症状也会消除。正常绝经后症状也会逐渐缓解。如果没有卵巢组织分泌的周期性激素刺激，异位子宫内膜引起的盆腔内出血便会终止，粘连的形成也会减少。

子宫内膜异位症表现为弥漫性或局限性。大多数子宫内膜异位于盆腔内，最常见的位置是卵巢和子宫直肠陷凹。[20]局限性的子宫内膜异位可以发展成为囊性称为子宫内膜异位囊肿，可见于17%～44%的子宫内膜异位症患者。[22]然而，子宫内膜异位囊肿形成的明确病因尚未清楚，有研究报道，由于卵巢表面种植的异位子宫内膜周期性出血的刺激，卵巢皮质进行性凹陷继而形成异位囊肿病灶。[23,24]子宫内膜异位囊肿是手术最常见的卵巢囊肿类型。[24]"巧克力囊肿"常用于描述子宫内膜囊肿的特征性形态，是由于激素刺激种植灶内部的子宫内膜反复脱落，导致囊肿内部充满陈旧性出血。子宫内膜异位囊肿大小通常为5～10cm，大于15～20cm者少见。[9,25]其中，30%～50%的病变为双侧，[25,26]病灶越大越有可能为双侧病变。[27]子宫内膜异位病灶的常见部位还包括子宫直肠陷凹的前份和后份、阔韧带、盆腔淋巴结、宫颈、阴道、外阴和乙状结肠（图11-15）。[9]

极少数情况下，子宫内膜异位病灶会出现在腹壁手术切口[20]的位置、肚脐、膀胱、输尿管、肾脏、四肢和肺脏。胸腔子宫内膜异位症也有报道。[9]子宫内膜异位症的恶变极为罕见，仅占所有的子宫内膜异位症的0.7%，最常见的部位是卵巢，最常见的组织学类型是透明细胞癌和子宫内膜样癌。[23,24]

子宫内膜异位病灶的颜色、形态、大小、炎症的程度以及伴随的纤维化程度都存在差异。这些差异与周期性激素变化和子宫内膜异位病灶的活跃时间长度有关。典型表现是蓝色或黑色病灶，是由于子宫内膜异位病灶出血、血色素沉着变色形成的（图11-16）。病变引起的炎症反应会破坏并阻断子宫内膜异位病灶的血流供应，导致病灶纤维化形成白色的外观。红色病灶最活跃，在阔韧带和子宫骶韧带处最常见。更多的微小病灶可能表现为乳白色的腹膜表面的白色或增厚隆起样病变。此外，有些肉眼虽然没有发现病变但显微镜下可能会发现有子宫内膜异位。[28]

临床表现

美国生育协会将子宫内膜异位症按照腹腔镜下发现的疾病程度分为微型（Ⅰ期）、轻型（Ⅱ期）、中型（Ⅲ期）和重型（Ⅳ期）。然而，该评分系统只是基于直接观察到的疾病程度，与患者症状的严重程度不相关。[9]极少量的子宫内膜异位引起腹膜牵拉也可能导致剧烈疼痛，然而，如果位于不敏感的部位即使是大量的子宫内膜异位也可能不引起任何症状。某些人群虽然有子宫内膜异位但可能没有任何

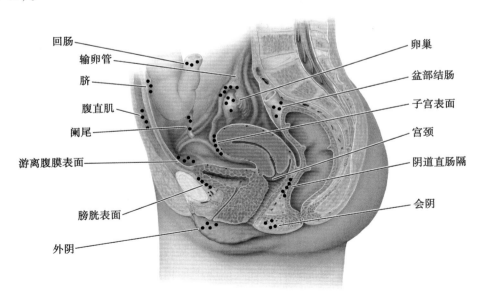

回肠
输卵管
脐
腹直肌
阑尾
游离腹膜表面
膀胱表面
外阴

卵巢
盆部结肠
子宫表面
宫颈
阴道直肠隔
会阴

图 11-15　子宫内膜异位常见部位

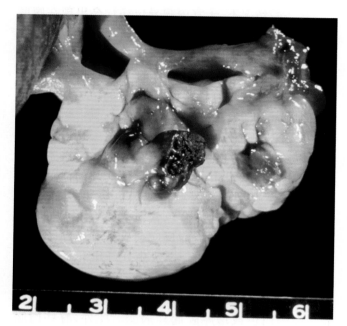

图 11-16　子宫内膜异位症。卵巢表面的子宫内膜异位病灶表现为红蓝结节样

症状。[29]

子宫内膜异位症存在一系列症状，包括无症状性不孕、痛经、性交不适、排尿困难、排便疼痛以及慢性盆腔痛（可伴或不伴不孕）。[29]慢性盆腔痛的女性中有高达半数存在子宫内膜异位症。[29]

痛经或月经期盆腔痛，通常出现在经前 24～48 小时并持续数日，或可能为经期加重的慢性疼痛。疼痛可能为隐隐作痛，也可能为严重的单侧或双侧疼痛，并可能放射至下背部、腿部或腹股沟。也有患者称出

疾病相关知识点 11-3
深部子宫内膜异位病灶的常见部位和相关症状[7,10,19,27]

前部	
膀胱	排尿症状
膀胱子宫陷凹	
后部	
阴道上段	排便疼痛
阴道直肠隔	胃肠道症状
直肠乙状结肠	
子宫骶韧带	深部性交痛
输尿管	
上腹部	
阑尾	非周期性疼痛
回肠末端	胃肠道症状
乙状结肠上段	

现"盆腔沉重感"，即盆腔部位出现肿胀或充血。相比非子宫内膜异位症引起的周期性盆腔痛，非甾体类抗炎药（NSAIDs）对子宫内膜异位症引起的痛经的疗效较差。[29]出现性交不适的女性可能是对直肠阴道隔、子宫骶韧带或子宫直肠陷凹处的子宫内膜异位病灶造成了直接压迫，或是粘连组织发生固化的结果。[29]当膀胱和乙状结肠受累时会分别引起排尿困难、尿痛和排便疼痛。[24]在个别病例中，广泛性小肠和大肠受累可能会导致肠梗阻。[29]

子宫内膜异位症是一种育龄期出现的慢性进展性疾病。虽然盆腔受累程度可能不会伴随年龄的增长而加重，但是疾病浸润的深度、病灶的大小和粘连程度可能会随病程加重。随疾病进展症状可能恶化或需要治疗干预。

影像学表现

超声

子宫内膜异位症超声检查的目的在于为临床尽可能提供详尽的影像结果，包括疾病定位和疾病程度。超声检查是临床治疗进展期疾病、制定合适的手术干预方案时最常用的检查方法。[30]

在所有的妇产科超声检查方案中，最理想的检查应该包括子宫及宫颈、卵巢、盆腔血管和膀胱，所有器官的检查至少应包括两个平面的扫描。弥漫性病变在超声上的改变可能很微小，在诊断时针对组织结构进行详细描述和实时成像尤为重要。经腹和经阴道超声检查在诊断中都需要应用到。[30]针对子宫内膜异位症的诊断，许多学者推荐在分泌晚期病灶最明显时进行超声成像。[31]有学者推荐在超声检查前进行肠道准备，这样可能提高乙状结肠处病灶的显示。[30,31]

子宫内膜异位症的超声检查表现多样。[26]子宫大小和回声通常表现正常。子宫内膜异位病变可以位于腹膜表面（子宫内膜种植病灶）和卵巢内（子宫内膜异位囊肿）。卵巢的病变会在下面的内容中详细介绍。子宫内膜异位病灶的大小、回声和部位具有多样性。病灶直径可以从数毫米到数厘米不等。回声也高低不等，近期有出血者表现为囊性，继发纤维化者表现为结节。[26]腹膜异位病灶可能表浅（浸润深度＜5mm）或较深（浸润深度＞5mm），也可能遍布整个盆腔。[30]直径仅几毫米的小结节最常见于阴道直肠隔，呈低回声。相反，直径 1.5～2cm 左右的大结节最常见于膀胱壁。在阴道直肠隔、阔韧带和直肠壁上出现的薄片状或薄斑块状病变在超声上表现为浸润处的增

厚低回声。[26]

　　局限性的卵巢子宫内膜异位症在超声检查中表现为囊性结构,称为子宫内膜异位囊肿。这是子宫内膜表面种植引起的卵巢皮质内陷以及粘连造成的(图11-17)。病灶内反复出血因而形成了手术清除时常形容的所谓的"巧克力样囊肿"。子宫内膜异位囊肿的典型超声表现是边界清楚的厚壁球形附件肿块(图11-18)。绝大多数肿块(95%)表现为内部均匀低回声或均匀的"毛玻璃样"表现,此外,肿块也可能表现类似无回声或实性。[25,32]肿块多为单房性,也可为多房性,分隔可以较厚或较薄,囊内可有液体或絮状物(图11-19)。[25]有学者报道子宫内膜异位囊肿边缘可见囊壁回声增强的小囊性结构,囊性结构壁上可见小灶状回声。[25,32]

　　子宫内膜异位囊肿的超声表现也可不具特异性。可类似于出血性囊肿,[32]少数也会类似于良性囊性畸胎瘤或皮样囊肿,两者都可表现为伴有不同程度实性成分的混合回声(图11-20)。子宫内膜异位囊肿内部可有钙化,提示为陈旧性病灶,这种钙化也常见于皮样囊肿。[31]囊肿中液体分层征的存在有助于区分子宫内膜异位囊肿与皮样囊肿。当子宫内膜异位囊肿中出现液体分层征时,下层回声较强的为出血。而皮样囊肿正好相反,上层回声较强,为病灶中的脂肪成分。[31]

　　典型的彩色多普勒超声表现为肿块周围有而内部没有血流信号,类似于单纯性囊肿的表现(图11-21)。[25]肿块内出现血流信号应当怀疑子宫内膜异位囊肿恶变可能(少见)。对于出现实体成分和内部血流信号的混合性囊肿病例,有必要行手术切除和病理检

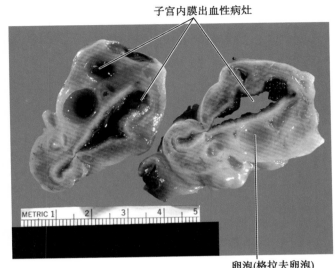

图 11-17　卵巢内可见子宫内膜的出血性囊性病灶。标记处为小卵泡

查以排除恶性。[26]妊娠期间子宫内膜异位囊肿可发生蜕膜化,表现为囊肿内部出现血流信号并出现实性成分,与恶性肿瘤难以区分。[33]

　　子宫内膜异位症的诊断主要是基于临床症状,影像学检查可提供信息支持或确定诊断,以便于制定治疗计划。经阴道超声对诊断和排除腹膜或卵巢子宫内膜异位症具有较好的敏感性和特异性,可以作为疑似子宫内膜异位症患者的一线检查方法。[34]经阴道超声检查对患者而言更加经济适用,而且比经直肠的超声检查更加方便可行,因为后者需要全麻而且只能观察盆腔后部的病变。[27]

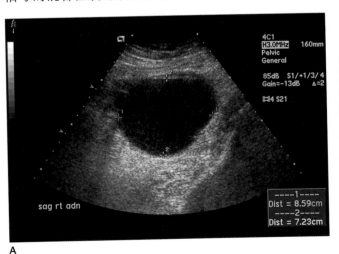

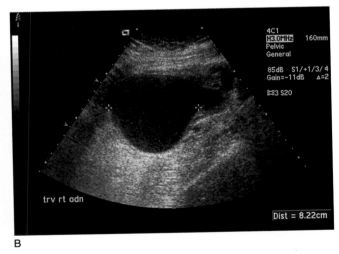

图 11-18　A、B. 附件可见一较大的肿块,以上分别为其矢状面和横切面图像,为子宫内膜异位囊肿的表现。肿块壁厚、单房、内部回声均匀或呈"毛玻璃样",为卵巢子宫内膜异位囊肿的典型表现

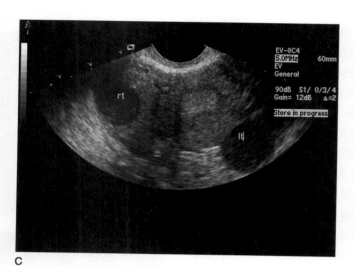

C

图 11-18(续)　C.盆腔横断面图像显示双侧子宫内膜异位囊肿

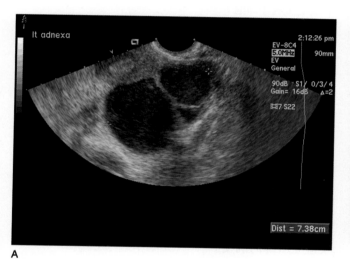

A

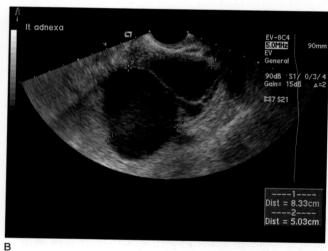

B

图 11-19　卵巢子宫内膜异位囊肿的矢状面和横切面图像。此病例不同于常见的单房囊肿,表现为含有多个纤细分隔的多房囊肿。为子宫内膜异位囊肿的典型表现

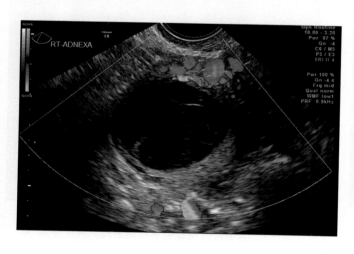

图 11-20　不典型卵巢子宫内膜异位囊肿图像。该附件肿块可能会被误认为内含不均匀絮状物的出血性囊肿或含线状回声的良性囊性畸胎瘤。如果多个月经周期后肿块仍存在,则更倾向于子宫内膜异位囊肿或良性囊性畸胎瘤的诊断,而不是出血性囊肿

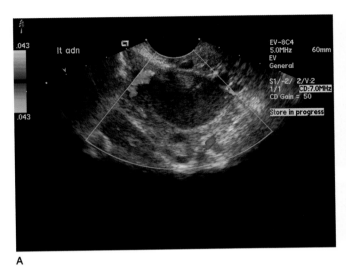
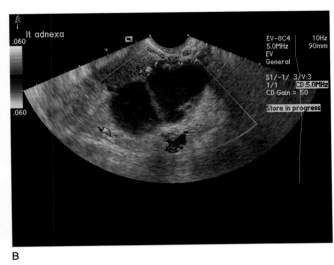

图 11-21 卵巢子宫内膜异位囊肿彩色多普勒超声可见周边环状血流信号。单房性和分隔性囊肿中均可见到

CT 和 MRI

与 CT 相比, 经阴道超声检查更加经济并且对盆腔结构的分辨率更高。当超声检查不能明确时, MRI 可以用于进一步评价 (图 11-22)。[26]

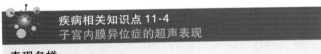

疾病相关知识点 11-4
子宫内膜异位症的超声表现

表现多样
子宫大小和回声正常
腹膜病灶
大小不等: 数毫米到数厘米
回声不等: 可为低回声或高回声
位置多变: 膀胱、直肠阴道隔、子宫骶韧带
卵巢病灶: 子宫内膜异位囊肿
边界清楚的附件肿块, 周边可见血流信号
壁厚
内部呈均匀的低回声
大多数为单房性, 偶有分隔
少见表现有
出现液体分层, 下层回声较强
内部可有钙化
厚壁上可能有灶状回声
边缘部分可出现囊壁呈高回声的小囊性结构

治疗

治疗子宫内膜异位症的慢性症状可能需要采取多种治疗手段, 包括手术切除病灶以及药物治疗改变激素水平防止病灶生长。也可以采取观察及使用镇痛剂控制症状的保守疗法。子宫内膜异位症是一个慢性病程, 治疗干预的主要目的在于缓解疼痛、减少

不孕并防止复发。

非甾体类抗炎药 (NSAIDs) 常用于治疗子宫内膜异位症相关性疼痛, 可以持续性使用或周期性使用, 然而其对子宫内膜异位症疗效的支持性证据尚不充分。[35,36] 虽然如此, NSAIDs 仍在经常使用, 最可能的原因在于该类药物没有成瘾性, 并且剂量合适的情况下不会产生危险的副作用。由于子宫内膜异位症病程较长, 麻醉性镇痛药也应用得不多。当使用 NSAIDs 进行周期性治疗时, 应当在经前 24 ~ 48 小时开始采取昼夜给药方式以最大程度地改善症状。

一些激素类药物在治疗子宫内膜异位症的过程中取得了一定的疗效。常常凭经验诊断后开始用药, 而不是诊断性腹腔镜检查确诊后开始用药。口服避孕药被普遍用于抑制排卵以形成假孕状态, 尽管支持其缓解子宫内膜异位症症状有效性的依据非常有限。[36,37] 促性腺激素释放激素激动剂和雄激素也常常用于临床, 但由于明显的副作用限制了其使用。促性腺激素释放激素激动剂如醋酸亮丙瑞林和醋酸那法瑞林会产生药物性停经,[36] 雄激素如达那唑会引起体重增加、增肌、痤疮、嗓音变粗和性欲改变。连续性使用孕激素和抗孕激素药物在治疗子宫内膜异位症症状中显示出较好的应用前景, 比黄体期周期性使用孕激素作用更好。[38] 基于其他连续性孕激素治疗取得了成功, 释放孕激素的宫内节育器被推荐用于子宫内膜异位症的治疗; 然而其有效性尚未被证实, 仍需进一步研究。[39]

其他可选择的药物如芳香酶抑制剂、选择性孕酮受体调节剂和肿瘤坏死因子 α (TNFα) 抑制剂可以影响炎症、血管形成和基质金属蛋白酶活性, 在动物模

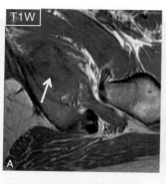
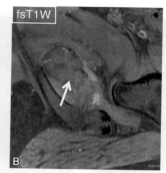
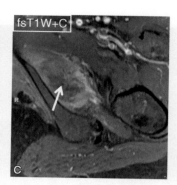
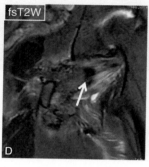
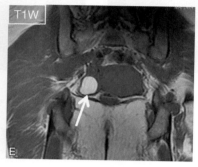

图 11-22 子宫内膜异位症。矢状面(A～C)及冠状面(D)图像显示一个边界不清、信号强度不等的低信号出血性肿块(箭头),可见左侧闭孔肌及内收肌信号不均匀增强。该病变经活检证实为子宫内膜异位囊肿;E. 同一患者的另一冠状面图像显示对侧卵巢的卵巢出血性病变(箭头),为并发的子宫内膜异位囊肿。(引自 Chhabra A,Soldatos T. Musculoskeletal MRI Structured Evaluation. Philadelphia:Wolters Kluwer;2014. Figure 9-148.)

型上显示出有治疗子宫内膜异位症的应用前景。但还需要在人体进行进一步研究以确认其有效性。[40]

腹腔镜探查是诊断子宫内膜异位症的金标准,腹腔镜手术治疗在该病的治疗中也发挥着重要作用。手术干预包括腹腔镜切除有症状的轻中度患者的子宫内膜异位病灶,这样可能比单纯腹腔镜探查能更加有效地缓解疼痛。[41]对于子宫内膜异位囊肿患者,与单纯消除囊肿相比,连同囊壁一起切除可以降低痛经、性交不适、盆腔痛、囊肿复发和再次手术的风险。[42]对于保守性外科治疗和药物治疗难以控制的重症患者,可以考虑保留或不保留子宫的卵巢切除术以缓解症状。这样会形成手术性绝经继而引起子宫内膜异位症的消退和症状的缓解。然而,考虑到卵巢切除术会影响骨骼健康、导致阴道干燥和血管舒缩症状等副作用,因此仅用于难治性病例。对于接受卵巢切除术的患者是否进行激素替代治疗尚存在争议,因为可能会导致疾病复发。[43]

激素调节联合外科干预的治疗方法在子宫内膜异位症的治疗中最为常用。术前和术后药物治疗的目的在于提高手术疗效并延迟或消除术后复发。虽然术后加用抑制排卵性药物与单纯手术治疗相比并没有改善患者的疼痛症状或增加妊娠几率,但术后激素调节治疗可以降低疾病的复发风险。[44]

子宫腺肌病

定义

子宫腺肌病是指子宫内膜腺体和间质位于靠近内膜基底部的子宫肌层里面。[33,45]子宫内膜腺体和间质被增厚的子宫平滑肌包绕。子宫受累的部位常不对称,以后壁多见。[33,45]子宫腺肌病常被认为是子宫内膜异位症的一种变异型,即异位内膜组织深入子宫肌层超过 2.5mm。[46]可能的病因包括子宫肌层与内膜之间的基底膜缺陷,以及通过血液或淋巴途径发生的子宫内膜迁移(图 11-23)。[4]

临床表现

子宫腺肌病常见于 30～40 岁的经产妇,常见症状包括异常出血、继发性痛经和子宫增大伴压痛。[45,46]因为这些症状都是非特异性的,所以在临床上这种良性病变常被误诊;然而,多达 2/3 的切除子宫中存在子宫腺肌病。[46]子宫腺肌病病因尚未明确,通常认为与多产、慢性子宫内膜异位症相关,更多见于子宫内膜异

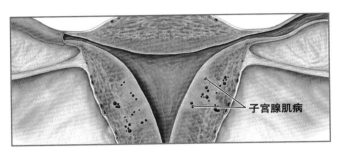

图 11-23　子宫内膜细胞在子宫肌壁中生长称为子宫腺肌病。可引起严重的痛经

位症。该病有两种形式,弥漫性和结节状(或局限性),最为常见的是弥漫性存在于整个子宫肌层,导致子宫相对均匀地增大。多达 80% 的子宫腺肌病合并有子宫肌瘤、子宫内膜增生、腹膜子宫内膜异位和子宫恶性肿瘤。[33]子宫腺肌病的局限性形式为腺肌瘤,表现为子宫肌层[48]或宫颈的孤立性结节。

影像学检查

多种影像学检查有助于子宫腺肌病的诊断。除了超声还包括 X 线子宫输卵管造影和 MRI。配有高频阴道探头的超声检查敏感度约 53% ~89%,特异度约 68% ~86%,诊断准确率可达 78% ~88%,[33]MRI 与之相当。然而,超声检查常被选作首选检查手段是因为其经济性和患者舒适性。

超声检查

经阴道超声高质量的成像有助于诊断子宫腺肌

病,随着子宫输卵管声学造影及三维成像的发展,经阴道超声的作用显得更为重要。[46]

子宫腺肌病的超声表现是非特异性的,包括子宫长大、轮廓正常、内膜线连续完整。子宫腺肌病可导致伴有子宫肌层形态异常的不对称性子宫增大(图11-24)。子宫肌层回声异常包括回声不均质、出现增强和减弱回声区、无回声区或子宫肌层囊肿。宫体常后屈,而宫颈呈前位。子宫肌层囊肿为扩张的子宫内膜腺体或出血区,通常直径小于 7mm(图 11-25)。[46]

疾病相关知识点 11-5 子宫腺肌病和子宫肌瘤的超声表现	
子宫腺肌病	**子宫肌瘤**
子宫内膜边缘不规整	可突向内膜
形态多样	圆形或分叶状
弥漫性	团块状
无钙化灶	可有钙化灶
多发灶状衰减区	边缘声衰减
可见血管穿行于增厚的肌层内	血管分布于周边

子宫腺肌病超声检查的另外一个特点是子宫内膜与肌层连接处(又称交界区或 JZ)显示不清(图 11-26),界线模糊会导致子宫内膜测量值大于实际值。[41,49]

与子宫肌瘤相比,子宫腺肌病的超声表现为子宫肌层中没有边界清楚的肿块。证据表明经阴道彩色及能量多普勒超声有助于区分这两种疾病。在子宫腺肌病中,多普勒血流信号弥漫性地分布于子宫肌

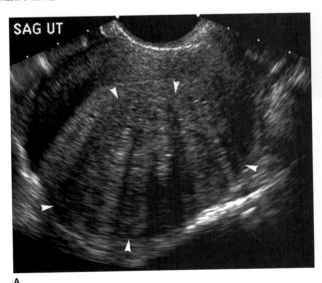
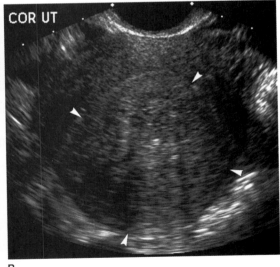

图 11-24　局灶性子宫腺肌病伴不规则声影。经阴道超声子宫矢状面(A)及冠状面(B)显示子宫后壁增厚、回声不均质(箭头)。不均匀的子宫后壁内可见多发声影。(引自 Doubilet PM, Benson CB. Atlas of Ultrasound in Obstetrics and Gynecology. 2nd ed. Philadelphia:Wolters Kluwer;2011. figure 26.2-1.)

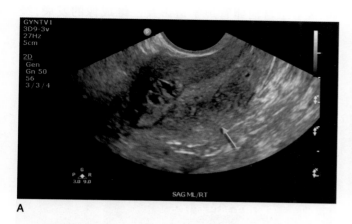
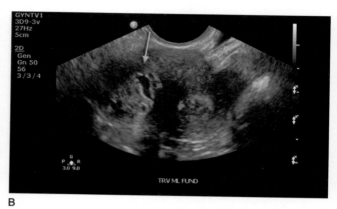

图 11-25　A. 子宫矢状面的经阴道超声图像。注意不均质的子宫肌层和子宫后份（箭头）。B. 同一子宫的横切面图像显示无回声区域（箭头），局限在子宫肌壁的内 2/3。（由 Philips Healthcare，Bothell，WA 提供）

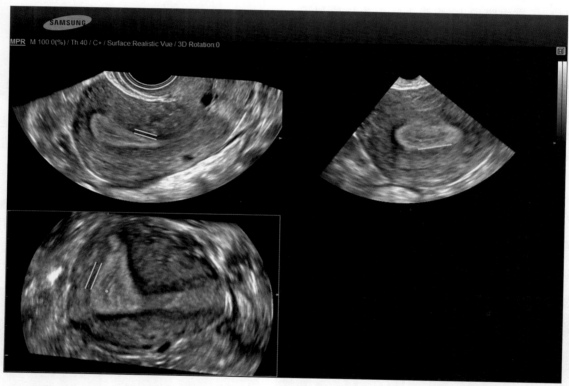

图 11-26　这个三维多平面重建（MPR）图像显示正常的交界区为子宫内膜周边的低回声区（黄线）

层，而边界清楚的子宫肌瘤的血流信号呈周边分布（图 11-27）。[49]

MRI

对于诊断子宫腺肌病，MRI 的敏感性和特异性优于超声。[50]子宫腺肌病在 MRI 上表现同超声，即子宫内膜与肌层的交界区（JZ）模糊不清、增厚（≤8mm 或 ≥12mm）、前后壁肌层不对称增厚以及子宫外形不规则。[49,50]这些区域对应的是子宫腺肌病中增生的平滑肌。大约 50% 的患者在异常的低信号区中可见灶状高信号，为异位的子宫内膜组织内囊状扩张的腺体或出血区。[49]MRI 和超声可同时用于确诊子宫腺肌病，对于经阴道超声不能确诊的病例 MRI 显得尤为重要（图 11-28）。[49]

X 线放射成像

子宫输卵管造影（HSG）很少用于子宫腺肌病的诊断，其敏感度和特异性较低。HSG 可以显示子宫腺肌病患者的毛刺征和肌层缺损。如果显示宫腔与异位的子宫内膜腺体相连（连接处长 1～4mm）就可以确

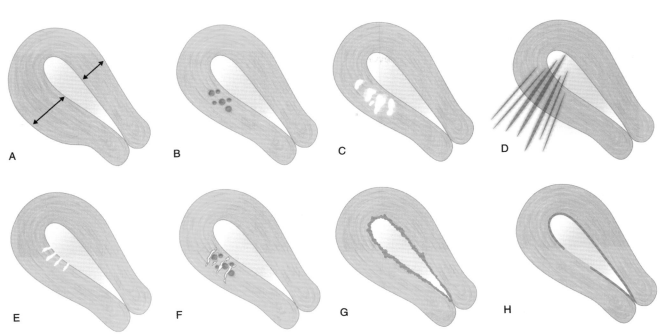

图 11-27 子宫腺肌病的超声表现示意图。A. 前/后壁不对称。B. 子宫肌层囊肿。C. 回声增强区。D. 后方扇形声影。E. 可见血管穿行于病灶中。F. 子宫内膜肌层交界区（JZ）形态不规则。G. JZ 中断

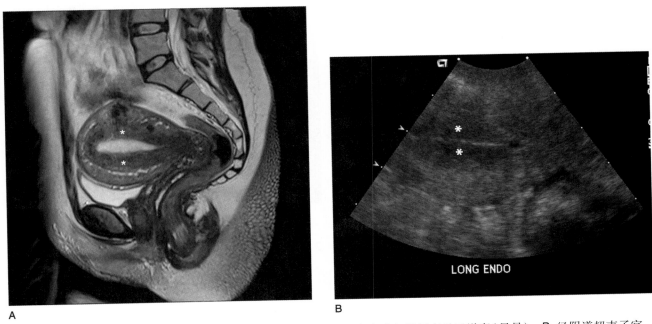

图 11-28 A. 矢状位 T2 加权 MRI 成像显示典型的子宫腺肌病子宫内膜与肌层交界区增宽（星号）。B. 经阴道超声子宫纵切面显示子宫内膜明显增宽、内膜肌层交界区模糊（星号），为子宫腺肌病。（A，Geschwind J，Dake M. Abrams'Angiography. 3rd ed. Philadelphia：Wolters Kluwer；2013. Figure 23-1；B，Geschwind J，Dake M. Abrams'Angiography. 3rd ed. Philadelphia：Wolters Kluwer；2013. Figure 23-7.）

诊（图 11-29）。[50]

治疗

　　子宫腺肌病通常采取手术治疗，保留或不保留卵巢的子宫切除术是根治性治疗的主要方法。诸如子宫内膜切除术和子宫动脉栓塞术之类的手术干预，以及激素药物治疗（GnRH 激动剂、雄激素和口服避孕药）等治疗效果都不显著，通常不能够充分缓解患者症状。[36]

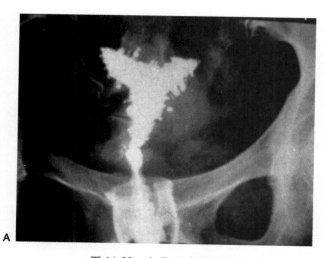
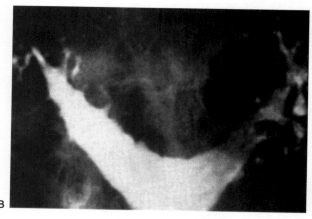

图 11-29　A、B.子宫输卵管造影显示子宫腺肌病的直接征象。造影剂进入肌层,呈毛刺征

小结

- 盆腔炎常常是性传播疾病多种微生物感染的结果。
- 盆腔炎的罕见并发症是肝周感染导致 Fitz-Hugh-Curtis 综合征。
- 盆腔炎的分级与女性生殖器官受累情况相关。
- 急性或早中期的盆腔炎累及子宫内膜在超声上显示为子宫内膜边界不清。
- 进展期盆腔炎会导致输卵管炎、输卵管卵巢复合体或输卵管卵巢脓肿。
- 输卵管卵巢脓肿患者的卵巢与输卵管结构在超声图像上不能区分。
- 输卵管卵巢复合体可见卵巢长大、粘连,和周边组织分界不清;然而,组织结构尚能识别。
- 薄壁的输卵管积水可见于慢性盆腔炎患者。
- 子宫内膜异位症的超声表现多样,往往没有特异性。
- 子宫内膜囊肿为卵巢上较大的充满积血的囊肿,超声表现为囊壁平滑、内部低回声的结构。
- 子宫腺肌病是子宫内膜腺体和间质侵入到子宫肌层,而子宫内膜异位症是子宫内膜组织在子宫外的异常种植。

思考题

1. 患者到影像科进行盆腔超声检查。患者主诉盆腔右侧局部出现周期性疼痛。末次月经是 3 周前,G2P1。患者未避孕 1 年未孕。检查发现右侧盆腔肿块(图 11-30)。彩色多普勒显示肿块周围有血流信号。根据患者症状给出可能诊断。是否有其他可能的良性病变诊断? 提示:参考第 8 章。

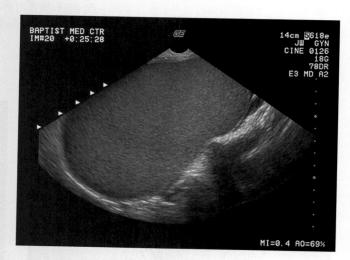

图 11-30

2. 患者为 41 岁女性,G0,急诊就诊,主诉持续 4 天的下腹部疼痛、恶心、呕吐和腹泻。否认阴道分泌物异常、阴道流血、发热和寒战。四年内没有性生活并否认性病史。实验室检查提示白细胞升高(14),血红蛋白、红细胞压积、血小板和电解质在正常范围。淋病奈瑟菌和衣原体培养阴性。经阴道盆腔超声检查提示双侧附件肿块,与体格检查相符。双侧肿块内未见分隔和血流信号。附件肿块中不能分辨出正常的卵巢组织(图 11-31)。

A. 根据临床表现和超声检查,给出可能诊断。

B. 仔细观察图像 A 和 B。解释扇形扫查范围的大小和图像亮度存在差异的可能原因。

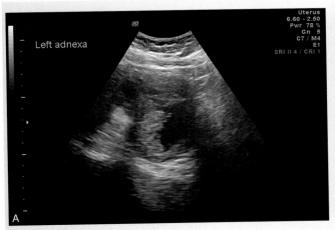
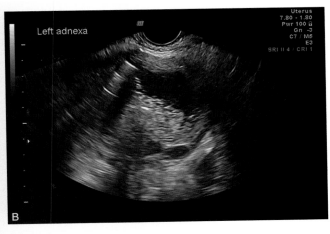

图 11-31

（田甜 译）

参考文献

1. Center for Disease Control and Prevention. Pelvic inflammatory disease (PID) Statistics. 2015. Available at: http://www.cdc.gov/std/pid/stats.htm.
2. Simms J, Stephenson JM. Pelvic inflammatory disease epidemiology: what do we know and what do we need to know? *Sex Transm Infect.* 2000;76(2):80–87.
3. Kelly AM, Ireland M, Aughey D. Pelvic inflammatory disease in adolescents: high incidence and recurrence rates in an urban teen clinic. *J Pediatr Adolesc Gynecol.* 2004;17(6):383–388.
4. World Health Organization. Global incidence and prevalence of selected curable sexually transmitted infections. 2008. Available at: http://apps.who.int/iris/bitstream/10665/75181/1/9789241503839_eng.pdf.
5. Center for Disease Control and Prevention. Sexually Transmitted Disease Treatment Guidelines. 2010. Available at: https://www.cdc.gov/std/treatment/2010/std-treatment-2010-rr5912.pdf. Updated December 17, 2010. Accessed August 23, 2016.
6. Meirik O. Intrauterine devices—upper and lower genital tract infections. *Contraception.* 2007;75(6, suppl):S41–S47.
7. Cottrell BH. An updated review of evidence to discourage douching. *Am J Matern Child Nurs.* 2010: 35(2):102–107.
8. Shaaban OM, Youssef AE, Khodry MM, et al. Vaginal douching by women with vulvovaginitis and relation to reproductive health hazards. *BMC Womens Health.* 2013;13:23.
9. Katz VL. *Comprehensive Gynecology.* 6th ed. St Louis: Mosby; 2012.
10. Berek JS. *Berek and Novak's Gynecology.* 15th ed. Philadelphia: Lippincott Williams and Wilkins; 2012.
11. Center for Disease Control and Prevention. Pelvic inflammatory disease. Available at: http://www.cdc.gov/std/treatment/2010/pid.htm. Updated January 11, 2011. Accessed August 23, 2016.
12. Romosan G, Valentin L. The sensitivity and specificity of transvaginal ultrasound with regard to acute pelvic inflammatory disease: a review of the literature. *Arch Gynecol Obstet.* 2014;289(4):705–714.
13. Wang C, Guo X, Yuan Z, et al. Radiologic diagnosis of Fitz-Hugh-Curtis syndrome. *Chin Med J.* 2009;122(6):741–744.
14. Horrow MM. Ultrasound of pelvic inflammatory disease. *Ultrasound Q.* 2004;20(4):171–179.
15. Timor-Trisch IE, Lerner JP, Monteagudo A, et al. Transvaginal sonographic markers of tubal inflammatory disease. *Ultrasound Obstet Gynecol.* 1998;12(1):56–66.
16. Salem S. Gynecology. In: Rumack CM, Wilson SR, Charboneau JW, et al., eds. *Diagnostic Ultrasound.* 4th ed. Philadelphia: Elsevier Mosby; 2011.
17. Lambert MJ, Villa M. Gynecologic ultrasound in emergency medicine. *Emerg Med Clin North Am.* 2004;22(3):683–696.
18. Wolthuis AM, Meuleman C, D'Hooghe T, et al. Bowel endometriosis: colorectal surgeon's perspective in a multidisciplinary surgical team. *World J Gastroenterol.* 2014;20(42):15616–15623.
19. Zhao Y, Gong P, Chen Y, et al. Dual suppression of estrogenic and inflammatory activities for targeting of endometriosis. *Sci Transl Med.* 2015;7(271):271ra9.
20. Gupta P, Gupta S. Scar endometriosis: a case report with literature review. 2015;53(12):793–795.
21. Winkel CA. Evaluation and management of women with endometriosis. *Obstet Gynecol.* 2003;102(2):397–408.
22. Rein DB, Kassler WJ, Irwin KL, et al. Direct medical cost of pelvic inflammatory disease and its sequelae: decreasing, but still substantial. *Obstet Gynecol.* 2000;95(3):397–402.
23. Busacca M, Vignali M. Ovarian endometriosis: from pathogenesis to surgical treatment. *Curr Opin Obstet Gynecol.* 2003;15(4):321–326.
24. Alborzi S, Zarel A, Alborzi S, et al. Management of ovarian endometrioma. *Clin Obstet Gynecol.* 2006;49(3):480–491.
25. Bhatt S, Kocakoc E, Dogra VS. Endometriosis: sonographic spectrum. *Ultrasound Q.* 2006;22(4):273–280.
26. Carbognin G, Guarise A, Minelli L, et al. Pelvic endometriosis: US and MRI features. *Abdom Imaging.* 2004;29(5):609–618.
27. Goncalves MO, Dias JO, Podgaec S, et al. Transvaginal ultrasound for diagnosis of deeply infiltrating endometriosis. *Int J Gynecol Obstet.* 2009;104(2):156–160.
28. Donnez J, Van Langendonckt A. Typical and subtle atypical presentations of endometriosis. *Curr Opin Obstet Gynecol.* 2004;16(5):431–437.
29. Hoffman B, Schorge J, Bardshaw K, et al. *Williams Gynecology.* 3rd ed. New York: McGraw-Hill; 2016.
30. Menakaya U, Reid S, Infante F, et al. Systematic evaluation of women with suspected endometriosis using a 5-domain sonographically based approach. *J Ultrasound Med.* 2015; 6:937–947.
31. Asch E, Levine D. Variations in appearance of endometriomas. *J Ultrasound Med.* 2007;26(8):993–1002.
32. Patel MD, Feldstein VA, Chen DC, et al. Endometriomas: diagnostic performance of US. *Radiology.* 1999;210(3):739–745.
33. Poder L, Coakley FV, Rabban JT, et al. Decidualized endometrioma during pregnancy: recognizing an imaging mimic of ovarian malignancy. *J Comput Assist Tomogr.* 2008;32(4):555–558.
34. Moore J, Copley S, Morris J, et al. A systematic review of the accuracy of ultrasound in the diagnosis of endometriosis. *Ultrasound Obstet Gynecol.* 2002;20(6):630–634.
35. Allen C, Hopewell S, Prentice A, et al. Non-steroidal anti-inflammatory drugs for pain in women with endometriosis. *Cochrane Database Syst Rev.* 2009;(2):CD004753.
36. Zito G, Luppi S, Giolo E, et al. Medical treatments for endometriosis-associated pelvic pain. *Biomed Res Int.* 2014;2014:191967.
37. Mehedintu C, Plotogea M, Ionescu S, et al. Endometriosis still a challenge. *J Med Life.* 2014;7(3):349–357.
38. Prentice A, Deary A, Bland ES. Progestagens and anti-progestagens for pain associated with endometriosis. *Cochrane Database Syst Rev.* 2000;(2):CD002122.
39. Vercellini P, Vigano P, Somigliana E. The role of levonor-gestrel-releasing intrauterine device in the management of symptomatic endometriosis. *Curr Opin Obstet Gynecol.* 2005;17(4):359–365.
40. Ferrero S, Abbamonte LH, Anserini P, et al. Future perspectives on the medical treatment of endometriosis. *Obstet Gynecol Surv.*

2005;60(12):817–826.

41. Jacobson TZ, Duffy JMN, Barlow D, et al. Laparoscopic surgery for pelvic pain associated with endometriosis. *Cochrane Database Syst Rev.* 2009;(4):CD001300.

42. Harr RJ, Hickey M, Maouris P, et al. Excisional surgery versus ablative surgery for ovarian endometriomata. *Cochrane Database Syst Rev.* 2008;(2):CD004992.

43. Al Kadri H, Hassan H, Al-Fosan HM, et al. Hormone therapy for endometriosis and surgical menopause. *Cochrane Database Syst Rev.* 2009;(1):CD005997.

44. Yap C, Furness S, Farquhar C, et al. Pre and post operative medical therapy for endometriosis surgery. *Cochrane Database Syst Rev.* 2004;(3):CD003678.

45. Liu X, Wang W, Wang Y, et al. Clinical predictors of long-term success in ultrasound-guided high-intensity focused ultrasound ablation treatment for adenomyosis: a retrospective study. *Medi-cine.* 2016;95(3):e2443.

46. Graziano A, Lo Monte G, Piva I, et al. Diagnostic findings in adenomyosis: a pictorial review on the major concerns. *Euro Rev Med Pharmacolog Sci.* 2015;19:1146–1154.

47. Barrett S, Taylor C. A review on pelvic inflammatory disease. *Int J STD AIDS.* 2005;16(11):715–721.

48. Krakow D. Medical and surgical complications of pregnancy. In: Karlan BY, Haney AF, Nygaard IE, eds. *Danforth's Obstetrics and Gynecology.* 10th ed. Philadelphia: Lippincott Williams and Wilkins; 2008.

49. Van den Bosch T, Dueholm M, Leone FP, et al. Terms, definitions and measurements to describe sonographic features of myometrium and uterine masses: a consensus opinion from the Morphological Uterus Sonographic Assessment (MUSA) group. *Ultrasound Obstet Gyencol.* 2015;46(3):284–298.

50. Levy G, Dehaene A, Laurent N, et al. An update on adenomyosis. *Diagn Intervent Imaging.* 2013;94(1):3–25.

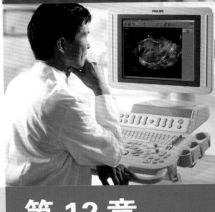

辅助生殖技术、避孕和人工流产

CATHEEJA ISMAIL | MOLINA DAYAL

第 12 章

目标

- 概述超声在不孕症的诊断和治疗中的作用。
- 分别描述自然受孕和辅助生殖技术（ART）的受孕过程。
- 解释超声通过多种不同方式在辅助生殖技术的应用。
- 讨论超声分别在可逆避孕、不可逆避孕、人工流产方面的作用。

术语表

窦卵泡数目（antral follicle count, AFC）：卵巢周期早期长度在 2～10mm 之间的卵泡的数目。这个计数有助于分析女性在接受生育治疗后怀孕的成功率。该数目会随女性年龄而变化，从而可以对该名女性相较于同龄女性的卵巢储备功能作出综合评估。

辅助生殖技术（assisted reproductive technologies, ARTs）：应用临床治疗及实验室方法使不孕夫妇妊娠的技术，在治疗中精子和卵子均会被处理，但排除只刺激卵子而不提取的情况或只处理精子的情况。

囊胚移植[blastocyst（embryo）transfer]：受精 5～6 天后的胚胎移植。

卵裂移植[cleavage-stage（embryo）transfer]：受精 2～3 天后的胚胎移植。

克罗米酚酸盐（排卵诱导剂）（clomiphene citrate, CC）：最常规的助孕药物，用于单一卵泡的诱导排卵或多卵泡排卵。

控制性促排卵（controlled ovarian hyperstimulation, COH）：使用克罗米酚酸盐、来曲唑、促性腺激素来刺激单个或多个卵泡发育的过程。

低温贮藏（cryopreservation）：使用液氮冷冻胚胎或配子的过程。

胚胎移植（embryo transfer, ET）：将体外受精的胚胎在卵裂阶段（受精 2～3 天后）或囊胚阶段（受精 5～6 天后）移植入子宫腔的过程。

雌二醇（estradiol）：育龄女性卵巢卵泡分泌的主要激素。

潜在生育能力（fecundity）：怀孕、持续妊娠进而繁衍后代的能力。

最佳受孕期（fertile window）：卵子和精子的发育能力和生存能力均为最佳的阶段；指在排卵日后 4～5 天的阶段。

生育能力（fertility）：繁衍后代的能力。

滤泡期（follicular phase）：卵巢周期（月经周期）的前半周期，血循环高水平的卵泡刺激素为特点，不断刺激卵泡的成熟。

输卵管内配子转移（gamete intrafallopian transfer, GIFT）：一种极少使用的体外受精的方法，将精子和卵子（也就是配子）直接放置到输卵管的壶腹部。

关键词

窦卵泡数目

怀孕

避孕

控制性促排卵

胚胎移植

生育能力

子宫输卵管造影术

不孕症

体外受精

子宫内受精

卵胞浆内单精子注射

减胎术

卵巢过度刺激综合征

人体绒毛膜促性腺激素（human chorionic gonadotropin，hCG）：由正常发育的胎盘的滋养层细胞产生的激素或异常生殖细胞肿瘤细胞、葡萄胎以及绒癌细胞产生的激素。

体外受精（试管受精）（in vitro fertilization，IVF）：使精子和卵子在体外进行接触，再将提取的精子和卵子在实验室条件下受精，形成受精卵的过程。

体内受精（in vivo fertilization）：精子和卵子在人体内接触，融合形成受精卵的过程。

不孕症（infertility）：正常性生活未避孕，12个月及以上时间未孕。

卵泡浆内单精子注射（intracytoplasmic sperm injection，ICSI）：将单个精子注射入卵子的过程。

宫内节育器（intrauterine contraceptive device，IUD or IUCD）：植入子宫腔抑制着床的避孕产品。

宫腔内人工受精（intrauterine insemination）：将精液释放的精子经由子宫颈直接放置到子宫腔。

来曲唑（letrozole）：用于控制性促排卵的助孕药物，因为副作用更少，多用来取代克罗米酚酸盐。

黄体期（luteal phase）：卵巢周期的后半周期，这一时期黄体素分泌激素作用于子宫内膜发生变化。

月经期（menstrual phase）：月经周期的前5天，以子宫内膜脱落为特征。

微观插入（microinsert）：将导丝插入输卵管，使输卵管内腔闭塞或治疗性促进组织生长，从而实现避孕。

卵巢过度刺激症（ovarian hyperstimulation syndrome，OHSS）：对促排卵治疗的过度反应，需住院治疗。

卵巢储备功能（ovarian reserve）：对女性体内卵泡的评估。

促排卵（诱导排卵）（ovulation induction）：首先单个或多个卵泡在助孕药物作用下发育。当卵泡达到最佳尺寸，需使用人体绒毛膜促性腺激素以促进卵泡成熟进而排卵。

排卵期（periovulatory period）：卵巢周期中期前后，覆盖增生期和分泌期的阶段，子宫内膜呈现多种外观。

增生期（proliferative phase）：月经周期当中子宫内膜组织增生的阶段，与月经期重合并延长至整个月经周期的中期。

分泌期（secretory phase）：月经周期当中血循环黄体酮增加、子宫内膜组织增至最厚以备胚胎着床的阶段。

生殖功能降低（subfertile）：尽管仍然能够生育，但低于正常生育水平的状态。

黄素化囊肿（theca lutein cysts）：由于人体绒毛膜促性腺激素的异常高水平而导致的伴随多个囊肿的长大的卵巢。

超声在帮助不孕夫妻成功怀孕的干预性治疗中起到关键性作用，同时也在帮助女性节育的干预性治疗中起到一定作用。本章节将涉及超声在这些领域的作用。第一部分涵盖本章节的绝大部分内容，将介绍超声在帮助夫妻怀孕的辅助生殖技术当中的作用。第二部分相对较短，将会涉及超声在避孕及人工流产中的作用。在结束部分，将借由一个案例研究来帮助读者在临床实践中应用本章节所展示的医学材料。

第一部分　怀孕：超声在辅助生殖技术中的作用

本节首先对不孕症的诊断和治疗情况综述；接着，对涉及不孕的生殖系统进行解剖学、生理学、病理学以及超声扫描的详细分析；最后，本节就辅助生育的多种不同方式进行解释，重点关注使用超声的治疗方案。

综述

不孕症是生殖系统的一种疾病，尽管积极备孕的夫妻中超过80%都能在尝试的头6个月内自然怀孕，不孕症仍然困扰着世界上很大一部分人口。一对夫妻经过1年正常性生活未避孕仍未自然怀孕，即可被诊断为患有不孕症。据世界卫生组织保守估计，世界范围内超过10%的有5年以上稳定性生活的女性不能成功实现怀孕，且男性对不孕症发病率的影响仍未可知。在美国，6%的已婚女性和11%的育龄期女性患有不孕；据估计，男性和女性均为不孕症所困扰。随着医疗干预的介入增加，辅助生殖技术使美国的出生率每年提升1.6%。从全球来看，体外受精或试管授精（IVF）已经使约500万婴儿出生。不孕症发病率很难界定，因为各种方法已经介入，不孕症发病率在人口中呈下降趋势。在夫妻当中，致病源来自女性输卵管和盆腔病变的占35%，男性问题占35%，女性排卵功能障碍占15%，原因不明不孕症占10%，其余异常问题占5%。在其他因素当中，吸烟、体重障碍、性病和推迟生育也会导致不孕症。尽管导致不孕的致病因素多种多样，患者事实上仍有怀孕的机会，使用辅助生殖技术（ART）得以攻克。而这些夫妻被称为低生育能力者，即通过辅助技术仍能够怀孕的人。

超声对不孕症的诊断起到很大帮助。对于女性而言，超声帮助对导致女性不孕症的子宫、输卵管、卵巢等异常以及致病因素进行诊断（图12-1，表12-1）。对男性而言，超声也帮助诊断导致男性不孕症的相关因素。

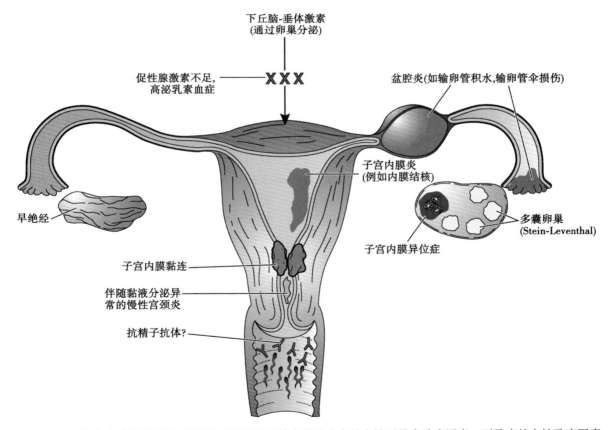

图12-1　女性生殖系统原理图，了解通过辅助生殖技术得以攻克的女性不孕症致病因素。不孕症的女性致病因素包括：影响下垂脑-垂体-卵巢轴的激素释放；妨碍配子或受精卵传输的输卵管病变；影响卵子数量、质量、排卵的卵巢疾病；妨碍精子、卵子或受精卵传输的结构异常；妨碍胚胎植入或胎儿生长发育的子宫内膜或子宫肌层异常；以及对精子活力有害的化学环境异常

疾病相关知识点 12-1
造成夫妻不孕的原因

输卵管和盆腔病变	35%	原因不明不孕症	10%
男性问题	35%	其余少见病因	5%
排卵功能障碍	15%		

引自 Fritz Ma,Speroff l. Clinical Gynecologic Endocrinology and Infertility. 8th ed. Philadelphia;lippincott Williams & Wilkins;2011;1157.

表 12-1　女性不孕症的解剖学原因

位置	病理	致病因素	超声表现
子宫	浆膜下肌瘤,肌壁间肌瘤,黏膜下肌瘤	未知	多种表现:高回声/低回声伴随其他回声
	纵隔子宫	先天性异常	通过 3D 超声观测到隔膜
	子宫内膜息肉	未知	子宫腔内的稍强回声;使用多普勒超声可观测到内部血管;采用生理盐水输注宫腔超声造影术可使轮廓最大程度显现
	"席汉综合征",子宫瘢痕	未知,总是伴随着妊娠失败	子宫内膜缺失或停止生长
输卵管	输卵管积水或积脓;被堵塞或留有瘢痕的输卵管	感染,盆腹腔手术史	多种表现:超声扫描时无回声或混合性回声
	粘连;在输卵管/卵巢周围形成	感染,盆腹腔手术史	多种表现:卵巢、输卵管周围固定的含有液体的流动性区域
卵巢	子宫内膜异位:异位的子宫内膜组织	未知	有损伤,其内部回声呈低回声
	多囊性卵巢综合征:卵巢雄激素过多症	未知	串珠样排列的囊肿

超声在不孕症的治疗当中起到关键性作用。其中最核心的作用是对卵泡发育进行监控。女性需接受能促使卵泡发育和成熟的治疗方案,并定期安排经阴道超声检查和血性激素水平检测来监控卵巢反应。药物的剂量需根据超声检查和激素水平的检测结果作出相应调整。这样,临床医师便可控制卵泡发育的最佳尺寸和时间。若遵循控制性促排卵(COH)的治疗方案,不孕夫妻便可通过多种方式实现生育。COH需辅以定时的夫妻性行为、IUI 或 IVF。超声扫描的另一个作用是实时监测穿刺针从成熟的卵泡中取出卵子。在试管受精-胚胎移植的治疗方案中,超声监测导管在胚胎移植的过程中进入女性子宫腔。并且,超声在对并发症的处理分析(如卵巢过度刺激综合征或多胎妊娠)、妊娠早期胚胎是否存活、妊娠过程中胎儿发育状况、成功分娩后母婴并发症的分析中均起到持续重要作用。

有心钻研这一领域的超声医师会发现,他们工作的范围会依据提供辅助生殖医学实践的机构和附属专业而有所不同。有些会在医疗周期的许多步骤中用到超声检查,如控制性促排卵、卵泡抽吸和胚胎移植,另一些则提供不涉及超声监测的控制性促排卵。

有些会在胚胎移植的所有病例中常规使用超声指导,而另一些只会在某些需要成像的特定案例中才会使用超声检查。有些会接触到高端科技(如 3D 成像),且利用软件进行自动化的卵泡测量。适用范围的鉴定不仅有助于充分理解医学实践,而且可以弄清文献中涉及超声检查在辅助生殖中的应用的各种发现。

总之,超声对不孕症的诊断和治疗是十分有价值的。它有助于对男女双方阻碍受精或胚胎移植的疾病进行解剖学的诊断。它可监控促排卵治疗,辅助从卵巢中取回卵子,将胚胎移入子宫,记录怀孕的位置、胚胎活性及胎儿后期的发育生长。本章节的第一部分介绍具有多种不同方式的辅助生殖技术(ART)对不孕症的诊断和治疗,并强调在这些程序和方案中,超声发挥重要作用。

不孕症的诊断

超声技师涉及与不孕症超声扫描诊断有关的解剖学、生理学、病理学以及扫描技术。第一,本节描述自然受孕的过程;第二,对卵巢和月经周期进行概述;第三,讨论对卵巢的超声扫描分析;第四,讨论对子宫的超声扫描分析;第五,对超声在诊断男性不孕症方面的作用作简单评价。

自然受孕

　　了解受孕的解剖学和生理学原因会发现这是十分错综复杂的过程。一名女性可以在任一指定的月经周期内成功怀孕,这可堪称是自然的奇迹。在理想情况下,怀孕是作为多事件叠加的结果自然发生的(图12-2)。足够数量且有活力的精子必须在最佳受孕期,某个合适的时刻被存放进阴道内,因为这一时期干净顺滑的子宫颈黏液可以使精子经由子宫颈顺利进入子宫腔内。精子需经过整个子宫腔,进入输卵管的壶腹部。同时卵子从卵巢的卵泡中释放,经由卵巢表面进入输卵管伞端,最终进入输卵管的壶腹部和精子接触。而精子和卵子的结合必须在这里进行。由此产生的受精卵不断进行分裂,发育成胚泡,胚泡经由整段输卵管,在受精 4～5 天后最终到达子宫腔。并且,子宫内膜必须为支持和滋养植入的胚泡做好准备。胚泡的植入必须触发子宫内膜经受滋养层的变化,从而促进一个胚胎绒毛膜囊和一个羊膜囊的发育。胚胎必须在羊膜囊中发育,这个胚胎必须发育有活动的原始心血管搏动,进而继续发育成长为可以存活的胚胎,以形成一个健康的单胎足月新生儿。如果所有这些事件均发生,一名女性就可以以自然理想的方式怀孕生产。当夫妻向不孕专家寻求帮助时,咨询是第一步,必须确保以上这些程序均有序开展。进行这样的咨询后,夫妻就有可能自然怀孕。

　　如果这些程序当中的一步甚至更多步失败了,这对夫妻就不能通过完全自然的过程怀上孩子。然而考虑到医学的进步,这并不会阻断这对夫妻孕育孩子的可能性。有许多合适的辅助生殖技术方案可供选择。为了理解超声检查在执行这些技术方案时对不孕症诊断和治疗的作用,了解一些涉及不孕症和辅助生殖的解剖学、生理学、病理学基本概念是有必要的。

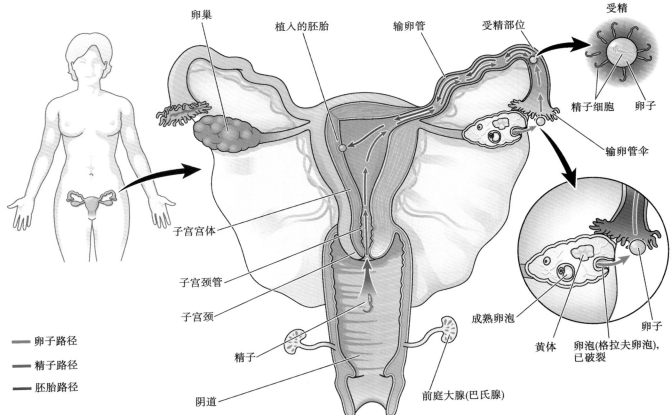

图 12-2　女性生殖系统的原理图显示了受孕的奇妙过程。如图所示,怀孕是作为多事件叠加的结果自然发生的。箭头显示精子和卵子的途径、卵子的受精过程、胚胎的移植过程。来自下丘脑的促性腺激素释放激素(GnRH)启动了这两个周期。GnRH 作用于脑垂体前叶,使它释放卵泡刺激素到循环血液中。为应对卵泡刺激素水平的升高,卵巢中一组初级卵泡开始发育和成熟。这些卵泡将会在约 85 天内继续成长。在每一个基础良好的初级卵泡中会形成充满液体的一个窦腔,它们会在随后的卵巢周期中作为窦状卵泡在超声扫描下可见。当窦泡成熟时,每个卵泡内正在发育的卵子被推向一边,进入被称作载卵丘的复合体中。在一个自然周期中,这些窦状卵泡中的一个最终发育成熟,在卵巢周期的前半段(即卵泡期)变成优势卵泡

卵巢/月经周期

在本节中,涉及生殖系统的生理学内容时,卵巢周期和月经周期一同讲述(图 12-3),因为它们是两个相互关联彼此依赖的周期。典型的卵巢/月经周期持续 28 天,从女性月经的第一天算起,持续到下一次月经的第一天。在一个正常的周期内,卵巢和子宫内膜会随由下丘脑、垂体前叶、卵巢分泌的激素的变化而变化。

这些发育中的卵泡的颗粒细胞(图 12-4)产生雌激素。就在周期中期之前,血液中促性腺激素(促黄体生成素和卵泡刺激素水平)急速上升。在促黄体生成素急升的 36 小时内,优势卵泡破裂,卵子从卵巢中涌出,这就是排卵。排卵大约发生在下个月经周期开始的 14 天前(也就是,28 天周期的第 14 天)。这也开启了卵巢周期的后半段黄体期。破裂卵泡转变成黄体,黄体分泌孕激素进入循环血液中。如果受精在这一周期内发生,黄体会演变为妊娠黄体继续保持活跃

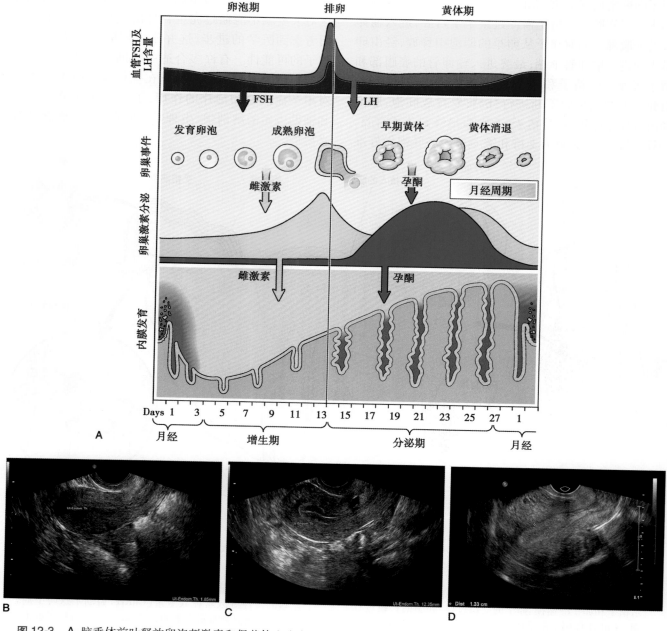

图 12-3　A. 脑垂体前叶释放卵泡刺激素和促黄体生成素进入循环血液。这些激素作用于卵巢组织。卵泡刺激素刺激卵泡成长。而促黄体生成素的急剧上升引起排卵。在卵巢周期的卵泡期,卵巢中正在发育的卵泡释放雌激素(雌二醇)。在卵巢周期的黄体期,黄体释放孕激素进入血液。雌激素和孕激素作用于子宫内膜组织。根据周期不同的时段,子宫内膜呈现出不同的形态。月经期子宫内膜(B)很薄,而增生期子宫内膜(C)有三层结构。而分泌期子宫内膜(D)则呈强回声增厚

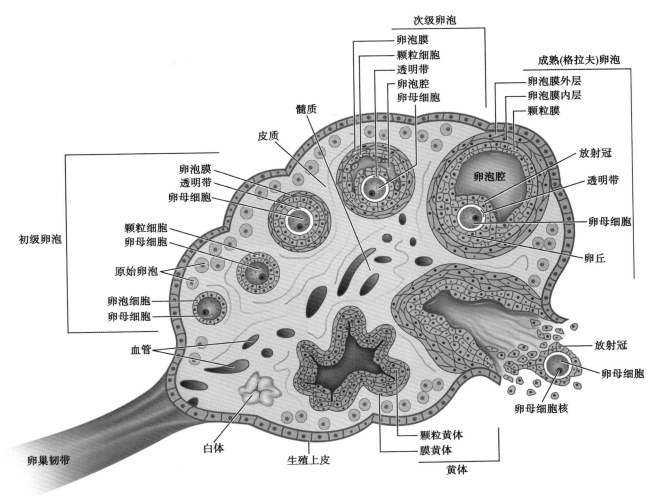

次级卵泡

卵泡膜
颗粒细胞
透明带
卵泡腔
卵母细胞

成熟(格拉夫)卵泡

卵泡膜外层
卵泡膜内层
颗粒膜

髓质

皮质

放射冠

卵泡膜
透明带
卵母细胞

卵泡腔

透明带

卵母细胞

颗粒细胞
卵母细胞

卵丘

初级卵泡

原始卵泡

卵泡细胞
卵母细胞

血管

放射冠

卵母细胞

卵母细胞核

卵巢韧带

白体

生殖上皮

颗粒黄体
膜黄体

黄体

图 12-4　卵巢卵泡生长示意图：卵泡起源、生长、破裂，黄体形成、衰退的事件进程。闭锁卵泡是退化和衰亡的标志

分泌激素。如果这一周期内未受精，黄体会在排卵8～10 天后开始退化。

和卵巢周期同时发生的还有子宫内膜的月经周期（图 12-3 和图 12-5）。这一周期开始于前一周期的子宫内膜的脱落。这是月经周期当中的月经期，通过超声扫描可以看到，子宫内膜在月经期是最薄的（见图 12-5A）。当前一周期的子宫内膜脱落，由发育中的卵泡产生并分泌进入血循环的雌激素，促进子宫内膜进入一个新的增生。这就是子宫内膜周期的增生期。在这一时期，超声扫描显示子宫内膜有三层，呈现"三线征"（见图 12-5B）。在排卵阶段，内膜同时处于增生期和分泌期，超声扫描子宫内膜呈现多种变化。排卵后，由黄体分泌孕激素，逐渐升高的孕激素促使子宫内膜进入分泌（见图 12-5C），子宫螺旋动脉扩张。腺体细胞储存肝糖的数量上升，子宫内膜发育至最大厚度，从而为潜在的胚泡移植做准备。超声扫描显示，子宫内膜在这一阶段是一个

厚的均质的强回声双层结构。在超声扫描图中，一根纤细的强回声宫腔线分开了两层。如果受精没有发生，则雌二醇和黄体酮水平下降，子宫内膜组织退化，并随着月经排出体外。尽管子宫内膜脱落，月经出血是这个过程的终端，月经的第一天也即是月经周期的第一天。

总体而言，在卵巢/月经周期的前几天，在前一个周期开始发育的卵泡继续生长，逐渐变成窦状卵泡，而在前一周期生长的子宫内膜组织从子宫脱落。在雌二醇水平的影响下，子宫内膜增殖。在周期中期，促黄体激素的急剧上升触发排卵。在周期的后半段，如果有怀孕可能，卵巢黄体所分泌的高水平黄体酮会使得子宫内膜进入分泌期。如果没有受精，子宫内膜会在新周期开始时脱落。从超声扫描图上看，子宫内膜在月经期组织脱落时很薄，在增生期变为三层且加厚，在分泌期变为同质的强回声双层结构，且厚度增至最大。

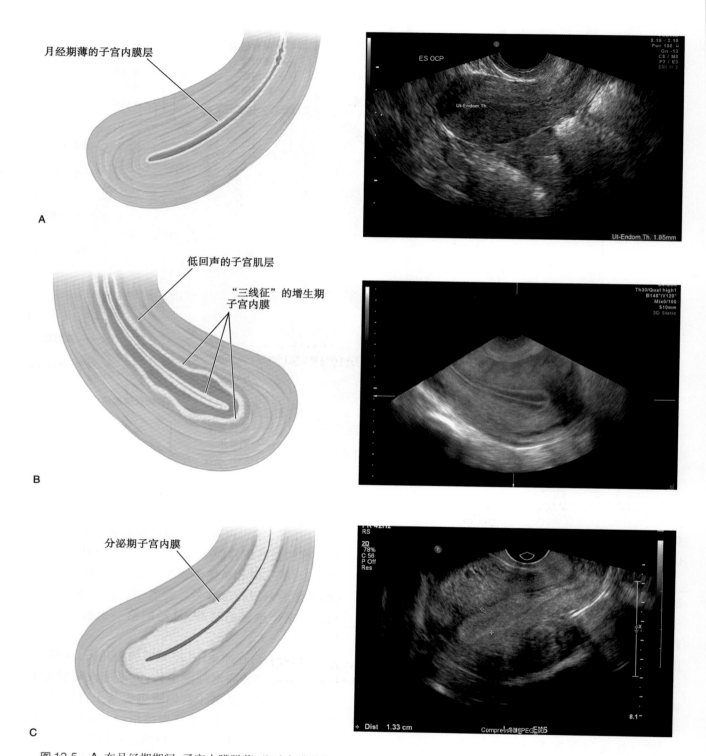

图 12-5 A. 在月经期期间,子宫内膜脱落,此时内膜最薄。B. 增生期的三层子宫内膜(注意这位特殊病患的子宫后屈)。在增生期期间,子宫内膜有三层。当时间从排卵期前过渡到排卵期后,子宫内膜会呈现出多种表现。C. 分泌期强回声子宫内膜。排卵之后子宫内膜组织进入分泌期,在这期间子宫内膜增至最大厚度为胚胎植入做准备。在纵轴进行扫描从而测量子宫内膜的厚度,同时注意要除外低回声晕。它本质上来说属于子宫肌层而不是子宫内膜。测量卡尺应放置在子宫内膜外部的高回声范围内。(由于华盛顿放射协会提供)

卵巢的超声扫描评估

常规的经阴道超声可以很好地观测到卵巢（图 12-6 和图 12-7）。在对不孕症患者进行初步筛查扫描时，超声扫描有助于分析卵巢的大小、窦卵泡数目及整体外观。

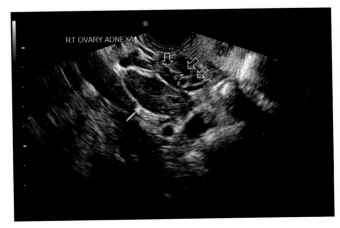

图 12-6　正常卵巢（直箭头），无超声可见的卵泡。位于卵巢内侧的子宫具有明显的脉管系统（空心箭头）。（图片由 Washington Radiology Associates，Washington，DC 提供）

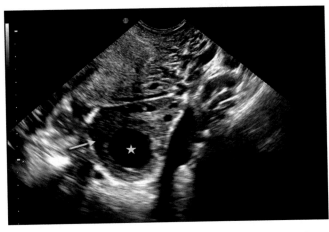

图 12-7　正常卵巢（直箭头），可见单个成熟卵泡（星号）。（图片由 Washington Radiology Associates，Washington，DC 提供）

为开展对卵巢的经阴道内超声，技师首先定位子宫作为参考，然后沿着纵轴从左边扫向右边的附件，再移向旁边盆腔髂血管定位每个卵巢。在筛查声像图中，需从纵轴和冠状面认真检查每个卵巢及其邻近区域。要记录下纵轴、矢状前后位（AP）及每个卵巢的冠状面测量，要注意到是否有囊性结构或病变。生理测试和生化检验也可以辅助超声检查分析女性排卵期前后的变化。

最终要排出去的卵泡（ovarian follicles）源自一组生长卵泡，而这些生长卵泡又源自原始卵泡池。在不同发育阶段有三种不同类型的卵泡，分别是原始卵泡、早期成长卵泡、窦状卵泡（antral follicles）。在一个自然周期的 5 天内，当卵泡液增加时，超声图像显示，小型的窦状卵泡在卵巢皮质中呈无回声结构。从它们的大小和增长率来看，窦状卵泡与其他卵泡是有所区别的。在这个自然周期中，继续往闭锁卵泡方向发育的早期成长卵泡极少会超过 10mm，因此当观测到一个大卵泡时，就意味着优势卵泡已经出现（图 12-7）。一个自然周期内，在排卵前的 4 ~ 5 天，优势卵泡每天增长约 1 ~ 2mm。单个优势卵泡直径的增长是与血雌激素的上升成比例。排卵时，一个自然周期里优势卵泡的平均直径大约是 15 ~ 25mm。

女性卵巢的窦卵泡数目（AFC）和卵巢容积随生育期进展有所下降。对女性进行不孕症的诊断检查时，检测卵巢储备是非常有利的，女性卵巢储备指的是体内剩余卵泡的数量。然而，涉及评估卵巢储备的生化检验和影像学检查的灵敏度、特异性以及预测价值，依然存在很多问题。卵巢储备功能下降的女性仍有正常的月经，但与同龄女性相比，其潜在生育能力和对卵巢刺激的反应度更低。这并不表示卵巢储备功能下降的女性不能受孕。相反，对卵巢储备情况的把握有利于患者选择不孕症治疗方案。AFC 随女性年龄而变化，可用于女性相较于同龄人的卵巢储备有个总体把握。AFC 仅有 3 ~ 4 个（两个卵巢的总数）的女性很可能对 COH 方案，其卵巢反应欠佳，进而有不会受孕的可能。有报道尽管窦卵泡的数量可以预测卵巢对 COH 的反应度，但在分析生育概率（即成功怀孕潜力）时窦卵泡的质量才是考虑的重要因素。超声有助于通过对卵巢体积和 AFC 的估测从而预计卵巢储备功能（图 12-8）。

布罗克曼等人建议使用扫描方案来确定 AFC。超声技师使用高频阴道探头扫描每个卵巢（最低 7MHz），定位便于测量卵泡最大尺寸的平面。

系统扫描每个卵巢，从平面的一边到另一边。测量卵泡的两个维度，在卵泡的内部超声透过边界进行测量。取两个测量值的平均值获取卵泡平均直径。将左右卵巢中所有直径在 2 ~ 10mm（图 12-9）之间的可辨别窦卵泡个数相加。计算直径在 10mm 左右的无回声结构，然后将这个数值从总数中减去。最后的结果就是测算卵泡两个维度得出的 AFC。考虑到连续性，应该在自发性月经开始的 2 到 4 天之间对 AFC 进行测量。

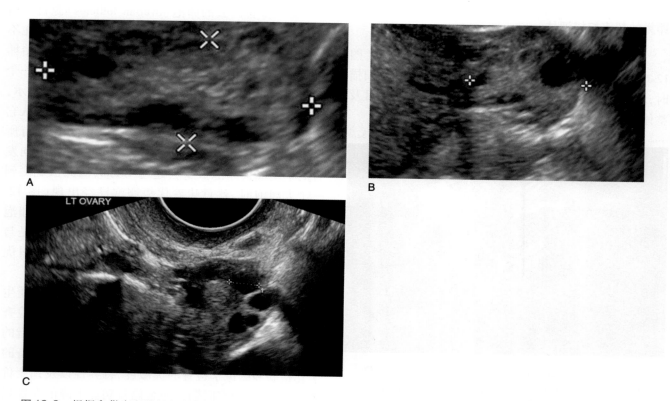

图 12-8　根据卵巢容积进行的卵巢储备功能估测。通过矢状切面扫描（A）测量卵巢长度和高度，通过横向扫描（B）测量宽度。通过长度×高度×宽度×0.52 的公式可得到卵巢容积。C. 显示 AFC 要特别注意测量 2 ~ 10mm 卵泡数量

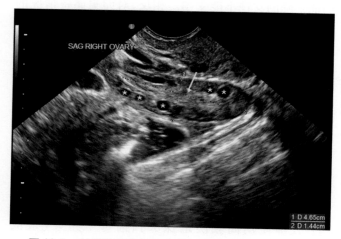

图 12-9　经阴道超声检查卵巢周边皮质多个小窦状卵泡（标星处）。光标测量卵泡的长径（1D）和横径（2D）。卵巢中心区域髓质回声增强（箭头处）是它的结缔组织。（由华盛顿放射协会提供）

超声有助于检测排卵功能障碍。在某些周期里，雌激素达到峰值、促黄体激素（LH）急增、卵泡的发育和破裂几个事件之间并不协调。在这样的情况下，卵泡直径通常小于 14mm，要么提前破裂，要么停止生长进入闭锁阶段，这个过程可以通过超声监测到。

超声可检测导致女性不孕症的卵巢的囊性病变和实性病变。停止排卵的一个常见致病因素是多囊性卵巢综合征（PCOS）。这个症状和不规律的月经周期时间，以及多毛、脱发、痤疮为表征的雄激素水平升高，在多囊性卵巢的患者这些症状是相互关联的。

患有 PCOS 的卵巢（图 12-10，见图 8-39B）体积会扩大（通常是正常尺寸的 2.8 倍），并且和正常卵巢相比，生长卵泡和闭锁卵泡的数量有所增加。当多囊性卵巢中的卵泡只发育不排卵时，多囊卵巢通常会有小于 10mm 的多个卵泡，分布在卵巢的外围，形成"串珠样"的形状。另一种卵巢病变是子宫内膜异位症（图 12-11）。卵巢子宫内膜异位囊肿的出现会影响生育能力。

前面简短提及过这些病变，这章不会对卵巢中常见的实性或其他疾病，例如皮样囊肿、出血性囊肿或其他复合性囊肿（图 12-12 ~ 图 12-14），进行进一步的详述，这些会在其他章节详细介绍。

子宫的超声扫描分析

在不孕症的诊断中，对患者子宫的筛查，包括对子宫结构异常以及子宫相关疾病的观察，重点关注子宫颈、子宫内膜、子宫肌层和输卵管。本节将讨论这些部位的超声扫描分析。

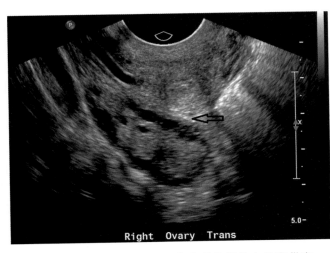

图 12-10　超声检查显示患有多囊卵巢的女性卵巢在周边皮质的小囊肿的"串珠样"外观。（由美国乔治华盛顿大学医院提供）

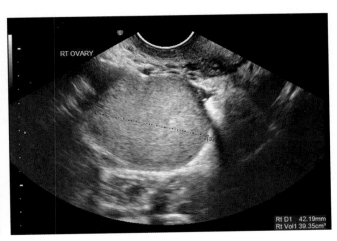

图 12-11　卵巢上的子宫内膜异位病灶。这个内部回声减低和后方回声增强的囊肿即子宫内膜异位囊肿。（图片来源于美国威斯康星州沃瓦托萨通用电气医疗集团）

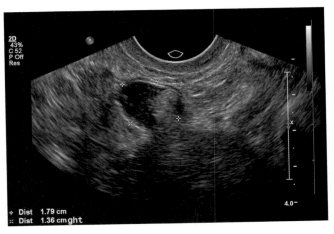

图 12-12　皮样囊肿。（图片来源于乔治华盛顿大学医院）

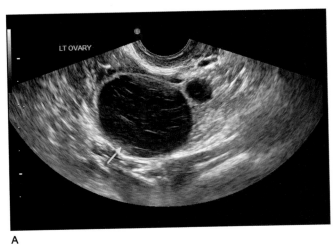

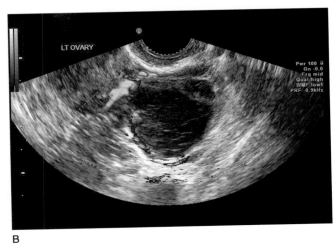

图 12-13　A. 卵巢出血性囊肿的二维灰阶图像（箭头处）。B. 能量多普勒图像显示囊壁血流。（由华盛顿放射协会提供）

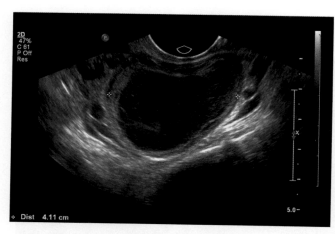

图 12-14 复合性卵巢囊肿。(图片来源于乔治华盛顿大学医院)

子宫颈

通过经阴道超声扫描可观测到子宫颈和子宫颈管(图 12-15)。首先,在纵轴平面将声束平面平行于子宫内膜,从底部到子宫颈扫查子宫内膜,然后声束角度或向下或稍退出探头以获得子宫颈的最佳观测视角。在纵轴和冠状面扫查来分析子宫颈。

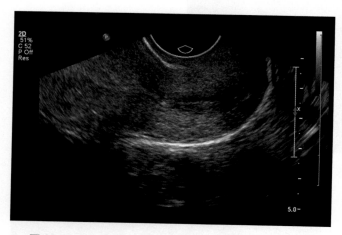

图 12-15 经阴道超声矢状切面显示宫颈。(图片来源于乔治华盛顿大学医院)

常规的子宫颈检查包括子宫颈黏液,它是月经中期的生理性变化,从外口延展到子宫腔,排卵期前雌激素升高水平的反应。子宫颈黏液的缺乏可以归因于手术创伤、与己烯雌酚相关的病变、排卵功能障碍或者药物因素。尽管宫颈因素很少直接造成不孕症,但它可以阻止精子进入子宫腔。

对子宫内膜的超声扫描分析

子宫内膜在超声扫描下很容易显现。要扫描整个子宫腔,并子宫内膜的厚度进行测量(见图 12-5)。

在纵轴进行扫描从而测量子宫内膜的厚度,同时注意要除外低回声晕,它从本质上来说属于子宫肌层而不是子宫内膜。测量卡尺要放置于子宫内膜外部的高回声范围内,一个位于子宫腔前部,另一个则位于后部。换句话说,这个测量包括对包围子宫腔的子宫内膜进行扫描(前部和后部)。月经周期期间,经历过周期变化的子宫内膜会在厚度和形态上有所变化。子宫内膜包括两层,即基底层和功能层。月经周期的激素波动导致了功能层的变化。女性在生育年龄阶段,月经周期里正常的子宫内膜厚度会在 3~16mm 之间变化。如果育龄期子宫内膜厚度超过 20mm 会有潜在的病变出现。3D 超声技术的进步已经提升了对子宫内膜厚度和容积的分析。

子宫内膜的形态在月经周期的三个阶段超声扫描形态各异(见图 12-5)。月经周期薄型子宫内膜是由于子宫内膜的脱落。它形成了一个薄的带有子宫肌层的会发生反射的界面。经阴道超声可以展示子宫腔内有混合性回声的生理性血液(月经)。分别测量它的前部和后部可以将非子宫内膜测量范围内的部位排除。增生期,子宫内膜增厚,会变成典型的三层。这个时候会出现最佳受孕期。所有三种子宫内膜形态均会在排卵期前期出现。在分泌期期间,子宫内膜回声增强,厚度增加,子宫内膜从增生期的三层外观向分泌期的均质高回声双层厚型内膜改变。

尽管超声检查有助于分析子宫内膜,涉及超声检查发现的临床应用时仍存在问题。由于子宫内膜对胚胎的成功移植至关重要,要尤其重视对子宫内膜的超声扫描。某些针对由激素导致的不孕症的治疗之所以失败是因为子宫内膜没有对胚胎的接受能力。这里将讨论研究者针对子宫内膜的研究兴趣,包括内膜厚度、血流、蠕动、宫腔内病变的存在、宫腔内液体的存在。

子宫内膜厚度小于 7mm 可预测低着床率。然而,尽管研究者已经发现子宫内膜厚度和不孕症治疗方案成功率之间有关联,但它们之间的具体联系还有待探索。

月经周期期间血流动力学会发生特征性变化。研究表明多普勒超声检查有助于分析血流变化并能记录到宫腔灌注的生理性变化。子宫动脉的频谱多普勒发现有助于预防胚胎移植的不利环境。尽管频谱多普勒也有助于预测到不利于着床的低接受度,但尚未发现有助于预测子宫内膜的高接受度的相关指标。

研究者现在对超声和 MRI 可见的子宫内膜的蠕

动现象兴趣浓厚。经阴道超声检查已经观察到女性在月经周期中期子宫内膜和子宫肌层的蠕动会加剧。这些蠕动运动很可能会推动精子向输卵管前进。通过常规的经阴道超声检查，以及 MRI、子宫输卵管造影技术、生理盐水输注宫腔声学造影技术（saline-infusion sonohysterography，SIS）和 3D 或 4D 超声，可以对宫腔内病变（图 12-16 ~ 图 12-19）进行评估。

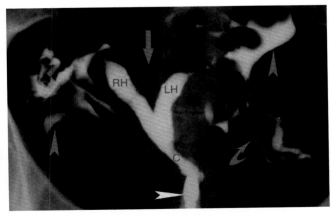

图 12-18　纵隔子宫。子宫输卵管造影术显示子宫腔被肌性隔膜（箭头处）所分离的两个角状物（RH 和 LH）左输卵管精细的管腔被很好地展现（弯曲箭头处），而右输卵管的管腔则因为叠加对比而掩盖。溢流进入腹腔的对比是很明显的（红色箭头处），证实了输卵管的通畅。插管置入子宫腔后将碘对比剂注入子宫。（引自 Brant WE，Helms C. Fundamentals of Diagnostic Radiology. 4th ed. Philadelphia：Wolters Kluwer；2012. Figure 34-3.）

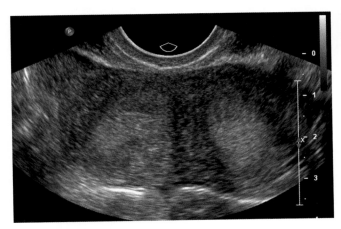

图 12-16　经阴道超声检查中 2D 横向平面上的纵隔子宫

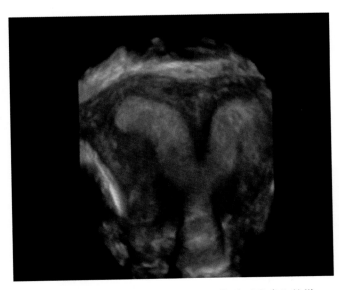

图 12-17　经阴道超声检查中 3D 冠状平面重建上的纵隔子宫

病变可能是源于子宫内膜，也可能是其下方的子宫肌层。SIS 可以对子宫腔内和子宫肌层的异常情况进行观察以发现子宫内膜病变，包括息肉、肌瘤、粘连、子宫内膜增生和癌。不论是否经过不孕症的治疗，任何临床发现的显著的宫腔内异常都可能会降低怀孕的可能性，增加流产的风险。因此，在诊断夫妻不孕症时对子宫腔的分析尤为关键。

经阴道超声检查也有助于探测到子宫内膜息肉以及黏膜下肌瘤。子宫内膜息肉的典型特征是通过彩色多普勒观测到息肉组织的血管和高回声的腔内病变。

通常子宫内膜是由不同成分构成的，要注意它强回声的不规律性。通常子宫输卵管造影（hysterosalpingograms，HSG）可以鉴别这些异常。SIS、3D 或 4D 超声可以对这些进行诊断。席汉综合征（Asherman 综合征）由子宫内粘连进一步发展而来，后者是由于流产后清宫手术、盆腔炎（PID）、子宫手术（剖腹产或子宫肌瘤切除术）或可能伴有月经过少或无月经合并症的结核等导致的。HSG 是识别子宫腔粘连综合征的首选方法，因为粘连在子宫内膜腔内得以显示。子宫内粘连在分泌期的厚型子宫内膜里显示缺损，或子宫内粘连会显示为无回声的子宫内膜。但是尽管会出现子宫内粘连，子宫内膜仍显示为正常（图 12-19）。

经阴道超声检查，可以观察到以月经或血液形态出现的生理性宫腔内液体。宫腔内黏液的生理性存在可能伴随着周期中期子宫内膜的变化。宫腔内血液在周期的第一周可以清楚显示。除了上述这些情况，子宫内膜内的液体被认为是致病性的。胚胎移植期间着床失败和腔内液体存在有关，液体存在时临床通常会延迟胚胎移植。这种情况下，需冷冻胚胎以备未来的使用。尽管着床的几率显著降低，但据报道，胚胎移植后立即用导管引流液体（图 12-20）有助于移植成功进行。

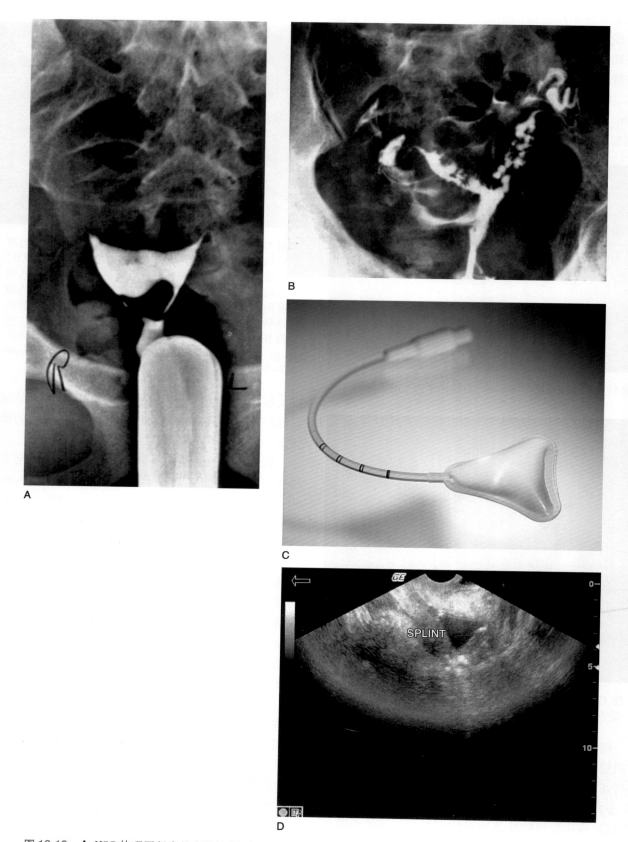

图 12-19　A. HSG 体现了很大的充盈缺损,实际上将子宫分成了两个腔。这幅图片高度提示子宫粘连。B. 显示中度子宫粘连的 HSG。C. 预防粘连形成的库克气球子宫内支架;以及支架的超声扫描图。D. 粘连松解术之后立即置入的库克气球子宫内支架

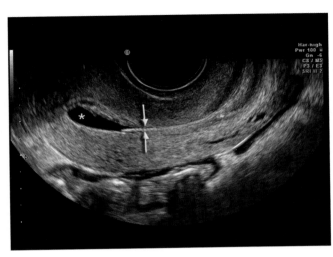

图 12-20　腔内积液（标星处）应该在胚胎移植前被移除。强回声线代表的是导管（箭头之间）。（图片来源于美国威斯康星州沃瓦托萨通用电气医疗集团）

对子宫肌层的超声扫描分析

通过经腹部对子宫进行超声扫描能够很好得观察到子宫肌层，经阴道的扫描观察效果更好，但这些技术在对不孕症的子宫结构性致病因素的诊断中起到辅助作用。对超声研究者来说，SIS 能够成为不孕的超声检查项目之一，是因为其可使得我们对子宫肌层和子宫内膜的致病因素有所区分，并有助于对造成不孕症的一些子宫畸形进行分析。MRI 在诊断子宫的结构异常方面是一种极好的非侵入性成像方式，特别是在观察子宫浆膜层或宫腔内隔膜时。

3D 超声在评估子宫畸形方面十分有用，很多研究中心发现 3D 超声成为评估子宫畸形成像方式的首选。而在不使用 3D 超声的医疗机构，诊断子宫和输卵管异常的首选成像方式是 HSG。这是对女性不孕症进行常规性评估时所采取的研究方式。

子宫疾病和异常情况在本章节只是被简要提及，本书的其他章节会对它们详细论述。

子宫的结构异常，包括先天性异常、子宫肌瘤、子宫腺肌症（图 12-21 和图 12-22），若影响到胚胎移植就会对不孕症有影响。增加女性流产风险的纵隔子宫不能被常规超声检查观察到，但可以通过 3D 超声被诊断出，如果子宫的冠状平面数据重建显示出隔膜。纵隔子宫可以经外科手术切除。从而增加女性足月妊娠的可能。子宫黏膜下肌瘤可以从几个方面导致不孕症，扭曲子宫腔的形状，干扰子宫/子宫内膜血流，堵塞输卵管开口，或阻止着床。通过手术移除黏膜下肌瘤可以提高临床妊娠率。

子宫肌腺症（存在于子宫肌层的子宫内膜组织）（见图 12-22）可以和其他病理共存，包括子宫肌瘤、子宫内膜异位症、子宫内膜增生。它可以以弥散型或腺肌瘤型体现。MRI 已被证实在诊断中有效。腺肌瘤的多种形态均可成像，包括不同病变中的多发囊肿。保胎受限是由于子宫内膜和子宫肌层之间存在病理交界区，该区域可以通过超声检查就可观察到，尽管使用 MRI 效果更佳。异常的病理交界区可以损坏子宫内膜功能，如精子传输时的蠕动、胚胎植入的接受度。尽管针对子宫腺肌症的治疗通常包括切除子宫，但最新的手术有望提升患有严重子宫腺肌症女性子宫的蠕动能力，进而保留子宫。

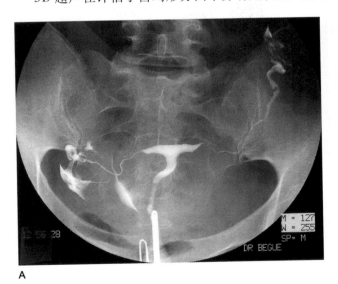

A

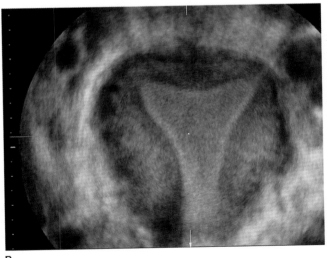

B

图 12-21　A. HSG 体现了一名受到己烯雌酚影响的女性的 T 型子宫。B. 超声三维重建，反映正常子宫腔的形态。（图片来源于美国威斯康星州沃瓦托萨通用电气医疗集团）

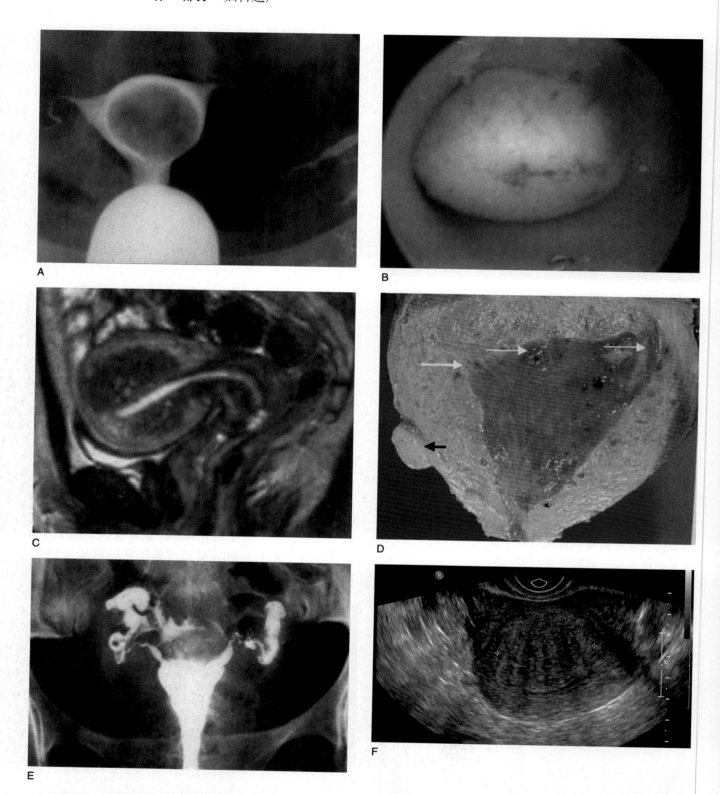

图 12-22　A. 使用水溶性造影剂的 HSG 展现了子宫腔内一个大而平滑的充盈缺损,它是由黏膜下肌瘤导致的。这项检查方法是非特异性的,造影前的超声检查可以认为它是由平滑肌瘤造成。B. 宫腔镜下的黏膜下肌瘤。C. MRI 矢状 T2 加权图像展示了包含有以子宫腺肌症为特点的卵圆形高信号灶的加厚交界区。D. 子宫大体病理解剖图子宫切除术的肉眼可见照片展示了子宫肌层不规律的增厚,这是子宫腺肌症特有的表现。多个有深蓝色变色现象发生的子宫肌层病灶标记出了子宫腺肌症的位置(白色长箭头处)。黑色短箭头指示的是一个小的平滑肌瘤。E. 子宫腺肌症的一个直接征象是发现很多小的囊腔,见图 11-26。它的间接标志则被称为“大号直立”,如这幅子宫 X 线片所见。F. 子宫腺肌症的经阴道超声扫描图。(由乔治华盛顿大学医院提供)

对输卵管的超声扫描分析

若没有输卵管积水或输卵管积脓存在,常规超声难以显示正常输卵管,但科技创新正在改善这一局限。输卵管闭塞或损坏使得很多女性需进行不孕症治疗。

腹腔镜检查术是金标准,而 HSG 则是评估输卵管通畅度的首选成像手段,因为它是微创性的。在一些研究中心,SIS 在分析输卵管通畅度时发挥着日益重要的作用。技师将生理盐水灌注入子宫腔,通过对盆腔内液体来评估输卵管通畅度。若没有障碍物,注入子宫腔的生理盐水就会从输卵管伞端流出。通过对盆腔液体流动情况的可视化可以对至少一侧输卵管进行诊断。彩色或频谱多普勒技术可以增加对输卵管流出液体的可视化。在造影剂允许使用的地区,多普勒评估技术(图 12-23)被进一步重视。这项技术的一个限制在于输卵管的外形,它与输卵管功能相关,但不能够借助 SIS 观察到。

为开展针对输卵管积水的女性的不孕症治疗,研究者大胆引入了尚未被临床认可的一项程序创新,该程序起先是用于女性避孕的。将 Essure 微型插入导丝放入输卵管,刺激组织生长从而在胚胎植入子宫前有效堵塞输卵管,通过这种方式,提升了试管受精-胚胎移植的治疗效果。

对男性不孕超声扫描分析

若想实现受孕,精液参数(即精子密度、精子活力、形态)必须足够。不孕夫妻常规的检查包括伴有精液分析的精子质量评价。导致精液质量低的因素有很多,包括睾丸衰竭、先天性或感染导致的输精管堵塞、精索静脉曲张、系统性疾病和特发性原因。其中精索静脉曲张是和男性不孕最常联系到一起的病变,在诱发男性不孕的病例中占有很高比重。

临床上明显的精索静脉曲张可通过体检诊断,无需超声检查。临床症状不明显的精索静脉曲张可以通过超声观察到,但通常是更大更明显的精索静脉曲张和不孕症有关。当体检结果不确定时,阴囊超声扫描是唯一有意义的。将高频探头(7 ~ 12MHz)朝向睾丸头侧进行扫描,可以观察到无回声结构的精索静脉丛的静脉。精索静脉曲张以睾丸上方较多管型"蠕虫袋"外观为特征(见图 12-24)。测量超声扫描图上的血管直径。患者被要求屏住呼吸压下腹部(也就是要运用堵鼻鼓气法),试图使血管膨胀。无论是否采用堵鼻鼓气法,测量到 3 条以上静脉超过 3mm,即可诊断为精索静脉曲张。

由于左侧精索静脉回流至左侧肾静脉的,左侧精

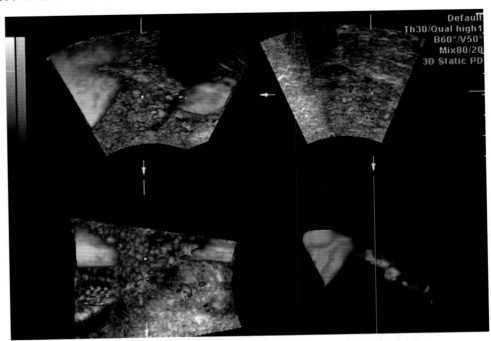

图 12-23　采用生理盐水输注子宫输卵管造影技术加彩色多普勒技术评估输卵管通畅度。在注入等渗盐水后用 3D 能量多普勒对子宫腔进行扫描(翻印自 Kupesic S,Plavsic BM)。3D 能量多普勒渲染可以对子宫腔的三角形状和输卵管的近端部分(右下)进行评估。(引自 Kupesic S,Plavsic BM. 2D and 3D hysterosalpingo-contrast-sonography in the assessment of uterine cavity and tubal patency. Eur J Obstet Gynecol Reprod Biol. 2007;133[1]:67. With permission from Elsevier.)

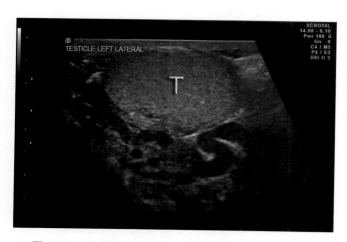

图 12-24　矢状位扫描展现了睾丸头部精索静脉丛内精索静脉曲张的"蠕虫袋"外观。T,表示睾丸。(图片来源于华盛顿放射协会)

索静脉曲张更为常见。右侧的精索静脉是直接进入下腔静脉。精索静脉曲张存在时,精液参数通常会出现异常,精子密度和精子活力降低,形态发生改变。阴囊温度、激素异常、生化因素、免疫因素共同作用也有可能会增加男性不孕的可能。

不孕症的治疗:辅助生育的多种不同方式

生育治疗的范畴在 1978 年试管婴儿路易斯布朗的出生后已经发生了极大的变化。它宣告了不孕夫妻通过临床手段生育孩子的重大技术突破。自此,IVF 在全世界推广。本节会对不孕夫妻可采取的治疗方案进行概述。

生育治疗可能仅针对女性规律性生活或进行宫内人工受精(IUI)后对卵巢中卵泡的控制性促排卵。或者生育治疗涉及从成熟卵泡中提取卵子后的一系列附加方案。因为控制性促排卵不涉及对卵子的处理,在技术上它不列为辅助生殖技术,而后者属于。

如果一对夫妻不孕症的潜在病因不明,或是由于轻型的男性不孕,可以在卵泡刺激后进行 IUI。轻型男性不孕的典型症状是不太符合标准的精子密度、活力或形状。IUI 是在女性排卵期进行常规盆腔检查时将预先清洗的精子放进女性子宫腔。如果 IUI 未能受孕,或精液分析中精子质量差,或输卵管病变(堵塞或积液),较多夫妻会接受 IVF。

进行 IVF 之前(见图 12-25)要先进行控制性促排卵,并从成熟卵泡中取出卵子。取出卵子要在经阴道超声的协助下进行。活检针附着在经阴道探头上,从而在超声屏幕上可视,进而可以对卵泡穿刺术进行实时指导。因为超声不能够观察到卵子,将每个卵泡内

的卵泡液吸进一个容器,在相邻的胚胎实验室内对其内的卵子做更微观的评估。

一旦卵子从女性卵泡中提取,辅助生殖的可能性就会增大许多,尽管有些极少使用。卵子可以冷藏保存以供后期使用或立即使用。在被称为配子输卵管内移植(GIFT)的治疗技术(极少使用)中,卵子同精子一同被注入女性输卵管(图 12-26),之后的一切按宫内人工授精那样继续。另一方面,受孕可以在试管中进行,把卵子和精子共同放置在培养皿中,这样受孕是在体外发生的。产生的受精卵经由合子输卵管内移植(ZIFT)的技术被引入女性输卵管(现在很少使用)。移植之后,其余的一切自然进展,受精卵经由输卵管逐渐进入子宫腔,从而在子宫内膜着床,自此怀孕便可在自然条件下进行。IVF 之后更为常用的程序中,胚胎需要发育几天,然后经阴道移植入子宫(图 12-27)。总之,IVF 技术并胚胎移植技术(ET)是标准的临床实践,而 GIFT 和 ZIFT 不经常使用。

如果一对夫妻不孕症的治病因素是由于男性因素(也就是精液分析中精子数量少,活力下降或形状异常),精子使卵子受精的能力就会下降。但幸运的是,对于这类不孕夫妻,可采取精子卵浆内注射技术(ICSI),它涉及将精子注射入卵细胞的细胞浆中,从而增加卵子受精的可能性,进而进行随后的胚胎发育。

如果一对不孕症夫妻的致病因素是子宫异常或妨碍女性怀孕的病变,这对夫妻仍可以使用他们自己的精子和卵子,使用妊娠载体拥有生物学意义上的子女。或者,捐献的精子和卵子也可以通过试管受精-胚胎移植(IVF-ET)解决夫妻不孕症问题。冷藏保存的受精卵和胚胎极少是从捐献者夫妇那里取得的。实际上,在之前被认为是不孕症患者的夫妻可能并非完全不孕,而是生育能力低下。临床序贯治疗这些问题,能够帮助夫妻怀孕生子。

依据特定的不孕症研究中心或医疗机构,有各专业人员参与了辅助生殖的过程(图 12-28),包括患者(男性和女性)、生殖内分泌学家、胚胎学家、男科专家、超声技师、超声医师、遗传学家、护士和医生助理、精子或卵子捐献者、心理学家和产科医师,这里仅列举了一些帮助夫妻克服不孕症的跨学科工作人员。患者中有不孕的异性恋夫妻,也有同性夫妻,或者想要建立亲子关系的单亲妈妈。志愿者可以捐献他们的精子或卵子。如果作为妊娠载体为不孕夫妻提供帮助,这名女性要在她自己的子宫内受孕并足月生产。超声技师在不同环境下医疗任务不同。通常超声技师承担对病情的诊断和卵泡的监测,而超声医师

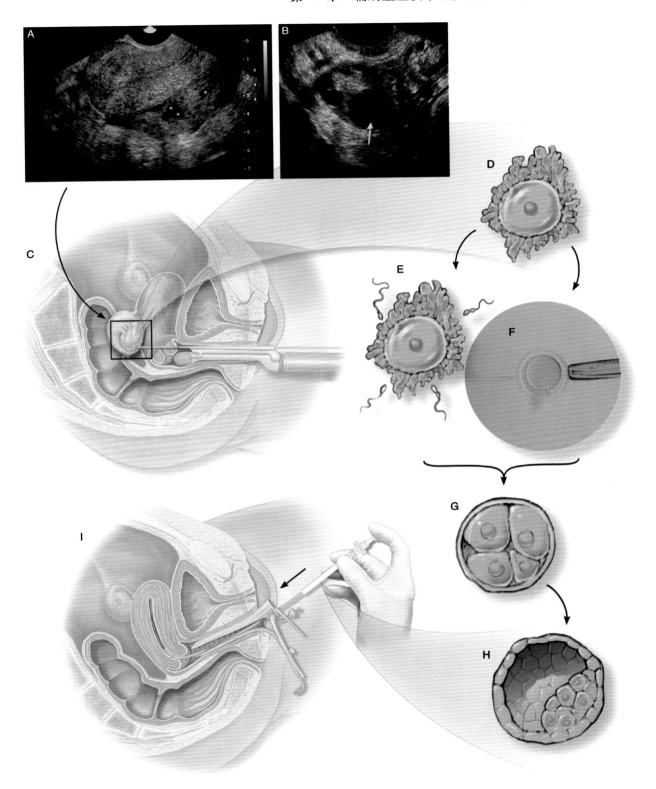

图 12-25 试管受精及胚胎移植（IVF-ET）过程的许多步骤里使用超声检查。卵泡刺激是通过每日注射促性腺激素以优化卵泡发育。经阴道超声帮助对卵泡发育进行监控。一个位于宫体后方陷凹处的未经刺激的卵巢的超声扫描图展示了小型卵泡（A 图标星处）。这幅图则展示了有优势卵泡的卵巢（B 图箭头处）。通过超声引导的经阴道取卵穿刺术（C）。成熟的人类卵子（D）和多个有活力精子（E）通过培养皿培养，精子进入得以受精。多个精子附着于卵子的透明带（箭头处）。精子卵浆内注射受精是通过使用一根细长的玻璃吸管（F）注入单个精子的技术。尽管这项技术是为解决男性不孕发展起来的，但现在已经作为体外受精或试管受精（IVF）疗程的主体部分。将多个胚胎培养至八细胞胚胎大约需要 3 天（G）。内细胞团块（箭头处）形成前囊胚需要 5 天（H）。被选中的胚胎之后被移植入子宫（I）。冷藏保存技术可以保存质量好的胚胎以供未来备孕尝试

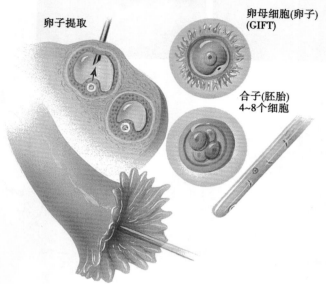

卵母细胞(卵子)提取和配子
输卵管内移植(GIFT)或合
子输卵管内移植(ZIFT)

卵子提取

卵母细胞(卵子)
(GIFT)

合子(胚胎)
4~8个细胞

卵母细胞和精子被引入输卵管壶腹部

图 12-26　GIFT 和 ZIFT。输卵管内配子移植(卵子和精子被嵌入输卵管)或输卵管内合子移植(精子和卵子在体外结合,然后受精卵(合子被嵌入输卵管)。这两个程序如今都很少实施。今天更常见的是,胚胎被直接移植入子宫腔

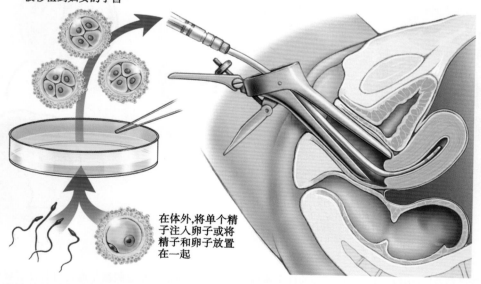

44到72小时后,2~8细胞期胚胎
被移植到妇女的子宫

在体外,将单个精子注入卵子或将精子和卵子放置在一起

图 12-27　胚胎移植。卵子在实验室的培养皿中受精,然后借由导管被直接移植进入子宫。和 GIFT 或 ZIFT 相比,这是更为常见的程序

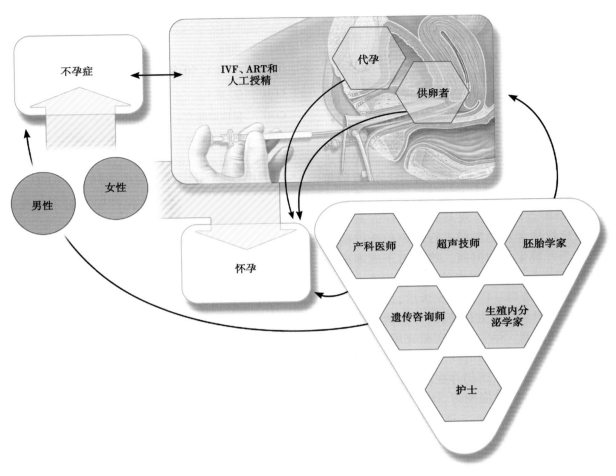

图 12-28　这幅示意图展示了参与接受不孕症治疗后成功怀孕案例的人们

则进行着更为深入的治疗程序。产科医师或放射医师可能执行例如宫腔声学造影技术（SIS）的程序，而生殖内分泌学家则执行阴道内卵泡穿刺术以提取卵母细胞进行胚胎移植。

超声技师对胚胎移植进女性子宫腔提供实时的超声监测。胚胎学家处理的是被提取的卵子、引入精子以受精，以及之后对胚胎的护理和监控。这些工作人员将胚胎带进操作室以将其移植进入女性子宫腔。护士辅助刺激卵巢的治疗，并对术前术后患者提供护理，对不孕夫妻提供咨询。这些跨学科团队共同协作，从而满足寻求辅助生殖夫妻的多方面的需要。

不孕症治疗中的超声检查

不孕症的治疗方案包括以下的一个或多个超声检查：周期早期的基线检测，卵泡期的超声扫描监测，排卵前期的超声扫描评估，对卵巢刺激过度综合征并发症的评估，卵泡穿刺术的超声扫描指导，对胚胎移植的超声扫描指导，对妊娠初期以及

减胎术的记录，对胎儿的超声检查。本节将对这些进行详述。

基线检测

基线检测要在治疗周期的早期进行，在月经期的前几天得到。检查需注意是否有卵巢、子宫或附器的异常状况，以作记录，和在初始治疗前开展潜在监控。

在对卵巢、子宫或附件进行评估时，应注意是否有囊性或实性病变，包括多囊卵巢（PCOs），它通常以多个小型囊肿（小于 10mm）出现，沿着长大的卵巢或正常大小上限卵巢的边缘分布（见图 12-10）。记录上个周期发育的卵泡或这个周期的小卵泡，从而做好降低如卵巢过度刺激综合征（OHSS）等并发症风险的治疗前预防措施。

卵泡期的超声扫描监测

COH 在辅助生殖治疗中起着关键性作用。针对不孕症的大部分病因，治疗的第一步都是对女性卵巢进行刺激以产生单个或多个"优势"卵泡。这也开启

了一系列的治疗方案(见图表 12-2)。经阴道超声检查是直接观测卵泡生长和成熟的重要手段。根据提供治疗的机构和用于 COH 的方案,对卵巢卵泡的一系列扫描均可帮助监控卵泡生长。

对于大部分患有排卵障碍性不孕症的女性来说,治疗的第一步就是使用 CC 或 L 进行诱导排卵。治疗的目标是使单个卵泡发育并排卵。CC 或 L 要使用 5 天,在女性生理周期的第 3、4 或 5 天开始。对患者进行严密监控以发现卵巢无反应、卵巢适当反应或卵巢过度反应。如果反应不适当,个体患者随后的尝试治疗中药物剂量要逐渐递增,或与其他治疗方案相混合。生育治疗机构会在卵泡期进行超声检查以确保卵泡发育适当并确定排卵时间。然而出于成本的考虑,有些机构只会针对特定患者使用超声检查。这些机构会在 CC 或 L 最后一次注入 5 天后,进行一次经阴道超声检查以记录卵泡生长情况,并对诱导排卵的时间作出监控和预测。尽管多项实验并用于生理学、生化和成像路径以确认排卵时间和黄体期何时开始,但目前这些实验的临床应用仍存在问题,并不推荐实际应用。在 CC 或 L 刺激周期内,排卵期前期卵泡的平均直径每天大概增长 2mm。排卵发生时卵泡的直径各不相同,在 20～24mm 之间。如果治疗中含该项,则卵泡平均直径达到 20～24mm 时会使用触发排卵药物。

如果 CC 或 L 没有发挥作用,可以转而使用外源性促性腺激素,例如卵泡刺激素(FSH)作为超刺激药剂,并使用触发药物来诱导排卵。使用外源性促性腺激素的方案需要每天定期进行超声检查。FSH 需每天注射。

疾病相关知识点 12-2 现代生殖技术的缩写词	
首字母缩略词	**具体描述**
ART	辅助生殖技术
COH	控制性促排卵
ET	胚胎移植
GIET(稀有)	输卵管内配子转移
ICSI	卵胞浆内单精子注射
IUI	宫腔内人工受精
IVF	体外受精(试管受精)
OI	促排卵
ZIET(稀有)	合子输卵管内移植

因为无排卵的女性在促性腺激素影响下更容易发育出许多卵泡,她们需要对药物剂量和卵泡发育进

表 12-2　生育治疗的选择排序			
治疗	**用药**	**卵泡**	**受精**
OL	CC 或 L	1	正常性生活
COH	CC 或 L	多个(2～4)	IUI
COH	促性腺激素	多个(2～44)	IUI
COH	促性腺激素	多个;抽吸	IVF-ET

　　CC,克罗米酚酸盐;COH,控制性促排卵;ET,胚胎移植;IUI,宫腔内人工受精;IVF,体外受精(试管受精);L,来曲唑;OL,促排卵

行紧密监控。如果最初的促性腺激素不起作用,那么针对个体患者需要采取其他的治疗方案。对无排卵女性来说,总体目标是诱导单个卵泡成熟,但要避免卵泡过度发育导致 OHSS 和多胎妊娠。对于患有不明病因不孕症的夫妻而言,使用外源性促性腺激素的 COH 提供了超数量排卵(即多卵泡的发育)的一种方法。对接受 IUI 的夫妻而言,治疗目标是同时发育 3～4 个优势卵泡,从而为精子提供授精的多个目标。尽管这个方法增加了怀孕的可能性,它同时也增加了多胎妊娠的风险。对接受 IVF 的夫妻而言,使用外源性促性腺激素的 COH 提供了超数量排卵的一种方法,其目标是在治疗周期内提取 5 个以上的卵泡。

在涉及外源性促性腺激素的治疗方案中,超声扫描监控是非常有必要的。超声帮助评估卵泡生长,并相应调整用药剂量。美国生殖医学协会推荐方案是在治疗 4～5 天后进行超声扫描,并根据反应情况每隔 1～3 天进行再次重复扫描。

对卵泡的测量是通过对每个卵泡的以下 2～3 个指标进行的:长径(L)、前后径(AP)和横径(W)(图 12-29)。将所得数值相加再将总数除以 3,即可得卵泡的平均直径。辅助生殖技术中心的超声扫描机器也可能有软件程序,可以生成所有被测量卵泡平均直径的报告(见图 12-30)。

疾病相关知识点 12-3 排卵时成熟卵泡的平均直径	
周期类型	**排卵时的平均直径(mm)**
促性腺激素刺激周期	16～18
克罗米酚酸盐刺激周期	20～24
自然周期	15～25

一些医疗机构使用 3 个维度,但多数仅取卵泡在最大平面测量所得的两个径线的平均数。为获取这

分卵泡平均直径至少为 15mm 时。在促性腺激素刺激周期里，卵泡成熟时的平均直径（表 12-2）是 16 ~ 18mm；在 CC 或 L 刺激周期里，卵泡成熟时的平均直径是 20 ~ 24mm。而自然周期里，排卵是在卵泡平均直径在 15 ~ 25mm。

最新的 3D 容积采集的技术可以在 COH 治疗方案中提供对卵泡自动化计数和测量。超声技师获取 3D 容积数据库，使用软件来进行自动测量，进而生成每个卵巢中所有卵泡平均直径的完整报告（见图 12-32）。自动化的 3D 采集提升了检测速度，也减少了超声技师的职业性损伤，否则他们会由于高强度且长时间的阴道检查带来肌肉骨骼不适损伤。

排卵前的超声扫描

在此期间，要对卵泡和子宫内膜均进行超声检查以帮助预估患者情况，预测排卵时间，并评估子宫内膜对着床的接受度。当足够数量的卵泡达到成熟的平均直径，使用人体绒毛膜促性腺激素（hCG）这种排卵刺激物以诱导排卵。涉及可以帮助探测黄体期缺陷的超声检查或生化试验，仍有很多问题待解决，黄体期缺陷会影响胚胎成功植入。对子宫内膜的超声检查不能预测移植成功，但研究表明小于 6mm 的子宫内膜厚度可预测低着床率。

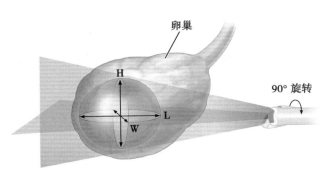

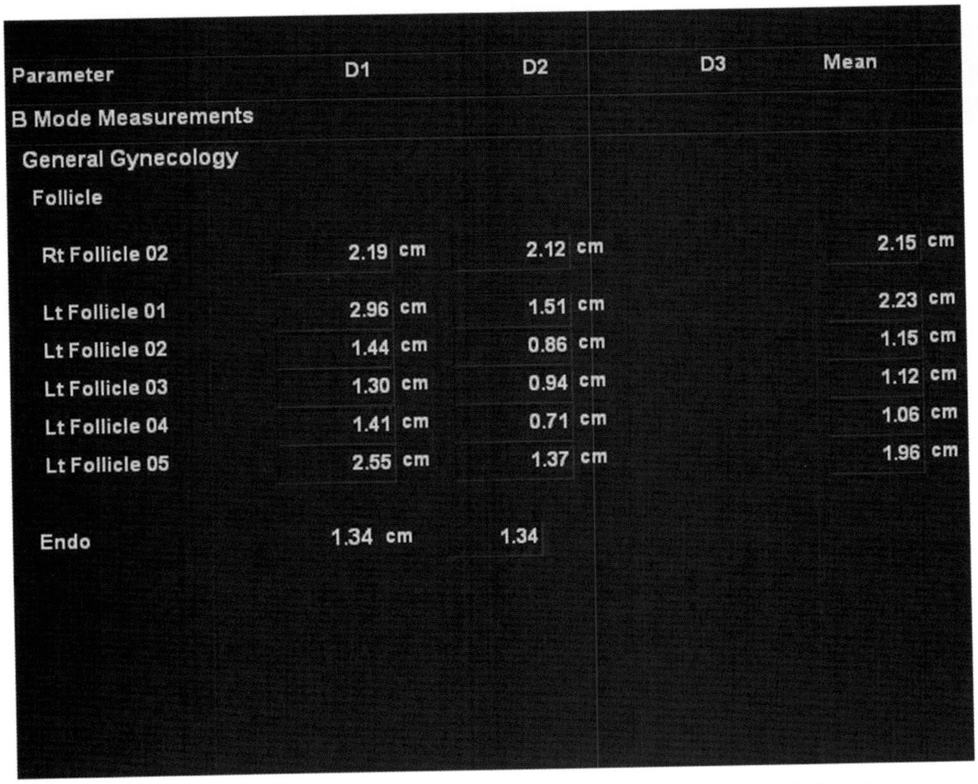

图 12-29　卵泡测量平面示意图，并展示了卵泡测量的方法：卵泡平均直径 =（L+H+W）/3。一些实验室在冠状图像的径向获取长度数值，横向获取高度。还有一些实验室在矢状图像和冠状卵巢的横向测量中获取长度和高度。两种方法均可获得必需的测量数据，然而扫描医师必须要确保获得协议测量数值，并遵循部门测量协议。为提升扫描时间的效率，今天许多实验室仅采用测量卵泡两个维度的不孕症治疗方案

个平面，要实时扫过每个卵泡从而定位最佳测量视角，找到测量的最佳平面。

许多卵泡会处于发育的不同阶段，因为在卵泡刺激素刺激周期里患者通常在发育的不同阶段产生卵泡（图 12-31）。先总体计算小于 10mm 的卵泡数目，再分别去测算每个卵巢中大于 10mm 的发育卵泡的平均直径。对卵泡平均直径的估计有助于定时管理排卵的触发，通常是在优势卵泡平均直径为 17mm，大部

Parameter	D1	D2	D3	Mean
B Mode Measurements				
General Gynecology				
Follicle				
Rt Follicle 02	2.19 cm	2.12 cm		2.15 cm
Lt Follicle 01	2.96 cm	1.51 cm		2.23 cm
Lt Follicle 02	1.44 cm	0.86 cm		1.15 cm
Lt Follicle 03	1.30 cm	0.94 cm		1.12 cm
Lt Follicle 04	1.41 cm	0.71 cm		1.06 cm
Lt Follicle 05	2.55 cm	1.37 cm		1.96 cm
Endo	1.34 cm	1.34		

图 12-30　测量卵泡。机器生成报告。（图片来源于美国谢迪格鲁生育中心）

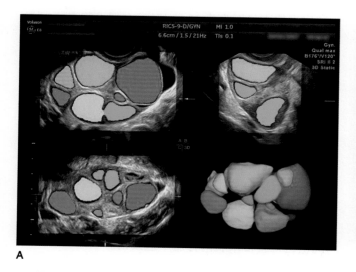

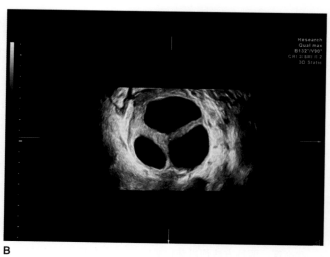

图 12-31　A. 经受刺激卵巢的 3D 容积成像,显示了多个卵泡,以颜色编码。B. 大小在变化的卵泡在图中可见。(超声扫描图片来源于美国威斯康星州沃瓦托萨通用电气医疗集团)

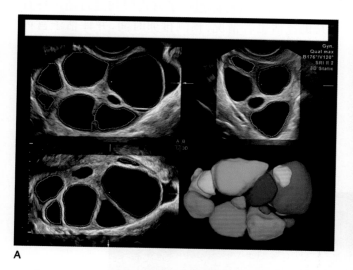

图 12-32 A 的右下为自动生成的报告表格:

Name: SonoAVC3, 3D			Perf. Phys.		
Pat. ID: 034		DOB	Ref. Phys.		
Indication		Sex: Female	Sonogr.		
LMP	Day of Cycle	Gravida	AB		
Day of stim.: 11	Expected Ovul.	Para	Ectopic		

Ovary: Left　Total#: 17					
Nr.	d(V) mm	dx mm	dy mm	dz mm	mn. d mm	V cm³
1	29.7	36.1	30.4	26.1	30.9	13.71
2	26.4	31.0	29.1	21.7	27.3	9.61
3	19.9	24.3	20.1	17.5	20.6	4.14
4	19.9	23.9	20.9	17.3	20.7	4.10
5	15.6	19.7	17.1	11.6	16.1	1.98
6	15.5	23.2	13.4	13.4	16.7	1.95
7	15.5	18.6	16.7	13.9	16.4	1.94
8	11.9	15.9	14.3	8.5	12.9	0.87
9	11.3	20.3	9.6	8.6	12.9	0.76
10	8.9	14.8	13.2	3.8	10.6	0.36
11	8.8	12.5	9.9	6.4	9.6	0.35
12	8.6	12.1	9.8	5.6	9.2	0.33
13	7.6	10.1	9.1	5.5	8.2	0.23

Ovary: Right　Total#: 18					
Nr.	d(V) mm	dx mm	dy mm	dz mm	mn. d mm	V cm³
1	29.4	35.8	30.0	25.8	30.5	13.27
2	25.9	30.4	28.5	21.3	26.7	9.07
3	19.6	23.9	19.8	17.2	20.3	3.93
4	19.3	23.5	20.2	16.8	20.2	3.76
5	15.2	22.8	13.1	13.1	16.3	1.82
6	15.1	18.1	16.3	13.8	16.1	1.81
7	14.9	19.2	16.3	11.0	15.5	1.73
8	11.7	15.7	14.1	8.3	12.7	0.83
9	11.2	21.5	9.4	8.2	13.0	0.74
10	8.3	12.0	9.4	6.0	9.1	0.30
11	8.3	14.2	12.4	3.5	10.0	0.29
12	8.1	11.7	9.3	5.2	8.7	0.28
13	7.0	9.4	8.5	5.0	7.6	0.18

图 12-32　A. 带有 3D 容积采集技术的超声扫描机器中的新软件可以对卵泡进行自动化计数和测量,图以颜色编码。B. 自动生成的报告提供了最大平面以及每个卵泡的平均直径和容积。(超声扫描图片由美国威斯康星州沃瓦托萨通用电气医疗集团提供)

对控制性促排卵(COH)并发症的超声扫描分析

卵巢过度刺激综合征(OHSS)和多胎妊娠是促排卵治疗应用在辅助生殖技术时出现的严重并发症。在 COH 过程中使用克罗米酚酸盐(CC)、来曲唑(L)或促性腺激素疗法时均可能产生 OHSS。总体而言,患者在使用 CC 或 L 时产生重度 OHSS 的风险较低,而使用促性腺激素产生这个并发症的风险相对高一点。由于 OHSS 和多胎妊娠的并发症发生率增加,超声检查在监测卵泡的生长起到重要作用。

由于控制性促排卵治疗方案的特殊性,尽管治疗方案已经有所创新,使用促性腺激素会导致患者卵巢一定程度上被过度刺激。如果过度刺激的程度在临床上不显著,这个治疗方案不会停止。过度刺激的症状变化不一,症状轻微表现为轻微的腹部不适,最严重时会出现循环衰竭和电解质紊乱。在重度 OHSS 中,卵巢明显增大(大于 10cm)且水肿,且伴随有黄素囊肿、腹腔积液、胸腔积液、血液浓缩和少尿症状。卵巢囊肿破裂或扭曲的风险增加。这种并发症可以通过抑制 hCG 得以限制。然而大部分研究中心会在吸取卵泡使卵子受精之后胚胎移植(ET)之前使用触发排卵的药物。ET 会在 OHSS 已经消退之后开展。

如果这个治疗周期患者没有受孕,OHSS 会在几天内立即消退(图 12-33)。这个症状在怀孕中更为常见,且消退更为缓慢,多达 6~8 周。通常需要根据超声检查指导进行或住院治疗并进行腹腔穿刺手术。

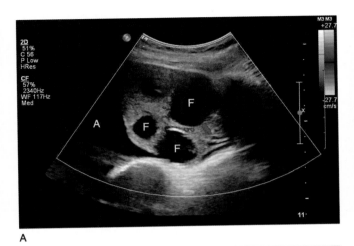

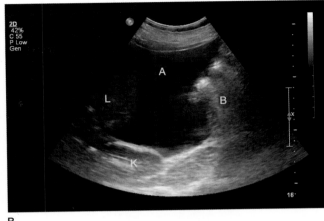

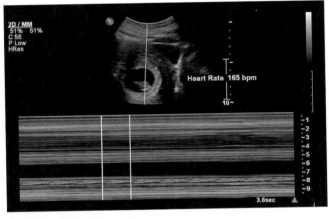

图 12-33　这幅扫描图显示了 OHSS 和怀孕。A. 左侧附件区多个大的无回声的卵泡。A, 腹水; F, 卵泡。B. 右上腹的大量腹水。要使用腹腔穿刺手术将液体抽出。注意液体后方的右肾。A, 腹水; B, 肠; K, 肾脏; L, 肝脏。C. 活的胚胎的心管搏动由 M 型确认。（由美国华盛顿特区乔治华盛顿大学医院提供）

对控制性促排卵后的卵泡抽吸的超声检查

　　卵泡抽吸程序在手术室进行, 一般需麻醉。通过对刺激的卵泡的抽吸从而提取卵母细胞, 超声检查在这一过程中提供非常重要的实时指导。

　　当受刺激的卵巢中足够数量的卵泡达到最佳大小时, 就可以抽吸卵母细胞。实时超声指引活检针。大多数经阴道超声探头配备可灭菌的活检针, 它可固定在探头上。显示器可显示活检针指引的双虚线指引。标准尺寸的针刺穿过导管。测量厘米线可显示深度并可以对穿刺针沿指引线穿透的深度进行估算。抽吸针有超声标识有助于可视化。抽吸针经传输管直接连接到泵装置上进行卵母细胞抽取, 或整个抽吸针都处于超声扫描范围内, 并且可以直观进行观察。

　　穿刺针的操作是通过手动控制。针刺被放置在导管内, 沿着显示器的叠加穿刺线手动操作进入兴趣区域。目标是尽可能保持在活检针指示的中心部分。人工技术允许从阴道进入, 并可以调整传感器和针的角度, 方便对多个区域进行定位和抽吸, 这对卵母细胞的提取十分关键。有时为评估卵巢情况, 需进行经子宫穿

刺。患者在卵母细胞抽吸过程中会感到有些不适。

超声指导的胚胎移植

　　胚胎移植是在与胚胎学实验室相邻的医疗机构环境中进行。通常使用经腹部超声扫描来对经子宫的胚胎移植进行实时指引（见图 12-27 和图 12-34）。并非所有医师都会使用超声检查。但最新的荟萃分析认为 ET 时使用超声扫描可以增加成功率。

　　胚胎既可以在受精 2~3 天后的卵裂阶段被移植, 也可以作为囊胚在受精 5~6 天后被移植。然而在辅助生殖技术发展的前期, 通常会移植多个胚胎进入女性子宫, 以增加单胎妊娠的几率, 但近些年专家已经建议对这一临床实践作出改变。随着辅助生殖技术的日臻成熟, 全世界医师已重新评估多胎妊娠对母体健康的影响、胎儿的结局以及相关的成本, 重新修订生殖辅助技术中移植胚胎数目的指导方针。生殖辅助技术通常理想的结果是健康的单胎妊娠。有国家曾出台法律严格限制临床实践, 指出只能进行单个胚胎的移植。美国生殖医学协会出版胚胎移植数目的指导方针, 将大量因素纳入考虑, 包括女性年龄、预后情况、试管受精失败的病

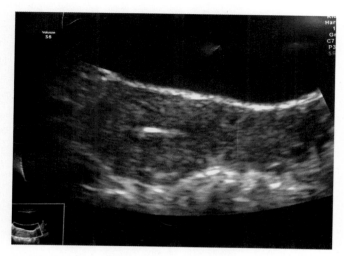

图 12-34　胚胎移植。卵子在实验室器皿中和精子结合受精,再通过导管直接植入女性子宫

段进行确认,而这些文件会保存在患者的永久记录里。胚胎可以在卵泡被抽吸的同一个周期内被移入子宫,也可以先冷藏保存之后再移植。在获取夫妻的知情同意书后,胚胎学家将胚胎送入传送导管。通过超声引导,生殖内分泌专家将胚胎移入子宫腔。

超声技师需使颈管和子宫在显示器上成一线,以患者适度充盈的膀胱作为声窗进行经腹部扫描,使用 3 或 4MHz 探头(见图 12-34)。载有胚胎的传送导管在宫颈管里表现为强回声线,协作临床医师将导管尖探到子宫底部,将胚胎推入子宫腔内。如果之前的超声检查判断该患者有潜在的困难,在正式的试管受精-胚胎移植手术之前要进行没有胚胎的模拟运行,这有助于确定植入传送的最好路径。

超声检查监测分析初期妊娠

经阴道超声检查通常有助于妊娠初期的检查,以及头三个月潜在并发症的检查。妊娠囊在女性上次月经期的 5 周后可以被观察到(即受精 3 周后)。如果妊娠可行,在末次月经的 5.5 周左右可以在妊娠囊中看到卵黄囊(图 12-35A),6.5 周左右可以观察到搏

史等。建议移植胚胎的数目可以是单个胚胎(35 岁以下且预后情况良好的女性),也可以是卵裂阶段的 5 个胚胎(41~42 岁的女性)。向生殖内分泌专家和胚胎学家咨询,认真阅读出版的指导方针之后,要接受 IVF 治疗的女性需签署知情同意声明,对移植胚胎的数目和阶

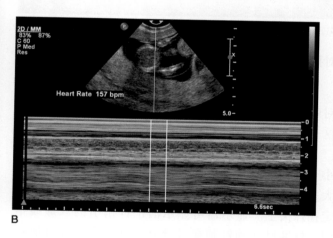

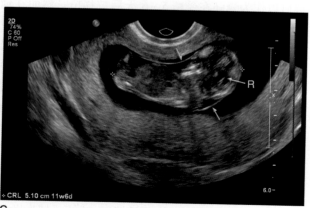

图 12-35　A. 妊娠早期显示了一个有卵黄囊、没有胎芽的妊娠囊。YS,卵黄囊。B. 妊娠所展示的存活的胎儿。C. 11 周的单胎妊娠的顶臀长度(CRL)测量。注意胚胎周围薄薄的羊膜(箭头处)。R,菱脑。(由美国华盛顿特区乔治华盛顿大学医院提供)

动的胎芽(图 12-35B)。异位妊娠或异位双胎妊娠等并发症可以通过超声检查观察到。

减胎术中的超声检查

ART 的目标是帮助夫妻生育孩子。但辅助生殖手术的一个并发症就是会导致多胎妊娠,它会危害整个孕期的生存能力。

为保胎,怀孕 3 胎及以上的夫妻要选择性减胎。超声引导减胎过程。在超声引导下,医师将生理盐水注入一个或多个妊娠囊中,选择性地使预定的妊娠囊流失从而保存剩下的。要减去的目标胚胎主要依据其注入相对比较简单且发育相对较差。

超声监测妊娠至足月

通常采用产科超声检查对妊娠期进行持续的观察和评估。这里只简单提及,不做详细论述,在其他章节中会作详细介绍。

第二部分:避孕和人工流产

介绍超声检查在节育和人工流产的作用,包括超声检查对避孕和人工流产相关护理的作用。

超声检查在避孕中的作用

在动物身上使用宫内节育器(IUD)来避孕的历史可追溯到 3000 年前。在 20 世纪早期 IUD 开始在女性身上使用。在 20 世纪 60 和 70 年代 IUD 广受欢迎,中间使用范围稍有减少,但近些年又有广泛应用的趋势。

可逆避孕

美国最近上市的两种 IUD 可以实现可逆避孕。它们是 ParaGard(铜质)和释放左炔诺孕酮的 Mirena。患者需在术前接受超声检查评估早些年植入节育器引发的并发症,而技师熟悉这些 IUD 的成像特点。

ParaGard 和 Mirena 均为 T 形(见图 12-36)。Para-Gard 由有避孕效果的塑料包裹铜制成,这种材料被认为对子宫肌层的收缩作用有影响,因而可以避孕,这个结论尽管尚未完全验证。

同时,铜也是子宫内膜的刺激物,可能有抑制受精卵的作用。ParaGard IUD 可以持续使用 10 年。超声表现为高回声宫腔内线状回声(见图 12-37),并伴有混响伪像。

另一方面,Mirena 释放合成激素左炔诺孕酮,可以持续使用 5 年。除了用作避孕,释放激素的 Mirena 也

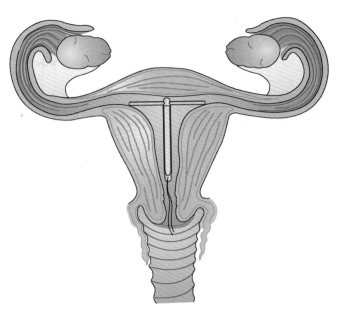

图 12-36　IUD 放置在女性生殖系统子宫腔内的原理图

被指定治疗月经过多。子宫内微量左炔诺孕酮的稳定释放使得子宫内膜抑制胚胎着床,且子宫颈黏液太过浓稠因而阻止精子进入子宫。Mirena 很难让超声技师观察到更多图像特点,目前 32mm 的最新版本的垂直支架和水平支架在超声扫描下可显示。

20 世纪后半叶在美国投入使用的 UD 既包括惰性器具也包括含铜器具,现在已经终止使用。在判断已经异位的 IUD 或怀疑它在子宫内移位的情况下,上述两种器具都可以通过 X 线平片或超声检查很好的观察到。惰性设备包括利普斯节育环(Lippes Loop)的螺旋状设备,双圈 T 形 IUD,达尔康盾环形节育器,它们机械地妨碍受精卵着床(见图 12-38 和图 12-39)。

外形像数字 7 或字母 T 的 IUD 同时具备机械和化学上的避孕作用。上述这些已经不在美国售卖,在曾经植入节育器的患者身上还能看到。需要注意的是,环形 IUD(图 12-40)虽已不在美国上市,但在中国至今仍广泛使用。

系在末端的尾丝可以延伸穿过子宫颈,用于定位功能正常的 IUD。但尾丝可能会缩进子宫或在试图移动时断裂。超声已经取代标准的 X 线片来评估 IUD 的位置,只要 IUD 还在子宫内就可轻松确定位置。超声也评估 IUD 的穿孔、子宫腔内位置不正、嵌入子宫肌层或残留等迹象。由于 IUD 在子宫内位置的变化或嵌入肌层而导致取出困难,可通过超声进行评估预测,也可通过超声实时引导取环过程。

IUD 从子宫腔里排出或部分排出,致使环的一部分尤其是嵌入肌层的情况不能被使用者发现。尾丝

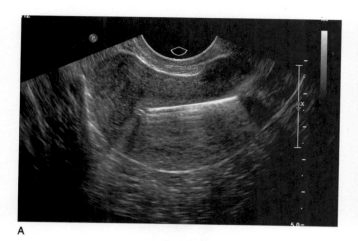

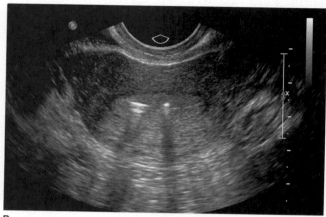

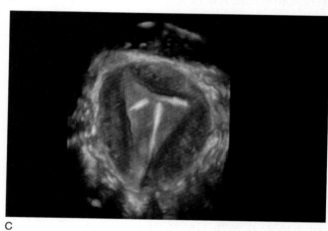

图 12-37　A. T 形 IUD 主干的矢状位 2D 经阴道中线扫描展现了该主干强回声混响的特征。B. 横向 2D 视图展示了主干中间的强回声斑点和特征鲜明的阴影。横杆的一部分可以在主干的右边看到。C. 冠状 3D 重建展示了稍微弯曲的右边横杆。（由美国华盛顿特区乔治华盛顿大学医院提供）

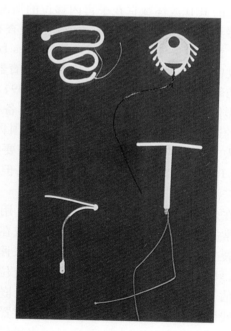

图 12-38　美国近些年上市的 IUD 装置的不同形状。从上面按顺时针方向分别为：利普斯节育环（Lippes Loop）、达尔康盾（Dalkon Shield）、Copper T 和 Copper 7

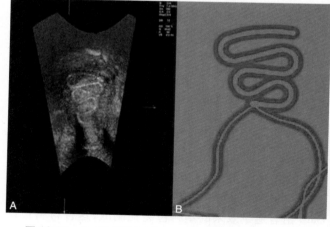

图 12-39　A. 3D 重建图像。显示有利普斯节育环装置的子宫的冠状平面（Wilson M，and Whyte-Evans J. Use of volume imaging in the evaluation of intrauterine contraceptive devices placed within the endometrium. Journal of Diagnostic Medical Sonography，2009；25：p. 39. Reprinted by permission of SAGE Publications.）。B. 矢状位 2D 平面展示了利普斯节育环特征鲜明的强回声斑点和阴影（图片来源于美国华盛顿特区乔治华盛顿大学医院）

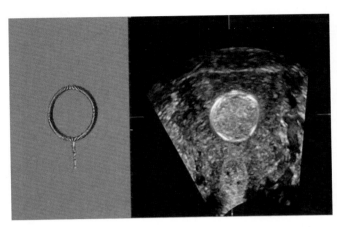

图 12-40　显示有中国环形 IUD 的子宫的冠状平面（从 3D 容积组获取）。（ reprinted from Wilson M, Whyte-Evans J. use of volume imaging in the evaluation of intrau-terine contraceptive devices placed within the endometrium. J Diagn Med Sonography, 2009；25：39. With permission from SaGE Publications. ）

缺如或强烈的盆腔痉挛性疼痛都说明要进行超声扫描评估。尽管子宫穿孔通常是在植入过程中发生的，但很少在植入当时就能检测出来。经阴道超声检查可以观察到节育环已不在子宫腔内。通常认为超声很难对异位出子宫的 IUD 进行定位，但相关病例报道显示阴道超声检查可以观察到子宫外的 IUD。在这些病例中，使用 MRI 或 CT 的相关成像或平片 X 线片能发现异位 IUD。据报道，IUD 可以穿透子宫移向结肠、卵巢和盆腹腔的其他位置。立即取出异位的节育器以防更严重的并发症是非常必要的。

3D 和 4D 超声非常适合对 IUD 在子宫腔内的恰当位置进行评估。实时 3D（即 4D）成像 3D 数据的离线重建速度更快。冠状位视角更容易实时获取

（即 4D 超声），使得对 IUD 和子宫内膜关系的评估更为简单，也更容易看出子宫肌层是否被穿透。3D 容积成像也让超声医师可以观察到尾丝的位置（图 12-41）。

不可逆避孕：Essure 系统

为实现更为长久的节育，可以在女性输卵管内植入导丝。在 3 ~ 6 个月期间，在这些导丝周围的组织增生有效地堵塞了输卵管，因而导致不可逆避孕。2002 年美国食品药品监督管理局（FDA）批准这种永久节育的方式在美国使用。自此 FDA 为应对并发症，要求在该系统的利益与风险部分放入警告，并努力完成对相关疾病的评估。

应使用 HSG 而不是超声检查来评估术后 3 个月的检查。然而也有研究中心对术后 1 个月第一次复查时使用 3D 和 4D 阴道超声筛查价值进行评估研究者认为，如果由富有经验的超声技师进行实时的 3D 超声扫描，可以提供冠状位视角，或其他方法可即刻观察到宫角部的插入以及导丝对子宫内膜接近程度的平面（图 12-42）。实时 3D 成像（即 4D）使得检查快而高效。研究者在进行早期导丝位置的超声筛查（图 12-43）。另有一些研究者则对 3D 超声检查的不良后果进行报道。

由于食品及药物管理局（FDA）评估结果悬而未决，一些临床医师已经停止使用 Essure 系统来避孕。

怀孕和子宫内避孕器

带环受孕会产生很多严重的问题。在不进行复杂宫腔操作的情况下，考虑首选取出 IUD。如若 IUD

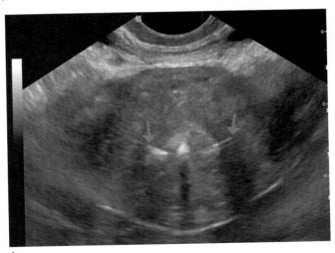

A

图 12-41　A. 横切面显示 IUD 的一端伸入子宫肌层（红色箭头处）

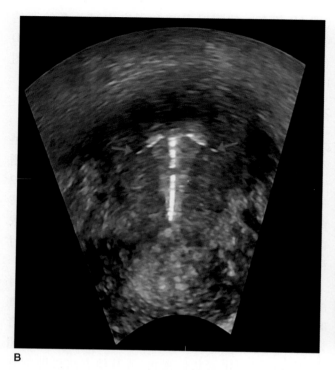

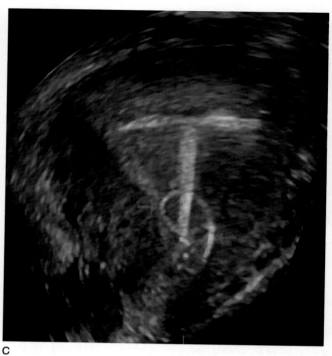

图 12-41（续） B. 注意节育环横线在子宫内膜内。C. 在患者子宫颈内可观测到线绳

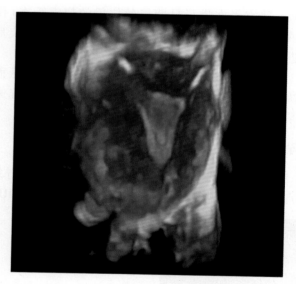

图 12-42 经阴道超声扫描三维立体成像显示左右两边的 Essure 插入与子宫内膜的关系。（图片来源于美国华盛顿特区乔治华盛顿大学医院）

留在子宫腔内的并发症包括自发性流产、脓毒症、早产，甚至产妇死亡。怀孕早期取出 IUD 会降低流产率。超声在继续妊娠的病例可以观察定位 IUD（见图12-44）。

若带环受孕，则宫外妊娠的可能性较高。若带有节育器时有阴道出血且疑似怀孕症状出现，必须积极利用超声检查和血清妊娠试验进行预估。

人工流产当中的超声检查

当患者有人工流产的意愿时，超声检查在术前、手术中和术后的临床管理中均起到作用。

术前评估：流产手术前需要核实停经时间和常规查体是否存在差异，超声检查可预测孕周。子宫异常增大或缩小则表示可能出现平滑肌瘤、子宫的先天性病变、多胎妊娠、葡萄胎、日期偏差或根本没有怀孕。为帮助确定真实孕周，有必要立即进行定量 hCG 妊娠测试和超声检查。

术中超声引导：对于有子宫的先天性异常或宫颈病变的患者行人工流产，可在超声引导下进行。在超声引导下放置吸管，可使得医师准确到达孕囊，避免损伤或穿孔。当操作医生发现清宫手术未完整取出妊娠组织时，需应用超声指引（如吸出物中无绒毛状物质意味着手术不完整，或子宫有先天性异常或宫外妊娠）。

术后超声检查：术后患者若感到立即或迟缓的剧烈疼痛或流血，阴道内 2D 或多普勒超声检查可发现残留物（products of conception，POC）。有流产史的女性，若其子宫内膜厚度超过 10mm，2D 成像上显示子宫腔内有混合或回声团块存在，彩色和频谱多普勒上显示有血流，妇科急诊必须要重视。在所有妊娠中约有 1% 会出现 POC。

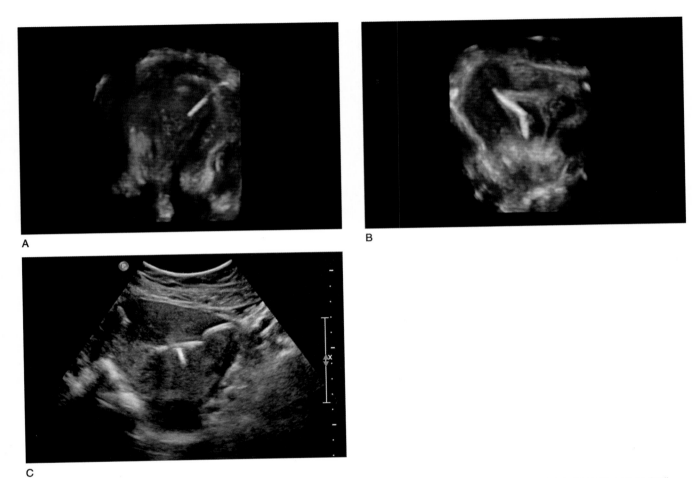

图 12-43　**A.** Essure 插入导丝位置不当。阴道超声扫描图的三维立体成像展示了左侧的 Essure 插入导丝突入子宫内膜层。而右侧的导丝安置恰当，但在图中不能清晰呈现。**B.** 位移的 Essure 插入导丝。阴道超声扫描图的三维立体成像展示了 Essure 插入导丝完全移入子宫内膜腔。**C.** 2D 成像展示了一个患者的子宫，其子宫内有一个在中间部位的 IUD，输卵管内有 Essure 插入导丝。（由美国华盛顿特区乔治华盛顿大学医院提供）

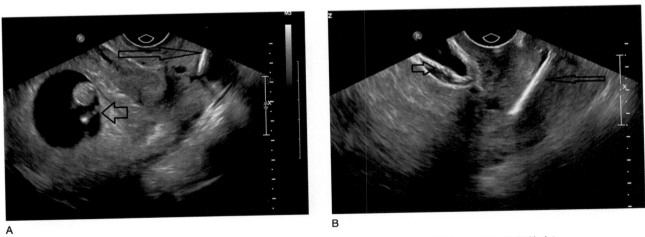

图 12-44　该患者子宫颈内的 IUD（细长箭头）位置不当，且发现早期宫内妊娠（加粗箭头）

小结

- 超声检查在不孕症的诊断治疗中起作用。
- 不孕症是困扰着很大一部分夫妻的一种疾病。不孕症致病源可能来自女性卵巢、输卵管和子宫病变，也可能来自男性生殖系统病变，或还有一些不孕症原因不明。
- 超声检查的工作范围多变，要取决于为不孕夫妻提供服务的机构。如果治疗方案不需要近距离监控，则用到超声检查的机会很小。有些则会在很多步骤里使用到超声检查，如筛选声波图、卵泡期基线超声检查图，每天定期扫描以监控卵泡发育，经阴道超声检查以指导卵泡抽吸，经腹部超声检查以指导 ET；经阴道超声检查以分析初期妊娠和不孕症治疗的并发症。
- 如今有大量途径资源帮助不孕夫妻怀孕和繁衍后代。这仅仅涉及他们自己的精子和卵子。治疗方案可能涉及的是提取夫妻的精子和卵子在体外结合受精，再将其送回女性的子宫。也有可能涉及的是其他一系列辅助方案，如果该男性精子稀少或该女性子宫不适应妊娠。捐献的精子或卵子以及代孕均可满足不孕夫妻的需求。现如今他们有很多方案可以生育孩子。
- 在脑垂体、卵巢、子宫分泌的激素控制下，月经周期和卵巢周期是两个相互关联彼此依赖的周期。卵泡期和黄体期是卵巢周期的两个阶段，时间节点就是周期中期的排卵事件。月经周期有三个阶段，分别是月经期、增生期和分泌期，三个阶段子宫内膜在超声扫描下的形态各异。
- 生育期女性随年龄增长，卵巢的 AFC 有所下降。AFC 代表着卵巢储备功能，因而有助于判断不孕

夫妻应采取何种不孕治疗方案。
- COH 有助于实施各种不孕症治疗方案。治疗可能需使用 CC、L 或促性腺激素。在口服 CC、L 或促性腺激素之后，夫妻或者在月经周期的恰当时间进行性生活，或者接受 IUI 以提高怀孕的机会。如果使用促性腺激素疗法，不孕夫妻要抽取卵泡，使卵子在体外受精，再将形成的胚胎植入女性子宫；或者冷冻胚胎以备将来使用。由于 COH 治疗方案的特殊性，患者卵巢一定程度上会被过度刺激。ICSI 多用于辅助生殖上以提高怀孕机会。近些年许多国家都在不孕症治疗的案例中减少了多胎妊娠的发生，更多案例促进了单胎妊娠。
- OHSS 是 COH 过度刺激卵巢时产生的严重并发症，它的一系列症状包括卵巢明显增大到 10cm 以上，伴随着腹腔积液、胸腔积液、血液浓缩和少尿症状，需要住院治疗。
- 超声检查在观察 IUD（是否适当安置时起作用，经阴道 3D 超声检查效果最佳。
- ParaGard IUD 是铜制的，而 Mirena 释放合成激素以避孕。
- Essure 系统是女性实现永久避孕的一种形式，微观插入的导丝促进组织增生进而堵塞输卵管。但美国 FDA 近期正在重审这项避孕系统，建议在产品上贴上警示标签。

思考题

一位在影像诊断科就诊的患者告诉医师自己疼盆腔痛。她已进行 COH 的治疗以治疗不孕症。请列举除常规的盆腔超声检查之外的其他检查措施。并就这些图片中所呈现的超声检查结果作出解释。

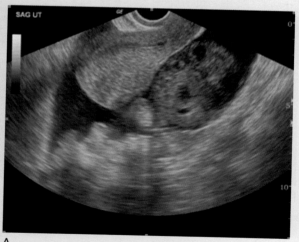

A

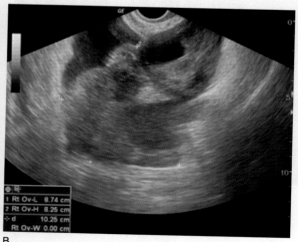

B

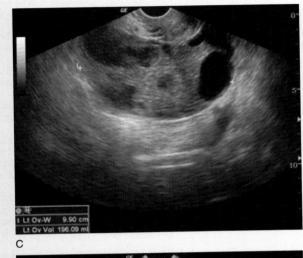

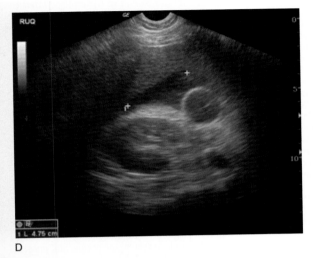

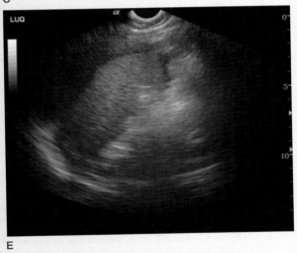

（唐英 译）

参考文献

1. World Health Organization. Infertility is a global public health issue. http://www.who.int/reproductivehealth/topics/infertility/perspective/en/. Updated 2016. Accessed August 14, 2016.
2. Practice Committee of American Society for Reproductive Medicine in collaboration with Society for Reproductive Endocrinology and Infertility. Optimizing natural fertility: a committee opinion. *Fertil Steril*. 2013;100(100):631;631–637; 637.
3. Fritz MA, Speroff L, eds. *Clinical Gynecologic Endocrinology and Infertility*. eBook, 8th ed. Philadelphia: Lippincott Williams & Wilkins; 2011.
4. American Society for Reproductive Medicine. Quick facts about infertility. https://www.asrm.org/detail.aspx?id=2322. Accessed August 14, 2016.
5. Sunderam S, Kissin DM, Crawford SB, et al. Assisted reproductive technology surveillance—United States, 2013. *MMWR Surveill Summ*. 2015;64(11):1–25.
6. Speroff L, Fritz MA, eds. *Clinical Gynecologic Endocrinology and Infertility*. 7th ed. Philadelphia: Lippincott Williams & Wilkins; 2005.
7. Blomberg JM, Priskorn L, Jensen TK, et al. Temporal trends in fertility rates: a nationwide registry based study from 1901 to 2014. *PLoS One*. 2015;10(12):e0143722.
8. Pierson RA. Ultrasonographic imaging in infertility. In: Callen PW, ed. *Ultrasonography in Obstetrics and Gynecology*. Philadelphia: Saunders Elsevier; 2008:986–1019.
9. Broer SL, van Disseldorp J, Broeze KA, et al. Added value of ovarian reserve testing on patient characteristics in the prediction of ovarian response and ongoing pregnancy: an individual patient data approach. *Hum Reprod Update*. 2013;19(1):26–36.
10. Teixeira DM, Dassunção LA, Vieira CVR, et al. Ultrasound guidance during embryo transfer: a systematic review and meta-analysis of randomized controlled trials. *Ultrasound Obstet Gynecol*. 2015;45(2):139–148.
11. Jauniaux E, Rizk B. *Pregnancy After Assisted Reproductive Technology*. Cambridge; New York: Cambridge University Press; 2012.
12. American Society for Reproductive Medicine. Ovulation detection. https://www.asrm.org/Templates/SearchResults.aspx?q=ovulation%20detection. Updated 2016. Accessed August 21, 2016.
13. Practice Committee of the American Society for Reproductive Medicine. Diagnostic evaluation of the infertile female: a committee opinion. *Fertil Steril*. 2015;103(6):e44–e50. doi:10.1016/j.fertnstert.2015.03.019.
14. Broekmans FJM, De Ziegler D, Howles CM, et al. The antral follicle count: practical recommendations for better standardization. *Fertil Steril*. 2010;94(3):1044–1051.
15. Grunfeld L, Sandler B. Infertility. In: Timor-Tritsch IE, Goldstein SR, eds. *Ultrasound in Gynecology*. Philadelphia: Elsevier Churchill Livingstone; 2007.
16. Practice Committee of the American Society for Reproductive Medicine. Testing and interpreting measures of ovarian reserve: a committee opinion. *Fertil Steril*. 2015;103(3):e9–e17.
17. de Ziegler D, Streuli I, Santulli P, et al. Pelvic imaging in reproductive endocrinology. In: Strauss J, Barbieri R, eds. *Yen and Jaffe's Reproductive Endocrinology*. 7th ed. Philadelphia: Saunders; 2013:851–889.
18. Kupesic-Plavsic S, Kurjak A, et al. Color Doppler and three-dimensional ultrasound imaging in infertility. In: Kupesic-Plavsic S, Kurjak A,

eds. *Color Dopper, 3D and 4D Ultrasound in Gynecology, Infertility and Obstetrics*. 2nd ed. New Delhi: Jaypee Brothers Medical Publishers (P) Ltd; 2011:112–133.

19. Leonhardt H. Uterine morphology and peristalsis in women with polycystic ovary syndrome. *Acta Radiol (1987)*. 2012;53(10):1195–1201.

20. Benacerraf BR, Goldstein SR, Groszmann YS. *Gynecologic Ultrasound: A Problem-based Approach*. Philadelphia: Elsevier/Saunders; 2014.

21. Devroey P, Fauser BC, Diedrich K. Approaches to improve the diagnosis and management of infertility. *Hum Reprod Update*. 2009;15(4):391–408.

22. Campo S, Campo V, Benagiano G. Adenomyosis and infertility. *Reprod Biomed Online*. 2012;24(1):35–46.

23. Osada H. Surgical procedure to conserve the uterus for future pregnancy in patients suffering from massive adenomyosis. *Reprod Biomedicine Online*. 2001;22(1):94–99.

24. Kupesic-Plavsic S, Kurjak A, Zafar N. Color Doppler and 3D power Doppler hystero-contrast salpingography. In: Kupesic-Plavsic S, Kurjak A, eds. *Color Dopper, 3D and 4D Ultrasound in Gynecology, Infertility and Obstetrics*. 2nd ed. New Delhi: Jaypee Brothers Medical Publishers (P) Ltd; 2011:134–145.

25. Arora P, Arora RS, Cahill D. Essure(®) for management of hydrosalpinx prior to in vitro fertilisation—a systematic review and pooled analysis. *BJOG [Essure IVF]*. 2014;5:527–536.

26. Cohen SB, Bouaziz J, Schiff E, et al. In vitro fertilization outcomes after placement of Essure microinserts in patients with hydrosalpinges who previously failed in vitro fertilization treatment: a multicenter study. *J Minim Invasive Gynecol*. 2016;23(6):939–943.

27. Practice Committee of the American Society for Reproductive Medicine. Diagnostic evaluation of the infertile male: a committee opinion. *Fertil Steril*. 2015;103(3):e18–e25.

28. Practice Committee of the American Society for Reproductive Medicine, the Society for Male Reproduction and Urology. Report on varicocele and infertility: a committee opinion. *Fertil Steril*. 2014;102(6):1556–1560.

29. Boulet SL, Mehta A, Kissin DM, et al. Trends in use of and reproductive outcomes associated with intracytoplasmic sperm injection. *JAMA*. 2015;313(3):255–263.

30. Fuchs EL, Berenson AB. Screening of gestational carriers in the United States. *Fertil Steril*. 2016;106(6):1496–1502. doi:10.1016/j.fertnstert.2016.07.1111.

31. Perkins KM, Boulet SL, Jamieson DJ, et al. Trends and outcomes of gestational surrogacy in the United States. *Fertil Steril*. 2016;106(2):435–442.e2.

32. Kawwass JF, Monsour M, Crawford S, et al. Trends and outcomes for donor oocyte cycles in the United States, 2000–2010. *Obstet Gynecol Surv*. 2014;69(4):189–191.

33. Lambertini M, Del Mastro L, Pescio MC, et al. Cancer and fertility preservation: international recommendations from an expert meeting. *BMC Med*. 2016;14(1):545–547.

34. Pfeifer S, Butts S, Dumesic D, et al. Recommendations for development of an emergency plan for in vitro fertilization programs: a committee opinion. *Fertil Steril*. 2016;105(5):e11–e13.

35. Practice Committee of the American Society for Reproductive Medicine, Practice Committee of the Society for Assisted Reproductive Technology, Practice Committee of the Society of Reproductive Biology and Technology. Revised minimum standards for practices offering assisted reproductive technologies: a committee opinion. *Fertil Steril*. 2014;102(3):682–686. doi: 10.1016/j.fertnstert.2014.05.035.

36. Practice Committee of the American Society for Reproductive Medicine, Practice Committee of the Society for Assisted Reproductive Technology, Practice Committee of the Society of Reproductive Biologists and Technologists. Recommended practices for the management of embryology, andrology, and endocrinology laboratories: a committee opinion. *Fertil Steril*. 2014;102(4):960–963.

37. The Practice Committee of the American Society for Reproductive Medicine. Use of clomiphene citrate in infertile women: a committee opinion. *Fertil Steril*. 2013;100(2):341–348.

38. Pfeifer S, Reindollar R, Sokol R, et al. Current clinical irrelevance of luteal phase deficiency: a committee opinion. *Fertil Steril*. 2015;103(4):e27–e32.

39. The Practice Committee of the American Society for Reproductive Medicine. Gonadotropin preparations: past, present, and future. *Fertil Steril*. 2008;90(5, suppl):S13–S20.

40. Orvieto R. Triggering final follicular maturation—hCG, GnRH-agonist or both, when and to whom? *J Assist Reprod Genet*. 2016;33(10):1415-1416.

41. The Practice Committee of the American Society for Reproductive Medicine. Use of exogenous gonadotropins in anovulatory women: a technical bulletin. *Fertil Steril*. 2008;90(5, suppl):S7–S12.

42. Moawad NS, Gibbons H, Liu J, et al. Comparison of 3- and 2-dimensional sonographic techniques for counting ovarian follicles. *J Ultrasound Med*. 2009;28(10):1281–1288.

43. Nastri CO, Teixeira DM, Moroni RM, et al. Ovarian hyperstimulation syndrome: pathophysiology, staging, prediction and prevention. *Ultrasound Obstet Gynecol*. 2015;45(4):377–393.

44. Drakeley A. Re: Ultrasound guidance during embryo transfer: a systematic review and meta-analysis of randomized controlled trials. D. M. Teixeira, L. A. Dassunção, C. V. R. Vieira, M. A. P. Barbosa, M. A. Coelho Neto, C. O. Nastri and W. P. Martins. *Ultrasound Obstet Gynecol*. 2015;45(2):131.

45. The Practice Committee of the American Society for Reproductive Medicine and the Practice Committee of the Society for Assisted Reproductive Technology. Criteria for number of embryos to transfer: a committee opinion. *Fertil Steril*. 2013;99(1):44–46. doi:10.1016/j.fertnstert.2012.09.038.

46. Heino A, Gissler M, Hindori-Mohangoo AD, et al. Variations in multiple birth rates and impact on perinatal outcomes in Europe. *PLoS One*. 2016;11(3):e0149252.

47. La Sala GB, Nicoli A, Capodanno F, et al. The effect of the 2004 Italian legislation on perinatal outcomes following assisted reproduction technology. *J Perinat Med*. 2009;37(1):43–47.

48. Esterle J, Schieda J. Hemorrhagic heterotopic pregnancy in a setting of prior tubal ligation and re-anastomosis. *J Radiol Case Rep*. 2015;9(7):38–46.

49. Haas J, Mohr Sasson A, Barzilay E, et al. Perinatal outcome after fetal reduction from twin to singleton: to reduce or not to reduce? *Fertil Steril*. 2015;103(2):428–432.

50. Salamanca A, Carrillo MP, Beltrán E, et al. Transvaginal sonographic evaluation of subendometrial-myometrial contractility in women using a copper-releasing intrauterine device. *Contraception*. 2008;77(6):444–446.

51. Peri N, Graham D, Levine D. Imaging of intrauterine contraceptive devices. *J Ultrasound Med*. 2007;26(10):1389–1401.

52. Arslan A, Kanat-Pektas M, Yesilyurt H, et al. Colon penetration by a copper intrauterine device: a case report with literature review. *Arch Gynecol Obstet*. 2009;279(3):395–397.

53. Koo HR, Oh YT, Kim YT, et al. Intrauterine device found in an ovarian carcinoma. *J Comput Assisted Tomogr*. 2008;32(1):69–71.

54. Deshmukh S, Ghanouni P, Jeffrey RB. Early sonographic diagnosis of intrauterine device migration to the adnexa. *J Clin Ultrasound*. 2009;37(7):414–416.

55. Food and Drug Administration (FDA) of the United States Dept. of Health and Human Services. Update on the status of FDA's evaluation of the essure system. http://www.fda.gov/MedicalDevices/ProductsandMedicalProcedures/ImplantsandProsthetics/EssurePermanentBirthControl/ucm473946.htm. Published February 29, 2016. Accessed September 1, 2016.

56. Oliveira M. Optimal use of 3D and 4D transvaginal sonography in localizing the essure(R) contraceptive device. *J Diagn Med Sonography*. 2005;25(3):163–167.

57. Rosic M, Žegura B, Vadnjal ĐS. Efficacy and patient satisfaction with Essure hysteroscopic sterilization. *Zdravniski Vestn*. 2015;84(3):203–208.

58. Paladini D, Di Spiezio Sardo A, Coppola C, et al. Ultrasound assessment of the essure contraceptive devices: is three-dimensional ultrasound really needed? *J Minim Invasive Gynecol*. 2015;22(1):115–121.

59. Esmaeillou H, Jamal A, Eslamian L, et al. Accurate detection of retained products of conception after first- and second-trimester abortion by color Doppler sonography. *J Med Ultrasound*. 2015;23(1):34–38.

60. Christensen KM, McLean LA, Putbrese B, et al. Gynecologic emergencies: findings beyond US and advances in management. *Curr Radiol Rep*. 2015;3(44):473–483.

61. Kamaya A, Krishnarao PM, Folkins AK, et al. Variable color Doppler sonographic appearances of retained products of conception: radiologic-pathologic correlation. *Abdom Imaging*. 2015;40(7):2683–2689.

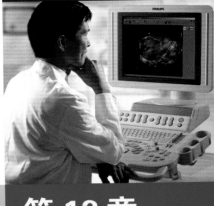

女性生殖系统影像学

ARRI HALL-TERRACCIANO

第 13 章

关键词

三维

电磁波

净磁化矢量

射频线圈

光谱学

净磁场

T1

T2

目标

■ 熟悉融合成像技术。

■ 区分 T2 和 T1 图像。

■ 了解 MRI 和 CT 在女性盆腔扫描中的优点。

■ 理解本章所描述的 MRI 和 CT 扫描的基本物理学原理。

■ 掌握 MRI 和 CT 扫描适应证和禁忌证。

■ 依据病人具体情况向临床医生提供诊疗建议。

■ 了解 MRI 和 CT 扫描在女性生殖系统中的成像性能。

术语表

脂肪抑制(fat saturation,FS):MRI 常用于来抑制脂肪组织信号的成像技术。

钆(gadolinium):常用于 MRI 造影剂的一种化学元素。

分级压缩(graded-compression):一种通过加压移动诸如小肠之类的结构而使腹腔内结构位于聚焦带的技术。

高信号强度(high signal intensity):在 MRI 图像上表现为明亮的信号。

融合成像(hybrid imaging):使用混合的成像参数(T2 和 T1)来形成最佳图像。

高信号(hyperintense):比周围组织信号强或者明亮。

低信号(hypointense):比周围组织信号强度弱。

等信号(isointense):与周围组织相比有相同的信号强度。

MRI 权重(加权像)(MRI weightings,weighted image):用于形成特定类型图像的一系列参数(T1、T2、T2 FS)。

序列(sequence(s)):成像时射频脉冲和梯度的排列。

回波时间(time to echo,TE):90°脉冲信号和回声峰值信号之间的时间间隔。

重复时间(time to repetition,TR):形成单幅图像的一系列脉冲中相邻脉冲的时间间隔。

超声检查由于其方便、安全和经济的特点,目前是妇产科疾病筛查的主要影像学检查手段。偶尔,超声检查不能提供我们需要的更详细的诊断信息。因此,应谨慎选择影像学检查,检查需要能够解决有关临床问题或者提供有助于医疗决策的信息。

在超声检查技术诞生前,我们选择 CT、MRI、X 线检查为妇产科患者提供诊断信息。由于技术的发展,超声成为评价女性盆腔的首选方法。之后的随访研究常使用 CT 和 MRI 检查。在大视野下，CT 和 MRI 检查能获得比超声更多的诊断信息。与超声检查相比，CT 和 MRI 不易受患者体型、肠道气体、致密结构例如结石和骨骼的影响。通过利用对比剂、正交采样、一系列扫描技术及特殊的组织对比，CT 和 MRI 检查能够为临床医生提供更多关于孕妇、胎儿的图像信息。

CT 和 X 线检查时，患者需要暴露于射线才能产生图像。X 线检查很少用于评估妇产科系统。CT 常用于评估一些妇科结构。然而，这两种检查方法都是在存在 MRI 检查禁忌证或者已明确 MRI 检查对某一特定病理及诊断不敏感时才选择使用的检查方法。与 CT 相比，MRI 的软组织分辨率更高，能够提高诊断的精确性；不使用电离辐射，因此消除了生物组织损伤的风险；并能够在矢状面、冠状面、横断面甚至离轴成像。CT 仅能获取有限软组织勾勒的横断面图像，并且需要重建才能获得矢状面和冠状面的图像。

除了传统的 MRI 扫描技术，MRI 可以应用融合成像和快速扫描技术来获得疑难病例的图像。这些替代性的技术减少或者消除了使用 CT 扫描或者镇静剂的必要性，避免了患者承担额外的风险。长期的临床应用已经证明 MRI 成为评价胎儿、妇产科患者次重要的影像学检查方法。它可以对显像或诊断困难的疾病例如阑尾炎、某些附件肿块、子宫及胎儿畸形提供准确的诊断信息。

接下来，我们会对 MRI 及 CT 的基本成像原理、安全性、妇产科疾病扫描技术、诊断标准一一介绍。MRI 检查是妇产科疾病影像学检查的次选检查方法。本章节重点介绍 MRI 成像，并将其与超声成像对比，也包含了 CT 的成像信息。

MRI 物理学

MRI 检查是利用静态磁场和电磁波来产生图像区分体内组织结构。MRI 基于磁共振原理，是一种将光谱技术用于获取分子的化学和物理信息的技术。因为 MRI 与"核"几无关系，我们称这种技术为磁共振成像而非磁共振成像。MRI 成像依赖于激发人体组织水内的氢质子，而人体的含水量约 60%～75% 不等，因此有大量的氢质子可供成像。氢的同位素-气的原子核仅包含一个带正电的质子，能够产生磁矩。这个单独带正电的质子使得我们能够捕捉到其磁矩。磁矩的本质是气与施加磁场相互作用后真实的机械运动。在磁共振扫描仪外，这些磁矩是杂乱无章的运动且彼此独立的。但当我们施加一个高强度静磁场时，这些各自运动共同排列产生一个净磁化矢量（NMV）。净磁化矢量是所有气质子磁矩的矢量和，其在磁共振扫描仪的特定层面内其行或旋转。

MRI 的组成部分-射频线圈作用于我们之前提及的 NMV（图 13-1）。射频线圈是一种将能量引入磁场，并导致 NMV 产生变化的设备。梯度线圈即体线圈，安置于磁共振扫描仪孔径的内周（图 13-2），是磁共振仪内部主要传导射频（RF）的结构。当患者做检查时，其所处的孔径是 MRI 扫描仪最核心的部件。

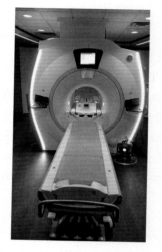

图 13-1 　 GE 公司 MR750w，MRI 扫描仪。（由 ArriHall-Terracciano 提供）

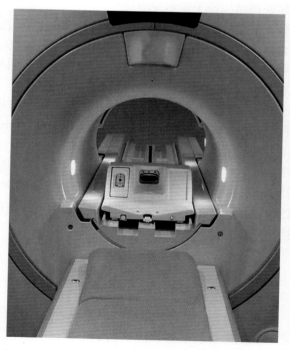

图 13-2 　 MRI 扫描孔。扫描孔是患者行 MRI 扫描时占据的主要空间

当体线圈被施加一个射频脉冲时,净磁化矢量发生改变,导致在磁场中跃迁或衰减。这个净磁化矢量被置于患者解剖位置周围的接收线圈所接收。接收线圈的作用就像天线,能够接收到患者周围磁场中的这种净磁化矢量的衰减。这种衰减之后被传输到磁共振扫描装置外的计算机并产生图像。

这个章节将讨论两种基本的成像类型:T2 和 T1(图 13-3)。这一部分所提及的数值都基于 3 特斯拉的磁共振扫描仪,也就是所熟知的 3T。T2 和 T1 指的是加权像,由设定的回波时间(TE)和重复时间所决定(TR)。

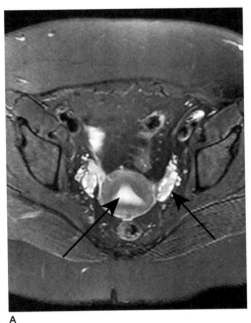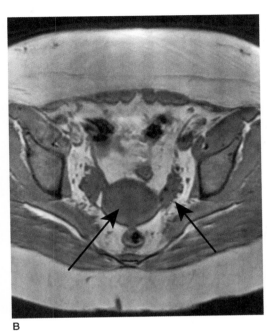

图 13-3　同一妇女盆腔 T2 和 T1 像比较。A. T2 压脂像上卵巢周围及子宫内的液体信号(箭头)。B. T1 加权像上卵巢周围及子宫内的液体信号(箭头)。注意 A 图上液体高信号在 B 图上呈现为低信号。(由 Susan R. Stephenson 提供)

首先来讨论 T2 加权像。T2 是一种加权图像,通常显示液体是高信号,周围的组织由白到黑深浅不一。由于血液在循环系统中不断流动,在图像上显示为黑色。T2 像的 TE 和 TR 都较长。通常,最短 TE 为 50～120;TR 为 2200 或者更长。

第二个加权像是 T1。在 T1 加权像上,液体是黑色的,周围的组织由白到黑深浅不一,血液同样是黑色的。T1 加权像的 TE 和 TR 都比较短,在设定最小 TE 值时,TR 值不应超过 1150。

脂肪饱和技术(FS)是常用于妇产科检查的一种扫描技术。FS 利用电磁脉冲,在获得成像数据之前选择性的移除脂肪质子信号。这样就抑制了图像中所有的脂肪信号,使临床医生可以在 T2 或者 T1 增强图像上区分出脂肪和液体信号。脂肪在 T2 和 T1 像上都是高信号,与 T2 加权像上液体的信号类似。FS 使脂肪质子的信号被削弱,因此在脂肪抑制图像上,脂肪组织的信号是暗的,这与非脂肪抑制图像正好相反。

MRI 设备制造商,例如美国通用公司、飞利浦、东芝、西门子基于相似原理发展了他们的磁共振设备。每一个厂家的仪器特征、图像序列、缩略词的描述和用词不尽相同,但是操作上基本相同。本章节使用的 MRI 术语基于美国通用电器公司命名。

MRI 安全(与禁忌证)

目前,没有已知 MRI 检查的生物学风险。[1]与 CT、X 线这类依赖于辐射成像的技术不同,MRI 检查没有遗留副作用,也没有发现延迟效应,并且任何预期可发现的效应也是微乎其微。MRI 检查常用于未孕妇女和怀孕妇女胎儿的影像学检查。也用于怀孕妇女右下腹疼痛的检查,因为这种疼痛常由阑尾炎引起。可选的次要影像学检查是 CT。我们必须考虑每一种检查带给患者的风险和获益。在怀孕的任何时候进行 MRI 检查都是安全的,而将患者暴露于 CT 辐射则是被禁止的。因此当诊断价值相同时,MRI 应作为妊娠期妇女更安全的影像学检查替代 CT 检查。尽管 MRI 检查没有已知的副作用,MRI 技师应当告知患者检查存在的潜在风险。当选择安全,有效的检查方法时,我们需要考虑:超声检查是否足以诊断? MRI 是否足够解释临床问题? 在 MRI 检查前进行产科干预是否必要? 或者说需要终止妊娠吗? 需要提前生产吗? MRI 检查会改变护理计划的进程吗? 对妊娠期妇女,在下述情况时应行 MRI 检查:患者有活动性脑或脊髓阳性症状和体征;患者有癌症;患者有胸部、腹部或盆腔活动性疾病的症状和体征,但超声检查不能确诊时;怀疑有胎儿畸形或异常的特殊病例。MRI 检查常规不应用于患者放置有心脏起搏器的患者,以及有金属增强的患者,例如打孔、接发的患者。在 MRI 检查前,必须事先确认外科植入物的安全性,例如人工耳蜗和疼痛管理装置。尽管目前多数医疗植入物都有一定程度的 MRI 兼容性,但植入物扫描是否安全、使用多大场强的 MRI 扫描仪、哪些部位可以安全成像是由 MRI 技师来确定。

MRI 造影剂

含钆的造影剂常用于妇产科疾病的 MRI 检查。至今,钆的使用被认为是安全的,只要患者肾功能正常且对对比剂无过敏。一些报道中,美国食品与药物管理局以及 Emanuel Kanal 的报道称钆可以在大脑组织中蓄积,尤其在重复使用时。但目前无法确定这些数据是否有意义,尚需进一步研究。

孕期能否应用含钆造影剂尚有争议。副作用发生的风险是不确定的,因为还未被完全认识。一些研究显示钆能够通过胎盘边缘。注射对比剂后的短时间内,可观察到胎儿体内有钆存在。胎儿体内的钆经泌尿系统排泄进入羊水后,被胎儿吞咽导致了潜在再吸收。大鼠实验发现,卵巢发育迟缓与钆造影剂水平升高有关。MRI 检查时应用钆造影剂应被限制,仅当其能够显著提高诊断价值并且改善胎儿和母体预后时才提倡使用。[1]MRI 成像设备发展了他们自己的标准,可能会或可能不会接受外界的建议。

CT 物理学

CT 是利用 X 线管发射出的窄射线束同步对患者扫描的成像过程,正对 X 线射球管是射线探测器。位于患者不同方向的穿透射线被接收,形成平均线性衰减系数。衰减指射线通过患者时强度逐渐减小的过程。衰减系数反映了 X 线穿过人体组织时强度衰减的程度,这个衰减值在数据采集系统中被从多方向编辑,并通过向计算机工作站发送数字信号。计算机工作站将这些数字信号转化为图像,除此之外,工作站允许技师操作生成理想的图像。

与 MRI 相似,CT 图像以从白到黑的灰阶来显示。测量所得的亨斯菲尔德单位代表深浅不同的灰度,这与空气、液体、组织密度差别有关。在 CT 图像上,骨骼是白色的,气体和液体是黑色的,软组织是灰色的。

CT 安全(和禁忌证)

由于已知对子宫辐射的风险,CT 及其对比剂通常不用于子宫的检查,但当临床需要时该检查则不应被取消。[1]腹部及盆腔 CT 检查的辐射剂量足以在早孕期导致胎儿发育畸形及自发流产。这种风险将在中孕及晚孕期降低,但是,有研究表明子宫辐射将导致患儿童期肿瘤的患病风险轻度增加。[2]如果 CT 检查是必须的,就需要采用低剂量技术和最小扫描野。建议最好采用增强扫描,以免对病灶区行二次扫描(平扫后再行增强扫描)。当诊断价值相同时,MRI 应作为对妊娠期妇女更安全的影像学选择替代 CT 扫描。[1]

妇科影像学

超声检查是最常用于女性盆腔疾病的辅助检查方法。阴道、宫颈、子宫输卵管、卵巢和附件均为盆腔软组织结构,因此 MRI 检查能够提供高质量的诊断图像。CT 扫描也能够识别盆腔结构,但图像清晰度不如 MRI。

阴道

阴道是连通内外生殖器的纤维肌性管道(图 13-4),长约 8cm,管腔表面被覆对雌激素敏感的层状鳞状上皮。解剖学上,将其划分为 3 部分:下段定义为膀胱底水平以下,前方可见尿道;中间段相当于膀胱底水平;上段即阴道侧穹隆段。

异常病变

先天性阴道畸形非常罕见,包括发育不全、阻塞、重复和闭锁。[3]内科医生通过检查这个管状结构诊断大多数阴道畸形。尽管经腹超声不能清楚的区分组织分层,但可以显示囊状结构,因此在观察阴道上有诊断价值。阴道超声同样可以帮助观察阴道,MRI 也能够很有效观察阴道组织。

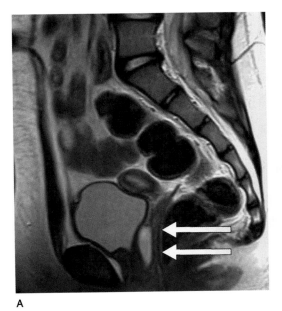

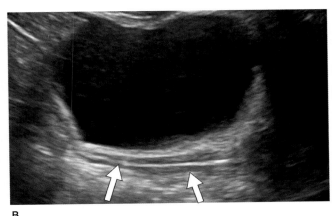

图 13-4　骨盆正中矢状位。A. 矢状位上阴道 T2 像（箭头）。（引自 MacDonald MG，Seshia MMK. Averys Neonatology，7th ed. philadelphia：Wolters Kluwer；2015. Figure 40-12e. ）。B. 阴道的矢状位超声图像（箭头）。（由 Susan R. Stephenson 提供，两幅图为不同患者影像图）

囊肿

囊性病变例如阴道囊肿、Gartner 囊肿（图 13-5）、前庭大腺囊肿或脓肿通常在做超声或 MRI 检查时偶然发现的。超声图像上这些无回声或者混合回声团块很难辨别具体阴道壁的位置。Gartner 囊肿通常位于阴道近端的前外侧壁，而前庭大腺囊肿位于阴道远端后外侧壁。由于 MRI 具有良好的软组织分辨率，因此可以识别阴道囊肿或脓肿所处阴道壁位置。

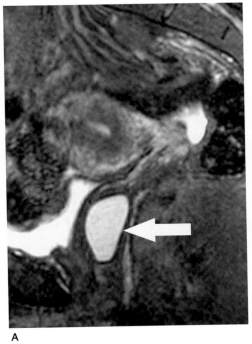

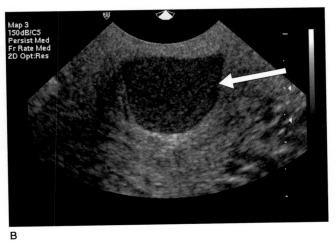

图 13-5　Gartner 囊肿。A. 矢状位 MRI T2 压脂序列，Gartner 囊肿表现为亮白色（箭头）。（引自 Leyendecker JR，Brown JJ. Practical Guide to Abdominal and Pelvis MRI. philadelphia：Wolters Kluwer；2004. ）。B. 不同患者 Gartner 囊肿的表现复杂（箭头）。该患者病灶呈弱回声，多是因为囊液中含有蛋白质所致。（由 Philips Medical Systems，Bothell，WA 提供）

其他阴道畸形的 MRI 诊断

因为 MRI 有良好的软组织分辨率,因此能够清晰的显示阴道膨隆、阴道脱出及肿瘤等病灶区域,是以下阴道疾病的首选影像学检查。MRI 还能够清楚的显示阴道穹隆的缺损、先天性缺失和重复畸形。

- 阴道膨隆
- 阴道脱出
- 先天畸形例如:持续性阴道横膈、纵隔、处女膜闭锁
- 罕见的良恶性阴道肿瘤
- 阴道重复畸形
- 阴道发育不全
- 阴道融合

检查方法讨论

囊肿

CT 检查对阴道软组织缺乏敏感性,难以产生高质量的诊断图像。尽管 CT 可以发现囊肿,但难以区分阴道壁和其周围软组织。若 CT 扫描发现囊肿,患者常需进一步行超声检查来定性。取决于患者的体型和囊肿的大小,经腹盆腔超声扫描能够观察阴道囊肿,但是不能显示其详细的组织特性,尤其当阴道弯折时阴道“潜在的空间”显示得不好。因为经阴道超声探头常穿过阴道放置在宫颈水平,因此阴道的解剖结构就被忽视了。当 CT 和超声检查不能得出结论或不能诊断时,MRI 作为次选的检查方法用于提供解剖信息。

MRI 加权像

囊肿

阴道黏膜,包括囊肿,在 MRI T2 加权像上显示清晰,表现为高信号(图 13-4);在 T1 加权像上,表现为相对低信号。黏膜下层(由胶原和弹性纤维组成)和肌层在 T1 和 T2 加权像上都是低信号。其周围外膜层有丰富的低流速静脉丛,因此在 T2 加权像上呈高信号。阴道发育不全是子宫阴道积血的原因(见图 13-32),表现为 T1 和 T2 加权像混杂高信号。

子宫颈

子宫颈是管状纤维结构,其长度从初产妇 2cm 到经产妇 5cm 不等。宫颈是女性生殖器的中间结构,连接了上方的子宫体和下方的阴道。超声,尤其是阴道超声可以获得该部位高质量诊断图像。尽管子宫颈纤维含量比尿道和阴道多,MRI 也能获取高分辨率、细节化的子宫颈图像(图 13-6)。

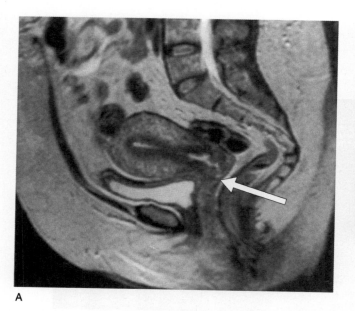

A

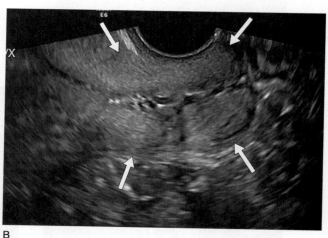

B

图 13-6　宫颈矢状位。A. 正常宫颈(箭头)矢状位 T2 加权像。(图片由 Philip Rubin 提供)。B. 前倾子宫正常宫颈(箭头)矢状位超声图像。(由 Susan R. Stephenson 提供,两幅图来自不同患者)

异常病变

先天性宫颈畸形并不常见。其中多见的是宫颈重复畸形、分隔、缺失和发育不全。影像学检查可以识别良恶性肿块、囊肿和子宫内膜异位。MRI 能够提供宫颈组织额外的影像信息，并且证实超声对囊肿和肿块的鉴别。

囊肿

纳氏囊肿（图 13-7）是常见的宫颈良性病变，大小从几毫米到 8 厘米不等。[5]纳氏囊肿是由于腺体分泌的粘液在腺管中潴留造成的，表现为囊肿的形态并且可能是产生疼痛的原因。MRI 和超声尤其是阴道超声，可以检测出囊肿聚集。

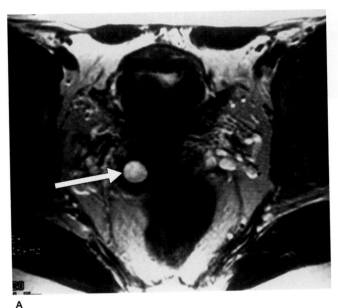

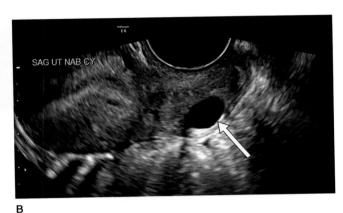

图 13-7　纳氏囊肿。A. 纳氏囊肿横断面 T2 图像（箭头）。注意充满液体的囊肿在 MRI 上呈高信号。（来源于 Shirkhoda A. Variants and Pitfalls in Body Imaging, 2nd ed. Philadelphia：Wolters Kluwer；2010. Figure 26-34.）。B. 矢状位上可见宫颈后份有一纳氏囊肿（箭头）。NAB CY，纳氏囊肿。（来源于 Susan R. Stephenson。注意 MRI 上呈白色的液体信号在超声上呈黑色。以上为不同患者图像）

宫颈多房囊肿可以是良性病变也可以是恶性病变所致。良性病变有宫颈炎、宫颈增生、纳氏囊肿和隧道状腺丛。恶性病变有腺癌和恶性腺瘤。[6]

尽管影像方法并不总是能够预测良恶性，MRI 可以明确病灶性质、位置、大小，并测量在其周围组织中浸润的深度，从而为临床医生提供更详细的诊断信息。

息肉

息肉发生于子宫颈和子宫内膜，我们将在宫内膜部分讨论其影像学表现。相关图片同样在宫内膜部分展示。

子宫肌瘤

子宫肌瘤常发生于子宫肌层，但也可发生在宫颈和输卵管区域。宫颈肌瘤的组织学发展与子宫肌瘤类似。在超声上难以明确宫颈和宫体肌瘤形成的多发结节的数量、大小、成分和准确位置。MRI 和 US 都可以显示宫颈和宫体肌瘤。MRI 常用于获取精确的图像，用于病灶定性和测量。其图像也在子宫部分列举。

癌

US、CT、MRI 可以显示宫颈癌（图 13-8）。在所有影像检查上，宫颈癌表现为子宫颈结构的破坏，表现为复杂性、同质、异质、分叶或上皮和基质的增厚。除非病变非常明显，US 对宫颈癌的检测能力弱于 CT 和 MRI。癌症是否发生淋巴结转移和癌症转移的范围是决定治疗计划的重要因素，CT 和 MRI 检查在这一点上都优于 US。

MRI 诊断其他宫颈病变

如之前阴道部分所述，MRI 具有极佳的组织分辨力，因此它能够显示 CT 和 US 不能显示的宫颈病变，例如：

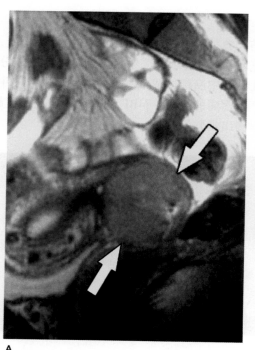
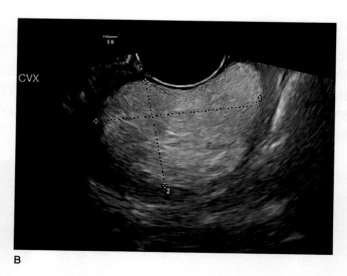

图 13-8　宫颈癌。A. 矢状位 T2 加权像宫颈肿块（箭头），提示宫颈癌。正常深色的纤维基质消失，提示宫旁受累。（由 Hedvig Hricak，MD，PhD 提供）。B. 矢状位 T2 加权像宫颈肿块，钳取病理活检证明是宫颈癌。（由 Susan R. Stephenson 提供。两幅图像来自不同患者）

良性病变：

- 先天性宫颈缺失
- 位于宫颈的原发性子宫淋巴瘤
- 宫颈子宫内膜异位症
  - US 只能识别大的异位病变，
  - MRI 可以显示异位的子宫内膜，还可以指导外科手术路径。[7]
- 宫颈重复畸形
- 多房囊性病灶
  - US 很难发现宫颈内膜增生
  - 宫颈炎
  - 隧道状腺丛

恶性病变：

- 恶性淋巴瘤
- 恶性腺瘤
- 宫颈癌

检查方法讨论

US 是女性盆腔检查传统的首选影像学检查方法，其具有便捷、经济、无辐射、易于接受的优点。在紧急情况下，无法行 MRI 检查或 MRI 检查有禁忌证时可以行 CT 检查探查盆腔肿块的性质。MRI 能够同时显示阴道、宫颈、子宫三个不同区域，是准确定性盆腔肿块的更好的选择。[8]

囊肿

US、CT、MRI 能够识别宫颈的囊性结构和肿块，而 MRI 对囊性和实性结构有更好的组织分辨率。

肌瘤

上面三种检查方法都可以识别肌瘤。MRI 能够识别出黏膜下、肌壁间、浆膜下肌瘤的特点，还可以识别有蒂结构，因此是更好的检查选择。已有证据表明 MRI 扫描对子宫肌瘤的敏感性比 US 更高，可用来预测和评估子宫肌瘤动脉栓塞治疗的疗效。[8]

癌

CT 和 MRI 是检查宫颈癌的有效手段，在寻找盆腔转移灶和淋巴结受累同样有效。与 CT 相比，尽管 MRI 检查费时且费用更高，但 MRI 较 CT 有更好的对比分辨率，因此在大多数情况下其图像的诊断价值更高。两者都可以显示淋巴结受累和转移灶。这两种检查方法都可用于癌症分期。

MRI 加权像

在 T2 加权像上,宫颈水平以下区域的解剖显示的非常清晰:子宫颈黏膜和腺体呈高信号;宫颈间质呈低信号;外层平滑肌呈等信号。子宫颈管不同程度的高信号可以区分子宫颈管内粘液及出血。

囊肿

宫颈纳氏囊肿经常是检查时偶然发现的,在 T2

加权上呈等信号到高信号。关于内膜息肉和纤维瘤,我们将在子宫部分描述。

癌症

根据癌症的分类不同,其可表现为均一信号或混杂信号。MRI 图像上可以清晰显示癌症病灶的界限。

子宫(子宫肌层)

子宫(图 13-9)是女性内生殖器的最上份,在青春期前的女孩中长约 3.5cm。在足月妊娠妇女中,子宫

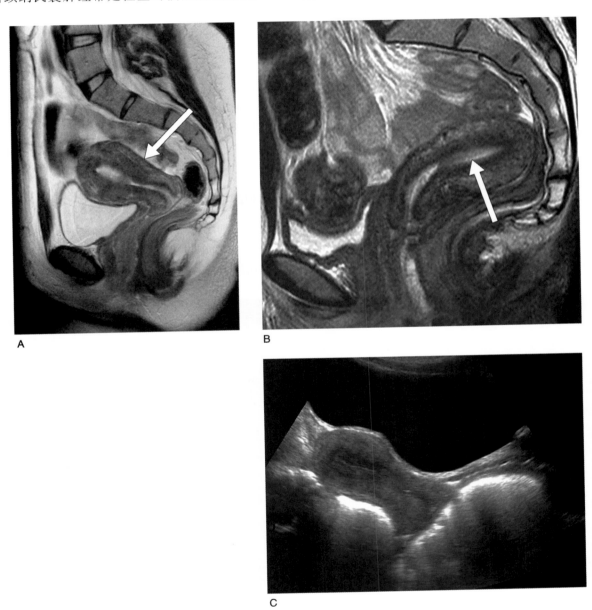

图 13-9　A.矢状位 T2 加权像正常前倾的子宫(箭头)。(图片来源于 Leyendecker JR,Brown JJ. Practical Guide to Abdominal and Pelvis MRI. Philadelphia:Wolters Kluwer;2004.)。B.后倾子宫正常 T2 压脂序列。箭头指向正常子宫内膜。(图片来源于 Barakat R,Berchuk A,Markman M,et al. Principles and Practice of Gynecologic Oncology. 6th ed. Philadelphia:Wolters Kluwer;2013. Figure 11-4b.)。C.后倾子宫正常超声图像。(由 Susan R. Stephenson 提供,来源于不同患者)

可增长至40cm。子宫是一个中空、梨形的肌性器官，在妊娠期间起容纳、营养胚胎及胎儿的作用。在MRI图像上，子宫壁呈三层结构：浆膜（外层）、肌层（中层）和内膜（内层）。非妊娠妇女月经期，由内膜细胞组成的子宫内膜会发生剥脱。前后子宫内膜之间的区域是一个潜在的空间。

US是子宫检查的首选影像学方法。当US无法确诊时，MRI可以作为次选检查方法。CT扫描常用于急性盆腔疼痛，尤其医院的急诊科常用。根据诊断需求，在明确一些肿块或囊肿性质时，US和MRI检查又成为仅次于CT检查的次选检查。

异常病变

子宫畸形通常与米勒管发育异常造成的先天畸形有关。MRI扫描可以清晰显示受女性雌激素影响的三个不同结构，因此能提供更多的诊断信息。[9]

子宫肌瘤

正如之前在宫颈部分所述，子宫肌瘤（图13-10）是可由阴道超声检出的常见疾病。然而，当子宫肌层因多发肌瘤病灶而严重结节化时，US扫描就受空间关系和肿块导致的阴影的干扰。因此，尽管US是诊断子宫肌瘤的有效手段，但很难诊断多发子宫肌瘤。MRI是诊断子宫肌瘤最敏感的影像学方法。MRI可以检测肌瘤的

数量、成分、大小和位置，[10]也常应用于子宫肌瘤动脉栓塞治疗前后以及肌瘤切除术前。虽然CT检查可以发现子宫肌瘤，但其组织结构分辨力不如MRI。

肿瘤（肉瘤）

US不能明确区分子宫肌层良恶性肿块。而MRI广泛用于区分该部位良恶性肿瘤（肉瘤）。[11]MRI检查可以系统的分析病灶的信号、大小、深度，其中深度比其他因素在确定肿瘤良恶性上更为重要。[12]应用静脉对比剂增强和成像序列（如T1和T2）有助于区分良恶性肿瘤。US可以检查出盆腔肿瘤，但不能明确病灶的良恶性。

良性病变

腺瘤、纤维瘤和子宫腺肌症是子宫肌层的病变，MRI能够识别它们并通常定性为良性病变。

恶性病变

腺肉瘤和腺纤维瘤（恶性基质和良性上皮的罕见组合），肉瘤，横纹肌肉瘤（少见），以及腺瘤样肿瘤，MRI可以识别它们，并通常定性为恶性病变。

子宫内膜异位

异位的子宫内膜是指重新种植于盆腔或腹壁的任何地方的功能性内膜组织（腺体及基质）。异位子宫内膜组织被称为子宫内膜异位（图13-11）。

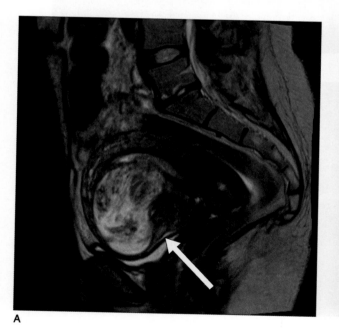

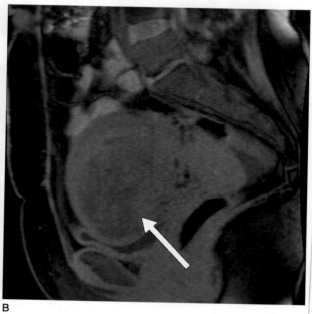

图13-10　肌瘤。A.子宫矢状位T2加权像显示典型的肌瘤高信号（箭头）。B.同一位置上T1加权像呈现低信号。（图片来源于Geschwind J，Dake M. Abram's Angiography. 3rd ed. Philadelphia：Wolters Kluwer；2013. Figure 23-9a.）

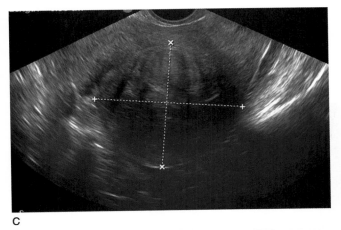

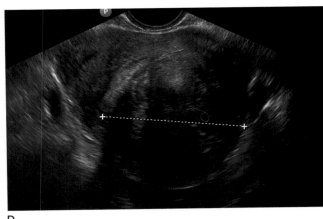

C

D

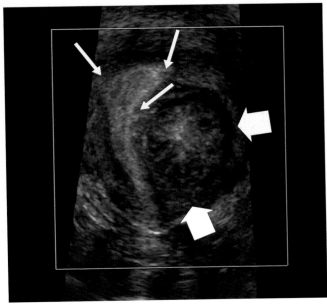

图 13-10（续）　C.后外侧子宫肌瘤经阴道超声矢状位图像（测量）。由于肌瘤大，子宫肌层和内膜显示不清（7.4cm×6.4cm）。D.同一肌瘤的横断面（测量）。E.同一肌瘤的冠状面（粗箭头），子宫内膜被压迫移位（细箭头）。（由 Susan R. Stephenson 提供，图片 A 和 B 为同一患者，C 和 D 为同一患者）

E

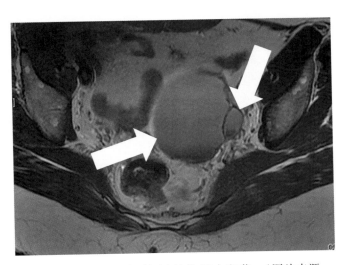

图 13-11　子宫内膜（箭头）轴位 T2 加权像。（图片来源于 Dunnick R，Sandler C，Newhouse J. Textbook of Uroradiology. 5th ed. Philadelphia：Wolters Kluwer；2012. Figure 18-36.）

子宫腺肌症

　　子宫腺肌症（图 13-12A）是指肥大的子宫肌层内出现内膜组织（腺体和基质），由子宫内膜良性侵袭性生长入子宫肌层中所致。对肌层的侵袭形式包括两种：整个肌层都被侵犯，称之为弥漫性子宫腺肌症；仅侵犯有限的区域，称之为局灶性子宫腺肌症。[13]阴道超声较经腹超声在检测子宫腺肌症（图 13-12B）中更为可靠，尤其是斑片状的病灶，但是其组织分辨率有限。尽管阴道超声是子宫腺肌症首选的超声检查方法，但由于小病灶、依赖操作者的技术、子宫位置、声影等因素影响，其也不总是能清晰的显示病灶。MRI 由于其较高的软组织分层识别的能力，可以区分子宫腺肌症和其他子宫肌层病变。[14]

子宫位置

　　通常，子宫处于前倾位（子宫前倾）（图 13-9），中间部位的急性成角就是前倾时形成的。若子宫向后倾斜，称之为子宫后倾（图13-13）。

子宫后屈（图13-13）是指子宫体向后方倾斜在中部形成锐角。[15]并且，子宫可以位于盆腔的左边、右边或中部，这些都是正常的解剖位置。对子宫进行定位可能有助于临床医生评估疼痛或者进行某些操作如宫内膜活检、宫内节育器置入。US对子宫定位切实有效，CT和MRI也同样可以进行定位。

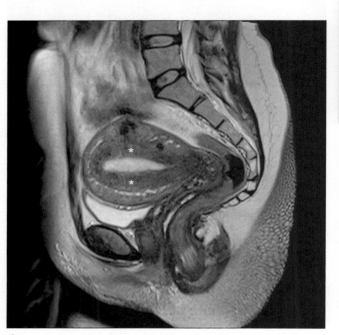

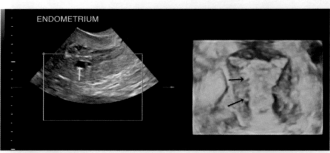

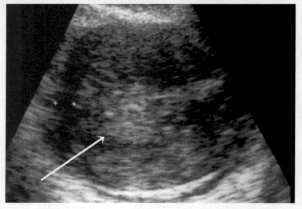

图13-12　子宫腺肌症。A.子宫矢状位T2加权像显示出腺肌症典型的增厚结合带（星号）。（图片来源于Geschwind J, Dake M. Abram's Angiography. 3rd ed. Philadelphia：Wolters Kluwer；2013. Figure 23-1.）。B.矢状位反曲超声声像图显示出低回声的内膜结合带（箭头）。小箭头处为正常的子宫内膜。ENDOMETRIUM，子宫内膜。（图片来源于Sanders RC. Clinical Sonography：A Practical Guide. 5th ed. Philadelphia：Wolters Kluwer；2015. Figure 19-9，不同患者影像图）

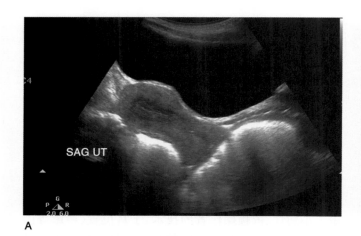

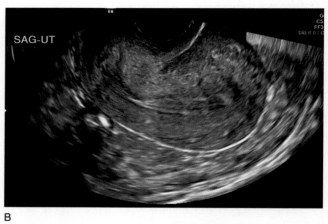

图13-13　A.前倾位子宫经腹矢状位超声声像图：阴道、宫颈、子宫和内膜清晰可见。B.阴道超声下的子宫体、宫颈和内膜。两幅图都是正常子宫图像。（由Susan R. Stephenson提供）

解剖分层

MRI可以评估子宫壁的分层，并且显示结合带（除非经前期、怀孕期和绝经后期）。经前期子宫在MRI上只能显示出模糊的层面。在怀孕期，结合带显示较差，因为其信号被增高并且接近外层的肌信号；产后 15 天,结合带在 MRI 上又重新清晰可见。在绝经期,由于逐渐脱水,这个年龄段的妇女子宫平滑肌萎缩,因此在 MRI 上肌层与结合带分界显示不清。[16]当临床医生需要明确子宫肌瘤及子宫内膜异位的位置和血肿的位置和范围时,MRI 检查是非常有价值的,尤其当 US 不能区分内膜、交界区和子宫肌层时。尽管准确性逊于 MRI 检查,US 和 CT 都可以明确子宫肌瘤的位置,但 US 不能检测结合带及其边界。

米勒管异常

米勒管融合发生于早孕晚期,融合会影响子宫、输卵管、宫颈和近端阴道的发育。这些结构畸形涉及不孕、子宫内膜异位、死产、早产、流产以及宫内节育器不兼容。其他与米勒管畸形(MDA)有关的结构包括:肾脏、椎体和心脏。[17]超声,尤其是三维超声及 MRI 是评估 MDA 至关重要的影像学检查方法。MRI 由于强大的软组织分辨力能够显示异常子宫结构,因此是必需的影像学检查。US 仍然适用于年轻患者和某些紧急情况下的扫查,价格因素也是其优势。

在多种形式的子宫融合障碍疾病中,纵隔子宫是最常见的,其次是双角子宫。US 图像显示光滑的子宫轮廓可用于将双角子宫和纵隔子宫以及弓形子宫区分开。尽管超声技术已取得巨大进步,在诊断 MDA 亚型时仍有明显的局限性,如鉴别单角子宫和残角子宫。[17]需要重申的是,MRI 比 US 有成像优势,因其具有更好的软组织分辨力并且对各种患者体型都可进行成像(图 13-30 和图 13-31)。

检查方法讨论

子宫肌瘤和肿瘤

US、CT 和 MRI 都可以显示子宫肌瘤和肿瘤。US 可以清楚的显示单个或多个子宫肌瘤或肿块。但当患者子宫肌层有多个结节时,声影处及重叠处的肌瘤难以被观察、定性和测量。US 的组织分辨率是有限的。因为 CT 能够显示不同的组织结构并进行断层成像,它能够清晰的显示子宫肌瘤和肿瘤。辐射是选择 CT 检查需要考虑的因素。MRI 是显示组织结构更好的成像方法,它可以在任意平面上成像,有极好的软组织分辨力,也不会被肌瘤或肿瘤的大小或数量影响。CT 和 MRI 检查都提供了巨大的图像视野,并且成像质量不受患者体型影响。

子宫内膜异位症和子宫腺肌症

MRI 和 CT 都可以显示异常组织,例如子宫内膜异位症和子宫腺肌症。CT 可以检测出异位组织和异常组织,但是 CT 不能明确定性。US 能够识别结构异常,但是不能明确诊断。MRI 能够提供卓越的组织分辨力。

位置

US、CT 和 MRI 都可以观察并确定子宫的位置。

解剖分层

MRI 是唯一广泛用于明确子宫浆膜层、肌层、内膜分层的影像学检查方法。

米勒管异常

US、CT 和 MRI 都可以观察子宫结构。CT 不能显示细微的结构异常。除了单角子宫等这些情况难以诊断外,US,尤其是三维 US 可以显示多数的子宫结构异常。再次强调,因为其极好的组织分辨力,MRI 能够诊断米勒管异常。

MRI 加权像

子宫肌瘤

子宫肌瘤的表现多种多样,在 T2 加权像上显示的最清楚。典型表现是子宫肌层异质性的肿块、内膜和宫颈的混杂团块,附件肿块呈等信号并且有间断的高低信号。在 T1 增强扫描表现上差异较大。

肿瘤

尽管 MRI 比 CT 和 US 有更高的软组织敏感性,它不能总是明确肿瘤的良恶性。但是,可以通过 T2、T1 和对比增强成像提供诊断信息明确肿瘤的特征。

子宫内膜异位

在 T2 和 T1 像上呈现低到中等的组织信号。

子宫腺肌症

子宫腺肌症表现为内膜和邻近结合带的界限不清的低信号区,在 T2 加权像上有高信号斑点。

解剖分层

在 T2 图像上,组织分层清晰可见,但在 T1 图像上普遍呈低信号。

子宫(子宫内膜)

子宫内膜腔是子宫中间的一个潜在空间。由粘液腺组成的子宫内膜呈线样构成了这个腔隙的表面（图 13-14）。子宫内膜的厚度受年龄（绝经前或绝经后）、激素的使用、不同月经周期、使用他莫昔芬、弗隆和瑞宁德等因素的影响。应当谨记的是他莫西芬可以诱发阴道流血、子宫内膜增生、息肉和癌症的发生。

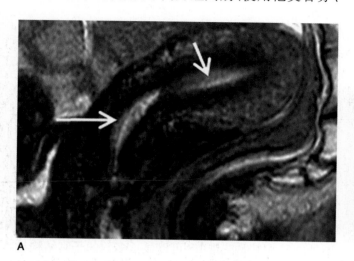
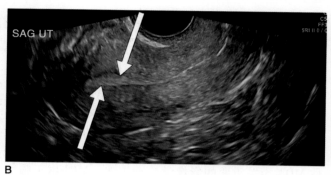

图 13-14　子宫内膜。A. 正常子宫内膜矢状位 T2 压脂序列（箭头）。（图片来源于 Barakat R，Berchuk A，Markman M，et al. Principles and Practice of Gynecologic Oncology. 6th ed. Philadelphia：Wolters Kluwer；2013. Figure 11-4b.）。B. 正常宫内膜矢状位声像图（箭头）。（图片由 Susan R. Stephenson 提供。来源于不同患者）

异常病变

息肉、增生和癌症是子宫内膜常见疾病。

息肉

息肉是常见的子宫内膜良性病变，表现为黏膜凸起，宫颈息肉不常见。恶性息肉是罕见的。[18]根据单发或多发宫颈息肉的大小和位置，如不进行宫腔超声造影，US 较难探查出这些病变。因为 MRI 具有极好的软组织分辨力，可以清晰地显示异常软组织结构（图 13-15）。

增生

子宫内膜增厚或过度增生通常是药物导致的（图 13-16），常见于在围绝经期和绝经期服用他莫昔芬。高危因素包括：年龄 >35 岁、未生育、肥胖、糖尿病、多囊卵巢综合征（PCOS）、吸烟、子宫癌家族史。子宫内膜的正常厚度报道不一。Peter Callen 认为经期妇女子宫内膜的正常厚度是 4 ~ 14mm，绝经后妇女子宫内膜不应超过 8mm，增生导致子宫的异常出血。已有证据表明增生是子宫内膜癌的癌前病变。

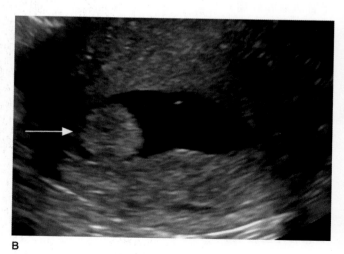

图 13-15　子宫内膜息肉。A. 宫内膜息肉矢状位 T2 加权像（箭头）。（图片来源于 Leyendecker JR，Brown JJ. Practical Guide to Abdominal and Pelvis MRI. philadelphia：Wolters Kluwer；2004.）。B. 子宫声学造影下显示的子宫内膜息肉横断面图像（箭头）。图片来源于 Shirkhoda a. Variants and Pitfalls in Body Imaging. 2nd ed. philadelphia：Wolters Kluwer；2010. Figure 26-22.

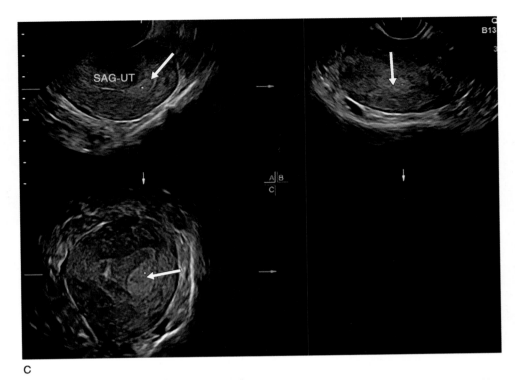

图 13-15（续）　C.宫内膜息肉三维声像图（箭头）。子宫息肉在 A 和 C 层面显示最清楚。（由 Susan R. Stephenson 提供，来源于不同患者）

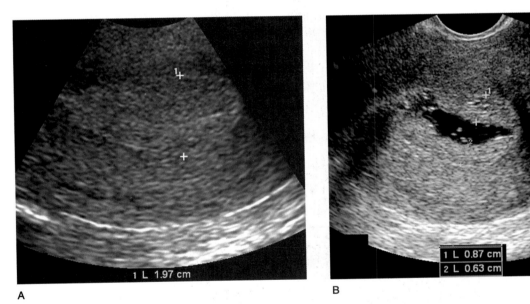

图 13-16　子宫内膜增生。A.阴道超声矢状位显示的增生子宫内膜（两测量点之间），回声均匀。B.向宫腔内灌注含盐溶液后，表现为宫内膜弥漫增厚，符合子宫内膜增生表现。（图片来源于 Doubilet PM，Benson CB. Atlas of Ultrasound in Obstetrics and Gynecology. 2nd ed. Philadelphia：Wolters Kluwer；2011. Figure 27.2-1.）

癌

　　不典型的子宫内膜细胞是导致子宫内膜癌的原因，子宫内膜癌通常表现为子宫流血（图 13-17）。超重（22.6kg 或更重）、50 岁初即开始绝经、子宫内膜癌家族史、使用雌激素是产生不典型子宫内膜细胞的高危因素。

检查方法讨论

　　US 是评估子宫内膜非常好的影像学检查。尽管无法发现子宫内膜增厚的原因，阴道超声能够方便的测量子宫内膜厚度。

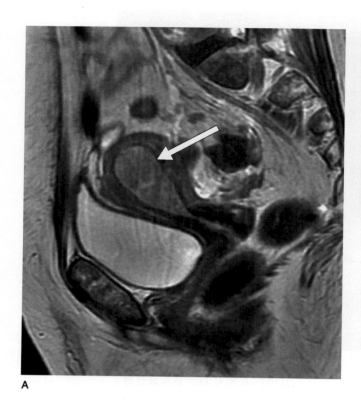

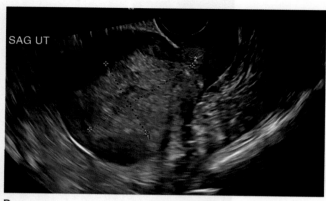

图 13-17　子宫内膜癌。A. T2 像上子宫内膜癌矢状位图像（箭头），肿瘤侵及宫颈上段。（图片来源于 Dunnick R，Sandler C，newhouse J. Textbook of Uroradiology. 5th ed. Philadelphia：Wolters Kluwer；2012. Figure 19-3.）。B. 子宫矢状位上可见形态复杂、难以界定的子宫内膜（测量点所标记）声像，证实是宫内膜癌。（由 Susan R. Stephenson 提供，为不同患者图像）

息肉

US 不能区分界限不清楚的息肉和癌肿，但是 MRI 可以进行区分。CT 仅能够非特异性的显示子宫内膜团块，但是在评估转移时非常有用。[19]

增生

怀疑有子宫内膜增生时，仅当无法行宫腔镜或内膜成像有可疑病变，MRI 检查较 US 更有优势。

癌

尽管不推荐 MRI 作为子宫内膜癌筛查的影像学检查，但它已被证明是对子宫内膜癌进行分期重要的检查方法。MRI 能够测量病变的侵袭范围和深度，这对外科治疗是至关重要的。CT 可以显示肿块、不规则子宫或者与子宫相连的团块，但是不能提供精细的软组织信息。

MRI 加权像

息肉

在 T2 加权像上，当被高信号的液体和子宫内膜包围时，宫内膜息肉常常表现为低信号。在 T1 加权像上，与周围组织等信号。息肉比子宫内膜癌更容易含有囊性结构，这在 T2 像上表现为高信号。

增生

与正常宫内膜组织相比，在 T2 加权像上，增生内膜常表现为等到低信号。在 T1 加权像上，表现为等到低信号。患有宫内膜增生的患者子宫内膜癌发病风险增高。

癌

在 T1 加权像上，子宫内膜癌与子宫肌层和内膜均呈等信号。在 T2 加权像上，尽管有所变化，通常也都是高信号的。增强扫描时，内膜肿瘤表现出强化程度弱于周围肌层。增强扫描显著提高了癌症病灶的检出率。

输卵管和附件

输卵管从子宫延伸到卵巢，起着运输卵子的功能。输卵管位于阔韧带的上缘，长约 10 ~ 12cm，直径约 1 ~ 4mm。腹膜反折悬垂在输卵管上方形成输卵管系膜。输卵管从子宫底后上份向前延伸并开口于腹腔。解剖上,输卵管分为四段:间质部或壁内段位于子宫角肌层内,其外侧是峡部,输卵管最细的部位。靠近卵巢侧,输卵管增宽形成了输卵管壶腹,其长度占输卵管长度的一半以上。最外侧部分是漏斗状的漏斗部。输卵管游离缘由 25 个指状突起或称输卵管伞组成。输卵管伞悬浮于卵巢表面,卵子一旦释放就被其捕捉。输卵管内的纤毛上皮和黏膜皱襞推动卵子向子宫腔运动。与卵子运动方向相反,由输卵管上皮细胞分泌的液体向输卵管伞端移动并在此释放入腹腔。

异常病变

输卵管扩张、癌症、扭转、子宫内膜异位、输卵管-

卵巢囊肿(TOA)和肌瘤都可被影像学检查发现。卵巢旁囊肿位于附件,起源于邻近卵巢和输卵管的阔韧带。

输卵管扩张

盆腔炎性疾病(PID)是导致输卵管炎、输卵管积脓、输卵管积水和 TOA 的常见病因(图 13-18)。慢性盆腔炎性病变是引起输卵管积水的一个原因。

癌

最新的研究表明,输卵管伞易患侵袭性浆液型卵巢癌,可引起疼痛、阴道流血或流液、或附件肿块等症状,多发生于 60 ~ 70 岁女性。

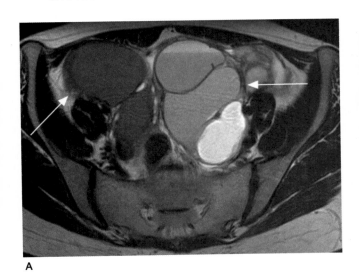

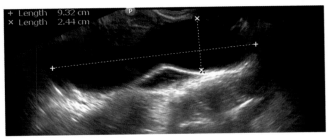

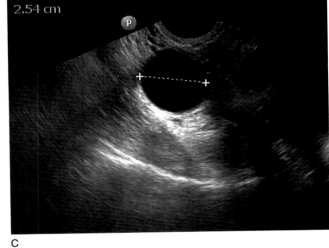

图 13-18　输卵管扩张。A. 横断面 T2 像上显示扩张的输卵管(箭头)。输卵管正处于不同的出血阶段。图片由 Ali Shirkhoda 提供。(来源于 Shirkhoda A. Variants and Pitfalls in Body Imaging. 2nd ed. Philadelphia:Wolters Kluwer;2010. Figure 26-47a.)。B. 右输卵管慢性扩张超声纵断面图像(测量点处)。C. 同一扩张输卵管横断面图像(测量点处)。该患者因为子宫畸形且右附件长期疼痛而行了子宫全切术。(B 和 C 由 Susan R. Stephenson 提供,与 A 不是同一患者)

扭转

输卵管扭转非常罕见并常发生在右侧。

子宫内膜异位

输卵管子宫内膜异位通常发生于腹膜侧,但是能

够侵入管腔。异位内膜的重复出血导致瘢痕、纤维化和输卵管扩张积血。

肌瘤

输卵管肌瘤很罕见并与子宫肌瘤相似。

卵巢旁囊肿

除非囊肿大于 5cm 或者扭转,这种囊肿大多数是无症状的。如果病灶不独立于卵巢,卵巢旁囊肿很难与卵巢病灶区分。

检查方法讨论

除非输卵管扩张或积液,横断层面上不能显示正常输卵管。US、MRI、CT 都能够识别输卵管异常。US 图像上,输卵管异常通常表现为扩张的管状结构、有很厚的血供丰富的管壁。CT 图像上表现为宫旁的管状肿块,增厚强化的管壁,内有混杂密度液体。[20] MRI 图像上表现为增厚的囊状管,并且可以显示炎性改变以及输卵管和输卵管伞软组织是否有致密瘢痕。

输卵管扩张

TOA 在 US 图像上表现为混杂回声的附件肿块。TOA 破裂可以危及生命,因此及时的 US 或 CT 检查是必要的。US、MRI 和 CT 都可以发现输卵管积血。

癌

在超声检查中输卵管癌表现为无回声或低回声、有实性血管成分的肿胀管状结构。MRI 显示输卵管有实性肿瘤成分。[20]

扭转

扭转导致疼痛需要影像学检查来诊断。US 常在紧急状态或者怀疑阑尾炎时应用,CT 可以作为 US 的补充检查,反之亦然。

子宫内膜异位

小的内膜异位病灶最好通过 MRI 来诊断。尽管 CT 也能够发现内膜病变,但是难以很好的定性病灶。

肌瘤

在 US 图像上,输卵管肌瘤表现为回声均匀的团块。CT 上显示为增强的团块。对定位和定性而言,MRI 是最好的检查方法。

卵巢旁囊肿

卵巢旁囊肿在 US、CT 和 MRI 图像上表现为不会随时间消退的单纯囊肿。US 可以显示出附件的囊性病灶,但常难以明确它与卵巢是否独立。MRI 和 CT 都能显示其与卵巢的关系,清晰的显示它是独立于卵巢的结构。

MRI 加权像

输卵管扩张

MRI 有极好的软组织对比并能够多维度评估复杂附件疾病:(a)识别卵巢;(b)区分输卵管积脓和积血;(c)显示出输卵管囊性结构。在 T2 加权像上,不用对比剂的情况下,输卵管扩张表现为高信号,在 T1 图像上信号随液体中蛋白含量不同而不同。

癌

输卵管实性癌肿为均质性或非均质性,在 T2 加权像上表现为等到高信号;在 T1 加权像上表现为低信号,增强后表现为高信号。

子宫内膜异位

MRI 脂肪抑制 T1 加权像上,出血的输卵管表现为高信号,同样异位内膜植入部位也表现为高信号。

肌瘤

肌瘤的影像学表现已在子宫部分讨论。

卵巢旁囊肿

其信号特点与液体相似。T2 像上呈高信号;T1 像上呈低信号,若出血则表现为高信号。

卵巢

双侧卵巢位于输卵管伞附近。卵巢的大小和形态随着生育期患者年龄、激素影响、月经周期的不同而不同,经期女性卵巢的平均长度是 2~5cm。

异常病变

卵巢肿物包括单纯和复杂性囊肿及实性的癌肿和非癌性病灶。US 是评估卵巢肿物的首选影像学方法,尤其是在区分单纯囊肿和复杂囊肿或实性病灶。超声的不足之处是视野受限、易受肠气声影干扰和患者体型影响。超声显像的另一个局限是显示卵巢实性肿块的形态不具特异性。[21]

对于超声不能清楚显示的病灶以及患恶性肿瘤风险较低的女性,MRI 检查也是一个选择。

囊肿

卵巢囊肿这个术语是指位于卵巢或与卵巢相关的

病变。囊肿可以是液性的、囊实混合的或者实性的。

单纯性

单纯性囊肿是一个界限清楚、球形、充满液体的结构,后壁锐利,其内部无回声或弱回声,并有良好的声学增强表现(图 13-19)。[23]这些无回声结构可以被 US、MRI 和 CT 检测出。

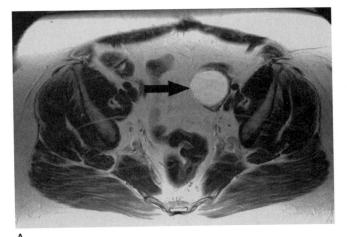

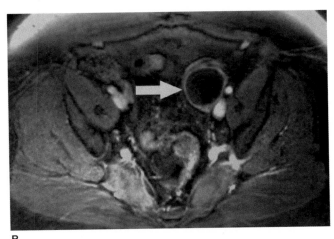

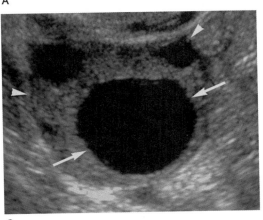

图 13-19 单纯性卵巢囊肿。A. 单纯性卵巢囊肿(箭头),T2 加权像横断面。B. 单纯性卵巢囊肿(箭头),T1 压脂像。(图片来源于 Leyendecker JR,Brown JJ. Practical Guide to Abdominal and Pelvis MRI. Philadelphia:Wolters Kluwer;2004.)。C. 正常卵巢基质(短箭头)上可见一单纯性囊肿(箭头)。图片来源于 Penny SM. Examination Review for Ultrasound. Philadelphia:Wolters

复杂性

复杂性卵巢囊肿的结构包含多种成分(图 13-20),这些成分都是液性(无回声)和实性(强回声)混杂。[19]对于复杂性卵巢囊肿,MRI 通常作为次要的影像学选择,CT 用于转移癌的检查。

出血性

出血性囊肿是血液进入卵巢囊肿形成的,常常引起疼痛(图 13-21)。

子宫内膜异位

含有血液并包含内膜组织的囊肿称为宫内膜异位囊肿或巧克力囊肿,可引起疼痛(图 13-22)。

多囊卵巢综合征

多囊卵巢综合征(PCOS),又称 Stein-Leventhal 综合征,是一类广谱系代谢紊乱性疾病,常常引起月经减少和停止排卵。US 是检查多囊卵巢综合征的金标准(图 13-23),但是要形成 PCOS 的标准定义还存在相当大的挑战。[24]卵泡数量和大小的特征有助于 PCOS 的诊断。目前 PCOS 的诊断还没有明确的标准指南。

良性肿瘤

研究表明大多数卵巢肿瘤都是良性的。三种最常见的良性肿瘤是畸胎瘤、纤维瘤和囊腺瘤。

皮样囊肿/畸胎瘤

皮样囊肿/畸胎瘤表现为强回声和壁内结节的囊性病灶(图 13-24)。US 图像上有血块的出血性囊肿是皮样囊肿的表现。

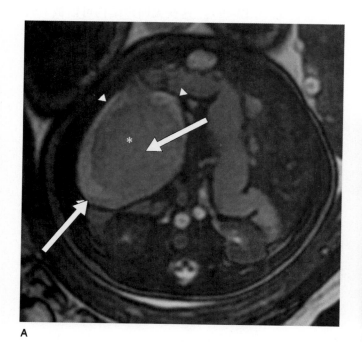

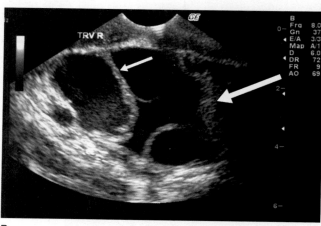

图 13-20 复杂性卵巢囊肿。A. 胎儿复杂性囊肿的 T2 横断面（箭头）。星号标记的中等信号周围被明亮的区域所环绕。（图片来源于 Kline-Fath B，Bahado-Singh R，Bulas D. Fundamental and Advanced Fetal Imaging. Philadelphia：Wolters Kluwer；2015. Figure 18c-2c. ）。B. 有厚壁分隔（细箭头）及弱回声固体成分（粗箭头）的复杂性囊肿。（图片来源于 Cosby KS，Kendall JL. Practical Guide to Emergency Sonography. 2nd ed. Philadelphia：Wolters Kluwer；2013. Figure 14-21b. 图像来自于不同患者）

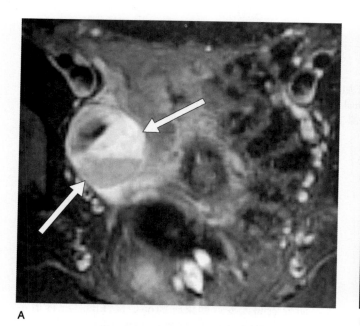

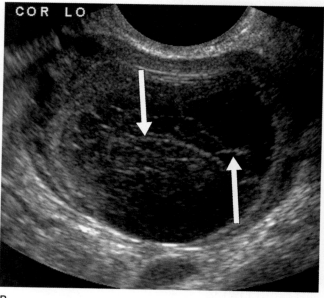

图 13-21 出血性卵巢囊肿。A. 横断面的 T2 压脂像显示一个信号不均、不同血流水平的囊肿（箭头）。（图片来源于 Siegel MJ，Coley B. Core Curriculum：Pediatric Imaging. Philadelphia：Wolters Kluwer；2005. Figure 10-20. ）。B. 阴道超声显示一个内含线性回声的出血性囊肿。（图片来源于 Doubilet PM，Benson CB. Atlas of Ultrasound in Obstetrics and Gynecology，2nd ed. Philadelphia：Wolters Kluwer；2011. Figure 28. 2-2. 为不同患者图像）

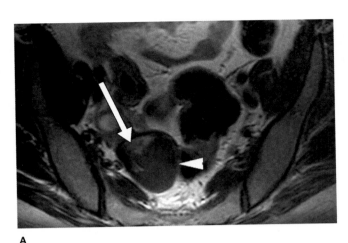
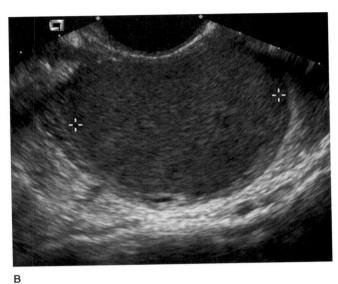

A

B

图 13-22　子宫腺肌症。A. 右侧子宫腺肌症 T2 像横断面。低信号的子宫内膜内有高信号的液体（箭头）。（由 Ray H. Hashemi. 提供）。B. 巧克力囊肿。异位内膜位于测量点之间，注意内膜周围有高回声基质。（图片来源于 Penny SM. Examination Review for Ultrasound. Philadelphia：Wolters Kluwer；2010. Figure 18-9. 为不同患者图像）

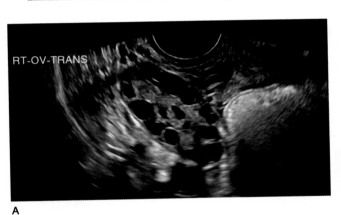
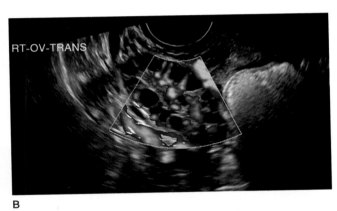

A

B

图 13-23　多囊卵巢综合征。A. 经阴道超声显示典型的多囊卵巢综合征串珠样改变。B. 同一幅图的彩色多普勒血流图像，显示血流增多。（由 Susan R. Stephenson 提供）

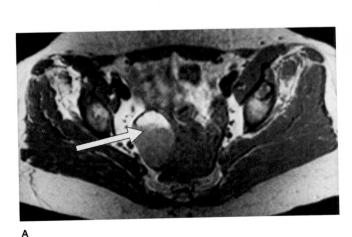
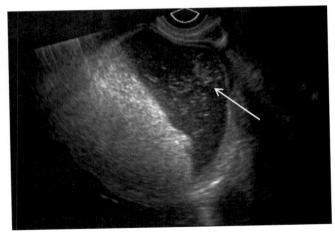

A

B

图 13-24　皮样囊肿。A. 皮样囊肿 T2 像横断面。为一包含液体的右侧卵巢肿块（箭头）。（图像来源于 Eisenberg RL. Clinical Imaging. 4th ed. Philadelphia：Wolters Kluwer；2002. Figure 46-16. ）。B. 成熟的卵巢皮样囊肿（畸胎瘤）经阴道超声图像。细箭头所指的许多细小回声点就是皮样囊肿网。（图片来源于 Daffner RH，Hartman M. Clinical Radiology. 4th ed. Philadelphia：Wolters Kluwer；2013. Figure 10-20a. 为不同患者图像）

纤维瘤

US 图上纤维瘤表现为实性肿块（图 13-25）。纤维瘤很难与肌瘤和巧克力囊肿区分。[25] 纤维瘤往往长的比较大，与肌瘤的声像表现类似。[21]

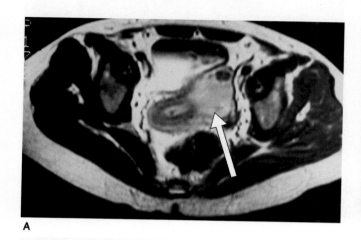

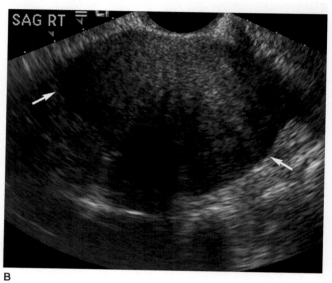

图 13-25　卵巢纤维瘤。A. T2 加权像横断面示左侧卵巢纤维瘤（箭头）。（图片来源于 Dunnick R，Sandler C，Newhouse J. Textbook of Uroradiology. 5th ed. Philadelphia：Wolters Kluwer；2012. Figure 18-20d.）。B. 卵巢纤维瘤表现为回声均匀的实性肿块（箭头）。（图片来源于 Penny SM. Examination Review for Ultrasound. Philadelphia：Wolters Kluwer；2010. Figure 18-8.）

囊腺瘤

囊腺瘤是最常见的卵巢良性肿瘤（图 13-26），囊腺瘤是大的、薄壁囊肿，部分其内有分隔。[26] US 成像由于图像重叠很难做出特异性的诊断。[27]

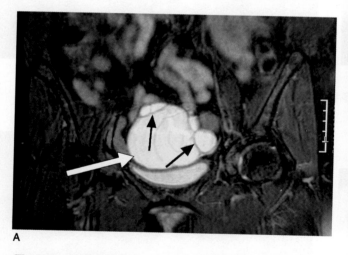

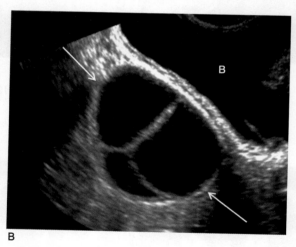

图 13-26　卵巢囊腺瘤。A. 浆液性卵巢囊腺瘤冠状面 T2 加权像（箭头）。囊性肿块位于膀胱之上。黑色箭头指示囊肿内分隔。（图片由 Susan R. Stephenson 提供）。B. 阴道超声示良性卵巢囊腺瘤，可看到其有分隔。B. 指膀胱。（图片来源于 Daffner RH，Hartman M. Clinical Radiology. 4th ed. Philadelphia：Wolters Kluwer；2013. Figure 10-19.）

癌性肿瘤

卵巢恶性肿瘤的形式多种多样（图 13-27），有上皮细胞性、生殖细胞性、性索间质性和转移性肿瘤。当 US 图像显示有可疑卵巢病变，且怀疑有转移时需要另行包括腹腔镜、MRI、CT 在内的其他检查。

扭转

卵巢蒂扭转是卵巢扭转的原因，可引起附件疼痛。影像学检查是必要的，不仅仅可以明确疼痛原因，也可以明确卵巢受累的程度。

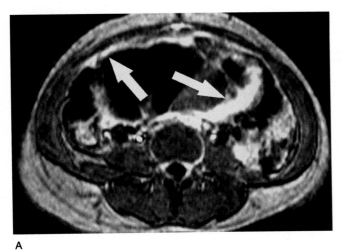

A

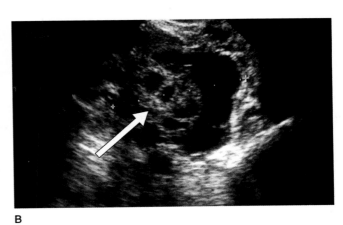

B

图 13-27　卵巢肿瘤。A. 转移性卵巢癌 T1 增强图像。箭头指向强化的肿瘤壁和分隔。（图片来源于 Leyendecker JR，Brown JJ. Practical Guide to Abdominal and Pelvis MRI. Philadelphia：Wolters Kluwer；2004.）。B. 复杂的声像图表现说明了异质性肿块（箭头）的存在，符合卵巢癌表现。（图片来源于 Snyder R，Dent N，Fowler W，et al. Step-Up to Obstetrics and Gynecology. Philadelphia：Wolters Kluwer；2014. Figure 50-3. 为不同患者图像）

检查方法讨论

囊肿

US 是评价附件肿物包括囊肿的主要影像学方法。凭借简单比较实性成分的外观，它在辨别良恶性附件肿物上具有一定的敏感性和特异性。相对于 US，MRI 的优越性在于其可以提供软组织肿块的成分信息，鉴别良恶性肿块的精确性达 88% ~ 93%。肿瘤放射诊断学组的研究表明 MRI 是最精确的对可疑卵巢恶性肿瘤进行术前评估的技术，然而 US 和 CT 检查意义没有明显的差别。

子宫内膜异位

MRI 诊断子宫内膜癌是基于对不同年龄段患者单或双侧附件包块血液成分的识别。这些病变由单个或多个囊肿组成。

PCOS

US 成像在识别 PCOS 上具有优势。多发外周囊肿（直径 2 ~ 9mm），常导致卵巢增大，MRI 显示增大的卵巢被膜下大量外周低信号囊泡结构。

良性肿瘤

皮样囊肿

在超声和 CT 图像上能够显示皮样囊肿为异质性包块，并且能够诊断皮样囊肿和畸胎瘤。如前所述，MRI 常能够提供比 US 和 CT 更细节化的软组织信息。

扭转

CT 和 MRI 能显示血肿、腹水、肿胀或扭转侧充血的血管，有时还可以看到子宫向受累卵巢侧偏移。

MRI 加权像

在 T2 加权像上可以观察到卵巢的解剖分层，卵巢皮质的信号要比中心髓质低。卵巢的外周带包含密集的囊泡，代表着不同阶段的卵泡、黄体囊肿和表面包涵囊肿。

囊肿

大多数卵泡囊肿包含液体在 T1 加权像呈低到中等信号，在 T2 加权像上呈高信号。T2 加权像上，卵巢壁表现为低信号的边缘。

出血性

因为包含液体，出血性囊肿和黄体囊肿在 T2 像上呈高信号。其影像学表现取决于患者的年龄和囊肿的特性。

子宫内膜异位

无论是否采取脂肪抑制技术，异位的内膜在 T1

加权像上都呈高信号。在 T2 加权像上,病变的信号多变。但在慢性出血的情况下,病灶在 T2 加权像上呈低信号,这是子宫内膜异位的特征信号。

PCOS

　　PCOS 在 MRI 检查的冠状面和水平面上显示最佳,尤其是 T2 加权像上,与等信号的卵巢相比表现为高信号的多发囊肿。在脂肪抑制 T2 像上能进一步区分囊肿和周围的脂肪组织。

扭转

　　与扭转相关的解剖学变化在 T2 像上表现得最为清楚,潜在血肿要在脂肪抑制 T1 增强像上来看。

肿瘤

　　由于利用 MRI 脂肪抑制序列可以检查出肿块内脂肪组织,囊性畸胎瘤的诊断十分明确。

妇科图像补充展示

　　以下的图像显示了有趣的、不常见或者异常的盆腔结构(图 13-28 ~ 图 13-34)。

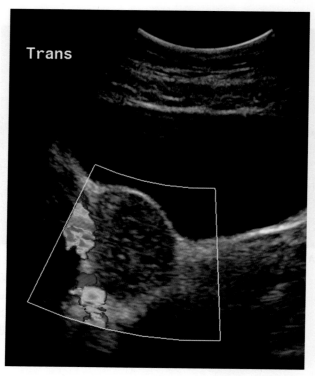

图 13-28　该卵巢与对侧相比增大,彩色多普勒超声显示无血流信号。(图片来源于 Iyer R,Chapman T. Pediatric Imaging:The Essentials. Philadelphia:Wolters Kluwer; 2015. Figure 22-8b.)

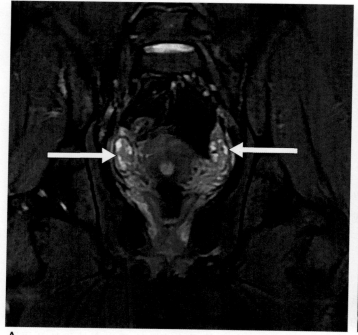

A

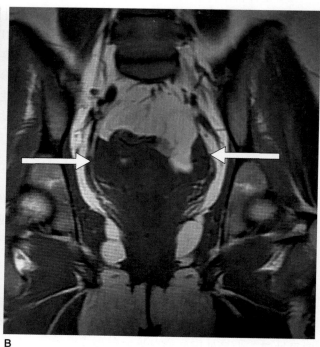

B

图 13-29　卵巢。A. 正常卵巢冠状面 T2 压脂像(箭头)。B. 正常卵巢冠状面 T1 像(箭头)。(图片来源于 Susan R. Stephenson.)

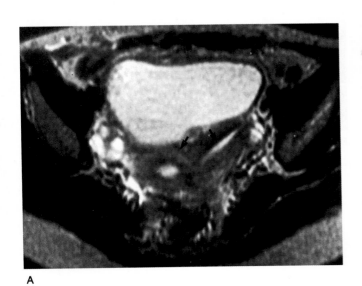 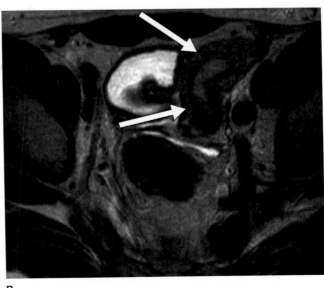

图 13-30　双角子宫。A. 双角子宫横断面 T2 加权像。黑色箭头指示分离的子宫角（图片来源于 Shirkhoda A. Variants and Pitfalls in Body Imaging. 2nd ed. Philadelphia：Wolters Kluwer；2010：Figure 26-4.）。B. 单角子宫横断面 T2 加权像（箭头），显示子宫呈椭圆形（图片来源于 Iyer R，Chapman T. Pediatric Imaging：The Essentials. Philadelphia：Wolters Kluwer；2015. Figure 22-3b.）

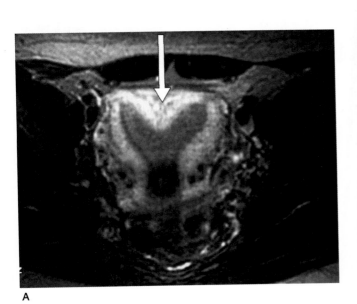 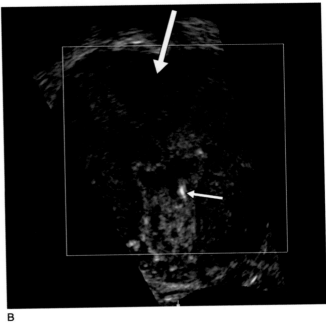

图 13-31　纵隔子宫。A. 横断面 T2 加权像，可见子宫基底部厚的浅底间隔（箭头）（由 Tova Koenigsberg，MD. 提供）。B. 纵隔子宫 3D 冠状面图像（长箭头）。小箭头指向脱位的宫内节育器（由 Susan R. Stephenson 提供，来源于不同患者）

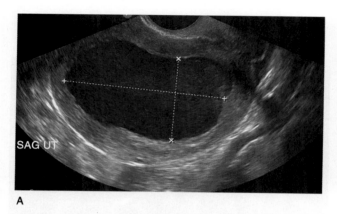

A

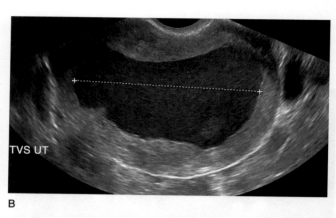

B

图 13-32 子宫阴道积水。**A.** 子宫矢状面。**B.** 子宫横断面。两幅图都显示正常肌层内有低回声的图像。该患者被诊断为子宫阴道积水（测量点）。（由 Susan R. Stephenson 提供）

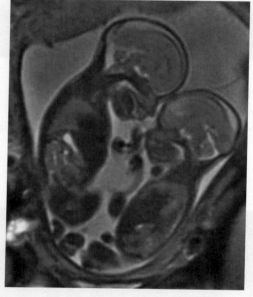

图 13-33 双胎妊娠冠状面 T2 加权像。（图片来源于 Kline-Fath B，Bahado-Singh R，Bulas D. Fundamental and Advanced Fetal Imaging. Philadelphia：Wolters Kluwer；2015. Figure 11-19b. ）

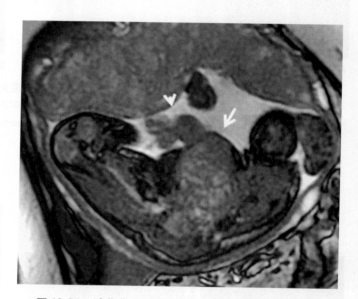

图 13-34 胎儿盆腔肿物。离轴 T2 像显示胎儿盆腔前份肿物（箭头）呈管状延伸。尽管没有膀胱，该患儿羊膜液量正常。（图片来源于 Kline-Fath B，BahadoSingh R，Bulas D. Fundamental and Advanced Fetal Imaging. Philadelphia：Wolters Kluwer；2015. Figure 19-10b. ）

产科影像学

产科影像学包括但不局限于显示胎儿、妊娠的子宫、宫颈、卵巢、附件和阑尾。

子宫

子宫为受精卵发育为成熟胎儿提供了一个保护性的环境。

异常病变

扭转和破裂在 MRI 图像上显示的最清楚。

扭转

子宫扭转非常少见，定义为绕子宫长轴旋转超过45°以上，少见但有潜在致命风险。妊娠子宫扭转在手术前很少能被诊断。[28]MRI 可以诊断。

开裂/破裂

不完全的子宫内膜和肌层破裂伴完整的浆膜层是子宫开裂的特征。无瘢痕的子宫可以表现出子宫开裂（图 13-35），尽管大多数情况下子宫开裂是由于瘢痕导致的肌层薄弱引起的。瘢痕形成的常见原因是剖宫产、子宫损伤、子宫内膜异位症治疗不佳、先天性畸形或子宫肌瘤切除术。子宫破裂是指子宫壁全层的破裂，子宫内容物可以进入腹膜腔。虽然这两种疾病都是急症，但子宫破裂有潜在的生命危险。

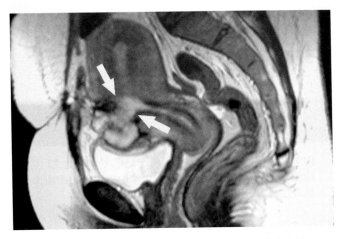

图 13-35　子宫开裂。剖宫产处子宫开裂（箭头）的矢状面 T2 加权像

检查方法讨论

扭转

子宫扭转的临床表现多种多样，临床查体和超声检查足以诊断。MRI 作为可选择的诊断方法，[29] 能够在术前对子宫扭转进行准确的诊断。[28]

子宫开裂

阴道超声是孕期探查剖宫产瘢痕子宫开裂最佳的超声选择。对子宫下段的显像所测肌层的厚度有助于确定子宫开裂的可能性。通常厚度小于 2.3mm 时可能会开裂。在孕期对子宫破裂实行预期管理，可以先行 MRI 扫描确定诊断，如果 US 检查可以清楚显示病灶，之后可行超声随访。

破裂

子宫破裂对母亲和胎儿极其危险。US 和 MRI 可用于孕期下腹痛的检查，并且可能在子宫破裂前检查出病灶。MRI 检查的作用是证实子宫壁缺损。

MRI 加权像

扭转

在 MRI 图像上阴道上端表现为 X 形，并且在 T2

上显示得最清楚。

子宫开裂和破裂

组织中断处在 T2 像上显示为高信号。子宫破裂有致命风险，需要立即手术处理，因此影像学检查不用于子宫破裂的诊断。

宫颈

宫颈的功能是多样的。US 和 MRI 都可以检查和评估宫颈是否能耐受胎儿在宫内生长并正常分娩。

异常病变

对怀孕时子宫和宫颈的 MRI 成像能够清晰的显示宫颈结构。

子宫颈内口松弛症

正常功能的宫颈从怀孕直到胎儿成熟能够维持紧闭状态。US 和 MRI 都非常适合用于显示宫颈长度（图 13-36），从而判定宫颈功能状态。经腹 US 需要在

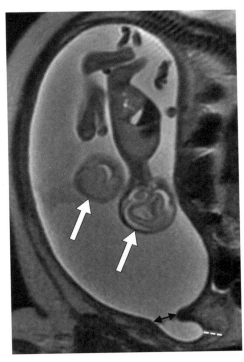

图 13-36　子宫颈内口松弛症。矢状面 T2 加权像上松弛宫颈内部呈漏斗状（双箭头）。白色点线指示剩余的闭合宫颈部分。该图像提示子宫颈内口松弛症。可见双胎头颅（箭头）。（图片来源于 Kline-Fath B，Bahado-Singh R，Bulas D. Fundamental and Advanced Fetal Imaging. Philadelphia：Wolters Kluwer；2015. Figure 11-14c. ）

膀胱充盈之后才能显示宫颈。而充盈的膀胱对宫颈造成的压力或许是测量不精确的一个原因。阴道超声操作时务必小心,以保证在不破坏宫颈闭合状态的情况下进行精确测量。

检查方法讨论

子宫颈内口松弛症

US 成像,尤其是阴道超声是观察和测量孕期或非孕期宫颈首选的成像方法。宫颈 MRI 检查主要用于妊娠或怀疑宫颈病变时。

MRI 加权像

子宫颈内口松弛症

在 T1 和 T2 像上,子宫颈内口松弛症表现为一个扩张的管状结构。在 T2 像上可以看到闭合的宫颈口水平以上扩张的充满高信号羊水的管腔。

胎儿影像学

尽管评价胎儿异常时,MRI 对于超声不能解决的问题提供了详细信息,但它仅用于 10% ~ 15% 的疑难病例。[31] 胎儿 MRI 仅在 US 检查不能确诊的情况下才使用。MRI 可用于大脑发育延迟、头颅异常、食管闭锁、法洛四联症、膈疝和肿块探查,以及需要额外的诊断信息改变治疗计划时。本章节没有讨论产科胎儿 MRI 影像。

盆腔

怀孕妇女右下腹痛常涉及阑尾。

异常病变

急性阑尾炎表现为炎症、疼痛、阑尾破裂,怀孕期阑尾炎通常需要外科手术治疗。

阑尾炎

由于常无典型的征象,怀孕妇女的阑尾炎很难诊断。因为妊娠导致的生理性改变,阑尾向上移位,有些时候可进入右上腹区域(图 13-37)。

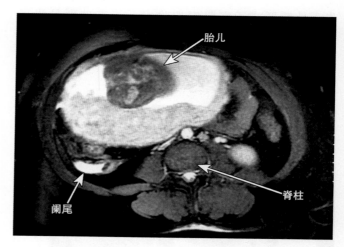

图 13-37　阑尾炎。一位妊娠妇女阑尾炎横断面 T2 压脂像,阑尾因充满液体而膨胀。正常的阑尾与周围图像呈等信号。(由 Susan R. Stephenson 提供)

检查方法讨论

阑尾

当怀疑有阑尾炎时,往往先行超声检查。如果妊娠妇女能耐受分级加压超声,它将有助于急性阑尾炎的定位。在受累阑尾肠壁上可以看到血管增多。

美国放射学会出版的标准认为:除怀孕妇女外,怀疑阑尾炎的右下腹疼痛,CT 成像是首选检查方法。对于妊娠妇女,US 检查是首选,其次是 MRI。

在不暴露于电离辐射的情况下,MRI 检查能够确定妊娠妇女是否患有阑尾炎。[32] MRI 有极好的软组织分辨力使其可以对许多其他组织结构进行评估,这些结构或许也是导致患者腹部疼痛的原因。

MRI 加权像

阑尾

首先,必须对阑尾进行定位。正常阑尾的直径<6mm,管壁厚度<2mm,并且在 T1 和 T2 加权像上均呈低信号,周围没有液体信号。阑尾炎时,阑尾直径>7mm,管壁厚度>2mm,在 T2 上呈高信号,周围有液体信号。当阑尾直径在 6 ~ 7mm 之间、管壁没有增厚或者周围没有积液时,诊断则不明确。

小结

US

- 利用超声波可获得经济、安全、方便、无电离辐射的高分辨率诊断图像。
- 受限于需要大视野检查时,肥胖体型、肠气、缺乏经验的操作者。以及当众多结构性声影时,解剖结构显示不清。

MRI

- 利用体内的水、静磁场、电磁波来形成图像,提供详细的软组织特征。
- 无电离辐射。
- 与 US 和 CT 相比价格昂贵。
- 可以多层面成像。
- 医疗条件并不是总能满足需求。
- 比 US 和 CT 扫描时间更长。
- 不能识别非氢结构(钙化灶、节育环)。
- 成像视野广。
- 大多数体型的患者都可成像。
- 检查受限于受植入金属(人体穿孔饰品和假发)和植入医疗设备。
- 可能需要增强扫描。
- 用于一些手术和癌症的分期。

CT

- 产生电离辐射。
- 成像视野广。
- 大多数体型的患者都能成像。
- 检查受限于受植入金属(人体穿孔饰品和假发)和植入医疗设备。
- 可以快速获取图像。
- 可以多层面成像。
- 可能需要增强扫描。
- 价格介于 US 和 MRI 之间。
- 对一些手术分期和癌症分期是优秀的工具。

思考题

1. 一位 24 岁的妇女就诊于急诊科,诉右下腹疼痛。疼痛开始于 2 天前。实验室检查提示妊娠阳性、白细胞计数升高、中性粒细胞升高后,患者行盆腔超声检查。超声报告提示正常宫内妊娠,双肾未见异常,双侧卵巢未见异常,未见异常多普勒波形。盆腔内未见肿块或囊肿。行腹盆腔 MRI 平扫进一步评估患者。该患者最可能的诊断是什么?

2. 一位 30 岁妇女就诊于产科门诊,G4P3,目前怀孕 35 周 4 天,诉盆腔前下部疼痛 3 天并逐渐加重。体格检查发现前次剖宫产瘢痕处严重疼痛,诊室行超声检查并未得到明确结果。之后患者被送往影像科行 MRI 扫描,放射科医生描述为子宫开裂。请描述子宫开裂在 MRI 加权像上的表现。

3. 一位产后 8 周的妇女,G3P3,告诉她的产科医生她仍有阴道流血。患者接受超声检查。经腹超声测得大小约 2.8cm×3.3cm×4.2cm 的子宫内膜肿块。阴道超声测得大小 3.0cm×3.4cm×4.4cm、不均一、边界不清的肿块,无血流信号,位于宫内膜,与妊娠残留物表现一致。该患者被安排行刮宫术(D&C)。在行 D&C 之前,先行宫腔镜检查,其显示早期子宫内膜,未见任何肿块表现。宫腔镜检查后几天,患者行阴道超声随访,又显示出相同的异质性肿块。请为该患者提供诊疗计划并做出可能的诊断。

（程勃超 郭瑞倩 译）

参考文献

1. Copel J, Yasser E, Heine RP, et al. Committee opinion no. 656: guidelines for diagnostic imaging during pregnancy and lactation. *Obstet Gynecol.* 2016;127(2):e75–e80.

2. Levine D. The role of computed tomography and magnetic resonance imaging in the obstetrics. In: Callen P, ed. *Ultrasonography is Obstetrics and Gynecology,* 5th ed. Philadelphia: Saunders; 2008:808.

3. Rabinowitz R, Cubillos J. *Merck Manual, Professional Version. Vaginal Anomalies.* Kenilworth: Merck, 2013.

4. Westphalen A, Qayyum A. The role of MRI in the evaluation of gynecologic disease. In: Callen P, ed. *Ultrasonography Is Obstetrics and Gynecology,* 5th ed. Saunders: Philadelphia; 2008:1053.

5. Pei-Ying W, Keng-Fu H, Chiung-Hsin C, et al. Ultrasonographic diagnosis and treatment of a giant uterine cervical nabothian cyst. *J Med Ultrasound.* 2012;20(3):169–172.

6. Sun B, Jong H, Young Ho L, et al. Multilocular cystic lesions in the uterine cervix: broad spectrum of imaging features and pathologic correlation. *Am J Roentgenol.* 2012;195(2):517–523.

7. Hsu A, Khachikyan I, Stratton, P. Invasive and noninvasive methods for the diagnosis of endometriosis. *Clin Obstet Gynecol.* 2010;53(2):413–419.

8. Wilde S, Scott-Barrett S. Radiological appearances of uterine fibroids. *Indian J Radiol Imaging.* 2009;19(3):222–231.

9. Westphalen A, Qayyum A. The role of MRI in the evaluation of gynecologic disease. In: Callen P. *Ultrasonography is Obstetrics and Gynecology,* 5th ed. Sanders: Philadelphia; 2008:1049.

10. Khan A, Shehmar M, Gupta JK. Uterine fibroids: current perspectives. *Int J Women Health.* 2014;6:95–114.

11. Thomassin-Naggara I, Dechoux S, Bonneau C, et al. How to differentiate benign from malignant myometrial tumours using MR imaging. *Eur Radiol.* 2013;23(8):2306–2314.

12. Chung W, Chung H, Shinet MJ, et al. MRI to differentiate benign from malignant soft-tissue tumours of the extremities: a simplified systematic imaging approach using depth, size and heterogeneity

of signal intensity. *Br J Radiol*. 2012;85(1018):e831–e836.

13. Westphalen A, Qayyum A. The role of MRI in the evaluation of gynecologic disease. In: Callen P. *Ultrasonography is Obstetrics and Gynecology*, 5th ed. Saunders: Philadelphia; 2008:1058.

14. Haaga J, Boll D. *CT and MRI of the Whole Body*. 6th ed. Vol 2. Amsterdam: Elsevier; 2016:2075–2129.

15. Sanders R, Hall-Terracciano B. *Clinical Sonography, A Practical Guide, Infertility*. Philadelphia: Lippincott Williams and Wilkins; 2016:155.

16. Novellas S, Chassang M, Delotte J, et al. MRI characteristics of the uterine junctional zone: from normal to the diagnosis of adenomyosis. *Am J Roentgenol*. 2011;192(5):1206–1213.

17. Behr S, Courtier K, Qayyum A. Imaging of Müllerian Duct Anomalies. *Radiographics*. 2012;32(6):E233–E250.

18. Berzola C, Schnatz P, O'Sullivan DM, et al. Dysplasia and malignancy in endocervical polyps. *J Womens Health*. 2007;16(9):1317–1321.

19. Faria S, Sagebiel T, Balachandran A, et al. Imaging of endometrial carcinoma. *Indian J Radiol Imaging*. 2015;25(2):137–147.

20. Rezvani M, Shaaban A. Fallopian tube disease in the nonpregnant patient. *Radiographics*. 2011;31(2):527–548.

21. Sanders R, Hall-Terracciano B. *Clinical Sonography, A Practical Guide*. Philadelphia: Lippincott Williams and Wilkins; 2016:188.

22. Westphalen A, Qayyum A. The role of MRI in the evaluation of gynecologic disease. In: Callen P, ed. *Ultrasonography is Obstetrics and Gynecology*, 5th ed. Saunders: Philadelphia; 2008:1050.

23. Sanders R, Hall-Terracciano B. *Clinical Sonography, A Practical Guide*. Philadelphia: Lippincott Williams and Wilkins; 2016:106.

24. Westphalen A, Qayyum A. The role of MRI in the evaluation of gynecologic disease. In: Callen P, ed. *Ultrasonography Is Obstetrics and Gynecology*. 5th ed. Saunders: Philadelphia; 2008:997.

25. Westphalen A, Qayyum A. The role of MRI in the evaluation of gynecologic disease. In: Callen P, ed. *Ultrasonography Is Obstetrics and Gynecology*, 5th ed. Saunders: Philadelphia; 2008:978.

26. Sanders R, Hall-Terracciano B. *Clinical Sonography, A Practical Guide*. Philadelphia: Lippincott Williams and Wilkins; 2016:183.

27. Westphalen A, Qayyum A. The role of MRI in the evaluation of gynecologic disease. In: Callen P, ed. *Ultrasonography is Obstetrics and Gynecology*. 5th ed. Saunders: Philadelphia; 2008:979.

28. Nicholson W, Coulson C, McCoy MC, et al. Pelvic magnetic resonance imaging in the evaluation of uterine torsion. *Obstet Gynecol*. 1995;85(5, pt 2):888–890.

29. Sparić R, Pervolov M, Stefanović A, et al. Uterine torsion in term pregnancy. 2007;135(9/10):572–575.

30. Bharatam KK. Cesarean section uterine scar dehiscence—a review. *Uterus Ovary*. 2015;2:e751.

31. Garel C. Fetal MRI; what is the future? *Ultrasound Obstet Gynelcol*. 2008;31:123–128.

32. Spalluto L, Woodfield C, DeBenedectis CM, et al. MR imaging evaluation of abdominal pain during pregnancy: appendicitis and other nonobsteetric causes. *Radiographics*. 2012;32(2):317–334.

产科超声

产科超声的扫描技术原理

SUSAN R. STEPHENSON

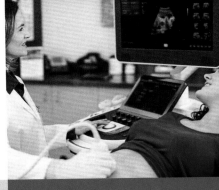

第14章

目标

■ 描述产科超声检查之前患者的准备工作。

■ 明确检查中需要的恰当的探头。

■ 解释超声波的安全性和尽可能最小剂量原则(as low as reasonably possible, ALARA)。

■ 讨论二维、三维和多普勒成像的安全性。

术语表

腹主-下腔静脉压迫综合征(仰卧位低血压综合征)(aortocaval compression syndrome/supine hypotensive syndrome):由于妊娠子宫压迫主动脉和下腔静脉所导致的恶心、低血压、头晕和晕厥。

异位妊娠(ectopic pregnancy):子宫腔以外的妊娠。

机械指数(mechanical indices):通过超声声束传播的能量。频率越高,机械指数越低,因此,频率越低,机械指数越高。

前置胎盘(placenta previa):胎盘附着于子宫较低部位,且先于胎儿娩出的病理情况。

热指数(thermal indices,TIs):将组织温度提高1℃所需的声能量输出指数。

血管前置(vasa previa):脐带固定于胎先露与宫颈口之间的情况。

关键词

经腹

经阴道

机械指数

热指数

在怀孕期间进行的超声检查不仅需要临床技能的使用,如尽可能最小剂量原则,[1]还需要情感上的照顾。我们总是尽量将检查过程中患者可能受到的伤害降至最低;考虑到可能对胎儿造成的潜在伤害,因此这变得越来越重要。在成像过程中,我们使用系统参数改变机械指数(mechanical indices,MI)和热指数(thermal indices,TI)。一些技术参数的自动化设置比如整体增益、持久性、输出能量允许在指南范围内快速、安全的调整图像参数。获取产科检查所需图像不仅需要超声的物理知识,还需要全面掌握母体和胎儿正常和异常解剖知识。

这一章介绍了产科扫查中基础的技术和方法。各个部分的详细内容将在后面的章节中讨论。

患者准备

设置

产科检查

　　膀胱需要充盈的程度取决于妊娠阶段。在妊娠早期,需要一个充盈的膀胱将充满气体的肠管从假骨盆推出来,从而使经腹扫查子宫不受遮挡(图 14-1)。从怀孕中期开始,患者就没有必要充盈膀胱了,因为子宫已经长大代替肠管占据了整个盆腔。[2]

　　适当的充盈膀胱通过提供不受遮挡的视野来增强对宫颈内口的扫查。这在许多时候都是很有用的,包括评估宫颈内口的功能、确定胎盘下缘距宫颈内口的距离和当胎头位置很低时,使胎头上移测量双顶径。经阴道或经会阴比经腹部检查可以更加细致的评估宫颈内口或胎先露的部分。[3]

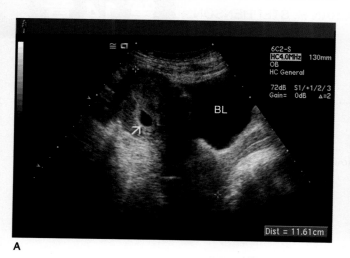
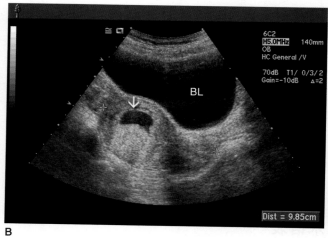

图 14-1　A. 膀胱(BL)欠充盈条件下不能确定孕囊(箭头)内是否有胚胎。B. 当膀胱充盈良好时可显示位于宫底的孕囊(箭头)

产科检查的操作

　　在妊娠第 15 周之前对孕妇进行超声检查的技术与妇科超声检查一样。详细的流程包括检查的次数和测量都总结在框 14-1 中,并且后续章节有更加详细的介绍。

框 14-1

产前超声检查指南

早孕期超声检查指南

适应证:确定是否是宫内孕;评估疑似宫外孕;确定阴道出血或盆腔疼痛的原因;估计妊娠龄;诊断或评估多胎妊娠;确认胚胎是否存活、辅助绒毛膜穿刺取样(CVS)、胚胎移植和宫内节育器(IUD)的放置和取出;评估胎儿畸形如无脑儿;评估产妇子宫发育异常和(或)盆腔肿块;测量颈部透明层(NT);并评估可疑的葡萄胎。

总体评价:早孕期的超声检查可以经腹、经阴道或者两种方法同时使用。如果经腹部检查无法提供诊断信息,那么可以选择行经阴道或经会阴扫查。同样的,如果经阴道扫描不能扫查到需要的所有切面,那么则应行腹部扫描进行补充。

　　1. 扫查子宫和附件确定是否有孕囊。记录任何可以看到的孕囊并确定其位置。注意胚胎的存在与否并记录顶臀长(CRL)。

　　注解:①估计孕周时,CRL 相比孕囊径线是更为准确的指标。如果未见胚胎,通过卵黄囊的存在评估孕囊。孕周的估计应该基于孕囊的平均径线或孕囊的形态和内容物。②通过卵黄囊或胚胎的存在可以确认妊娠囊。在这些结构确认之前作出孕囊的诊断要慎重。

　　卵黄囊和胚胎的缺乏要高度怀疑是否是宫腔积液,它在异位妊娠时常与假孕囊共同出现。③在早孕期的后期,双顶径(BPD)和其他胎儿生物测量有时也可用于孕周的判断。

　　2. 用 M 型或者回放记录是否有胎心搏动。

　　注解:①实时观察对胎心的诊断至关重要。②经阴道扫查,5mm 及以上的胚胎应该可以看到胎心的搏动,如果 5mm 以下的胚胎没有看到明显的胎心搏动,则需要超声随访来确定是否是存活的胚胎。

　　3. 确定胎儿的数量。

　　注解:仅在超声图像上显示出多个胚胎时报告多胎妊娠。在早孕期,羊膜和绒毛膜不完全的融合或宫内出血导致的绒毛膜突起经常类似第二个孕囊,导致误诊为多胎妊娠。

框 14-1(续)

产前超声检查指南

4. 全面扫查子宫、附件和盆腔。

注解:①可以发现有临床意义的异常情况。记录肌瘤和附件包块的有无、位置和大小。扫查盆腔是否有积液,如果有盆腔积液则应扫查腹部两侧和肝下寻找是否有腹腔积液。②将血清激素水平与超声结果相结合,有助于辨别正常、异常或异位的妊娠。

5. 评估存活胎儿的颈部区域。

注解:①NT 测量是由检验室确定的有一定区间的精确测量。②NT 测量与血清学生化检查相结合可以确定胎儿是否存在患 13 或 18 三体,或其他缺陷如心脏或脊柱畸形的风险。③NT 操作的资格认证可以保证超声技师之间做检查时的质量和扫查方法保持一致。

中、晚孕的超声检查指南

适应证:评估孕周及胎儿生长情况;确定阴道出血、盆腔疼痛或宫颈功能不全的原因;确定胎先露;诊断或者评估多胎妊娠;确定羊膜穿刺术的可行性;确定子宫大小和临床提供孕周存在差异的原因;评估胎儿畸形;评估母体子宫畸形、盆腔包块或可疑的异位妊娠;评估胎儿的健康;评估羊水量、可疑的胎盘早剥、胎膜早破和异常生化标志物;帮助宫颈环扎的定位、辅助外倒转术。对有胎儿畸形、胎盘位置异常和胎儿先天异常病史的孕妇进行随访;评估孕晚期产前护理孕妇的胎儿情况;评估可能增加非整倍体风险的相关发现;评估可疑的葡萄胎。

1. 记录胎儿的存活、数量、胎先露和活动。

注解:①报告异常心率和(或)节律。②多胎妊娠需要额外记录的信息:妊娠囊的数量、胎盘的数量、隔膜的存在与否、胎儿生殖器(如果可见的话)、胎儿大小的比较、隔膜两侧羊水量的比较

2. 报告上对羊水量的估计(增加,减少,正常)。

注解:当确定羊水量是否合适时,需考虑到妊娠每个阶段羊水的生理性变化。

3. 记录胎盘的位置和外观,以及与子宫颈内口的关系。观察脐带在胎盘和胎儿腹壁的插入口。以及在横断面观察游离脐带的三根血管,并且用彩色血流多普勒显示脐动脉往胎儿膀胱两侧的走行。

注解:①我们认识到,胎盘在妊娠早期的位置和分娩时的位置并无明显关系。②孕妇过度充盈的膀胱和子宫下段肌壁收缩可能会造成胎盘前置的假象。③经腹、经会阴或经阴道都可以帮助我们观察胎盘与子宫颈内口的关系。

4. 通过胎儿头颅的测量比如双顶径(BPD)、头围(HC)和肢体的测量比如股骨长(FL)来估计胎儿的孕周。

注解:在妊娠晚期,由于个体的形态差异(即高或矮),测量结果可能不能准确地反映孕周。晚孕期的检查结果要基于更早期的检查,因为早期的 CRL、BPD、HC 和 FL 更为准确。为了确定当前孕周,可以应用产科公式,将数据输入公式或采用以下算法:在公式中输入所需的 CRL、BPD、HC 和(或)FL

的值,目前的孕周=早期检查所估计的孕周+第一次检查到现在的周数。

4A. 测量双顶径的标准切面是显示丘脑的头颅横断面。

注解:如果胎头的形状偏圆或偏扁,双顶径的测量误差较大。如果胎儿头颅是长头或短头,那么双顶径的测量可能会误导我们。有时需要计算头颅测量指数(CI),即双顶径与枕额径的比值来帮助评估。在这种情况下,需要加测其他的头颅指标如头围。

4B. 在测量双顶径的平面测量头围,围绕颅骨测量其周长。

4C. 在孕 14 周以后常规测量和记录股骨的长度。

注解:就像头颅的测量一样,股骨长在晚孕期也有较大的生理性差异。

5. 在中孕后期和晚孕期估计胎儿体重。这个计算需腹部的直径或腹围。

注解:①参考至少 2~4 周以前的检查结果评估生长速度是否合适。②胎儿体重估计与分娩时的实际体重可能有正负15% 的误差。这可能是由于患者的种族、超声测量方法以及技术因素导致的。

5A. 在同时显示门静脉左、右支汇合处与胎儿胃泡的标准横切面测量胎儿腹围。

注解:腹围的测量可以帮助估计胎儿体重,并且可以发现胎儿生长迟缓或巨大儿。

5B. 从之前的胎儿生物测量估计间隔一段时间后胎儿的生长。

6. 评估子宫(包括宫颈)和附件。

注解:可以发现有临床意义的异常情况。记录肌瘤和附件包块的有无、位置和大小。在中孕和晚孕期孕妇的卵巢常常不易扫查到。当胎头遮挡,经腹部扫查不易看清孕妇宫颈时可以经阴道或会阴进行扫查。

7. 胎儿的扫查应包括,但不限于以下结构的扫查:脑室、后颅窝(包括小脑半球和小脑延髓池)、脉络丛、侧脑室、脑中线大脑镰、透明隔腔、上唇、心脏切面包括四腔心(包括心脏在胸腔的位置)、左室流出道、右室流出道、主动脉弓和导管弓、脊柱、胃泡、肾脏、膀胱、膀胱两侧脐血管的彩色多普勒或彩色能量血管成像、胎儿的脐带插入口、前腹壁的完整性和胎盘。另外也包括四肢,扫查是否有长骨的缺失和胎儿性别的鉴定。虽然并未包括在胎儿扫查最低要求中,当胎儿体位允许时,我们应努力地扫查胎儿的所有解剖结构。

注解:①我们认识到,并非所有以上提及的器官系统的畸形都可以通过超声检测到。②将这些推荐视为胎儿解剖结构扫查的最低指导。偶尔当胎儿体位、羊水量少、孕妇的体型这些因素限制时,会有一些结构可能不能很好的显示。遇到这种情况时,应将显示不清的胎儿结构标注在超声检查报告中。③疑似有异常时应对这一部分进行针对性的超声检查。④在非整倍性风险增高的胎儿中,应测量颈部皮肤厚度。

American Institute of ultrasound in Medicine. Guidelines for Performance of the Antepartum Obstetrical Ultrasound Examination. Laurel, MD: American Institute of ultrasound in Medicine; 2013.

如果患者以前做过检查,而且你使用的是同一设备,那么检查数据可能仍然存在硬盘上。在这种情况下,以前的检查包括测量数据有可能查到。当为观察胎儿生长情况进行系列检查时,这一点尤为重要。如果数据不在设备上,你可以手动输入信息(图 14-2)。

大约孕 20 周后,一些妇女患上腹主-下腔静脉综合征,这是导致仰卧位低血压综合征的原因,这使得孕

OB Report		Page 1/2		12:48:18 pm	03-26-2003

Hospital
ID　　　132435
Name　　Meryl Streep

Sonographer　Sally
Heart Rate　　　　　bpm
Birthday　　　01-08-1982

LMP	09-05-2002	EDD by LMP	06-12-2003
Average GA	28w6d	EDD by Average GA	06-12-2003
EFW Hadlock4	1384g (3lb 0oz. +56.37%)	GA by LMP	28w6d

Fetal Biometry		1	2	3	Avg.		G.A.	SD
BPD	Hadlock	7.13			7.13	cm	28w4d ± 16d	-0.27
OFD	Hansmann	9.17			9.17	cm	28w1d ± 18d	
HC	Hadlock	26.57			26.57	cm	29w0d ± 15d	-0.42
AC	Hadlock	25.73			25.73	cm	29w6d ± 16d	+0.33
FL	Hadlock	5.47			5.47	cm	28w6d ± 15d	-0.18

Edit	Graph		PgUp	PgDn		Print	Exit

A

OB Report		Page 4/5		12:53:15 pm	03-26-2003

Fetal Abdomen

Abdominal Wall	Normal	Spine	Normal
Stomach	Normal	Bladder	Normal
Right Kidney	Normal	Left Kidney	Normal
Upper Extremities	Normal	Lower Extremities	Normal

Biophysical Profile	(0 - 2)
Nonstress Test	2
Fetal Movements	1
Fetal Breathing Movements	2
Fetal Tone	2
Amniotic Fluid Volume	2
Total	9

Maternal Survey

Cervix	[4.00]	cm	Uterus	Normal
Right Ovary	Not seen		Left Ovary	Not seen
Adnexa	Not seen		Kidneys	Normal

Edit	Graph		PgUp	PgDn		Print	Exit

B

图 14-2　A 和 B 这两份产科的报告页面显示了胎儿的测量、解剖学、胎儿生物物理评分,以及孕妇的检查

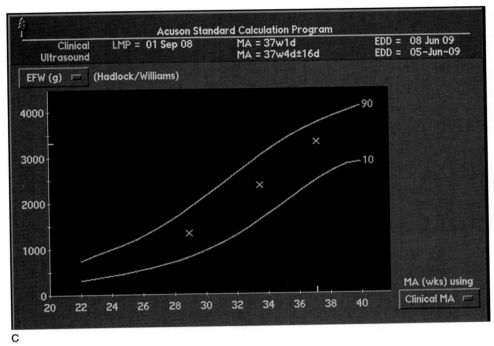

C

图 14-2（续） C.该图显示的是多种检查对胎儿体重（EFW）的估计。黄色的×表示不同孕期的体重。它们在图线之间的位置表示正常的增长模式

妇不能长时间的平卧。在多胎妊娠中可能会出现得更早。患者开始感到烦躁不安，因为她不舒服，主诉可能是发热、恶心、或者觉得快晕倒了。刚开始出现这些症状时，嘱患者躺向一侧或垫高背部。喝凉水或者在额头上敷冷的湿毛巾可以加快孕妇的恢复。一旦孕妇症状好转，将枕头垫于患者的一侧使她侧躺，再继续检查。这既为孕妇缓解了症状，又使得超声技师可以检查到她的盆腔。以最有效的方式进行扫查可以最大限度地减少患者的检查时间。

超声技师应该形成一种有顺序的检查方式；例如，从胎儿环境、羊水、脐带、宫颈开始扫查。不要忘记扫查附件，检查是否有卵巢包块。当开始检查胎儿时，从胎儿头部和神经管结构开始。然后检查内部的器官和四肢。在检查过程中留存具有代表性的图像。检查流程保持一致，可以使超声技师不必为每个患者采取不同的检查顺序而浪费时间，并让这种完整的扫查方法形成习惯，在某些结构有异常时可以非常快速的发现。胎儿解剖结构和测量的检查表也可以确保每次产科检查的项目都是完整的。

探头的选择

妊娠妇女妊娠的时期也将影响探头频率的选择。

5MHz 的探头可为晚孕期身材纤细的孕妇提供最佳的图像。而 3.5MHz 的探头可为妊娠后期及肥胖的患者提供较好的穿透深度。图像处理可提高图像分辨率，因此可使用比先前更高频率的探头对患者进行检查。[4,5] 为提高图像质量，超声检查者可根据成像结构的深度来更换探头，例如，若胎儿脊柱向上，肾脏显示欠满意，则可切换至高频探头以提高分辨率。若孕妇肥胖，胎儿距离探头表面较远，则应更换为低频探头。

阴道内扫查

阴道内探头帮助临床医生在妊娠早期确定胚胎的存活和孕龄。在妊娠后期，可用于评估部分胎儿结构及孕妇子宫颈，并排除有无胎盘前置及血管前置（图 14-3 和图 14-4）。阴道内探头可置于肥胖孕妇的脐部以检查胎儿解剖结构，因该处皮下脂肪厚度明显降低。诊所在选择设备时，应考虑各种探头的应用。最终，产后子宫的检查可以帮助评估是否有妊娠残留物或异常血凝块形成（图 14-5）。阴道内检查在妊娠和非妊娠患者中方法一致。

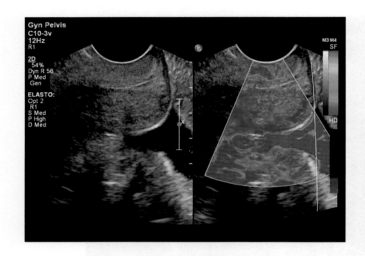

图 14-3　宫颈弹性图。弹性图显示了组织的硬度。要确定组织颜色编码，请查看位于图像右侧的工具栏。这个弹性图显示软组织为红色，硬组织为蓝色。我们可以看到硬度较大的宫颈编码为蓝色，而盆腔的液体为红色

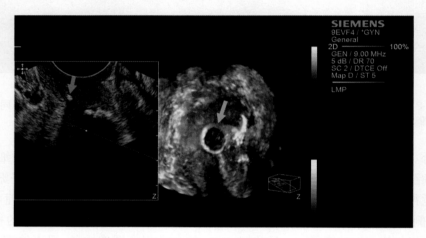

图 14-4　宫颈环扎术。这些图片是三维数据的重建，显示了宫颈环扎的位置。左侧图像显示环扎的纵向图像（红色箭头）。右边的图像显示了整个环扎（绿色箭头）

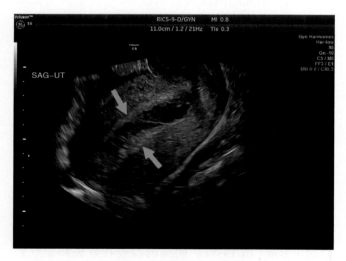

图 14-5　产后子宫。这张阴道内的图像显示了杂乱、不均质的子宫内膜，并且没有血流信号（箭头）

3D 和娱乐超声

　　三维超声已成为产科超声检查的一个重要组成部分，无论我们对胎儿的大脑、面部或身体进行成像（图 14-6 ~ 图 14-8，框 14-2）。尽管研究有证据表明，随着 3D 超声的使用，父母与胎儿的亲密度增大，然而，仅仅因为这个目的对胎儿进行成像与美国超声医学学会（AIUM）所发布的"谨慎使用"指南相悖。提供超声服务的临床诊所基于患者群体必须决定是否提供这些服务和图像。

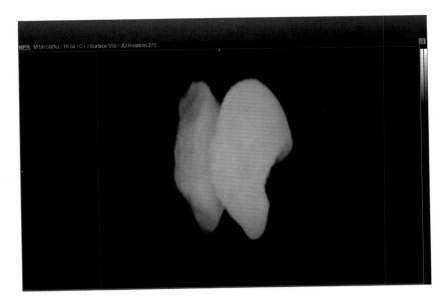

图 14-6　胎儿心室。正常胎儿心室的 3D 重建

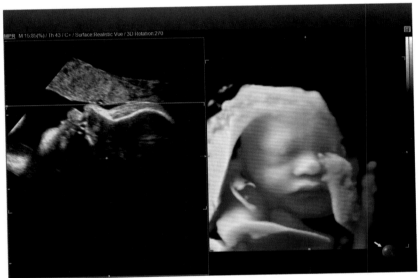

图 14-7　胎儿面部。从前方看（左）呈现的面部表面成像（右）

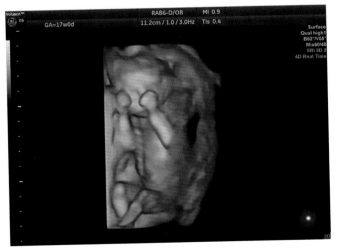

图 14-8　17 周的胎儿。17 周胎儿的表面成像模式显示上下肢、脐带插入处和前腹壁

框 14-2

三维技术

　　目前，二维灰阶实时超声是医学解剖成像的主要方法。三维超声是指从一定体积的组织中获取成像数据。该容积数据可以显示为不同厚度的切面，多平面重建或呈现图像。无论采集方法如何，二维显示仍然是图像成像的主要方法。虽然可能三维超声有助于诊断，但它目前仅为辅助而不能代替二维超声。与任何新开发的技术一样，随着时间的发展，可能会重新评估其临床价值和诊断作用。

American Institute of ultrasound in Medicine. Official Statement 3D Technology. Laurel, MD; American Institute of ultrasound in Medicine; 2005.

超声的安全性

患者会询问有关检查结果以及接受超声检查的安全性等问题。超声技师必须准确而清晰地回答这些问题。研究者对超声诊断的潜在有害影响进行了广泛的研究。AIUM、SDMS、美国国立卫生研究院（NIH）及美国食品药品管理局（FDA）仔细监控着流行病学和生物学研究的结果。1984 年，NIH 和 FDA 召开了一个关于妊娠期超声诊断的共识发展会议。专家组的共识是应对特定医疗指征进行妊娠期超声检查，通过收集的有关临床疗效和安全性的资料，建议目前不进行常规超声筛查。

尽管超声界继续秉持这指南的理论基础的观点，如今几乎每一个孕妇至少接受一次超声检查，美国医学超声学会定期会发布超声领域关于安全问题和流行病学的最新信息的报告及通知。[1,6-12]框 14-3、框 14-4、框 14-5 和框 14-6 中的内容巩固了国际卫生组织的结论，即不管是使用二维还是三维超声来进行诊断，都是没有害的，尽管如此，我们也仍需谨慎使用。

框 14-3

美国超声医学协会对超声临床安全官方声明

自 20 世纪 50 年代末以来，诊断超声一直在使用，且在妊娠中超声诊断的益处和功效是众所周知的，美国医学超声协会在这里讨论了妊娠期超声使用的临床安全性：

目前的超声诊断仪在没有应用造影剂的情况下，人群中没有发现确定的独立的不良反应。生物学效应（如局部肺出血）已经在哺乳动物的系统诊断相关风险中报道，但是该效应的临床意义尚不明确。超声检查必须由合格的卫生专业人员实施。

American Institute of ultrasound in Medicine. Bioeffects and Safety of Diagnostic Ultrasound. Laurel, MD: American Institute of ultrasound in Medicine; 2012.

框 14-4

基于流行病学的结论

基于流行病学的证据和对交互机制的当前认识，没有足够的证据证实超声诊断和不良反应的因果关系的结论。

American Institute of Ultrasound in Medicine. Conclusions Regarding Epidemiology. Laurel, MD: AIUM; 2005.

框 14-5

哺乳动物体内超声生物学效应的 AIUM 声明

关于哺乳动物的实验有助于我们理解超声诱导的生物效应和其相关机制。以下总结了特定的诊断超声参数和指标相关的观察结果。

在低频范围内的实验超声条件下，在活体内暴露的哺乳动物组织中无确定的不利生物学效应，如下所示：

1. 热机制

a. 低于 $100mW/cm^2$ 的自由场空间峰值平均时间（SPTA）强度[a]的未聚焦，或者低于 $1W/cm^2$ 强度的聚焦[b]或热指数值小于 2 对哺乳动物几乎不会造成影响。

b. 对于超声检查胎儿，当温度升高高于正常生理温度 ΔT 时尚无有影响的报道，当 $\Delta T \geqslant 4.5 - (\log10t/0.6)$ 时，其中 t 为 1~250 分钟的暴露时间，包括脉冲多普勒暴露的时间（Miller 等，2002）。

c. 对于 6℃ 以下温度升高的产后暴露，当 $\Delta T \geqslant 6 - (\log10t/0.6)$ 时尚无有影响的报道，包括脉冲多普勒暴露时间。例如，对于 6℃ 和 2℃ 的温度升高，暴露持续时间的相应极限 t 值为 1~250 分钟（O'Brien 等，2008）。

d. 对于 6℃ 以上温度升高的产后暴露，当 $\Delta T < 6 - (\log10t/0.3)$ 时尚无报道，包括脉冲多普勒暴露时间。例如，当温度升高 9.6℃ 时，暴露持续时间高限为 5 秒（约 0.083 分钟）（O'Brien 等，2008）。

2. 其他机制

a. 暴露于诊断超声中的医学设备或检验室设备，在充满气体的组织中对于低于约 0.4MPa 的原位峰值稀释压力或小于约 0.4 的机械指数值尚没有观察到影响。

b. 对于造影剂增强的诊断超声，在活体内没有对哺乳动物组织的不良影响的报告，并独立地证实了 MI 低于 0.4。

c. 在不含气体的组织中，尚无低于约 4.0MPa 的峰值稀释压力或小于约 4.0 的机械指数值的影响报道（Church 等，2008）。

[a] 用于连续多普勒和脉冲多普勒暴露的自由 SPTA 强度。

[b] 四分之一功率（-6dB）波束宽度小于 4 个波长或 4mm，取决于暴露频率较小者。

American Institute of Ultrasound in Medicine. Statement on Mammalian In Vivo Ultrasonic Biological Effects. Laurel, MD: AIUM; 2008.

框 14-6
孕 11～14 周（或早孕期）多普勒超声使用安全的声明

目前，早孕期多普勒超声的应用是帮助筛查和诊断先天性畸形一项重要的诊断方法。这个过程需要相当多的技能，并且使胎儿较长时间的暴露在相对较高的超声波能量水平。由于增加了伤害的风险，在早孕期使用高 TI 的频谱多普勒超声应该非常谨慎。频谱多普勒应该只有在明确的收益/风险优势的时候才使用，并且 TI 和检查时间都控制在很低的范围内。包含 TI 低于 1.0 的协议反映风险最低。与 WFUMB 声明一致，我们建议如下：

1. 脉冲多普勒（频谱、能量和彩色血流成像）不应常规使用。

2. 脉冲多普勒超声可用于有临床适应证时，如存在三倍体的风险。

3. 当使用多普勒超声时，显示的 TI 应该小于或等于 1.0，暴露时间应尽可能短（通常在 5～10 分钟内），不超过 60 分钟。

4. 当使用多普勒超声进行科研、教学和训练时，显示的 TI 应该小于或等于 1.0，暴露时间应尽可能短（通常在 5～10 分钟内），不超过 60 分钟。应该获得知情同意书。

5. 在教育环境中，关于怀孕前三个月脉冲或者彩色多普勒的讨论应该伴随着安全性和生物效应的信息（例如，TI，暴露时间，以及减少输出功率）。

6. 当早孕期扫描母体子宫动脉时，当胚胎/胎儿位于多普勒超声声束外，胎儿安全性就没有影响。

American Institute of ultrasound in Medicine. Statement on the safe use of Doppler ultrasound during 11-14 week scans(or earlier in pregnancy). Laurel, MD:American Institute of ultrasound in Medicine;2016.

这些结论及观点仍然适用于多普勒超声的应用，尽管多普勒仪器的输出远远高于灰阶图像。[13]美国食品药品管理局曾经发布的指南中指出，多普勒胎儿扫描在 1976 年之前限制了其使用功率。如今，美国食品药品管理局批准了一些高功率输出设备的使用，前提是能在设备监视器上显示功率输出信息。美国医学超声学会、美国食品药品管理局、美国国家电气制造商协会和 38 家其他专业机构将所有超声设备所需的机械指数和热指数（与生物效应相关的作用机制）输出标准均在监视器上显示。[9]超声技师可以通过了解机械指数和热指数数值来调节功率以最大程度地减少患者暴露于诊断性的超声中。超声技师总是通过有效地扫描及尽可能地减低暴露量而使患者最小可能地暴露于超声能量中。[1]

如果患者要求，超声技师应该说明这些声明的要点，以消除患者的恐惧，但也应指出医生不能任意检查。

与患者分享检查结果取决于多种因素，大部分涉及常识内容。要求患者进行超声检查的医师是向患者解释和讨论结果的最适合人选。是否向患者保证并允许查看图像（尤其是对于正常妊娠女性）取决于超声检验室的规章制度。主要考虑患者看图片后对其造成的影响。

小结

■ 检查时膀胱所需的充盈度随着孕周改变。

■ 一个恰当充盈的膀胱可以扫查宫颈及胎盘的下缘。

■ 经会阴或阴道内成像有助于评估宫颈及中晚孕时期胎儿的先露部位。

■ 胎儿生物测量数据的变化趋势有助于确定是否存在生长异常。

■ 腹主-下腔静脉压迫综合征由于主动脉和下腔静脉的压迫导致母亲感觉到恶心和眩晕。

■ 早孕期多普勒超声应该在只有医学指征时使用。

■ 高 MI 和 TI 提高了胚胎和胎儿潜在的生物影响。

■ 非聚焦声束中低于 $100mW/cm^2$ 的 SPTA 降低与生物影响的可能性。

思考题

1. 一名孕中期的 32 岁患者由于轻微阴道出血就诊，早期超声图像显示可能存在低置胎盘。她直接来到她的临床医生的办公室，并没有充盈膀胱。为什么这次检查充盈的膀胱对患者来说很重要？

2. 一位患者因孕 30 周时胎儿生物测值偏小来就诊。她之前有过 2 次超声检查，分别是孕 11 周和 24 周。为什么之前的检查数据应该输入超声系统分析页面？

（罗红　刘丹　译）

参考文献

1. American Institute of Ultrasound in Medicine. *Official Statement As Low As Reasonably Achievable (ALARA) Principle*. Laurel: American Institute of Ultrasound in Medicine; 2014.
2. Baun J. *OB/Gyn Sonography – An Illustrated Review*. 2nd ed. Pasadena: Davies; 2016.
3. Meijer-Hoogeveen M, Stoutenbeek P, Visser GH. Transperineal versus transvaginal sonographic cervical length measurement in second- and third-trimester pregnancies. *Ultrasound Obstet Gynecol*. 2008;32(5):657–662.
4. Kremkau F. *Diagnostic Ultrasound: Principles and Instruments*. 7th ed. Philadelphia, PA: Saunders Elsevier; 2006.
5. Hedrick WR, Hykes DL, Starchman DE. *Ultrasound Physics and Instrumentation*. 4th ed. St. Louis: Mosby; 2004.
6. American Institute of Ultrasound in Medicine. *Guidelines for Performance of the Antepartum Obstetrical Ultrasound Examination*. Laurel: American Institute of Ultrasound in Medicine; 2013.
7. American Institute of Ultrasound in Medicine. Bioeffects committee reviews RADIUS study. *Am Inst Ultrasound Med Rep*. 1994;10:2–4.
8. American Institute of Ultrasound in Medicine. *Bioeffects and Safety of Diagnostic Ultrasound*. Laurel: American Institute of Ultrasound in Medicine; 2008.
9. Edmonds PD, Abramowicz JS, Carson PL, et al. Guidelines for Journal of Ultrasound in Medicine authors and reviewers on measurement and reporting of acoustic output and exposure. *J Ultrasound Med*. 2005:24(9):1171–1179.
10. American Institute of Ultrasound in Medicine. *Statement on Mammalian biological effects of ultrasound In Vivo Ultrasonic Biological Effects*. Laurel: American Institute of Ultrasound in Medicine; 2015.
11. American Institute of Ultrasound in Medicine. *Position statement on 3D Technology*. Laurel: American Institute of Ultrasound in Medicine; 2005.
12. American Institute of Ultrasound in Medicine. Conclusions Regarding Epidemiology. Laurel: American Institute of Ultrasound in Medicine; 2010.
13. American Institute of Ultrasound in Medicine. *Statement on the Safe use of Doppler Ultrasound During 11–14 Week Scans (or Earlier in Pregnancy)*. Laurel: American Institute of Ultrasound in Medicine; 2016.
14. American Institute of Ultrasound in Medicine. *Medical Ultrasound Safety*. 3rd ed. Laurel: American Institute of Ultrasound in Medicine; 2014.
15. National Patient Safety Goals. The Joint Commission. Available at: http://www.jointcommission.org/PatientSafety/NationalPatientSafetyGoals/. Accessed November 2016.

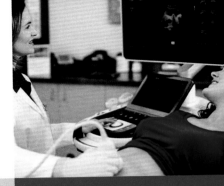

超声在早孕期的应用

PAULA WOLETZ

第 15 章

目标

- 讨论配子的形成、受精，以及受精卵的早期发展过程和胎盘形成。
- 认识早孕期超声的正常表现。
- 阐述早孕期应用超声确定孕龄的方法。
- 讨论早孕期使用超声检查的安全性。

术语表

ALARA 原则（as low as reasonably achievable，在合理的情况下尽可能降低暴露的原则）：通过控制声输出、扫描模式、机械设置以及暴露时间，将超声引起的生物学效应带来的危害最小化。

羊膜（amnion）：为一层薄膜，包裹住羊膜腔及胚胎或胎儿。

胚泡（blastocyst）：为早期的孕囊，由一层薄的细胞外层（滋养层）、一个充满液体的囊腔，以及内细胞群（成胚细胞）组成。

绒毛膜（chorion）：绒毛膜腔外环绕的一层膜，由滋养层细胞和胚外中胚层组成。

绒毛膜绒毛（chorionic villi）：从滋养层向外生长的芽状物质，部分绒毛形成了胎盘的胎儿部分。

受精龄（conceptual age）：怀孕的时间长度，从受精（受孕）开始计算，用小时或天来表示。又称胚胎龄（embryonic age）或排卵后龄（postovulatory age）。

胚胎（conceptus）：受精的产物，包括了从受精卵到胎儿的所有阶段。

黄体（corpus luteum）：卵泡将卵细胞排出后形成一种可以分泌孕酮的结构。

顶臀长（crown-rump length，CRL）：胚胎的最长径测量值，通过顶臀长可确定妊娠龄。

预产期（estimated date of delivery，EED）：预估分娩日期，其计算方法为末次月经的第一天加上 280 天；又称分娩预估期（estimated date of confinement，EDC）。

蜕膜化（decidualization）：内膜的一种改变，为胚泡着床而准备。

雌激素（estrogen）：一组激素，最初由卵巢分泌，其作用为影响第二性征的发育和月经周期的形成。

受精（fertilization）：是指精子穿透卵子形成二倍体受精卵的过程。

卵泡刺激素（follicle-stimulating hormone，FSH）：由垂体前叶分泌的一种激素，其作用为刺激卵巢卵泡的成熟。

关键词

羊膜
绒毛膜
顶臀长
预产期（EED）
孕龄
平均孕囊直径（MSD）
颈项透明层（NT）
脐囊/卵黄囊

配子（gamete）：为单倍体细胞，当其与来自异性的另一个配子相结合后，形成一个二倍体受精卵。

孕龄（gestational age，GA）又称月经龄（menstrual age）：怀孕的时间长度，从末次月经的第一天开始计算，用周和天或者周的分段来表示。从末次月经的第一天开始计算，一个正常的妊娠周期一般为 280 天或 40 周，通常被划分为三个阶段。

早期妊娠（first trimester）：0 天（末次月经的第一天）至 12 周末。

中期妊娠（second trimester）：13 周至 27 周末。

晚期妊娠（third trimester）：28 周至分娩。

孕囊（gestational sac）：一个充满液体的囊胚。这是通过超声检查能确定妊娠为宫内孕的最早的影像学证据。

孕次（gravidity）：女性怀孕的次数。

人绒毛膜促性腺激素（human chorionic gonadotropin，hCG）：由胚泡的滋养层细胞分泌的一种激素，其作用为延长卵巢内黄体的寿命；大多数妊娠测试都基于对 hCG 的检测。

末次月经（last menstrualperiod，LMP）：末次月经的第一天。

黄体生成素（luteinizing hormone，LH）：由垂体前叶分泌的一种激素，其作用为触发女性排卵。

平均孕囊直径（mean sac diameter，MSD）：孕囊的平均直径，可以用来确定妊娠龄。

桑椹胚（morula）：一簇实心的未分化的细胞团，由两个配子融合而成后形成的受精卵反复分裂而成。

Naegele 法则（Naegele's rule）：计算患者的预产期：

（1）获得患者的末次月经

（2）年份加 1 年

（3）月份加 3 个月

（4）日期加 7 天

颈项透明层（nuchal translucency，NT）：为孕 14 周以前的胚胎和胎儿的颈项后部皮下液体层；异常增宽的 NT 与胎儿染色体异常和结构异常的高风险相关。

卵母细胞（oocyte）：女性的配子；又称卵子或卵。

妊娠相关血浆蛋白 A（pregnancy-associated plasma protein-A，PAPP-A）：由滋养层产生的蛋白；PAPP-A 水平的异常可能与染色体异常的风险增高相关。

产次（parity）：对女性妊娠结局的总结。对产次最常用的表述是以下四种数字：第一是足月分娩次数，第二是早产的次数（通常是指孕 24 周后），第三是其他类型的妊娠，以及包括自然流产和人工流产，第四是该女性存活的小孩个数。

孕酮（progesterone）：由黄体和胎盘产生的一种激素。

精子［spermatozoon，spermatozoa（复数）］：男性配子。

脐囊（umbilical vesicle），又称卵黄囊（yolk sac）：位于胚泡囊腔内的一个结构，其作用是为胚胎提供营养，并产生胚胎最早的血细胞；继发脐囊（卵黄囊）是超声所能检测到的孕囊内的第一个结构。

卵黄囊（yolk sac），又称脐囊（umbilical vesicle）：位于胚泡囊腔内的一个结构，其作用是为胚胎提供营养，并产生胚胎最初的血细胞；继发脐囊（继发卵黄囊）是超声所能检测到的孕囊内的第一个结构。

受精卵（zygote）：由两个配子融合而成的一个细胞。

一个健康小孩的出生是一个早在受精前就开始的一个过程的结果。由于具体的受精时间很难确定，妊娠的临床诊断通常是从女性最后一次月经的第一天开始计算，比真正怀孕的时间大概早 2 周。从末次月经的第一天（LMP）开始算起，一个完整的妊娠大概持续 280 天或者 40 周，其通常被分为三个时期。

在早孕期，来自母亲和父亲的含有遗传物质的单个细胞将发展成为了一个复杂的生物体。当这些神奇的变化开始发生时，胚胎或者幼小的胎儿尤其容易被外界的物理或者化学的损伤所干扰，从而中断其生长发育。大多数的自然流产也发生在这个时期。

超声在孕早期最重要的关注点是确定孕囊的着床部位、确定妊娠龄、估计预产期，以及评估本次妊娠是否可持续到足月生产。然而，我们越来越多地被要求判断本次妊娠从外观上看是否正常，或者胚胎是否有结构或染色体异常。为此，超声检查医生必须从排卵和配子的形成开始的胎儿发育的最初阶段有一个完整的掌握。

配子的形成

人体的大多数细胞被称为二倍体（diploid），因为他们包含了两套染色体，23 条来源于个体的母亲，23 条来源于个体的父亲。有丝分裂（mitosis）是指通过复制和分裂这一过程形成新的细胞，其目的是使形成的两个细胞具有与原始细胞相同数量的染色体。

减数分裂（meiosis）是另一种不同的分裂过程，其过程为将染色体数量减少形成仅包含了一组 23 条染色体的单倍体细胞（haploid cell）。这些单倍体细胞为配子。男性配子称为精子（spermatozoa，单数为 spermatozoon）。女性配子称为卵子（ova，单数为 ovum）或卵母细胞（oocytes）。

男性大约在青春期开始产生成熟精子，此后在整个成年期都会持续产生精子。精子在睾丸的曲细精管里产生。单倍体精子在附睾里储存，并在此继续发育成熟。每个成熟的精子都有一个头部和尾部。精子头部含有细胞核以及像帽子一样的顶体，顶体含有酶可使精子穿透卵细胞的外层。精子尾部含有线粒体，通过线粒体供能尾部能进行鞭毛般的运动，从而给精子带来动力。

当性交发生射精时，精子和精浆经由阴茎内的尿道射出并储存在阴道内宫颈外口处，其中精浆由精囊腺、前列腺、尿道球腺共同分泌产生。一次射精可同时释放成千上万个精子，但仅有一小部分精子可以成功的到达输卵管，该处为受精最常发生的位置。

女性的卵巢和原始卵泡早在出生前就开始形成了。每个卵泡内都包含着一个未成熟的卵母细胞，卵母细胞外环绕着一层卵泡细胞。青春期时，卵泡在由垂体分泌的卵泡刺激素（FSH）的影响下开始成熟，其内部开始充满卵泡液。卵母细胞并没有直接与卵泡液接触，其周围依然环绕着卵泡细胞，卵泡细胞可分泌雌激素。持续升高的雌激素最终导致了垂体释放黄体生成素（LH），从而触发了排卵过程的发生，即排出卵子。一般来说，一次只有一个卵泡发育成熟并释放卵子。单倍体卵母细胞将进行减数分裂的第一阶段和部分第二阶段，其外周包裹着一层含有糖蛋白的膜（即透明带）以及一群簇拥在一起的卵泡细胞（即放射冠）。减数分裂的第二阶段在排卵时没有完成。[1]

在卵细胞运动方面，输卵管末端的输卵管伞帮助引导卵子进入输卵管，管壁的纤毛摆动及肌层的收缩蠕动帮助运送卵子进入子宫。与此同时，破裂的卵泡内充满了大量的血液，卵泡壁塌陷卷曲、增厚并且开始分泌黄体酮。此时，该破裂的卵泡称之为黄体（corpus luteum）。

受精和着床

受精发生在排卵后的 24～36 小时内，其受精部位通常在输卵管壶腹部，此时一个精子穿透了透明带进入卵子。当精子穿透了卵子透明带后，会引起透明带的化学结构变化，以此来阻止其他精子进入卵细胞。同时可激发卵子减数分裂第二个阶段的完成，由此产生成熟的卵子。一旦进入卵子，精子将失去其尾部，同时其细胞核变大。含有遗传物质的精子与同样含有遗传物质的卵子相结合形成一个二倍体细胞——胚胎或受精卵（zygote）（图 15-1）。[1]

卵裂，即细胞的快速分裂，从受精后的 24～30 个小时开始。每一次分裂都会导致细胞数量的增加和细胞体积的减小。受精卵在不断发展变化的同时，继续在输卵管内向子宫移动。

此时，受精卵外层仍然被透明带环绕保护着，并继续分裂形成一簇实心细胞团，称之为桑椹胚（morula）。桑椹胚继续在输卵管里移动，最后大约在受精后 4 天到达子宫宫腔。一旦到达宫腔，受精卵的营养就由子宫内膜腺体的分泌物所提供。这些分泌物穿过透明带进入桑椹胚，形成一个充满液体的囊腔。该囊腔即胚泡（blastocyst），由三个部分组成：

- 滋养层，为胚泡外层的一层薄薄的细胞。滋养层的一部分将发育成胚胎组织中胎盘成分的一部分。
- 充满液体的胚泡囊腔或胚泡腔。
- 内细胞群或成胚细胞，其最终会发展成为胚芽。

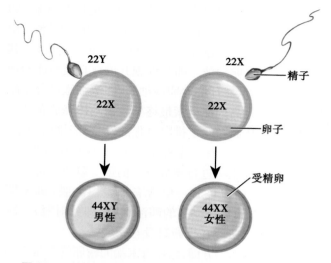

图 15-1 性别的遗传和正常的二倍体染色体计数。每个卵细胞包含 22 个常染色体和一个 X 染色体。每一个精子包含 22 个常染色体和一个 X 染色体或 Y 染色体；在遗传物质的融合下，形成了正常的二倍体染色体计数。受精卵的性别是精子的性染色体（X 或 Y）和卵子（X）结合时决定的

此时，受精卵的着床还未发生。

透明带的消失为受精卵着床做好了准备。没有了透明带的束缚，胚泡开始长大（图 15-2）。然而，胚泡只有遇到了具有容受性的子宫内膜，才能发生正常着床。[1,2]

人类的内膜在女性整个育龄期都持续重复着周期性变化。内膜由两层结构构成——靠近子宫肌层的较薄的基底层以及功能层，功能层内含有连接组织（即基质，stroma）、腺体和毛细血管，其表面覆盖了一层薄的上皮细胞。子宫内膜最初的生长受雌激素水平升高影响控制。排卵后，黄体开始生成黄体酮，使内膜细胞发生分化（蜕膜化，decidualization）。蜕膜化的内膜为受精卵植入做好了准备。[3]此时子宫内膜有一个允许胚泡植入的时期，称之为植入窗口期（implantation window）。该时期从排卵后 6 到 8 天开始，持续大约 4 天左右。如果雌激素和孕激素的激素水平下降，子宫内膜的功能层将会剥落（即月经来潮，menstruation），而基底层不会发生剥脱，由此为功能层在下一个月经周期的再生提供条件。如果妊娠发生，子宫内膜将持续蜕膜化，此时子宫内膜称之为"蜕膜"。[2,4-6]

成功的着床通常发生在受精的 6 天后，此时胚泡黏着（attaches）在子宫内膜上。在内细胞群外滋养层细胞将分化为两层：内层的细胞滋养层（cytotrophoblast）以及外层的合体滋养层（syncytiotrophoblast）产生人绒毛膜促性腺激素（hCG），其作用为延长黄体的寿命。在未来的几周内，黄体将继续分泌孕酮，以此阻止子宫内膜功能层的剥落以及使妊娠组织的快速发展。

合体滋养层继续增厚，并分泌酶来侵蚀内膜表面，从而使胚泡能够埋入到子宫内膜里。合体滋养层在内膜上侵蚀的开口由血凝块来填补（图 15-3）。[1]

蜕膜化的子宫内膜分三层，它们的定义是根据其与胚泡的不同关系而来。囊胚直接植入的蜕膜称为底蜕膜，底蜕膜成为胎盘的母面。包蜕膜将胚泡的剩余部分完全包绕。壁蜕膜，或称真蜕膜，覆盖子宫腔的其余部分（图 15-4）。

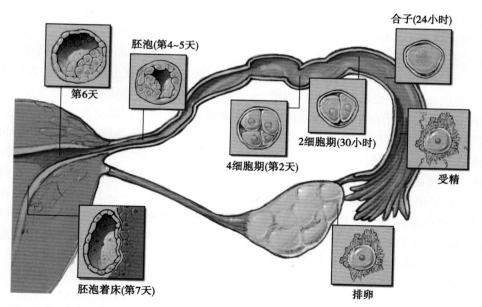

图 15-2 在卵子受精卵后，需要大约 6 天的时间才能到达子宫内膜，并在子宫内膜着床。在此期间，细胞分裂的各个阶段同时在进行

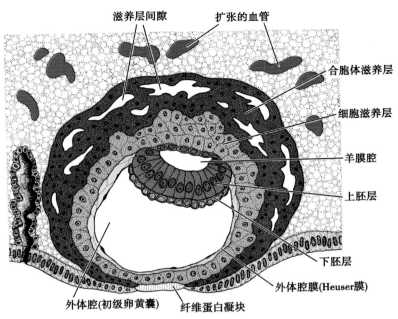

图 15-3 一个 9 天的人类胚泡。合胞体滋养层显示出大量的腔隙。扁平细胞形成外体腔膜。双层胚盘由一层柱状上胚层细胞和一层立方下胚层细胞组成。原表面塌陷并由纤维蛋白凝块封闭

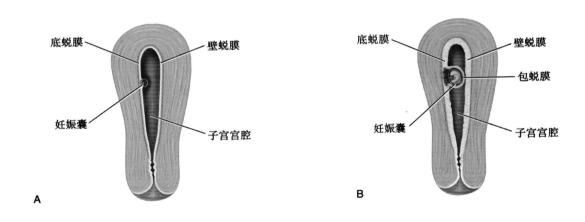

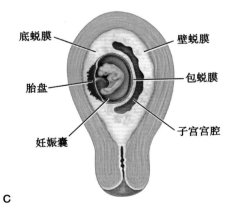

图 15-4 早期胚胎植入。A. 胚泡附着于蜕膜,并开始着床于蜕膜内。此时的胚泡太小,还不能用超声进行识别。B. 胚泡着床在蜕膜层内。着床部位的最深处为底蜕膜,是滋养层增生的位置。包蜕膜包绕了剩余的胚囊。壁蜕膜是在子宫腔的另一侧。一个小小的妊娠囊,实际上是绒毛膜腔,可以显现出来。C. 随着妊娠期囊的生长,包蜕膜突向子宫腔。包蜕膜和壁蜕膜形成双绒毛膜环征

胚胎的早期发育

胚泡的内细胞群分化成为两个胚层：靠近滋养层的较厚上胚层以及面向胚泡腔的较薄的下胚层。母体的蜕膜开始产生羊水，并在上胚层内聚集，形成羊膜腔。上胚层的特殊细胞（specialized cells）形成羊膜，即羊水外包绕的一层膜。羊膜的细胞开始分泌羊水。

下胚层的细胞和邻近胚外体腔内侧的细胞形成了原发脐囊（primary umbilical vesicle），通常又称之为原发卵黄囊（primary yolk sac）。囊泡壁的细胞在囊泡和细胞滋养层之间形成一层胚外中胚层。[7]

原发脐囊开始变小，其内衬是由内胚层形成的胚外内胚层细胞。此时被称之为继发脐囊或卵黄囊（secondary umbilical vesicle or yolk sac）（图 15-5）继发卵黄囊是超声可以观察到的孕囊内的第一个结构。[8]细长的卵黄管最终连接了脐囊和胚胎中肠。

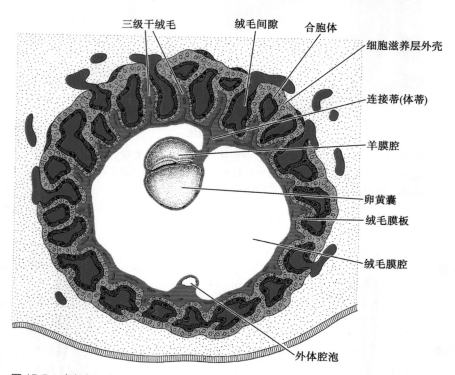

图 15-5　在妊娠三周末的体节前胚胎和滋养层。三级和二级绒毛使滋养层具有特征性的放射状外观。绒毛间隙，是存在于滋养层间隙内，其内为合胞细胞。细胞滋养层包围着滋养层并与子宫内膜直接接触。体蒂将胚胎悬浮在绒毛膜腔中

脐囊为孕囊提供营养，并且形成了胚胎的第一个血细胞。这些血细胞通过卵黄囊的卵黄静脉和动脉被携带到胚胎。脐囊的一部分延伸形成尿囊（allantois），突入到体蒂，形成脐尿管。尿囊的血管成为脐动脉。[7,9]

最终，卵黄囊变成胚胎原肠的一部分。其细胞参与形成了胎儿消化系统、呼吸系统和泌尿生殖系统。

在不断生长的胚外中胚层内，液体腔隙形成并融合成为绒毛膜腔。绒毛膜腔外包绕的绒毛膜由融合中胚层和滋养细胞构成。脐囊和羊膜囊位于绒毛膜腔里，通过体蒂与绒毛膜相连。绒毛膜囊，通常也称为妊娠囊，是经超声可证实为宫内妊娠的首个证据。

在上胚层的内细胞群内，一段细胞群增生形成了原条。原条的一部分细胞形成了胚胎中胚层。来自原条和上胚层的部分细胞共同形成胚胎内胚层，剩余的上胚层形成了胚胎外胚层。此时，胚盘包含了三层细胞结构，将来构成人体的所有器官及组织均来源于此。[7,10]

在胚胎时期，曾经扁平的胚盘不断折叠和进一步分化，同时羊膜腔不断扩大，不断占据绒毛膜腔（图 15-6）。最终，羊膜腔完全填满绒毛膜腔，并且羊膜和绒毛膜相互融合。羊膜包绕着羊膜腔内的脐带。

胚胎的内胚层、中胚层和外胚层继续分化，在受孕后的 8 周末（约月经龄／妊娠龄 11 周），胚胎初步发育形成所有的器官和结构。此时胚胎阶段已完成，进入胎儿时期，胎儿的器官系统将开始快速的生长和发育成熟。[10]

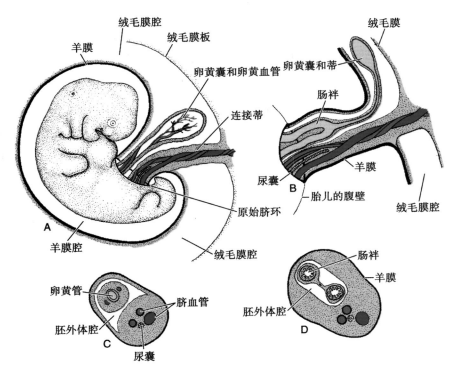

图 15-6　A. 5 周的胚胎显示通过原始的脐环的结构。B. 10 周胚胎的原始脐带。C. 脐环水平结构的横切面。D. 原始脐带的横切面,显示肠管在脐带中突出

胎盘的发育

绒毛膜从胚泡壁向外放射状生长进入蜕膜。随着孕囊的生长,与包蜕膜相关的绒毛膜消退,演变成没有绒毛的平滑绒毛膜。随着孕囊着床,绒毛继续生长和增生,形成多叶绒毛膜或丛密绒毛膜。丛密绒毛膜成为胚胎的供养者,形成了胎盘。合体滋养层的侵入导致了该区域的蜕膜出血,绒毛膜在该部位蜕膜内放射生长。[11]最终,胎盘的胎儿面占据了几乎所有的底蜕膜,仅留下基底层不变。[12]

新鲜的母体血液通过子宫螺旋动脉不断供给绒毛间隙,之后又通过子宫静脉交换离开。渐渐的,来自脐静脉和动脉分支的胎儿毛细血管伸入绒毛。由于覆盖在绒毛表面的膜很薄,来自母体血液的氧气和营养可到达胎儿毛细血管,而胎儿产生废物可由此进入母体循环。

胎盘除了可以产生 hCG 以外,还开始分泌雌激素和孕酮,取代了此时已没有功能的黄体。[11]

怀孕检查

人绒毛膜促性腺激素是一种糖蛋白,由 α 和 β 亚单位组成。它进入母体循环,可以在孕妇的血液和尿液中检测到。因为 α 亚单位与其他激素的成分几乎相同,妊娠测试依赖于对 β 亚单位的鉴定,通常称为 β-hCG。[13] β 亚单位通常是完整的 hCG 分子的一部分,但也可以被独立检测。当发现 β 亚单位未连接到 α 亚单位时,它被称为"游离 β-hCG"。[14]

尿液检查是定性的,也就是说,如果 β-hCG 水平低于男性和未孕女性水平,就为阴性;如果水平达到或超过这个阈值,则为阳性。虽然定量和半定量的尿 β-hCG 检查已在研究中,但目前在美国还没有此类检查。[15-17]

目前使用的定量妊娠测试是测量母体血清中 β-hCG 的水平。正常情况下,单独的子宫宫内妊娠,β-hCG 水平上升很快。平均来说,妊娠龄从 3.5 周到接近 5 周,hCG 水平每 1.5 天增加一倍以上。在妊娠 5 到 6 周,hCG 水平平均每 2.5 天增加一倍。在妊娠 6 周以后,hCG 水平继续上升,但上升速度减慢。[18-20] hCG 水平在妊娠 8 ~ 12 周达到顶峰,然后进入平台期。[21,22]

早孕期的超声表现

由于其显微尺寸,植入前的胚体不能被超声检测到。然而,早在受孕后 11 天(妊娠龄 3 周 4 天),当胚

泡完全嵌入蜕膜时,可以观察到由前、后层子宫内膜(现在称蜕膜)之间坍塌的子宫内膜腔形成中央线性界面,并检测到圆形无回声偏心位于强回声区内,该强回声临近子宫宫腔,而不是位于宫腔里面(图15-7)。

1986 年,Yeh 等首次描述这种"子宫蜕膜内征"。[23]这个无回声结构就是胚泡的绒毛膜腔,其超声术语叫做孕囊。多个研究已经证实"子宫蜕膜内征"的临床应用。[23-25]

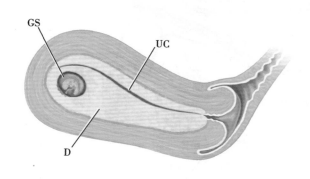

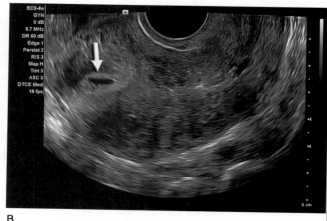

图 15-7　A.蜕膜内征。早期妊娠囊(GS)偏心性位于子宫内膜腔凹陷形成的界面附近,子宫内膜腔(UC)位于子宫前后层蜕膜(D)之间。妊娠囊不是位于子宫内膜腔内。B.实心箭头指向早期妊娠囊,它与子宫宫腔的线性强回声相邻

在妊娠 7 周左右,随着孕囊长大及宫腔膨大,可观察到大部分孕囊被两层蜕膜包绕(包蜕膜和壁蜕膜),这种征象称为"双环征"(double sac sign)(图15-8)。需要注意的是,正在发育的胎盘和底蜕膜之间并没有由塌陷的子宫宫腔形成的线性界面。[24,26,27]

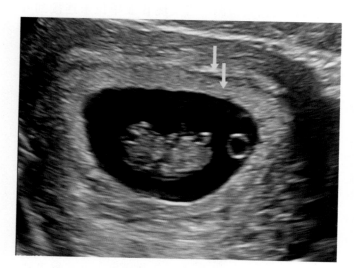

图 15-8　双绒毛膜环征。可见两层蜕膜包绕着孕囊(箭头)

正常的妊娠中,底蜕膜全层只有一部分被滋养细胞侵入,成为胎盘母体面的一部分。Wong 等描述了在整个早孕期中剩余部分的底蜕膜的超声表现。[12]

先前已经提过,绒毛膜腔(孕囊)内第一个可以被观察到的结构是继发脐囊(继发卵黄囊)(图15-8、图15-9)。[28]它表现为一个圆形的,无回声结构,其外包绕着一圈环状强回声。继发卵黄囊可在末次月经后约5周左右通过经阴道超声检查到,约6~7周左右通过经腹超声检查到。妊娠5周时,卵黄囊的内径约为2.3mm。卵黄囊逐渐长大,到妊娠11周时其内径达到约5.6mm,妊娠12周后卵黄囊逐渐消失。[6,8,28]当观察到卵黄囊连接到卵黄管时,这个征象有时被描述为"细线上的气球(a balloon on a string)"(图15-10)。

在妊娠5周末或者6周初,早期的胎芽经阴道超声可观察到,其直径约为2~4mm。它最初表现为邻近卵黄囊的一簇稍直的回声(图15-11)。妊娠7~8周可观察到羊膜腔。[7,28]小的无回声的羊膜囊、卵黄囊和两者之间正在发育的胚胎,这个图像被称之为"双泡征"(图15-12)。[29]

胚胎的生长速度约为1~2mm/d。在妊娠6周末,胚胎的形状像芸豆。[8]妊娠7周,胚胎的头部约占整个胚胎的一半大小(图15-13)。羊膜腔也继续生长,其占绒毛膜腔的比例越来越大。在这个阶段能够清楚地观察到,卵黄囊在绒毛膜腔内,同时胚胎在羊膜腔内。[27,28,30]

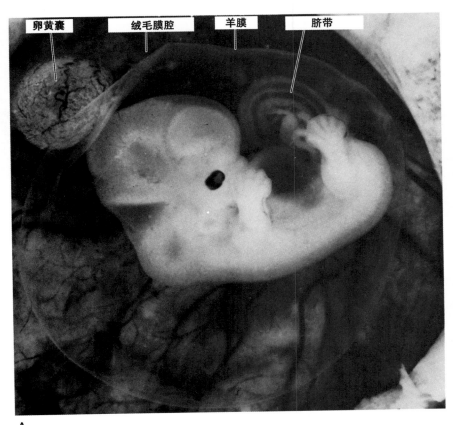

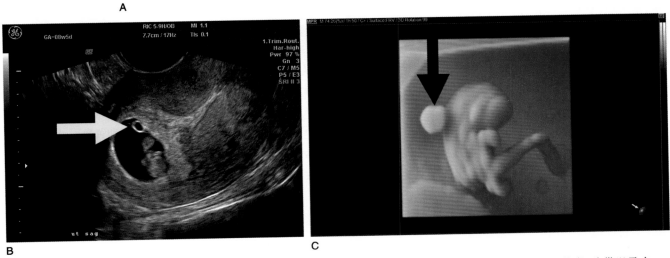

图 15-9 **A.** 人类胚胎(CRL 21mm,7 周)(×4)。透过绒毛膜腔可见胚胎在羊膜腔内。可以清晰的看见卵黄囊、脐带以及在胎盘绒毛膜盘内的血管。注意相比胎体的其他部位,胎头的体积巨大。(引自 Krumlauf R. Hox genes and pattern formation in the branchial region of the vertebrate head. *Trends Genet.* 1993;9:106-112.) **B.** 子宫矢状切面图,显示了早孕期胎儿及其环状的卵黄囊(箭头)。**C.** 三维表面成像,显示了早孕期胎儿及其卵黄囊(箭头)

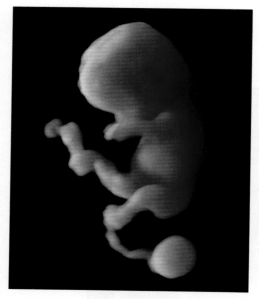

图15-10　三维表面成像模式显示早孕期卵黄管连接到卵黄囊

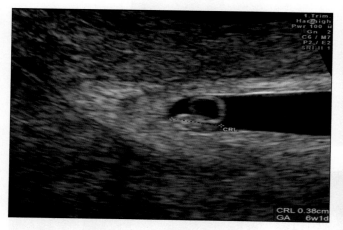

图15-11　早期胚胎紧贴卵黄囊

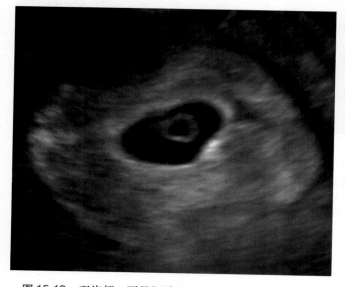

图15-12　双泡征。可见胚胎和小小的羊膜腔紧贴卵黄囊

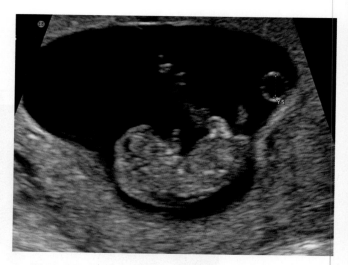

图15-13　羊膜将羊膜腔与绒毛膜腔分开。卵黄囊在绒毛膜腔内,其透声好。胚胎和脐带在羊膜腔内

超声胚胎学

从使用高频阴道探头到三维(3D)和四维(4D)超声的出现,这个领域的超声技术进步使我们能够更详细地观察早期妊娠。[30,31]识别和评估胚胎的解剖被称为"超声胚胎学",这个术语由 Dr. Timor-Trisch 及其同事于1990年首次提出。[32]

妊娠早期超声检查的主要表现总结在表15-1里。下面将讨论可以在早孕期观察评估的一些重要器官系统。

表15-1	早孕期早期的超声检查时间表
妊娠龄 **(周[+天])**	**超声所见**
4[+3] ~ 5[+0]	子宫内膜内可见一个小的妊娠囊(2~5mm),紧贴于子宫宫腔内侧面
5[+1] ~ 5[+5]	在绒毛膜腔内可见脐囊(卵黄囊)
5[+6] ~ 6[+0]	在卵黄囊附近可见一个2~4mm的胎芽
6[+1] ~ 6[+6]	卵黄囊明显与胚胎分开。在胎芽5mm时可见胎心搏动。可以将头部与身体区分开来
7[+0] ~ 7[+6]	卵黄囊图像在绒毛膜腔内,而羊膜清楚地将胚胎包围在羊膜腔内。在胚胎的头部内,可见无回声的后脑
8[+0] ~ 8[+6]	CRL达到17~23mm。胚胎前脑,中脑和后脑可以识别,四肢变得明显。可见生理性中肠疝
9[+0] ~ 10[+0]	大脑半球变得更加明显,在侧脑室可见强回声的脉络丛。手和足可见

引自 Sawyer E, Jurkovic D. Ultrasonography in the diagnosis and management of abnormal early pregnancy. Clin Obstet Gynecol. 2007;1;31-5 and Kurjak A, Pooh RK, Merce LT, et al. Structural and functional early human development assessed by three-dimensional and four-dimensional sonography. Fertil Steril. 2005;84:1285-1299.

心脏

随着生物体体积的长大,结构变得更加复杂,其许多细胞不再与提供氧气和营养的环境直接接触,并且可排放二氧化碳和废物。此时,一种有运输交换功能的结构就变得必要了,这就是心血管系统。也因此,在胚胎中心脏是第一个发挥该作用的器官。在受孕后23 天(妊娠龄 5 周)原始心管开始搏动。平均搏动频率从妊娠 5 周时的 110 次/分(bpm)上升到妊娠 9 周时的 175 次/分,此后,搏动频率下降到 160 ~ 170 次/分。[6]到了晚孕期,正常的静息状态下的胎心率在110 ~ 160 次/分范围内。[33]

所有胎芽测值≥5mm 的正常胚胎均应观察到心脏搏动,可以使用 M 型超声记录(图 15-14)。若在胎芽小于 5mm 时未探及胎心搏动,可能是正常现象,此时需要继续随访复查,从而确定胚胎存活。[6]

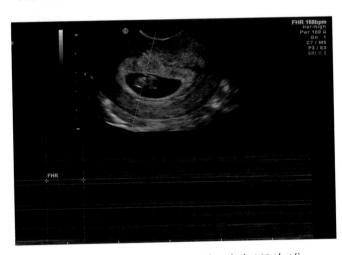

图 15-14　M 型超声显示的胚胎心率为 168 次/分

中枢神经系统

胚胎外胚层的一段形成神经板,神经板折叠形成神经管和神经嵴。神经管的颅部段形成大脑,其余的神经管形成脊髓。[7]

胚胎脑部发育成三个脑泡:前脑泡,或胚胎的前脑,分化形成端脑和间脑;中脑泡,即胚胎的中脑,还未分化;后脑泡,胚胎的后脑。前脑和后脑各自分化,形成了总共 5 个脑泡,这 5 个脑泡逐渐形成了侧脑室、第三脑室、第四脑室的上下部分以及它们之间的连接组织。[34,35]

三维超声提高了我们对胚胎脑部的评估能力,但在二维超声图像上可以看到更多的结构。后脑最早可在妊娠 7 周通过超声识别出来,在矢状切面上,后脑表现为脑后部的钻石状的无回声。位于第四脑室顶部的

脉络丛最开始表现为后脑的强回声(图 15-15)。妊娠8 ~ 9 周时,沿头的中轴观察,大脑半球为新月形结构,并被无回声的侧脑室占满。脉络丛位于即将形成的第四脑室的顶部,首先表现为后脑的强回声褶皱。妊娠9 ~ 10 周时,侧脑室内可以观察到强回声的脉络丛。此时,脉络丛几乎占据了整个大脑半球(图 15-16)。妊娠 10 ~ 11 周时,大脑皮层有明显的增厚,妊娠 11 周后中线上出现小脑半球。[34-36]

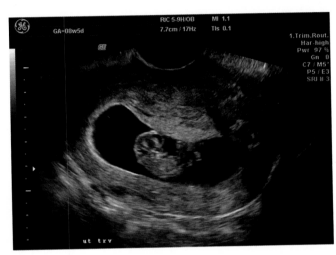

图 15-15　大脑前部的新月形无回声区是由间脑和中脑组成。生理性中肠疝在妊娠 9 周仍可见

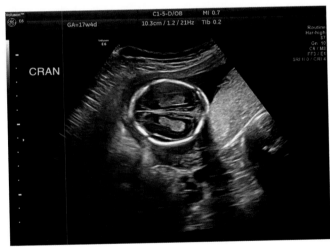

图 15-16　侧脑室,其很大部分为脉络丛,脉络丛占据了大部分大脑半球

妊娠 7 ~ 8 周时,超声波可以有限的观察发育过程中脊柱声像图,但是椎骨还没有骨化到可引起声影的程度。[28,30,34]

肢体

妊娠 8 周时,肢芽开始出现(图 15-17),妊娠 10

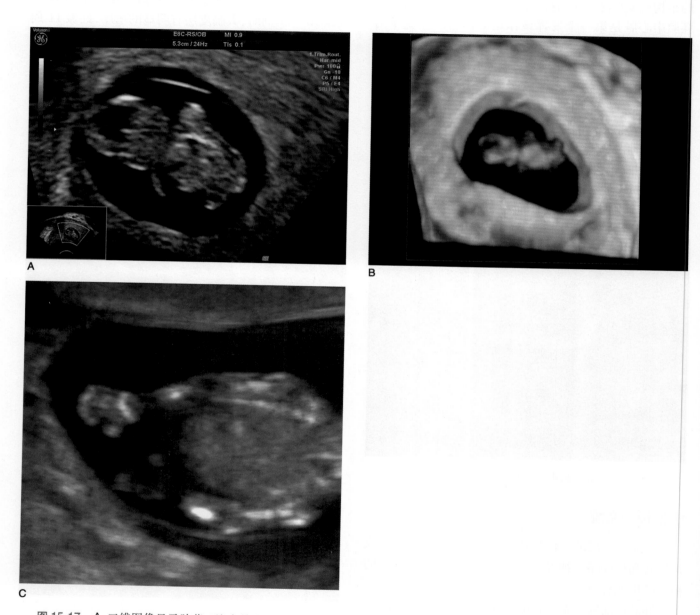

图 15-17　A.二维图像显示肢芽。注意羊膜与绒毛膜是分离的。B.表面重建的三维成像,显示了一个妊娠 8 周的胚胎肢芽。C.拇指与其他手指分离,但其余手指之间尚未开始分离

周可显示手与足。[28,37]

胃肠道/腹壁

约妊娠 8 周左右,胚胎的肠管从腹腔突入脐带的

脐腔底部(图 15-18)。然后它经过一个旋转的过程,最后在妊娠 12 周重新回到腹腔。[38,39]这种生理性疝是一个正常的过程,只要包块的直径不超过 7mm,就不应该被误认为是脐膨出。[40]

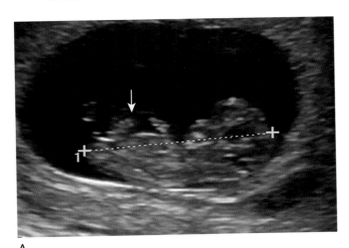

A

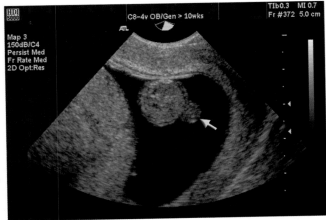

B

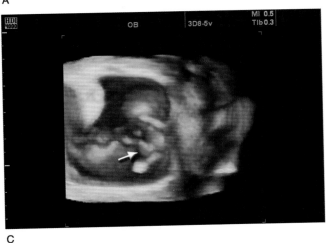

C

图 15-18　A.矢状切面上,箭头指向胚胎生理性中肠疝突入到脐带根部。B.胎儿腹部横切面显示妊娠 11 周的胚胎生理性中肠疝(箭头)。C.妊娠 10 周的三维表面成像显示生理中肠疝(箭头)突入脐带底部

怀孕初期确定孕龄

在检测到可测量的胎芽之前,可以通过测量妊娠囊来确定妊娠时间(图 15-19)。为了获得一个妊娠囊平均内径(MSD),需要测量孕囊内无回声区的高度、宽度和深度,并计算三次测量的平均值,其测量方法为纵横扫查两个垂直平面、在孕囊的液体-绒毛膜组织界面的内侧面上测量。其他作者使用了最大妊娠囊内径,这只需要一个测量径线。妊娠囊小至 2 ~ 3mm,被确定为相当于月经龄 5 周。妊娠囊平均内径每周增长约 1cm。[41]

通过经阴道超声检查,胎芽通常在第 6 周显现出来。在矢状切面上的最长的轴线上测量胚胎长,可获得顶臀长(CRL)。图像必须充分放大,以确定卵黄囊

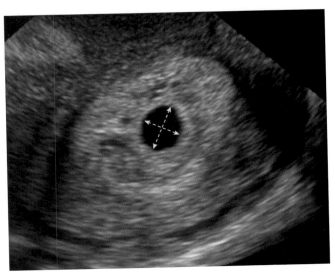

图 15-19　平均孕囊内径的测量

不包括在测量中。正确的测量不仅对于确定预产期非常重要,更重要的是,即使是轻微的测量错误也会影响对染色体异常的风险评估(详细讨论请见后面颈项透明层章节)。[42]顶臀长测量的示例请见图 15-11 和图 15-18。

CRL 是评估预产期最准确的单项测量,不过在中孕早期结合多个参数来评估 EDD 的准确性也与 CRL 接近。

根据这些测量方法,可以使用算数公式来确定妊娠时间(表 15-3)。第 18 章完整地讨论了孕周计算方法。

颈项透明层(NT)

1990 年,《柳叶刀》杂志发表了一篇文章阐述了一种不同寻常的发现,该研究对纳入的患者进行了胚胎超声检查,并同时进行了胚胎绒毛膜绒毛取样。在 7 例 21-三体的胚胎中,所有的胚胎都出现了皮下液体在颈部区域异常积聚的情况。而在 105 例染色体正常的胚胎中,只有 1 例被发现了类似的表现。[43]与此同时,《产前诊断》(Prenatal Diagnosis)中的一篇文章描述了早孕期出现无分隔的"水囊瘤"的意义,并指出有这种表现的胚胎有 50% 的几率发生染色体异常,包括 21-三体。[44]这种颈部液体聚集的现象现在被称为颈项透明层(NT)。

与此同时,研究人员也在研究孕妇血液中与染色体缺陷风险升高相关的生化标志物。1999 年,这些研究的 meta 分析显示,由滋养层产生的两种化学物质分别为妊娠相关血浆蛋白 A(PAPP-A)和游离 β-hCG,尽管上述两种化学物质的异常升高在 65% 的 21-三体胎儿中检测到,其假阳性率为 5%,但"当 NT 测量结合 PAPP-A 和游离 β-hCG 检查时,其检出率增加到 86%",其假阳性率同样也为 5%。[45]

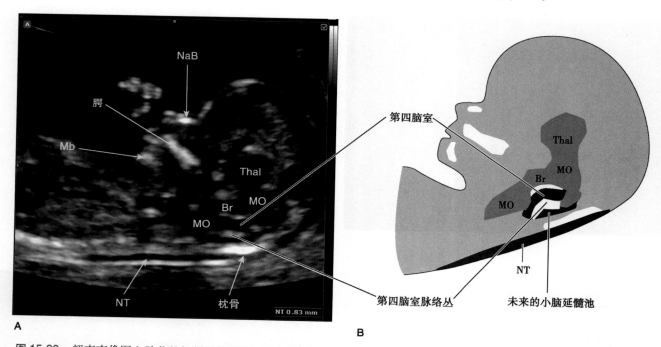

图 15-20　超声声像图上胎儿的解剖结构(A),以及示意图(B)。超声声像图和示意图显示了正常胎儿的颅内透明层。胎儿颜面部的正中矢状切面图显示了鼻骨(NaB)、腭、下颌骨、颈项透明层(NT)、丘脑(Thal)、中脑(Mb)、脑干(Br)、延髓(MO)。第四脑室即为颅内透明层(NT),位于脑干和脉络丛之间。当有脊柱裂时,颅内透明层消失

NT 的声像图为一层起始于胎儿头部的背侧、止于胎儿脊柱某个节点的薄膜内的封闭性透声区域(图 15-20)。由于仅仅小于 1mm 的误差都可能会对患者的 NT 风险评估产生不良影响,美国超声医学协会(the American Institute of Ultrasound in Medicine, AIUM)发布了指南,以确保正确的 NT 值测量(表 15-2 至表 15-4,图 15-21)。[46]NT 值的测量在妊娠周 11 周和 14 周之间进行(由对孕妇进行相应血液检查的实验室确定)。

表 15-2　方案
正常早孕期检查的基本方案
• 所有使用的图像切面与在非妊娠期盆腔检查中使用的切面相同
• 如果胚胎可见,需进行 3 次 CRL 测量
• 如果胚胎不可见,则进行 3 组妊娠囊测量
• 卵黄囊测量/存图
• 通过 M 型超声或电影回放捕捉功能记录胚胎心率

表 15-3　妊娠早期妊娠龄的计算公式[41,59-61]

名称	公式
孕囊平均内径（MSD）（mm）	MSD =（长×宽×高）/3
妊娠龄（天）	妊娠龄（天）= MSD+30
妊娠龄（周）	妊娠龄（周）= 妊娠龄（天）/7
顶臀长妊娠龄	CRL（cm）+6
预产期（Naegele 法则）	EDD = 末次月经时间（LMP）- 3 个月+7 天

表 15-4　NT 测量指南

1. NT 的边缘必须足够清晰，以便正确地放置游标尺
2. 胎儿必须在正中矢状面
3. 必须放大图像，图像中只包括胎儿头部、颈部、上胸部
4. 胎儿颈部必须是自然屈曲体位，不过度屈曲也不过度伸展
5. 羊膜必须与 NT 线分开
6. 必须使用超声仪器上的游标卡尺（+）进行 NT 测量
7. 游标卡尺必须放置在颈部区域的内侧缘，其水平横臂需与内侧缘紧贴，不能突入颈部区域
8. 游标卡尺的测量必须垂直于胎儿的长轴

引自 American Institute of Ultrasound in Medicine. *AIUM Practice Guideline for the Performance of Obstetric Ultrasound Examinations*. Laurel：American Institute of Ultrasound in Medicine；2007. Available at：www.aium. org/publications/guidelines/obstetric. pdf，with permission.

鉴于这些发展，美国妇产科医师协会（the American College of Obstetricians and Gynecologists）已修订了其关于筛查染色体异常的公告如下：

- "早孕期筛查使用颈项透明层厚度联合生化标志物是对普通人群进行唐氏综合征筛查的一种有效的方法。在同样的假阳性率的情况下，应用这种筛查方案对唐氏综合征的检出率高于中孕期应用孕妇血清三联检查的检出率，可与四级筛查相媲美。
- 单独使用胎儿颈项透明层厚度测量来做早孕期筛查的效果不如使用联合检查（颈项透明层厚度测量联合生化标记物）（表 15-4）。
- "在早孕期筛查中非整倍体染色体异常风险增加的孕妇，需进行遗传咨询，以及绒毛取样（CVS）或中孕期羊水穿刺。"
- "特殊化的培训、标准化、使用恰当的超声设备，和持续的质量评估对实现颈项透明层的最佳测量非常重要，由此而做出对唐氏综合征风险的最佳评估。这个检查应仅限于医学中心和满足这些标准的个人。"[49]
- 图 15-22 显示了测量 NT 时游标卡尺的正确放置方式。

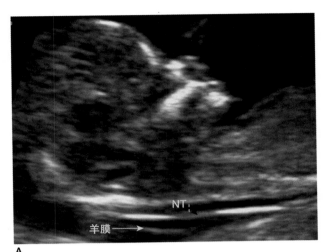

A

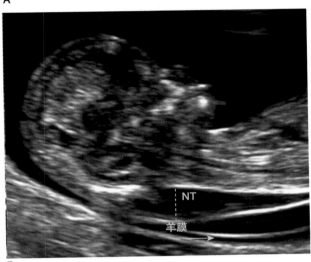

B

图 15-21　NT 的正确测量。这些图像显示了测量 NT 的标准切面和适当的放大倍数，NT 可以清楚地将羊膜区分开来。A. 正常的 NT。B. 增厚的 NT

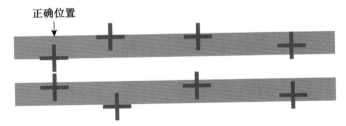

图 15-22　该图表中只有第一对游标卡尺为测量 NT 的正确位置。（来源：http：//www. aium. org/publications/guidelines/obstetric. pdf. 由 the American Institute of Ultrasound in Medicine 提供）

早孕期超声检查的内容

由美国妇产科医师协会（ACOG）和美国放射协会（ACR）联合制定了 AIUM（美国超声医学协会）的产科

超声检查实践指南。[46]该指南建议早孕期超声检查包括子宫及附件图像,由此判断是否有孕囊及孕囊的位置,以及是否存在异常的附件包块或后穹隆积液。当发现宫内妊娠囊时,图像和报告应记录卵黄囊和(或)胚胎是否可见。如果怀孕时间太短以至于不能看到胚胎,那么就需要测量 MSD,以此来估计妊娠龄,然而一旦可检测到胚胎,应该优先选择测量 CRL。报告里需要记录是否可探及胚胎胎心搏动。[46]

国际妇产科超声协会(ISUOG)发布的早孕期胎儿超声检查指南如下:

"总体来说,胎儿超声检查的主要目的是提供准确的信息,这将有助于为孕妇和胎儿提供最佳的产前护理。在妊娠早期,确认孕囊的活性、准确评估孕周、确定胎儿个数、判断绒毛膜性和羊膜性很重要。

在早孕期末期,超声检查为发现胎儿大体结构异常提供了可能性,在胎儿健康系统中,超声提供非整倍体染色体异常的扫查、测量颈项透明层厚度…在没有任何临床问题、病理症状或特定指征的情况下,没有理由仅仅是为了确认正在进行中的早孕而做常规检查。"

国际妇产科超声协会的指南继续推荐了早孕期评估胎儿异常时超声筛查的内容。[47]

随着知识的更新及技术的改进,超声在早孕期的应用越来越广泛。现在很多技术能筛查早期主要解剖结构异常。虽然现在在早孕期(11~14 周)超声识别胎儿发育异常方面没有正式的指南,但 Bryann Bromley 及其同事发表了他们筛查计划的内容。[48]表 15-5 对比了 AIUM、ISUOG 和 Bromley 在早孕期扫查的内容。

表 15-5 早孕期超声检查的详细计划书

AIUM[46]	ISUOG[47]	Bromley 等[48]
确定孕囊数量、估计妊娠龄、孕囊着床位置及是否有胎心搏动		
当有临床指征时	当有临床指征时	当有临床指征时
确定染色体异常的风险和(或)对异常结构的早期发现(颈项透明层,通常与母体血清生化指标或游离 DNA 联合使用):建议筛查时间		
根据临床实验室结果而定	妊娠 11 周~13+6周	妊娠 11 周~13+6周
早孕期超声检查的筛查内容		

• 胎儿数量
• 顶臀长
• 确认胎心搏动(胎儿存活)
• 多胎妊娠的羊膜性和绒毛膜性
• 颈项透明层厚度测量
	• 胎儿数量
	• 顶臀长
	• 确认胎心搏动(胎儿存活)
	• 多胎妊娠的羊膜性和绒毛膜性
	• 颈项透明层厚度测量
	• 估计妊娠龄(顶臀长、双顶径)
	• NT 扫查
	• 评估胎儿解剖:
	  • 头部解剖
	  • 颈部
	  • 脊柱
	  • 胸腔
	  • 心脏
	  • 腹腔内容物
		• 胎儿数量
		• 顶臀长
		• 确认胎心搏动(胎儿存活)
		• 多胎妊娠的羊膜性和绒毛膜性
		• 颈项透明层厚度测量
		• 鼻骨的测量(如果需要)
		• 若技术上可行:
		  • 身体轮廓
		  • 头部形态
		  • 颜面部外形轮廓
		  • 中枢神经系统
		  • 心脏
		  • 脐带插入处
		  • 肢体

PRIMUM NON NOCERE:在妊娠早期的检查遵循 ALARA 原则

医学生或其他卫生保健专业的学生被教导了"Primum non nocere",即"首先无伤害"(First,do no harm)原则。超声技师或超声专家做的所有的检查都必须遵循 ALARA 原则。尤其是在怀孕的前 3 个月,胚胎或早期胎儿的发育受到干扰的风险最高。然而,最近的研究表明,超声技师或超声专家多数不懂如何在产科超声检查时贯彻 ALARA 原则。[49,50]

超声诊断检查过程中潜在的不必要的生物效应会

因检查时间长短和暴露强度不同而起作用。超声波是机械能的一种形式,因此有可能对含有气体的细胞造成损害。此外,当(超)声波通过介质时,一些能量转化为热能,这也可能对细胞有害。

美国食品药品监督管理局设备与放射健康中心(The U. S. Food and Drug Administration's Center for Devices and Radiological Health)要求超声仪器能够有特定指标来显示在指定的检查中超声暴露量是否在可接受的范围之内。这些指标包括机械指数(MI)和热指数(TI)。[50]由于胚胎或胎儿不太可能含有气体,因此在产科扫描中最感兴趣的指数是热指数。

热指数共有三个,其中两个应用于产科超声检查中,分别是软组织热指数(TIS)和骨热指数(TIB)。而颅骨热指数(TIC)是在当换能器正好在骨的上方时使用,因而没有在胎儿扫查过程中使用。操作者必须选择合适的 TI,并根据需要进行修改。在早孕期的早期、骨骼骨化发生前,应选择 TIS。而由于骨头吸收热量,邻近的敏感组织,包括大脑和脊髓也可能受到热量增加的影响,因而从妊娠 10 周开始,应选择 TIB。[51-53]

MI 和 TI 可以在检查过程中改变。它们受输出水平、换能器频率、脉冲重复率和扫描模式等因素的影响。但在相同的设置中,B 型超声和 M 型超声在扫描过程中的暴露剂量最低。使用彩色多普勒时暴露剂量会增加,当使用频谱多普勒时其暴露剂量甚至更高。因此,不应在妊娠早期使用多普勒,除非有使用多普勒的临床指标。[54-56]为了更好的服务患者,超声专家和超声技师必须以最安全的方式应用这些技术。

小结

- 妊娠由 3 个时期组成,是其将正常的 40 周妊娠过程分成了以 12 周为一个片段的三个时期。早孕期是从第 1 周到第 12 周,中孕期是从第 13 周到第 27 周,晚孕期是从第 28 周到胎儿出生。到孕 42 周还未分娩的胎儿称为过期妊娠。
- 减数分裂的结果是形成单倍体的生殖细胞。当精子和卵子结合后形成一个二倍体细胞,即受精卵。受精卵通过有丝分裂进行分裂。
- 受精卵在输卵管里移动时继续分裂形成一个球形的细胞团,称为桑椹胚(当其到达子宫时,已经形成了胚泡)
- 一旦充满液体的囊腔形成时,就称之为胚泡。胚泡内包含了滋养层、胚泡腔和成胚细胞。
- 随着透明带的消失,胚泡可以开始在子宫内膜着床。其着床的窗口期为排卵后的 6 ~ 8 天,持续 4 天时间。
- 合体滋养细胞分泌 hCG,其作用为延长可分泌孕激素的黄体寿命。
- 胎盘分泌的激素包括绒毛膜促性腺激素、雌激素、孕激素。
- 妊娠尿检是定性检测;血液检查是定量检查。
- 蜕膜化的内膜分为三层,分别为底蜕膜、包蜕膜和壁蜕膜
- 宫内妊娠最早的超声检查证据是"蜕膜内征",该征象最早可以在妊娠龄 3 周加 4 天观察到。"双环征"大约在妊娠 7 周左右出现。
- 妊娠囊内超声所能检测到的第一个结构是继发卵黄囊(继发脐囊)。卵黄囊通过卵黄管与胚胎中肠相连。
- 脐囊产生了胚胎的最初的血细胞,同时尿囊形成了脐动脉。
- 在妊娠 5 周时,卵黄囊/脐囊的内部直径大约为 2.3mm,妊娠 11 周时,其内部直径约 5.6mm。卵黄囊最终会缩小融合进胚胎组织,在妊娠 12 周后不再被超声检出。
- 在胎盘部位的绒毛膜绒毛变成了叶状绒毛膜,最终形成胎盘胎儿的部分。与胎盘发育不相关的绒毛膜绒毛退化,形成光滑的无绒毛的绒毛膜。
- 在妊娠 6 周时,孕囊内的卵黄囊旁可观察到直径 2 ~ 4mm 的胎芽。
- 在受孕 23 天,原始胎心开始搏动。
- 神经系统结构的图像包括神经管、后脑和脉络丛。
- 肢芽在妊娠 8 周出现,手和足在妊娠 10 周出现。
- 生理性中肠疝在妊娠 8 周出现,在妊娠 12 周消失。
- 早孕期估计妊娠龄的方法包括妊娠囊平均直径和顶臀长(CRL),其中顶臀长更为准确。
- 颈项透明层厚度测量联合血清生化指标是筛查唐氏综合征非常有用的方法。

思考题

阅读以下早孕期检查(图 A ~ 图 J):

使用 AIUM 或 ACR 指南标准,分析以下检查需要改进的地方。

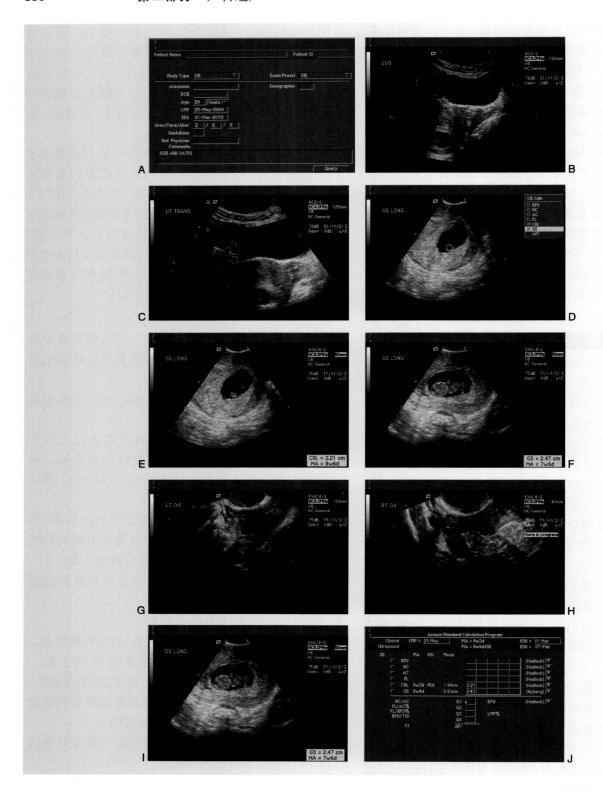

（王静欣 译）

参考文献

1. Moore KL, Persaud TVN. First week of human development. In: Moore KL, Persaud TV, eds. *The Developing Human: Clinically Oriented Embryology*. 10th ed. Philadelphia: Saunders Elsevier, 2010:11–36.
2. Diedrich K, Fauser BCJM, Devroey P, et al. The role of the endometrium and embryo in human implantation. *Hum Reprod Update*. 2007;13:365–377.
3. Labied S, Kajihara T, Madureira P, et al. Progestins regulate the expression and activity of the forkhead transcription factor FOXO1 in differentiating human endometrium. *Mol Biol*. 2006;20:35–44.
4. Maruyama T, Yoshimura Y. Molecular and cellular mechanisms for differentiation and regeneration of the uterine endometrium. *Endocrine J*. 2008;55:795–810.
5. Kennedy TG, Gillio-Meina C, Phang SH. Prostaglandins and the initiation of blastocyst implantation and decidualization. *Reproduction*. 2007;134:635–643.
6. Jauniaux E, Johns J, Burton GJ. The role of ultrasound imaging in diagnosing and investigating early pregnancy failure. *Ultrasound Obstet Gynecol*. 2005;25:613–624.
7. Moore KL, Persaud TVN. Second week of human development. In: Moore KL, Persaud TV, eds. *The Developing Human: Clinically Oriented Embryology*. 10th ed. Philadelphia: Saunders Elsevier, 2010; 39–50.
8. Chama CM, Marupa JY, Obed JY. The value of the secondary yolk sac in predicting pregnancy outcome. *J Obstet Gynecol*. 2005;25:245–247.
9. Takashina T. Haemopoiesis in the human yolk sac. *J Anat*. 1987;151:125–135.
10. Moore KL, Persaud TVN. Third week of human development. In: Moore KL, Persaud TV, eds. *The Developing Human: Clinically Oriented Embryology*. 10th ed. Philadelphia: Saunders Elsevier; 2010: 51–68.
11. Moore KL, Persaud TVN. The placenta and fetal membranes. In: Moore KL, Persaud TV, eds. *The Developing Human: Clinically Oriented Embryology*, 10th ed. Philadelphia: Saunders Elsevier, 2010; 107–140.
12. Wong HS, Cheung YK, Taits J. Sonographic study of the decidua basalis in the first trimester of pregnancy. *Ultrasound Obstet Gynecol*. 2009;33:634–637.
13. Cao Z, Rej R. Are laboratories reporting serum quantitative hCG results correctly? *Clin Chem*. 2008;54:761–764.
14. Azzazy HE, Romero LF, Hall L, et al. Two-center clinical evaluation of a new automated flourometric immunoassay for the quantitative analysis of total beta-human chorionic gonadotropin. *Clin Biochem*. 2003;36:523–528.
15. Ajubi NE, Nijholt N, Wolthuis A. Quantitative automated human chorionic gonadotropin measurement in urine using the Modular Analytics E170 module (Roche). *Clin Chem Lab Med*. 2005;43:68–70.
16. Cole LA, Khanlian SA. The need for a quantitative urine hCH assay. *Clin Biochem*. 2009;42:676–683.
17. Grossman D, Berdichevsky K, Larrea F, et al. Accuracy of a semi-quantitative urine pregnancy test compared to serum beta-hCG measurement: a possible screening tool for ongoing pregnancy after medication abortion. *Contraception*. 2007;76:101–104.
18. Check JH, Weiss RM, Lurie D. Analysis of serum human chorionic gonadotropin levels in normal singleton, multiple and abnormal pregnancies. *Hum Reprod*. 1992;7:1176–1180.
19. Shamonki MI, Fratterelli JL, Bergh PA, et al. Logarithmic curves depicting initial level and rise of serum beta human chorionic gonadotropin and live delivery outcomes with in vitro fertilization: An analysis of 6021 pregnancies. *Fertil Steril*. 2009;91:1760–1764.
20. Barnart KT, Sammel MD, Rinaudo PF, et al. Symptomatic patients with an early viable intrauterine pregnancy: hCG curves redefined. *Obstet Gynecol*. 2004;104:50–55.
21. Feldkamp CS, Pfeffer WH. The measurement of human chorionic gonadotropin for pregnancy testing. *Henry Ford Hosp Med J*. 1982;30:207–213.
22. Braunstein GD, Rasor J, Danzer H, et al. Serum human gonadotropin levels throughour normal pregnancy. *Am J Obstet Gynecol*. 1976;15:678–681.
23. Yeh H-C, Goodman JD, Carr L, et al. Intradecidual sign: A US criterion of early intrauterine pregnancy. *Radiology*. 1986;161:463–467.
24. Yeh HC. Efficacy of the intradecidual sign and fallacy of the double decidual sac sign in the diagnosis of early intrauterine pregnancy. *Radiology*. 1999;210:579–581.
25. Chiang G, Levine D, Swire M, et al. The intradecidual sign: Is it reliable for diagnosis of early intrauterine pregnancy? *Am J Roentgenol*. 2004;183:725–731.
26. Yeh HC. Some misconceptions and pitfalls in ultrasonography. *Ultrasound Q*. 2001;17:129–155.
27. Bradley WG, Fiske CE, Filly RA. The double sac sign of early intrauterine pregnancy: Use in exclusion of ectopic pregnancy. *Radiology*. 1982;143:223–226.
28. Sawyer E, Jurkovic D. Ultrasonography in the diagnosis and management of abnormal early pregnancy. *Clin Obstet Gynecol*. 2007;1:31–54.
29. Yeh H, Rabinowitz J. Amniotic sac development: Ultrasound features of early pregnancy—the double bleb sign. *Radiology*. 1988;166:97–103.
30. Kurjak A, Pooh RK, Merce LT, et al. Structural and functional early human development assessed by three-dimensional and four-dimensional sonography. *Fertil Steril*. 2005;84:1285–1299.
31. Benoit B, Hafner T, Kurhak A, et al. Three-dimensional sonoembryology. *J Perinatal Med*. 2007;30:63–73.
32. Timor-Tritsch IE, Peisner DB, Raju S. Sonoembryology: An organ-oriented approach using a high-frequency vaginal probe. *J Clin Ultrasound*. 1990;18:286–298.
33. American College of Obstetricians and Gynecologists. ACOG Practice Bulletin: Intrapartum fetal heart rate monitoring: nomenclature, interpretation, and general management principles. *Obstet Gynecol*. 2009;114:192–202.
34. Jurkovic D, Gruboeck K, Campbell S. Ultrasound features of normal pregnancy development. *Curr Opin Obstet Gynecol*. 1995;7:493–504.
35. Blaas H-G, Eik-Nes SH. Sonoembryology and early prenatal diagnosis of neural anomalies. *Prenatal Diagn*. 2009;29:312–325.
36. Kim MS, Jeanty P, Turner C, et al. Three-dimensional sonographic evaluations of embryonic brain development. *J Ultrasound Med*. 2008;27:119–124.
37. Hata T, Manabe A, Aoki S, et al. Three dimensional sonography in the early first-trimester of human pregnancy: Preliminary study. *Hum Reprod*. 1998;13:740–743.
38. Blaas H-G, Eik-Ness SH, Kiserud T, et al. Early development of the abdominal wall, stomach and heart from 7 to 12 weeks of gestation: a longitudinal study. *Ultrasound in Obstet Gynecol*. 1995;6:240–249.
39. Achiron R, Soriano S, Lipitz S, et al. Fetal midgut herniation into the umbilical cord: Improved definition of ventral abdominal anomaly with the use of transvaginal sonography. *Ultrasound Obstet Gynecol*. 1995;6:256–260.
40. Van Zalen-Sprock RM, Van Vugt JMG, Van Geijn HP. First-trimester sonography of physiological midgut herniation and early diagnosis of omphalocele. *Prenatal Diagn*. 1997;17:511–518.
41. Filly RA, Hadlock FP. Sonographic determination of menstrual age. In: Callen PW, ed. *Ultrasonography in Obstetrics and Gynecology*. 4th ed. Philadelphia: W.B. Saunders; 2000:146–170.
42. Salomon LJ, Bernard M, Amarsy R, et al. The impact of crown-rump length measurement error on combined Sown syndrome screening: a simulation study. *Ultrasound Obstet Gynecol*. 2009;33:506–511.
43. Szabo J, Gellen J. Nuchal fluid collection in trisomy-21 detece4d by vaginosonography. *Lancet*. 1990;2:1133.
44. Cullen MT, Gabrielli S, Green JJ, et al. Diagnosis and significance of cystic hygroma in the first trimester. *Prenatal Diagn*. 1990;10:643–651.
45. Cuckle HS, van Lith JMM. Appropriate biochemical parameters in first-trimester screening for Down syndrome. *Prenatal Diagnosis*. 1999;19:505–512.
46. American Institute of Ultrasound in Medicine. *AIUM Practice Parameter* for the *Performance of Obstetric Ultrasound Examinations*. Laurel: American Institute of Ultrasound in Medicine, 2016.
47. ISUOG. International Society of Ultrasound in Obstetrics and Gynecology Practice Guidelines: performance of first trimester fetal ultrasound scan. *Ultrasound Obstet Gynecol*. 2013;41:102–113.
48. Bromley B, Shipp T, Lyons J, et al. Detection of fetal structural anomalies in a basic first-trimester screening program for aneuploidy. *J Ultrasound Med*. 2014;33:1737–1745.
49. American College of Obstetricians and Gynecologists. ACOG Practice Bulletin: Screening for fetal chromosomal abnormalities. *Obstet Gynecol*. 2007;109:217–227.
50. Sheiner E, Shoham-Vardi I, Abramowicz JS. What do clinical users know regarding safety of ultrasound during pregnancy? *J Ultrasound Med*. 2007;26:319–325.
51. Sheiner E, Abramowicz JS. Clinical end users worldwide show poor

knowledge regarding safety issues of ultrasound during pregnancy. *J Ultrasound Med.* 2008;27:499–501.

52. U.S. Department of Health and Human Services Food and Drug Administration Center for Devices and Radiological Health. *Information for Manufacturers Seeking Marketing Clearance of Diagnostic Ultrasound Systems and Transducers.* Rockville: Food and Drug Administration; 2008.

53. Abramovicz JS, Barnett SB, Duck FA, et al. Fetal thermal effects of diagnostic ultrasound. *J Ultrasound Med.* 2008;27:541–559.

54. Nelson TR, Fowlkes JB, Abramovicz JS, et al. Ultrasound biosafety considerations for the practicing sonographer and sonologist. *J Ultrasound Med.* 2009;28:139–150.

55. Sheiner S, Freeman J, Abramovicz JS. Acoustic output as measured by mechanical and thermal indices during routine obstetric ultrasound examinations. *J Ultrasound Med.* 2005;24:1664–1670.

56. Sheiner E, Shoham-Vardi I, Pombar S, et al. An increased thermal index can be achieved when performing Doppler studies in obstetric sonography. *J Ultrasound Med.* 2007;26:71–76.

早期妊娠并发症的超声评价

PAULA WOLETZ

关键词

非整倍性
先兆流产
无胚胎妊娠
稽留流产（RPOC）
绒毛膜下出血
葡萄胎

第 16 章

目标

- 早期妊娠的超声表现。
- 正常早期妊娠与早期妊娠失败，自然流产，葡萄胎妊娠的超声鉴别诊断。
- 讨论超声波检测染色体异常意义。
- 确定早期妊娠的结构异常。

术语表

流产（abortion）：自然流产或人工流产排除胎儿和胎盘组织。

羊膜腔穿刺术（amniocentesis）：采用侵入性的方法，抽取羊膜囊内的羊水，分析羊水里的胎儿细胞或某些化学物质，也可作为缓和治疗严重的羊水过多的方法。

无胚胎妊娠（anembryonic pregnancy）：在形成可辨识的胚胎前妊娠失败或胚胎早期死亡被吸收。

贫血（anemia）：血红细胞的缺乏。

枯萎孕囊（blighted ovum）：妊娠时孕囊里没有胚胎出现。

心动过缓（bradycardia）：心率异常缓慢。

绒毛膜取样（chorionic villus sampling）：用于抽取早孕期绒毛膜绒毛进行分析的侵入性检查。

完全性葡萄胎（complete hydatidiform mole）：异常受精的卵母细胞不含母亲染色体，导致胚胎的绒毛膜绒毛肿胀增殖，无可识别的胚胎结构。

妊娠滋养细胞疾病（gestational trophoblastic disease）：从受精开始的系列疾病，包括正常妊娠胎盘形成后的滋养细胞异常增殖；有些会具有侵蚀性，形成恶性肿瘤和出现远处转移。

妊娠滋养层细胞肿瘤（gestational trophoblastic neoplasia）：侵入性或转移性的妊娠滋养细胞疾病。

水泡状胎块（hydatidiform mole）：滋养层细胞的疾病，由于异常受精引起，绒毛膜绒毛肿胀增殖，也称葡萄胎妊娠。

剧吐（hyperemesis）：频繁而剧烈的恶心呕吐。在怀孕期间剧吐，称为妊娠剧吐。

甲状腺功能亢进（hyperthyroidism）：甲状腺功能异常活跃。

不完全流产（incomplete abortion）：自然流产的一些妊娠组织残留在子宫腔内。

难免流产（inevitable abortion）：早孕失败，妊娠物逐渐排出子宫的过程。

流产（miscarriage）：妊娠失败，妊娠物排出宫腔。

稽留流产（missed abortion）：宫内胚胎或胎儿死亡后未及时排出。

葡萄胎妊娠（molar pregnancy）：水泡状胎块充满妊娠宫腔。

部分性葡萄胎（partial hydatidiform mole）：为一正常单倍体卵子和两个正常单倍体精子受精的染色体组（三倍体），导致异常发育的胎儿和异常的胎盘。

呼吸功能不全（respiratory insufficiency）：吸收氧气不足和（或）排除二氧化碳不足。

绒毛膜下出血（subchorionic hemorrhage）（又名绒毛膜下血肿）：由妊娠囊和子宫壁之间的积血，形成月牙形回声。

心动过速（tachycardia）：异常快速的心率。

黄素囊肿（theca-lutein cysts）：由高水平的人体绒毛膜促性腺激素（hCG）刺激，双侧卵巢形成的大的囊肿。

先兆流产（threatened abortion，threatened miscarriage）：妊娠20周以内出现阴道出血，伴有腹部疼痛或绞痛等症状。

妊高征（toxemia of pregnancy）：妊娠高血压、蛋白尿、水肿和头痛（子痫前期），可能进展到抽搐（子痫）。

在早期妊娠时，孕妇出现任何异常或者临床医生觉得妊娠出现异常时，超声检查可以解答疑问。下面我们将讨论有关早期妊娠常见的临床症状。紧随其后讨论染色体异常和结构异常的超声表现。

早期妊娠失败

在妊娠20周前，先兆流产的常见症状是阴道出血（图16-1），是妊娠常见的并发症，有15%～27%孕妇在妊娠前20周会出现一次或两次阴道出血。阴道出血可能表现为点滴出血（通常发生于胚胎植入时），可能是少量阴道流血，或者是大量阴道流血，出血可能来源于子宫、宫颈或阴道。[1-6]对于宫内妊娠，超声发现一些特殊的征象和接下来动态观察，对于妊娠是否继续具有决定性的意义。

尽管与妊娠无关的疾病也可以引起阴道流血，临床上遇到阴道流血的患者首先要考虑妊娠的可能性。超声检查对于先兆流产的价值不在于改变妊娠结局，而在于辨别哪种妊娠能进展下去。Hasan等研究认为：少量阴道流血或点滴出血不太可能影响到妊娠结局，大量阴道出血发生妊娠失败的可能性是其他情况的3倍，特别阴道大量流血伴随腹痛的患者。[7]

在2014年，放射科医师协会超声分会发表不能存活妊娠诊断新标准，减少早期出现阴道出血而胚胎不

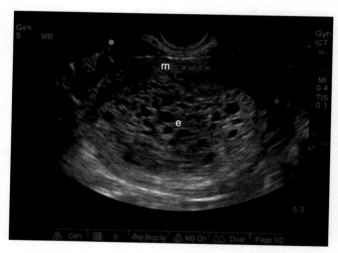

图16-1　孕妇26岁，孕10周时出现了不规则阴道出血。血清hCG是120 000mIU/ml，超声显示宫内膜多个泡状暗区镶嵌与完全性葡萄胎妊娠相似。（引自 Berek JS，Hacker NF. *Berek and Hacker's Gynecologic Oncology*. 6th ed. Philadelphia：Wolters Kluwer；2014：Figure 15-1.）

能存活的假阳性病例。诊断标准和指南来源于10年（1999—2008年）检查的1013个病例的超声表现。该研究排除了妊娠部位不明的患者。作者发现早期不能存活妊娠最可靠的标准如下：

- 空孕囊（无胎芽孕囊）平均直径大于25mm（图16-2）。
- 顶臀长大于7mm胚胎未探及确切胎心。

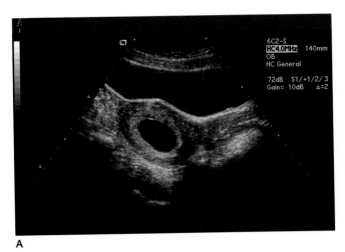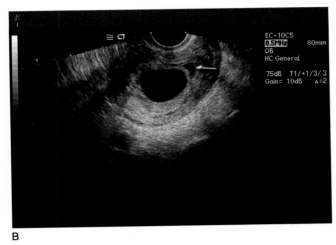

图 16-2　A. 经腹部超声显示枯萎孕囊。B. 经阴道超声显示枯萎孕囊。注意孕囊与子宫壁之间的液性分离暗区（箭头）

妊娠大小与孕周不符

在孕妇末次月经（last menstrual period，LMP）不详，孕妇子宫肌瘤，孕妇肥胖，手术疤痕及多胎妊娠等情况下，产科医生根据子宫的大小评估孕周就是不准确的，这时超声检查可以确定孕周。妊娠的前 3 个月内，孕妇确定准确的孕周非常重要，因为孕期管理其他方面，如预产期、妊娠终止的方法、孕妇 HCG 血清水平、绒毛膜绒毛取样或羊膜腔穿刺术的时机选择等，都取决于孕周的正确的评估。

超声检查除了确定孕周，在明确早期妊娠失败，或宫外孕时也非常重要，此时超声检查子宫小于同孕周的妊娠子宫。宫内妊娠（IUP）确定后，如果妊娠囊及其内的胎芽的测量与患者末次月经推算的孕龄不相符，需要准确的超声测量确定孕龄。人类绒毛膜促性腺激素（hCG）水平连续测定和系列的超声波检查用来确定胚胎正常的生长曲线。孕周准确的女性，如果出现早发性宫内生长受限（定义为胚胎顶臀长至少低于同孕龄平均值两个标准差），会增加其流产的风险（自然流产）。[8]

末次月经不详，多胎妊娠，葡萄胎妊娠或子宫肌瘤等情况下，子宫大于正常孕周的子宫。其中，与先前的文献报道相反，大多数肌瘤在妊娠期间并不生长。但是子宫肌瘤与早产，胎膜早破，胎位不正有关。在妊娠早期，胎盘后的肌瘤可能与阴道出血有关，大的黏膜下肌瘤使子宫腔形态扭曲与妊娠失败有关。[9]

大部分孕妇有明确的停经史和尿妊娠试验阳性或血清妊娠试验阳性。有些妊娠是在月经之前就自然流产了。这种情况下，孕妇和她的产科医生可能都没意识到妊娠及妊娠的丢失。临床确诊的妊娠有 10% ~

20%，在 20 周之前就自然流产了，其中绝大多数发生在 12 周之前。[9-11] 妊娠失败的原因有很多，其中 50% ~ 70% 是由染色体异常引起的。[12]

正常孕妇早期超声检查（如检查时间在 6 周 2 天到 11 周 6 天之间）显示单胎妊娠，有正常心率，那么该孕妇的流产风险只有 1.6%。[2]

出现阴道流血或腹痛症状的孕妇，流产风险增加。阴道流血的孕妇中，大约有一半可能流产，而出现大量阴道流血伴腹痛的孕妇流产风险最大。[6,8-10] 继续妊娠的孕妇，有 17% 可能会出现晚期妊娠并发症。[3-6,12,13] 妊娠早期阴道流血的其他原因包括妊娠滋养细胞疾病（在本章后面会讲到）和异位妊娠（在第 17 章里会讲到）。

早期妊娠失败的超声表现，取决于胚胎发育的阶段，以及是否有流产迹象。[9]

无胚胎妊娠（有时称为枯萎孕囊）时，经阴道超声检查发现空孕囊（即缺乏胚芽或卵黄囊的妊娠囊）平均直径大于 20mm 者，没有胚胎，表明妊娠失败。[7] 末次月经可靠孕妇的孕囊小于正常妊娠孕囊，也可能预后不良。[14] 由于能够继续妊娠和不能继续妊娠的胚胎及孕囊测量有一些重叠区间，对处于临界状态的有生育愿望的孕妇需要进一步的随访观察。[7,9,14,15]

利用超声，我们能识别正常妊娠的第一个结构是次级卵黄囊（二级脐泡）。卵黄囊太大（大于相应孕周卵黄囊平均直径两个标准差）或太小（小于相应孕周卵黄囊平均直径两个标准差），或卵黄囊形态异常，都是不良妊娠的预测指标（图 16-3）。[16-18]

在正常妊娠，超声检查观察到卵黄囊后，胚胎周围可以见到羊膜环绕。2010 年，Yegul 和 Filly 报道，超声观察到羊膜，但没有胚胎（"空羊膜征"）是确定妊娠失败的确凿的证据。[19]

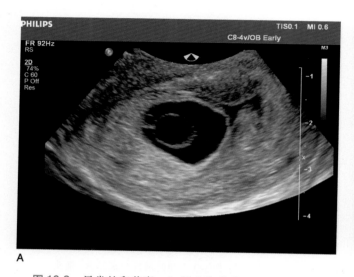

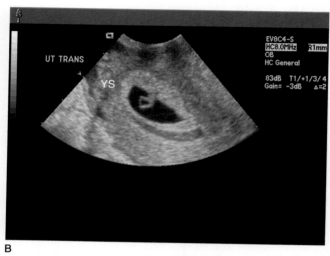

图 16-3 异常的卵黄囊。A. 扩大卵黄囊。B. 塌瘪的，不规则的卵黄囊。（图片由 Philips Medical Systems，Bothell，WA 提供）

大小 5mm 或以上的胚胎出现心脏搏动，通常被认为是妊娠良好的表现，这时自然流产的风险很低。而心动过缓（孕 6.2 周胚胎心率<90bpm 或孕 6.3~7 周<110bpm）出现在 6~7 周的孕龄，会增加妊娠丢失风险。[19]相反，心动过速（孕 6.3 到 7 周胎心率≥155bpm）发展成为正常妊娠的可能性较大。[20]

当胎芽大于或等于 5mm，没有胎心搏动时（图 16-4），[9]可以诊断胚胎死亡。小于 5mm 胎芽没有胎心搏动，同时出现羊膜腔扩大，也是胚胎死亡的标志。Yegul 和 Filly 称之为胚胎早期死亡的"羊膜扩大征"。[21]在胎芽小于 5mm 时，卵黄囊与胎芽和羊膜囊之间有卵黄柄，却没有检测到胎心，是胚胎死亡的另一个迹象。[22]

无胚胎妊娠或胚胎死亡尚未排出子宫者，称为稽留流产（图 16-5）。不全流产是指妊娠的胎盘和胚胎

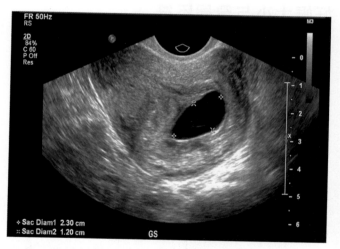

图 16-5 无胚胎妊娠。（引自 Curtis M，Linares ST，Antoniewicz L. *Glass' Office Gynecology*. 7th ed. Philadelphia：Wolters Kluwer；2014：Figure 12-7.）

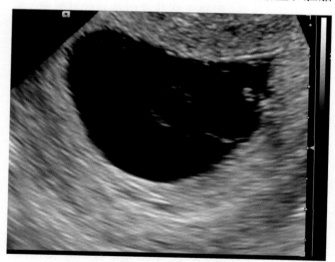

图 16-4 没有明确的胎心活动，过期流产。胚胎和组织仍在子宫内。（图像由 Jiri Sonek，MD 提供）

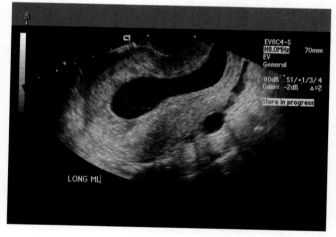

图 16-6 难免流产，妊娠囊的位置低和子宫内口开放表明子宫内妊娠物即将被排出

已经排出子宫,但部分妊娠物还残留在宫腔内(图 16-6)。此时超声检查可以发现不全流产子宫的内膜增厚或宫腔内出现高回声组织(图 16-7)。[23]究竟多厚的子宫内膜可以诊断不全流产(retained products of conception,RPOC)还未达成共识。[23,24]使用彩色多普勒技术有助于两者的鉴别,不全流产的子宫肌层血流信号较正常子宫肌层血流增加(图 16-8)。[24]

当患者出现大出血和宫颈口扩张时,流产是不可避免的。超声检查可以发现妊娠囊排出到子宫颈和阴道内。[10]

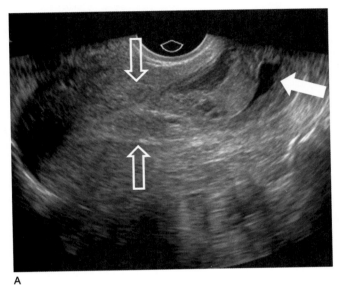
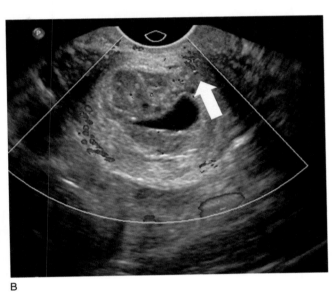

图 16-7　不完全流产后子宫的。A. 经阴道矢状面扫查显示位于空心箭头与实心箭头之间异常增厚的内膜。B. 在子宫颈层的冠状扫描显示:在不同的稽留妊娠物中(闭合箭头)的彩色多普勒血流。(引自 Daffner RH,Hartman M. *Clinical Radiology*. 4th ed. Philadelphia:Wolters Kluwer;2013:Figure 10-8.)

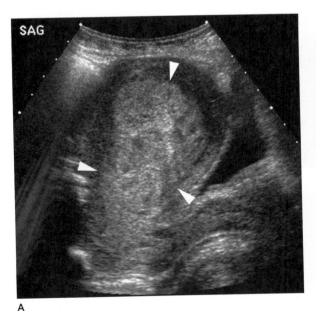
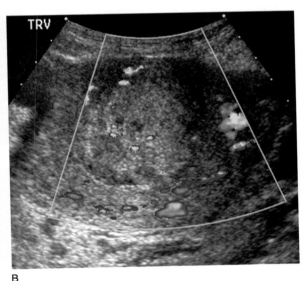

图 16-8　超声引导下稽留流产手术。A. 腹部超声子宫的矢状面图像显示:宫腔内软组织的团块(箭头)。B. 横断面图,彩色多普勒检查显示:团块内探及血流信号。团块是妊娠残留物

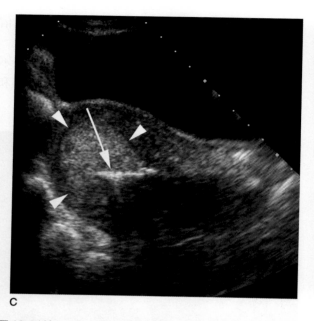

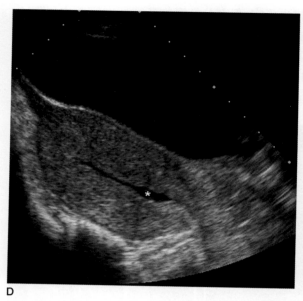

图 16-8(续)　C. 吸引管(长箭头)位于妊娠残留物中(箭头)。D. 手术后,宫腔内有少量的液体*,没有异常的组织。(引自 Doubilet PM,Benson CB. *Atlas of Ultrasound in Obstetrics and Gynecology*. 2nd ed. Philadelphia:Wolters Kluwer;2011:Figure 31-3.2.)

绒毛膜下出血

妊娠囊和子宫壁之间的新月形回声,是绒毛膜下出血(或绒毛膜下血肿)的征象(图 16-2,图 16-9)。它的出现会增加自然流产、子痫前期、胎盘异常或早产的风险。用绒毛膜下出血区域的大小,预测自然流产还没有达成共识(图 16-8)。[25,26] 表 16-1 总结了异常妊娠

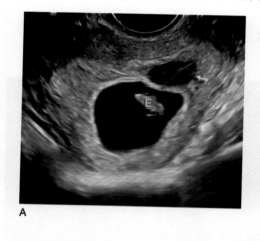

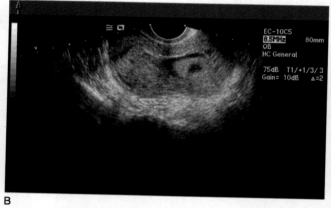

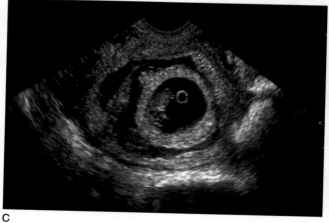

图 16-9　A. 混合性绒毛膜下出血(箭头)与胚胎(E)。B. 经阴道超声横切面显示:早期宫内妊娠(IUP)和绒毛膜下出血。C. 7 周妊娠合并绒毛膜下出血。(图片由 Leeber Cohen,MD 提供)

的超声的表现。

妊娠类型	超声表现
枯萎孕囊	空的妊娠囊大于 20mm 或妊娠囊大小小于预期
胚胎死亡	缺乏胎心搏动,扩大的羊膜腔,缺乏双泡征
不全流产	子宫内膜增厚,子宫肌壁血流增加
难免流产	低位空孕囊,宫颈内口开放
绒毛膜下出血	月牙形的回声或混合液体集聚在孕囊和子宫肌壁间

表 16-1　妊娠类型超声表现

妊娠滋养细胞疾病

顾名思义,妊娠滋养细胞疾病是从受精开始,涉及异常滋养细胞的增殖扩散,正常的妊娠滋养细胞形成胎盘。最常见的疾病为葡萄胎妊娠,包括完全性葡萄胎和部分性葡萄胎。[27]

完全性葡萄胎发生在以下两种情况下,这两种情况都涉及无细胞核的异常卵母细胞,因此没有母体染色体。如果卵细胞由携带 X 染色体的单倍体精子受精,精子的染色体被复制,那么其遗传结果就会是 46XX,染色体完全来源于父系。极少数情况下,卵细胞可能被两个精子受精,产生 46XX 或 46XY 妊娠。无论哪种方式,只有父系染色体存在。如果成功着床,滋养细胞增殖并形成肿胀的"葡萄状"绒毛(图 16-10)。[27-32]这种胚胎结构通常在形成超声可识别的胚胎结构之前,就停止发育了,超声检查不能发现胚胎。随着妊娠的进展,完全性葡萄胎患者通常会出现子宫长大,大于同孕周正常子宫,出现阴道出血。同时,可能伴有贫血、高血压、毒血症、甲状腺功能亢进和(或)呼吸功能不足。

部分性葡萄胎是由一个正常的卵母细胞和自我复制的精子结合,极少的情况下是两个精子受精,结果是含 69 个染色体的三倍体妊娠。胚胎或胎儿可能发育,发育的胚胎或胎儿伴随着增厚而水肿的胎盘,胎盘局部区域出现水泡样肿胀(图 16-11)。[27-31]三倍体的受精

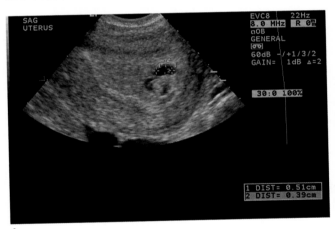

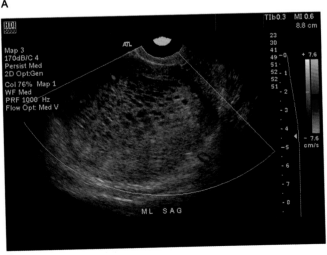

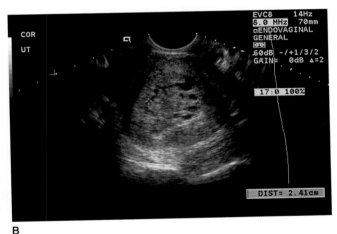

图 16-10　完全性葡萄胎。A.患者不确定末次月经。B.同一患者随访,9 天后。C.另一个早期完全性葡萄胎。(图片提供:A 和 B,William Lindley Diacon,MD;C,Leeber Cohen,MD)

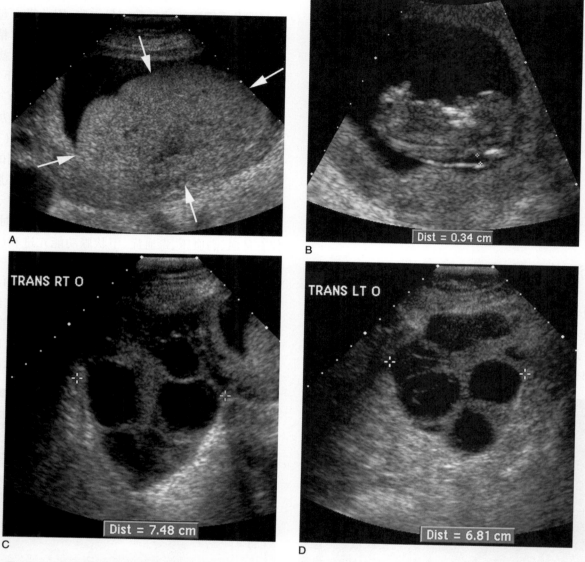

图 16-11　部分型葡萄胎。A. 胎盘（箭头）的图像，胎盘增厚，包含微小的囊状空间。B. 没有胎心搏动的胎儿，颈部透明层增厚（卡钳）。右卵巢（C）和左卵巢（D）的图像显示了多个黄素囊肿。（From Doubilet PM, Benson CB. *Atlas of Ultrasound in Obstetrics and Gynecology*. 2nd ed. Philadelphia：Wolters Kluwer；2011：Figure 27-4.2.）

结果异常，是由二倍体的卵母细胞和单个精子受精形成，没有滋养层细胞的异常增殖，不属于妊娠滋养细胞的疾病。[29]部分性葡萄胎患者可能会出现阴道出血和胎儿小于孕周或妊娠子宫小于同孕周子宫大小。[27]表16-2 总结滋养细胞肿瘤的超声表现。

　　完全性葡萄胎和部分性葡萄胎出现异常滋养细胞的增殖，在一定程度上，是由于高水平 hCG 刺激造成的。

　　两种形式的葡萄胎妊娠，妊娠初期都可能会出现阴道出血，但多达41%的病例在孕早期无症状。一般来说，hCG 水平的增加以及相关的临床症状和体征，完全性葡萄胎比部分性葡萄胎更严重。随着妊娠的进展，患者可能经历大量阴道出血、子宫大于孕周、剧吐、排出葡萄样组织。[29,31]多达 46% 的完全性葡萄胎妊娠患者合并卵巢长大和多房黄素囊肿，可能由于高水平的 hCG 刺激引起。黄素囊肿通常是双侧发生，大小在6～12cm，甚至有些囊肿直径可达20cm。[31,32]

　　葡萄胎妊娠的诊断至关重要。滋养层细胞形成的囊泡通常被吸刮术和或刮宫术排出宫腔，患者每周需要测试血液 hCG 水平，直到连续 3 周测值正常。[32]临床随访非常必要，因为部分性葡萄胎有 2% 至 4% 患者和完全性葡萄胎高达 28% 的患者，可能发生局部浸润或转移性妊娠滋养细胞肿瘤（GTN，也称为绒毛膜癌）。[28,30]葡萄胎妊娠的早期诊断和早期治疗，可使

hCG 水平更早恢复正常,这可能得益于超声波在妊娠前 3 个月的广泛运用。[32]

表 16-2　妊娠滋养层细胞疾病的超声表现

滋养层细胞疾病的类型	超声表现
葡萄胎(早孕期)	可能出现枯萎孕囊,先兆流产,或混合回声充满子宫腔,没有典型水泡样回声特点
葡萄胎(早孕后期)	中等回声团块充填子宫腔和内包含液性的囊腔
部分性葡萄胎	可能出现妊娠囊相对较大,完好无损,包围着厚厚的胎盘样回声,透声良好。可能没有胚胎,也可能包含一个不成比例的小的或不能存活的胎儿。伴随胎儿回声可能有或没有正常的胎盘
葡萄胎和胎儿共存	正常胎盘和胎儿与单独区域的囊性水泡共存
侵袭性葡萄胎	增大的子宫内病灶回声增强和子宫肌层间的囊性回声
绒毛膜癌	实性团块内的囊性坏死区,血凝块,或肿瘤组织入侵和扩展到子宫肌壁,转移病变位于肝

完全性葡萄胎妊娠的超声图像在前 3 个月是多变的。葡萄胎妊娠可能和早期妊娠空孕囊或过期流产或不完全流产时的妊娠物残留超声图像相似。[33,34]然而,宫腔内出现直径超过 3.45cm 的团块,子宫内膜变薄(最厚处不超过 1.2cm),彩色或脉冲多普勒检查出低阻动脉血流,以上情况更可能是妊娠滋养细胞疾病。[34,35]如果检测到高水平 hCG 值也支持葡萄胎妊娠的诊断。

大多数情况下,超声检查发现宫腔内有多个小的囊腔的混合回声团块。这种囊腔通常在中孕早期出现。偶尔也可能发现一个大囊泡和或宫腔积液;黄素囊肿出现在一侧或两侧卵巢。[28,33]完全性葡萄胎妊娠宫腔内没有胎芽或胎儿。

早期部分性葡萄胎也有类似多变的超声表现,但随着妊娠时间的延长,超声检查可以发现可识别的胚胎或胎儿,胎盘出现异常增厚,胎盘局部会有水泡样变。[33]

胎儿非整倍体

目前推荐所有孕妇进行染色体异常胎儿的风险评估筛查。在早期妊娠阶段,通过测量顶臀长、颈项透明层厚度,和孕妇血清生化水平完成筛查。许多作者建议同时测量鼻骨长度和静脉导管频谱。目前对是否将产妇年龄纳入风险评估,是否所有超声检查指标常规纳入评估,是否仅在颈项透明层厚度在临界值或异常时才测量鼻骨和静脉导管尚未达成共识。[36-40]

结构异常和综合征

医生对妊娠前 3 个月胚胎和胎儿的正常超声结构的认识,使得许多结构异常和综合征在早期得以检出。

在妊娠前 3 个月发现中枢神经系统畸形包括:无头/无脑畸形,前脑无裂畸形,Dandy-Walker 畸形,脑膨出,脊柱裂。[41-46]心脏异常包括:异位心脏,左心发育不良综合征,房室间隔缺损,传导障碍,心力衰竭。[44-51]其他异常包括:体蒂异常、淋巴水囊瘤,多囊性肾发育不良,巨膀胱,脐膨出和腹裂,小下颌畸形,脐带囊肿,胸腔积液,多指/趾畸形,水肿,畸形足。[41-44,46,51-58]

超声检查在早期多胎妊娠可以诊断联体双胎,双胎反向动脉灌注序列综合征。[41,43,59,60]超声检查在妊娠前 3 个月时可以诊断越来越多的综合征,包括 Walker-Warburg 综合征(先天性肌营养不良伴眼脑畸形)、Meckel-Gruber 综合征(脑膨出、多指、多囊肾综合征)、Cantrell 五联症和 Cornelia de Lange 综合征等。[43,61-64]早期妊娠异常的病例在图 16-12 ~ 图 16-25 列出。

2015 年发表的一项研究中,对 616 个健康的单胎胎儿的心脏进行了超声检查,孕周为 11 ~ 13 周,研究常规孕早期胎儿超声心动图检查的可行性。所有的研究都是由经验丰富的超声波学者进行。研究显示:超声检查在孕早期可以完整显示,包括四腔心切面、右心室流出道(RVOT)、左心室流出道(LVOT)、三血管气管切面,以及这些切面的彩色血流多普勒图。所有的孕妇均成功地显示了四腔心切面和 RVOT,有 87.4% 的孕妇显示了 LVOT,三血管气管切面显示率在 78.2% 。研究得出的结论,胎儿的心脏结构可以在 95% 以上的早孕胎儿中显示。[65]

虽然超声检查发现妊娠前 3 个月胎儿异常的水平有所提高,但是需要注意的是,在一项超过 2800 名孕妇参加的研究中,所有孕妇在妊娠 11 ~ 14 周进行了详细的超声筛查,在中孕期和(或)晚孕期又再次进行,所有超声检出的胎儿异常中,孕 14 周前仅出现 22% 胎儿异常。[66]

因此,妊娠前 3 个月详细的超声评估,不能取代中孕期对解剖结构的仔细观察。

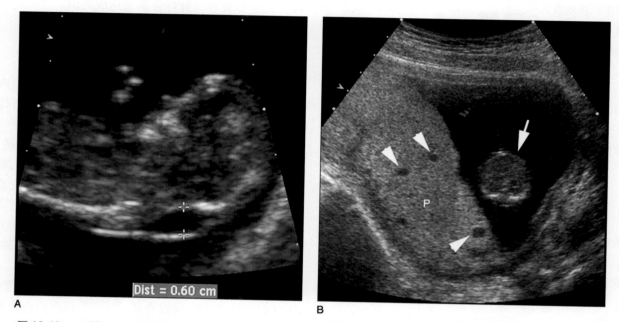

图 16-12 13 周的三倍体妊娠,颈部透明层增厚,胎盘增厚合并囊肿。A.胎儿头部和颈部的矢状面显示:增厚的透明层(卡钳)至 6mm。B.同一个胎儿(箭头);明显增厚的胎盘(P),内含有多个囊肿(箭头)。(引自 Doubilet PM, Benson CB. *Atlas of Ultrasound in Obstetrics and Gynecology*. 2nd ed. Philadelphia:Wolters Kluwer;2011:Figure 14-5. 1.)

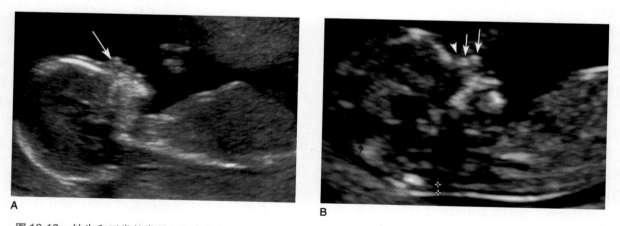

图 16-13 缺失和正常的鼻骨。A.妊娠早期胎儿超声显示胎儿在妊娠 16 周时 21-三体胎儿的鼻骨缺失(箭头指的是鼻软组织)。B.孕 13 周时胎儿的超声检查显示,皮肤的回声(箭头)、鼻骨和鼻尖(长箭头)。(引自 Kline-Fath B,Bahado-Singh R,Bulas D. Fundamental and Advanced Fetal Imaging. Philadelphia:Wolters Kluwer;2015:Figure 20-1.)

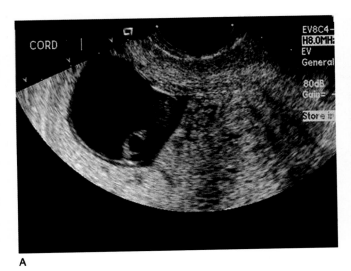

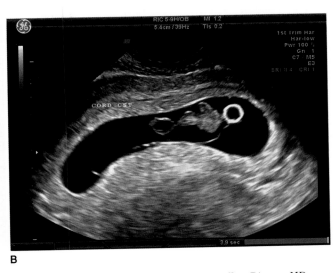

图 16-14　两例脐带囊肿。A. 与早期死亡有关的囊肿。B. 囊肿最终消失。（图片提供：A，William Lindley Diacon，MD；B，Leeber Cohen，MD）

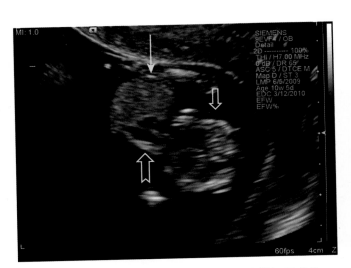

图 16-15　妊娠 13 周胎儿上腹部和下胸腔横切面观显示 Cantrell 五联症。空心箭头指向胎儿腹部，实心箭头指向脐膨出、切口箭头指向异位心脏。（图片由 Jiri Sonek，MD 提供）

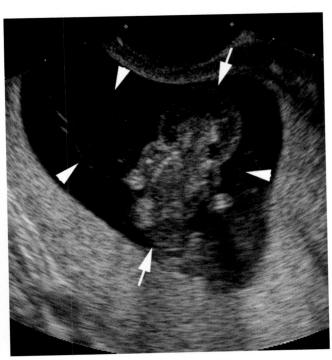

图 16-16　羊膜带综合征：经阴道超声检查孕 11 周胎儿，有多个羊膜和纤维带（箭头）穿过妊娠囊，并附在胎儿身上（箭头）上。（引自 Doubilet PM，Benson CB. *Atlas of Ultrasound in Obstetrics and Gynecology*. 2nd ed. Philadelphia：Wolters Kluwer；2011：Figure 11-3.1.）

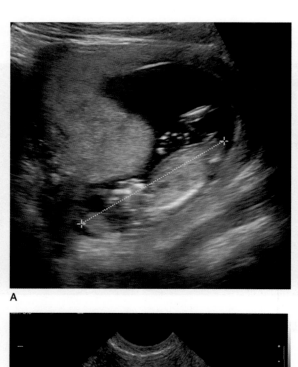

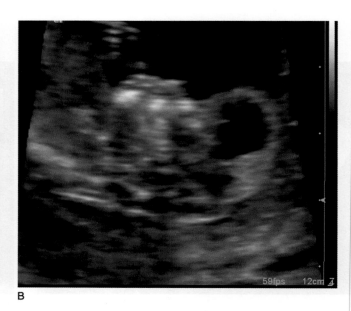

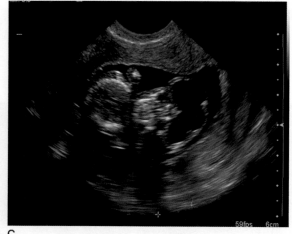

图 16-17 孕 10.9 周的积水性无脑畸形妊娠。A. 注意顶臀长长度测量看起来正常。B. 胎儿头部矢状切面显示前额和颅内结构异常。C. 冠状切面显示异常颅骨,没有可识别的大脑结构。(图片由 Jiri Sonek,MD 提供)

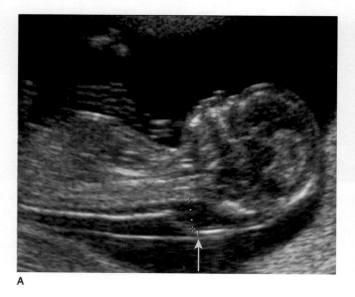

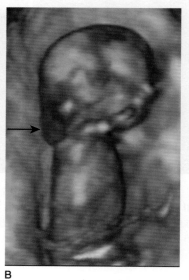

图 16-18 小的淋巴水囊瘤。A. 二维(2D)图像。B. 三维(3D)图像。(图片由 Beryl Benacerraf,MD 提供)

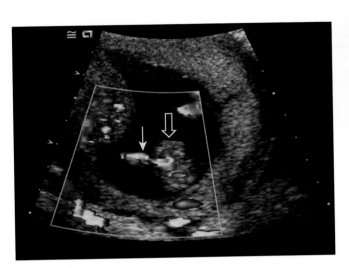

图 16-19　妊娠 11 周的胎儿腹部横切面显示腹裂（实心箭头：脐带插入处；开放箭头，腹裂）。（图片由 Jiri Sonek，MD 提供）

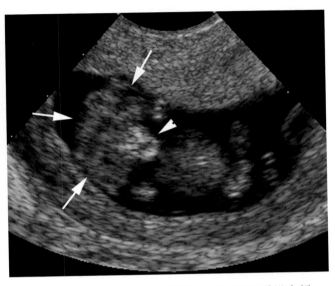

图 16-20　无脑畸形：11 周的胎儿，脑组织区域没有颅骨光环，无脑畸形的脑组织（长箭头），头盖骨应该在哪里？面部（箭头）的骨头在组织下面可见。（引自 Doubilet PM，Benson CB. *Atlas of Ultrasound in Obstetrics and Gynecology*，2nd ed. Philadelphia：Wolters Kluwer；2011：Figure 4-4.1.）

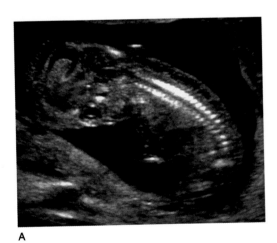

A

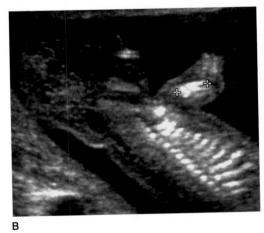

B

图 16-21　颈部水囊瘤伴成骨不全症 Ⅱ 型。A. 矢状面显示颈背部皮下水肿。B. 冠状图显示了明显的短肱骨（曲线）和形态不规则肋骨。（引自 Kline-Fath B，Bahado-Singh R，Bulas D. *Fundamental and Advanced Fetal Imaging*. Philadelphia：Wolters Kluwer；2015：Figure 21-1.）

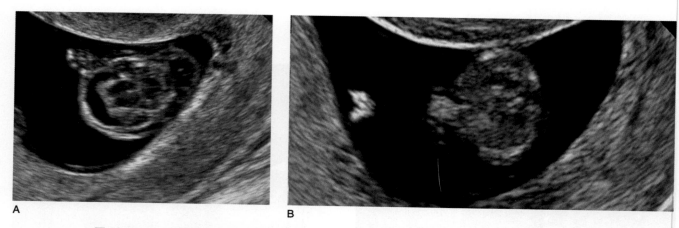

图 16-22　13 三体胎儿。A. 前脑无裂畸形。B. 小的脐膨出。（图片由 Beryl Benacerraf,MD 提供）

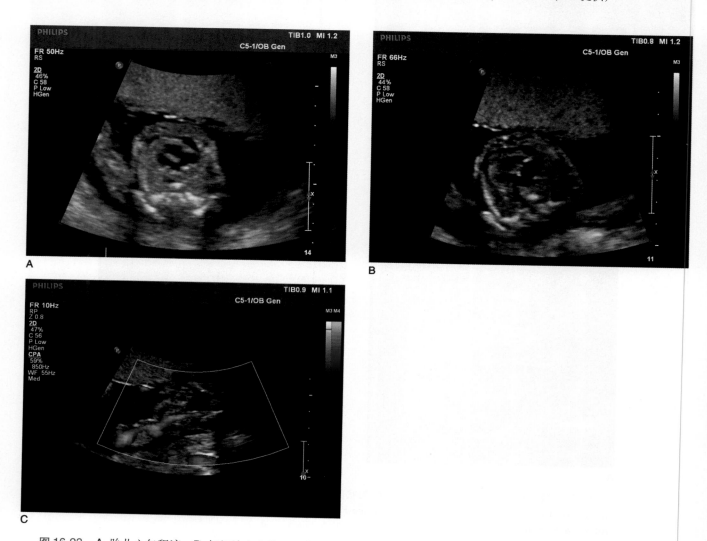

图 16-23　A. 胎儿心包积液。B. 仔细检查心脏显示房室间隔缺损。C. 同一胎儿还有小脐膨出和单脐动脉。胎儿最终被发现为 13-三体。（图片由 Leeber Cohen,MD 提供）

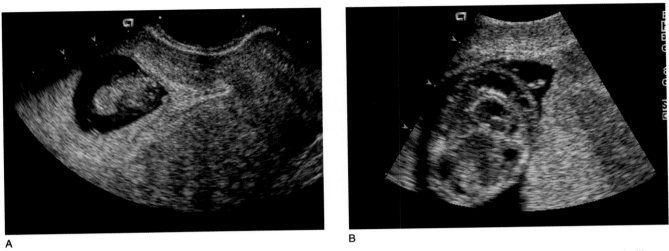

图 16-24　18-三体胎儿腹部横切面显示一个脐膨出（A）和一个小的囊状水瘤（B）。（图片由 William Lindley Diacon，MD 提供）

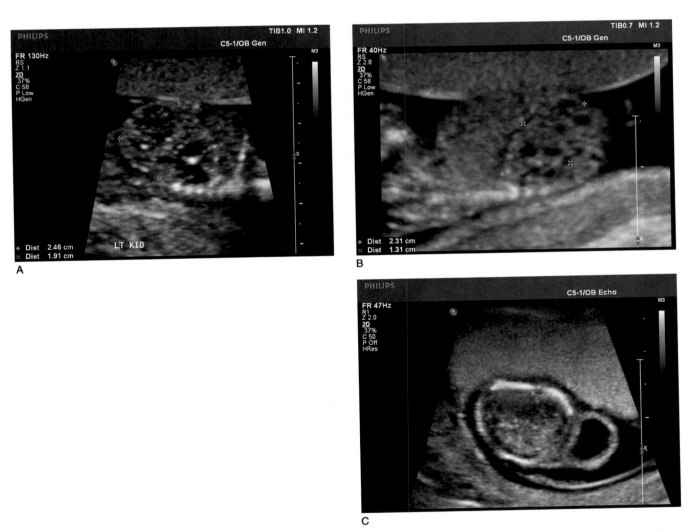

图 16-25　A、B. 双侧长大多囊肾。C. 胎儿患 Meckel-Gruber 综合征，早孕期检出枕叶脑膨出。（图片由 Leeber Cohen，MD 提供）

小结

- 不到 20 周孕妇出现阴道出血称为先兆流产或流产。
- 早期妊娠失败表现为枯萎孕囊。
- 空妊娠囊测量值大于 20mm 表示妊娠失败。
- 异常形状的卵黄囊预示着妊娠结局不良。
- 胚胎大于或等于 5mm 未检测到胎心搏动可以诊断胚胎死亡。
- 绒毛膜下出血的存在增加了不良结局的风险。

- 葡萄胎妊娠是异常受精的结果。

思考题

　　孕妇因宫高小于预期和阴道少量流血接受早孕期检查。家庭医生和临床医师开具的尿妊娠试验阳性。在超声检查时，发现平均测量值是 25mm 的空妊娠囊，与空孕囊紧邻一混合回声团和一个直径 2cm 左卵巢囊肿声像图。怎样鉴别早期妊娠失败和部分性葡萄胎妊娠？

（徐红　译）

参考文献

1. Hu M, Poder L, Filly RA. Impact of new society of radiologists in ultrasound early first-trimester diagnostic criteria for nonviable pregnancy. *J Ultrasound Med.* 2014;33:1585–1588.
2. Dighe M, Cuevas C, Moshiri M, et al. Sonography in first trimester bleeding. *J Clin Ultrasound.* 2008;36:352–366.
3. Sotiriadis A, Papatheodorou S, Makrydimas G. Threatened miscarriage: evaluation and management. *Br Med J.* 2004;329:152–155.
4. Schauberger CW, Mathiason MA, Rooney BL. Ultrasound assessment of first-trimester bleeding. *Obstet Gynecol.* 2005;105:333–338.
5. Snell BJ. Assessment and management of bleeding in the first trimester of pregnancy. *J Midwifery Womens Health.* 2009;54:483–491.
6. Paspulati RM, Bhatt S, Nour S. Sonographic evaluation of first-trimester bleeding. *Radiol Clin North Am.* 2004;42:297–314.
7. Hasan R, Baird DD, Herring AH, et.al. Association between first-trimester vaginal bleeding and miscarriage. *Obstet Gynecol.* 2009;114:860–867.
8. Mukri F, Bourne T, Bottemley C, et al. Evidence of early first-trimester growth restriction in pregnancies that subsequently end in miscarriage. *Br J Obstet Gynaecol.* 2008;115:1273–1278.
9. Ouyang DW, Economy KE, Norwitz ER. Obstetric complications of fibroids. *Obstet Gynecol Clin North Am.* 2006;33:153–169.
10. Chen BA, Creinin MD. Contemporary management of early pregnancy failure. *Clin Obstet Gynecol.* 2007;50:67–88.
11. Farquharson RG, Jauniaux E, Exalto N. Updated and revised nomenclature for description of early pregnancy events. *Hum Reprod.* 2005;20:3008–3011.
12. Eyvazzadeh AD, Levine D. Imaging of pelvic pain in the first trimester of pregnancy. *Radiol Clin North Am.* 2006;44:863–877.
13. Tong S, Kaur A, Walker SP, et al. Miscarriage risk for asymptomatic women after a normal first-trimester prenatal visit. *Obstet Gynecol.* 2008;111:710–714.
14. Sawyer E, Jurkovic D. Ultrasonography in the diagnosis and management of abnormal early pregnancy. *Clin Obstet Gynecol.* 2007;50:31–54.
15. Falco P, Zagonari S, Gabrielli S, et al. Sonography of pregnancies with first-trimester bleeding and a small intrauterine gestational sac without a demonstrable embryo. *Ultrasound Obstet Gynecol.* 2003;21:62–65.
16. Chama CM, Marupa JY, Obed JY. The value of the secondary yolk sac in predicting pregnancy outcome. *J Obstet Gynaecol.* 2005;25:245–247.
17. Varelas FK, Prapas NM, Liang R-I, et al. Yolk sac size and embryonic heart rate as prognostic factors of first trimester pregnancy outcome. *Eur J Obstet Gynecol Reprod Biol.* 2008;138:10–13.
18. Berdahl DM, Blaine J, Van Voorhis B, et al. Detection of enlarged yolk sac on early ultrasound is associated with adverse pregnancy outcomes. *Fertil Steril.* 2010;94(4):1535–1537.
19. Yegul NT, Filly RA. Further observations on the empty "amnion sign." *J Clin Ultrasound.* 2010;38:113–117.
20. Doublet PM, Benson CB. Outcome of first-trimester pregnancies with slow embryonic heart rate at 6–7 weeks gestation and normal heart rate by 8 weeks at US. *Radiology.* 2005;236:643–646.
21. Yegul NT, Filly RA. The expanded amnion sign: Evidence of early embryonic death. *J Ultrasound Med.* 2009;28:1331–1335.
22. Filly MR, Callen PW, Yegul NT, et al. The yolk stalk sign: Evidence of death in small embryos without heartbeats. *J Ultrasound Med.* 2010;29:237–241.
23. Abbasi S, Jamal A, Eslamian L, et al. Role of clinical and ultrasound findings in the diagnosis of retained products of conception. *Ultrasound Obstet Gynecol.* 2008;32:704–707.
24. Sawyer E, Ofuasia E, Ofili-Yebovi D, et.al. The value of measuring endometrial thickness and volume on transvaginal ultrasound scan for the diagnosis of incomplete miscarriage. *Ultrasound Obstet Gynecol.* 2007;29:205–209.
25. Leite J, Ross P, Rossi AC, et al. Prognosis of very large first trimester hematomas. *J Ultrasound Med.* 2006;25:1441–1445.
26. Nagy S, Bush M, Stone J, et al. Clinical significance of subchorionic and retroplacental hematomas detected in the first trimester of pregnancy. *Obstet Gynecol.* 2003;102:94–100.
27. Kirk E, Papageorghiou AT, Condous G, et al. The accuracy of first trimester ultrasound in the diagnosis of hydatidiform mole. *Ultrasound Obstet Gynecol.* 2007;29:70–75.
28. Altieri A, Franceschi S, Ferlay J, et al. Epidemiology and aetiology of gestational trophoblastic diseases. *Lancet Oncol.* 2003;4:670–678.
29. Berkowitz RS, Goldstein DP. Molar pregnancy. *N Engl J Med.* 2009;360:1639–1645.
30. Barken SS, Skibsted L, Jensen LN, et al. Diagnosis and prediction of parental origin of triploidies by fetal nuchal translucency and maternal serum free b-hCG and PAPP-A at 11–14 weeks of gestation. *Acta Obstetricia et Gynecologica.* 2008;87:975–978.
31. Garner EIO, Goldstein DP, Feltmate CM, et al. Gestational trophoblastic disease. *Clin Obstet Gynecol.* 2007;50:112–122.
32. Soper JT, Mutch DG, Schink JC. Diagnosis and treatment of gestational trophoblastic disease: ACOG Practice Bulletin No. 53. *Gynecol Oncol.* 2004;93:575–585.
33. Kerkmeijer LGW, Massuger LFAG, ten Kate-Booij MJ, et al. Earlier diagnosis and serum human chorionic gonadotropin regression in complete hydatidiform moles. *Obstet Gynecol.* 2009;113:326–331.
34. Benson CB, Genest DR, Bernstein MR, et al. Sonographic appearance of first trimester complete hydatidiform moles. *Ultrasound Obstet Gynecol.* 2000;16:188–191.
35. Betel C, Atri M, Arenson A-M, et.al. Sonographic diagnosis of gestational trophoblastic disease and comparison with retained products of conception. *J Ultrasound Med.* 2006;25:985–993.
36. Gebb J, Dar P. Should the first-trimester aneuploidy screen be maternal age adjusted? Screening by absolute risk versus adjusted to maternal age. *Prenatal Diagn.* 2009;29:245–247.
37. Rosen T, D'Alton ME, Platt LD, et al. First-trimester ultrasound assessment of the nasal bone to screen for aneuploidy. *Obstet Gynecol.* 2007;110:399–404.
38. Nyberg DA, Hyett J, Johnson J, et al. First trimester screening. *Radiol Clin North Am.* 2006;44:837–861.
39. Maiz N, Valencia C, Kagan KO, et al. Ductus venosus Doppler in screening for trisomies 21, 18, and 13 and Turner syndrome at 11–13

weeks of gestation. *Ultrasound Obstet Gynecol.* 2009;33:512–517.

40. Sahota DS, Leung TY, Chan LW, et.al. Comparison of first-trimester contingent screening strategies for Down syndrome. *Ultrasound Obstet Gynecol.* 2010;35:286–291.

41. Blass H-GK, Eik-Nes SH. Sonoembryology and early prenatal diagnosis of neural anomalies. *Prenatal Diagn.* 2009;29:312–325.

42. Castro-Aragon I, Levine D. Ultrasound detection of first trimester malformations: a pictorial essay. *Radiol Clin North Am.* 2003;41:681–693.

43. Chaoui R, Benoit B, Mitkowska-Wozniak H, et al. Assessment of intracranial translucency (IT) in the detection of spina bifida at the 11-13 week scan. *Ultrasound Obstet Gynecol.* 2009;34:249–252.

44. Fong KW, Toi A, Salem S, et al. Detection of fetal structural abnormalities with ultrasound during early pregnancy. *Radiographics.* 2004;24:157–174.

45. Oztekin O, Oztekin D, Tinar S, et.al. Ultrasonographic diagnosis of fetal structural abnormalities in prenatal screening at 11-14 weeks. *Diagn Intervent Radiol.* 2009;15:221–225.

46. Sepulveda W. Monosomy 18p presenting with holoprosencephaly and increased nuchal translucency in the first trimester. *J Ultrasound Med.* 2009;28:1077–1080.

47. Bronshtein M, Zimmer EZ, Blazer S. The utility of detailed first trimester ultrasound examination in abnormal fetal nuchal translucency. *Prenatal Diagn.* 2008;28:1037–1041.

48. Martinez Crespo JM, Del Rio M, Gomez O, et al. Prenatal diagnosis of hypoplastic left heart syndrome and trisomy 18 in a fetus with normal nuchal translucency and abnormal ductus venosus blood flow at 13 weeks of gestation. *Ultrasound Obstet Gynecol.* 2003;21:490–493.

49. Sciarrone A, Masturzo B, Botta G, et al. First-trimester fetal heart block and increased nuchal translucency: an indication for early fetal echocardiography. *Prenatal Diagn.* 2005;25:1129–1132.

50. Barbee K, Wax JR, Pinette MG, et al. *J Clin Ultrasound.* 2009;37:539–540.

51. Tonni G, Azzoni D, Ventura A, et al. Early detection (9 + 6 weeks) of cardiac failure in a fetus diagnosed as Turner syndrome by 2D transvaginal ultrasound-guided coelocentesis. *J Clin Ultrasound.* 2009;37:302–304.

52. Smrcek JM, Germer U, Krokowski M, et al. Prenatal ultrasound diagnosis and management of body stalk anomaly: analysis of nine singleton and two multiple pregnancies. *Ultrasound Obstet Gynecol.* 2003;21:322–328.

53. Graesslin O, Derniaux E, Alanio E, et.al. Characteristics and out-come of fetal cystic hygroma diagnosed in the first trimester. *Acta Obstet Gynecol.* 2007;86:1442–1446.

54. Hashimoto K, Shimizu T, Fukuda M, et al. Pregnancy outcome of embryonic/fetal pleural effusion in the first trimester. *J Ultrasound Med.* 2003;22:501–505.

55. Nakamura-Pereira M, Carneiro do Cima L, Llerena JC, et.al. Sonographic findings in a case of tetrasomy 9p associated with increased nuchal translucency and Dandy-Walker malformation. *J Clin Ultrasound.* 2009;37:471–474.

56. Yonemoto H, Itoh S, Nakamura Y, et al. Umbilical cord cyst detected in the first trimester by two- and three-dimensional sonography. *J Clin Ultrasound.* 2006;34:150–152.

57. Jouannic J-M, Hyett JA, Pandya PP, et.al. Perinatal outcome in fetuses with megacystis in the first half of pregnancy. *Prenatal Diagn.* 2003;23:340–344.

58. Teoh M, Meagher S. First-trimester diagnosis of micrognathia as a presentation of Pierre Robin syndrome. *Ultrasound Obstet Gynecol.* 2003;21:616–618.

59. Van Zalen-Sprock RM, Van Vugt JMG, Van Geijn HP. First-trimester sonography of physiological midgut herniation and early diagnosis of omphalocele. *Prenatal Diagn.* 1997;17:511–518.

60. Bornstein E, Monteagudo A, Dong R, et al. Detection of twin reversed arterial perfusion sequence at the time of first-trimester screening. *J Ultrasound Med.* 2008;27:1105–1109.

61. Vural F, Vural B. First trimester diagnosis of dicephalic parapagus conjoined twins via transvaginal ultrasonography. *J Clin Ultrasound.* 2005;33:364–366.

62. Blin G, Rabbe A, Ansquer Y, et al. First trimester diagnosis in a recurrent case of Walker-Warburg syndrome. *Ultrasound Obstet Gynecol.* 2005;26:297–299.

63. Ickowicz V, Eurin D, Maugey-Laulom B, et al. Meckel-Gruber syndrome: sonography and pathology. *Ultrasound Obstet Gynecol.* 2006;27:296–300.

64. Peixoto-Filho FM, Carneiro do Cima L, Nakamura-Pereira M. Prenatal diagnosis of pentalogy of Cantrell in the first trimester: is 3-dimensional sonography needed? *J Clin Ultrasound.* 2007;37:112–114.

65. Nemescu D, Onofriescu M. Factors affecting the feasibility of routine first-trimester fetal echocardiography. *J Ultrasound Med.* 2015;34:161–166.

66. Chong K, Keating S, Hurst S, et.al. Cornelia de Lange syndrome (CdLS): prenatal and autopsy findings. *Prenatal Diagn.* 2009;29:489–494.

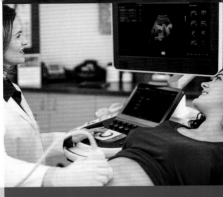

超声在异位妊娠中的应用

AMANDA AUCKLAND

第 17 章

目的

- 阐述不同类型的异位妊娠的死亡率和发病率。
- 异位妊娠的主要危险因素。
- 识别异位妊娠患者的典型临床表现。
- 讨论异位妊娠的发生部位。
- 总结异位妊娠的发生率。
- 阐述超声在检查可疑异位妊娠的应用。
- 描述异位妊娠的超声特征。
- 阐述替代诊断方式和治疗方案。

术语表

腹腔妊娠(abdominal pregnancy):除输卵管、卵巢或韧带内以外的腹腔内的妊娠称之为腹腔妊娠。

辅助生殖技术(assisted reproductive technique,ART):一些用于辅助受精的技术,包括体外受精(IVF)、卵泡浆内单精子显微注射(intracytoplasmic sperm insertion,ICSI)、吸卵、注精、辅助卵泡破裂术(assisted follicular rupture,FASIAR)。

人类绒毛膜促性腺激素(β-hCG):为妊娠期产生的一种糖蛋白激素,受孕后很快由发育中的胚胎产生,之后由胎盘产生。

宫颈妊娠(cervical pregnancy):妊娠组织位于宫颈管内的妊娠。

宫角妊娠(cornual pregnancy):妊娠组织位于发育不良的子宫宫角或双角子宫或纵隔子宫的一个宫角。

差异性截断值(discriminatory cutoff):是当正常的宫内孕可被超声识别时的β-hCG浓度水平值。

双蜕膜环征(double decidual sac sign):正常的宫内妊娠时可见两个同心的强回声环(为子宫内膜和包蜕膜/平滑绒毛膜)包绕着无回声的孕囊。

异位妊娠(ectopic pregnancy):即当受精卵着床在子宫内膜腔以外的任何部位时,称之为异位妊娠。

多部位妊娠(heterotopic pregnancy):宫内妊娠合并宫外妊娠。

低血容量性休克(hypovolemic shock):由于血容量降低引起的休克。

间质部妊娠(interstitial pregnancy):妊娠组织着床在输卵管的子宫肌壁内段。

肌壁间妊娠(interstitial pregnany):妊娠组织着床在子宫肌壁间。

关键词

间质部妊娠
宫角妊娠
宫颈妊娠
肌壁间妊娠
卵巢妊娠
腹腔妊娠
多部位妊娠
盆腔炎(PID)
辅助生殖技术(ART)
β 人类绒毛膜促性腺激素
(β-hCG)

宫内节育器(intrauterine contraceptive device,IUD):控制生育的一种方式。这种小小的装置的材质为塑料或者铜、形态通常为 T 形,其末端粘有尾丝。将节育器放置进入子宫后产生避孕的作用。

体外受精(in vitro fertilization,IVF):将精子与未受精的卵子一起放在培养皿中来达到受精目的的一种实验室程序;胚胎随后被转移到子宫内开始妊娠阶段或被冷冻保存,以备将来使用。

Morison 陷凹(Morison's pouch):即肝肾间隙;位于腹腔右侧向上延伸至肝脏与肾脏之间的间隙;这是一个在仰卧位时由于重力因素形成的腹腔腔隙。

卵巢妊娠(ovarian pregnancy):孕囊着床在卵巢上。

盆腔炎(Pelvic inflammatory disease,PID):由微生物传播引起女性生殖道的感染,其感染途径主要为性交或其他方式,如手术、流产或分娩等。

位置不明的妊娠(pregnancy of unknown location,PUL):指超声在宫腔内或宫腔外都没有发现妊娠组织的妊娠。

孕囊滑动征(sliding sac sign):当探头轻微施压而引起的孕囊滑动。

输卵管环征(tubal ring sign):子宫以外的孕囊周边包绕的强回声环,由滋养层组织构成。

异位妊娠是指受精卵在子宫内膜腔以外的任何区域着床。[1]在美国,异位妊娠的发生率为妊娠总数的 2%。[2]其发病率从 1948 年的 0.37% 增加到 1992 年的大约 2%,并且在 1970 到 1992 年之间增加了 6 倍。[3]尽管过去的 30 年里,美国的异位妊娠的发生率在上升,但是从 1979 年到 1992 年孕妇的死亡率和发病率都大幅度下降了近 90%。[3]更多最近的数据显示异位妊娠的发生率与上次 1990 年的大型研究相比,没有明显的差异。[4]然而,异位妊娠仍然是妊娠早期孕妇死亡的主要原因,其死亡率为 9% ~ 14%。[3]孕妇死亡率和发病率的下降可以归因于阴道超声常规检查技术的支持。阴道超声是早期诊断异位妊娠的重要工具,在几乎所有的临床医疗场所都配有这种检查设备。[5]早期接受产前检查、实验室检查和超声检查对减少异位妊娠引起的死亡至关重要。[4]

异位妊娠的临床诊断是通过体格检查结合诊断性超声检查和人绒毛膜促性腺激素(hCG)放射免疫测定的结果而确定的。超声图像所提供的解剖学信息对异位妊娠的诊断有重要意义。因此医生只有彻底了解超声特征、植入部位、扫查技术和鉴别诊断,才能对可疑宫外孕的患者进行正确的超声评估。同时医生还需要了解受孕和妊娠的生理学知识、相关的实验室检查结果值、临床症状和容易导致异位妊娠的既往病史,这些资料将补充超声图像所提供的信息。

病因学

输卵管起源于米勒管系统,它是腹腔与子宫内膜腔的唯一连接通道。当卵子从优势卵泡内排出,并被纤毛横扫进入输卵管时,其正常生理过程在一定条件下可被干扰阻碍,导致其着床到输卵管内或其他异常的部位。[6]

能够干扰或阻碍受精卵迁移到子宫腔的任何情况都是异位妊娠的主要危险因素。因此,任何可能对输卵管造成损伤的情况都会增加异位妊娠的后续风险(表 17-1)。[7]异位妊娠的主要危险因素包括异位妊娠史、既往输卵管手术史和盆腔炎(PID),其中以既往异位妊娠史是为最强的危险相关因素。[7,8]既往有异位妊

表 17-1　与异位妊娠发病率相关的危险因素

病史	吸烟
既往异位妊娠史	子宫内膜异位
盆腔感染疾病	先天性子宫或输卵管畸形
输卵管手术	不孕
妇科手术	辅助生育技术
多个性伴侣	使用 IUD
胎盘前置	孕妇年龄增加

娠史的妇女再次发生异位妊娠的可能性显著增加;其可能性比既往有子宫宫内孕史(IUP)的妇女高出三倍。[7]输卵管的损伤可发生于任何妇科手术、子宫内膜异位症、多个性伴侣史、先天性子宫或输卵管畸形、前置胎盘史、吸烟史(影响输卵管运动)、不孕、使用宫内节育器(IUD)(图 17-1)、产妇年龄的增加,以及使用辅助生殖技术(ARTs)等情况下。[7-9]然而,一半以上被确诊为异位妊娠的患者并没有任何高危因素。

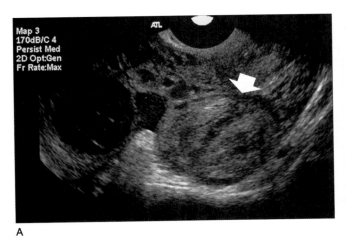
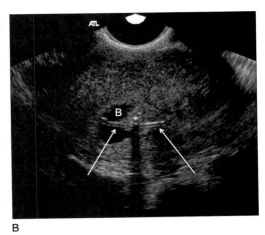

图 17-1 A.输卵管异位妊娠破裂(白色箭头)的患者其宫内同时观察到节育器回声。B.子宫的横切面,显示宫内节育器(白色箭头)位于子宫内膜腔内,其周围包绕着血液。B,血液

在过去的几十年中异位妊娠发病率的增加可能是由于性传播疾病和 PID 的感染率上升而导致输卵管损伤或堵塞造成的。[2]PID 病史尤其重要,它使异位妊娠的发生率增加了七倍。[5]辅助生殖技术(ARTs)也明显的增加了异位妊娠的发病率。使用辅助生育技术的患者发生异位妊娠的比例约 2.2% ~ 8.6%,而普通人群的发病率为 2% 左右。[11]体外受精(IVF)和排卵诱导技术,尤其是同时使用了克罗米酚柠檬酸时,增加了异位妊娠的发生风险,因为辅助生育技术受孕和自然受孕两种方法在受孕的原理上有差异。[11,12]使用辅助生殖技术的女性发生异位妊娠的风险因使用的辅助生殖技术类型、女性的生殖系统健康情况和胚胎植入情况的不同而有所不同。[11]有理论认为,异常妊娠中特定的胚胎因素可能导致异位妊娠,但已证实这类情况下胚胎发生染色体异常的比例与同孕龄胚胎的染色体异常率相当。[13,14]

临床表现

异位妊娠临床表现的三联征包括阴道流血,盆腔疼痛和附件肿块;然而,这些典型症状仅在不到 45% 的异位妊娠女性中出现。[1]大多数患者有闭经史、盆腔疼痛和阴道不规则出血,但症状严重程度的范围可从完全无症状(高达 50%)到严重到发生低血容量性休克。[1,8,15,16]当异位妊娠蜕膜化的内膜脱落时,将出现阴道流血。当输卵管妊娠的胚胎滋养层侵入输卵管肌层时,也可出现阴道流血。[17]

患者经历的盆腔或腹腔疼痛的严重程度并不一定与异位妊娠的大小或位置有关。[16]查体检查结果随患者的血流动力学状况变化而变化;低血压、心动过速、膈肌刺激引起的肩痛、严重的腹痛、压痛和反跳痛、失血性休克,甚至疼痛的减轻都可能是输卵管破裂和(或)腹腔积血的征兆[1,10,16,17](图 17-1 和图 17-2)。

异位妊娠一般可在妊娠早期的第 6 ~ 10 周被诊断。[10]妊娠可通过尿或血清的 β-hCG 的浓度水平来诊断。[10]β-hCG 浓度在妊娠早期快速升高,并在约第 9 ~ 11 周达到平台期。[10,15]在正常的宫内妊娠中,β-hCG 浓度应每 48 小时增长一倍。[19]血 β-hCG 浓度至少应上涨53%,如果不是,则应考虑异位妊娠的可能性。[20]异位妊娠的女性的 β-hCG 浓度水平上升速度更慢,因此,其浓度也低于正常水平;然而约 21% 的异位妊娠患者的 β-hCG 浓度为正常的两倍。[2,21,22]异位妊娠的 β-hCG浓度水平可有升高、下降或者平台期的变化,因此,连续测量 β-hCG 值非常有价值。[10]

"差异性截断值"是指正常的宫内妊娠可被超声识别时的 β-hCG 的浓度水平值。[23]当使用经阴道超声检查时,β-hCG 水平的差异性截断值为 1500 ~ 2500mIU/ml;因此,如果在这个截断值时,没有看到正常的宫内孕妊娠,那么不正常妊娠的可能性就非常大了。[24-26]如果 β-hCG 值低于差异性截断值且没有观察

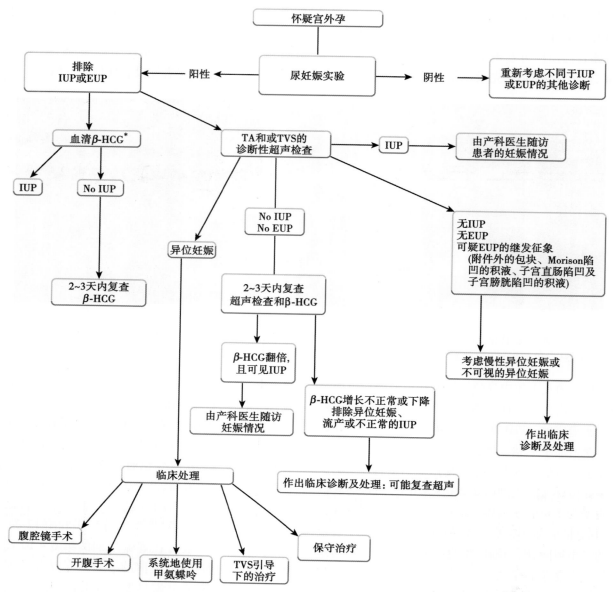

图 17-2 疑似宫外孕且情况稳定的患者的处理

到宫内孕囊,那么早期的正常宫内妊娠、自然流产或异位妊娠都有可能。[27]若患者状态稳定而超声未检测到孕囊,则需按照一定流程监测血清 β-hCG 值同时复查超声,以此来评估异位妊娠的可能性(图 17-1 和图 17-2)。[28,29]

孕酮也可作为诊断异位妊娠的辅助手段。孕酮低水平可考虑该妊娠为非正常有活性妊娠;宫外孕或流产也可表现为低水平的孕酮。由于孕酮的水平与胚胎孕龄相关,早于预期的妊娠其孕酮水平也较低。[30,31]

异位妊娠的位置

正常的宫内妊娠受精卵着床位置在宫颈内口水平以上、输卵管间质部以下的子宫宫腔内,且通常情况下是偏心性的。[32]那些没有着床在子宫宫腔内的受精卵为异常位置着床。异位妊娠最常着床在输卵管内

（95%），但间质部、宫角、宫颈管、肌壁间、卵巢和腹腔也可发生异位妊娠（图 17-3）。[8,33]输卵管异位妊娠最常发生的部位在输卵管壶腹部（70%），其次是输卵管峡部（12%）和伞端（11.1%）。[33]

间质部妊娠发生在输卵管子宫肌内段（图 17-4、图 17-5），占所有异位妊娠的 2% 至 4%。[34,35]输卵

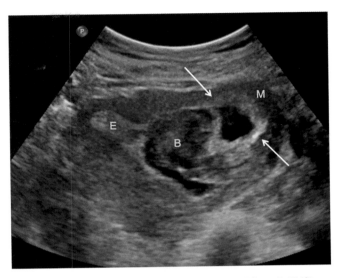

图 17-4　间质部妊娠的经腹超声检查图像。在孕囊旁、宫腔内可见出血。箭头：间质部妊娠；B，出血；E，内膜；M，子宫肌壁

图 17-3　异位妊娠时受精卵着床的位置

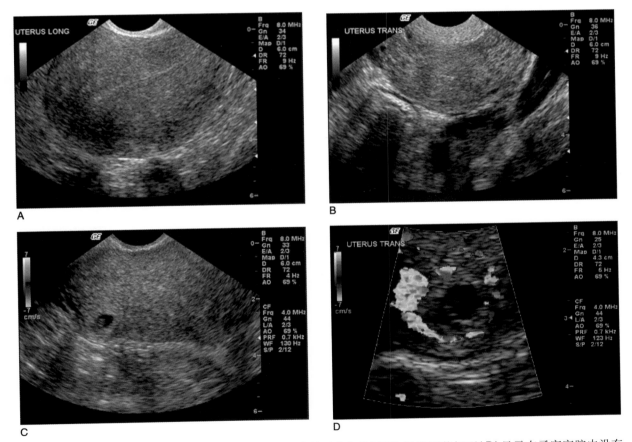

图 17-5　间质部妊娠的患者合并阴道流血。经阴道超声的子宫矢状切面（A）和冠状切面（B）显示在子宫宫腔内没有宫内孕的征象。C. 盆腔的远场显示间质部妊娠，其内可见胎心搏动。D. 彩色多普勒显示"火环征"，说明孕囊周边的血管丰富。（引自 Crosby KS，Kendall JL. *Practical Guide to Emergency Sonography*. 2nd ed. Philadelphia：Wolters Kluwer；2013：Figure 15-24.）

管间质部妊娠完全被肌壁包绕。[36]这使间质部妊娠可在没有症状的情况下妊娠更长时间（晚至16周），由此导致孕囊破裂的时间更晚，并造成可能危及生命的大出血。[36]由于输卵管间质部更加靠近子宫血管，其破裂造成的出血可为其他类型异位妊娠破裂出血的2.5～5倍。[36,37]由输卵管间质部妊娠破裂导致的孕妇发病率和死亡率升高与上述原因相关，高达2%～2.5%。[36]患侧输卵管切除术史和体外受精可以增加女性发生间质部妊娠的风险，而宫内节育器则实际上可能防止受精卵植入输卵管间

质部。[33,35]

宫角妊娠与间质部妊娠这两个术语在文献里曾经交替使用，然而它们并不是同义词。[37]宫角妊娠发生在残角子宫的宫角或双角子宫、纵隔子宫的一个宫角（图17-6、图17-7）。[29,38]尽管宫角妊娠着床在子宫宫腔内，但宫角妊娠是一种典型的异位妊娠，因其容易在孕中期破裂。[39,40]宫角妊娠在异位妊娠中占不到1%。[8]宫角妊娠导致孕妇发病率和死亡率升高的原因与间质部妊娠相似：宫角妊娠的破裂可能发生在较晚的孕周，并继发严重的大出血。[8]

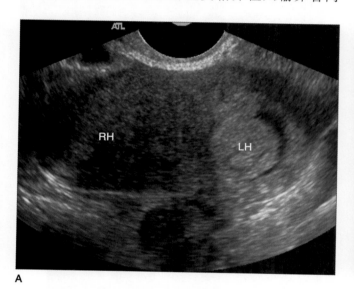
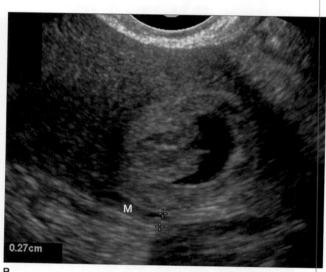

图17-6　A. 孕囊位于双角子宫左侧宫角内的横切面图像。RH，右侧宫角；LH，左侧宫角。B. 同一宫角妊娠病例的左侧宫角横断面图像，显示了孕囊周围包绕了很薄的肌层。M，肌层

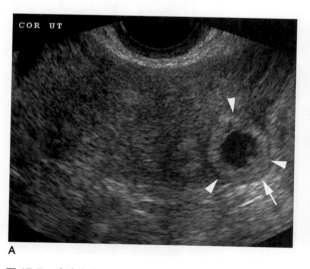
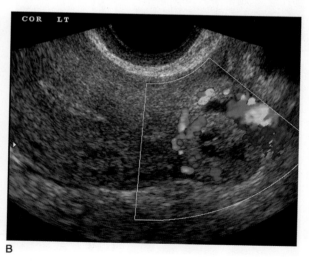

图17-7　宫角妊娠的三维超声图 A. 经阴道超声的子宫冠状切面显示子宫左侧外上区域的一个孕囊（箭头），即子宫的左侧宫角。孕囊突向子宫外，突出子宫的这部分的孕囊周边仅有很少、甚至没有子宫肌层（箭头）B. 彩色多普勒显示左侧宫角的孕囊周边有非常丰富的血流

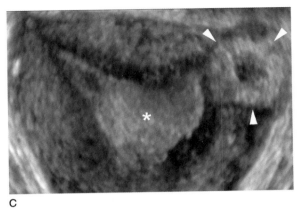

图 17-7（续） C. 冠状切面的三维超声重建图，清楚的显示了孕囊（箭头）着床在左宫角，与子宫体的宫内膜（ * ）不相连。（引自 Doublet PM，Benson CB. *Atlas of Ultrasound in Obstetrics and Gynecology.* 2nd ed. Philadelphia：Wolters Kluwer；2011：Figure 29-2.3.）

宫颈妊娠是指妊娠组织着床在子宫宫颈管内（图 17-8、图 17-9）。[41]宫颈妊娠比较少见，在异位妊娠中占不足 1%，其相关的危险因素包括刮宫手术史、解剖结构异常、子宫内膜异位症、使用宫内节育环（可能加速卵子通过子宫的过程）和体外受精（IVF）。[41-43]宫颈妊娠可引起严重的大出血，并与此后再次妊娠时异位妊娠的高发病率和不良妊娠结果有关。[42,43]

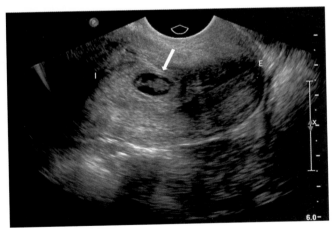

图 17-8 经阴道超声检查宫颈妊娠的纵切面。I，宫颈内口；E，宫颈外口；白色箭头，宫颈妊娠

肌壁间妊娠是指妊娠组织着床在子宫肌层内。[44]肌壁间妊娠非常的罕见，在异位妊娠中占不足 1%。[44]刮宫、宫腔镜、子宫肌瘤挖除术、子宫成形术、剖宫产术等手术过程中可引起子宫肌壁损伤，在子宫肌壁间形成窦道，从而促使肌壁间妊娠的发生。[45,46]妊娠组织在剖宫产切口瘢痕处着床的原因可能是因为子宫内膜和肌壁被破坏以及瘢痕形成。[45]切口妊娠可能是所有异位妊娠中最罕见的情况，但是近年来切口妊娠的个案报道数量在增加，很有可能是由于近年

来剖宫产数量的骤增而导致。[47-49]子宫肌壁间妊娠患者有严重的子宫破裂风险，并引起大量出血和低血容量休克。[50,51]

卵巢妊娠是指受精卵着床在卵巢上（图 17-10），不过卵巢妊娠的形成是由于胚胎在卵巢上的第二次着床造成的还是由于排卵失败造成的仍有争议。[52-54]卵巢妊娠约占异位妊娠总数的 1% ~3%，且其发病率在过去二十年出现增加。[42,55]其原因可能与性传播疾病、PID 和宫内节育环（IUD）的使用比例增加有关。IUD 的使用与卵巢妊娠的相关度极大；IUD 阻止了受精卵着床在子宫内及输卵管内，但不能阻止其着床在卵巢上。[55,56]卵巢妊娠的其他危险因素包括子宫内膜异位症和辅助生育技术（ART）；ART 患者合并卵巢妊娠的发病率高达 6%。[52-59]卵巢妊娠的孕妇可表现为下腹部疼痛和出血。其妊娠的终止常常是由于因卵巢组织的血管分布增加而导致的破裂和腹腔积血。[52]

腹腔妊娠是指受精卵着床在除输卵管、卵巢和韧带内以外的腹腔内其他部位。[8]腹腔妊娠并不常见，约占异位妊娠总数的 1.4%。[60]腹腔妊娠可分为原发性和继发性两类；原发性腹腔妊娠是指受精卵直接着床在腹腔内，而继发性腹腔妊娠是指输卵管异位妊娠破裂或者流产后，妊娠组织在腹腔内再次着床。[61]腹腔妊娠的患者通常表现为全身不适、恶心、呕吐、阴道流血和伴随胎动引起的疼痛。[61,62]导致腹腔妊娠的危险因素包括 PID、子宫内膜异位症、输卵管损伤、产次增加、辅助生育技术。[63,64]文献报道的腹腔妊娠着床部位包括子宫表面、肝、脾、膈肌、肠道、网膜、阔韧带、大血管及盆腔穹隆（图 17-11）。[61,63,65-67]由于受精卵着床在腹腔，因此腹腔妊娠可以持续妊娠更长的时间；在这种情况下，孕妇更容易出现弥散性血管内凝血（DIC）、肠梗阻和严

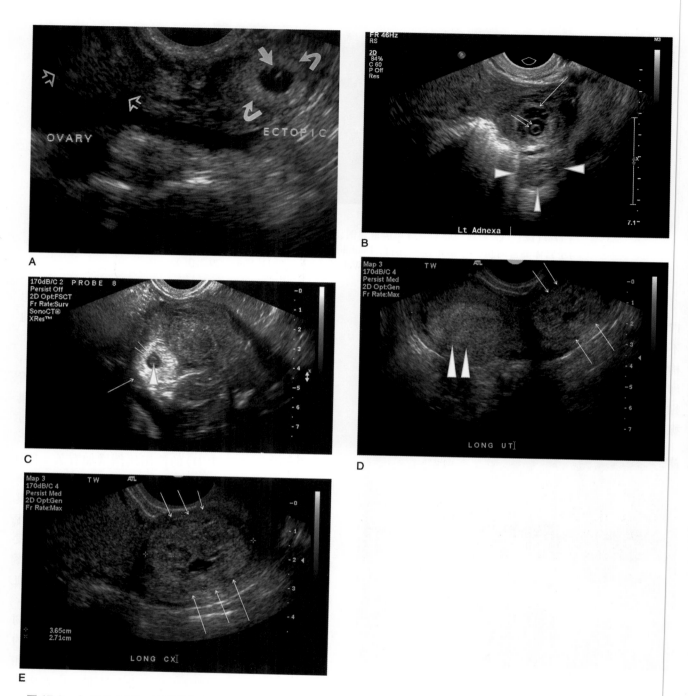

图 17-9　A.异位妊娠。经阴道超声的矢状切面显示了右侧输卵管的异位妊娠孕囊(弯箭头),其内可见卵黄囊(直箭头)。右卵巢在图像的左侧(开口箭头)。使用甲氨蝶呤对该异位妊娠的患者进行了成功的治疗。B.输卵管异位妊娠。经阴道超声检查的左附件横切面,显示了典型的输卵管妊娠,表现为子宫外的混合囊实性包块,其内有妊娠囊(箭头)和卵黄囊(双箭头),位于左附件区左卵巢旁(三角箭头)。注意输卵管妊娠边缘的回声强于其旁的卵巢实质回声。C.间质部妊娠。经阴道超声检查的子宫基底上份横切面,显示了输卵管间质部妊娠的强回声环(箭头)、妊娠囊(双箭头)以及卵黄囊(三角箭头)。该间质部异位妊娠病例的超声表现包括妊娠囊在子宫极不正常的着床位置以及孕囊周边缺乏子宫肌层的包绕。患者有明显的腹腔积血,但在治疗后其生命体征平稳,并允许回家。D.宫颈异位妊娠。经阴道超声的子宫纵切面显示子宫上份没有孕囊或宫内早孕的征象,仅有宫内膜回声线(三角箭头)。在宫颈管内可见混合性团块,说明了孕囊的宫颈异位着床(箭头)E.宫颈异位妊娠。经阴道超声的宫颈管纵切面显示囊实混合性团块(箭头),与宫颈妊娠符合。(引自 Pope TL,Jr,Harris JH,Jr.*Harris & Harris' The Radiology of Emergency Medicine.*5th ed. Philadelphia:Wolters Kluwer;2012:Figure 16-23.)

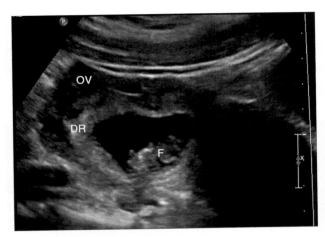

图 17-10　卵巢妊娠的经腹超声图像。DR,蜕膜反应; F,胎儿;OV,卵巢组织

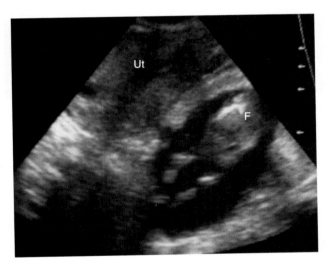

图 17-11　腹腔妊娠。子宫(Ut)在妊娠组织的前方。胎儿(F)在子宫外,位于子宫直肠陷凹。(引自 Sanders RC. *Clinical Sonography: A Practical Guide*. 5th ed. Philadelphia: Wolters Kluwer; 2015: Figure 15-14.)

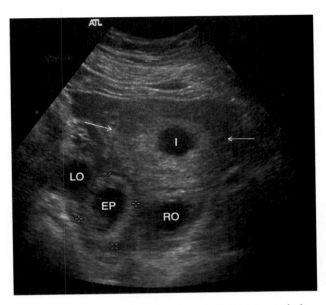

图 17-12　多部位异位妊娠的经腹检查横切面。I,宫内妊娠囊;EP,输卵管异位妊娠;LO,左卵巢;RO,右卵巢;箭头,子宫

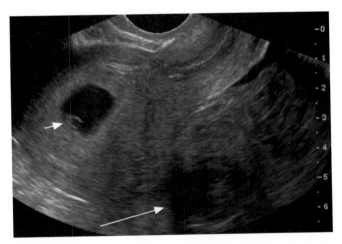

图 17-13　多部位异位妊娠。盆腔的超声矢状切面图显示宫内妊娠(小箭头)和位于子宫直肠陷凹的异位妊娠组织(长箭头)混合着血凝块,与术后结果一致。(引自 Shirkhoda A. *Variants and Pitfalls in Body Imaging*. 2nd ed. Philadelphia: Wolters Kluwer; 2010: Figure 26-62.)

重出血。[62,67]腹腔妊娠与孕妇的死亡率高度相关,有报道表明其死亡率高达 30% ,同时其围产期死亡率高达 95% 。[60,68]

多部位妊娠是指两个或两个以上的受精卵同时着床,通常一个为宫内孕(IUP),一个为宫外孕(图 17-12、图 17-13)。[69]这类妊娠非常罕见,在自然妊娠中的比例为 1:30 000。[70,71]现在由于辅助生育技术中会使用促排卵技术和控制性卵巢过度刺激术(controlled ovarian hyperstimulation),使得多部位妊娠的发病率大大增加。多部位妊娠占 IVF 妊娠的 1% ~3% 。[72,73]多部位妊娠最常见的症状为腹痛;因为同时合并宫内孕,因此很少出现阴道流血的症状。[72]66% 的多部位妊娠患者的宫内妊娠可有较好的结局。[74]

超声检查方案

子宫及附件的超声优异的可视化检查在疑似异位妊娠患者的评价中至关重要。超声检查者必须熟悉患者的用药史、手术史以及临床症状,并与超声检查结果相结合作出鉴别诊断。超声检查的目的是确定宫内妊娠的存在;然而并不能因此排除异位妊娠的可能。[8,75]

经腹超声检查是诊断异位妊娠主要的影像学方

法。它能够获得附件区、盆腔底部、盆腔侧部和腹腔更完整的扫查图像（图17-14），其诊断可靠性约70%。[1] 经阴道超声检查的应用从根本上改善了对异位妊娠的诊断（图17-15），其诊断的敏感性和特异性分别为90.9%和99.9%。当β-hCG浓度水平高于差异性截断点（1500到2500mIU/ml）时，经阴道超声就能够观察到宫内孕的声像图。[22-24] 而经腹超声检查需当β-hCG浓度高于6500mIU/ml时才能观察到宫内孕声像图。[16]

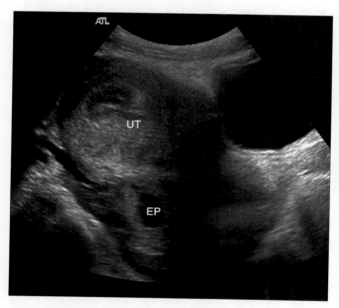

图17-14　经腹检查的子宫纵切面显示了位于子宫直肠陷凹的输卵管异位妊娠。EP，输卵管异位妊娠；UT，子宫

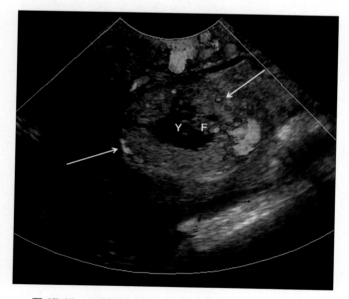

图17-15　经阴道超声显示与图17-9同一例输卵管异位妊娠的图像。箭头：异位妊娠；F，胎儿；Y，卵黄囊

通过阴道超声可在孕4.5～5周的正常宫内孕孕妇宫内观察到有"双绒毛膜征"的孕囊，即两层强回声的同心圆环绕着无回声的孕囊（图17-16）。[76,77] 孕5周须看到卵黄囊，孕5.5～6周可观察到胎芽及胎心搏动。[76]

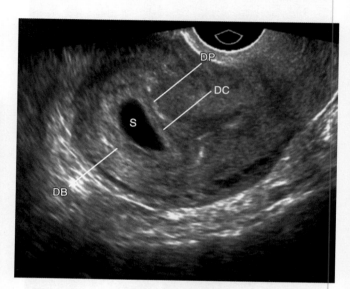

图17-16　早孕妊娠囊。经阴道超声的矢状切面显示了早孕期宫内妊娠的"双蜕膜征"。妊娠囊（S）在底蜕膜（DB）和包蜕膜（DC）之间。包蜕膜（DC）和壁蜕膜（DP）之间有一条细细的黑线。（引自 Daffner RH，Hartman M. *Clinical Radiology*. 4th ed. Philadelphia：Wolters Kluwer；2013：Figure 10-3.）

当β-hHG低于差异性截断值而宫内没有观察到孕囊时，提示可能为自然流产、早期宫内孕或者异位妊娠；因此，相较采取治疗措施而言，随访观察更重要。[27] 当β-hHG高于差异性截断值而宫内没有观察到孕囊时，需给患者行清宫术，清出宫内的内容物，以此来判断此次妊娠是异常的宫内妊娠还是异位妊娠。[2] 在这种情况下，同时也建议给予治疗前，先监测患者的血清β-hHG和复查超声检查。[28,29]

当β-hHG高于差异性截断值而宫内没有观察到有孕囊时，需要用经腹超声检查和经阴道超声检查彻底详细的扫查盆腔，以此来确定异位妊娠的位置；然而，35%的异位妊娠并不能在附件区发现包块或者其他异常。[8] 如果经阴道超声没有检查到确切的IUP或异位妊娠的征象，那么可称之为"位置不明的妊娠"（a pregnancy of unknown location，PUL）。[78] 鉴于超声图像的质量好坏不同，PUL的发生率从7%到31%不等。[30,78,70] 异位妊娠中有接近7%～20%为PULs。[17] 当阴道超声没有获得宫内孕及宫外孕的确诊信息，同

时 β-HCG 浓度下降到不可检出的水平时,称之为滋养层消退。[30]

首次超声检查可以检查出 90% 的异位妊娠;其诊断通常建立在使用经阴道超声检查观察到附件区有包块的情况下。[75,80]当怀疑异位妊娠时,超声检查者需系统仔细的评价所有可能发生异位妊娠的部位。通过横向和纵向扫查评价整个子宫,并且仔细观察子宫内膜是否有 IUP 的征象或者假孕囊的形成。详细扫查双侧附件,寻找一切可能的包块;发现任何包块都需要记录、分析其特征并按照潜在的异位妊娠进行治疗,直到其被证实为其他性质的包块(表 17-2)。当在子宫内膜腔以外的部位观察到胎心搏动时,可明确诊断异位妊娠(图 17-17)。[5]超声评估还包括通过观察肝肾间隙和肠间隙来估计游离液体的范围,其中游离液体包括异位妊娠破裂后引起的出血或卵巢囊肿破裂引起的腹腔积液(图 17-18)。

表 17-2　评估异位妊娠的扫查方案
● 熟悉患者的临床病史、妊娠试验结果及末次月经时间
● 采用经腹部超声在纵向和横向平面扫查子宫和双附件
● 评价子宫直肠陷凹、子宫膀胱陷凹(cul-de-sacs)、结肠旁沟和肝肾间隙的游离液性暗区
● 使用经阴道超声观察子宫、双附件,和子宫直肠陷凹、子宫膀胱陷凹(cul-de-sacs)的冠状切面及横切切面
● 描述超声检查结果并建立初步诊断

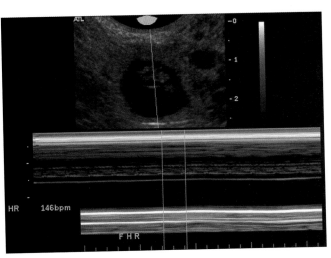

图 17-17　使用 M 型超声记录的输卵管异位妊娠的胎儿心率

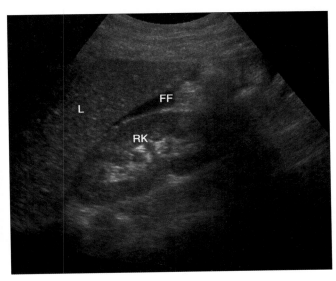

图 17-18　输卵管异位妊娠破裂引起的 Morison 陷凹的游离液性暗区。L,肝脏;RK,右肾;FF,游离液性暗区

超声表现特点

子宫

在异位妊娠的情况下,子宫可能表现为正常。通常,子宫内膜因怀孕期间的蜕膜反应而增厚;子宫内膜厚度小于 8mm 时可以提示异常妊娠或异位妊娠的。[5]子宫内可观察到假孕囊(图 17-19),此时需注意不要与正常的孕囊相混淆;假孕囊是子宫蜕膜出血的血液聚集在一起形成的。[76]真孕囊和假孕囊可通过它们在宫内膜上的位置不同而予以鉴别;假孕囊在子宫内膜腔内,而真孕囊与子宫内膜线是毗邻关系。[76]另外,假孕囊外周仅包绕了一层单一组织,而真孕囊外一定会有典型的双绒毛膜环征。[32]

间质部妊娠的超声表现为孕囊位于子宫腔的偏心处,其周围包围着一层很薄的肌层(小于 5mm)。[8]因为这层肌层的存在使间质部妊娠的超声诊断变得很有疑惑性(图 17-20),使之成为异位妊娠中最难诊断的类型。[32,37]Ackerman 等报告,子宫间质部线征(interstitial line)的显示可作为间质部妊娠是一个敏感征象。[81]它代表了输卵管的间质部段,在间质部妊娠中表现为一条延伸到孕囊中部的回声线。[81]间质部妊娠诊断也可以由 Timor-Tritsch 等提出的标准辅助诊断:①子宫腔内未见确切孕囊;②在一侧子宫内膜腔的最远端可见一个大于 1cm 的孕囊;③孕囊周围包绕着一层薄的子宫肌层。[82]

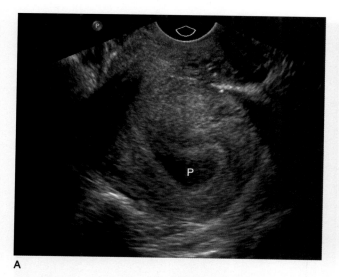

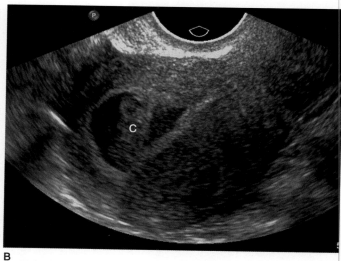

图 17-19 A. 在宫外孕患者的子宫内膜腔内查见假孕囊。P, 假孕囊。B. 假孕囊内的血凝块可能被误认为胚胎, 假孕囊外仅可见单层的内膜包绕。C, 血凝块

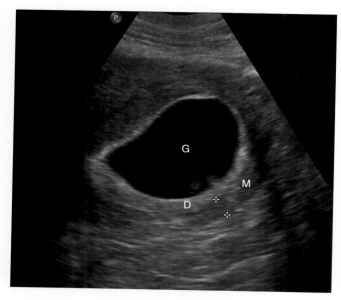

图 17-20 间质部妊娠外包绕着一层薄的肌层; 肌层厚约 3mm。D, 蜕膜反应; G, 妊娠囊; M, 肌层

当我们诊断宫角妊娠时, 需观察到输卵管只有一侧间质部段, 孕囊周围包绕着肌层, 突向子宫外, 并可观察到妊娠囊与单角子宫有一个血管蒂相连。[32]当孕囊位于双角子宫的一侧宫角时也可称之为宫角妊娠。[37]

子宫宫颈妊娠通常在超声检查中表现为宫颈管因妊娠而膨大, 形成沙漏状的子宫。[8]当在宫颈管内观察到孕囊, 并且在宫颈内口以下探及胎心搏动时, 宫颈妊娠可以确诊 (图 17-21)。[83] "孕囊滑动征" 在鉴别宫颈妊娠时非常有用; 如果检查者轻轻加压可观察到孕囊的滑动, 说明孕囊并没有着床在宫颈管内, 它更有可能是一个正在流产的孕囊。[84]

肌壁间妊娠是指孕囊完全被子宫肌壁包绕, 且与宫腔不相通。[42]切口妊娠的诊断可用 Vial 等人提出的标准来诊断: ①孕囊滋养层位于膀胱与子宫前壁之间; ②胎儿没有在宫腔内; ③在矢状切面上, 孕囊与膀胱之间没有子宫肌层, 说明了子宫前壁缺乏延展性。[51]

宫外

附件包块可以表现为一个输卵管环、一个混合的或实性的附件肿块、一个无心管搏动的胚胎或卵黄囊、或一个可见胎心搏动的胚胎。[5]当在附件包块里看到卵黄囊或胚胎时, 该包块可以更加确定被诊断为异位妊娠。[5]输卵管异位妊娠通常可观察到 "输卵管环征" (图 17-22、图 17-23)。输卵管环征是指环绕在宫外孕囊外周的一个高回声环, 其与相邻的卵巢相互独立。[5,85]

卵巢妊娠的外周包绕着卵巢皮质。[32]Spiegelberg 等人提出的病理标准可帮助诊断卵巢妊娠: ①输卵管必须完全正常; ②从解剖位置上确定, 孕囊必须位于卵巢上; ③卵巢和孕囊必须与子宫卵巢韧带相连; ④胎盘组织必须与卵巢皮质混合在一起。[32]超声图像显示的卵巢上的一个较大的回声环 (图 17-24) 通常包含了卵黄囊或者胎儿。[55]卵巢妊娠常常容易与黄体囊肿混淆, 黄体囊肿的超声回声相比卵巢妊娠蜕膜反应的回声而言更低 (图 17-25、图 17-26)。[53,86]

腹腔妊娠可用 Allibone 等人提出的标准来诊断: ①在子宫以外的部位观察到孕囊里的胎儿; ②在胎儿与膀胱之间没有观察到子宫肌壁; ③胎儿非常靠近腹前壁; ④胎盘位于子宫以外的位置。[87]广角 (EFOV) 或全景超声模式在检查腹腔妊娠时是非常有用的检查方法。[61]

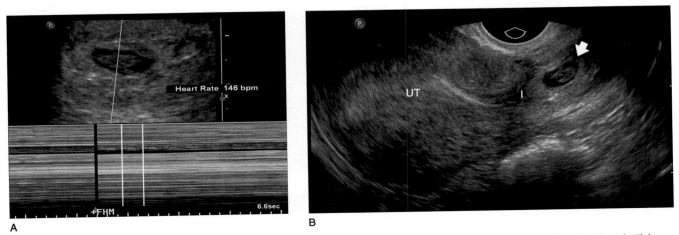

图 17-21　A. 宫颈妊娠囊内探及的胎心搏动。B. 同一宫颈妊娠的经阴道超声检查的矢状切面。箭头:宫颈妊娠;I,宫颈内口;UT,子宫

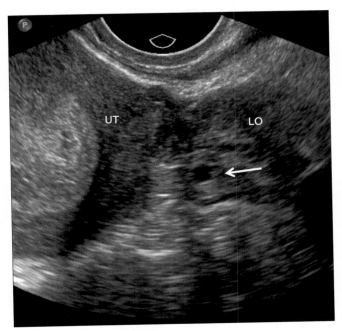

图 17-22　经阴道超声横切面显示早期未破裂输卵管异位妊娠可见输卵管环征。箭头,输卵管环征;LO,左侧卵巢;UT,子宫

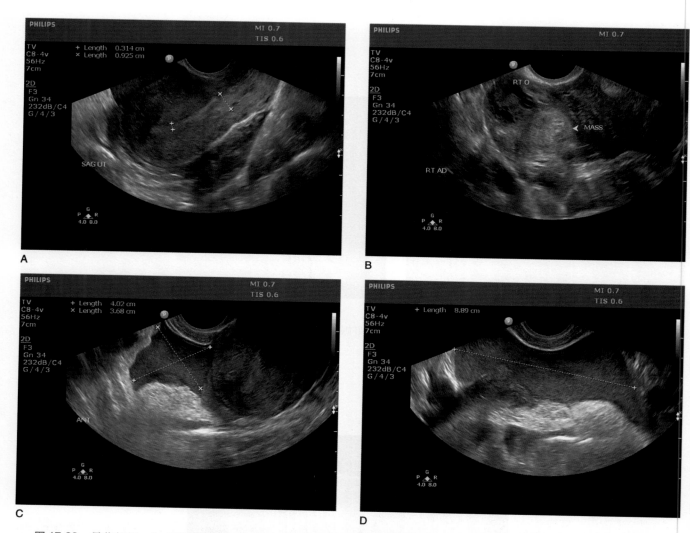

图 17-23　异位妊娠。A. 经阴道超声的矢状切面显示了在一个妊娠患者的子宫内未见孕囊。B. 经阴道超声的横切面视图显示了右附件区的包块。RT O，右卵巢。C. 横切面视图显示了右附件区的游离液性暗区。D. 经阴道超声的矢状切面视图显示了同一片区的游离液性暗区。术中查见盆腔内有 500ml 积血、右侧异位妊娠以及破裂右侧输卵管

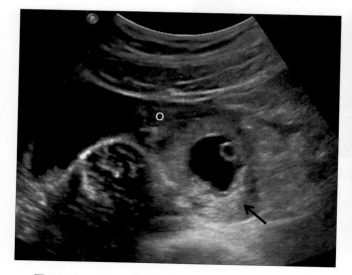

图 17-24　经腹超声显示的右侧卵巢上的卵巢妊娠。箭头，卵巢妊娠；O，卵巢皮质

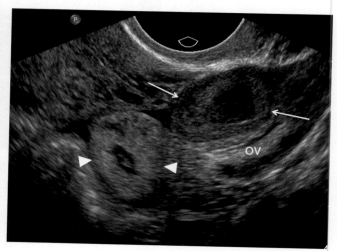

图 17-25　卵巢上低回声的黄体和卵巢旁高回声的输卵管异位妊娠。OV，卵巢；箭头，黄体；三角箭头，输卵管异位妊娠

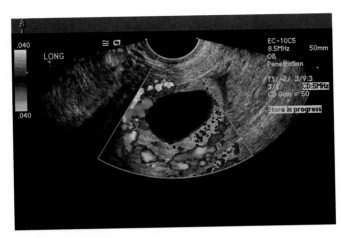

图 17-26 妊娠时期的黄体。这是一个正常的表现,黄体囊肿(无回声区)可以引起疼痛。黄体囊肿周边可探及典型的彩色多普勒表现,称之为"火环征"。(引自 Sanders RC. *Clinical Sonography*: *A Practical Guide*. 5th ed. Philadelphia: Wolters Kluwer; 2015; Figure 63-11.)

多部位妊娠是指当超声观察到宫内孕合并宫外孕同时发生时的一类妊娠(图 17-27)。[8]当超声检查已经确定了宫内妊娠时,其同时合并的异位妊娠很容易被误认为是黄体囊肿而被漏诊。[88]我们需不断的仔细寻找任何可能的异位妊娠线索,当患者借助了辅助生育技术(ART)时,这点尤为重要,而在这种情况下因卵巢过度刺激引起的多个黄体囊肿可能使诊断变得很困难。[72]

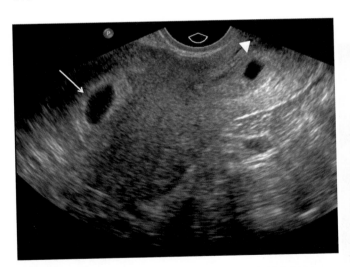

图 17-27 经阴道超声的矢状切面图显示多部位妊娠,包括了宫内孕(箭头)以及宫颈妊娠(三角箭头)

异位妊娠急性破裂的图像特点为出血形成的混合回声团块(图 17-28);当异位妊娠部分或完全破裂时,其超声图像表现变化多样。相较未破裂的输卵管妊娠(图 17-29)患者而言,输卵管异位妊娠破裂的患者的附件包块更大(图 17-30),因为血和妊娠组织混合而

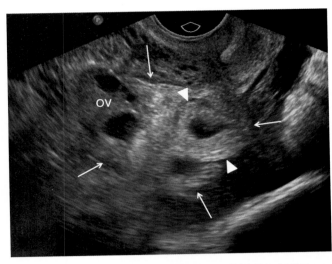

图 17-28 右附件破裂的输卵管妊娠,其周围包绕着血凝块。OV,右卵巢;三角箭头,异位妊娠;箭头:血凝块

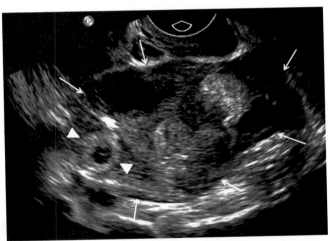

图 17-29 输卵管妊娠破裂的患者,其出血形成了附件包块。箭头,附件包块;三角箭头:异位妊娠

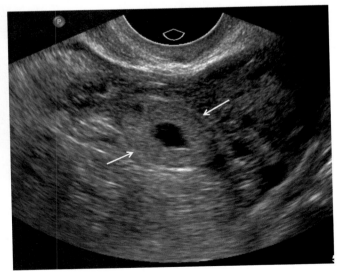

图 17-30 输卵管妊娠未破裂患者的附件包块。箭头:异位妊娠

成了更大的附件包块。[89]腹腔游离液体（图 17-31）是异位妊娠破裂最明显的提示，然而它并没有特异性，也可能是卵巢囊肿破裂引起的。输卵管积血、腹腔积血、Morison 陷凹积液、子宫直肠陷凹、子宫膀胱陷凹（图 17-32）或结肠旁沟积液都是可疑异位妊娠诊断的线索。[8]盆腔积血是异位妊娠破裂非常特异性的征象，当 β-hCG 水平异常时，其阳性预测值高达 93%。[8]然而一项研究表明，高达 21% 的输卵管异位妊娠破裂患者没有腹腔内积液的征象，因此超声检查中发现的附件包块不一定与输卵管破裂有关。[89]

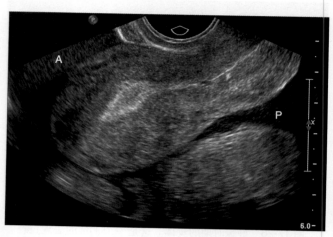

图 17-32　子宫直肠陷凹和子宫膀胱陷凹的游离液性暗区。A，子宫直肠陷凹；P，子宫膀胱陷凹

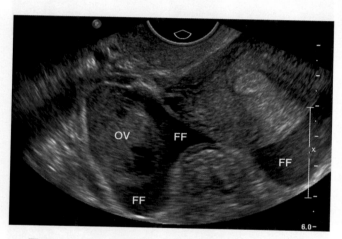

图 17-31　异位妊娠破裂患者的右附件区游离液性暗区。FF，游离液性暗区；OV，右侧卵巢

彩色多普勒

附件可疑包块周围血管分布的检测对诊断异位妊娠有一定帮助。[90]"火环征"（ring of fire）常常是提示异位妊娠的一个征象，表现为异位妊娠包块周围血流信号增加，呈环状。[91]该血流的脉冲频谱多普勒通常表现为低阻力指数，这是诊断异位妊娠的一个可靠的指标。[90]然而，彩色多普勒的诊断价值有限，因为黄体囊肿可能有相似的彩色多普勒模式和阻力指数，由此很容易被误诊为异位妊娠（图 17-33）。[92,93]

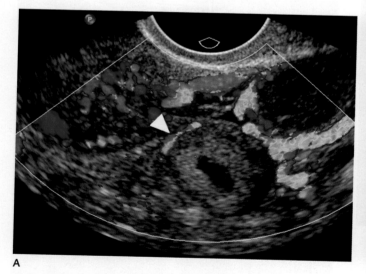

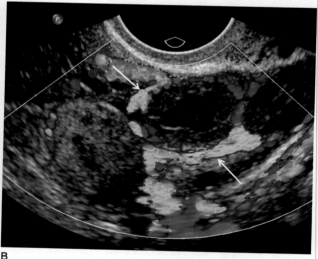

图 17-33　A.输卵管异位妊娠周边环绕的"火环征"（三角箭头）。B.其旁黄体周边环绕的彩色多普勒血流（箭头）

彩色多普勒也有助于鉴别流产型孕囊、宫颈妊娠及剖宫产切口妊娠。使用彩色多普勒观察时，流产型孕囊是没有血流信号的，而有活性的孕囊其血流信号灌注良好（图 17-34）。[45]这一技术同时也可以帮助鉴别诊断子宫宫腔内的假孕囊和有活性的孕囊。[8]

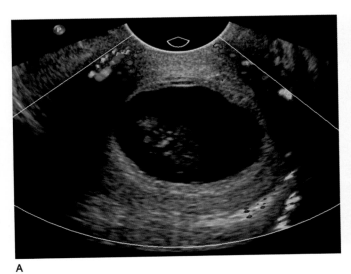
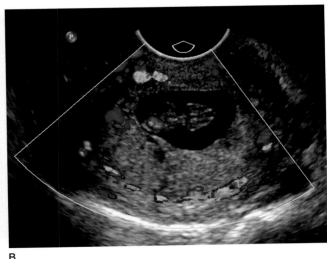

图 17-34　A. 宫颈横切面图显示处于自然流产过程中的孕囊周边没有彩色多普勒血流信号包绕。B. 宫颈横切面图显示宫颈妊娠的孕囊周边的彩色多普勒血流信号,说明孕囊周边的富血管性,同时可见孕囊内胎儿有胎心搏动

其他诊断方法

当超声不能确切诊断异位妊娠时,需借助其他诊断方法来做评估。如果是意外怀孕,那么诊断性刮宫有助于鉴别诊断绒毛膜绒毛是否在子宫腔里。[94] 后穹隆穿刺术曾经广泛用于诊断可疑异位妊娠的患者是否有盆腔积血,但是就我们目前应用技术而言,它的价值非常有限。[95] 过去,开腹手术常常用于诊断异位妊娠;现在,当超声没有发现异位妊娠包块时,腹腔镜常常用于诊断性检查。[2]

如今,非侵入性检查已经开始应用于评估异位妊娠。当经阴道超声不能确定异位妊娠的位置或难以鉴别异位妊娠和自然流产时,可以借助于 CT 和 MRI 来进一步诊断。MRI 因其优越的组织对比性,可以明确或者进一步的诊断异位妊娠(图 17-35);同时,MRI 可为盆腔及腹腔内已有的积血提供诊断信息。[96] MRI 因其能够准确定位腹腔妊娠的着床部位而被认为是诊断腹腔妊娠的金标准(图 17-36),同时它能够最大程度的为可疑肌壁间妊娠/子宫切口妊娠提供信息。[42,61]

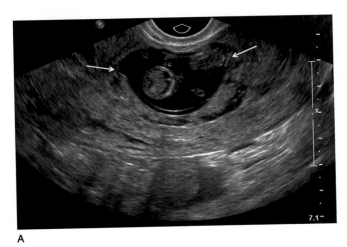
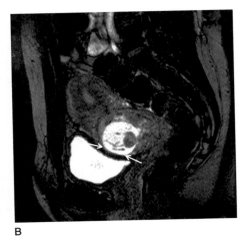

图 17-35　A. 子宫的纵切面显示孕囊(箭头)着床在子宫下段,考虑为子宫切口妊娠;B. MRI 的矢状位图像显示孕囊周围没有子宫肌层包绕(箭头),证实其为切口妊娠

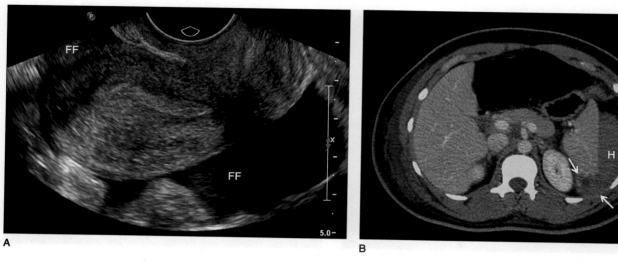

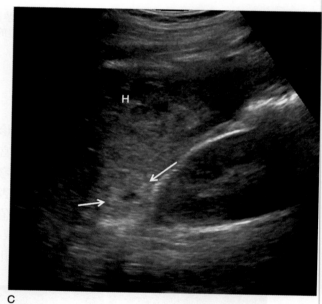

图 17-36　**A.** 经阴道超声的纵切面图,显示了子宫直肠陷凹和子宫膀胱陷凹的游离液性暗区。FF,游离液性暗区。盆腔超声没有显示子宫内和子宫外的妊娠证据。**B.** CT 检查显示腹腔异位妊娠着床于脾脏后侧的表面,其周边包绕着血肿。箭头,异位妊娠;H,血肿。**C.** 脾脏部位的经腹超声检查显示异位妊娠和血肿。箭头,异位妊娠

治疗

异位妊娠的治疗方式包括期待疗法、药物治疗以及手术。[97] 因为经阴道超声检查的出现以及快速 β-hCG 定量测试的应用,多数异位妊娠在妊娠早期、输卵管破裂前就可被发现;这使得在血流动力学稳定的情况下,异位妊娠的治疗更多的应用保守治疗方法。[98]

期待疗法建立在异位妊娠的自然发展转归的基础上,认为异位妊娠可因孕囊枯萎或者输卵管流产而自愈。[10,99] 随着经阴道超声的应用,很多过去无法被诊断的异位妊娠得以发现,其中一些患者可以不通过治疗

而自愈。[93] 期待疗法的成功率范围从 7% 到 40% 不等;当 β-hCG 的初始水平较低、β-hCG 的水平增长幅度较缓慢以及未检测到孕囊的情况下时,期待疗法的成功率增加。[99,100]

抗代谢细胞毒性药物甲氨蝶呤(MTX)改变了异位妊娠药物治疗方案,使保守治疗的技术更加方便简单。[101] MTX 是一种叶酸拮抗药,其原理是在细胞分裂时阻止 DNA 合成。[10] 它可以作为单剂量或多剂量全身给药,也可以直接注射到异位妊娠组织内。[101] 若正确用药,MTX 的成功率可高达 94%;多剂量给药治疗的成功率大大高于单剂量给药,但是也带来了更多的副作用。[10] 当患者的的血流动力学处于稳定状态、β-hCG 水

平低于 5000mIU/ml、超声没有探及胎心搏动、且患者愿意用药后持续密切观察情况时,推荐使用 MTX 药物治疗。[10,102]

异位妊娠的手术治疗适用于有药物治疗禁忌证的患者、药物治疗失败的患者或者血流动力学不稳定的患者。[10]应用于输卵管异位妊娠最成功的手术治疗方法是腹腔镜手术——其性价比最高、手术时间更短、出血量更少、使用的麻醉剂量更少、术后恢复时间更短;

同时,相比开腹手术而言,其术后并发症更少。[10,97]腹腔镜手术可实行输卵管造口术或输卵管切除术;输卵管造口术适用于将来有生育要求的女性,而输卵管切除术则适用于输卵管破裂、同侧输卵管再次发生异位妊娠、输卵管破损严重、或孕囊直径超过 5cm 的情况下。[9]然而,在某些腹腔妊娠、宫角妊娠、间质部妊娠、宫颈妊娠以及生命体征严重不稳定的情况下,开腹手术仍然是必要的。[61,98,103]

小结

- 异位妊娠是指受精卵着床在子宫腔以外的部位的妊娠。
- 三大危险因素是异位妊娠病史、既往输卵管手术史和盆腔炎。
- 相较宫内妊娠而言,异位妊娠的 β-hCG 水平上升更缓慢。
- 差异性截断值是指当宫内妊娠可被超声检测出来时的 β-hCG 浓度水平。
- 异位妊娠最常发生于输卵管,但也可发生在间质部、宫角、宫颈、肌壁间、卵巢或者腹腔。
- 多部位妊娠是指当两个或两个以上的受精卵着床,通常一个为宫内妊娠,一个为异位妊娠。
- 双绒毛膜环征可通过经阴道超声在妊娠 4.5～5 周观察到。
- 妊娠 5 周须观察到卵黄囊。
- 妊娠 5.5～6 周须观察到胎芽,可观察到胎心搏动。
- 当在子宫腔以外的部位观察到胎芽胎心搏动时,异位妊娠可确诊。
- 当宫内出现假孕囊,且宫内膜厚度小于 8mm 时,需考虑异位妊娠的可能性。
- 当间质部妊娠时,可观察到偏心性着床的孕囊周围环绕着厚度小于 5mm 的子宫肌壁。
- 宫角妊娠的诊断包括可见输卵管仅有一侧间质部,孕囊周围被肌层包绕并与宫腔分开,同时宫角妊娠的孕囊通过血管蒂与单角子宫或双角子宫的一个角相连。
- 宫颈妊娠时,子宫可因宫颈被妊娠组织扩张而呈沙漏状。
- 子宫肌壁间妊娠表现为孕囊完全被子宫肌壁包绕,且孕囊与子宫宫腔不相通。
- 位于子宫外的异位妊娠可观察到输卵管环、混合或者实性的附件包块、无活性的胚胎或卵黄囊、或

者有胎心的存活胚胎。
- 卵巢皮质包绕着卵巢妊娠组织。
- 当在孕妇子宫以外观察到胎儿时,若胎儿与孕妇膀胱之间没有子宫壁、胎儿贴近孕妇腹前壁、胎盘位于在子宫腔以外的部位,此时可诊断为腹腔妊娠。
- 彩色多普勒可观察到异位妊娠周边环绕的"火环征",但黄体也可有类似的彩色多普勒表现模式。
- MRI 可确诊或进一步明确诊断异位妊娠;它是诊断腹腔妊娠的金标准。
- 异位妊娠的治疗选择包括期待疗法、药物治疗及手术。

思考题

1. 一名初产妇患者常规就诊,检查其胎儿大小和孕周。她唯一的主诉是怀孕初期有一些出血和疼痛,现已经无此症状。超声检查显示其胎儿大小约 20 孕周,该大小与末次月经时间吻合。胎盘似乎是种植在盆腔肿块上。羊水测量正常;然而检查过程中,连很薄的子宫肌层都没有发现。请解释这些发现。

2. 回顾以下患者的病史和超声表现

患者病史
- 因盆腔炎性疾病引起的不孕
- 妊娠 6 周以后
- 通过辅助生育技术移植了 3 个胚胎
- 腹痛
- β-hCG 是期望值的两倍

超声表现
- 子宫内可见孕囊,其内可见卵黄囊和存活的胚胎
- 顶臀长大小与妊娠实际时间接近
- 左右附件区可见混合性包块
- 右附件区包块周围可见彩色血流包绕

■ 频谱多普勒超声可在右附件区包块内探及低阻血流频谱

■ 右侧盆腔和结肠旁沟延伸至 Morison 陷凹可以观察到游离液性暗区

a. 通过以上病史和超声表现，确诊该患者异位妊娠的类型。

b. 其他检查结果可以提示我们什么？

（王静欣 译）

参考文献

1. Lehner R, Kucera E, Jirecek S, et al. Ectopic pregnancy. *Arch Gynecol Obstet.* 2000;263(3):87–92.
2. Seeber BE, Barnhart KT. Suspected ectopic pregnancy. *Obstet Gynecol.* 2006;107(2 pt 1):399–413.
3. Centers for Disease Control and Prevention. Ectopic pregnancy—United States, 1990–1992. *MMWR Morb Mortal Wkly Rep.* 1995;44(3):46–48.
4. Creanga AA, Shapiro-Mendoza CK, Bish CL, et al. Trends in Ectopic Pregnancy Mortality in the United States, 1980-2007. *Obstet Gynecol.* 2011;117(4):837–843.
5. Gurel S, Sarikaya B, Gurel K, et al. Role of sonography in the diagnosis of ectopic pregnancy. *J Clin Ultrasound.* 2007;35(9):509–517.
6. Hill GA, Herbert CM. Ectopic pregnancy. In: Copeland LJ, ed. *Textbook of Gynecology.* Philadelphia: WB Saunders; 1993:242.
7. Barnhart KT, Sammel MD, Gracia CR, et al. Risk factors for ectopic pregnancy in women with symptomatic first-trimester pregnancies. *Fertil Steril.* 2006;86(1):36–43.
8. Lin EP, Bhatt S, Dogra VS. Diagnostic clues to ectopic pregnancy. *Radiographics.* 2008;28(6):1661–1671.
9. Ankum WM, Mol BW, van der Veen F, et al. Risk factors for ectopic pregnancy: a meta-analysis. *Fertil Steril.* 1996;65(6):1093–1099.
10. Murray H, Baakdah H, Bardell T, et al. Diagnosis and treatment of ectopic pregnancy. *CMAJ.* 2005;173(8):905–912.
11. Clayton HB, Schieve LA, Peterson HB, et al. Ectopic pregnancy risk with assisted reproductive technology procedures. *Obstet Gynecol.* 2006;107(3):595–604.
12. Fernandez H, Gervaise A. Ectopic pregnancies after infertility treatment: modern diagnosis and therapeutic strategy. *Hum Reprod Update.* 2004;10(6):503–513.
13. Goddijn M, van der Veen F, Schuring-Blom GH, et al. Cytogenic characteristics of ectopic pregnancy. *Epidemiology.* 1993;4:252–258.
14. Coste J, Fernandez H, Joye N, et al. Role of chromosome abnormalities in ectopic pregnancy. *Fertil Steril.* 2000;74(6):1259–1260.
15. Lipscomb GH, Stovall TG, Ling FW. Nonsurgical treatment of ectopic pregnancy. *N Engl J Med.* 2000;343(18): 1325–1329.
16. Attar E. Endocrinology of ectopic pregnancy. *Obste Gynecol Clin North Am.* 2004;31(4):779–794.
17. Crochet JR, Bastian LA, Chireau MV. Does this woman have an ectopic pregnancy? The rational clinical examination systematic review. *JAMA.* 2013;309(16):1722–1729.
18. Mol BW, Hajenius PJ, Ankum WM, et al. Screening for ectopic pregnancy in symptom-free women at increased risk. *Obstet Gynecol.* 1997;89(5 pt 1):704–707.
19. Daya S. Human chorionic gonadotropin increase in normal early pregnancy. *Am J Obstet Gynecol.* 1987;156(2):286–290.
20. Seeber BE, Sammel MD, Guo W, et al. Application of redefined human chorionic gonadotropin curves for the diagnosis of women at risk for ectopic pregnancy. *Fertil Steril.* 2006;86(2):454–459.
21. Kaplan BC, Dart RG, Moskos M, et al. Ectopic pregnancy: prospective study with improved diagnostic accuracy. *Ann Emerg Med.* 1996;28(1):10–17.
22. Kohn MA, Kerr K, Malkevich D, et al. Beta-human chorionic gonadotropin levels and the likelihood of ectopic pregnancy in emergency department patients with abdominal pain or vaginal bleeding. *Acad Emerg Med.* 2003;10(2):119–126.
23. Barnhart K, Mennuti MT, Benjamin I, et al. Prompt diagnosis of ectopic pregnancy in an emergency department setting. *Obstet Gynecol.* 1994;84(6):1010–1015.
24. Barnhart K, Esposito M, Coutifaris C. An update on the medical treatment of ectopic pregnancy. *Obstet Gynecol Clin North Am.* 2000;27(3):653–667.
25. Fylstra DL. Tubal pregnancy: a review of current diagnosis and treatment. *Obstet Gynecol Surv.* 1998;53(5):320–328.
26. Pisarska MD, Carson SA, Buster JE. Ectopic pregnancy. *Lancet.* 1998;351(9109):1115–1120.
27. Mehta TS, Levine D, Beckwith B. Treatment of ectopic pregnancy: is a human chorionic gonadotropin level of 2,000 mIU/mL a reasonable threshold? *Radiology.* 1997;205(2):569–573.
28. Sauer MV, Gorrill MJ, Rodi IA, et al. Nonsurgical management of unruptured ectopic pregnancy: an extended clinical trial. *Fertil Steril.* 1987;48(5):752–755.
29. Dialani V, Levine D. Ectopic pregnancy: a review. *Ultrasound Q.* 2004;20(3):105–117.
30. Van Mello NM, Mol F, Ankum WM, et al. Ectopic Pregnancy: how the diagnostic and therapeutic management has changed. *Fertil Steril.* 2012;98(5):1066–1073.
31. Rausch ME, Barnhart KT. Serum biomarkers for detecting ectopic pregnancy. *Clin Obstet Gynecol.* 2012;55(2):418–423.
32. Jurkovic D, Mavrelos D. Catch me if you scan: ultrasound diagnosis of ectopic pregnancy. *Ultrasound Obstet Gynecol.* 2007;30(1):1–7.
33. Bouyer J, Costa J, Fernandez H, et al. Sites of ectopic pregnancy: a 10-year population-based study of 1800 cases. *Hum Reprod.* 2002;17(12):3224–3230.
34. Webb EM, Green GE, Scoutt LM. Adnexal mass with pelvic pain. *Radiol Clin North Am.* 2004;42(2):329–348.
35. De Boer CN, van Dongen PW, Willemsen WN, et al. Ultrasound diagnosis of interstitial pregnancy. *Eur J Obstet Gynecol Reprod Biol.* 1992;47(2):164–166.
36. Malinowski A, Bates SK. Semantics and pitfalls in the diagnosis of cornual/interstitial pregnancy. *Fertil Steril.* 2006;86(6):1764.e11–e14.
37. Kun W, Tung WK. On the look out for rarity—interstitial/cornual pregnancy. *Eur J Emerg Med.* 2001;8(2):147–150.
38. Lau S, Tulandi T. Conservative medical and surgical management of interstitial ectopic pregnancy. *Fertil Steril.* 1999;72(2):207–215.
39. DeNicola RR, Peterson MR. Pregnancy in rudimentary horn of uterus. *Am J Surg.* 1947;73:382–386.
40. Nahum GG. Rudimentary uterine horn pregnancy. The 20th-century worldwide experience of 588 cases. *J Reprod Med.* 2002;47(2):151–163.
41. Hofmann HM, Urdi W, Hofler H, et al. Cervical pregnancy: case reports and current concepts in diagnosis and treatment. *Arch Gynecol Obstet.* 1987;241(1):63–69.
42. Molinaro TA, Barnhart KT. Ectopic pregnancies in unusual locations. *Semin Reprod Med.* 2007;25(2):123–130.
43. Kraemer B, Abele H, Hahn M, et al. Cervical ectopic pregnancy on the portio: conservative case management and clinical review. *Fertil Steril.* 2008;90(5):2011.e1–e4.
44. Bernstein HB, Thrall M, Clark W. Expectant management of intramural ectopic pregnancy. *Obstet Gynecol.* 2001;97(5 pt 2):826–827.
45. Rotas MA, Haberman S, Levgur M. Cesarean scar ectopic pregnancies. *Obstet Gynecol.* 2006;107(6):1373–1381.
46. Karakok M, Balat O, Sari I, et al. Early diagnosed intramural ectopic pregnancy associated with adenomyosis; report of an unusual case. *Clin Exp Obstet Gynecol.* 2002;29(3):217–218.
47. Lee CL, Wang C, Chao A, et al. Laparoscopic management of an ectopic pregnancy in a cesarean section scar. *Hum Reprod.* 1999;14(5):1234–1236.
48. Valley MT, Pierce JG, Daniel TB, et al. Cesarean scar pregnancy: imaging and treatment with conservative surgery. *Obstet Gynecol.* 1998;91(5 pt 2):838–840.
49. Leitch CR, Walker JJ. The rise in cesarean section rate: the same indications but a lower threshold. *Br J Obstet Gynaecol Surv.* 1998;105(6):621–626.
50. Graesslin O, Dedecker F, Quereux C, et al. Conservative treat-

ment of ectopic pregnancy in a cesarean scar. *Obstet Gynecol.* 2005;105(4):869–871.

51. Vial Y, Petignat P, Hohlfeld P. Pregnancy in a cesarean scar. *Ultrasound Obstet Gynecol.* 2000;16(6):592–593.

52. Hiroshi I, Ishihara A, Koita H, et al. Ovarian pregnancy: report of four cases and review of the literature. *Pathol Int.* 2003;53(11):806–809.

53. Bontis J, Grimbizis G, Tarlatzis BC, et al. Intrafollicular ovarian pregnancy after ovulation induction/intrauterine insemination: pathophysiological aspects and diagnostic problems. *Hum Reprod.* 1997;12(2):376–378.

54. Marret H, Hamamah S, Alonso AM, et al. Case report and review of the literature: primary twin ovarian pregnancy. *Hum Reprod.* 1997;12(8):1813–1815.

55. Comstock C, Huston K, Lee W. The ultrasonographic appearance of ovarian ectopic pregnancies. *Obstet Gynecol.* 2005;105(1):42–45.

56. Fuse Y. Case study of ovarian pregnancies. *Pract Gynecol Obstet.* 1992;41:501–507.

57. Einenkel J, Baier D, Horn LC, et al. Laparoscopic therapy of an intact primary ovarian pregnancy with ovarian hyperstimulation syndrome. *Hum Reprod.* 2000;15(9):2037–2040.

58. Ghi T, Banfi A, Marconi R. Three-dimensional sonographic diagnosis of ovarian pregnancy. *Ultrasound Obstet Gynecol.* 2005;26(1):102–104.

59. Joseph RJ, Irvine LM. Ovarian ectopic pregnancy: Aetiology, diagnosis, and challenges in surgical management. *J Obstet Gynaecol.* 2012;32:472–474.

60. Atrash HK, Friede A, Hogue CJ. Abdominal pregnancy in the United States: frequency and maternal mortality. *Obstet Gynecol.* 1987;69(31):333–337.

61. Gaither K. Abdominal pregnancy—an obstetrical enigma. *South Med J.* 2007;100(4):347–348.

62. Rahman MS, Al-Suleiman S, Rahman J, et al. Advanced abdominal pregnancy—observations in 10 cases. *Obstet Gynecol.* 1982;59(3):366–372.

63. Ludwig M, Kaisi M, Bauer O, et al. The forgotten child—a case of heterotopic, intraabdominal and intrauterine pregnancy carried to term. *Hum Reprod.* 1999;14(5):1372–1374.

64. Tsudo T, Harada T, Yoshioka H, et al. Laparoscopic management of early unruptured abdominal pregnancy. *Obstet Gynecol.* 1997;90(4 pt 2):687–688.

65. Dover RW, Powell MC. Management of a primary abdominal pregnancy. *Am J Obstet Gynecol.* 1995;172(5):1603–1604.

66. Varma R, Mascarenhas R, James D. Successful outcome of advanced abdominal pregnancy with exclusive omental insertion. *Ultrasound Obstet Gynecol.* 2003;21(2):192–194.

67. Fisch B, Peled Y, Kaplan B, et al. Abdominal pregnancy following in vitro fertilization in a patient with previous bilateral salpingectomy. *Obstet Gynecol.* 1996;88(4 pt 2):642–643.

68. Ramachandran K, Kirk P. Massive hemorrhage in a previously undiagnosed abdominal pregnancy presenting for elective Cesarean delivery. *Can J Anaesth.* 2004;51(4):57–61.

69. Louis-Sylvestre C, Morice P, Chapron C, et al. The role of laparoscopy in the diagnosis and management of heterotopic pregnancies. *Hum Reprod.* 1997;12(5):1110–1112.

70. Chin HY, Chen FP, Wang CJ, et al. Heterotopic pregnancy after in-vitro fertilization—embryo transfer. *Int J Gynaecol Obstet.* 2004;86(3):411–416.

71. Reece EA, Petrie RH, Sirmans MF, et al. Combined intrauterine and extrauterine gestations: a review. *Am J Obstet Gynecol.* 1983;146(3):323–330.

72. Oliveira FG, Abdelmassih V, Costa AL, et al. Rare association of ovarian implantation site for patients with heterotopic and with primary ectopic pregnancies after ICSI and blastocyst transfer. *Hum Reprod.* 2001;16(10):2227–2229.

73. Fernandez H, Gervaise A. Ectopic pregnancy after infertility treatment: modern diagnosis and therapeutic strategy. *Hum Reprod Update.* 2004;10(6):503–513.

74. Pistofidis GA, Mastrominas MJ, Dimitropoulos K. Laparoscopic management of heterotopic pregnancies. *J Am Assoc Gyneco Laparosc.* 1995;2:S42–S43.

75. Condous G, Okaro E, Khalid A, et al. The accuracy of transvaginal ultrasonography for the diagnosis of ectopic pregnancy prior to surgery. *Hum Reprod.* 2005;20(5):1404–1409.

76. Ahmed AA, Tom BD, Calabrese P. Ectopic pregnancy diagnosis and the pseudo-sac. *Fertil Steril.* 2004;81(5):1125–1128.

77. Morin L, Van den Hof MC. SOGC clinical practice guidelines: ultrasound evaluation of first trimester pregnancy complications. *Int J Gynecol Obstet.* 2006;93(1):77–81.

78. Condous G, Timmerman D, Goldstein S, et al. Pregnancies of unknown location: consensus statement. *Ultrasound Obstet Gynecol.* 2006;28(2):121–122.

79. Condous G, Kirk E, Lu C, et al. Diagnostic accuracy of varying discriminatory zones for the prediction of ectopic pregnancy in women with a pregnancy of unknown location. *Ultrasound Obstet Gynecol.* 2005;26(7):770–775.

80. Kirk E, Papageorghiou AT, Condous G, et al. The diagnostic effectiveness of an initial transvaginal scan in detecting ectopic pregnancy. *Hum Reprod.* 2007;22(11): 2824–2828.

81. Ackerman TE, Levi CS, Dashefsky SM, et al. Interstitial line: sonographic finding in interstitial (cornual) ectopic pregnancy. *Radiology.* 1993;189(1):83–87.

82. Timor-Tritsch IE, Monteagudo A, Matera C, et al. Sonographic evolution of cornual pregnancies treated without surgery. *Obstet Gynecol.* 1992;79(6):1044–1049.

83. Kung FT, Lin H, Hsu TY, et al. Differential diagnosis of suspected cervical pregnancy and conservative treatment with the combination of laparoscopy-assisted uterine artery ligation and hysteroscopic endocervical resection. *Fertil Steril.* 2004;81(6):1642–1649.

84. Jurkovic D, Hacket E, Campbell S. Diagnosis and treatment of early cervical pregnancy: a review and a report of two cases treated conservatively. *Ultrasound Obstet Gynecol.* 1996;8(6):373–380.

85. Blaivas M, Lyon M. Reliability of adnexal mass mobility in distinguishing possible ectopic pregnancy from corpus luteum cysts. *J Ultrasound Med.* 2005;24(5):599–603.

86. Chang FW, Chen CH, Liu JY. Early diagnosis of ovarian pregnancy by ultrasound. *Int J Gynecol Obstet.* 2004;85(2):186–187.

87. Allibone GW, Fagan CJ, Porter SC. The sonographic features of intra-abdominal pregnancy. *J Clin Ultrasound.* 1981;9(7):383–387.

88. Barrenetxea G, Barinaga-Rementeria L, Lopez de Larruzea A, et al. Heterotopic pregnancy: two cases and comparative review. *Fertil Steril.* 2007;87(2):417.e9–e15.

89. Frates MC, Brown DL, Doubliet PM, et al. Tubal rupture in patients with ectopic pregnancy: diagnosis with transvaginal US. *Radiology.* 1994;191(3):769–772.

90. Fukami T, Emoto M, Tamura R, et al. Sonographic findings of transvaginal color Doppler ultrasound in ectopic pregnancy. *J Med Ultrasonics.* 2006;33:37–42.

91. Blaivas M. Color Doppler in the diagnosis of EP in the emergency department: is there anything beyond a mass and fluid? *J Emerg Med.* 2002;22(4):379–384.

92. Atri A. Ectopic pregnancy versus corpus luteum cyst revisited: best Doppler predictors. *J Ultrasound Med.* 2003;22(11):1181–1184.

93. Levine D. Ectopic pregnancy. *Radiology.* 2007;245(2):385–397.

94. Nyberg D, Filly R, Laing F, et al. Ectopic pregnancy diagnosis by sonography correlated with quantitative hCG levels. *J Ultrasound Med.* 1987;6(3):145–150.

95. Vermesh M, Graczykowski JW, Sauer MV. Reevaluation of the role of culdocentesis in the management of ectopic pregnancy. *Am J Obstet Gynecol.* 1990;162(2):411–413.

96. Tamai K, Koyama T, Tagashi K. MR features of ectopic pregnancy. *Eur Radiol.* 2007;17(12):3236–3246.

97. Mol F, Mol BW, Ankum WM, et al. Current evidence on surgery, systemic methotrexate and expectant management in the treatment of tubal ectopic pregnancy: a systematic review and meta-analysis. *Hum Reprod Update.* 2008;14(4):309–319.

98. Jermy K, Thomas J, Doo A, et al. The conservative management of interstitial pregnancy. *Int J Obstet Gynecol.* 2004;111(11):1283–1288.

99. Elson J, Tailor A, Banerjee S, et al. Expectant management of tubal ectopic pregnancy: prediction of successful outcome using decision tree analysis. *Ultrasound Obstet Gynecol.* 2004;23(6):552–556.

100. Kirk E, Condous G, Bourne T. The non-surgical management of ectopic pregnancy. *Ultrasound Obstet Gynecol.* 2006;27(1):91–100.

101. Kirk E, Condous G, Haider Z, et al. The conservative management of cervical ectopic pregnancies. *Ultrasound Obstet Gynecol.* 2006;27(4):430–437.

102. Pfeifer S, Goldberg J, Lobo R, et al. The Practice Committee of the American Society for Reproductive Medicine. Medical treatment of ectopic pregnancy: a committee opinion. *Fertil Steril.* 2013;100(3):638–644.

103. Verma U, Goharkhay N. Conservative management of cervical ectopic pregnancy. *Fertil Steril.* 2009;91(3):671–674.

中晚孕胎龄和胎儿大小的评估

SUSAN R.STEPHENSON

第18章

目标

- 识别获取标准胎儿中晚孕生物学测量值的正确平面。
- 解释多种生物学参数在胎龄测定中的准确使用。
- 总结胎龄测定的辅助方法的使用(比如肱骨、前臂、下肢、小脑和眼距的测量)。
- 讨论胎儿生物学参数的正确测量方法。
- 计算胎儿估计体重。
- 列举明确胎儿是否正常生长的参数比例。

术语表

纵向分辨率(axial resolution):超声能区分平行于声束的两个物体的能力,是空间脉冲长度的一半。

头径指数(cephalic index,CI):双顶径/枕额径。

横向分辨率(lateral resolution):超声能区分垂直于声束的两个物体的能力,与超声波的宽度和聚焦区域直接相关。

巨大儿(marcrosomia):体重超过4000g的胎儿。

枕额径(occipito-frontal diameter,OFD):双顶径同一平面上从前额到枕骨的测量值

预测值(predictive value):准确率或发病率。

关键词

双顶径(BPD)
头围(HC)
腹围(AC)
股骨长(FL)
头径指数(CI)
眼眶外距(BOD)
肱骨长(HL)
头围腹围比(HC/AC)

任何产科超声检查的关键部分都包括测量妊娠期的各种参数。这些测量有两个目的:评估胎龄和确定胎儿的大小和发育。产科病人的管理需要准确的评估和确定胎龄。

预测出生日期的术语是预产期(estimated date of confinement,EDC 或 estimated delivery date,EDD)。根据预产期计算的胎龄通常被称为孕龄,它是从末次月经(LMP)的第一天开始计算的,而不是从受孕的日期开始计算的。怀孕日期的确定对计划分娩方式和日期、筛查评估染色体异常、确定终止妊娠的可能日期、测量胎儿生长以及评估怀孕是否正常进展都

很重要。胎儿健康与否的一个重要指标是胎儿的估计大小。

超声测量有助于评估胎儿大小和胎龄。选择所讨论的几个参数是因为它们相对比较准确且容易获得。没有一个单一的测量能够持续地准确记录所有的胎儿,因此要使用几个测量值。使用多个胎儿参数也可以提高胎龄和胎儿大小评估的准确性。[1-4]

大体扫查的方法学及胎龄表的使用

所有正常胎儿都起源于一个单一的受精卵,从胚

胎到最后出生,每一个胎儿的大小都有所差异。早期胚胎的测量可以准确估算孕周,因为此时个体差异还并不明显。[1]因此,超声在早孕期确定了孕周后就不应再更改。孕后期将出现生长的个体差异。

正常的人类胎儿在形态学上往往趋于一致。[2,5,6]由于地域、基因、母亲抽烟与否以及其他影响因素,不同的生长参数可能存在一些差异,但是在大多数情况下这些差异并不显著,特别在早孕期胎儿的平均参数并无明显差异。用于估计胎龄的任一单一参数的变化值常常都应在相应孕龄的10%以内(中孕期两周以内,出生前四周以内)。也就是说任何公开发表的胎儿生长参数表,只要它是通过有效科学的测量方法得出的,都可以用来估算孕龄。重要的是,表格使用者需要清楚表格里包含哪些测量参数,这些参数是如何测量的。比如说一个表格中使用了双顶径的测量,即从颅骨的外缘至对侧内缘,那么表格使用者用同样方法对胎儿双顶径进行测量才能有效地评估胎龄。换句话说,如果超声检查者并不清楚该表格作者有关生长参数的测量和计算方法,那么表格的使用可能导致错误。

一些专家建议对参数进行多次测量并取其平均值,[7]而另外一些则认为只需进行一次准确的测量。[8]推荐对任意生长参数都进行多次测量(3次及以上)并取其均值。每次测量需控制测量误差在2~3mm的范围内,最后只保留范围内的测量数据,并取其均值。

一般来说生长参数表中有两种列举胎龄的方式,一种是以几周几天的方式,另外一种是几.几周的方式。这两种方式都是有效的。一直以来我们沿用末次月经来计算怀孕的天数,因此胎龄的估算通常使用"月经周数"。通常受孕发生在末次月经后两周,怀孕过程从末次月经开始持续40周(38周±2~3周)。本章节中胎龄按末次月经开始的周数计算。术语"末次正常月经期"(last normal menstrual period,LNMP)是指女性末次月经的第一天。

超声测量的准确性

图像分辨率决定了声波图的生物识别精度。纵向和横向分辨率决定了超声波束的分辨率。[9-11]纵向分辨率是平行于超声波束传播方向上的测量值,横向分辨率是垂直于超声波束传播方向上的测量值。超声探头的焦距是声束宽度(横向分辨率)最窄或最集中的深度(图18-1)。

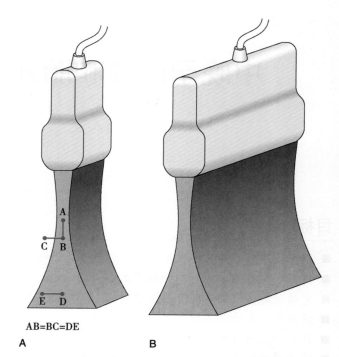

AB=BC=DE

A

B

图18-1 纵向和横向分辨率。A图描记了线阵探头声束的形状和产生的视野(FOV),焦距在声束的最窄处。图中不同的点之间距离相同。AB=CB=ED。横向分辨率是点C和B、点E和D的距离。由于波束宽度的厚度,点D和E之间的距离的减小无法显示出不同的回声。纵向分辨率是点A和B之间的距离。(引自Du-Bose TJ. *Fetal Sonography*. Philadelphia:WB Saunders;1996:73.)

纵向分辨率与声波的频率、脉冲长度和声束脉冲重复频率直接相关,短而频繁的脉冲产生最佳的纵向分辨率。如果两个结构的距离小于一个脉冲的长度,那么超声波便不能分辨两者的回声。这就解释了为什么高频探头通常产生较短的脉冲,具有更清晰的纵向分辨率。[12]因此,超声检查者应该使用高频探头来产生足够的分辨力,以保证图像的诊断质量。

横向分辨率与声束宽度相关。一般来说,声束的宽度越宽,图像中出现的信号回声就越宽。超声不能分辨比声束宽度窄的回声。声束宽度伪像会使测量点模糊。[9,13]测量游标应放在最清晰的回声边缘,不应包括声束宽度伪像。

对超声检查者来说,了解从不同方向(横向或纵向)来测量胎儿结构是如何影响测量精度,这一点是非常重要的。一般来说,利用纵向分辨率沿声束轴线方向获得的图像误差最小,利用横向分辨率对声束平行方向进行的测量误差最大。通常只有双顶径和与声束平行的胎儿腹部的直径可以利用纵向分辨率获得较小的测量误差。几乎所有其他参数都是用横向分辨率来测量的,而且由于声束宽度伪像的存在,在边缘处会有一些模糊。为了获得最精确的测量,超声医生必须通过准确判断和较熟练的操作技能来选择合适的探头,获取图像,并正确放置光标进行测量。

尽管任何现代的实时探头都可以对胎儿参数进行有效测量,但是凸阵和线阵探头因为有着更大的近场视野,可以在晚孕期更容易进行胎儿测量。[14] 所有用来进行测量的探头都应先进行精度检测。超声检查者可以通过美国医学超声协会(AIUM)的标准或其他可接受的标准来测试设备的功能。如果测试结果不准确,则该机器应该让授权的工作人员重新校准。一般来说,超声测量误差在 1% ~2% 之间(1 ~2mm/10cm)。[12] 这些标准误差的产生可能是因为波束宽度、机器校准以及游标放置的偏差。[12,15,16]

多个胎儿参数技术

因为所有胎儿的比例都是不同的,所以必须认识到,单独使用单个的胎儿参数,并不能作为预测胎龄的指标,特别是在孕晚期。这是对胎儿生长发育的系列研究的一个重要认识,因为在随后的检查中胎儿的位置或其他变化的条件可能会影响测量,因而得不到较为精确的测量结果。我们发现在胎膜早破的病例中,有 45% 的胎儿的双顶径和头径指数的测量会因为施加于胎儿颅骨上的宫外压而产生差异。[17-19]

脑积水或孕妇妊娠期糖尿病等进行性发展的疾病中可能出现其他问题。如果只使用一两个测量参数,在胎儿进行性发生异常或宫内情况发生改变时,在后续检查中对比相关生物学参数的信息就会比较困难。正因如此,我们推荐至少常规使用以下几种测量:胎头(双顶径和头围),腹围,单侧肢体长骨长度(最好是股骨长)。一般来说,获得的测量值和平均值越多,胎龄预测就越准确。

1983 年,Hadlock 和他的同事发现,[20] 在怀孕期间,通过多个胎儿生物学测量参数(BPD、HC、AC 和 FL)估算的平均胎龄,比单独使用单个参数更加准确。他们称之为多胎儿参数(MFP)平均胎龄。[20,21] 这与 1986 年 Ott 的研究结果一致。[22] MFP 的平均值能更准确的预测胎龄的原因有以下两点:其一是在妊娠早期获得的胎儿参数值很小,以致于在使用超声仪过程中由于分辨率的限制而导致的测量误差相对更大。其二是怀孕

后期胎儿颅骨形态不一,有时会有相对尖头或扁头,或其他胎儿比例的个体差异(即胎儿长短胖瘦不一),使用多个参数可以使这些误差最小化,使正常的个体差异相对平均。[1,3] 因为人的比例略有不同,所以通过 MFPs 的平均值来估计胎龄,这一概念中的核心观点是没有任何单一参数可以完美的估算胎龄。[1,2]

胎龄参数也可以用多项式公式来估算,[1] 超声设备通常使用内置软件一类的复杂公式来估计胎龄和胎儿体重,这些操作需要采用参数测量和公式计算,超声医生只需要进行基本的测量,仪器自动进行计算。

中晚孕期的测量技术

胎头测量

双顶径

胎儿双顶径一直是超声确定胎龄的主要方法。胎儿双顶径平面具有特征性的外观,通常容易获得并可以得到相对精确的测量。

双顶径测量有微小的误差(通常 <2mm),但胎头正常形态变化对双顶径评估胎龄的准确性有较大的影响。在孕 33 周以后当胎儿颅骨上承受的外压最大时,这些影响更加明显,双顶径预测胎龄的可靠性减低。33 周以后由于胎儿颅骨形态差异,双顶径预测胎龄便不太准确。羊水过多会增加胎儿颅骨形态差异,因此会影响双顶径测量。[18,19,23]

大多数公开发表的双顶径图表都是使用的一个横切面测量(颅骨外缘至内缘)(图 18-2)。目前有很多关于这个横切面的描述。双顶径平面上的准确测量是测量顶骨的外缘至对侧内缘,顶骨边缘通常是由声束的纵向分辨率来增强的镜面反射,反射较锐利。通常在冠状平面上颅骨呈圆形,在正常形状的头颅中双顶径容易获得并且相对精确。[17]

测量方法

双顶径测量常规从 12 周开始,有时可以更早。超声检查者首先要确定胎位。从胎儿颅底开始横切,将蝶骨和颞骨平面定位为基本的 X 面(图 18-3)。双顶径的标准切面是从 X 面开始向上平行移动探头,[24-26] 直到出现丘脑和透明隔腔,[2,24-26] 整个颅骨呈一个完整

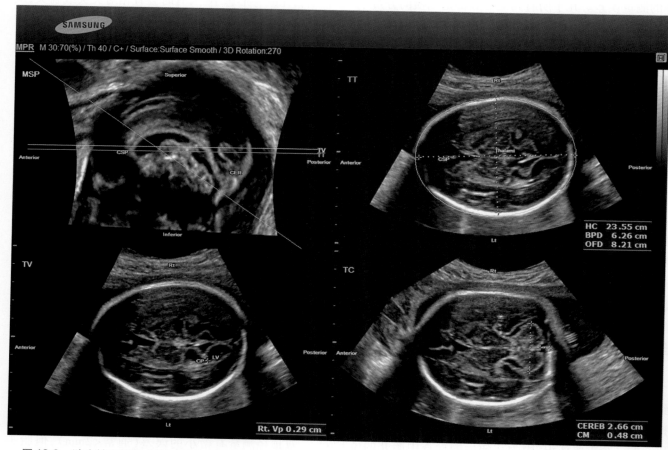

图 18-2　胎头轴向解剖多平面重建(MPR)的三维成像。正中矢状切面(MSP)上的透明隔腔(CSP)，丘脑，脑室(LV)，小脑和大脑镰(CM)测量

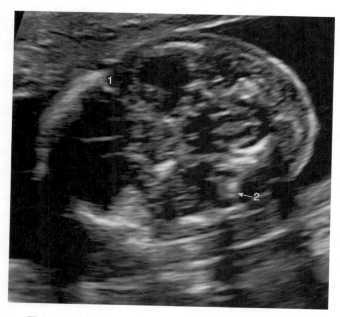

图 18-3　颅底胎头横切面包括双侧前方的蝶骨(1)和双侧后方的颞骨(2)

的椭圆形。如果图像的横切面包括了小脑顶部，那么该切面就偏低。

双顶径是测量组成胎儿颅骨外壁的顶骨之间的距离（图18-4）。在颅骨横切面的最宽径线处测量双顶径，该切面在耳朵平面以上。测量应该在横切面

和冠状切面上都垂直于大脑半球之间的中线，并且应该包括丘脑。[1,2]测量从颅骨的外缘开始，不包括头皮的软组织，降低系统的总增益有助于区分颅骨上的软组织，在较低的增益条件下，骨骼的回声也会持续存在。

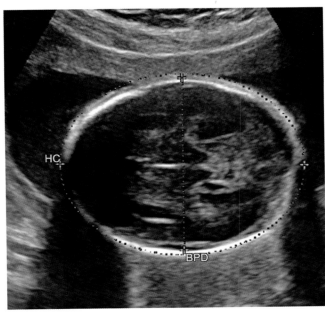
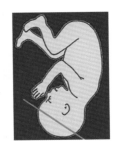

图18-4 测量双顶径和头围的胎头横切面。这些测量应该在同一图像上进行。双顶径的测量是从近场颅骨外缘到远场颅骨内缘，头围测量应该包绕颅骨的外侧缘

如果胎儿的面部是直接面向或背对孕妇的脊椎，或胎头位置较低，被孕妇的耻骨遮挡时，双顶径的测量可能存在困难。当胎头在盆骨位置较低，轻微的 Tren-delenburg 姿势（孕妇骨盆升高，头降低）有时可以帮助胎头移出骨盆。孕妇姿势变化后胎儿可能会变化位置，此时可能会更方便测量，或者超声检查者可以先进行其他部位的检查后返回尝试再次测量。由于胎儿可能存在不合作的情况，一个有经验的超声检查者应该至少有95%的可能性获得较准确的双顶径测量。如果出现少见的胎儿不合作的情况，我们不能获得较满意的双顶径测值，可以使用其他的胎儿参数来预测胎龄。如果胎头在骨盆的位置很低，可以通过经阴道超声来进行双顶径的测量。[17]

一些报道认为从29周直至分娩，双顶径的预测价值（表18-1）的准确性为3周以内。[2]然而，许多人认为双顶径的预测准确性只持续到孕30周（±2周）。[2]因此，如果要用双顶径来估计胎龄，应该在33周之前进行测量。[2]

头围

Levi 和 Erbsman 在 1975 年首次提出将头围（HC）

作为预测胎龄的指标。[27]许多作者认为由于胎头形状的正常差异可能导致双顶径不能准确预测胎龄。[1-3,12,18,23,25-30]胎头的硬度类似塑料，[28]如果作用在颅骨外侧壁的压力使双顶径缩短，其长轴和（或）垂直轴将会变形和拉长。同样，如果长轴和（或）垂直轴被压缩，双顶径也会代偿性增大。因此，胎儿颅骨的二维（2D）周长比一维（1D）直径更精确。Hadlock 和他的同事发现，如果双顶径和枕额径（OFD）的测量是从颅骨外缘到外缘，那么在圆周公式中使用这两个径线进行测量和直接进行周长描记，最终测量结果一致。[1,3]因为手动描绘方法很缓慢，通常推荐使用椭圆绘图工具或双径线方法来计算周长（图18-4）。无论采用什么方法，用同样的测量方法生成的图表可以用于评估胎龄（表18-2）。如果想使用周长描记方法测量头围，那么测量应该包绕颅骨外缘。头围应该在双顶径的相同平面进行测量。这个横切面应该包括透明隔腔，脑中线和丘脑。在一个不标准的切面上测量头围会产生误差，如果切面不标准，那么测值会偏小。

表 18-1　双顶径（BPD）表——Hadlock

BPD(mm)	GA(wk)	±2SD	BPD(mm)	GA(wk)	±2SD	BPD(mm)	GA(wk)	±2SD	BPD(mm)	GA(wk)	±2SD
<14	n/a	—	36	17.0	1.2	59	24.1	2.2	82	33.0	3.1
14	11.9	1.2	37	17.3	1.2	60	24.5	2.2	83	33.4	3.1
15	12.1	1.2	38	17.6	1.2	61	24.8	2.2	84	33.8	3.1
16	12.3	1.2	39	17.9	1.2	62	25.2	2.2	85	34.2	3.1
17	12.5	1.2	40	18.1	1.7	63	25.5	2.2	86	34.7	3.1
18	12.8	1.2	41	18.4	1.7	64	25.9	2.2	87	35.1	3.1
19	13.0	1.2	42	18.7	1.7	65	26.3	2.2	88	35.6	3.2
20	13.2	1.2	43	19.0	1.7	66	26.6	2.2	89	36.0	3.2
21	13.4	1.2	44	19.3	1.7	67	27.0	2.2	90	36.5	3.2
22	13.6	1.2	45	19.6	1.7	68	27.4	2.2	91	36.9	3.2
23	13.8	1.2	46	19.9	1.7	69	27.7	2.2	92	37.4	3.2
24	14.1	1.2	47	20.2	1.7	70	28.1	2.2	93	37.8	3.2
25	14.3	1.2	48	20.5	1.7	71	28.5	2.2	94	38.3	3.2
26	14.5	1.2	49	20.8	1.7	72	28.9	2.2	95	38.7	3.2
27	14.8	1.2	50	21.1	1.7	73	29.3	2.2	96	39.2	3.2
28	15.0	1.2	51	21.5	1.7	74	29.7	2.2	97	39.7	3.2
29	15.2	1.2	52	21.8	1.7	75	30.1	3.1	98	40.2	3.2
30	15.5	1.2	53	22.1	1.7	76	30.5	3.1	99	40.6	3.2
31	15.7	1.2	54	22.4	1.7	77	30.9	3.1	100	41.1	3.2
32	16.0	1.2	55	22.8	1.7	78	31.3	3.1	101	41.6	3.2
33	16.3	1.2	56	23.1	1.7	79	31.7	3.1	102	42.1	3.2
34	16.5	1.2	57	23.4	1.7	80	32.1	3.1	103	42.6	3.2
35	16.8	1.2	58	23.8	1.7	81	32.5	3.1	>103	n/a	—

GA，胎龄；SD，标准差

Hadlock FP, Deter RL, Harrist RB, et al. Estimating fetal age: computer-assisted analysis of multiple fetal growth parameters. *Radiology*. 1984;152(2);497-501.

双顶径表——Jeanty

BPD(cm)	5%	50%	95%	BPD(cm)	5%	50%	95%	BPD(cm)	5%	50%	95%
1.00	6w4d	9w1d	11w6d	4.00	14w4d	17w2d	19w6d	6.90	24w0d	26w5d	29w3d
1.10	6w6d	9w4d	12w1d	4.10	14w6d	17w4d	20w1d	7.00	24w3d	27w1d	29w6d
1.30	7w2d	10w0d	12w5d	4.20	15w1d	17w6d	20w4d	7.10	24w6d	27w4d	30w1d
1.40	7w4d	10w2d	12w6d	4.30	15w3d	18w1d	20w6d	7.20	25w1d	27w6d	30w4d
1.50	7w6d	10w4d	13w1d	4.40	15w5d	18w3d	21w1d	7.30	25w4d	28w2d	30w6d
1.60	8w1d	10w6d	13w3d	4.50	16w0d	18w5d	21w3d	7.40	26w0d	28w5d	31w2d
1.70	8w3d	11w1d	13w5d	4.60	16w2d	19w0d	21w5d	7.50	26w3d	29w1d	31w5d
1.80	8w4d	11w2d	14w0d	4.70	16w4d	19w2d	22w0d	7.60	26w6d	29w4d	32w1d
1.90	8w6d	11w4d	14w1d	4.80	16w6d	19w4d	22w2d	7.70	27w1d	29w6d	32w4d
2.00	9w1d	11w6d	14w4d	4.90	17w1d	19w6d	22w4d	7.80	27w4d	30w2d	33w0d
2.10	9w3d	12w1d	14w6d	5.00	17w4d	20w2d	22w6d	7.90	28w0d	30w5d	33w3d
2.20	9w5d	12w3d	15w0d	5.10	17w6d	20w4d	23w1d	8.00	28w4d	31w1d	33w6d
2.30	9w6d	12w4d	15w2d	5.20	18w1d	20w6d	23w4d	8.10	28w6d	31w4d	34w2d
2.40	10w1d	12w6d	15w4d	5.30	18w4d	21w1d	23w6d	8.20	29w2d	32w0d	34w5d
2.50	10w4d	13w1d	15w6d	5.40	18w6d	21w4d	24w1d	8.30	29w6d	32w4d	35w1d
2.60	10w5d	13w3d	16w1d	5.50	19w1d	21w6d	24w4d	8.40	30w1d	32w6d	35w4d
2.70	11w0d	13w5d	16w3d	5.60	19w4d	22w1d	24w6d	8.50	30w5d	33w3d	36w0d
2.80	11w2d	14w0d	16w4d	5.70	19w6d	22w4d	25w1d	8.60	31w1d	33w6d	36w4d
2.90	11w4d	14w1d	16w6d	5.80	20w1d	22w6d	25w4d	8.70	31w4d	34w2d	37w0d
3.00	11w6d	14w4d	17w1d	5.90	20w4d	23w1d	25w6d	8.80	32w1d	34w6d	37w3d
3.10	12w1d	14w6d	17w3d	6.00	20w6d	23w4d	26w1d	8.90	32w4d	35w2d	37w6d
3.20	12w2d	15w1d	17w5d	6.10	21w1d	23w6d	26w4d	9.00	33w0d	35w5d	38w0d
3.30	12w4d	15w2d	18w0d	6.20	21w4d	24w1d	26w6d	9.10	33w4d	36w1d	38w6d
3.40	12w6d	15w4d	18w2d	6.30	21w6d	24w4d	27w1d	9.20	34w0d	36w5d	39w3d
3.50	13w1d	15w6d	18w4d	6.40	22w1d	24w6d	27w4d	9.30	34w4d	37w1d	39w6d
3.60	13w4d	16w1d	18w6d	6.50	22w4d	25w2d	27w6d	9.40	35w0d	37w5d	40w3d
3.70	13w5d	16w3d	19w1d	6.60	22w6d	25w4d	28w2d	9.50	35w4d	38w2d	40w6d
3.80	14w0d	16w5d	19w3d	6.70	23w2d	26w0d	28w4d	—	—	—	—
3.90	14w2d	17w0d	19w5d	6.80	23w5d	26w3d	29w0d	—	—	—	—

BPD,双顶径;SD,标准差
Jeanty P, Romero R. *Obstetrical Ultrasound*. McGraw-Hill Book Company;1984;57-61

表 18-2　Hadlock 84

头围（HC）（cm）											
HC (mm)	GA (wk)	±2SD	HC (mm)	GA (wk)	±2SD	HC (mm)	GA (wk)	±2SD	HC (mm)	GA (wk)	±2SD
<55	n/a	—	135	17. 0	1. 2	215	23. 6	1. 5	290	31. 9	3. 0
55	12. 0	1. 2	140	17. 3	1. 2	219	23. 9	1. 5	295	32. 6	3. 0
60	12. 3	1. 2	145	17. 7	1. 2	220	24. 0	2. 1	300	33. 3	3. 0
65	12. 6	1. 2	149	18. 0	1. 2	225	24. 5	2. 1	305	33. 9	3. 0
70	12. 8	1. 2	150	18. 1	1. 5	230	25. 0	2. 1	310	34. 6	3. 0
75	13. 1	1. 2	155	18. 4	1. 5	235	25. 5	2. 1	315	35. 3	3. 0
80	13. 4	1. 2	160	18. 8	1. 5	240	26. 1	2. 1	319	35. 9	3. 0
85	13. 7	1. 2	165	19. 2	1. 5	245	26. 6	2. 1	320	36. 1	2. 7
90	14. 0	1. 2	170	19. 6	1. 5	250	27. 1	2. 1	325	36. 8	2. 7
95	14. 3	1. 2	175	20. 0	1. 5	255	27. 7	2. 1	330	37. 6	2. 7
100	14. 7	1. 2	180	20. 4	1. 5	260	28. 3	2. 1	335	38. 3	2. 7
105	15. 0	1. 2	185	20. 8	1. 5	265	28. 9	2. 1	340	39. 1	2. 7
110	15. 3	1. 2	190	21. 3	1. 5	270	29. 4	2. 1	345	39. 9	2. 7
115	15. 6	1. 2	195	21. 7	1. 5	274	29. 9	2. 1	350	40. 7	2. 7
120	16. 0	1. 2	200	22. 2	1. 5	275	30. 0	3. 0	355	41. 6	2. 7
125	16. 3	1. 2	205	22. 6	1. 5	280	30. 7	3. 0	360	42. 4	2. 7
130	16. 6	1. 2	210	23. 1	1. 5	285	31. 3	3. 0	>360	n/a	—

GA，胎龄；SD，标准差

Hadlock FP, Deter RL, Harrist RB, et al. Estimating fetal age: computer-assisted analysis of multiple fetal growth parameters. *Radiology*. 1984;152(2):497-501.

Jeanty

头围（HC）（cm）						
GA (wk)	5%	50%	95%	GA (wk)	5%	50%	95%
10	2. 60	5. 00	7. 40	26	21. 80	24. 20	26. 60
11	3. 80	6. 30	8. 70	27	22. 80	25. 20	27. 70
12	5. 10	7. 50	10. 00	28	23. 80	26. 20	28. 60
13	6. 40	8. 80	11. 20	29	24. 70	27. 10	29. 60
14	7. 60	10. 10	12. 50	30	25. 60	28. 10	30. 50
15	8. 90	11. 30	13. 80	31	26. 50	28. 90	31. 30
16	10. 10	12. 60	15. 00	32	27. 30	29. 70	32. 20
17	11. 40	13. 80	16. 30	33	28. 10	30. 50	32. 90
18	12. 60	15. 10	17. 50	34	28. 80	31. 20	33. 60
19	13. 80	16. 30	18. 70	35	29. 40	31. 90	34. 30
20	15. 00	17. 50	19. 90	36	30. 00	32. 50	34. 90
21	16. 20	18. 70	21. 10	37	30. 60	33. 00	35. 50
22	17. 40	19. 80	22. 30	38	31. 10	33. 50	35. 90
23	18. 50	21. 00	23. 40	39	31. 50	33. 90	36. 40
24	19. 60	22. 10	24. 50	40	31. 90	34. 30	36. 70
25	20. 70	23. 20	25. 60	—	—	—	—

GA，胎龄；SD，标准差

Jeanty P, Cousaert E, Hobbins JC, et al. A longitudinal study of fetal head biometry. *Am J Perinatol*. 1984;1(2):118-128.

测量方法

头围可以直接在冻结的图像中使用椭圆绘制功能追踪颅骨轮廓来进行测量,或者测量两个垂垂径线然后计算头围。胎儿颅骨的两个径线的平均值都要在双顶径平面进行测量,包括双顶径外缘到外缘的测量值和枕额径外缘到外缘的测量值,测值代入下面的圆周长计算公式:

$$周长 = (D_1 + D_2) \times 1.57$$

枕额径是中线上从枕骨外缘到额骨外缘的距离(图 18-5)。[1,2,12]

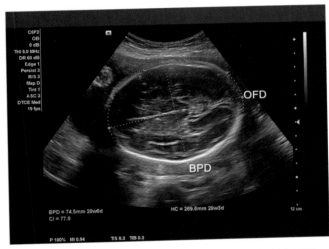

图 18-5　胎儿颅骨的测量,双顶径(BPD)和枕额径(OFD)

头径指数

正常颅骨有不同的形状。头径指数(CI = BPD/FOD×100)用于确定胎儿颅骨横切面的形状是否可以进行可靠的双顶径测量。CI 不能体现胎头垂直方向上的变化。[12]通常情况下,95% 的胎儿中正常头径指数 <80%(±9%)。研究者采用不同的测量方法,得出的百分比会有所不同。[2,12]

胎头形状长而扁,双顶径测量值会相对较小,CI 低于正常。胎儿的双顶径相对比较大,枕额径比较小被称为短头,CI 大于正常,再次表明 BPD 测量并不可靠(CI>89%)。使用头径指数可能会漏诊尖头("锥形头"的一种)这类的畸形胎头,因为这类畸形胎头的垂直直径大于或小于正常水平。[2,12]另一种明显的胎头畸形称为"扁平头",通常发生在妊娠晚期或宫内较拥挤时,胎儿颅骨的顶点受到压力,导致颅骨的垂直经线缩短,横切面的两个径线(BPD 和 OFD)增大,这种情况下 CI 不会受影响(图 18-6)。

小脑横径

另一个常用的估算胎龄和生长发育的指标是小脑横径(图 18-7)。小脑横径可以用来估算孕龄,且不受颅骨形状影响。[31]小脑大小也相对不受胎儿生长障碍的影响(表 18-3)。[31,32]

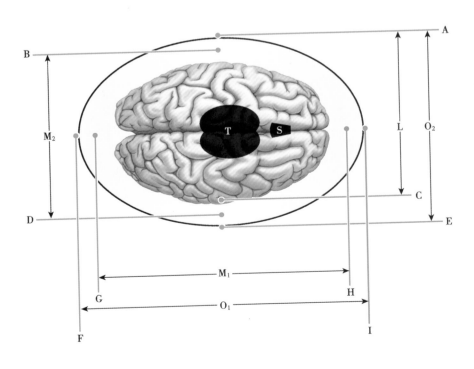

图 18-6　从不同位置测量胎儿颅骨获取的头围平面。O_1 = FOD(外缘到外缘);M_1 = FOD(中间到中间);O_2 和 M_2 = BPD(外缘到外缘,中间到中间)。L = BPD(外缘到内缘);t = 丘脑;S = 透明隔腔。$O_2/O_1 = M_2/M_1$,L = M_2;因此 $O_2/O_1 = L/M_1$。最常用的 BPD 测量方法是从近场外缘到远场内缘(L)。声束宽度伪像会使 FOD(外缘到外缘)测量偏大;但是,使用 FOD(M_1)可以通过增加 M_1 的准确性来维持正常的比例。同样的物理原理适用于使用椭圆工具来描记 AH-CG 或 BHDG。(引自 DuBose TJ. *Fetal Sonography*. Philadelphia:WB Saunders;1996:73.)

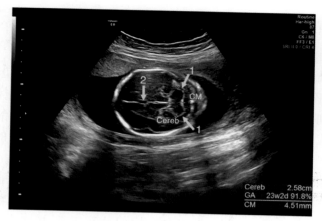
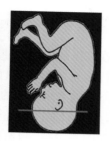

图 18-7　小脑横径(已测量)。小脑半球(1)、透明隔腔(2)和大脑镰

表 18-3　小脑横径

	小脑(cm)						
GA(wk)	10%	50%	90%	GA(wk)	10%	50%	90%
15	1.00	1.40	1.60	28	2.70	3.10	3.40
16	1.40	1.60	1.70	29	2.90	3.40	3.80
17	1.60	1.70	1.80	30	3.10	3.50	4.00
18	1.70	1.80	1.90	31	3.20	3.80	4.30
19	1.80	1.90	2.20	32	3.30	3.80	4.20
20	1.80	2.00	2.20	33	3.20	4.00	4.40
21	1.90	2.20	2.40	34	3.30	4.00	4.40
22	2.10	2.30	2.40	35	3.10	4.05	4.70
23	2.20	2.40	2.60	36	3.60	4.30	5.50
24	2.20	2.50	2.80	37	3.70	4.50	5.50
25	2.30	2.80	2.90	38	4.00	4.85	5.50
26	2.50	2.90	3.20	39	5.20	5.20	5.50
27	2.60	3.00	3.20	—	—	—	—

Goldstein I, Reece EA, Pilu G, et al. Cerebellar measurement with ultrasonography in the evaluation of fetal growth and development. *Am J Obstet Gynecol.* 1987;156(5):1065-1069.

	小脑(cm)				
GA(wk)	Mean	±2SD	GA(wk)	Mean	±2SD
15	1.50	0.30	28	3.30	0.40
16	1.60	0.20	29	3.40	0.40
17	1.70	0.20	30	3.70	0.40
18	1.80	0.20	31	3.90	0.40
19	2.00	0.20	32	4.10	0.50
20	2.00	0.30	33	4.30	0.50
21	2.20	0.30	34	4.60	0.90
22	2.30	0.30	35	4.70	0.70
23	2.40	0.30	36	4.90	0.90
24	2.60	0.40	37	5.10	1.10
25	2.80	0.40	38	5.10	1.21
26	3.00	0.40	39	5.20	1.00
27	3.00	0.40	40	5.20	0.80

GA,胎龄;SD,标准差

Hill LM, Guzick D, Fries J, et al. The transverse cerebellar diameter in estimating 胎龄 in the large for 胎龄 fetus. *Obstet Gynecol.* 1990;75(6):981-985.

测量方法

从胎儿颅底开始横切,将蝶骨和颞骨平面定位为基本的 X 面(图 18-3)。小脑的标准切面从 X 面开始扫查,向上移动探头直到出现小脑半球(图 18-7)。

眼距测量

胎儿双眼外缘的距离叫做双侧眼球外距(BOD)。[12]

当胎位不正,双顶径及其他测值无法获取时,眼距可以用于估算孕龄(表 18-4)。眼外距需要在双侧眼眶的最大距离处测量,双侧眼眶外缘距离(OOD)要在骨性外缘处测量(图 18-8)。必须指出的是由于胎位原因,眼外距测值常常也很难获得。妊娠晚期,横向扫描时胎儿鼻骨往往会遮挡住远场的眼眶。这种鼻骨的遮挡效应会导致检查者有时在视网膜内侧缘测量,有时在颧骨的内侧面测量。

表 18-4	胎儿眼外距 BOD(mm)						
GA(wk)	5%	50%	95%	GA(wk)	5%	50%	95%
11	5	13	20	26	36	44	51
12	8	15	23	27	38	45	53
13	10	18	25	28	39	47	54
14	13	20	28	29	41	48	56
15	15	22	30	30	42	50	57
16	17	25	32	31	43	51	58
17	19	27	34	32	45	52	60
18	22	29	37	33	46	53	61
19	24	31	39	34	47	54	62
20	26	33	41	35	48	55	63
21	28	35	43	36	49	56	64
22	30	37	44	37	50	57	65
23	31	39	46	38	50	58	65
24	33	41	48	39	51	59	66
25	35	42	50	40	52	59	67

BOD,双侧眼球外距;GA,胎龄.
Romero R,Pilu G,Jeanty P,et al. *Prenatal Diagnosis of Congenital Anomalies*. Norwalk,Appleton & Lange;1988:83.

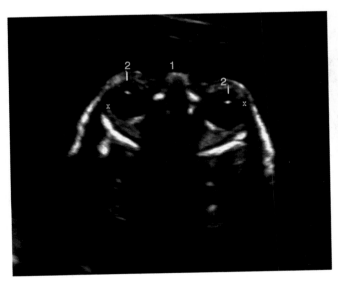
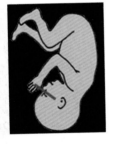

图 18-8　胎儿眼眶、鼻骨(1)、晶状体(2)和眼外距(x)

眼睛的单个球体的直径和眼间距（IOD）可以用来估计胎儿生长发育。[3]因为这些测量值相对较小，所以光标放置的任何错误都会导致相对较大的百分比误差。因此，检查者更常用数值较大的眼外距进行测量。

胎体测量

腹围

腹围可以有效预测胎儿生长，可以反映如肝脏、脾脏等腹腔脏器的发育情况。腹围不像其他参数那样容易准确测量。腹围测值非常重要，因为大多数评估胎儿体重的现代公式都依赖于腹围测值。腹围测量会受到脊柱弯曲度，胎儿呼吸运动，超声技术以及皮肤线是否清晰显示的影响。腹围的标准横切面通常是腹部的最大横切面，可以显示脾脏及肝脏大小，这些是可以预测胎儿健康与否的指标。胎儿期肝脏所占的比例大于成人。[33]腹围测值也可以体现胎儿皮下脂肪的多少，这也是影响胎儿体重的一大因素。腹围是预测胎儿体重和健康与否的重要指标，其重要性大于预测胎龄（表18-5）。[2,12]

测量方法

腹围的标准切面是在脊柱的垂直方向上脐静脉与门静脉汇合处。[2,12]腹围应该是圆形的，如果测量平面不是垂直于脊柱，腹围的一条轴线将被拉长，导致测量数据偏大。

成功获取标准腹围切面的技巧是先找到胎儿脊柱长轴，观察脊柱的位置，然后旋转探头垂直于脊柱中段，同时显示胎儿胃泡和脐静脉。大多数人将胎儿肝脏中的脐静脉和门静脉的汇入处称为"曲棍球征"，也有人称为"J征"。如果因为胎位或孕妇肥胖的原因不能清晰显示这些静脉，也可以只显示充盈的胃泡。然而非常重要的一点是，当用胃泡作为标志时，不要误将胃肠道下段的液体当作胃泡。在腹围标准曲棍球征平面以上或以下测量会误使腹围测值偏小。[2,12]能观察胎儿心脏搏动的切面比腹围标准切面高，能同时显示双肾的平面比标准腹围切面位置低。[12]通常可以从胎儿腹部侧面来观察肋骨下段，观察到的肋骨应该是对称的。

在获得腹围切面冻结图像之后，腹围计算有两个选择：描记胎儿腹部的轨迹或用椭圆描记工具来计算周长或使用腹部两条垂直径线进行测量（图18-9）。所有的测量应该包绕皮肤线外缘。测量腹围时，横向直径（TAD）是腹部左右侧之间的径线，前后径是（APD）是从脐带插入口上方的皮肤线到脊柱后方的皮肤线。测量腹围时需要注意包绕完皮肤线外缘，否则测量会偏小。腹围的两条径线测量公式 $AC = 1.57 \times (d_1 + d_2)$，$d_1$ 和 d_2 是腹部的两条径线。[1,12]腹围的测量单位与直径相同。（比如，直径的单位是 mm，腹围的单位也是 mm）。

肢体或者脊柱的声影可能会使腹围的某些节段的皮肤线难以显示，可以使用现代超声仪器的椭圆描记功能，它可以帮助描记腹部的完整圆形。腹围也可以人工描记，但是这个办法容易出错且麻烦。测量应进行多次，并且去除在最佳范围以外的所有测量值。最佳测量值是取记录数据的平均值。

超声检查者应该确定腹围测量包绕腹壁的外缘，而不只是包绕胎儿腹腔。当用侧向方法扫查胎儿腹部以及当将测量游标放置在远场腹壁时，这种错误最容易发生。腹膜腔壁和肋骨常常会产生很强的镜面回声，这可能会导致腹围测量偏小，因为测量没有包含高回声的皮肤线，肌肉和胎儿的脂肪层。

胎儿肢体测量

长骨

胎儿长骨可以很好的预测胎儿生长。因为头型和胎位原因，胎头和腹围会出现变化，而股骨长不会。使用股骨测量的限制因素是它会受到基因的影响，高的父母会生出身长较长的宝宝。一些研究人员认为肱骨、胫骨和尺骨测量在足月时预测胎龄的准确性大约为±3 周。在怀孕早期，股骨长度的测定准确度较好，因为此时表型差异（即高、矮）的表现并不像怀孕后期那么明显。足月时，股骨长度的准确性为±2.2 周。[2]已经证实，胎儿股骨长与胎龄和出生时的足底长有关。[34]任何胎儿长骨或其他线性结构的超声显示和测量都需要超声检查者眼手协调。测量长骨的最大误差来源是探头放置与长骨长轴轻微倾斜，而不是平行于长骨长轴，测量不包括骨的两端。在测量长骨的末端时要排除声束宽度伪像的影响。

长骨测量最好是测量多次后取其平均值，通常测量单侧长骨的平均值是评估胎龄的必要条件。仔细观察所有的胎儿肢体，确认其对称性和正常的形态。

股骨长

股骨是评估胎龄的最常用参数之一，在晚孕期，可能比双顶径更加准确。[2,12]怀孕 14 周以后就可以准确测量股骨，[3]通常被称为股骨长度测量（FL），但是这样称呼不太准确。在产科超声中使用的股骨测量实际上是股骨干的长度（图18-10）。此测量不包括股骨软骨头或远端股骨髁（表18-6）。

表 18-5　Hadlock 84

腹围（AC）

AC (mm)	GA (wk)	±2SD	AC (mm)	GA (wk)	±2SD	AC (mm)	GA (wk)	±2SD	AC (mm)	GA (wk)	±2SD
<50	n/a	—	135	19.0	2.1	225	26.9	2.2	315	35.4	3.0
50	12.0	1.7	140	19.4	2.1	230	27.4	2.2	320	35.9	3.0
55	12.4	1.7	145	19.8	2.1	235	27.8	2.2	321	36.0	3.1
60	12.8	1.7	150	20.2	2.1	240	28.3	2.2	325	36.4	3.1
65	13.2	1.7	155	20.7	2.1	245	28.7	2.2	330	36.9	3.1
70	13.6	1.7	160	21.1	2.1	250	29.2	2.2	335	37.4	3.1
75	14.0	1.7	165	21.5	2.1	255	29.7	2.2	340	37.9	3.1
80	14.4	1.7	170	22.0	2.1	258	30.0	2.2	345	38.4	3.1
85	14.8	1.7	175	22.4	2.1	259	30.1	3.0	350	38.9	3.1
90	15.2	1.7	180	22.9	2.1	260	30.2	3.0	355	39.4	3.1
95	15.6	1.7	185	23.3	2.1	265	30.6	3.0	360	39.9	3.1
100	16.0	1.7	190	23.7	2.1	270	31.1	3.0	365	40.4	3.1
105	16.4	1.7	192	23.9	2.1	275	31.6	3.0	370	40.9	3.1
110	16.9	1.7	193	24.0	2.2	280	32.0	3.0	375	41.4	3.1
115	17.3	1.7	195	24.2	2.2	285	32.5	3.0	380	42.0	3.1
120	17.7	1.7	200	24.6	2.2	290	33.0	3.0	385	42.5	3.1
123	17.8	1.7	205	25.1	2.2	295	33.5	3.0	>385	n/a	—
124	18.0	2.1	210	25.5	2.2	300	34.0	3.0	—	—	—
125	18.1	2.1	215	26.0	2.2	305	34.5	3.0	—	—	—
130	18.5	2.1	220	26.4	2.2	310	34.9	3.0	—	—	—

GA，胎龄；SD，标准差

Hadlock FP，Deter RL，Harrist RB，et al. Estimating fetal age：computer-assisted analysis of multiple fetal growth parameters. *Radiology*. 1984；152（2）：497-501.

Jeanty

腹围（CM）

AC（cm）	GA（wk+d）	AC（cm）	GA（wk+d）	AC（cm）	GA（wk+d）
5.00	11wk 2d	14.00	19wk 6d	23.00	28wk 3d
5.50	11wk 5d	14.50	20wk 2d	23.50	29wk 0d
6.00	12wk 1d	15.00	20wk 6d	24.00	29wk 3d
6.50	12wk 5d	15.50	21wk 2d	24.50	30wk 0d
7.00	13wk 1d	16.00	21wk 5d	25.00	30wk 4d
7.50	13wk 4d	16.50	22wk 2d	25.50	31wk 1d
8.00	14wk 1d	17.00	22wk 5d	26.00	31wk 5d
8.50	14wk 4d	17.50	23wk 1d	26.50	32wk 2d
9.00	15wk 0d	18.00	23wk 5d	27.00	32wk 6d
9.50	15wk 4d	18.50	24wk 1d	27.50	33wk 3d
10.00	16wk 0d	19.00	24wk 4d	28.00	34wk 1d
10.50	16wk 3d	19.50	25wk 1d	28.50	34wk 6d
11.00	17wk 0d	20.00	25wk 4d	29.00	35wk 4d
11.50	17wk 3d	20.50	26wk 0d	29.50	36wk 2d
12.00	17wk 6d	21.00	26wk 4d	30.00	37wk 0d
12.50	18wk 3d	21.50	27wk 0d	30.50	37wk 6d
13.00	18wk 6d	22.00	27wk 3d	31.00	38wk 6d
13.50	19wk 2d	22.50	28wk 0d	31.50	39wk 6d

AC，腹围；GA，胎龄.

Jeanty P，Cousaert E，Cantraine F. Normal growth of the abdominal perimeter. *Am J Perinatol*. 1984；1（2）：129-135.

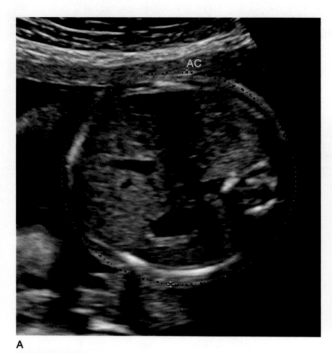

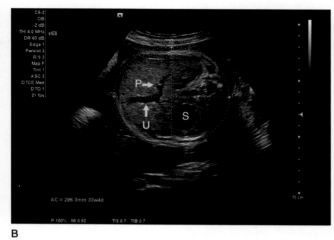

B

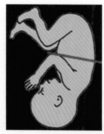

图 18-9　A.胎儿腹部横切面的腹围测值(AC)。B.腹部横切面的前后径测值和横向直径测值;门静脉(P),脐静脉(U),胃泡(S)。脊柱在前方,声影遮挡住脐静脉标志

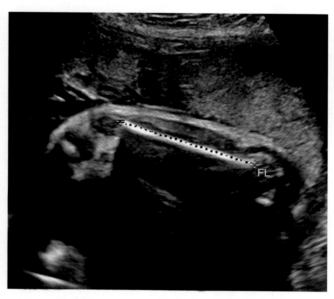

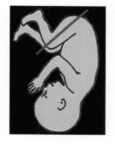

图 18-10　股骨长轴测量从股骨颈近端到骨骺远端,只包括骨性结构。FL. 股骨长

为了定位股骨,首先必须要确定胎位(头部、脊柱和臀部)。超声检查者可以通过扫查脊柱横切面,直到找到倾斜髂骨来定位股骨。然后探头沿着髂骨移动,直到看到股骨的线性回声。一旦确定了股骨的大概位置,就必须旋转探头,直至出现股骨的完整的线性回声。从后内侧观察,股骨可能有轻微弯曲,但这通常不会影响它对于孕龄的估算。[35]通常测量近场的一侧股骨。

肱骨长

通过扫查头部和脊柱,近场的肱骨通常容易找到,但远场的肱骨通常被胎儿的肋骨或脊椎所遮挡。肱骨的测量方式与股骨类似(表 18-6)。[12]

表 18-6　胎儿四肢测量值								
	股骨(mm)			胫骨(mm)			腓骨(mm)		
GA(wk)	5%	50%	95%	5%	50%	95%	5%	50%	95%
12	3.9	8.1	12.3	3.3	7.2	11.2	1.7	5.7	9.6
13	6.8	11.0	15.2	5.6	9.6	13.6	4.7	8.7	12.7
14	9.7	13.9	18.1	8.1	12.0	16.0	7.7	11.7	15.6
15	12.6	16.8	21.0	10.6	14.6	18.6	10.6	14.6	18.6
16	15.4	19.7	23.9	13.1	17.1	21.2	13.3	17.4	21.4
17	18.3	22.5	26.8	15.6	19.7	23.8	16.1	20.1	24.2
18	21.1	25.4	29.7	18.2	22.3	26.4	18.7	22.8	26.9
19	23.9	28.2	32.6	20.8	24.9	29.0	21.3	25.4	29.5
20	26.7	31.0	35.4	23.3	27.5	31.6	23.8	27.9	32.0
21	29.4	33.8	38.2	25.8	30.0	34.2	26.2	30.3	34.5
22	32.1	36.5	40.9	28.3	32.5	36.7	28.5	32.7	36.9
23	34.7	39.2	43.6	30.7	34.9	39.1	30.8	35.0	39.2
24	37.4	41.8	46.3	33.1	37.3	41.6	33.0	37.2	41.5
25	39.9	44.4	48.9	35.4	39.7	43.9	35.1	39.4	43.6
26	42.4	46.9	51.4	37.7	41.9	46.2	37.2	41.5	45.7
27	44.9	49.4	53.9	39.8	44.1	48.4	39.2	43.5	47.8
28	47.3	51.8	56.4	41.9	46.2	50.5	41.1	45.4	49.7
29	49.6	54.2	58.7	43.9	48.2	52.6	42.9	47.2	51.6
30	51.8	56.4	61.0	45.8	50.1	54.5	44.7	49.0	53.4
31	54.0	58.6	63.2	47.6	52.0	56.4	46.3	50.7	55.1
32	56.1	60.7	65.4	49.4	53.8	58.2	47.9	52.4	56.8
33	58.1	62.7	67.4	51.1	55.5	60.0	49.5	53.9	58.4
34	60.0	64.7	69.4	52.7	57.2	61.6	50.9	55.4	59.9
35	61.8	66.5	71.2	54.2	58.7	63.2	52.3	56.8	61.3
36	63.5	68.3	73.0	55.8	60.3	64.8	53.6	58.2	62.7
37	65.1	69.9	74.7	57.2	61.8	66.3	54.9	59.4	64.0
38	66.6	71.4	76.2	58.7	63.2	67.8	56.0	60.6	65.2
39	68.0	72.8	77.7	60.1	64.7	69.3	57.1	61.7	66.3
40	69.3	74.2	79.0	61.5	66.1	70.7	58.1	62.8	67.4

表18-6(续)　胎儿四肢测量值								
	肱骨(mm)			桡骨(mm)			尺骨(mm)		
GA(wk)	5%	50%	95%	5%	50%	95%	5%	50%	95%
12	4.8	8.6	12.3	3.0	6.9	10.8	2.9	6.8	10.7
13	7.6	11.4	15.1	5.6	9.5	13.4	5.8	9.7	13.7
14	10.3	14.1	17.9	8.1	12.0	16.0	8.6	12.6	16.6
15	13.1	16.9	20.7	10.5	14.5	18.5	11.4	15.4	19.4
16	15.89	19.7	23.5	12.9	16.9	20.9	14.1	18.1	22.1
17	18.5	22.4	26.3	15.2	19.3	23.3	16.7	20.8	24.8
18	21.2	25.1	29.0	17.5	21.5	25.6	19.3	23.3	27.4
19	23.8	27.7	31.6	19.7	23.8	27.9	21.8	25.8	29.9
20	26.3	30.3	34.2	21.8	25.9	30.0	24.2	28.3	32.4
21	28.2	32.8	36.7	23.9	28.0	32.2	26.5	30.6	34.8
22	31.2	35.2	39.2	25.9	30.1	34.2	28.7	32.9	37.1
23	33.5	37.5	41.6	27.9	32.0	36.2	30.9	35.1	39.3
24	35.7	39.8	43.8	29.7	34.0	38.2	33.0	37.2	41.5
25	37.9	41.9	46.0	31.6	35.8	40.0	35.1	39.3	43.5
26	39.9	44.0	48.1	33.3	37.6	41.9	37.0	41.3	45.6
27	41.9	46.0	50.1	35.0	39.3	43.6	38.9	43.2	47.5
28	43.7	47.9	52.0	36.7	41.0	45.3	40.7	45.0	49.3
29	45.5	49.7	53.9	38.3	42.6	46.9	42.5	46.8	51.1
30	47.2	51.4	55.6	39.8	44.1	48.5	44.1	48.5	52.8
31	48.9	53.1	57.3	41.2	45.6	50.0	45.7	50.1	54.5
32	50.4	54.7	58.9	42.6	47.0	51.4	47.2	51.6	56.1
33	52.0	56.2	60.7	44.0	48.4	52.8	48.7	53.1	54.5
34	53.4	57.7	62.0	45.2	49.7	54.1	50.0	54.5	59.0
35	54.8	59.2	63.5	46.4	50.9	55.4	51.3	55.8	60.3
36	56.2	60.6	64.9	47.6	52.1	56.6	52.6	57.1	61.6
37	57.6	62.0	66.4	48.7	53.2	57.7	53.7	58.2	62.8
38	59.0	63.4	67.8	49.7	54.2	58.8	54.8	59.3	63.9
39	60.4	64.8	69.3	50.6	55.2	59.8	55.8	60.4	64.9
40	61.9	66.3	70.8	51.5	56.2	60.8	56.7	61.3	65.9

GA,胎龄

数据改编自：Jeanty P,Cousaert E,Cantraine F,et al. A longitudinal study of fetal limb growth. *Am J Perinatol*. 1984；1(2)：136-144；Merz E,Grubner A,Kern F. Mathematical modeling of fetal limb growth. *J Clin Ultrasound*. 1989；17(3)：179-185；Exacoustos C,Rosati P,Rizzo G,et al. Ultrasound measurements of fetal limb bones. *Ultrasound Obstet Gynecol*. 1991；1(5)：325-330；and Nyberg DA,McGahan JP,Pretorius DH,et al. *Diagnostic Imaging of Fetal Anomalies*. Philadelphia：Lippincott Williams & Wilkins,2003.

测量方法

定位肱骨的最佳方法是先通过扫查胎儿的头部和脊柱来评估胎位,然后探头从头部移动到颈部区域。当探头再向下移动时,肩部就会出现,在这时就应该旋转探头,直到看到从肩部到肘部的一条明确的线性回声(图18-11)。为了确保这是单侧肱骨,探头应该从骨的一侧至另一侧横切面扫查,[2]避免与前臂尺桡骨的两个线状骨回声混淆。

在一些图像中,肱骨远端看起来有中央Y形的回

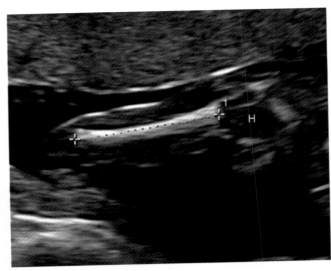
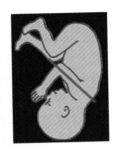

图 18-11　由于肱骨与股骨相似,必须注意从邻近的胸腔骨性结构进行扫查,穿过无回声的肱骨头(H)并进入手臂,以正确识别肱骨进行测量。1,超声系统自动获取的测量数据

声失落。Y 形的产生是通过冠状扫查肱骨显示的位于外髁和内髁之间的冠状窝。推荐的测量方法是肱骨的整个骨化部分到最长的上髁末端。

远端肢体长骨

上下肢的远端长骨难以测量,因为胎儿,尤其是活跃的胎儿,可能会频繁地改变胎位,使其无法通过与脊椎或头部的关系做出可靠的预测。一旦找到远端长骨,测量就比较容易。如果测量中遇到一个胎儿的常用测量参数不一致,那么远端长骨测量可以用来估计胎龄(表 18-6)。对于大多数超声检查而言,不需要常规测量远端长骨,但要观察其骨骼的正常形态和双侧对称性。

前臂

为了测量前臂的尺桡骨,超声检查者应该对胎儿

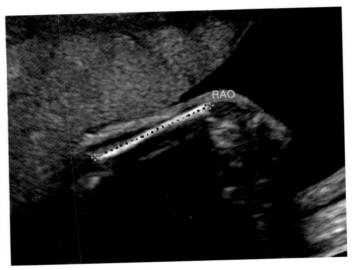
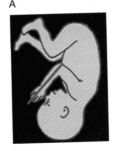

图 18-12　胎儿前臂。A. 虽然尺骨(已测量)到肘部(E)的距离比桡骨(外侧)更远,但在腕关节(W)处两根骨头的末端大致在一个平面。腕关节骨化不全导致前臂和手(H)之间出现无回声区。B. 胎儿桡骨。注意内侧可见更长的尺骨

进行快速扫查,以确定头部、脊柱和肱骨的位置。超声检查者追踪肱骨至肘部,可以确定手肘是屈曲还是外伸的,然后再追踪前臂至双手。超声检查者应该知道前臂有两根骨头,尺骨和桡骨,两根骨头都可以测量。尺骨是两者中较大的,从解剖位置上来说位于内侧(图 18-12)。在骨的近端即肘部,最明显的是尺骨的长度超过桡骨。桡骨在尺骨的外侧(图 18-12),如果胎儿的手腕和手是旋转的,尺骨和桡骨将会交叉而非平行。[12]

小腿

小腿也有两根骨头,胫骨和腓骨,如果胎位不佳和胎儿活动频繁也很难获取标准切面进行测量。为了定位胫腓骨,超声检查者应从臀部到膝盖追踪扫查股骨,确定膝关节是屈曲还是伸展。胫骨位于内侧,是小腿两根骨头中较大的一根(图 18-13)。[12]

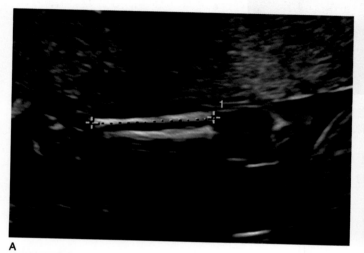
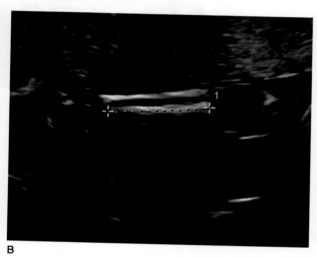
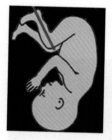

图 18-13　胎儿小腿。A. 小腿长轴切面显示腓骨的骨化部分。B. 显示胫骨的测量。1,超声系统自动获取的测量数据。腓骨在胫骨外侧

胎儿体重

测量参数的计算

体重是产科中最常见的胎儿生长参数之一。[1-3,12] 这是因为低出生体重或者宫内生长受限(IUGR)与新生儿高患病率和高死亡率有关。出生体重 4000 克或以上的婴儿被定义为巨大儿或高出生体重儿,也增加了孕产妇和新生儿发病率的风险。[36,37] 因此,估计胎儿体重对提醒产科医生发现问题,并协助后续的妊娠管理至关重要。美国国立卫生研究院的研究结果表明,早在 1946 年,有超过 24 000 篇的不同语言的文章使用这一参数,这也证明了该参数的重要性。目前,大多数的超声仪器都是通过在检查中获得的测量数据来计算胎儿体重。表 18-7 使用了双顶径和腹围来人工计算估计胎儿体重。不同体重预测方法的结果可能导致单胎或多胎妊娠二维成像的错误率较高;[38-40] 然而,三维(3D)成像技术通过对大腿体积等软组织的测量,提高了体重预测的准确性。[12,41,42] 最近的研究发现,胎儿的平均体重在人群中有所不同。这一研究纳入了超过 38 000 例单胎足月妊娠胎儿的出生体重。通过逐步的多元回归分析,研究人员发现:"除了孕龄和性别外,母亲的身高、体重、种族、产次和吸烟与否都对出生体重有显著和独立的影响。"[43]这意味着胎儿体重的变化和标准误差可能是由这些变量引起的。

表 18-7　由双顶径和腹围估算的估计胎儿体重(g)

BPD (mm)	AC(mm)												
	155	160	165	170	175	180	185	190	195	200	205	210	215
31	224	234	244	255	267	279	291	304	318	332	346	362	378
32	231	241	251	263	274	286	299	312	326	340	355	371	388
33	237	248	259	270	282	294	307	321	335	349	365	381	397
34	244	255	266	278	290	302	316	329	344	359	374	391	408
35	251	262	274	285	298	311	324	338	353	368	384	401	418
36	259	270	281	294	306	319	333	347	362	378	394	411	429
37	266	278	290	302	315	328	342	357	372	388	404	422	440
38	274	286	298	310	324	337	352	366	382	398	415	432	451
39	282	294	306	319	333	347	361	376	392	409	426	444	462
40	290	303	315	328	342	356	371	386	403	419	437	455	474
41	299	311	324	338	352	366	381	397	413	430	448	467	486
42	308	320	333	347	361	376	392	408	424	442	460	479	498
43	317	330	343	357	371	387	402	419	436	453	472	491	511
44	326	339	353	367	382	397	413	430	447	465	484	504	524
45	335	349	363	377	393	408	425	442	459	478	497	517	538
46	345	359	373	386	404	420	436	454	472	490	510	530	551
47	355	369	384	399	415	431	448	466	484	503	524	544	565
48	366	380	395	410	426	443	460	478	497	517	537	558	580
49	376	391	406	422	438	455	473	491	510	530	551	572	594
50	387	402	418	434	451	468	486	505	524	544	565	587	610
51	399	414	430	446	463	481	499	518	538	559	580	602	625
52	410	426	442	459	476	494	513	532	552	573	595	618	641
53	422	438	455	472	489	508	527	547	567	589	611	634	657
54	435	451	468	485	503	522	541	561	582	604	627	650	674
55	447	464	481	499	517	536	556	577	598	620	643	667	691
56	461	477	495	513	532	551	571	592	614	636	660	684	709
57	474	491	509	527	547	566	587	608	630	653	677	701	727
58	488	505	524	542	562	582	603	625	647	670	695	719	745
59	502	520	539	558	578	598	619	642	664	688	713	738	764
60	517	535	554	573	594	615	636	659	682	706	731	757	784
61	532	550	570	590	610	632	654	677	700	725	750	777	804
62	547	566	586	606	627	649	672	695	719	744	770	797	824
63	563	583	603	624	645	667	690	714	738	764	790	817	845
64	580	600	620	641	663	686	709	733	758	784	811	838	867
65	597	617	638	659	682	705	728	753	778	805	832	860	889
66	614	635	656	678	701	724	748	773	799	826	853	882	911
67	632	653	675	697	720	744	769	794	820	848	876	905	935

表 18-7（续）　BPD 和 AC 获得的估计胎儿体重（g）

BPD (mm)	AC (mm)												
	155	160	165	170	175	180	185	190	195	200	205	210	215
68	651	672	694	717	740	765	790	816	842	870	898	928	958
69	670	691	714	737	761	786	811	838	865	893	922	952	983
70	689	711	734	758	782	807	833	860	888	916	946	976	1008
71	709	732	755	779	804	830	856	883	912	941	971	1002	1033
72	730	763	777	801	827	853	880	907	936	965	996	1027	1060
73	751	775	799	824	850	876	904	932	961	991	1022	1054	1087
74	773	797	822	847	874	901	928	957	987	1017	1049	1081	1114
75	796	820	845	871	898	925	954	983	1013	1044	1076	1109	1143
76	819	844	870	896	923	951	980	1009	1040	1072	1104	1137	1172
77	843	868	894	921	949	977	1007	1037	1068	1100	1133	1167	1202
78	868	894	920	947	975	1004	1034	1065	1096	1129	1162	1197	1232
79	893	919	946	974	1003	1032	1062	1094	1126	1159	1193	1228	1264
80	919	946	973	1002	1031	1061	1091	1123	1156	1189	1224	1259	1296
81	946	973	1001	1030	1060	1090	1121	1153	1187	1221	1256	1292	1329
82	974	1001	1030	1059	1089	1120	1152	1185	1218	1253	1288	1325	1363
83	1002	1030	1059	1089	1120	1151	1183	1217	1251	1286	1322	1359	1397
84	1032	1060	1090	1120	1151	1183	1216	1249	1284	1320	1356	1394	1433
85	1062	1091	1121	1151	1183	1216	1249	1283	1318	1355	1392	1430	1469
86	1093	1122	1153	1184	1216	1249	1283	1318	1354	1390	1428	1467	1507
87	1125	1155	1186	1218	1250	1284	1318	1353	1390	1427	1465	1505	1545
88	1157	1188	1220	1252	1285	1319	1354	1390	1427	1465	1504	1543	1584
89	1191	1222	1254	1287	1321	1356	1391	1428	1465	1503	1543	1583	1625
90	1226	1258	1290	1324	1358	1393	1429	1456	1504	1543	1583	1624	1666
91	1262	1294	1327	1361	1396	1432	1468	1506	1544	1584	1624	1666	1708
92	1299	1332	1365	1400	1435	1471	1508	1546	1586	1626	1667	1709	1752
93	1337	1370	1404	1439	1475	1512	1550	1588	1628	1668	1710	1753	1796
94	1376	1410	1444	1480	1516	1554	1592	1631	1671	1712	1755	1798	1842
95	1416	1450	1486	1522	1559	1597	1635	1675	1716	1758	1800	1844	1889
96	1457	1492	1528	1565	1602	1641	1680	1720	1762	1804	1847	1892	1937
97	1500	1535	1572	1609	1547	1686	1726	1767	1809	1852	1895	1940	1986
98	1544	1580	1617	1654	1693	1733	1773	1815	1857	1900	1945	1990	2037
99	1589	1625	1663	1701	1740	1781	1822	1864	1907	1951	1996	2042	2089
100	1635	1672	1710	1749	1789	1830	1871	1914	1958	2002	2048	2094	2142

表 18-7（续）　BPD 和 AC 获得的估计胎儿体重（g）

BPD (mm)	220	225	230	235	240	245	250	255	260	265	270	275	280
31	395	412	431	450	470	491	513	536	559	584	610	638	666
32	405	423	441	461	481	502	525	548	572	597	624	651	680
33	415	433	452	472	493	514	537	560	585	611	638	666	693
34	425	444	463	483	504	526	549	573	598	624	652	680	710
35	436	455	475	495	517	539	562	587	612	638	666	695	725
36	447	466	486	507	529	552	575	600	626	653	681	710	740
37	458	478	498	519	542	565	589	614	640	667	696	725	756
38	470	490	510	532	554	578	602	628	654	682	711	741	772
39	482	502	523	545	568	592	616	642	669	697	727	757	789
40	494	514	536	558	581	606	631	657	684	713	743	773	806
41	506	527	549	572	595	620	645	672	700	729	759	790	828
42	519	540	562	585	609	634	660	688	716	745	776	807	841
43	532	554	576	600	624	649	676	703	732	762	793	825	859
44	545	567	590	614	639	665	692	719	749	779	810	843	877
45	559	581	605	629	654	680	708	736	765	796	828	861	896
46	573	596	620	644	670	696	724	753	783	814	846	880	915
47	588	611	635	660	686	713	741	770	801	832	865	899	934
48	602	626	650	676	702	730	758	788	819	851	884	919	954
49	617	641	666	692	719	747	776	806	837	870	903	938	975
50	633	657	683	709	736	765	794	824	856	889	923	959	996
51	649	674	699	726	754	783	812	843	876	909	944	980	1017
52	665	690	717	744	772	801	831	863	895	929	964	1001	1039
53	682	708	734	762	790	820	851	883	916	950	986	1023	1061
54	699	725	752	780	809	839	870	903	936	971	1007	1045	1084
55	717	743	771	799	828	859	891	924	958	993	1030	1068	1107
56	735	762	789	818	848	879	911	945	979	1015	1052	1091	1131
57	753	780	809	838	869	900	933	966	1001	1038	1075	1114	1155
58	772	800	829	858	889	921	954	989	1024	1061	1099	1139	1180
59	792	820	849	879	911	943	977	1011	1047	1085	1123	1163	1205
60	811	840	870	900	932	965	999	1035	1071	1109	1148	1189	1231
61	832	861	891	922	955	988	1023	1058	1095	1134	1173	1214	1257
62	853	882	913	945	977	1011	1046	1083	1120	1159	1199	1241	1284
63	874	904	935	967	1001	1035	1071	1107	1145	1185	1226	1268	1311
64	896	927	958	991	1025	1059	1096	1133	1171	1211	1253	1295	1339
65	919	950	982	1015	1049	1084	1121	1159	1198	1238	1280	1323	1368

表 18-7（续）　BPD 和 AC 获得的估计胎儿体重（g）

BPD (mm)	220	225	230	235	240	245	250	255	260	265	270	275	280
66	942	973	1006	1039	1074	1110	1147	1185	1225	1266	1308	1352	1397
67	965	997	1030	1065	1100	1136	1174	1213	1253	1294	1337	1381	1427
68	990	1022	1056	1090	1126	1163	1201	1241	1281	1323	1367	1411	1458
69	1015	1048	1082	1117	1153	1190	1229	1269	1310	1353	1397	1442	1489
70	1040	1074	1108	1144	1181	1219	1258	1298	1340	1383	1427	1473	1521
71	1066	1100	1135	1171	1209	1247	1287	1328	1370	1414	1459	1505	1553
72	1093	1128	1163	1200	1238	1277	1317	1358	1401	1445	1491	1538	1586
73	1121	1156	1192	1229	1267	1307	1348	1390	1433	1478	1524	1571	1620
74	1149	1184	1221	1259	1297	1338	1379	1421	1465	1511	1557	1605	1655
75	1178	1214	1251	1289	1328	1369	1411	1454	1499	1544	1592	1640	1690
76	1207	1244	1281	1320	1360	1401	1444	1487	1533	1579	1627	1676	1727
77	1238	1275	1313	1352	1393	1434	1477	1522	1567	1614	1663	1712	1764
78	1269	1306	1345	1385	1426	1468	1512	1557	1603	1650	1699	1749	1801
79	1301	1339	1378	1418	1460	1503	1547	1592	1639	1687	1737	1787	1840
80	1333	1372	1412	1453	1495	1538	1583	1629	1676	1725	1775	1826	1879
81	1367	1406	1446	1488	1531	1575	1620	1666	1714	1763	1814	1866	1919
82	1401	1441	1482	1524	1567	1612	1657	1704	1753	1803	1854	1906	1960
83	1436	1477	1518	1561	1605	1650	1696	1744	1793	1843	1895	1948	2002
84	1473	1513	1555	1599	1643	1689	1735	1784	1833	1884	1936	1990	2045
85	1510	1551	1594	1637	1682	1728	1776	1825	1875	1926	1979	2033	2089
86	1548	1589	1633	1677	1722	1769	1817	1866	1917	1969	2022	2077	2134
87	1586	1629	1673	1717	1764	1811	1859	1909	1960	2013	2067	2122	2179
88	1626	1669	1714	1759	1806	1854	1903	1953	2005	2058	2113	2169	2226
89	1667	1711	1756	1802	1849	1897	1947	1998	2050	2104	2159	2216	2274
90	1709	1753	1799	1845	1893	1942	1992	2044	2097	2151	2207	2264	2322
91	1752	1797	1843	1890	1938	1988	2039	2091	2144	2199	2255	2313	2372
92	1796	1841	1888	1936	1984	2035	2086	2139	2193	2248	2305	2363	2423
93	1841	1887	1934	1982	2032	2083	2135	2188	2242	2298	2356	2414	2475
94	1887	1934	1982	2030	2080	2132	2184	2238	2293	2350	2407	2467	2527
95	1935	1982	2030	2080	2130	2182	2235	2289	2345	2402	2460	2520	2582
96	1984	2031	2080	2130	2181	2233	2287	2342	2398	2456	2515	2575	2637
97	2033	2082	2131	2181	2233	2286	2340	2396	2452	2510	2570	2631	2693
98	2085	2133	2183	2234	2286	2340	2395	2451	2508	2567	2627	2688	2751
99	2137	2186	2237	2288	2341	2395	2450	2507	2565	2624	2684	2746	2810
100	2191	2241	2292	2344	2397	2452	2507	2564	2623	2682	2743	2806	2870

表 18-7（续）　BPD 和 AC 获得的估计胎儿体重（g）

BPD (mm)	285	290	295	300	305	310	315	320	325	330	335	340	345
31	696	726	759	793	828	865	903	943	985	1029	1075	1123	1173
32	710	742	774	809	844	882	921	961	1004	1048	1094	1143	1193
33	725	757	790	825	861	899	938	979	1022	1067	1114	1163	1214
34	740	773	806	841	878	916	956	998	1041	1087	1134	1183	1235
35	756	789	823	858	896	934	975	1017	1061	1107	1154	1204	1256
36	772	805	840	876	913	953	993	1036	1080	1127	1175	1226	1278
37	788	822	857	893	931	971	1012	1056	1101	1147	1196	1247	1300
38	805	839	874	911	950	990	1032	1076	1121	1168	1218	1269	1323
39	822	856	892	930	969	1009	1052	1096	1142	1190	1240	1292	1346
40	839	874	911	949	988	1029	1072	1117	1163	1212	1262	1315	1369
41	857	892	929	968	1008	1049	1093	1138	1185	1234	1285	1338	1393
42	875	911	948	987	1028	1070	1114	1159	1207	1256	1308	1361	1417
43	893	930	968	1007	1048	1091	1135	1181	1229	1279	1331	1385	1442
44	912	949	987	1027	1069	1112	1157	1204	1252	1303	1355	1410	1467
45	932	969	1008	1048	1090	1134	1179	1226	1275	1326	1380	1435	1492
46	951	989	1028	1069	1112	1156	1202	1249	1299	1351	1404	1406	1518
47	971	1010	1049	1091	1134	1178	1225	1273	1323	1375	1430	1486	1545
48	992	1031	1071	1113	1156	1201	1248	1297	1348	1401	1455	1512	1571
49	1013	1052	1093	1135	1179	1225	1272	1322	1373	1426	1482	1539	1599
50	1034	1074	1115	1158	1203	1249	1297	1347	1399	1452	1508	1566	1626
51	1056	1096	1138	1181	1226	1273	1322	1372	1425	1479	1535	1594	1655
52	1078	1119	1161	1205	1251	1298	1347	1398	1451	1506	1563	1622	1683
53	1101	1142	1185	1229	1276	1323	1373	1425	1478	1533	1591	1651	1713
54	1124	1166	1209	1254	1301	1349	1399	1452	1506	1562	1620	1680	1742
55	1148	1190	1234	1279	1327	1376	1426	1497	1534	1590	1649	1710	1773
56	1172	1215	1259	1305	1353	1402	1454	1507	1562	1619	1678	1740	1803
57	1197	1240	1285	1332	1380	1430	1482	1535	1591	1649	1709	1770	1835
58	1222	1266	1311	1358	1407	1458	1510	1564	1621	1679	1739	1802	1866
59	1248	1292	1338	1386	1435	1486	1539	1594	1651	1710	1770	1834	1899
60	1274	1319	1366	1414	1464	1515	1569	1624	1682	1741	1802	1866	1932
61	1301	1346	1393	1442	1493	1545	1599	1655	1713	1773	1835	1899	1965
62	1328	1374	1422	1471	1522	1575	1630	1686	1745	1805	1868	1932	1999
63	1356	1403	1451	1501	1552	1606	1661	1718	1777	1838	1901	1967	2034
64	1385	1432	1481	1531	1583	1837	1693	1751	1810	1872	1935	2001	2069

表 18-7(续) BPD 和 AC 获得的估计胎儿体重(g)

BPD (mm)	285	290	295	300	305	310	315	320	325	330	335	340	345
66	1444	1492	1542	1594	1647	1702	1759	1817	1878	1941	2006	2073	2142
67	1474	1523	1574	1626	1679	1735	1792	1852	1913	1976	2042	2109	2179
68	1505	1555	1606	1658	1713	1769	1827	1887	1949	2012	2078	2147	2217
69	1537	1587	1639	1692	1747	1803	1862	1922	1985	2049	2116	2184	2255
70	1570	1620	1672	1726	1781	1839	1898	1959	2022	2087	2154	2223	2295
71	1603	1654	1706	1761	1817	1875	1934	1996	2059	2125	2193	2262	2334
72	1636	1688	1741	1796	1853	1911	1971	2044	2098	2164	2232	2302	2375
73	1671	1723	1777	1832	1890	1948	2009	2072	2137	2203	2272	2343	2416
74	1706	1759	1813	1869	1927	1987	2048	2111	2176	2244	2313	2384	2458
75	1742	1795	1850	1907	1965	2025	2087	2151	2217	2265	2354	2426	2501
76	1779	1833	1888	1945	2004	2065	2127	2192	2258	2326	2397	2469	2544
77	1816	1871	1927	1985	2044	2105	2168	2233	2300	2369	2440	2513	2588
78	1855	1910	1966	2025	2085	2146	2210	2275	2343	2412	2484	2557	2633
79	1894	1949	2006	2065	2126	2188	2252	2318	2386	2456	2528	2603	2679
80	1934	1990	2048	2107	2168	2231	2296	2362	2431	2501	2574	2649	2725
81	1975	2031	2089	2149	2211	2275	2340	2407	2476	2547	2620	2695	2773
82	2016	2073	2132	2193	2255	2319	2385	2462	2522	2594	2667	2743	2821
83	2059	2116	2176	2237	2300	2364	2431	2499	2569	2641	2715	2791	2870
84	2102	2160	2220	2282	2345	2410	2477	2546	2617	2689	2764	2841	2920
85	2146	2205	2266	2328	2392	2457	2525	2594	2665	2739	2814	2891	2970
86	2192	2251	2312	2375	2439	2505	2573	2643	2715	2789	2864	2942	3022
87	2238	2298	2359	2423	2488	2554	2623	2693	2765	2840	2916	2994	3074
88	2285	2346	2408	2472	2537	2604	2673	2744	2817	2892	2968	3047	3128
89	2333	2394	2457	2521	2587	2655	2725	2796	2869	2944	3021	3101	3182
90	2382	2444	2507	2572	2639	2707	2777	2849	2923	2998	3076	3155	3237
91	2433	2495	2559	2624	2691	2760	2830	2903	2977	3053	3131	3211	3293
92	2484	2547	2611	2677	2744	2814	2885	2958	3032	3109	3187	3268	3350
93	2536	2599	2664	2731	2799	2869	2940	3014	3089	3166	3245	3326	3409
94	2590	2653	2719	2786	2854	2925	2997	3070	3146	3224	3303	3384	3468
95	2644	2709	2774	2842	2911	2982	3054	3129	3205	3283	3362	3444	3528
96	2700	2765	2831	2899	2969	3040	3113	3188	3264	3343	3423	3505	3589
97	2757	2822	2889	2958	3028	3099	3173	3248	3325	3404	3484	3567	3651
98	2815	2881	2948	3017	3088	3160	3234	3309	3387	3466	3547	3630	3715
99	2874	2941	3009	3078	3149	3222	3296	3372	3450	3529	3600	3694	3779
100	2935	3002	3070	3140	3211	3285	3359	3436	3514	3594	3676	3759	3845

表 18-7（续）　BPD 和 AC 获得的估计胎儿体重（g）

BPD (mm)	350	355	360	365	370	375	380	385	390	395	400	—	—
31	1225	1279	1336	1396	1458	1523	1591	1661	1735	1812	1893	—	—
32	1246	1301	1258	1418	1481	1546	1615	1686	1761	1838	1920	—	—
33	1267	1323	1381	1441	1504	1570	1639	1711	1786	1865	1946	—	—
34	1289	1345	1403	1464	1528	1595	1664	1737	1812	1891	1973	—	—
35	1311	1367	1426	1488	1552	1619	1689	1762	1839	1918	2001	—	—
36	1333	1390	1450	1512	1577	1645	1715	1789	1865	1945	2029	—	—
37	1356	1413	1474	1536	1602	1670	1741	1815	1893	1973	2057	—	—
38	1379	1437	1498	1561	1627	1696	1768	1842	1920	2001	2086	—	—
39	1402	1461	1523	1586	1653	1722	1794	1870	1948	2030	2115	—	—
40	1426	1486	1548	1612	1679	1749	1822	1898	1977	2059	2145	—	—
41	1451	1511	1573	1638	1706	1776	1849	1926	2005	2088	2174	—	—
42	1475	1536	1599	1664	1733	1804	1878	1954	2035	2118	2205	—	—
43	1500	1562	1625	1691	1760	1832	1906	1984	2064	2148	2236	—	—
44	1526	1588	1652	1718	1788	1860	1935	2013	2094	2179	2267	—	—
45	1552	1614	1679	1746	1816	1889	1964	2043	2125	2210	2298	—	—
46	1579	1641	1706	1774	1845	1918	1994	2073	2156	2241	2330	—	—
47	1605	1669	1734	1803	1874	1948	2024	2104	2187	2273	2363	—	—
48	1633	1697	1763	1832	1904	1976	2055	2136	2219	2306	2396	—	—
49	1661	1725	1792	1861	1934	2009	2086	2167	2251	2339	2429	—	—
50	1689	1754	1821	1891	1964	2040	2118	2200	2284	2372	2463	—	—
51	1718	1783	1851	1922	1995	2071	2150	2232	2317	2406	2498	—	—
52	1747	1813	1882	1953	2027	2103	2183	2266	2351	2440	2532	—	—
53	1777	1843	1913	1984	2059	2136	2216	2299	2386	2475	2568	—	—
54	1807	1874	1944	2016	2091	2169	2250	2333	2420	2510	2604	—	—
55	1838	1906	1976	2049	2124	2203	2284	2368	2456	2546	2640	—	—
56	1869	1938	2008	2082	2158	2237	2319	2403	2491	2582	2677	—	—
57	1901	1970	2041	2115	2192	2272	2354	2439	2528	2619	2714	—	—
58	1934	2003	2075	2150	2227	2307	2390	2475	2564	2657	2752	—	—
59	1966	2037	2109	2184	2262	2342	2426	2512	2602	2694	2790	—	—
60	2000	2071	2144	2219	2298	2379	2463	2550	2640	2733	2829	—	—
61	2034	2105	2179	2255	2334	2416	2500	2588	2678	2772	2869	—	—
62	2069	2140	2215	2291	2371	2453	2538	2626	2717	2811	2909	—	—
63	2104	2176	2251	2328	2408	2491	2577	2665	2757	2851	2949	—	—
64	2140	2213	2288	2366	2446	2530	2616	2705	2797	2892	2991	—	—
65	2176	2250	2326	2404	2485	2569	2656	2745	2838	2933	3032	—	—

表 18-7（续）　BPD 和 AC 获得的估计胎儿体重（g）

BPD (mm)	350	355	360	365	370	375	380	385	390	395	400	—	—
66	2213	2287	2364	2443	2524	2609	2696	2786	2879	2975	3075	—	—
67	2251	2326	2403	2482	2564	2649	2737	2827	2921	3018	3117	—	—
68	2290	2365	2442	2522	2605	2690	2778	2869	2964	3061	3161	—	—
69	2329	2404	2482	2563	2646	2732	2821	2912	3007	3104	3205	—	—
70	2368	2444	2523	2604	2688	2774	2863	2955	3050	3149	3250	—	—
71	2409	2485	2564	2646	2730	2817	2907	2999	3095	3193	3295	—	—
72	2450	2527	2607	2689	2773	2861	2951	3044	3140	3239	3341	—	—
73	2491	2569	2649	2732	2817	2905	2996	3089	3186	3285	3386	—	—
74	2534	2612	2693	2776	2862	2950	3041	3135	3232	3332	3435	—	—
75	2577	2656	2737	2821	2907	2996	3088	3182	3279	3380	3483	—	—
76	2621	2700	2782	2866	2953	3042	3134	3299	3327	3428	3531	—	—
77	2666	2746	2828	2912	3000	3090	3128	3277	3376	3477	3581	—	—
78	2711	2792	2874	2959	3047	3137	3230	3326	3425	3526	3631	—	—
79	2757	2838	2921	3007	3095	3186	3279	3376	3475	3576	3681	—	—
80	2804	2886	2969	3056	3144	3235	3329	3426	3525	3627	3733	—	—
81	2852	2934	3018	3105	3194	3286	3380	3477	3577	3679	3785	—	—
82	2901	2983	3068	3155	3244	3336	3431	3529	3629	3732	3838	—	—
83	2950	3033	3118	3206	3296	3388	3483	3581	3682	3785	3891	—	—
84	3001	3084	3169	3257	3348	3441	3536	3634	3735	3839	3945	—	—
85	3052	3135	3221	3310	3401	3494	3590	3688	3790	3894	4000	—	—
86	3104	3188	3274	3363	3454	3548	3644	3743	3845	3949	4056	—	—
87	3157	3241	3328	3417	3509	3603	3700	3799	3901	4005	4113	—	—
88	3210	3295	3383	3472	3565	3659	3756	3855	3958	4063	4170	—	—
89	3265	3351	3438	3528	3621	3716	3813	3913	4015	4120	4228	—	—
90	3321	3407	3495	3585	3678	3773	3871	3971	4074	4179	4287	—	—
91	3377	3464	3552	3643	3736	3832	3930	4030	4133	4239	4347	—	—
92	3435	3522	3611	3702	3795	3891	3989	4090	4193	4299	4408	—	—
93	3494	3581	3670	3761	3855	3951	4050	4151	4254	4361	4469	—	—
94	3553	3641	3738	3822	3916	4013	4111	4213	4316	4423	4532	—	—
95	3614	3701	3791	3884	3978	4075	4174	4275	4379	4486	4595	—	—
96	3675	3763	3854	3946	4041	4138	4237	4339	4443	4550	4659	—	—
97	3738	3826	3917	4010	4105	4202	4302	4404	4508	4615	4724	—	—
98	3802	3890	3981	4074	4170	4267	4367	4469	4573	4680	4790	—	—
99	3866	3956	4047	4140	4236	4333	4433	4536	4640	4747	4857	—	—
100	3932	4022	4113	4207	4303	4400	4501	4603	4708	4815	4924	—	—

估计胎儿体重：Log（出生体重）= −1.7492 + 0.166（BPD）+ 0.046（AC）− 2.646（AC+BPD）/1,000. BPD，双顶径；AC，腹围
引自 Shepard MJ，Richards VA，Berkowitz RL，et al. An evaluation of two equations for predicting fetal weight by ultrasound. *Am J Obstet Gynecol*. 1982；147：47-54. Used by permission.

大多数的多参数胎儿体重预测公式是使用胎头、腹部或者其他的参数作为一个主要变量，用来估计相对的脂肪厚度，以及头部和肝脏的大小及胎儿的长度。这是因为大脑是人类最一致的器官，腹围的大小则显示了脂肪的含量和肝脏的大小，股骨的长度通常与胎儿的长度成比例。[1] 值得注意的是，这些方法在一次检查中不能检测到"对称性宫内胎儿生长受限"。在使用这些参数进行体重评估时，应该特别小心，尤其是涉及腹部直径和腹围，超声检查者很容易在小的方面出现测量误差，从而低估了胎儿的体重。

胎儿参数比率

各种参数的比率对评估胎儿比例有帮助。比值或指数是比较两个参数相对大小的一个很好的统计工具，这是因为许多胎儿的参数以不同的速率生长，很难直接比较它们的大小。然而，在妊娠期的特定时间段，其大小的比例通常是一致的。这意味着，计算两个测量值的比率可以提供两个数据相对大小的概念。

在比率中，所谓"标准"的参数通常是分母。[20] 当分子变大时，比率也会增加，反之亦然。这一标准并不是一成不变，只要理解比例中的关系，参数就可以作为分子。[44] 最好是测量值之间来做比较；也就是说，将长度与长度、周长与周长、体积与体积来做比较。如果一个特定比例是异常的，那么就考虑使用比率来评估比例。检查者必须确定比例中的分子或分母是异常参数。

$$比率=分子/分母$$
$$百分比=100(分子/分母)$$

腹围头围比

我们已经提出很多比率来评估胎儿参数的比例。其中最常见的一种是头围/腹围比率（HC/AC），[44,45] 这个比值相对于头部而言，随着腹部变大，比例变小，反之亦然。在 34 周之前，HC/AC 比通常为 1：1（299mm/299mm=1.0）。这一比率通常在 34 周前超过 100%，而在此之后则会减少（表 18-8）。

表 18-8　胎儿生物学参数比例

GA(wk)	HC/AC			AC/FL			BPD/FL		
	5th	50th	95th	5th	50th	95th	5th	50th	95th
14	1.12	1.23	1.33	4.82	5.40	6.04	1.70	1.87	2.06
15	1.11	1.22	1.32	4.64	5.19	5.81	1.62	1.78	1.95
16	1.10	1.21	1.31	4.49	5.03	5.62	1.55	1.70	1.87
17	1.09	1.20	1.30	4.37	4.89	5.47	1.49	1.64	1.80
18	1.09	1.19	1.29	4.27	4.78	5.34	1.45	1.59	1.74
19	1.08	1.18	1.29	4.19	4.69	5.24	1.41	1.54	1.69
20	1.07	1.17	1.28	4.13	4.62	5.16	1.37	1.51	1.66
21	1.06	1.16	1.27	4.08	4.56	5.10	1.35	1.48	1.62
22	1.05	1.15	1.26	4.05	4.53	5.06	1.33	1.46	1.60
23	1.04	1.14	1.25	4.03	4.50	5.04	1.31	1.44	1.58
24	1.03	1.13	1.24	4.02	4.49	5.02	1.30	1.43	1.57
25	1.02	1.12	1.23	4.02	4.49	5.02	1.29	1.42	1.56
26	1.01	1.11	1.22	4.02	4.50	5.03	1.29	1.41	1.55
27	1.00	1.10	1.21	4.04	4.51	5.05	1.28	1.41	1.54
28	0.99	1.09	1.20	4.05	4.53	5.07	1.28	1.40	1.54
29	0.98	1.08	1.19	4.08	4.56	5.10	1.28	1.40	1.54
30	0.97	1.08	1.18	4.10	4.58	5.13	1.28	1.40	1.54
31	0.96	1.07	1.17	4.12	4.61	5.16	1.27	1.40	1.53
32	0.95	1.06	1.16	4.15	4.64	5.19	1.27	1.39	1.53
33	0.94	1.05	1.15	4.17	4.66	5.22	1.27	1.39	1.53
34	0.93	1.04	1.14	4.19	4.69	5.24	1.26	1.37	1.52
35	0.92	1.03	1.13	4.20	4.70	5.26	1.25	1.36	1.51
36	0.91	1.02	1.12	4.21	4.71	5.27	1.24	1.34	1.49
37	0.90	1.01	1.11	4.21	4.70	5.27	1.22	1.32	1.47
38	0.89	1.00	1.10	4.20	4.68	5.26	1.20	1.30	1.45
39	0.88	0.99	1.09	4.18	4.66	5.23	1.18	1.28	1.42

AC，腹围；BPD，双顶径；FL，股骨长；GA，胎龄；HC，头围

引自 Snijders RJ，Nicolaides KH. Fetal biometry at 14～40 weeks' gestation. *Ultrasound Obstet Gynecol*. 1994；4（1）：34-48.

其他身体比率

在胎儿比例研究中有用的其他比率是股骨长、双顶径和腹围的比例（表18-8）。

小结

超声检查者应该特别注意的以下因素：

- 使用任何胎儿参数大小的图表，使用者必须知道测量是如何进行的，并必须用作者使用的方法来进行测量。
- 相比单个胎儿参数，使用多胎儿参数平均年龄和年龄的范围可以得出更准确的估算孕龄，更有可能显示异常参数或错误测量。
- 在相同的检查中得到的任何两个胎儿参数都应该在胎龄的20%范围内（胎龄范围=最大胎龄−最小胎龄）。
- 所有从检查中得到的参数估算胎龄误差都应该在平均胎儿参数胎龄的10%以内。[1]
- 胎头参数的胎龄估算的误差（方差）通常约占身体参数胎龄估算的一半。
- 长骨（股骨，肱骨）的超声测量应只包括骨干的骨部分。超声检查者应该注意测量不应包含声束宽度伪像、DFP或PHP。
- 如果横切面头径指数正常，冠状切面颅骨形状为圆形，那么双顶径是对胎龄的良好估计；否则，建议使用头围来测量。超声检查者应始终使用最高分辨率的探头和焦距来进行测量。
- 一旦超声确诊预产期，就不应该改变。

思考题

1. 胎头在母体的骨盆中下降，导致大脑结构变形或难以获取标准切面。一些胎儿畸形会导致大脑结构和大小异常。在这些情况下，哪些替代测量可以确定胎龄和胎儿的生长情况？

   答案：如果无法测量准确的双顶径和头围，其他多种生物学参数：眼外距、眼间距、小脑横径和长骨测量，可以帮助确定胎龄。

2. 一位34岁的病人提出了做晚孕期的超声检查。常规的24周检查显示头部和腹部的测值正常，股骨长略低于正常值。今天的检查显示了头部和腹部的增长正常，股骨长继续低于正常标准，请列出一些其他可以帮助估算孕龄的测量方法。

   答案：在这种情况下，可以测量肱骨，胫骨/腓骨，桡骨/尺骨等。如果这些肢体也测值偏短，就要关注是否会有骨骼发育不良。

3. 一名22岁的病人在孕20周接受系统扫查。这个病人在孕10周的检查里确定了孕龄。目前的检查没有显示异常，但胎儿只有18周大小，应该调整估算孕龄吗？

   答案：不用。早期估算孕龄准确性为1周以内。在中孕期，准确度降低到2周以内。早期检查估算的孕龄应该适用于整个孕期。从第一次检查开始就小于孕周就需要进一步的检查。

4. 一名26岁的病人，G3P1A1，第一次超声检查提供了不确切的胎龄和晚孕期检查结果。胎头和股骨的测量相当于34周大小，但腹围测值相当于28周大小，应该使用哪个孕龄？

   答案：胎儿腹围是第一个与IUGR有关的测量。因为胎头和股骨长测值相当于34周大小，应该使用这一估算孕龄，要记住这两个参数在晚孕期的估算范围在三周以内。腹围小于孕周，应该对胎儿进行宫内胎儿生长受限的评估。

（王晶　译）

参考文献

1. Benson CB, Doubilet PM. Fetal measurements–normal and abnormal fetal growth. In: Rumack CM, Wilson SR, Charboneau JW, et al., eds. *Diagnostic Ultrasound*. 4th ed. St. Louis: Elsevier Mosby; 2011:1455-1471.
2. Baun J. *OB/Gyn Sonography–An Illustrated Review*. 2nd ed. Pasadena: Davies; 2016.
3. Toy EC. Fetal biometry. In: Fleischer AC, Toy, EC, Lee, W, et al., eds. *Sonography in Obstetrics & Gynecology–Principles and Practice*. 7th ed. New York: McGraw Hill Medical; 2011.
4. Buck Louis GM, Grewal J, Albert PS, et al. Racial/ethnic standards for fetal growth, the NCHD fetal growth studies. *Am J Obstet Gynecol*. 2016:214(4): 449.e1–449.e41.
5. Firoozabadi RD, Ghasemi N, Firoozabadi MD. Sonographic fetal weight estimation using femoral length: Honarvar equation. *Ann Saudi Med*. 2007;27(3):179–182.
6. Salpou D, Kiserud T, Rasmussen S, et al. Fetal age assessment on 2nd trimester ultrasound in Africa and the effect of ethnicity. *BMC Pregnancy Childbirth*. 2008;8:48.
7. Birnholz JC. Ultrasonic measurements. In: Deter RL, Harrist RB, Birnholz JC, et al., eds. *Quantitative Obstetrical Ultrasonography*. New York: Wiley; 1986:10.
8. Jeanty P. Basic baby II. *J Ultrasound Med*. 1987;6:548.
9. Kremkau FW. *Sonography Principles and Instruments*. 9th ed. St. Louis: Elsevier; 2016.

10. Martinez DA, Barton JL. Estimation of fetal body and fetal head volumes: description of technique and nomograms for 18 to 41 weeks of gestation. *Am J Obstet Gynecol*. 1980;137(1):78–84.

11. Winter J, Kimme-Smith C, King W III. Measurement accuracy of sonographic sector scanners. *Am J Roentgenol*. 1985;144(3):645–648.

12. DeBose TJ, Hagen-Ansert SL. Obstetric measurements and gestational age. In: Hagen-Ansert SL, ed. *Textbook of Diagnostic Ultrasonography*. 7th ed. St. Louis: Mosby Saunders; 2012.

13. Hedrick W. *Technology for Diagnostic Sonography*. St. Louis: Elsevier; 2013.

14. Bartrum RJ, Crow HC. *Real-time Ultrasound: A Manual for Physicians and Technical Personnel*. 2nd ed. Philadelphia: WB Saunders; 1983:147.

15. Axell R, Lynch C, Chudleigh T, et al. Clinical implication of machine-probe combinations on obstetric ultrasound measurements used in pregnancy dating. *Ultrasound Obstet Gynecol*. 2012:40(2): 194–199.

16. Zador IE, Sokol RJ, Chik L. Interobserver variability: a source of error in obstetric ultrasound. *J Ultrasound Med*. 1988;7(5):245–249.

17. DuBose TJ. Fetal cranial biometry. In: DuBose TJ, ed. *Fetal Sonography*. Philadelphia: WB Saunders; 1996:157–199.

18. Kurtz AB, Goldberg BB. Fetal head measurements. In: Kurtz AB, Goldberg BB, eds. *Obstetrical Measurements in Ultrasound: A Reference Manual*. Chicago: Year Book Medical Publishers; 1988:22–35.

19. O'Keeffe DF, Garite TJ, Elliott JP, et al. The accuracy of estimated gestational age based on ultrasound measurements of biparietal diameter in preterm premature rupture of the membranes. *Am J Obstet Gynecol*. 1985;151(3):309–312.

20. Hadlock FP, Deter RL, Harrist RB, et al. Computer-assisted analysis of fetal age in the third trimester using multiple growth parameters. *J Clin Ultrasound*. 1983;11(6):313–316.

21. Hadlock FP, Deter RL, Harrist RB, et al. Estimating fetal age: computer-assisted analysis of multiple fetal growth parameters. *Radiology*. 1984;152(2):497–501.

22. Ott WJ. Accurate gestational dating. *Obstet Gynecol*. 1985;66(3):311–315.

23. Sabbagha RE, Barton FB, Barton BA. Sonar biparietal diameter. I: Analysis of percentile growth differences in two normal populations using same methodology. *Am J Obstet Gynecol*. 1976;126(4):479–484.

24. Bowie JD. Real-time ultrasonography in the diagnosis of fetal anomalies. In: Winsburg F, Cooperberg PL, eds. *Clinics in Diagnostic Ultrasound*. New York: Churchill Livingstone, 1982:228.

25. McLeary RD, Kuhns LR, Barr M. Ultrasonography of the fetal cerebellum. *Radiology*. 1984;151(2):439–442.

26. Fiske CE, Filly RA. Ultrasound evaluation of the normal and abnormal fetal neural axis. In: Callen PW, ed. *Ultrasonography in Obstetrics and Gynecology*. Philadelphia: WB Saunders; 1983:100.

27. Law RG, MacRae KD. Head circumference as an index of fetal age. *J Ultrasound Med*. 1982;1(7):281–288.

28. Cunningham F, Leveno K, Bloom S, et al. *Williams Obstetrics*. 24th ed. New York: McGraw-Hill Professional; 2014.

29. Hadlock FP, Deter RL, Harrist RB, et al. Fetal head circumference: relation to menstrual age. *Am J Roentgenol*. 1982;138(4):649–653.

30. Hill LM, Breckle R, Gehrking WC. The variable effects of oligohydramnios on the biparietal diameter and the cephalic index. *J Clin Ultrasound*. 1984;3(2):93–95.

31. Pilu G. Ultrasound evaluation of the fetal neural axis. In: Callen PW, ed. *Ultrasonography in Obstetrics and Gynecology*. 5th ed. Philadelphia: Saunders Elsevier; 2008: 363–391.

32. Gottlieb A, Galan H. Nontraditional sonographic pearls in estimating gestational age. *Semin Perinatol*. 2008;32(3): 154–160.

33. Filly RA, Feldstein VA. Ultrasound evaluation of normal fetal anatomy. In: Callen PW, ed. *Ultrasonography in Obstetrics and Gynecology*. 5th ed. Philadelphia: Saunders Elsevier; 2008:297–362.

34. Hadlock FP, Deter RL, Roecker E, et al. Relation of fetal femur length to neonatal crown-heel length. *J Ultrasound Med*. 1984;3(1):1–3.

35. DuBose TJ. Fetal extremities. In: DuBose TJ, ed. *Fetal Sonography*. Philadelphia: WB Saunders; 1996:237–244.

36. Pates JA, McIntire DD, Casey BM, et al. Predicting macrosomia. *J Ultrasound Med*. 2008;27(1):39–43.

37. Melamed N, Yogev Y, Meizner I, et al. Sonographic prediction of fetal macrosomia: the consequences of false diagnosis. *J Ultrasound Med*. 2010;29(2):225–230.

38. Allaf MB, Campbell WA, Vintzileos AM, et al. Does early second-trimester sonography predict adverse perinatal outcomes in monochorionic diamniotic twin pregnancies? *J Ultrasound Med*. 2014;33(9):1573–1578.

39. Pineau JC, Grange G, Kapitaniak B, et al. Estimation of fetal weight: accuracy of regression models versus accuracy of ultrasound data. *Fetal Diagn Ther*. 2008;24(2):140–145.

40. Faschingbauer F, Dammer U, Raabe E, et al. Intrapartum sonographic weight estimation. *Arch Gyencol Obstet*. 2015;292(4):805–811.

41. Schild RL, Maringa M, Siemer J, et al. Weight estimation by three-dimensional ultrasound imaging in the small fetus. *Ultrasound Obstet Gynecol*. 2008;32(2):168–175.

42. Park J, Kim TH, Lee HH. Efficacy of fetal thigh volumetry in predicting birth weight using the virtual organ computer-aided analysis (VOCAL) technique. *Clin Exp Obstet Gynecol*. 2015;42(6): 757–762.

43. Rose BI. Abbreviated tables for estimating fetal weight with ultrasound. *J Reprod Med*. 1988;33(3):298–300.

44. Sokal RR, Rohlf FJ. *Biometry. The Principles and Practice of Statistics in Biological Research*. 3rd ed. New York: WH Freeman; 1994.

45. Campbell S, Thomas A. Ultrasound measurements of the fetal head to abdomen circumference in assessment of growth retardation. *Br J Obstet Gynaecol*. 1977;84(3):165–174.

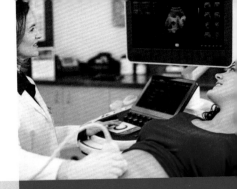

正常胎盘和脐带

JULIA DMITRIEVA

第 19 章

关键词

无效宫缩

胎儿-胎盘血流动力学

双叶胎盘（副胎盘）

胎盘绒毛小叶

蜕膜

绒毛膜下血池

华通胶

目标

- 阐述胎盘和脐带的胚胎发育。
- 明确妊娠期胎盘、脐带的正常表现。
- 阐释评估胎盘和脐带的正确的影像学方法。

术语表

双叶胎盘（bilobed placenta）[副胎盘（succenturiate lobe）]：正常胎盘以外的胎盘小叶，小于主胎盘。

无效宫缩（braxton-Hicks）：不会导致分娩的子宫收缩。

胎盘绒毛小叶（cotyledons）：位于胎盘母面，包含胎儿血管、绒毛和绒毛间隙。

蜕膜（decidua）：妊娠妇女子宫内膜功能层。

胎盘后间隙（retroplacental）：胎盘与子宫肌层间的区域。

Valsalva 动作：吸气后暂停呼吸，同时收缩腹肌以增加腹压。

胎脂（vernix caseosum）：覆盖于胎儿皮肤表面的白色奶酪状物体。

华通胶（Wharton's jelly）：环绕脐带的黏液性组织。

胎盘和脐带

在产科超声检查中，对胎盘和脐带进行准确的评估极其重要。脐带连接胎儿和胎盘，是胎儿重要的生命通道。[1]

脐带由 2 根动脉、1 根静脉共三根血管组成。静脉将富含氧气的新鲜血液输送给胎儿，动脉将胎儿体内氧含量低的血液运送至胎盘。[2]

胎盘的评估通常包括其大小、形状、回声和附着位置。正常脐带的超声描述应包括血管数目、长度、外观及其胎盘插入口位置。

胎盘病变或胎盘发育异常可导致各种各样的产科并发症。[3]超声检查者可以对胎盘形态、位置和胎儿胎盘血流动力学进行详细的评估。虽然胎盘病变的监测是非特异性的，但检查中发现的异常可使医护人员对患者进行更进一步的检查，以最大程度改善胎儿结局。[4]器质性病变（如：脐带受压、胎盘肿瘤或母体疾病如高血压或糖尿病引起的继发病变）可以使血管阻力增高，对胎儿造成严重威胁。此外，胎盘和脐带形态和血流情况的异常提示可能同时存在其他胎儿异常。

各项超声技术的进步，包括多普勒频谱分析、彩色多普勒血流显像、经阴道及经会阴超声、三维超声的应用促进了超声对胎盘的详细评估。很多医院的超声检查已经把经阴道超声作为早孕期常规检查，成为首诊胎盘位置和脐带插入口的最常用的方法。正确合理选择彩色多普勒血流显像和常规多普勒革新了胎儿、胎盘的超声成像，极大增加了我们对正常和异常妊娠血流动力学的理解。另外,日新月异的超声引导下侵入性操作如经皮脐血穿刺、绒毛穿刺和胎盘活检已经成为胎儿产前诊断的重要部分。

脐带

发生发育

大约在妊娠第 7 周,卵黄囊蒂和脐肠管相互融合形成脐带。[5]从膀胱突出的脐尿管形成尿囊血管并最终形成脐血管。

结构和功能

正常脐带内包含两条动脉和一条静脉,周围包绕黏液性结缔组织(华通胶),这些结构全部被一层羊膜包裹。[6]静脉将富含氧气的新鲜血液输送给胎儿,动脉将胎儿体内氧含量低的血液运送至胎盘。[7]脐动脉长于脐静脉,并呈螺旋状缠绕静脉。若脐血管长于脐带,导致脐带和血管发生扭曲缠绕(图 19-1)。[3]脐带横断面的面积与孕周相关,到妊娠 32 周达到稳定状态。[8]分娩时,脐带的平均长度约 51.5 ~ 61cm,平均周长约 3.8cm。[9,10]

扫查技术

在中孕晚期和晚孕早期,羊水量到达峰值时脐带显示效果最佳。由于脐带很长,常规扫查难以显示其全貌而排除所有脐带异常。如果怀疑有病变,应尽可能多的显示脐带全长。改变孕妇体位,左右侧动可改变胎儿与脐带的相对关系,从而有助于脐带的显示。必须常规扫查脐带插入胎盘的位置和插入胎儿的部位(为了排除如脐膨出等前腹壁畸形)。记录脐带内的 3 条血管。羊水过少时很难显示脐带内的血管数目,另外在晚孕期,即使是正常胎儿也可能因为羊水量相对不足和胎体的遮挡使脐带内血管显示困难。所有的脐带异常,包括脐带形态、尺寸、位置、卷曲程度或在胎盘胎儿的附着部位都应进行详细记录。[8]

正常脐带超声表现

早孕期,脐带表现为一连串短线状回声从胎儿延伸到胎盘,目测和胎儿长度相似。[11]随妊娠进展,脐带横断面可以显示三个环状结构,一个较大的静脉和两个较小的动脉;脐带长轴图像表现为羊水内一连串平行的线状回声,可显示脐带特征性的扭曲形态。"重叠硬币征"是指脐带多个部分相互重叠。[12]脐动脉可探测到动脉搏动。脐带插入胎盘的部位在超声上容易分辨,尤其是配合使用彩色多普勒。[13]

胎盘结构和功能

胎盘发育

胎盘由母体部分(由内膜发育而来)和胎儿部分(由绒毛膜的部分区域发育而来)组成。[14]蜕膜是用于描述妊娠妇女内膜功能层的术语,按照与着床孕卵的解剖关系,蜕膜可进一步分为:①底蜕膜,位于孕卵的深面,发育成胎盘的母体部分;②包蜕膜,覆盖在孕卵表面;③壁蜕膜,包括除前两者外剩余的所有蜕膜。[15]

自着床孕卵的滋养细胞侵入蜕膜即开始进行早期的胎盘发育,这是网状胎盘陷窝相互交通的开始,之后转变为胎盘绒毛间隙。一部分滋养细胞形成绒毛膜囊,表面覆盖绒毛。当绒毛膜囊生长时,紧贴包蜕膜的绒毛最终转变为排列紧密的、平滑的无血管区域,称为平滑绒毛膜。另一方面,和底蜕膜(胎盘母体部分)相接触的绒毛持续存在并分化成致密绒毛膜或叶状绒毛膜,形成胎盘的胎儿部分。[15]

胎盘功能

胎盘是胎儿和母体之间的联系纽带,是所有营养物质、呼吸及代谢产物交换的场所,从而保证胎儿生长和发育。胎盘还有很多代谢功能,合成糖、脂肪和激素(人类绒毛膜促性腺激素、雌激素和孕激素)。[15]胎儿的良好发育取决于完善的子宫胎盘血供。[16]母体疾病或血管异常可以影响胎盘的大小、血供和功能,从而危害胎儿健康。

大小、形态和位置

胎盘是一个扁平圆形的,充满血管的器官,在分娩时重量大约 480 ~ 600g(相当于胎儿体重的 1/6 ~ 1/7)。胎盘可附着于子宫腔的任何部位。在胎儿部分,绒毛膜和羊膜相互融合,下方为胎儿血管。在母体部分大约有 20 个功能小叶,或称为胎盘小叶,由母体的血窦和绒毛膜结构组成(图 19-1)。[17]胎盘是一个回声相对较均匀的器官,晚孕期可出现不同程度的钙化和无回声区域(胎盘陷窝)。

在妊娠 4 月末,超声可以观察到胎盘的最终形态,一般为圆盘状。脐带插入部位一般位于胎盘中央,但也可插入靠近胎盘边缘的位置(球拍状胎盘)或在胎盘边缘的下方(帆状附着)(图 19-2)。[3,7]第 20 章详细讨论了胎盘的一些异常。一般来说,胎盘附着面越宽,

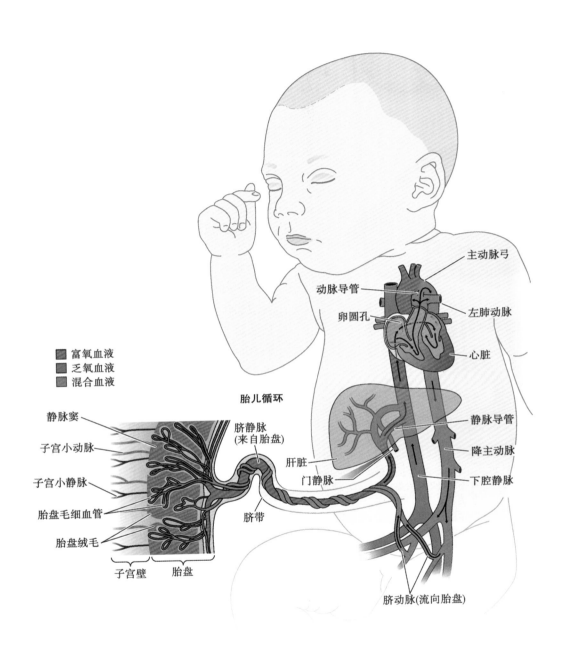

富氧血液
乏氧血液
混合血液

胎儿循环

静脉窦
子宫小动脉
子宫小静脉
胎盘毛细血管
胎盘绒毛

脐静脉
(来自胎盘)

脐带

子宫壁　胎盘

主动脉弓
动脉导管
卵圆孔
左肺动脉
心脏

肝脏
门静脉

静脉导管
降主动脉
下腔静脉

脐动脉(流向胎盘)

图 19-1　胎儿循环及胎盘断面示意图。不同颜色示血液中相对氧含量

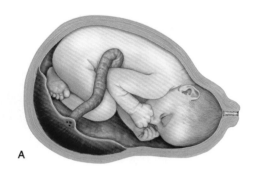

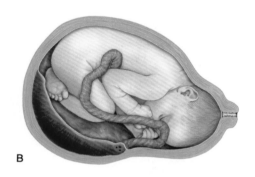

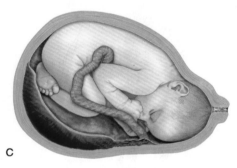

图 19-2 脐带插入口。A.脐带插入胎盘中央。B.球拍状插入。脐带插入口邻近胎盘边缘。C.帆状插入。脐带插入位于绒毛膜羊膜内,沿子宫壁走行。如果插入位置靠近子宫下段可以引起血管前置等并发症

胎盘实质越薄。胎盘的长度、体积和厚度与妊娠结局之间存在相关性。妊娠 24 周前,胎盘厚度超过 4cm 被视为异常,需要进一步寻找病因。[3]

胎盘循环

母体和胎儿的血循环是相互独立的。[17]含氧的母体血液通过底蜕膜内的螺旋动脉泵入周围的绒毛间隙,绒毛被浸泡在其内。氧气、营养物质及代谢产物的交换通过绒毛壁进行。含二氧化碳的胎儿血经脐动脉运送到胎盘,通过胎盘小叶内绒毛的毛细血管进行循环,使绒毛毛细血管内的血液被氧合,再通过脐静脉返回胎儿体内。[14]

妊娠期,母体血容量增加以满足胎儿需要。胎盘内许多血管通路形成一个低阻循环系统,至少在晚孕

期,其循环阻力会低于胎儿任何其他部位的血管床。对母体和胎儿血管进行多普勒检测可以显示胎盘的低阻状态。任何可以引起胎盘阻力升高或胎盘功能不足的因素都可以对胎儿的发育造成极大影响。

检查技术

经腹部扫查、经阴道扫查、经会阴扫查、三维成像和多普勒

使用凸阵探头经腹部扫查可以清楚地显示胎盘结构和位置。若孕妇腹壁脂肪较薄,有时候线阵探头可用于显示胎盘附着在子宫前壁的情况。与经腹部扫查相比,经阴道超声可以更早的显示胎盘和脐带。另外,由于探头直接放在阴道内,贴近子宫,因此无需充盈膀胱。上述优势使其成为晚孕期评估可疑胎盘前置的理想检查方法。

当经阴道扫查有禁忌或无条件进行时,经会阴扫查成为产科超声检查有价值的辅助手段,特别是在评估胎盘边缘与宫颈内口关系时。[18]在中孕晚期和晚孕期,由于胎体的遮挡以及难以保持膀胱充盈,经腹部超声扫查难以清楚显示宫颈管。使用经会阴超声,可以使绝大多数患者清楚显示此部位。将探头放置于孕妇的会阴部,可以获得与经阴道超声相似的图像质量,同时不会引起患者不适。[19,20]

在过去的数年,通过对胎盘和脐带进行常规超声和彩色多普勒血流检测已经获得有价值的诊断信息。比如测量子宫动脉的 S/D 比值和早期收缩切迹的持续存在被认为可以有效预测围产结局,因为它们和胎盘或脐带血流阻力增加直接相关。[3]脉冲波多普勒给胎儿带来的能量暴露更高,因此建议仅在有临床指征时对胎儿使用多普勒检查,且应将能量输出、彩色取样框大小和检查时间都控制在最小范围。[3]

三维超声是对二维和多普勒超声的补充,特别是在评价胎盘异常时。三维超声检查可以获得胎盘解剖关系和内部结构更精确的细节。[21]

充盈膀胱重要吗?

对于大多数经腹部检查,答案是肯定的。早孕期适度充盈膀胱可以增强对胎盘的显示,在妊娠稍后期,可以改善子宫下段的成像质量。后者在诊断胎盘前置时特别重要。膀胱不充盈可能妨碍宫颈口的显示,但膀胱过度充盈会引起子宫下段前后壁相互贴紧,造成宫颈内口上移的假象,出现前置胎盘假阳性。超声医生可以在检查过程中通过改变膀胱的充盈程度来减轻

患者的不适,并减少前置胎盘假阳性。(比如,在充盈膀胱时开始检查,然后让患者每次排掉一杯量的小便后再复查)。一般认为当宫颈长度测值为 3~5cm 时,膀胱充盈已经足够。[22,23]为了减轻中晚孕期患者的严重不适,一旦宫颈区域评估完成,患者可先排空膀胱再进行剩下的检查。

因为经阴道超声可以在不充盈膀胱的情况下进行,晚孕期患者能更好地耐受,成为评估前置胎盘更有价值的检查手段。虽然经阴道超声扫查没有明确的不良反应,但在某些医院和机构,妊娠期阴道出血禁止行经阴道超声扫查。此时可行经会阴超声检查。[24]

探头、角度、频率和增益设置

对大多数胎盘常规检查,探头频率 3~3.5MHz 已经足够。低频探头增加了图像的穿透深度,比如对于肥胖患者、晚孕期检查或后壁胎盘时。实时成像使操作者可以控制探头的聚焦位置。

当扫查胎盘时,声束应尽可能与绒毛板垂直,特别是在测量厚度时。调节增益使胎盘显示为均匀一致的颗粒样回声,绒毛板与低回声胎盘后间隙的尖锐的线状回声界面应清楚显示(图 19-3)。胎盘组织和子宫收缩或肌瘤的鉴别取决于这些结构的清楚显示,特别是胎盘后方子宫收缩时,其回声可能与胎盘组织回声相似。对某些患者,除了等待子宫收缩在 20~30 分钟后自行消失外,证明该处回声是胎盘组织的唯一方法就是显示胎盘界限。[24]显示后壁胎盘时应降低增益以抵消胎盘前方羊水造成的回声增强效应。区别胎盘后方肌层收缩与胎盘后间隙的母体血管也很重要。在实

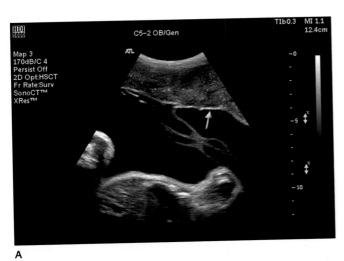

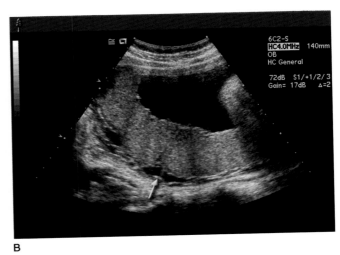

图 19-3　A. 前壁胎盘凸阵成像显示清晰的绒毛板(箭头)。B. 后壁胎盘,显示低回声的胎盘后间隙(箭头)。(图片 A 由 Philips Medical Systems,Bothell,WA 提供)

时观察时,提高增益显示血流有助于将胎盘血池或胎盘后方血管结构与其他低回声的胎盘肿块或胎盘后方肿块区别开来。彩色多普勒有助于进行此项评估(图 19-4)。

测量胎盘厚度

首先要在没有遮挡的中点位置确定胎盘肌层回声界面,测量时必须排除肌层和胎盘后间隙。最理想的是探头尽可能与胎盘垂直,减少测值过高的可能。[25]对测值的评估必须考虑胎盘的形态,比如,基底部宽的胎盘可能比较薄,而基底部狭窄的胎盘可能比较厚,并不表示存在病变。三维容积成像可能成为更加重要的评估胎盘的手段(图 19-5)。

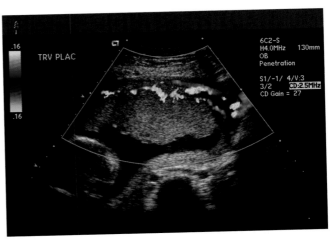

图 19-4　前壁Ⅰ级胎盘彩色多普勒血流显像显示胎盘后方血管

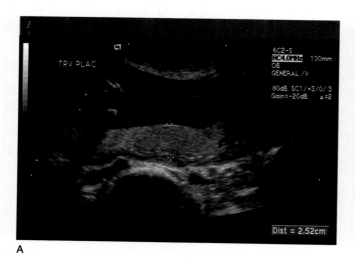
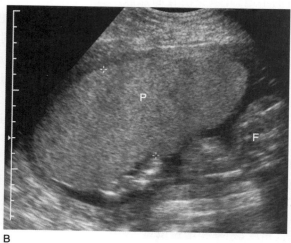

图 19-5 A.一个正常后壁胎盘的凸阵成像显示测量胎盘厚度时,测量标尺应放置的位置。测量值不包括胎盘后复合物。B.测量侧壁或宫底部胎盘时,测量标尺的放置应与胎盘垂直,而不是与声束垂直。这个妊娠 25 周的胎盘厚度为 6.3cm。P,胎盘;F,胎儿

胎盘的正常超声表现

扫查策略

　　每一次产科超声检查都应该包括胎盘的评估,需要记录胎盘的位置、与宫颈内口的关系等。如果有副胎盘,应注意与主胎盘相连的胎膜的位置。观察胎盘结构、形态以及胎盘和脐带插入位置是否存在异常。测量胎盘厚度。出现阴道出血或腹痛时,需检查所有可显示的胎盘后区域。

形态学

　　早在妊娠 4～5 周,经阴道超声已经可以分辨滋养层发育,表现为边界清楚的强回声环。[26]妊娠 8～10 周,经腹超声可显示胎盘为围绕孕囊的蜕膜局部增厚(图 19-6)。妊娠 12 周,可清晰显示胎盘的盘状结构,回声均匀,这一时期可以观察到位于胎盘胎儿侧的绒毛板的清晰线状回声界面。[3]绒毛膜下区域,除了脐带插入处外,在整个孕期的大部分时间内都是连续而光滑的。然而,在妊娠稍后期,当胎盘表面下方的胎儿血管发育时,绒毛板界面变得不再平滑。[15,4]在妊娠 5 周时,使用多普勒检测脐动脉已经可以显示正常胎盘具有特征性的低阻、高速血流。[27]提高增益可见到红细胞运动。在此条件下,绒毛膜下和胎盘内的血管结构可以与其他一些非血管性的病理改变进行鉴别。[28]另外,三维能量多普勒已被用于评估胎盘肿块的血管成像特

征。[25]在扫查一些性质不确定的结构时将探头旋转 90°,如果显示管状特征,则为确定该结构为血管提供了又一佐证。绒毛板与胎盘偶尔可出现部分区域分离,它代表胎盘或绒毛膜下出血,也许和之前的阴道出血有关联。

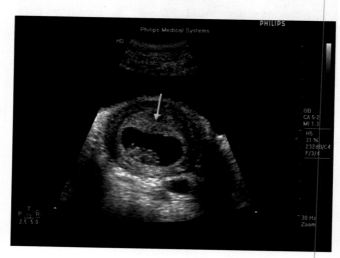

图 19-6 妊娠 9 周,经腹部超声扫查显示局部增厚(箭头),代表早期胎盘形成。(图片由 Philips Medical Systems,Bothell,WA 提供)

胎盘内部回声

　　胎盘回声从早孕期孕囊壁上强回声的局部增厚转变为早孕末期平滑的、颗粒状均匀回声。这种回声将持续整个孕期的大部分时间,且常常出现在更成熟的胎盘。然而,在中孕末期和晚孕期,有时可见到胎盘内

和绒毛膜下的血管间隙,此时应进行仔细观察。虽然多数没有确切的临床意义(图 19-7),但对出现回声改变的任何区域(比如:多发囊性表现;不规则低回声区域;高回声区域伴边缘低回声)都应进行详细记录。血清甲胎蛋白升高和大的血管间隙之间存在相关性。晚孕后期的胎盘可能出现一些囊性区域,位于边界清楚的胎盘小叶中央,这些非血管的区域可能代表局部坏死。[26]

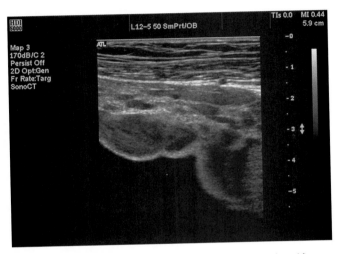

图 19-7　胎盘血窦表现为前壁胎盘内的低回声区域。血池内常可见到血液在内翻滚。(图片由 Philips Medical Systems,Bothell,WA 提供)

胎盘后复合体

对胎盘完整的评估应包括胎盘后复合体,这个区域由底蜕膜和部分肌层组成,并包括灌注胎盘的母体血管。早在妊娠 14 周已可分辨位于胎盘深面10 ~ 20mm 的这一典型低回声区域。[30]准确分辨这一区域非常重要。如果这一区域位于子宫前壁,在一些侵入性操作如羊水穿刺或剖宫产时可导致大量出血。另外,胎盘后复合体和胎盘早剥、肌瘤变性或葡萄胎具有相似的声像表现,实时观察这一区域的血流可以有助于正常胎盘后复合体与上述病理情况进行鉴别。[31-33]

在复合体内可以见到较大的静脉管腔,最常见的是后壁胎盘,此处因为重力作用的影响,可以使静脉过度扩张。当声束与宫底或侧壁胎盘正切时,也可以显示较大的静脉血管。[9]

正常的胎盘钙化

整个孕期,胎盘的钙质沉积是一种正常的生理过程。在妊娠 33 周后,大约 50% 的胎盘可出现不同程度的肉眼可见的钙化。[8]虽然正常钙化的程度不一,但在整个孕期,程度逐渐增加,变得越来越明显,最先出现在基底部区域,接下来是小叶间隔的钙化。钙化也可以出现在绒毛、绒毛间隙和绒毛膜下间隙。[9,34,35]胎盘内钙化的超声表现为胎盘内灶性强回声,后方无明显声影。[30,35]

胎盘分级

根据胎盘的钙化程度进行的分级系统(表 19-1)曾一度被视为判断胎肺成熟的指标。目前已知多种因素,包括吸烟、孕妇低龄、产次甚至季节变化都可以影响胎盘钙化的程度,[3]胎盘分级也不再被认为是胎肺成熟的标志。

表 19-1　根据胎盘钙化程度进行胎盘分级[3,36,37]
胎盘分级
0 级无钙化(约 31 周)
Ⅰ 级散在钙化(31 ~ 36 周)
Ⅱ 级基底部钙化伴胎盘小叶增多(36 ~ 38 周)
Ⅲ 级基底部和小叶内分隔出现钙化(38 周到分娩)
40 周后胎盘相当成熟
胎盘的两部分可能分级不同,以最高级别作为胎盘的级别
大多数足月妊娠胎盘为 Ⅰ 或 Ⅱ 级
仅有 10% ~ 15% 足月胎盘为 Ⅲ 级

对一些特定的孕妇或胎儿严重病理情况,评估胎盘钙化更为重要。比如,孕妇高血压或存在与胎儿宫内发育迟缓相关的一些情况时可出现胎盘提前钙化;另外一种情况如孕妇患妊娠期糖尿病或胎儿心肺发育异常可能胎盘钙化延迟。尽管最新的研究认为胎盘分级已经不再是预测胎盘功能最可靠的指标,结合孕周判断胎盘钙化程度仍可为判断临床整体情况提供重要信息(图 19-8)。[36,38]

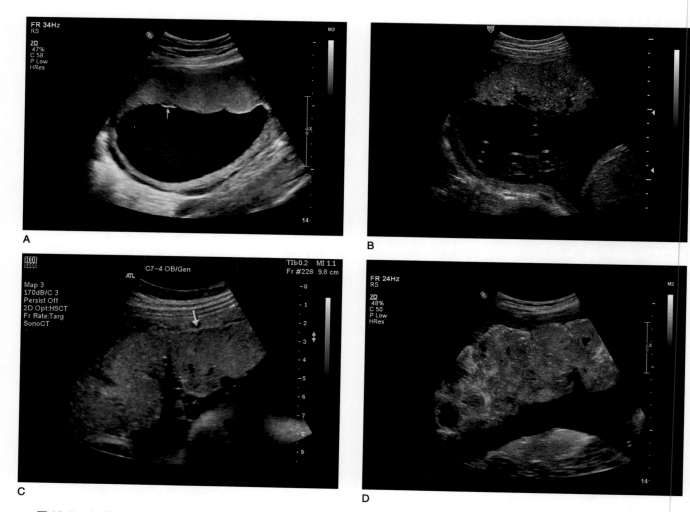

图 19-8　A.前壁 0 级胎盘显示特征性平滑均匀的回声。声束角度垂直可以使绒毛板成像(箭头)。B.Ⅰ级胎盘,胎盘小叶在胎儿侧开始发育,胎盘内出现散在钙化。C.Ⅱ级胎盘,基底层胎盘小叶增加,由于一些小灶钙化,表现为形态不规则(箭头)。D.Ⅲ级胎盘显示小叶内和小叶间隔钙化

小结

- 当扫查胎盘、脐带或宫颈时,应调节超声入射角尽可能接近 90°,以优化图像细节和测量结果。
- 母胎之间的营养交换在胎盘的绒毛内进行。
- 二维和彩色多普勒均显示低回声胎盘后复合体内有血管回声,保证了胎盘与子宫的正常黏附。
- 脐带插入处正常情况下位于胎盘中央。

- 彩色血流多普勒显像有助于确认脐带插入、血管数目、胎儿腹壁插入处和脐带绕颈。

思考题

　观察胎盘声像,确定胎盘级别、位置和测量是否准确。解释你的理由。

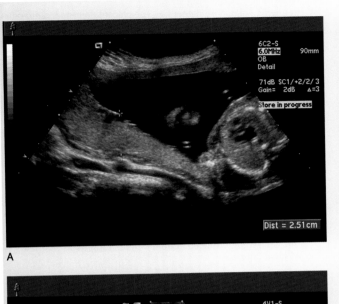

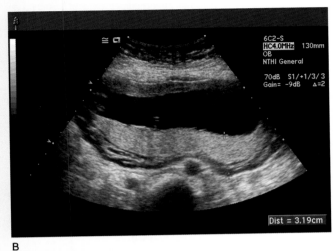

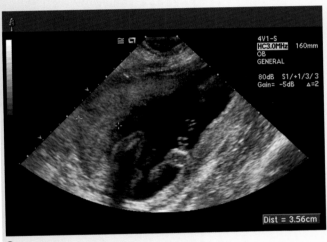

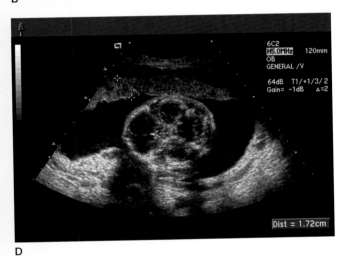

（张波　译）

参考文献

1. Bosselmann S, Mielke G. Sonographic assessment of the umbilical cord. *Geburtshilfe Frauenheilkund.* 2015;75(8):808–818.
2. American Pregnancy Association: Promoting Pregnancy wellness. The Fetal life-support System: Placenta, Umbilical Cord, & Amniotic Sac, Available at: http://americanpregnancy.org/while-pregnant/fetal-life-support-system/. Accessed September 2016.
3. Rumack CM, Wilson SR, Charboneau JW, Eds. *Diagnostic Ultrasound.* 3rd ed. St. Louis: Mosby, Inc; 2005.
4. Roberts DJ. Placental pathology, a survival guide. *Arch Pathol Lab Med.* 2008;132(4):641–651.
5. Carlson BM. *Human Embryology and Developmental Biology.* Philadelphia: Elsevier; 2013.
6. Kinare A. Fetal environment. *Indian J Radiol Imaging.* 2008;18(4):326–344.
7. Jacobson B. Circulatory Changes at Birth. *Embryo Project Encyclopedia.* (2010-09-12). ISSN: 1940-5030. http://embryo.asu.edu/handle/10776/2077.
8. Kurjak A, Chervenak FA, eds. *Donald School Textbook of Ultrasound in Obstetrics and Gynecology.* 2nd ed. New Delhi: Jaypee Brothers Medical Publishers Ltd; 2008.
9. Benirschke K, Kaufman P. *Pathology of the Human Placenta.* 4th ed. New York: Springer-Verlag; 2000.
10. Baergen RN, Malicki D, Behling C, et al. Morbidity, mortality, and placental pathology in excessively long umbilical cords: retrospective study. *Pediatr Dev Pathol.* 2001;4:144–153.
11. Sepulveda W. Beware of the umbilical cord cyst. *Ultrasound Obster Gynecol.* 2003:21:213–214.
12. Fleischer AC, Gordon AN. Sonography of trophoblastic diseases. In: Fleischer AC, Toy EC, Lee W, et al., eds. *Sonography in Obstetrics and Gynecology: Principles and Practice.* 7th ed. McGraw-Hill; 2011.
13. Jantarasaengaram S, Suthipintawong C, Kanchanawat S, et al. Ruptured vasa previa in velamentous cord insertion placenta. *J Perinatol.* 2007;27(7):457–459.
14. Gartner L, Hiatt J. *Color Atlas and Text of Histology.* 6th ed. Philadelphia, Lippincott Williams and Wilkins, 2013.
15. Moore KL, Persaud TVN. *Before We Are Born: Essentials of Embryology and Birth Defects.* 7th ed. Philadelphia: Saunders; 2008.
16. Vause S, Saroya DK. Functions of the placenta. *Anesth Intensive Care Med.* 2005;6(3):77–80.
17. Blackburn ST. *Maternal, Fetal, & Neonatal Physiology: A Clinical Perspective.* St. Louis: Saunders; 2007.
18. AIUM. AIUM practice guideline for the performance of obstetric ultrasound examinations. *J Ultrasound Med.* 2010;29:157–166.
19. Benson CB, Bluth EI, eds. *Ultrasonography in Obstetrics and Gynecology: A Practical Approach to Clinical Problems.* 2nd ed. New York: Thieme Medical Publishers, Inc; 2008.
20. Salomon LJ, Alfirevic Z, Berghella V, et al. and on behalf of the ISUOG Clinical Standards Committee. Practice guidelines for performance of the routine mid-trimester fetal ultrasound scan. *Ultrasound Obstet Gynecol.* 2011;37:116–126.

21. Hata T, Kanenishi K, Inubashiri E, et al. Three-dimensional sonographic features of placental abnormalities. *Gynecol Obstet Invest.* 2004;57:61–65.
22. Malone FD. Placenta accreta percreta. *Contemporary Ob/Gyn.* 2002;4:116–142.
23. Angtuaco TL, Gupta N, Andreotti RF, et al. ACR appropriateness criteria assessment of gravid cervix. *ACR.* 2008;5.
24. Oyelese Y. Placenta previa: the evolving role of ultrasound. *Ultrasound Obstet Gynecol.* 2009;34:123–126.
25. Tongsong T, Boonyanurak P. Placental thickness in the first half of pregnancy. *J Clin Ultrasound.* 2004;32(5):231–234.
26. Abramowicz JS, Sheiner E. Ultrasound of the placenta: a systematic approach. Part I: Imaging. *Placenta.* 2008;29(3):225–40.
27. Abramowicz JS, Sheiner E. Ultrasound of the placenta: a systematic approach. Part II: Functional assessment (Doppler). *Placenta.* 2008;29(11):921–929.
28. Prapas N, Liang RI, Hunter D, et al. Color Doppler imaging of placental masses: differential diagnosis and fetal outcome. *Ultrasound Obstet Gynecol.* 2000;16:559–563.
29. Hata T, Inubashiri E, Kanenishi K, et al. Three-dimensional power Doppler angiographic features of placental chorioangioma. *J Ultrasound Med.* 2004;23(11):1517–1520.
30. Evans MI, Johnson MP, Yaron Y, et al., eds. *Prenatal Diagnosis.* New York: McGraw-Hill; 2006.
31. Kanne JP, Lalani TA, Fligner CL. The placenta revisted: radiologic-pathologic correlation. *Curr Probl Diagn Radiol.* 2005;34(6):238–255.
32. Gibbs RS, Karlan BY, Haney AF, et al., eds. *Danforth's Obstetrics and Gynecology.* 10th ed. Philadelphia: Lippincott Williams & Wilkins; 2008.
33. Kaakaji Y, Nghiem HV, Nodell C, et al. Sonography of obstetric and gynecologic emergencies: Part I, Obstetric Emergencies. *Am J Roentgenol.* 2000;174:641–649.
34. Fox H, Sebire NJ. *Pathology of the Placenta.* 3rd ed. Philadelphia: Elsevier Limited; 2007.
35. Sebire NJ, Sepulveda W. Correlation of placental pathology with prenatal ultrasound findings. *J Clin Pathol.* 2008;61:1276–1284.
36. Yin TT, Loughna P, Ong SS, et al. No correlation between ultrasound placental grading at 31–34 weeks of gestation and a surrogate estimate of organ function at term obtained by stereological analysis. *Placenta.* 2009;30(8):726–730.
37. Grannum P, Hobbins JC. The placenta. In: Callen PW, ed. *Ultrasonography in Obstetrics and Gynecology.* Philadelphia: WB Saunders; 1983:141–157.
38. Beckmann CRB, Ling FW, Barzansky BM, et al., eds. *Obstetrics and Gynecology.* 6th ed. Philadelphia: Lippincott Williams & Wilkins; 2010.

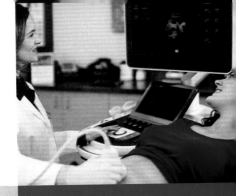

胎盘和脐带异常

LISA ALLEN　**第 20 章**

目标

- 认识胎盘和脐带异常的超声表现。
- 对胎盘的大小、形状和构造的发育与异常进行讨论。
- 区分胎盘前置和低置胎盘。
- 胎盘早剥的超声诊断局限性及相关高危因素。
- 胎盘异常附着的超声表现。
- 脐带胎盘插入异常。
- 胎盘和脐带的囊性与实性肿物。

术语表

动脉瘤（aneurysm）：动脉的局部扩张。

双叶胎盘（bilobed placenta）：分叶状的两叶胎盘大小接近，脐带插入处位于连接这两叶胎盘的绒毛组织处。

体蒂异常（body stalk anomaly）：胎儿的多发畸形伴随着脐带的缺失。

Breus 胎块（Breus mole）：一种罕见病变，继发于末梢静脉阻塞的巨大胎盘绒毛下血栓。

绒毛外胎盘（extrachorial placenta）：附着于子面胎盘的胎膜超出了胎盘绒毛的边缘。

脐带假结（false knot）：由于脐带血管的弯曲、扭曲和突出而被误以为脐带打结。

腹裂（gastroschisis）：脐部周围腹壁缺失，典型表现为脐带腹壁插入处右侧缺失，可看到羊水中自然漂浮的肠管。

肢体体壁综合征（limb-body wall complex）：常表现为多发的复杂胎儿畸形，同时伴有脐带过短。

边缘性插入或球拍状胎盘（marginal insertion or battledore placenta）：脐带胎盘插入处位于胎盘的边缘而不是中央区。

脐膨出（omphalocele）：胎儿前腹壁正中脐带处的膨出，膨出物有包膜覆盖，这个包膜包括：腹膜、华通胶和羊膜。

胎盘过大（placentomegaly）：用以形容增厚或水肿的胎盘。

粘连带（synechia）（又称 Asherman 综合征）：羊膜外线状的组织突入到羊膜腔，对胎儿的活动没有影响。

关键词

副胎盘
有缘胎盘
轮状胎盘
胎盘前置
胎盘早剥
异常胎盘附着
胎盘绒毛膜血管瘤
羊膜带综合征
子宫粘连带
脐带的边缘性插入
球拍状胎盘
帆状插入
脐带真结
脐带假结
脐带绕颈
脐带脱垂
血管前置
单脐动脉
脐带缠绕
脐带血管瘤
脐带螺旋
脐带螺旋指数

血栓形成(thrombosis):胎盘内的出血和血凝块。

脐带真结(true knot):胎儿穿过环套状的脐带,脐带出现一个或多个打结。

脐带螺旋指数(umbilical coiling index,UCI):一种评价脐带螺旋程度的方法。具体方法是:每厘米脐带内螺旋的个数。

脐带(umbilical cord):一个连接胎儿和胎盘的血管性结构,通常含有两根动脉和一根静脉,这三个血管的外面再由华通胶包裹。

脐疝(umbilical hernia):生理性中肠疝回纳失败,导致一小部分肠管突入到脐带根部。

血池(venous lakes):胎盘绒毛板下管状无回声区,被血液填充。常在分娩时发现。

这一章主要讲述胎盘和脐带异常的产前诊断和分类。过去的几十年,产前超声诊断领域获得了巨大的技术进步。运用超声观察到的信息可以用于评估胎儿及其附属物。过去,胎儿是产科超声检查的主要观察内容,很少关注胎盘和脐带。在妊娠的常规评估中这些结构常被忽略。随着科技的发展,我们不仅能评价胎儿的解剖结构,而且对胎儿周围的生长环境也可以获得相关的有用信息。

虽然发生率低,但在产前诊断出脐带和胎盘异常非常重要,因为它可能是造成母胎致残和致死的潜在原因。[1]超声成像技术,例如:频谱多普勒、彩色多普勒和能量多普勒,都可以用于血流生理学的分析。三维超声和四维超声是常规二维灰阶成像的补充,该技术能够进行多个平面扫查,获得更多血管及容积的信息,增加我们整体评估的准确性。这个技术的应用扩展了对胎盘和脐带结构与功能的理解,有利于对妊娠期相关畸形的识别和评价。未来,超声造影剂的应用将使我们更深入地理解胎盘着床过程以及病理状况。

胎盘异常

胎盘大小的异常

胎盘因为它的外观而得以命名(希腊语意"扁平的蛋糕"),负责胎儿的营养、呼吸和外分泌功能。[1]正常的胎盘常常随着孕周而不断增厚、增大(图20-1)。胎儿成熟时,可以应用超声观察到胎盘进行性地钙沉积(图20-2)。胎盘分级常被用于描述胎盘的钙化情况和胎盘的成熟度分级。孕37周之前很少观察到明显的胎盘钙沉积。过早的胎盘钙沉积增加了胎儿不良

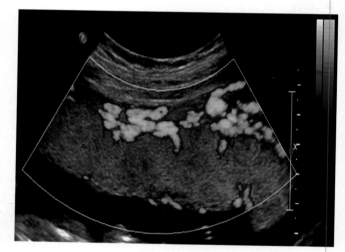

图20-1　能量多普勒超声显示前壁胎盘的正常胎盘血管模式

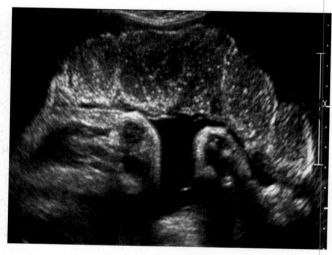

图20-2　超声矢状面显示的成熟前壁胎盘实质内的钙沉积

结局的风险。[2]

胎盘大小用胎盘中间部分的厚度表示,通常厚度大约为 2～4cm。[1]胎盘过薄见于孕妇高血压、先兆子痫、胎盘梗塞和宫内胎儿生长受限(intrauterine growth restriction,IUGR)。此外,胎盘薄也是环状胎盘和膜状胎盘的特点。胎盘厚度大于 4cm 没有什么特别的意义,通常妊娠结局是正常的。然而,有一些情况可以导致胎盘变厚、变薄、过早成熟或延迟成熟(表 20-1)。当胎盘水肿时,胎盘厚度异常常因为液体的积聚,而这种情况一般继发于高输出性的胎儿

心力衰竭。胎盘增厚见于:胎儿水肿(免疫或非免疫)、产前感染(尤其是梅毒和巨细胞病毒)、妊娠期糖尿病、孕妇贫血、母儿和双胎输血综合征、绒毛膜血管瘤、骶尾部畸胎瘤和血管阻塞(例如脐静脉血栓)。水肿的胎盘常呈球状,胎盘正常结构消失,表现出"磨砂玻璃"样改变。胎盘长大也是妊娠期滋养细胞疾病、Beckwith-Wiedemann 综合征、确认的胎盘嵌合体和间叶细胞发育不良的胎盘表现。胎盘增厚容易与子宫肌层收缩、子宫肌瘤或不同表现的胎盘早剥相混淆(图 20-3)。[1]

表 20-1 与胎盘厚度和成熟度异常相关的孕妇和胎儿情况			
胎盘变厚(>5cm)	胎盘变薄(<1.5cm)	胎盘过早成熟	胎盘延迟成熟
1. 孕母糖尿病	1. 孕妇妊娠高血压/子痫前期	1. 宫内生长受限	1. 妊娠期糖尿病
2. Rh 疾病	2. 宫内生长受限	2. 高血压	2. Rh 疾病
3. 先天性感染	3. 青少年糖尿病		
4. 胎盘早剥	4. 胎盘异常(环形胎盘和膜状胎盘)		
5. 胎盘肿瘤			
6. 多胎妊娠			
7. 染色体异常/三倍体			
8. 妊娠期滋养细胞疾病			
9. 间叶细胞发育不良			
10. 胎盘功能低下			
11. 母体或胎儿贫血			
12. 任何原因所致胎儿水肿			
13. 先天性肿瘤			
14. Beckwith-Wiedemann 综合征			
15. 确认的胎盘嵌合体			

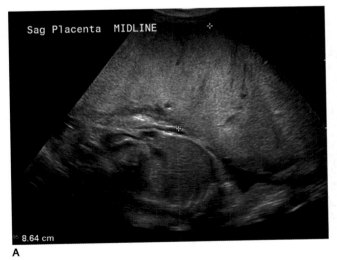
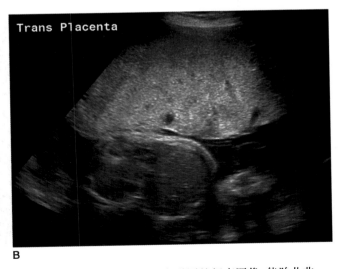

图 20-3 A. 长大的前壁胎盘超声图像标尺测量显示胎盘最大厚度超过 8cm。B. 前壁胎盘长大增厚的超声图像,伴胎儿非免疫性水肿

在某些胎儿宫内发育迟缓的病例中,超声可能发现胎盘增厚、内见斑片状低回声区和异常结构。胎盘

内可能会出现"摇晃"的情况,称为"果冻样胎盘"。这可能与大量的绒毛周围纤维蛋白沉积、绒毛间或绒毛

膜下相关血栓形成等有关系。[3]

胎盘形态和构造的变化

虽然胎盘通常表现为一个胎盘组织,有时它也可能为双叶或有一个或多个副叶。胎盘形态异常一般继发于绒毛消失。胎盘与底蜕膜接触区域的绒毛发育,而其他区域的绒毛则萎缩。胎盘这种选择性缺失并在其他部位生长,称为滋养细胞的营养性,可以帮助解释脐带帆状插入和胎盘迁移等情况。这一现象被认为是由于胎盘优先生长在有足够蜕膜和充足血管的地方,反之胎盘则会发生萎缩。超声发现的这些胎盘异常将影响临床管理和产科妊娠结局(图 20-4)。[4]

副叶是胎膜中发育的一个或多个小的附属胎盘,并且远离主胎盘。[5]这种情况的发生率是 0.14% ~ 3% ,副胎盘和主胎盘通过胎膜内的血管相连。副胎盘需要与双叶胎盘鉴别,后者在脐带插入绒毛膜的地方有胎盘叶间的胎盘组织连接。在高龄女性(35 岁及以上)和试管婴儿的孕妇中,副胎盘的发生率有所增加。

副胎盘可在产前经超声诊断;产前诊断非常重要,因为残留的副胎盘会引起产后出血和感染(图 20-5)。分娩时,连接胎盘两叶的血管破裂出血会引起胎儿大出血。最重要的一点,副胎盘增加了脐带胎盘的帆状插入和血管前置的发生率,这些会明显增加母胎并发症的发生率。[4]

环形胎盘指的是附着在肌层周围的呈“戒指状”的胎盘,常因为不易剥离,而引起产前或产后出血。[4]膜状胎盘(placenta membranacea,PM)是一种极其罕见的胎盘异常,发生率仅为 1:20 000 到 1:40 000。在孕第 8 ~ 10 周时,膜状胎盘的丛密绒毛膜和平滑绒毛膜没有区别。在这种情况下,有功能的胎盘绒毛被保留在胎膜下面,可能覆盖所有(弥散性 PM)或部分(部分性 PM)孕囊,胎盘发育成异常的薄膜状结构。组织学上,羊膜和绒毛膜缺失,继而被胎盘绒毛取代。通常见不到完整的绒毛,而是侵入胎膜的一层滋养层。在 50% ~83% 的膜状胎盘中,会发生产前和产后出血;大约 30% 的病例会发生异常胎盘黏附。膜状胎盘可因

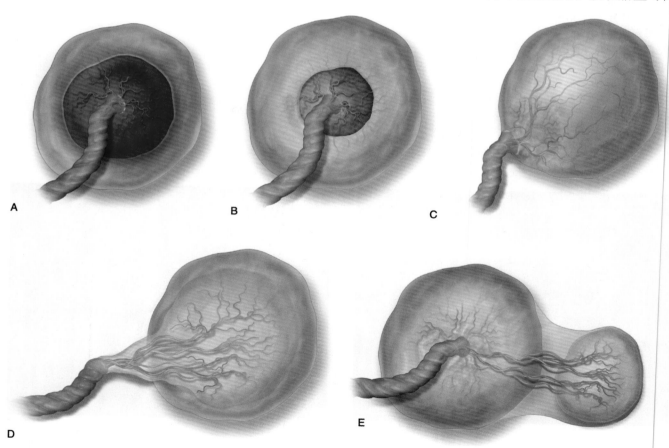

图 20-4　异常的脐带或胎膜插入。**A.** 有缘胎盘。扁平胎膜的胎盘插入处,距胎盘实质边缘有一定距离。**B.** 轮状胎盘。胎膜边缘的卷起,胎膜插入处距离胎盘实质边缘有一定距离。**C.** 边缘性脐带插入。脐带插入处位于胎盘边缘,也即是球拍状胎盘。**D.** 脐带帆状插入。脐带插入处位于远离胎盘实质的胎膜,脐血管穿过胎膜进入胎盘实质。**E.** 副胎盘。在主胎盘外存在着附属的胎盘,脐血管穿过胎膜连接这两个胎盘

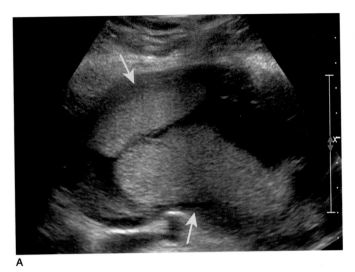
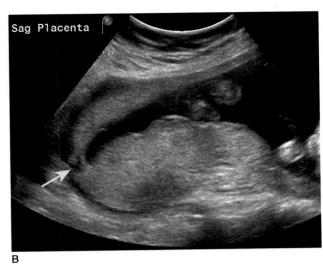

图 20-5 胎盘形状的变化。A. 超声图像显示副胎盘表现为两个胎盘块（箭头）。B. 双叶胎盘超声图像显示由绒膜组织（箭头）连接的两个胎盘块组织

为阴道出血而导致早产、死产和新生儿死亡。50% 以上的膜状胎盘病例是活产。[6,7] 环状胎盘和膜状胎盘常合并前置胎盘。

绒毛外胎盘，包括有缘胎盘和轮状胎盘，这两种胎盘均被认为是胎盘延伸超出了胎膜附着的胎盘子面绒毛膜板界限，胎膜边缘向内卷起，而不是紧贴胎盘绒毛（图 20-6）。如果胎膜插入处呈扁平状，那么胎盘被称为有缘胎盘，发生率达到了 20%。通常情况下，绒毛板边缘的胎膜凸起或卷起，就称为轮状胎盘。周边绒毛膜羊膜增厚卷起的轮状胎盘，其发生率约为 1% ~ 7%（图 20-7）。一般而言，有缘胎盘和部分型轮状胎盘无临床意义。[8,9] 然而，完全性轮状胎盘会增加孕妇出血、胎盘早剥、早产、IUGR、围产期胎儿死亡和胎儿畸

形的风险。[10,11] 虽然产前诊断轮状胎盘较为困难，但是可能见到胎盘边缘绒毛下不规则的囊性结构或胎盘边缘的增厚卷曲。典型的胎盘边缘卷起的超声表现为：一个线状的结构突入羊膜腔；因此常被误认为子宫粘连带（图 20-8）。[8] 一些作者把轮状胎盘称为胎盘架，是中孕早期的一种暂时性的良性表现，而大多数情况下到了中孕晚期，这种超声表现常消失。[12]

胎盘位置异常

胎盘前置是指胎盘着床于子宫下部，覆盖宫颈内口，胎盘在娩出胎儿之前娩出；其发生率为 200 活产胎儿中就有 1 例。[13] 过去关于胎盘位置异常的分类包括：完全性前置胎盘、部分性前置胎盘、边缘性前置胎盘和

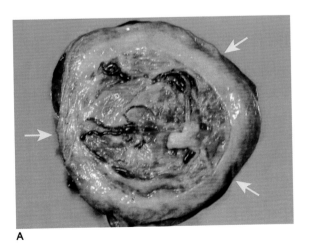
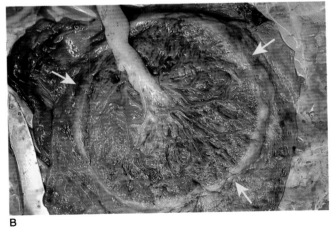

图 20-6 A. 有缘胎盘的大体病理标本，距离胎盘边缘（箭头）一定距离的地方胎膜插入处的膜样改变。B. 轮状胎盘的大体病理标本，在胎盘板（箭头）膜插入处的边缘增厚卷起

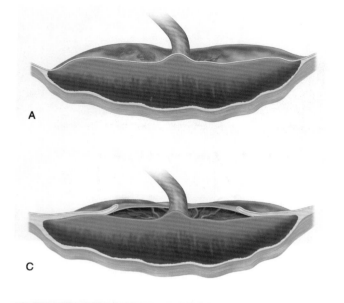

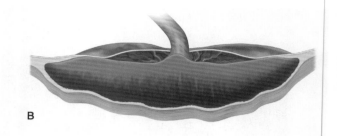

图 20-7 绒毛外胎盘。A. 正常的胎盘,显示胎膜向绒毛的适当过渡,在胎盘边缘适当地插入。B. 有缘胎盘,离胎盘边缘一段距离,表现为直接从胎膜过渡到绒毛状的胎盘。C. 轮状胎盘,除了胎膜过渡处厚而卷曲的边缘,与有缘胎盘类似

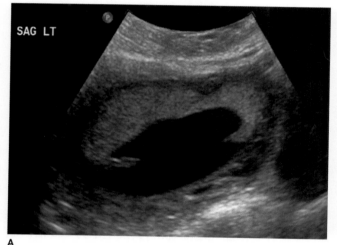

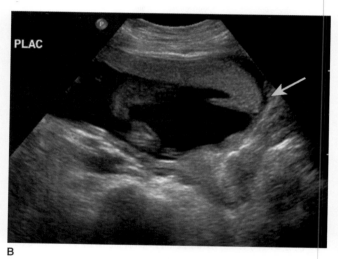

图 20-8 轮状胎盘超声图。A. 轮状胎盘的超声图像特征为卷起的胎盘边缘。B. 轮状胎盘表现为在羊膜腔内的线状结构,可能被误认为子宫腔内的粘连带(箭头)

低置胎盘。近来,对分类进行了修订,删除了部分性前置胎盘、边缘性前置胎盘。目前分类保留了前置胎盘(胎盘下缘覆盖宫颈内口)和低置胎盘(胎盘下缘距宫颈内口 2cm 以内)[13-15](图 20-9)。[3]经阴道超声能够较准确的评估胎盘下缘与宫颈内口的关系。究其原因,孕母排空膀胱,就不会压迫子宫前壁下段,探头更接近被检查部位。此外,高频探头图像分辨率更高,宫颈内口和胎盘下缘会显示得更清楚,尤其在胎头低或后壁胎盘的时候。核磁共振成像(MRI)可以用于评估胎盘位置或胎盘植入(图 20-10)。[2]前置胎盘是妊娠后期出血的一个重要原因,发生率约为 1/200~250。胎盘前置的高危因素包括:高龄产妇、剖宫产史或子宫瘢痕、多产、流产、吸烟、可卡因的使用和多胎产史。[14,15]

胎盘附着异常

病理性胎盘附着(morbidly adherent placenta,MAP)是指胎盘不正常的植入子宫宫壁,它被用来描述胎盘粘连、植入和穿通。在文献中,胎盘附着障碍(placental attachment disorders,PAD)和异常侵入性胎盘(abnormally invasive placenta,AIP)这两个专业术语也用来描述这种病理情况。因为底蜕膜的缺失,绒毛膜的绒毛可能侵入子宫肌层,甚至延伸到肌层以外的组织(图 20-11)。当绒毛膜绒毛异常黏附于子宫肌层时,就会发生胎盘粘连,占病理性胎盘附着病例的 75%。当胎盘绒毛侵入到肌层时,就会发生胎盘植入,占病理性胎盘附着病例的 18%。极少数的情况下,胎

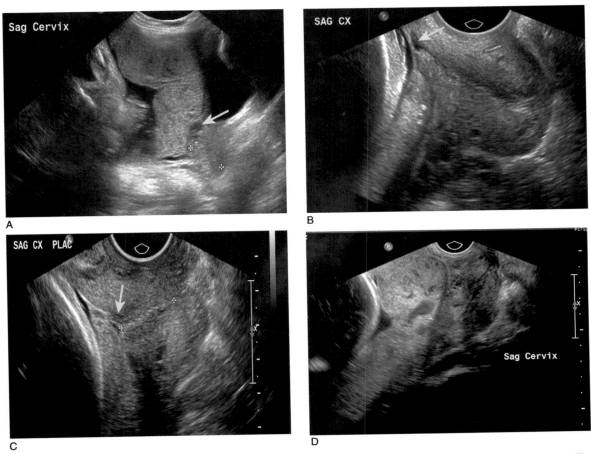

图 20-9　前置胎盘。A. 经腹部矢状切面显示胎盘组织覆盖宫颈内口（箭头）。B. 经阴道超声的低置胎盘图像。箭头指示宫颈内口。C. 经阴道超声的前置胎盘图像。箭头指示宫颈内口。D. 经阴道超声的完全性中央型前置胎盘图像，伴有胎盘植入

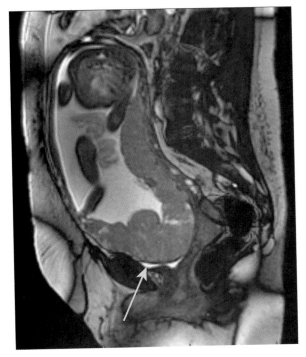

图 20-10　MRI T2 加权像显示完全性前置胎盘（箭头）

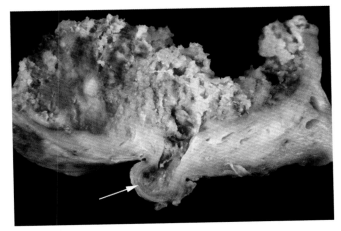

图 20-11　胎盘植入。福尔马林固定的子宫，观察到胎盘组织延展到肌层中。箭头指示胎盘组织呈舌头样突起，延伸到子宫宫壁内距子宫浆膜层 1mm 的地方。胎盘突出部分发生在子宫宫壁薄弱的区域（该患者有 3 次剖宫产病史）。（From Reichert RA. *Diagnostic Gynecology and Obstetric Pathology*. Philadelphia: Wolters Kluwer; 2011: Figure 9-9. ）

盘穿通发生时,绒毛膜绒毛穿透整个肌层、子宫浆膜层,并有可能侵入周围的组织器官,占病理性胎盘附着病例的 7%。[16,17]因不同类型的异常侵入性胎盘在产前不易区分,术语 MAP 或胎盘粘连性疾病(这两者可以交替使用)就常被用于各种形式的胎盘侵入性疾病。

在过去 50 年里,胎盘粘连的发生率在美国增加了 10 倍,究其因主要是孕妇剖宫产手术率的增加。据报道,目前胎盘植入发生率约为 3/1000 次分娩。病理性胎盘附着是导致孕产妇病残率和病死率的重要原因,也是急诊产后子宫切除的重要因素。胎盘粘连孕妇择期终止妊娠的最佳时间大约在 34～35 周,分娩前需注射皮质类固醇。前置胎盘和既往剖宫产手术史是胎盘植入已知的最主要高危因素。在前置胎盘的情况下,既往剖宫产史次数越多,胎盘植入的风险将明显增加。孕妇高龄、经产、子宫异常、子宫内膜消融、Asherman 综合征、吸烟、肌瘤切除术、既往子宫手术史和放疗、子宫平滑肌瘤、妊娠高血压、既往宫腔扩张和刮宫也与胎盘植入有关。[16-19]

连的风险。此外,在中孕晚期和晚孕期,MAP 还有其他的超声表现。胎盘粘连时,正常胎盘后方的低回声区会消失,即是胎盘和子宫之间的间隙消失。在胎盘中存在多个血管腔隙,这是胎盘粘连晚孕期最重要的超声表现之一。另一个重要的孕晚期的标记是子宫浆膜层和孕母膀胱交界处的异常。超声上可能表现为交界处的中断,增厚或不规则。彩色多普勒还可能观察到此界面处的血供增加[16](图 20-13)。最常见的胎盘粘连位置是子宫下段。胎盘内腔隙血流和异常彩色多普勒血流是两个最主要的超声指标。根据文献报道,胎盘内腔隙血流对胎盘植入的诊断敏感性是最高的,在孕 15 周后的胎盘植入病例中,发生率达 78%～93%。[18]当临床高度怀疑或是超声检查可疑胎盘植入时,建议进行 MRI 检查(图 20-14)。[19,20]MRI 因其多平面成像能力和优异的软组织分辨率,对相邻器官受累情况的评估能力优于超声检查(图 20-15)。[16,19,20]

疾病相关知识点 20-1
胎盘位置的分类

类型	描述
低置胎盘	胎盘下缘位于宫颈内口 2cm 内
前置胎盘	胎盘组织完全覆盖宫颈内口

产前诊断 MAP 是优化胎盘侵入性疾病的处理、治疗和患者结局的关键因素。超声是筛查和评估 MAP 的诊断依据,超声最早可于早孕期诊断。妊娠早期,超声检查在以下情况下怀疑胎盘粘连,包括:妊娠囊着床在子宫下段,胎盘内多个不规则的血管腔隙,以及胎盘着床于原剖宫产瘢痕处。超声检查诊断为剖宫产后切口妊娠时妊娠囊着床在原宫颈内口水平的原剖宫产瘢痕处,位于孕母膀胱的底部(图 20-12)。在孕中期,胎盘内多发的血管腔隙对诊断胎盘粘连具有很高的敏感性和低假阳性。胎盘前置的存在也显著增加了胎盘粘

疾病相关知识点 20-2
胎盘植入的分类

类型	描述
胎盘粘连	绒毛膜绒毛粘连于宫壁,但没侵入子宫肌层
胎盘植入	绒毛膜绒毛侵入子宫肌层
胎盘穿通	绒毛膜绒毛穿透子宫肌层至浆膜层或侵及周围组织

疾病相关知识点 20-3
胎盘附着异常的超声表现

早孕	中晚孕
孕囊着床于子宫下段	前置胎盘
胎盘部位内的多发不规则血管间隙	胎盘内多发腔隙血流
孕囊着床于原剖宫产瘢痕处	胎盘后间隙消失
	孕妇子宫浆膜层与膀胱之间的界面回声异常

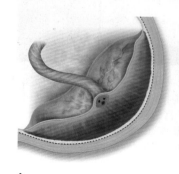
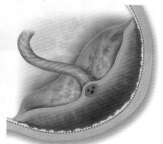
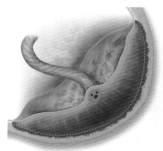
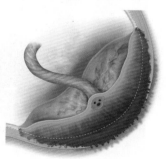

A　　　　　　　B　　　　　　　C　　　　　　　D

图 20-12　胎盘植入的分类。A. 正常的胎盘。B. 胎盘粘连。C. 胎盘植入。D. 胎盘穿通

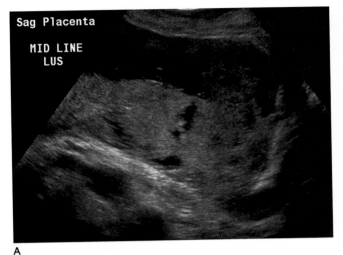

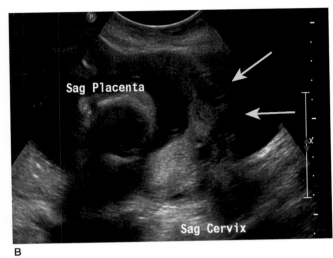

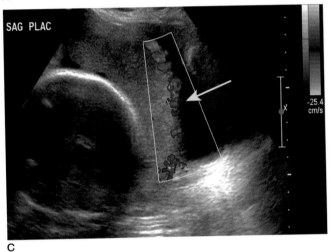

图 20-13　胎盘植入的超声表现。A. 子宫下段的矢状切面显示胎盘前置和大量胎盘内腔隙血流。B. 子宫肌层和母体膀胱分界处的界面形态不规则（箭头）。C. 彩色多普勒超声显示子宫下段肌层和母体膀胱分界处有湍流血液（箭头）

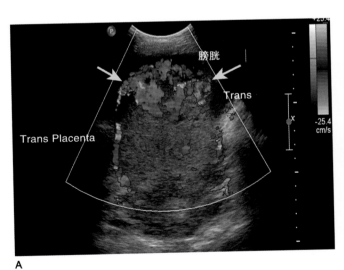

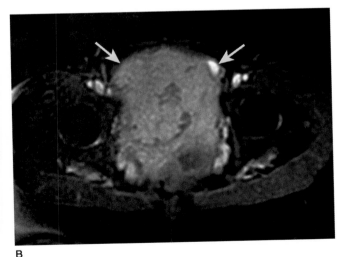

图 20-14　A. 横断面彩色多普勒超声显示子宫下段肌层和母体膀胱分界处有湍流血液（箭头）。B. MRI 图像 T2 加权相显示与超声图像在同一平面上的子宫下段和孕母膀胱交界处（箭头）

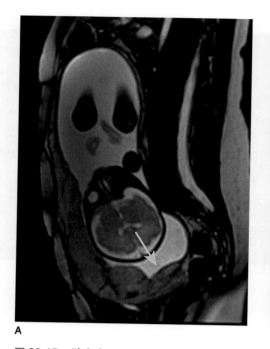
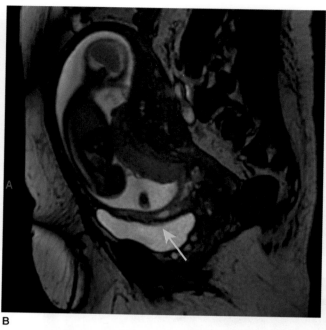

图 20-15 胎盘穿通的 MRI。A. T2 加权 MRI 显示：胎盘前置，胎盘内腔隙血流和子宫下段与孕母膀胱之间异常的界面（箭头）。B. T2 加权 MRI 显示胎盘侵入（箭头）

胎盘异常植入阻碍了分娩后胎盘的正常剥离和止血。因此，胎盘植入的临床结局就是试图分离胎盘时严重的危及生命的出血。孕妇择期终止妊娠的最佳时间大约在 34~35 周，分娩前注射皮质类固醇。多达 90% 的胎盘植入患者需要行子宫切除术，并可能出现严重的合并症，如胆囊切除术（15.4%）、输尿管损伤（2.1%）、肺栓子（2.1%），26.6% 的患者需在重症监护室进行观察。[19]

胎盘回声异常：胎盘低回声病变

常规超声检查中，经常会遇到胎盘局部的囊性和无回声病变。胎盘血池是胎盘实质内绒毛膜下不规则的无回声。胎盘血池被认为是绒毛血管腔隙，在超声实时扫查时可见其内低流速的孕妇血流呈漩涡状（图 20-16）。在高龄孕妇中这种情况更多见，而且多普勒扫查不能显示血流。在中孕期超声发现的胎盘血池与子宫胎盘合并症或不良妊娠结局没有关联。[21]

纤维蛋白沉积没有临床意义，形成原因据推测可能与绒毛间和绒毛膜下血栓形成有关，孕妇血流汇集和停滞在绒毛周围以及绒毛膜下间隙。纤维蛋白沉积超声可表现为胎盘绒毛膜下低回声或胎盘实质内团块，或表现为线状、条状的无回声改变。

胎盘内出血或血凝块表现为绒毛间血栓形成。胎

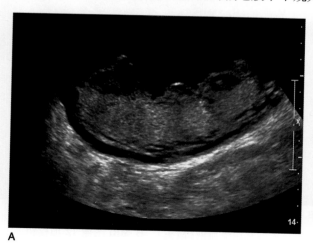
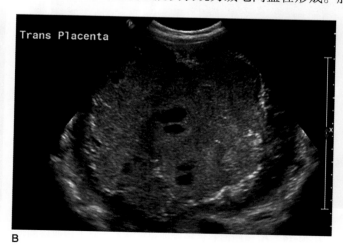

图 20-16 胎盘低回声病变。A. 超声图像显示后壁胎盘中有散在的绒毛膜板下低回声病变。实时超声显示血液的涡流与静脉血池相一致。B. 横断面显示宫底的胎盘内的胎盘血池

盘血栓形成的区域表现为胎盘实质内大小不等的低回声，或纤维蛋白沉积的线状回声。胎盘血栓形成最常见的部位是在绒毛膜和基底层之间，在妊娠中的发生率达50%。不均匀的低回声病变也可能是少见的继发于静脉阻塞的绒毛膜下血肿和血栓形成(Breus 胎块)。

螺旋动脉阻塞导致的胎盘梗死通常是在胎盘的外围。胎盘梗死与胎盘后出血有关，在生产时高达 25% 的胎盘可发生胎盘后出血。尽管它们一般没有临床意义，但也可能与胎儿 IUGR 和孕妇先兆子痫有关。胎

盘梗死通常依靠病理进行诊断，超声没有特殊表现。然而，超声可能显示坏死性梗死表现为胎盘内低回声或显示胎盘变薄。

羊膜下囊肿或羊膜下血肿常是靠近脐带胎盘插入处的绒毛膜(胎儿)血管破裂的后果。常位于脐带胎盘插入附近的薄羊膜覆盖的绒毛膜下。他们常表现为多发，突入羊膜腔；并且多达 10% 的此类病例与 IUGR 有关。需要鉴别诊断的包括真性胎盘囊肿(滋养细胞囊肿)和脐带胎盘插入处附近的脐带囊肿(图 20-17)。[22]

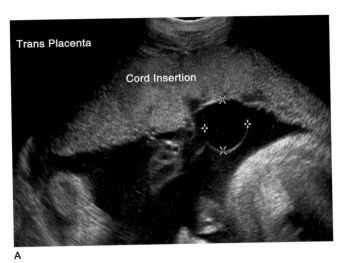

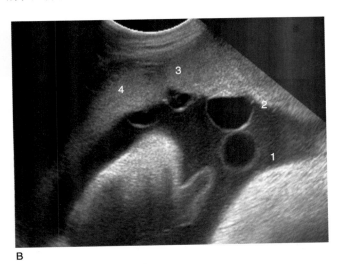

图 20-17 胎盘绒毛膜下或隔囊肿。A. 胎盘囊肿在胎盘脐带插入处。B. 超声图像显示胎盘胎儿面多发的囊肿。这些囊肿可自行消失，且胎儿妊娠结局正常

疾病相关知识点 20-4
胎盘内无回声的鉴别诊断

胎盘的血池
纤维蛋白沉积
绒毛间血栓形成
胎盘梗死
隔囊肿

胎盘肿物和肿瘤

胎盘绒毛膜血管瘤和畸胎瘤是两个主要的胎盘原发性非滋养细胞肿瘤。胎盘绒毛膜血管瘤是胎盘的良性血管畸形，来源于原始绒毛膜间质，发生率约 1%。可伴有母体血清 AFP 或人类绒毛膜促性腺激素(β-HCG)水平升高。[23]小的单发的绒毛膜血管瘤可能无症状，而且很少有临床意义，但据报道多发的或大的绒毛膜血管瘤(大于 5cm)有 30%～50% 的病例会发生母体和胎儿的并发症。[24]绒毛膜血管瘤包含动静脉分流，会导致严重的胎儿并发症，例如：贫血、心力衰竭、非免疫性水肿、血小板减少、羊水过多、IUGR、早产，以及胎盘早剥。20%～40% 的大的绒毛膜血管瘤中可能发生并发症，并增加胎

儿和新生儿死亡率。[24]妊娠结局差的原因可能是额外增加的血管化组织增大了胎儿心血管系统的负担。[23]

典型的绒毛膜血管瘤表现为边界清楚的高回声或低回声，呈卵圆形，从脐带胎盘插入处附近的胎盘胎儿面突出。[24]偶尔可见钙化和坏死(图 20-18)。绒毛膜血管瘤的钙化常与血液减少、临床症状改善和良好的结局有关。[23]可使用彩色多普勒进行鉴别诊断，如胎盘血肿、退行性变的子宫肌瘤、胎盘畸胎瘤、部分性葡萄胎、梗死、绒毛间血栓形成。三维能量多普勒可以显示肿瘤血管与胎儿循环相通。[25]绒毛膜血管瘤的超声诊断依据是血管增多或肿瘤内一支大的与胎儿脐带搏动一致的滋养血管。[25]绒毛膜血管瘤的血管供应是由脐带动静脉短路供血，这就导致了胎儿贫血和更多的并发症。多普勒测量的大脑中动脉(middle cerebralartery, MCA)收缩期峰值可用于胎儿贫血的诊断和管理(图 20-19)。因此，当超声检查发现绒毛膜血管瘤后，应每 1～2 周进行密切的产前监测，包括测量大脑中动脉(MCA)收缩期峰值，这是一个早期发现绒毛膜血管瘤引起胎儿贫血的好办法。[26]胎盘绒毛膜血管瘤可能在短期内快速生长，进而导致胎儿心脏衰竭。这种情况下，多普勒超声心动图评估胎儿循环是评价胎儿心血管损伤程度最重要的

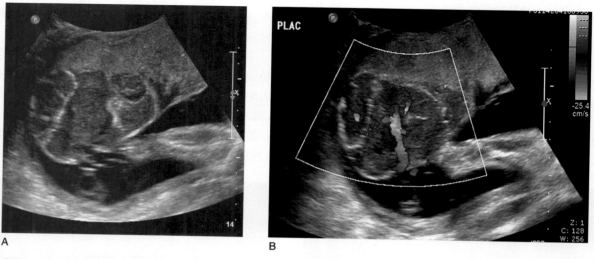

图 20-18　胎盘绒毛膜血管瘤。**A.** 巨大的卵圆形肿块从胎盘胎儿面突出，内部可见钙化。**B.** 作为胎盘的血管性肿瘤，彩色多普勒显示绒毛膜血管瘤内多处血流。PLAC，胎盘

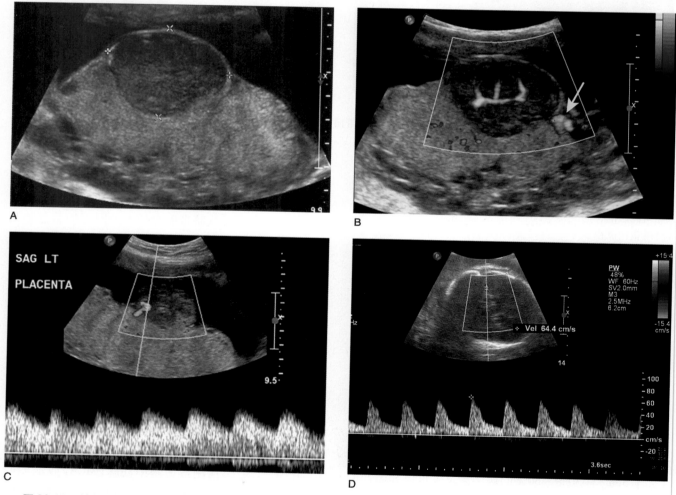

图 20-19　绒毛膜血管瘤的超声评估。**A.** 对肿瘤大小和位置的评估。**B.** 能量多普勒显示肿块血流，以及一支脐带滋养血流（箭头）。**C.** 彩色和频谱多普勒显示肿瘤的滋养血流与脐带的搏动率相同。**D.** 使用彩色和频谱多普勒测量大脑中动脉（MCA）收缩期峰值，以评估胎儿贫血的风险

方法。[23]有几种治疗方法可以干预孕母或胎儿的并发症，然而，大多数病例的预后都很糟糕。治疗方法包括：连续的胎儿输血、胎儿镜下对肿瘤的供血血管进行激光电凝、无水酒精的化学硬化和内窥镜手术下的血管阻断。[24]

胎盘畸胎瘤非常罕见，通常是良性的，但也有恶性的可能性。它们可含有来自于生殖细胞三个胚层的结构。胎盘畸胎瘤的超声表现为含有囊性和实性成分的混合性团块，甚至可见钙化。

胎盘早剥

胎盘早剥的发生率约为 1%。是指胎盘全部或部分从子宫肌层剥离下来。胎盘早剥可以根据剥离部位进行分类。剥离出血可表现为胎盘后，胎盘内，胎盘边缘或绒毛膜下血凝块（图 20-20）。胎盘早剥可以表现为：阴道出血但没有明显的宫内血肿；胎盘后或胎盘边缘的血肿，伴或不伴有阴道出血；或距离胎盘一段距离的胎膜下血块，伴或不伴有阴道出血。在一些后壁胎盘早剥病例中，有隐匿的出血，但不表现出阴道出血。胎盘早剥时，患者临床可能表现为：急性腹部与盆腔疼痛、阴道出血、子宫敏感和胎儿窘迫。许多高危因素与胎盘早剥有关，包括：孕妇高血压、使用可卡因、吸烟、创伤、子宫畸形和胎膜早破。[4]

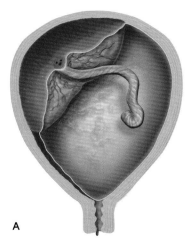
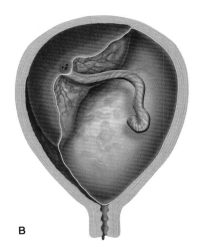
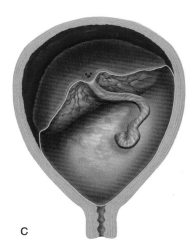

图 20-20　胎盘早剥。阴道出血与胎盘早剥之间的关系。胎盘早剥不同程度。A. 边缘性剥离。B. 部分性剥离。C. 完全性剥离

胎盘早剥的诊断主要依靠临床，超声检查的作用有限。胎盘早剥的超声表现多样，且因剥离的大小和位置以及超声检查时间节点等原因，超声诊断胎盘早剥的敏感性仅接近 50%。急性出血表现为高回声；随着血肿的进展，血凝块因为机化变为混合性回声；随着血肿的成熟，可能表现为等回声；进而被逐渐吸收变为无回声（图 20-21）。

胎盘早剥的预后取决于以下几个因素，包括胎盘早

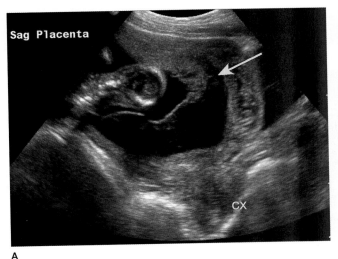
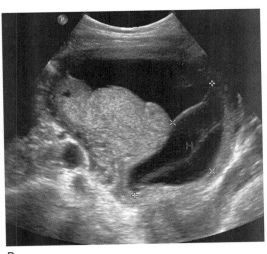

图 20-21　胎盘早剥。A. 超声矢状面显示胎盘部分剥离，胎盘边缘抬高（箭头），与子宫宫颈（CX）相邻处聚集的血液。B. 超声矢状面显示绒毛膜下出血，内见血液分层（H）

剥的程度和孕龄。边缘性剥离对临床的影响远小于巨大的胎盘后血肿。当胎盘早剥面超过30%~40%时,胎儿可出现生长受限、羊水过少、早产和胎儿死亡。[4]

胎膜异常

超声检查中可发现在羊膜腔内有各种各样的膜、分隔和条带。最常见的情况包括:绒毛膜下出血形成的绒毛膜和羊膜分离、与多胎妊娠和枯萎孕囊有关的隔膜、宫内粘连带。这些常见的良性类型的膜应注意与羊膜带鉴别。

早期,绒毛膜和胎膜是分离的,在孕第14周两层膜融合在一起。在罕见的情况下,绒毛膜和胎膜在妊娠后期持续分离。这种情况可发生在局部,也可以是广泛的,通常与一些操作有关,例如羊膜穿刺术。散发性病例与胎儿染色体和发育异常有关。超声常表现为与绒毛膜分离的、自由漂浮在胎儿周围的羊膜(图20-22)。[1]

羊膜片或宫腔内粘连带是羊膜外突入羊膜腔内的线状结构。常常偶然被发现,发生率大约为1/200,有刮宫史的女性发生率约为15%~49%。[27]尽管它们看似在

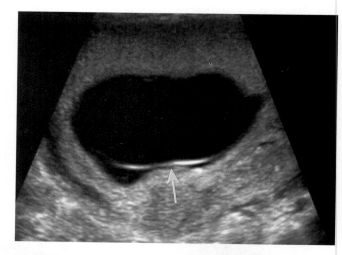

图20-22 超声横断面图像显示孕囊内绒毛膜与羊膜的分离(箭头)

羊膜腔内,但在解剖学上是位于羊膜囊外的。超声表现为线性的突出物,与胎盘连续,并与胎盘回声一致。粘连带不会引起胎儿受困或者黏附于胎体,并且与胎儿畸形无关。晚孕期,粘连带通常被破坏或压缩,一般不会再见到。有报道产前三维超声和MRI可对宫腔粘连带

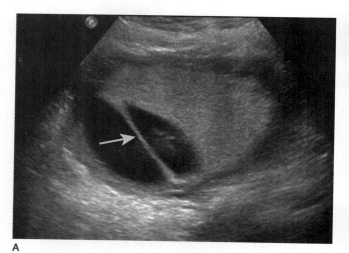

A

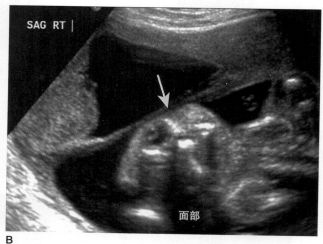

B

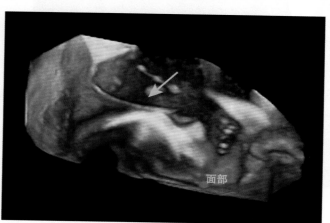

C

图20-23 宫腔粘连带。A. 在单胎妊娠中,旁正中切面超声图像显示宫腔粘连带(箭头)表现为与胎盘相连的粗线状结构。应注意与轮状胎盘鉴别。B. 超声斜切面图像显示宫腔粘连带横跨胎儿面部(箭头)。C. 与B同一胎儿,三维表面成像显示粘连带在胎儿面部前方(箭头),胎儿出生正常

进行评估(图 20-23)。[28] 应注意与子宫纵隔、绒毛膜下出血、轮状胎盘和多胎妊娠伴一胎停育的情况进行鉴别。

疾病相关知识点 20-5
宫内隔、带和膜的鉴别诊断

绒毛膜羊膜分离
羊膜带综合征
绒毛膜下出血
多胎妊娠
宫腔内的粘连带
子宫纵隔
轮状胎盘

羊膜破裂序列征又称羊膜带综合征,是一种散发的病变,认为是由于羊膜破裂而绒毛膜未破裂,造成羊水过少,胎儿从羊膜腔进入绒毛膜腔引起。羊膜早期破裂会导致胎儿头部、中枢神经系统、颜面部以及内脏的严重畸形。羊膜带会破坏或中断先前正常结构的发育,导致先天性截肢、收缩环以及怪异的非解剖式面裂。超声检查可以发现羊膜带综合征,表现为胎儿非胚胎发育所致的畸形并直接显示羊膜带(图 20-24)。[4] 详细描述参看羊膜带序列征第 31 章相关内容。

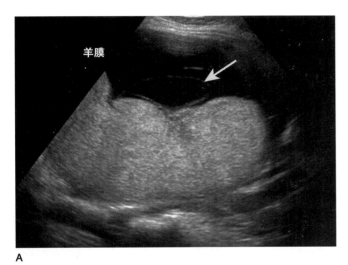

A

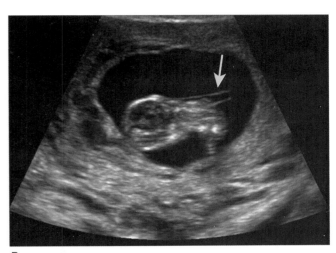

B

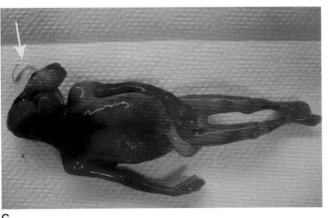

C

图 20-24　羊膜带综合征。A. 中孕晚期,超声图像显示在宫腔羊膜腔内查见自由漂浮的羊膜(箭头)。B. 孕 14 周,超声发现羊膜腔内多条羊膜带(箭头)与胎儿头部和颈部粘连。胎儿还可见肢体异常、脊柱侧凸和前腹壁缺损。C. 妊娠期 15 周,羊膜带综合征胎儿引产后照片。羊膜带黏附于胎儿的头面部,有怪异的面裂畸形(箭头)。(图片由 Syracuse Crouse 医院病理科提供)

妊娠滋养细胞疾病

妊娠滋养细胞疾病(gestational trophoblastic disease,GTD),又称妊娠滋养细胞肿瘤,指一些正常或不正常受精卵发生的疾病,是孕囊发育中滋养层发生的肿瘤性改变。GTD 分为完全性葡萄胎、部分性葡萄胎和绒癌。完全性葡萄胎或葡萄胎妊娠的显著特点是绒毛膜的绒毛明显水肿和肿胀,滋养细胞增生产生大量的人类绒毛膜促性腺激素。其他临床症状包括:子宫快速长大、子宫大于实际孕龄、妊娠剧吐和子痫。葡萄胎的特征性超声表现:子宫腔明显扩张,其内见不均质的回声团,呈"暴风雪"征。[1] 增大的子宫内充满了许多大小不等的小囊肿(图 20-25)。在完全性葡萄胎中,没有羊水和胎儿。部分性葡萄胎可见并存的胎儿和一个长大、增厚的胎盘,胎盘的一部分可见多发囊泡区域。胎儿可能存在严重的 IUGR 和畸形,三倍体的发生率高达 90%。[4]

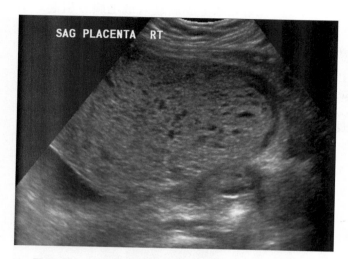

图 20-25　完全性葡萄胎的超声图像子宫增大,内查见弥漫的多发小囊泡。这些小囊肿实质是绒毛膜绒毛水肿。注意没有胎儿和羊水

　　浸润性葡萄胎表现为组织的侵蚀性生长,能侵入和超越肌层生长,被认为是局部浸润的非转移性肿瘤。绒癌与侵蚀性葡萄胎相似之处是都具有侵蚀的能力,但是绒癌能够转移。大约 50% 的绒癌发生于葡萄胎妊娠之后,25% 的发生于流产后,还有 25% 的发生在正常怀孕后。超声表现为不均质的血流丰富的异常回声团块。[1]关于滋养细胞肿瘤和绒癌的详细内容参见第 16 章。

　　胎盘间叶细胞发育不良(placenta mesenchymal dysplasia,PMD)是一种最近才被认识的少见的胎盘血管发育异常,其间叶干绒毛发育不良。这种情况也表

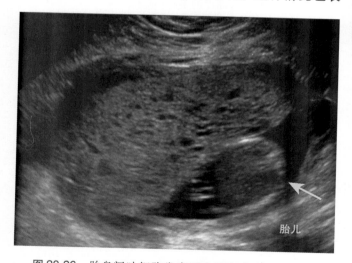

图 20-26　胎盘间叶细胞发育不良的超声表现与妊娠滋养细胞疾病相似,也表现为胎盘长大,有多发小囊性区域与正常胎盘组织并存

现为胎盘长大,可能被误认为是葡萄胎妊娠,因为从临床和大体病理看它与葡萄胎妊娠相似,都表现为葡萄状的囊泡。它可能合并有完全正常的胎儿,或严重受限的胎儿,或具有 Beckwith-Wiedemann 综合征特点的胎儿。[29-31]PMD 的超声特点包括:胎盘肥大、绒毛膜血管扩张、大范围的绒毛囊性改变与正常胎盘并存(图 20-26)。三维超声可以见到一个与正常胎盘紧邻却又边界清楚的多囊泡胎盘肿块。而且,囊肿间不相通。多囊状肿块可以用三维的反转模式显示。PMD 的鉴别诊断包括:与胎儿共存的部分性葡萄胎、绒毛膜血管瘤、绒毛膜下血肿、胎盘梗死和自发性流产合并水肿。[32]

脐带异常

　　一般在常规的产科检查中对胎儿脐带的评估仅限于脐带血管数量。建议在妊娠中期对脐带进行系统评估。评估内容包括:评估血管的数量、测量脐带面积、评估脐带胎盘插入位置以及确定脐带螺旋模式(图 20-27)。[33]

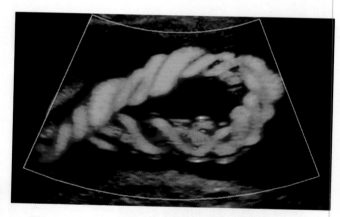

图 20-27　能量多普勒超声显示正常的呈螺旋状的三根血管组成的脐带

脐带血管数量异常

　　脐带通常包含两条动脉、一条静脉,周围被黏液状的结缔组织包围,再最外层被一层羊膜包裹。在常规产科检查中需对脐带血管数量进行检测,这三条血管在二维图像中很容易分辨(呈"米老鼠"征)。二维图像可以发现单脐动脉(SUA)(图 20-28)。据报道在单脐动脉中脐动脉的直径有增大。[33]应用彩色多普勒很容易辨认脐带血管数量(图 20-29)。另一个显示脐动脉血管数量方法是显示胎儿盆腔的横切面。应用彩色多普勒可以在胎儿膀胱的两侧显示脐动脉的存在或缺失(图 20-30)。

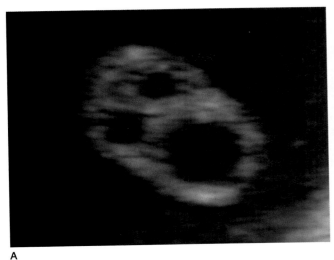
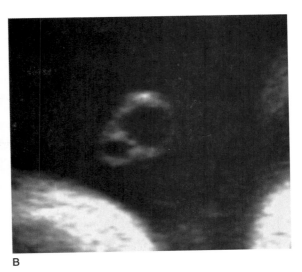

图 20-28 脐带的横断面。A. 二维超声横断面显示脐带的三血管,呈"米老鼠"征。B. 二维超声横断面显示脐带仅有两根血管

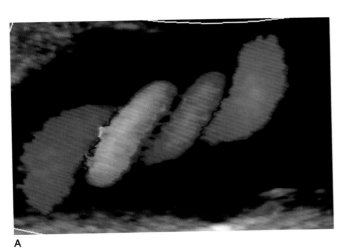
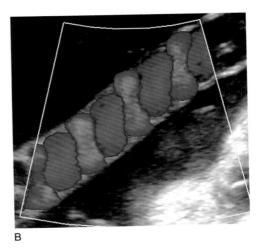

图 20-29 脐带的彩色多普勒图像。A. 彩色多普勒超声矢状面显示正常脐带包括两条动脉和一条静脉,且有合适的脐带螺旋。B. 超声矢状面显示脐带仅有两根血管

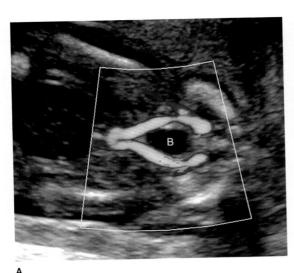
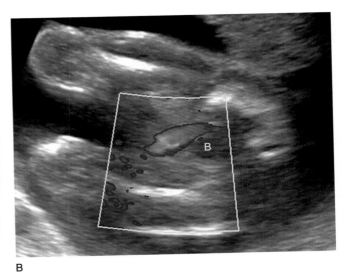

图 20-30 胎儿盆腔横断面图。A. 使用能量多普勒超声可以明确脐带的三根血管,在胎儿盆腔横断面可以看到两条胎儿脐动脉在胎儿膀胱两侧环绕,脐带仅有两根血管。B,膀胱

SUA 是最常见的先天性发育异常之一。据报道在单胎妊娠中的发生率约为 1%，在双胎妊娠中的发生率为 4.6%。SUA 发生可能的机制包括：先天性的动脉发育不全；原有动脉的萎缩或闭锁，或者胚胎体茎的原尿囊动脉存留。左侧脐动脉更容易缺失，再发的复发风险不确定。[4,34] 在 96% 的脐带中，存在血管吻合；在 3% 的脐带中，脐带胎盘插入处的 1.5cm 范围内有两条脐动脉的融合。[35] 尽管超声能够诊断 SUA，且该异常较常见，但据报道，产前诊断率仅为该异常的三分之一。[34]

单脐动脉胎儿有较高的结构异常发生率，从 20% 到 68% 不等。根据几项研究调查发现，多种胎儿异常与 SUA 有关，包括心血管畸形、中枢神经系统缺陷、胃肠道或泌尿生殖缺陷，以及骨骼肌肉畸形。[34,36] 有 8%~11% 的单脐动脉胎儿有染色体异常，尤其是 13-三体和 18-三体，然而 21-三体与这种异常没有明显的联系。在最近的一项研究中，所有合并有染色体异常的单脐动脉胎儿，超声检查发现均合并有结构畸形。孤立性的 SUA 与有临床意义上的胎儿生长受限、早产以及围产期死亡率增高有关。[34,36,37]

额外的脐带血管是指脐带中除三根血管之外更多的血管。这种非常罕见的情况几乎完全发生于联体双胎，也是产前诊断联体双胎的重要超声特征（图 20-31）。可能是脐带在胚胎第 3~5 周不正常的分裂所导致。极少数情况下，存活新生儿出现四条血管的脐带，而新生儿同时合并多发畸形。

持续性右脐静脉（persistent right umbilical vein，PRUV）是较常见的血管变异，右侧脐静脉（门静脉）而

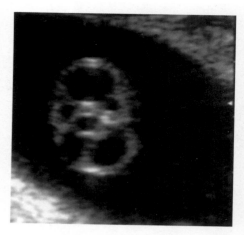

图 20-31 脐带血管数量增多一例联体双胎的脐带横断面，显示脐带内有多条脐血管

不是左侧脐静脉保持开放状态。发生率约为 0.2%。诊断并不困难，但容易被忽视。超声检查中，脐静脉钩突指向左侧胃泡，而不是指向肝脏（图 20-32）。此外，胆囊位于静脉内侧而不是通常情况下的外侧。PRUV 常常孤立存在，但可增加合并畸形的风险，包括心脏畸形。[9]

脐静脉可发生扩张，表现为脐静脉的局部扩张。脐静脉的扩张通常发生在腹腔内肝外段（图 20-33）。彩色多普勒能够诊断脐静脉扩张（图 20-34）。诊断脐静脉腹内段扩张的标准为：腹内段脐静脉直径大于 9mm 或大于肝内脐静脉直径的 150%。尽管大多数情况妊娠结局都正常，但一些研究表明，脐静脉腹内段扩张可能会合并其他畸形，包括非整倍体、围产期死亡和水肿。[9]

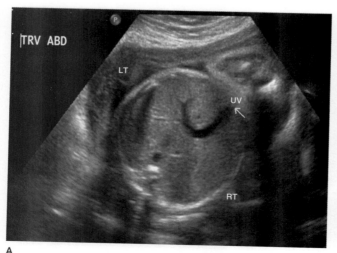

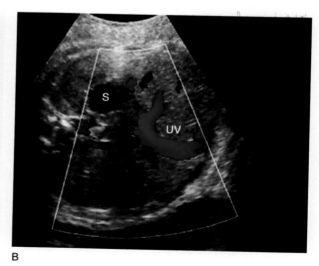

图 20-32 持续性右脐静脉。A. 胎儿腹部横切面，标注了右和左，显示脐静脉指向胎儿左侧。B. 彩色多普勒图像显示胎儿腹部脐静脉指向胃泡，而不是胎儿肝脏。S，胃泡；UV，脐静脉

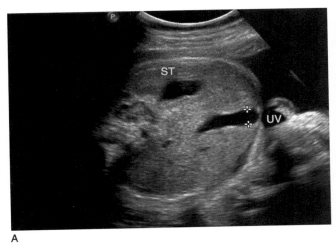
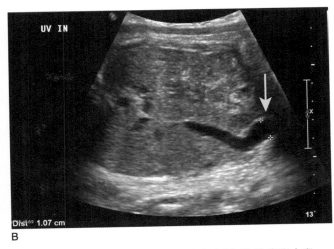

图 20-33　脐静脉扩张。A. 胎儿腹部横切面显示胎儿脐静脉腹内段局部扩张。B. 相似的脐静脉扩张病例,脐静脉腹内段内径 11mm(箭头)。ST,胃泡;UV,脐静脉

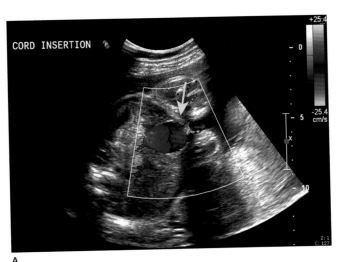
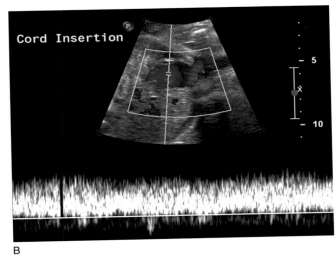

图 20-34　脐静脉扩张。A. 彩色多普勒显示胎儿脐静脉腹内囊状扩张段内的湍流(箭头)。B. 频谱多普勒证实此结构内的静脉血流,从而确认脐静脉腹内段扩张的诊断

结构异常

体蒂异常(完全没有脐带)和肢体体壁综合征(脐带很短)发生率很低,但会合并严重的结构异常。体蒂异常是致死性的,与孕母滥用可卡因有关。超声检查见不到脐带,胎儿位于胚囊外、直接贴在绒毛板上。超声检查中会发现严重的胎儿畸形,最常见的是脊柱侧凸、腹壁缺损、神经管缺陷(图 20-35)。

一个正常新生儿的脐带平均长度是 55cm。脐带长度与胎儿活动度有关,与早-中孕期胎儿自由移动产生的张力有关。目前,测量胎儿脐带长度没有广泛应用于产科。脐带短于 35cm 称为脐带过短,常合并胎儿畸形(通常为致死性的),胎儿运动受限或不能运动,例如体蒂异常(完全没有脐带)与肢体体壁综合

征、限制性皮肤病、鱼鳞癣、Neu Laxova 综合征,以及胎儿运动不能/运动减退序列征(Pena-Shokeir 综合征)。也是发育异常的标志,包括 21-三体综合征。此外,据报道正常的胎儿脐带过短会增加产前和产时并发症的风险,包括脐带破裂、胎儿下降不能、脐血管血肿、血栓形成、血小板减少、脐带受压、心动过缓、器械助产、剖宫产,以及胎儿死亡。[37]脐带过长则可能因血栓、脐带打结、狭窄、脐带绕颈、脐带缠绕和分娩时脐带脱垂而出现脐带闭塞。[38]

脐带插入异常

近年来,脐带胎盘插入处被大家所关注,且在 2013 年被多个胎儿超声检查组织作为孕 18 ~ 20 周胎儿标准检查中的一项内容。[14]90% 以上的脐带胎盘插

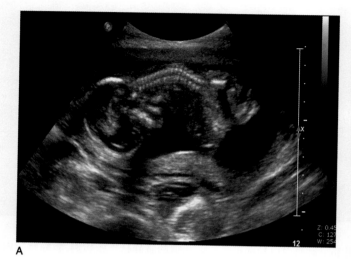

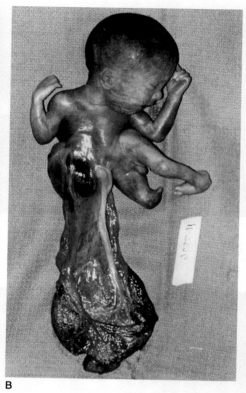

图 20-35 肢体体壁综合征。A.超声发现胎儿多发畸形,多个胎儿异常包括脊柱侧凸、前腹壁缺损和神经管缺陷。引产后确认。B.肢体体壁综合征胎儿的引产后图片。可见多发畸形:短脐带、胎盘与前腹壁缺陷融合

入处位于胎盘的中央或其附近(图 20-36)。[4]超声可以在孕第 11 ~ 14 周的时候观察到脐带胎盘插入点(图 20-37)。超声评估脐带胎盘插入点让我们在妊娠早期就可以诊断脐带胎盘插入点异常,并在妊娠中期严密监测可能发生的并发症。[40]胎盘和脐带的发育异常常见于早孕期脐带插入位置位于子宫下三分之一时。建议在孕第 9 ~ 11 周就观察脐带的胎盘插入点,可以预测生产时的脐带和胎盘异常。[41]经腹部、经阴道和彩色多普勒超声均可用于脐带胎盘插入处异常的检测,筛查脐带胎盘插入处可以改善围产期的预后(图 20-38)。[42]边缘性脐带插入,又被称为球拍状胎盘,是指插入处位于胎盘边缘 1cm 内,在孕期发生率约为 5% ~ 7%(图 20-39)。[4]

帆状插入在单胎妊娠中的发生率为 1% ~ 2%,多胎妊娠中的发生率更高。在帆状插入中,脐血管分开走行于胎盘外的羊膜和绒膜之间,血管表面仅羊膜覆盖,没有华通胶的保护(图 20-40)。[4,43]临床上,帆状插入与脐带受压、胎儿生长受限、血栓形成、流产、早产、低出生体重、胎儿畸形、围产期死亡、低 Apgar 评分、胎盘前置、血管前置和胎盘残留有关。[4,40]已经证明在第一产程的非典型性减速是帆状插入和脐带螺旋过多所

致的胎心率表现。[43]

在血管前置中,一些没有华通胶保护的胎儿脐血管走行到子宫下段。这些脐带血管在宫颈内口或其附近区域的胎膜中穿行(图 20-41)。由于这些脐血管位于胎儿下方,当子宫收缩或胎膜破裂时它们很容易被压迫或破裂,从而导致胎儿缺氧或失血。[40,45-48]因为血管前置的出血是源自胎儿,所以胎儿的病残率和死亡率非常高;没有破膜时,是 50% ~ 60%;膜破裂时,是 70% ~ 100%。血管前置的发生率估计为 1/1200 ~ 5000 次妊娠。[45,49]血管前置高危因素包括:帆状插入、双叶或副胎盘、多胎妊娠、可疑血管异常、妊娠早期的低置胎盘或前置胎盘、脐带插入位于子宫下段以及体外受精。[45,50]

有人建议在早孕晚期或中孕早期联合经阴道超声检查,针对性地对胎盘前置、位置较低的双叶或副胎盘进行超声检测,是筛查血管前置的最佳方法。早孕期确认脐带胎盘插入的位置对妊娠的管理非常重要。[42]血管前置容易被忽略,产前诊断血管前置最有用的方法是经阴道超声联合彩色多普勒检查(图 20-42)。[48,51,52]已有报道运用三维超声和能量多普勒成像可在产前诊断和评估血管前置。

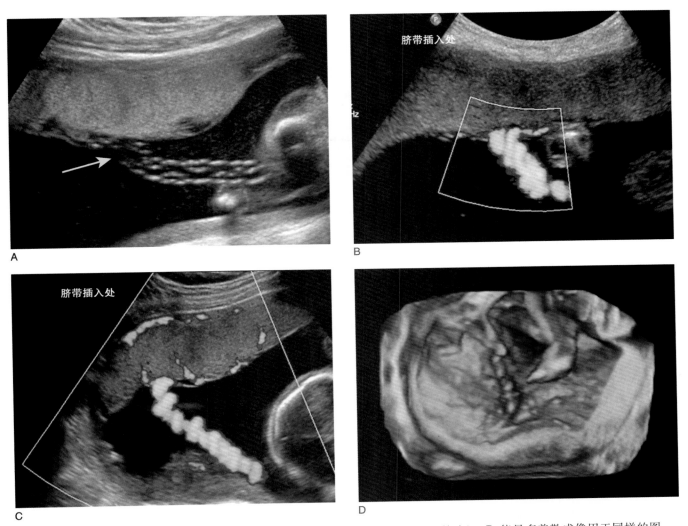

图 20-36　正常脐带胎盘插入。A. 二维图像显示前壁胎盘的脐带中央性插入（箭头）。B. 能量多普勒成像用于同样的图像，显示脐血管在中央插入时血管的螺旋排列。C. 能量多普勒成像显示了脐带的胎盘偏中央插入。D. 三维表面成像模式呈现了胎盘中央性插入的脐带

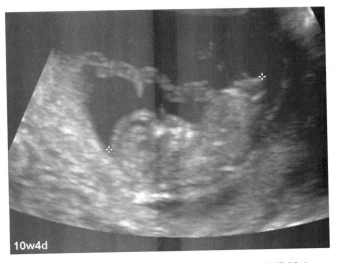

图 20-37　超声图像显示正常的早孕期胎儿脐带插入胎盘的情况

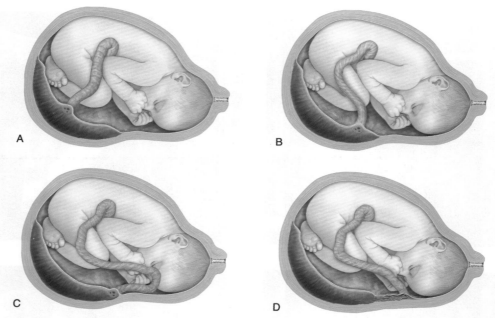

图 20-38　脐带胎盘插入。**A.** 中央性插入。**B.** 偏心性插入。**C.** 边缘性插入（球拍状胎盘）。**D.** 帆状插入

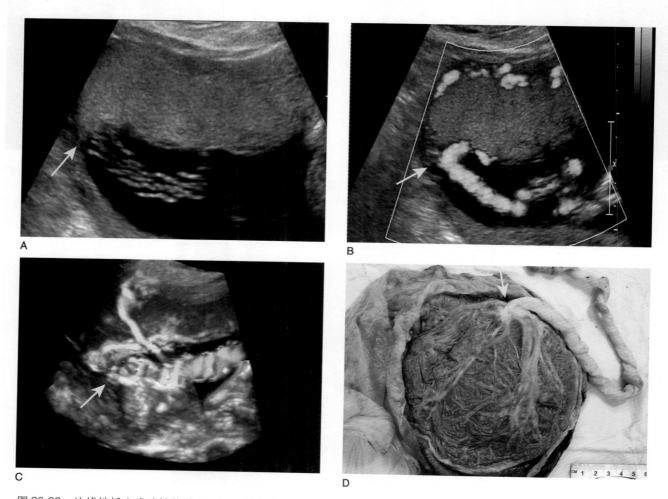

图 20-39　边缘性插入或球拍状胎盘。**A.** 二维超声图像显示脐带在胎盘的边缘插入（箭头）。**B.** 同一病例的能量多普勒成像显示脐带边缘插入点（箭头）。**C.** 三维彩色多普勒显示边缘性插入（箭头）。**D.** 脐带胎盘边缘性插入（箭头）的病理标本。（图片由 Syracuse Crouse 医院病理科提供）

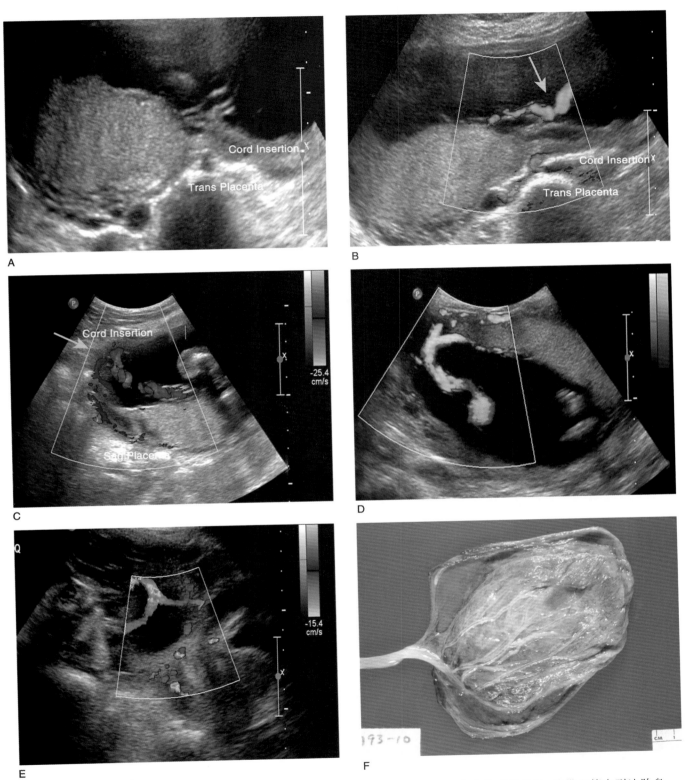

图 20-40　帆状插入。A. 二维超声图像显示胎盘帆状插入。B. 同一病例的能量多普勒成像显示,脐带血管在到达胎盘之前进入胎膜内(箭头)。C. 另一个病例,彩色多普勒显示脐带血管插入胎膜(箭头)。D. 能量多普勒显示脐带帆状插入。E. 子宫下段矢状切面显示脐带插入胎膜并分支进入胎盘。这个病例也同时是一例血管前置。F. 帆状插入的大体病理图片

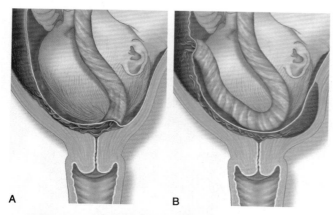

图 20-41　血管前置是指脐血管途经宫颈内口及其附近的胎膜。A. 血管前置合并帆状插入。B. 血管前置也可出现在副胎盘的情况下

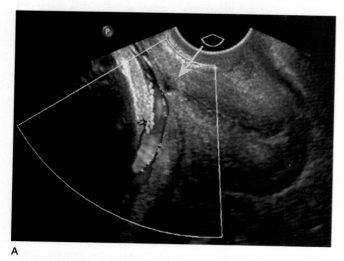

A

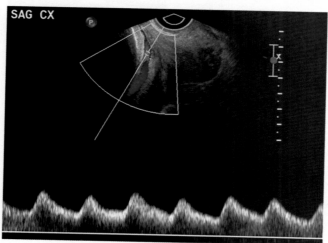

B

图 20-42　血管前置。A. 一例副胎盘的孕妇，经阴道彩色多普勒超声显示宫颈内口处有脐血管经过（箭头）。B. 频谱多普勒显示血流为胎儿来源，符合前置血管的超声表现

三维超声在多平面模式下可以评估异常血管和子宫宫颈内口的空间关系。三维能量超声和能量多普勒成像能够显示血管，在子宫手术中具有一定价值。[46,53-55]

在确诊的血管前置病例中，良好妊娠结局的关键是从孕 32 周开始密切观察。胎膜破裂、阴道出血和分娩发作时就应该进行手术。在胎儿肺成熟时，应该考虑进行剖宫产。[46,48,55]

当脐带呈分叉状插入胎盘，脐带血管进入绒毛膜之前失去了华通胶的保护。这些血管继续向前延伸，易受到外部创伤的影响。在生产发作和分娩时，它们可能破裂、扭曲并影响胎盘循环而导致死胎。[56]

单绒毛膜双胎共享一个胎盘，通常存在脐带血管吻合。单绒毛膜双胎中双胎输血综合征（twin-twin transfusion syndrome，TTTS）的发生率高达 10%～15%。双胎输血综合征常表现为：双胎儿大小不一致、大胎儿羊水过多和小的贴腹胎儿羊水过少。彩色多普勒超声可能在胎盘表面上发现吻合的脐血管。[13]

脐带囊性肿物

早孕期，脐带囊肿表现为脐带内的一个无回声区域，是独立于卵黄囊的结构。

据报道脐带囊肿在孕第 7～13 周的发生率为 3%，脐带囊肿的胎儿超过 20% 伴有染色体异常或结构性缺陷。如果囊肿位于胎盘附近或是接近胎儿一端、或者囊肿在孕 12 周后持续存在，则胎儿畸形的风险更高（图 20-43）。脐带囊肿的出现与脐带螺旋开始和生理性中肠疝形成是同时的；因此，这类囊状结构认为是由于脐带螺旋卷曲或者肠疝形成干扰了脐带内的液体交换而形成的。[57]

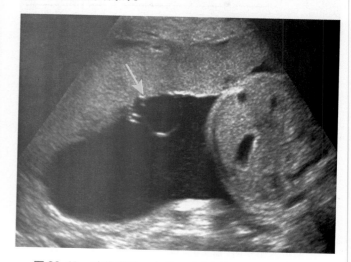

图 20-43　脐带囊肿。在位于脐带胎盘插入点附近，超声显示囊性结构，符合脐带囊肿超声表现（箭头）。妊娠结局正常

脐带囊肿被分为真性囊肿和假性囊肿。真正的囊肿，源自于尿囊和脐管肠管的胚胎残留，且不会增加染色体异常的风险。这些囊肿是胚胎发育的痕迹，通常位于胎儿腹部脐带插入口附近。[57]超声很容易发现这些囊肿，尿囊囊肿常位于接近胎儿脐带插入处，且处在脐带血管中间（图20-44）。[3]假性囊肿没有上皮细胞，常为华通胶的局部水肿，或者是脐动脉或静脉的瘤样

扩张。过多的华通胶看起来像软组织肿物，如液化可表现为较大的囊性肿块（图20-45）。假性囊肿与胎儿结构缺陷和染色体异常有关，尤其是18-三体和13-三体。产前管理包括连续的超声检查，检查观察内容为：囊肿的大小和生长情况。多普勒可评估血流情况，大的脐带囊肿可能压迫血管而影响胎儿血供，进而导致胎儿宫内死亡。[58]

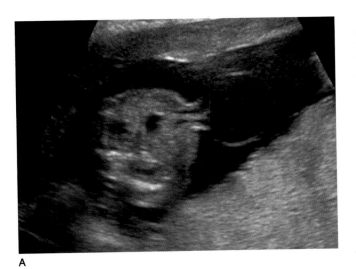
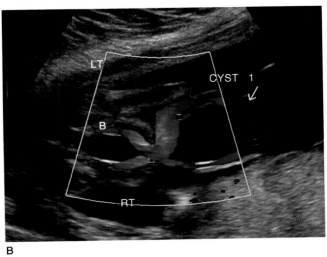

图 20-44　尿囊囊肿。A.二维超声图像显示胎儿脐带腹部插入处脐带内的囊肿。B.彩色多普勒超声检查显示脐血管环绕囊肿，与尿囊囊肿的表现一致。囊肿在胎儿出生前消失，胎儿正常

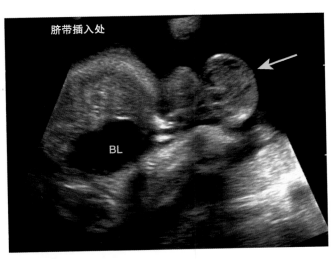

图 20-45　华通胶水肿。胎儿脐带插入处的腹部横切面显示脐带内的软组织肿物，内见囊性无回声区（箭头）。这个胎儿是20-三体，孕37周时胎死宫内

产前脐带发现的强回声、实性和囊性病变，通常是血肿、静脉曲张、动脉瘤、血栓形成和少见的肿瘤（如血管瘤和畸胎瘤等）。[3,59]任何脐带肿物都可能机械性压迫脐血管而影响胎儿循环，尤其是当肿物来自于血管组织。

脐带血管瘤是非常罕见的良性肿瘤，目前文献报道不到50例。也被称为血管黏液瘤、黏液血管瘤、血管纤维黏液瘤和黏液肉瘤。脐带血管瘤常合并先天性异常，如毛细血管性血管畸形和SUA。常伴有孕母血清甲胎蛋白水平增高、羊水过多、早产以及增加的围产期死亡率，尤其是胎死宫内。[59,60]脐带血管瘤的典型超声表现为脐带梭状膨大，内见血管源性结节，通常位于靠近胎盘的脐带插入处。直径范围从0.2~18cm不等，其旁常可见局部囊性变性和华通胶水肿，与肿瘤有明显边界。[58]疑似脐带血管瘤病例，应进行持续的超声观察，包括羊水评估、肿瘤大小，并对每条脐血管进行彩色多普勒的检查，特别要注意肿瘤内的一段。由于可能突然发生不能预知的血管异常，当胎儿肺成熟时就应考虑终止妊娠。需与血肿、脐带畸胎瘤以及胎儿腹壁缺陷进行鉴别。[60]

脐带畸胎瘤是一种非常罕见的良性病变，可能包含来源于三个胚层的组织。超声表现为回声杂乱和形态多样。通常脐带畸胎瘤表现为一个杂乱的脐带肿块，包含有囊性部分、实性部分和内部钙化。因为回声不均质，所以当脐带血管瘤出现华通胶囊性变，与畸胎瘤相似，两者鉴别较为困难。[59]

大多数脐带血肿是由于羊水穿刺时的意外撕裂或是脐血穿刺引起的。[60]自发性脐带血肿很罕见,但死亡率很高。超声检查中,尽管脐带血肿位置不定且没有囊性变,但脐带血肿与脐带血管瘤非常相似不易鉴别。脐带血肿表现为脐带内梭状的稍强回声。彩色多普勒有助于鉴别血肿、血管瘤和畸胎瘤。[59]

脐动脉和脐静脉内血栓形成非常罕见,但围产期死亡率很高。超声可以在血管腔内看到异常回声。脐动脉发生血栓时,该脐动脉会塌陷,之前超声发现的三血管的脐带结构变成两根血管。[60]这种情况与胎儿非免疫性水肿和孕母糖尿病有关。血栓形成还可以造成脐带的继发性机械损伤,如扭转、打结、受压、螺旋过多以及血肿(图20-46)。

正常情况下,脐带根部的生理性中肠疝在14周内回复到腹腔。这种情况偶尔在孕中期还可见到,表现为脐疝。超声表现为脐带根部的小而不规则的软组织回声(图20-47)。小的脐疝与染色体异常有关。脐疝与腹裂或脐膨出不同(图20-48)。对脐带根部小的软组织肿块的鉴别诊断包括:血肿、血管瘤以及小的脐膨出。

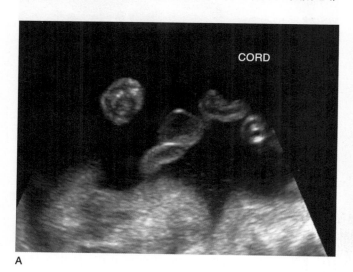

A

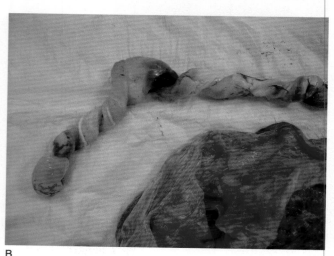

B

图20-46　脐带血栓形成。A.超声图像显示了脐带中血管局部扩张。在血栓形成区域内有低回声。仅有两条脐血管的脐带过度螺旋。B.大体病理标本证实脐带的过度螺旋和脐动脉血栓形成。(图片由Syracuse Crouse 医院病理科提供)

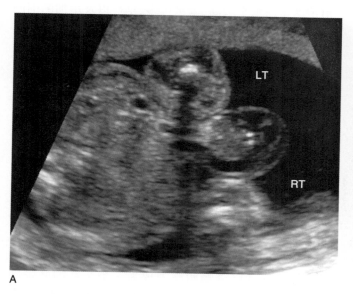

A

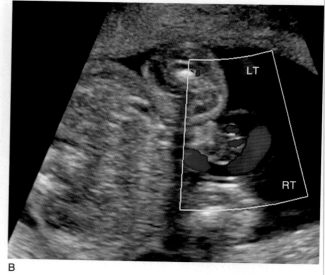

B

图20-47　脐疝。A.胎儿脐水平横切面超声图像显示一个小的胎儿肠管回声突入脐带根部。B.彩色多普勒超声显示脐疝内的胎儿脐血管

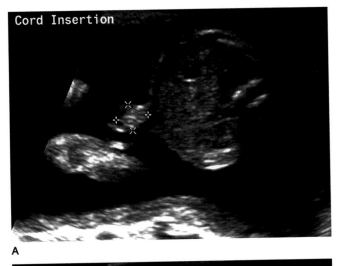

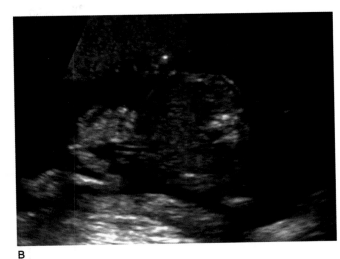

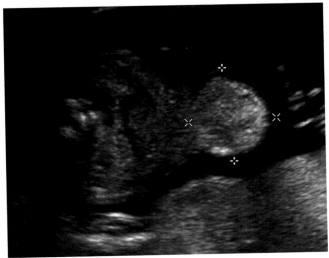

图 20-48 腹壁缺损。A. 脐疝。B. 腹裂。C. 脐膨出

脐带位置异常

胎儿尸检发现至少 20% 的死胎与脐带有关。任何形式的外力压迫脐带都可能造成脐血流减少,随后胎儿缺氧或循环受损。机械性的脐带受压或称脐带意外,可能与脐带绕颈、脐带绕肢体、脐带脱垂或脐带缠绕有关。也与脐带的异常形态有关系,包括:真结、螺旋过多、扭曲、脐带过长、异常的脐带插入或脐带狭窄。[62]许多生产时的并发症和围产期不良结局与这些脐带异常有关系,且胎儿预后取决于脐带受压持续时间和血管闭塞程度。

脐带在胎儿颈部缠绕一圈或多圈称为脐带绕颈,发生率约为 24%(图 20-49)。大多数情况下,脐带松散地缠绕于胎儿颈部,无临床意义。只有在很少的情况下有意义。脐带绕颈在孕期会发生变化,发生率随孕龄增加而增加。超声检查可以显示脐带绕颈;彩色

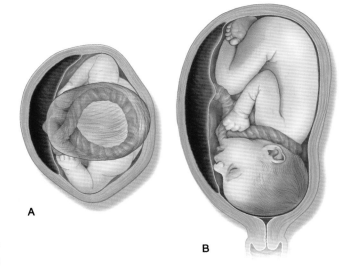

图 20-49 脐带绕颈。A. 横向示意图显示胎儿脐带绕于胎儿颈部。B. 纵向示意图显示胎儿脐带绕于胎儿颈部

多普勒超声有助于与其他颈部肿块进行鉴别,也有助于在羊水过少病例中诊断脐带绕颈(图 20-50)。超声在胎儿颈部横切面和矢状切面查见绕于颈部(至少绕

了脖子的三边)的脐带时,考虑诊断脐带绕颈。[45]脐带绕颈发生率高且妊娠结局一般较好,故目前对于报告中是否下此诊断尚有争议。

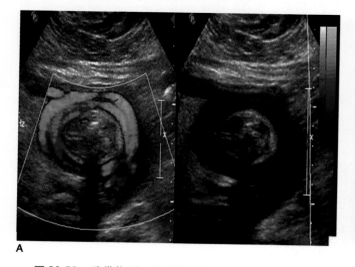 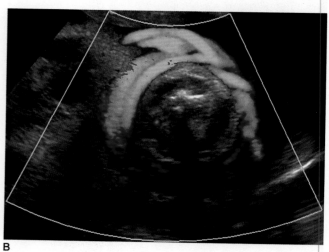

图 20-50　脐带绕颈。A.能量多普勒超声图显示脐带绕颈,此外该病例合并有多处泌尿生殖异常和羊水过少。生产时发现脐带绕颈两周,胎儿因先天畸形而没能存活下来。B.另一个病例,彩色多普勒显示胎儿脐带绕颈,妊娠结局正常

　　脐带先露是指脐带是胎儿的先露部分,通常脐带先露没有多大意义,但当胎儿处于臀位的横向位置,在生产发作时脐带可能发生脱垂。[57]

　　脐带脱垂是指当生产发作或是分娩时,脐带位于胎儿先露的前方(图 20-51)。[56]脐带脱垂通常在胎膜破裂后胎儿出现窘迫的情况下,通过指检发现。脐带脱垂在临床上很重要,因为它可能会导致胎儿脐血管受压,这是分娩时的产科急诊,可导致胎死宫内。彩色多普勒超声可以观察在扩张的宫颈管和阴道内的脐带血流情况。

　　脐静脉、脐动脉以及脐带长度的不同,使脐带能够弯曲、扭转。有时这种弯曲、扭转和膨胀可以表现得像是脐带打结,但没有临床意义。超声可观察到脐带局部膨出或脐血管突出。当胎儿穿过脐带形成的环套时,就可能发生脐带打结(真结)。真结的发生率约1% ~ 2%,真结在死胎中的发生率增加了四倍。[62]大多数情况下,真结是松散的或在生产时形成,对妊娠结局影响不大。然而,在产程活跃期,胎儿运动或下降期间,这个结可能收紧,将造成脐血减少、胎儿窒息以及围产期死亡。[63]脐带打结(真结)与高龄产妇、经产妇、既往流产、肥胖、过期妊娠、羊水粪染、男胎、低 Apgar评分、脐带过长以及母亲贫血有关。[62]产前诊断脐带真结很困难,因为二维和彩色多普勒对评估整个脐带的长度、脐带在宫腔内分布的形态有困难。超声常发生漏诊和误诊。发现脐带呈交叉状时,可以考虑诊断脐

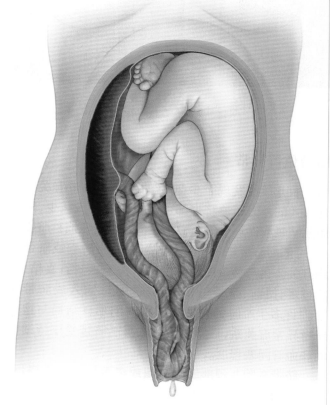

图 20-51　脐带脱垂。该图显示了在分娩过程中,脐带位于胎儿先露前方,并且延伸入扩张的宫颈管内

带打结（图 20-52）。最近有报道产前发现脐带被环状脐带包围（又称为"套索征"），是脐带打结的一个超声特征性表现。三维能量多普勒和四维超声的立体容积成像有利于脐带打结的诊断。[63,64]

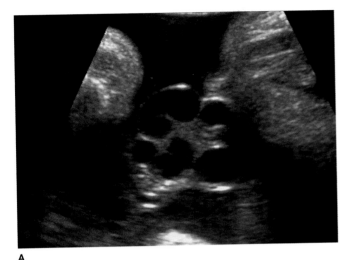

A

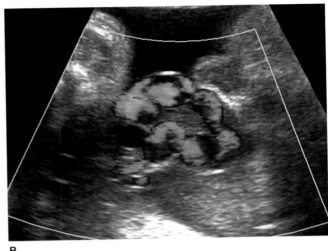

B

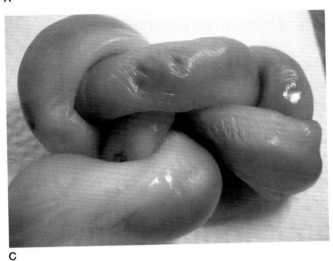

C

图 20-52　脐带打结（真结）。A. 二维超声怀疑脐带打结。B. 能量多普勒超声观察该脐带团块。C. 产后脐带的病理标本证实是脐带打结。（图片由 Syracuse Crouse 医院病理科提供）

　　脐带呈螺旋状，脐带螺旋在孕第 9 周形成。观察数据显示胎儿运动不仅有助于脐带长度的发展（没有运动或运动减少会导致脐带过短），也有助于脐带螺旋形成。假设脐带的平均长度是 50~60cm，平均 1cm 有 0.2 个螺旋，那么一条脐带上有 10~12 个螺旋。通常评估脐带螺旋的方法是脐带指数（umbilical cord index，UCI），每厘米长度脐带上螺旋的个数。用这个标准，正常情况下产后对胎盘和脐带的检查发现产后脐带的 UCI（pUCI）约为 0.2，产前超声检测约为 0.4。这个明显的差异，可能是由于血流充盈时脐带血管的膨胀使外观上脐血管的螺旋看起来更密集。[65,66]

　　脐带螺旋使脐带变得柔韧而有力，并对可能会影响到血流的外力有较好的抵抗力（例如：牵拉力、压力和缠绕力）（图 20-53）。[35] 脐带指数低的胎儿发生不良妊娠结局的比率增加（图 20-54）。应常规对产后脐带的螺旋指数进行检查，产前对脐带螺旋的评估还需要进一步研究。异常的 UCI 可能预示胎儿的不良妊娠

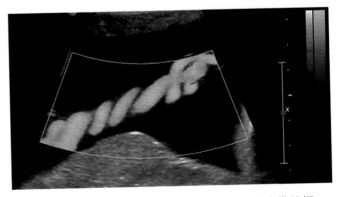

图 20-53　能量多普勒超声显示正常三血管脐带的螺旋情况

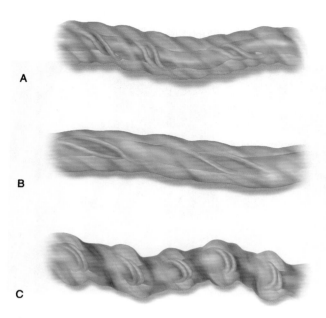

图 20-54　脐带螺旋。A. 正常的脐带螺旋（UCI 为 0.1～0.3 个螺旋/cm）。B. 脐带螺旋过少（UCI 小于 0.1 个螺旋/cm）C. 脐带螺旋过多（UCI 大于 0.3 个螺旋/cm）

结局，将来，产前评估脐带和 UCI 可能成为高危妊娠胎儿评估的一部分。[35] 如果指南规定在脐带螺旋异常或脐血管受压时，应在适当的孕周选择性终止妊娠，那么评估脐带螺旋将有助于减少胎儿的死亡率。[67]

大约有 5% 的胎儿脐带完全没有脐带螺旋（图 20-55）。对脐带无螺旋或平直的胎儿，围产期有较多风险与之有关，包括：胎儿畸形风险增加、非整倍体胎儿、胎儿心动过缓（FHR）、羊水粪染、早产、IUGR、羊水过

少以及胎儿死亡。[4,64] 脐带螺旋过少（UCI ≤ 0.1 个螺旋/cm）与如下情况有关：宫内死亡率增加、胎儿心动过缓、因胎儿宫内窘迫所致的剖宫产率增加、早产、低Apgar 评分、胎儿先天性畸形、非整倍体胎儿，羊水过少、羊水粪染以及其他胎盘发育异常，如帆状插入与单脐动脉。[64,65] 脐带螺旋过多（UCI ≥ 0.3 个螺旋/cm）与如下情况有关：非整倍体、胎死宫内、胎儿对分娩产力不耐受、因胎儿宫内窘迫所致的剖宫产率增加、IUGR、羊水粪染以及绒毛膜羊膜炎。脐带螺旋过多也与绒毛膜板血栓形成、脐静脉血栓形成以及脐带狭窄密切相关（图 20-56）。[65,67]

脐带缠绕是单羊膜囊双胎可能发生的并发症。脐带缠绕在单羊膜囊双胎中的发生率高达 70%。超声表现为脐带呈团块状，每条脐带可单独进行追踪（图20-57）。超声诊断脐带缠绕是要追踪看到两个胎儿的脐带都进入这个团块状脐带团内。脐带血管受压、血流减少时，发生胎盘阻塞进而增加胎盘内阻力。有人建议，在脐带缠绕存在时，如果发现脐动脉多普勒频谱波形上有切迹，则提示存在急性脐带风险。超声用于脐带缠绕的单羊膜囊双胎的产前管理非常有意义。脐带的三维彩色多普勒图像能够非常形象生动地显示脐带缠绕。[61,68]

脐带狭窄常发生在局部没有华通胶保护的脐带段（图 20-58）。可见因脐血管扭转或血管壁增厚所致的管腔变窄。脐带狭窄通常发生在脐带过长、脐带螺旋过多，以及过度活跃的胎儿。超声表现为靠近胎儿段的脐带狭窄，而脐带狭窄区域远端水肿。

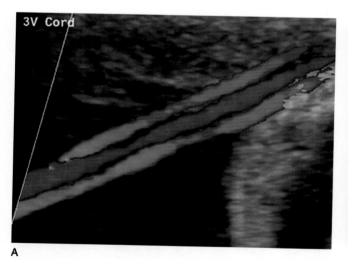

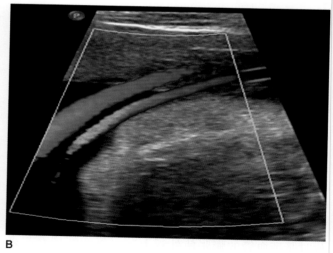

图 20-55　无螺旋的脐带。A. 彩色多普勒矢状切面显示三血管的脐带呈非螺旋状态。B. 彩色多普勒矢状切面显示两血管的脐带呈非螺旋状态

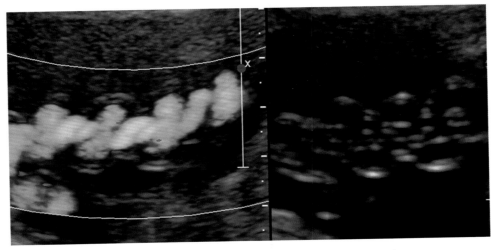

图 20-56　能量多普勒超声和二维超声显示脐带螺旋过多

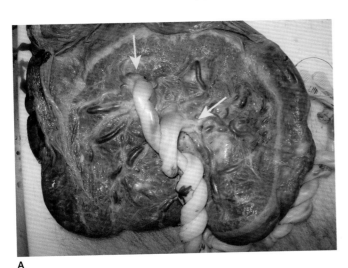

A

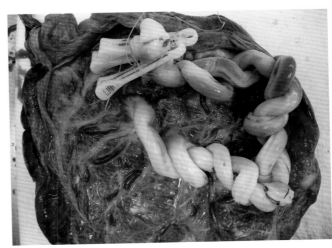

B

图 20-57　脐带缠绕。**A.** 单羊膜囊双胎的胎盘大体标本显示脐带纠缠。注意每个胎儿脐带在胎盘表面的起始部（箭头）。**B.** 单羊膜囊双胎胎盘上缠绕的两条脐带。（图片由 Syracuse Crouse 医院病理科提供）

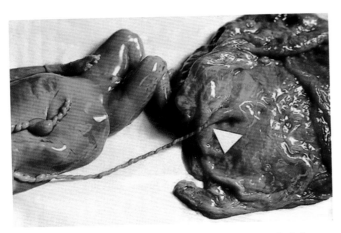

图 20-58　脐带狭窄胎儿引产后的照片显示脐带狭窄。注意这条长而窄的脐带

疾病相关知识点 20-6
脐血管受压或阻塞的情况

脐带过长
没有华通胶保护狭窄的脐带
狭窄
脐带绕颈或绕躯干
脐带打结（真结）
脐带脱垂
脐带螺旋过多
异常的脐带胎盘插入
- 帆状插入
- 血管前置
- 副胎盘

小结

- 胎盘的体积和厚度随着妊娠进展而增加。
- 正常胎盘厚度约 2~4cm。
- 双叶状胎盘的连接区域组织为胎盘组织。
- 主胎盘和副胎盘之间有一定距离。
- 胎盘的生长超出了绒毛膜板:有缘胎盘和轮状胎盘。
- 胎盘的下缘在宫颈内口 2cm 的范围内,称为低置胎盘。
- 术语 MAP 是指胎盘异常种植于子宫宫壁。
- 子宫既往手术史将增加胎盘植入的风险。
- 胎盘绒毛板下的旋流状无回声结构是胎盘内正常的血池。
- 低回声蛋白沉积是胎盘正常情况。
- 孕中期约有近一半孕妇胎盘内可见小的低回声出血区域。
- 大的绒毛下血肿和胎盘血栓较为罕见,被称为 Breus 胎块。
- IUGR 与胎盘梗死有关。
- 大的绒毛膜血管瘤、胎盘血管畸形可能与多种胎儿并发症有关。
- 胎盘和脐带畸胎瘤与身体其他部位的畸胎瘤有相似的细胞组成。
- 超声对胎盘早剥的诊断能力有限。
- 羊膜带综合征是胎膜破裂,且破裂胎膜限制了胎儿。

- 宫腔粘连是羊膜囊外的结构,不限制胎儿生长
- 胎盘间叶发育不良与葡萄胎表现相似。
- 脐带的平均长度为 55cm。
- 脐带外部覆盖华通胶。
- 单脐动脉增加胎儿染色体异常的发生率。
- 脐带血管数量增多与联体双胎和单胎多发畸形有关。
- 脐静脉钩部指向左侧提示持续性右脐静脉。
- 脐静脉扩张是指脐静脉局部内径增宽超过 9mm。
- 肢体-体壁综合征时脐带缺失或极短。
- 脐带胎盘插入异常包括:边缘性脐带插入、帆状插入、血管前置和分叉状插入。
- 胎儿腹部脐带的异常插入与脐膨出和腹裂有关。
- 脐带囊肿分为真性囊肿和假性囊肿。
- 彩色多普勒有助于脐带绕颈的诊断。
- 生产时脐带位于胎儿前方可能发生脐带脱垂。
- 单绒毛膜单羊膜囊双胎的脐带缠绕风险增加。
- 脐带扭转是脐带狭窄的表现。

思考题

1. 超声检查中发现胎盘增厚,可能提示什么? 试描述在胎盘增厚的情况下,胎盘、母体和胎儿的情况。
2. 孕妇,36 岁,G4P2A1,既往在生第二胎时行急诊剖宫产术以及流产后刮宫术。根据超声长轴切面图像,可能的诊断与鉴别诊断? 还需进行哪些检查进一步确诊?

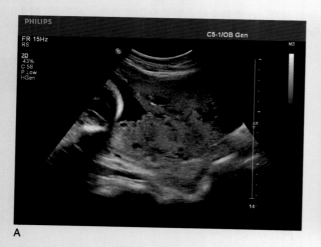

A

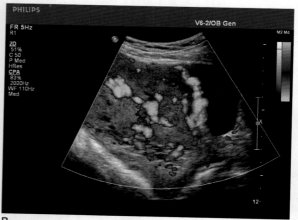

B

(杨帆　译)

参考文献

1. Elsayes KM, Trout AT, Friedkin AM, et al. Imaging of the placenta: a multimodality pictorial review. *Radiographics*. 2009;29:1371–1391.
2. Abramowicz JS, Sheiner E. In utero imaging of the placenta: importance for diseases of pregnancy. *Placenta Suppl*. 2007;21:S14–S22.
3. Sabire NJ, Sepulveda W. Correlation of placental pathology with prenatal ultrasound findings. *J Clin Pathol*. 2008;61:1276–1284.
4. Marino T. Ultrasound abnormalities of the amniotic fluid, membranes, umbilical cord, and placenta. *Obstet Gynecol Clin North Am*. 2004;31:177–200.
5. Suzuki S, Igarashi M. Clinical significance of pregnancies with succenturiate lobes of the placenta. *Arch Gynecol Obstet*. 2008;277:299–301.
6. Ahmed A, Gilbert-Barness E. Placenta membranacea: a developmental anomaly with diverse clinical presentation. *Pediatr Dev Pathol*. 2003;6:201–203.
7. Greenberg JA, Sorem KA, Shifren JL, et al. Placenta membranacea with placenta accreta: a case report and literature review. *Obstet Gynecol*. 1991;78:512–514.
8. Feldstein VA, Harris RD, Machin, GA. Ultrasound evaluation of the placenta and umbilical cord. In: Callen PW, ed. *Ultrasonography in Obstetrics and Gynecology*. 5th ed. Philadelphia: Saunders Elsevier; 2008:721–757.
9. Sepulveda W, Sohaey R, Nyberg DA. The placenta, umbilical cord, and membranes. In: Nyberg DA, McGahan JP, Pretorius DH, et al., eds. *Diagnostic Imaging of Fetal Anomalies*. Philadelphia: Lippincott Williams & Wilkins; 2003:85–132.
10. Harris RD, Wells, WA, Black WC, et al. Accuracy of prenatal sonography for detecting circumvallate placenta. *Am J Roentgenol.*. 1996;168:1603–1608.
11. Suzuki S. Clinical significance of pregnancies with circumvallate placenta. *J Obstet Gynecol Res*. 2008;34:51–54.
12. Shen O, Golomb E, Lavie O, et al. Placental shelf—a common, typically transient and benign finding on early second-trimester sonography. *Ultrasound Obstet Gynecol*. 2007;29:192–194.
13. Gugmundsson S, Dubiel M, Sladkevicius P. Placental morphologic and functional imaging in high-risk pregnancies. *Semin Perinatol*. 2009;33:270–280.
14. Reddy Um, Abuhamad AZ, Levine D, et al. Fetal Imaging: Executive Summary of a Joint *Eunice Kennedy Shriver* National Institute of Health and Human Development, Society for Maternal-Fetal Medicine, American Institute of Ultrasound in Medicine, American College of Obstetricians and Gynecologists, American College of Radiology, Society of Pediatric Radiology, and Society of Radiologists in Ultrasound in Fetal Imaging Workshop. *J Ultrasound Med*. 2014;33:745–775.
15. Oyelese Y, Smulian JC. Placenta previa, placenta accreta, and vasa previa. *Obstet Gynecol*. 2006;107:927–941.
16. Abuhamad A. Morbidly Adherent Placenta. *Senim Perinatol*. 2013:359–364.
17. Ophir E, Singer-Jordan J, Odeh M, et al. Abnormal placental invasion-a novel approach to treatment. *Obstet Gynecol Surv*. 2009;64:811–822.
18. Bauer ST, Bonanno C. Abnormal placentation. *Semin Perinatol*. 2009;33:88–96.
19. Baughman WC, Corteville JE, Shah RR. Placenta accreta: spectrum of US and MR imaging findings. *Radiographics*. 2008;28:1905–1916.
20. Teo TH, Law YM, Tay KH, et al. Use of magnetic resonance imaging in evaluation of placental invasion. *Clin Radiol*. 2009;64:511–516.
21. Thompson MO, Vines SK, Aquilina J, et al. Are placental lakes of any clinical significance? *Placenta*. 2002;23(8–9):685–690.
22. Cerekja A, Tozzi C, Piazze J. Available at: www.TheFetus.Net, Subamniotic Cyst 2011-05-25-15.
23. Taori K, Patil P, Attarde V, et al. Chorioangioma of placenta: sonographic features. *J Clin Ultrasound*. 2008;36:113–115.
24. Kirkpatrick AD, Podberesky DJ, Gray AE, et al. Placental chorioangioma. *Radiographics*. 2007;27:1187–1190.
25. Kondi-Pafiti A, Bakalianou K, Salakos N, et al. Placental chorioangioma and chorioangiosis. Clinicopathological study of six unusual vascular lesions of the placenta—case reports. *Clin Exp Obstet Gynecol*. 2009;36:268–270.
26. Escribano D, Galindo A, Arbués J, et al. Prenatal management of placental chorioangioma: value of the middle cerebral artery peak systolic velocity. *Fetal Diagn Ther*. 2005;21:489–493.
27. Salzani A, Yela DA, Gabiatti JR, et al. Prevalence of uterine synechia after abortion evacuation curettage. *Sao Paulo Med J*. 2007;125:261–264.
28. Bäumler M, Faure J-M, Couture A, et al. Prenatal 3D ultrasound and MRI assessment of horizontal uterine synechia. *Prenat Diagn*. 2008;28:874–875.
29. Parveen Z, Tongson-Ignacio J, Fraser CR, et al. Placental mesenchymal dysplasia. *Arch Pathol Lab Med*. 2007;131:131–137.
30. Ang DC, Rodríguez Urrego PA, Prasad V. Placental mesenchymal dysplasia: a potential misdiagnosed entity. *Arch Gnyecol Obstet*. 2009;279:937–939.
31. Jalil SS, Mahran MA, Sule M. Placental mesenchymal dysplasia—can it be predicted prenatally? A case report. *Prenat Diagn*. 2009;29:713–714.
32. Vaisbuch E, Romero R, Kusanovic JP, et al. Three-dimensional sonography of placental mesenchymal dysplasia and its differential diagnosis. *J Ultrasound Med*. 2009;28:359–368.
33. Sepulveda W, Wong AE, Gomex L, et al. Improving sonographic evaluation of the umbilical cord at the second-trimester anatomy scan. *J Ultrasound Med*. 2009;28:831–835.
34. Dane B, Dane C, Kiray M, et al. Fetuses with single umbilical artery: analysis of 45 cases. *Clin Exp Obstet Gynecol*. 2009;36:116–119.
35. de Laat MW, Franx A, van Alderen ED, et al. The umbilical coiling index, a review of the literature. *J Matern Fetal Neonatal Med*. 2005;17:93–100.
36. Mu SC, Lin CH, Chen YL, et al. The perinatal outcomes of asymptomatic isolated single umbilical artery in full-term neonates. *Pediatr Neonatol*. 2008;49:230–233.
37. Deshpande SA, Jog S, Watson H, et al. Do babies with isolated single umbilical artery need routine postnatal renal sonography? *Arch Dis Child Fetal Neonatal Med*. 2009;94:F265–F267.
38. Sherer DM, Dalloul M, Ajayi O, et al. Prenatal sonographic diagnosis of short umbilical cord in a dichorionic twin with normal fetal anatomy. *J Clin Ultrasound*. 2010;38:91–93.
39. Graham DG, Fleischer AC, Sacks GA. Sonography of the umbilical cord and intrauterine membranes. In: Fleischer AC, Romero R, Manning FA, et al., eds. *The Principles and Practice of Ultrasonography in Obstetrics and Gynecology*. 4th ed. Norwalk: Appleton & Lange; 1991:159–170.
40. Sepulveda W. Velamentous insertion of the umbilical cord—a first trimester sonographic screening study. *J Ultrasound Med*. 2006;25:963–968.
41. Hasegawa J, Matsuoka R, Ichizuka K, et al. Cord insertion into the lower third of the uterus in the first trimester is associated with placental and umbilical cord abnormalities. *Ultrasound Obstet Gynecol*. 2006;28:183–186.
42. Hasegawa J, Matsuoka R, Ichizuka K, et al. Umbilical cord insertion into the lower uterine segment is a risk factor for vasa previa. *Fetal Diagn Ther*. 2007;22:358–360.
43. Hasegawa J, Matsuoka R, Ichizuka K, et al. Velamentous cord insertion: significance of prenatal detection to predict Perinatal complications. *Taiwan J Obstet Gynecol*. 2006;45:21–25.
44. Hasegawa J, Matsuoka R, Ichizuka K, et al. Atypical variable deceleration in the first stage of labor is a characteristic fetal heart-rate pattern for velamentous cord insertion and hypocoiled cords. *J Obstet Gynecol Res*. 2009;35:35–39.
45. Hasegawa J, Matsuoka R, Ichizuka K, et al. Ultrasound diagnosis and management of umbilical cord abnormalities. *Taiwan J Obstet Gynecol*. 2009;48:23–27.
46. Canterino JC, Mondestin-Sorrentino M, Muench MV, et al. Vasa previa: prenatal diagnosis and evaluation with 3-dimensional sonography and power angiography. *J Ultrasound Med*. 2005;24:721–724.
47. Catanzarite V, Maida C, Thomas W, et al. Prenatal sonographic diagnosis of vasa previa: ultrasound findings and obstetric outcomes in ten cases. *Ultrasound Obstet Gynecol*. 2001;18:109–115.
48. Smorgick N, Tovbin Y, Ushakov F, et al. Is neonatal risk from vasa previa preventable? The 20-year experience form a single medical center. *J Clin Ultrasound*. 2010;38:118–122.
49. Stafford IP, Neumann DE, Jarrell H. Abnormal placental structure and vasa previa: confirmation of the relationship. *J Ultrasound Med*. 2004;23:1521–1522.
50. Gandhi M, Cleary-Goldman J, Ferrara L, et al. The association between vasa previa, multiple gestations, and assisted reproductive technology. *Am J Perinatol*. 2008;25:587–590.
51. Lijoi AF, Brady J. Vasa previa diagnosis and management. *J Am Board Fam Pract*. 2003;16:543–548.

52. Gagnon R, Morin L, Bly S, et al. Guidelines for the management of vasa previa. *J Obstet Gynaecol Can*. 2009;31:748–760.

53. Araujo E Jr, Filho HA, Pires CR, et al. Prenatal diagnosis of vasa previa through color Doppler and three-dimensional power Doppler ultrasonography. A case report. *Clin Exp Obstet Gynecol*. 2006;33:122–124.

54. Lee W, Kirk JS, Comstock CH, et al. Vasa previa: prenatal detection by three-dimensional ultrasonography. *Ultrasound Obstet Gynecol*. 2000;16:384–387.

55. Oyelese Y, Catanzarite V, Prefumo F, et al. Vasa previa: the impact of prenatal diagnosis on outcomes. *Obstet Gynecol*. 2004;103:937–942.

56. Reddy UM, Goldenberg R, Silver R, et al. Stillbirth classification—developing an international consensus for research. *Obstet Gynecol*. 2009;114:901–914.

57. Sherer DM, Anyaegbunam A. Prenatal ultrasonographic morphologic assessment of the umbilical cord: a review. Part I. *Obstet Gynecol Surv*. 1997;52:506–514.

58. Weichert J, Chiriac A, Kaiser M, et al. Prenatal management of an allantoic cyst with patent urachus. *Arch Gynecol Obstet*. 2009;280:321–323.

59. Iyoob SD, Tsai A, Ruchelli ED, et al. Large umbilical cord hemangioma: sonographic features with surgical pathologic correlation. *J Ultrasound Med*. 2006;25:1495–1498.

60. Papadopoulos VG, Kourea HP, Adonakis GL, et al. A case of umbilical cord hemangioma: Doppler studies and review of the literature. *Eur J Obstet Gynecol Reprod Biol*. 2009;144:8–14.

61. Sherer DM, Anyaegbunam, A. Prenatal ultrasonographic morphologic assessment of the umbilical cord: a review: part II. *Obstet Gynecol Surv*. 1997;52:515–523.

62. Tantbirojn P, Saleemuddin A, Sirois K, et al. Gross abnormalities of the umbilical cord: related histology and clinical significance. *Placenta*. 2009;30:1083–1088.

63. Ramón y Cajal CL, Martinez RO. Four-dimensional ultrasonography of a true knot of the umbilical cord. *Am J Obstet Gynecol*. 2006;195:896–898.

64. Hasbun J, Alcalde JL, Sepulveda W. Three-dimensional power Doppler sonography in the prenatal diagnosis of a true knot of the umbilical cord. *J Ultrasound Med*. 2007;26:1215–1220.

65. Strong TH, Jarles DL, Vega JS, et al. The umbilical coiling index. *Am J Obstet Gynecol*. 1994;170:29–32.

66. Sebire NJ. Pathophysiological significance of abnormal umbilical cord coiling index. *Ultrasound Obstet Gynecol*. 2007;30:804–806.

67. Machin GA, Ackerman J, Gilbert-Barness E. Abnormal cord coiling is associated with adverse perinatal outcomes. *Pediatr Dev Pathol*. 2000;3:462–471.

68. Henrich W, Tutschek B. Cord entanglement in monoamniotic twins: 2D and 3D colour Doppler studies. *Ultraschall in Med*. 2008;29:271–272.

胎儿头部的超声评估

JULIA DMITRIEVA

第 21 章

目标

- 阐述胎儿面部及大脑的胚胎发育。
- 列举小脑、脑室、眼部以及小脑延髓池的正常生物学解剖标记。
- 识别无脑儿畸形。
- 鉴别 Arnold-Chiari 畸形与 Dandy-Walker 畸形。
- 讨论获取胎儿面部图像的成像方法。
- 概括面部异常。
- 列举唇腭裂分类。
- 讨论眼睛、眼眶以及眶周异常的胚胎学。
- 讨论存在争议的脑部、面部异常的超声特征。

术语表

无眼畸形（anophthalmia）：先天性单眼或双眼缺失。

短头畸形（brachycephaly）：颅缝早闭导致的短宽头。

猴头畸形（cebocephaly）：因致畸剂或者神经系统发育中断造成的先天性头部异常。

孔洞脑（colpocephaly）：因侧脑室周围枕角脑实质迁移缺陷导致侧脑室增大进而形成的先天性大脑异常。

发育不良（dysgenesis）：器官形成异常。

形态异常（dysmorphic）：器官或结构的畸形。

长头畸形（dolichocephaly）：窄而长的头。

扩张（ectasia）：空腔结构的扩张或膨胀。

鼻孔（nares）：复数 nostrils。

神经孔（neuropore）：神经管的头端或尾端。

列线图（nomogram）：图表/曲线图。

病征的（pathognomonic）：疾病特征。

颌后缩（retrognathia）：上颌或下颌骨的向后移位。

嘴侧/头侧（rostral）：朝向大脑或者头端。

致畸剂（teratogen）：影响胚胎发育的物质。

小脑蚓部（vermis）：位于两小脑半球之间的部分。

关键词

小头畸形
间距缩短
间距增大
小眼畸形
巨舌症
小颌畸形
唇裂
腭裂
无脑畸形
水脑畸形
前脑无裂畸形
胼胝体发育不良
Dandy-Walker 畸形
脑裂性孔洞脑
无脑回畸形
脑膨出
枕骨裂
露脑畸形
Arnold-Chiari 畸形（小脑
　　扁桃体下疝畸形）
脑室扩张
脑积水
脉络丛囊肿
脑穿通畸形
颅内出血
Galen 静脉瘤

胎儿头部评估是产科超声检查的重要内容。美国放射学会,美国超声医学研究所,美国妇产科医师协会,以及美国放射与超声学会定期根据临床需求更新胎儿超声检查的指南。早孕期超声检查包含对胚胎/胎儿解剖结构以及颈后区域的评估。中孕期及晚孕期超声检查包括胎儿生物学评估及解剖学扫查。根据指南,需要对胎儿头部细微解剖结构进行扫查,包括侧脑室、脉络丛、大脑镰、透明隔腔、小脑、颅后窝池及上唇。[1]

本章节的每一部分都由脑部、面部的正常胚胎发育开始。在不同解剖结构节点予以重点、详尽的观察,是颅脑及面部检查的基础。在这篇综述的第二部分中,通过对不同类型的胎儿头部异常进行讨论来认识各种先天性畸形。

颅脑胚胎发育

神经板的发育大约在孕 18～23 天完成。[2,3]经阴道超声可显示妊娠囊腔,声像图表现为一个低回声区域周围包绕着有回声蜕膜组织。大约在月经周期的第 6 周,神经管开始分化为颅脑与脊髓。大脑由三部分构成:前脑泡(前脑)、中脑泡(中脑)、菱脑泡(后脑)(图 21-1)。大约在月经周期的第 7～8 周,这些原始脑泡才确切可见,在胎儿头部声像图上显示为无回声结构(图 21-2)。[4,5]

前脑演变为端脑和间脑,进而发育形成丘脑、第三脑室、大脑半球及侧脑室。脑室中的无回声几乎完全被高回声的脉络丛所充填(图 21-3)。[2,4]随着大脑的发育,脉络丛逐渐位于侧脑室的后角。

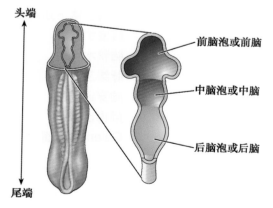

图 21-1　三个原始脑泡。神经管由头端开始演变形成三个脑泡,逐渐形成完整大脑。此图为俯视图,神经管被水平切开显露内部结构

图中标注:
头端
前脑泡或前脑
中脑泡或中脑
后脑泡或后脑
尾端

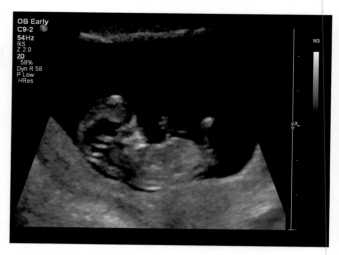

图 21-2　胎儿头部前份新月形的无回声区由间脑与中脑构成。(图片由 Philips Healthcare, Bothell, WA 提供)

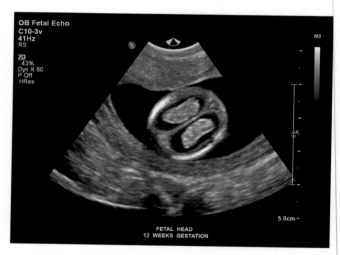

图 21-3　发育中的大脑半球大部分为几乎完全被脉络丛充填的侧脑室所占据。(图片由 Philips Healthcare, Bothell, WA 提供)

后脑与脊髓来源于无回声的菱脑。第四脑室的上半部分、脑桥及大脑半球起源于后脑,而延髓及第四脑室的其余部分来源于脊髓。

其他结构诸如胼胝体、小脑蚓部、脑沟、脑回、生发基质的迁移及髓鞘,在孕 15 周之后才发育。[6]胼胝体的发育[包括外形像盒子一样的透明隔腔(cavum septum pellucidum, CSP)]完成要更晚一些,大约在孕 18～20 周。[6]脑回与脑沟在孕 28 周才能在图像上显示出来,不过有些大的脑回会稍微早一点。[6]

许多结构都在 3～16 周之间发育,这个特定阶段也是大脑发育的时期。[3]致畸剂或营养不良会影响大脑发育,是由于在整个孕期以及出生后两年内大脑一直

在快速生长。[3]尽管一些环境因素被认为与先天性畸形的发生有关,其病理机制却并不明了。这些因素包括叶酸缺乏(增加中枢神经系统畸形的发生)、弓形虫感染以及高剂量辐射(表 21-1)。[3]

排卵后天数/ Carnegie 分期	未分化神经发育	大脑	面部	胚胎大小
早孕期				
16 天/7	神经管中神经嵴细胞聚集			0.04cm
18 天/8	外胚层演变为神经板,神经沟形成			0.1~0.15cm
22 天/10		继续自 carnegie 9 期开始的大脑折叠	变成眼睛和耳朵的细胞出现在神经褶的外侧	0.15~0.3cm
24 天/11		前脑闭合	口开始发育	0.25~0.3cm
26 天/12 大脑与脊柱融合成为胚胎最大的部分		前脑继续生长	面部轮廓开始出现;眼睛与耳朵开始形成	0.3~0.5cm
32 天/14 超声可见妊娠囊		分隔中脑、前脑、后脑的嵴形成	上颌弓出现,鼻板发育	0.5~0.7cm
36 天/15		大脑从 carnegie 14 期开始增长了 1/3,第四脑室形成	下颌突融合,外耳及鼻凹出现	0.7~0.9cm
38 天/16		大脑半球及后脑开始发育	下颌骨固定,鼻凹向腹侧旋转,正中腭突出现	0.9~1.1cm
43 天/17 超声可见胚胎心管搏动			牙芽形成,腭突呈水平位	1.0~1.3cm
52 天/21			眼睛发育,但仍位于头部同侧,耳朵位置下移,舌头发育完成	1.7~2.2cm
57 天/23 超声可见神经管声像			腭和鼻中隔开始融合,耳朵形成	2.3~2.6cm
中孕期				
10 周		发育完成,大脑达到 6.1cm	眼皮融合,腭间段继续融合	3.1~4.2cm
12 周		头部相当于头臀长的一半	腭融合完成	6.1cm
14 周			唇形成	
16 周			眼睛与耳朵移动到正常位置	
28 周		大脑沟、回开始形成		

表 21-1　大脑、脊柱、面部的胚胎发育时间表

解剖标志和生物学

头部横切面

双顶径水平

胎儿的双顶径（biparietal diameter，BPD）是用于确定孕周的首个超声测值。[7,8]其定义为顶骨之间最宽的距离，不同医疗设备得到的 BPD 测值是稳定的。BPD 在丘脑以及透明隔腔或穹隆水平进行测量。此平面不应显示小脑（图 21-4B）。[1]通常在此平面中线附近能够观察到的其他结构，从后到前依次为大脑静脉或 Galen 静脉以及小脑上方的环池，[4]中脑，在丘脑之间的第三脑室，侧脑室的额角。旁双顶径切面可以显示后方的海马回，[5]以及由搏动的大脑中动脉明亮的管壁回声包绕着的脑岛。

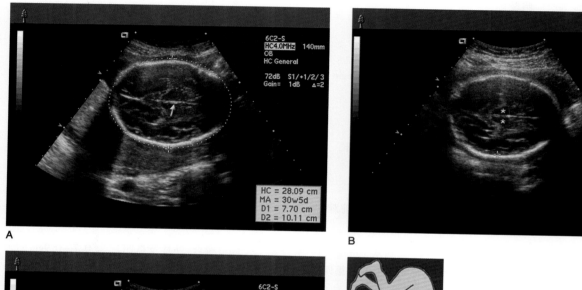

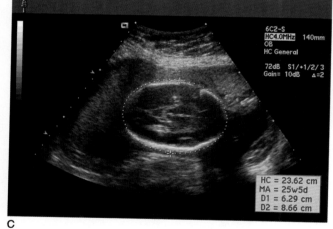

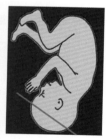

图 21-4　A. 短头畸形胎儿枕额径缩小而双顶径增大。丘脑间前份的裂隙样结构是第三脑室（箭头）。B. 正常胎头图像中低回声的丘脑（星标）。是 BPD 和 HC 测量的重要标识。C. 长头畸形，即长而窄的头，BPD 测值小于相应孕周，而枕额径增大

为了正确测量 BPD，探头放置的平面要求达到：垂直于顶骨，自头端向尾端依次显示第三脑室和丘脑。Callen[2]描述了获取 BPD 的三个准则：前两个准则为标准切面的定义，第三个为正确的测量游标放置点。首先，标准切面必须通过第三脑室和丘脑。其次，双侧颅骨光滑对称。第三，测量游标按下述三种方法放置：近场颅骨外侧缘至远场颅骨内侧缘；近场颅骨内侧缘至远场颅骨外侧缘；近场颅骨中份至远场颅骨中份。[1,2]在早孕期及中孕早期，BPD 与孕周有很好的相关性。然而，由于颅骨形状的变化，在晚孕期并非如此。随着怀孕的进展和胎头需要与骨盆吻合，胎头要么是长头，要么是短头头型。[2]头围（HC）测值与头型无关，可作为备选测值[1]（图 21-4A、C）。

小头畸形

小头畸形的字面意义是"小脑袋"。然而它的诊断是基于生物学而不是形态学。因此,诊断需要确切时间点。尽管有不同的生物学标准来定义小头畸形,但可靠的指标是头围小于相应孕周平均值 2 ～ 3 个标准差。[2,6]

识别胎儿的小头畸形具有挑战性。由于单独的头部测量可能受到月经周期不详或宫内生长限制的影响,因此,在诊断中必须结合其他测值。不同孕周的头围测值谱,在小头畸形诊断中具有很大的预测价值。[2]

头围/腹围比值以及股骨长/头围比值可作为辅助诊断测值。应进行多次测量以获得更高的准确度。[6]尽管如此,假阳性率和假阴性率仍然都很高。由于超声生物学测值存在明显的局限性,对颅内结构进行定性评价是诊断的必要补充。[4]

小头畸形声像图的特点是颅骨和脸部大小不成比例。前额过度倾斜,脑袋很小,这是由于大脑半球受影响的程度比间脑和菱脑结构更大。因此,包括巨脑回、小脑回和无脑回这些脑结构异常都比较常见,并可同时伴有脑室扩大。小头畸形经常出现在脑穿通畸形、无脑回畸形和前脑无裂畸形中。[2]

小头畸形并不是单一的临床症状,而是许多疾病的一个表现。它可能与环境因素有关,如产前感染(风疹、巨细胞病毒)或产前接触药物或化学物质(如酒精、乙内酰脲)。也可能与遗传因素,例如染色体异常(如单倍体)或单基因缺失(例如 Bloom 综合征)有关。

小头畸形的预后各不相同,但大多数患儿神经损害的风险明显增加,并且与头部的大小有关。一般来说,头部越小,预后越差。与其他畸形一样,如果并发其他畸形则不良结局的发生增高。复发的风险取决于潜在因素。

巨头

巨头畸形或"大头"被定义为头围大于相应孕周及性别头围平均值的 2 ～ 3 个标准差。[4]大多数情况下,巨头畸形由脑室系统扩大(脑积水)或其他颅内异常引起。这种患儿通常智力严重低下。[2]

颈内动脉水平

另一个评估胎儿颅脑的重要区域是颈内动脉的水平切面,这个平面平行并低于 BPD 切面。探头从 BPD 切面平行向颅底移动,直到中脑的最前端部分,也就是大脑脚出现。在大脑脚前方,大脑前动脉与中动脉分叉处水平,即获得颈内动脉的斜切面。

大脑中动脉(middle cerebral artery,MCA)是位于胎儿大脑 Willis 环的一个主要分支,其血流量占整个脑部血供的 80% 以上,可以用来评估胎儿的健康状况,因此是一个需要重点观察的结构。[9]显示大脑中动脉切面比较简单易行,颅底水平横切面即可显示(图 21-5),因此也是被研究最完善的大脑动脉。

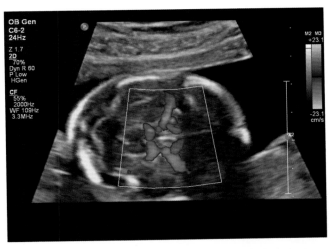

图 21-5　彩色多普勒血流图上易于辨别两条大脑中动脉。(图片由 Philips Healthcare,Bothell,WA 提供)

MCA 多普勒频谱可应用于评估胎儿生长发育情况,尤其是针对生长受限胎儿时,可将 MCA 与脐动脉的搏动指数相比较。当胎盘功能不足引起胎儿宫内生长受限时,首先表现出的是脐动脉血流阻力指数增高,后期才会出现胎儿脑部保护效应造成的脑血管扩张。当脐动脉血流阻力指数增高而颈动脉血流阻力指数正常,表明胎儿脑部血液循环仍可维持正常。随着胎儿缺氧的加重,颈内动脉的搏动指数降低。[9]Mari 等[10]报道,与搏动指数相比较,MCA 血流峰值是一个更好的围产期死亡预测指标。

测量 MCA 的峰值速度的切面为胎儿头部横切面。为了防止因胎儿心跳运动产生虚假峰值,应在胎儿呼吸暂停及胎儿无运动的情况下进行测量。应用彩色或频谱多普勒可以识别出颅底部的蝶骨翼上方的 MCA。探头角度不超过 15°;可在孕妇腹部上移动探头以求获得接近于零的更小角度。超声医师通常会测量与子宫前壁最近的胎儿 MCA 血流;不过有些情况下测量对侧 MCA 也并非不可接受。测量时将 2mm 的取样容积放置在颈动脉虹吸部颈动脉分叉出现的位置。取样容积的位置靠近血管边缘会导致测值偏低。测量三次,取最大值。测量期间需调整多普勒基线接近于零位线;调节脉冲重复频率(pulse repetition frequency,PRF)使彩色标尺峰值与实际最大流速相适宜。这些调节优化了频谱的显示,能够获取到真正的峰值流速。使用电子游标进行收缩期峰值流速测量;自动测量软件得到的峰值流速测值常常会低于真实值。[11]

小脑水平

小脑也是在平行并低于 BPD 水平的切面上显示。当 BPD 切面下方的小脑一出现,通过旋转探头即可获得完整小脑结构。小脑声像图表现类似花生,中部为高回声的小脑蚓部,两边为相对蚓部而言回声稍低的小脑半球,这个切面即为正确的测量小脑的平面。小脑蚓部前方可能会显示中脑。小脑延髓池的测量,需将游标一端置于两小脑半球中份连线的中点处、小脑蚓部中份内侧缘,另一端位于枕骨内侧缘。[4]正常测值不超过 10mm(图 21-6)。

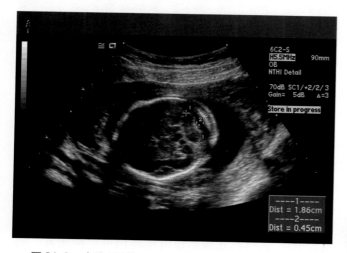

图 21-6　小脑(测值 1)和颅后窝(测值 2)位于同一平面,可同时测量

生物学测量

在妊娠 16~24 周期间,小脑横径的毫米测值与孕周数比值为 1:1。即使是怀疑宫内生长发育迟缓(intrauterine growth retardation,IUGR),小脑横径与孕周数的比值也会保持恒定,这是由于大脑保护机制形成的。[2]枕前位的胎儿,由于探头位置靠近后颅窝,如果胎头形状有异常,测量小脑横径则是简便有益的。在颅脑横切面上,将游标分别放置于两小脑半球外侧缘,两者之间的距离即为小脑横径。[12]

侧脑室水平

经阴道超声可以于孕 12~13 周清晰显示侧脑室,声像图表现为卵圆形无回声结构,内部大部分为脉络丛充填。经腹部扫查要在孕 16 周才能显示侧脑室,声像图表现为脑实质中对称性的无回声区域。探头远场的侧脑室由于缺少混响的干扰,显示更清晰,而近场大脑半球结构则因为混响干扰常常显示不清。侧脑室的外侧壁显示为连续的线状回声,内侧壁连续性稍差。侧脑室中的稍高回声区域为脉络丛,脉络丛由脑室室管膜血管上皮增生形成,其作用为产生并重吸收脑脊液。

在孕早期,发育中的大脑的绝大部分被脑室系统占据,这个系统由连接在第三脑室之上的两个光滑弯曲的管子所构成。随着妊娠的发展,脑室系统的形状逐渐接近正常的成人大脑,占据大脑体积的份额逐渐减少。多位学者的研究中都应用曲线图对不同妊娠期侧脑室宽度与大脑半球宽度进行对比。[2,4,6]

生物学测量

1988 年,Cardoza 及其同事报道了在 BPD 切面向侧脑室轴向稍微倾斜一定角度,于侧脑室体部测量侧脑室的宽度。[13]在整个孕期,侧脑室体部的宽度都不会改变,因此这种测量方法排除了不同孕期的影响。侧脑室体部也是渐进性脑积水最早出现扩张的部位。BPD 切面即可显示侧脑室体部;但是,最大测值通常在完整连续显示侧脑室体部及枕角的平面获得。在脉络膜丛处(图 21-7)测量侧脑室体部最宽的直径。正常测量不超过 10mm,可变区间为 2~3 个标准差(图 21-8)。[14]

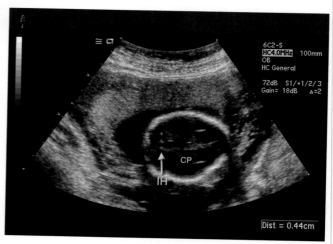

图 21-7　胎头横切面,显示完整连续的侧脑室体部及枕角。在脉络膜丛(CP 处)测量侧脑室体部的最大径(游标)。IH,大脑镰

以获取颅内冠状和矢状面图像,就像可以应用高频超声对新生儿大脑进行评估一样。

据 Monteagudo 和他的同事报道,应用频率 5.0 ~ 6.5MHz 的经阴道探头能够进行胎儿大脑成像。当探头对准胎儿前囟时,检查者可以用另一只手在孕妇腹部耻骨联合上方帮助固定胎头,以使胎头前囟与探头紧密接触。旋转探头 90°,即可获得冠状面及矢状面。[15]

冠状切面

在由前向后的一系列连续冠状切面上,依次显示的结构为胼胝体,脑室系统,以及正常的大脑镰。经侧脑室前角水平的冠状切面上可显示大脑镰,跨过中线的胼胝体,透明隔腔,以及位于丘脑上方的第三脑室(图 21-9)。在中孕早期,大脑镰走行较直。随着孕周增长,新的脑沟及脑回不断生长发育,大脑镰走行开始变得迂曲。颅骨和大脑皮层之间的低回声区代表了蛛网膜下腔。这个腔隙随着大脑皮质不断增加逐渐填满颅骨穹窿而缩小。在显示侧脑室后角的冠状面上,小脑位于第四脑室上方,小脑延髓池的前方(图 21-10)。

矢状切面及旁矢状切面

在孕 18 ~ 20 周,胼胝体基本发育完全。在矢状面上,它呈现为一个突出的半月形结构,由三部分组成,从前向后依次为:膝部、体部和压部(图 21-11)。胼胝体的上方和下方分别是扣带回和透明隔腔。后颅窝内有小脑,第四脑室,以及小脑延髓池。正中矢状切面还有助于对大脑半球的表面轮廓进行评估。在中孕期,大脑半球表面是光滑的。在晚孕期,大脑皮层的回声增密,表示新的脑回和脑沟形成。[15]

右或左旁矢状切面可以显示侧脑室前角和体部。正常情况下,侧脑室的各个部分:体部、前角、后角、颞角,不能在同一切面显示。如果所有部分都在一个平面上显示,就意味着脑室扩张。旁矢状切面上,尾状核与丘脑之间存在明亮的弧形强回声,为尾状核丘脑沟,它位于生发基质后方。生发基质是侧脑室室管膜内的富血管组织,只有异常状态下才存在。大多数新生儿颅内出血发生于此区域。

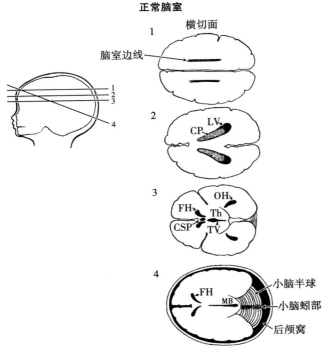

图 21-8　图示正常脑室和颅内解剖结构横切面图。1,此水平在大脑实质内显示脑室边缘线。2,脑室内脉络丛。3,BPD 和 HC 测量水平。4,小脑、小脑延髓池、枕后皮肤厚度测量水平。2 ~ 4,推荐作为中孕及晚孕期常规产科检查切面。CP,脉络丛;CSP,透明隔腔;FH,额角;LV,侧脑室;MB,中脑;OH,枕角;Th,丘脑;TV,第三脑室。(Reproduced with permission from Nyberg DA,Pretorius PH. Cerebral malformations. In:Nyberg DA, Mahony BS, Pretorius DH, eds. *Diagnostic Ultrasound of Fetal Anomalies;Text and Atlas.* Chicago:Year Book;1990:83-145.)

颅底水平

颅底水平可以通过由较小的蝶骨翼、颞骨岩部组成的"X"形强回声来识别。这些骨性界嵴形成了颅前窝、颅中窝以及颅后窝的边界。

头部冠状和矢状面

经腹部扫查能够获得胎儿颅内结构的冠状和矢状平面;然而,前面章节中提到的胎儿或母体的因素可能会导致成像困难。近年来,通过阴道超声检查可

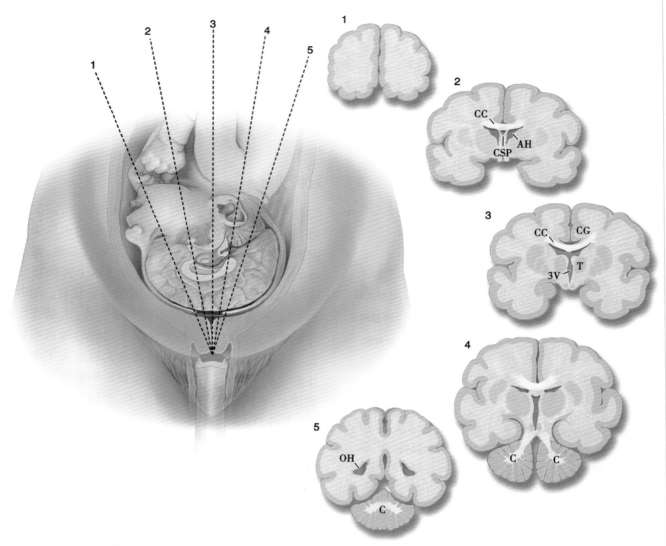

图 21-9　以前囟为声窗,获取中孕及晚孕期胎儿头部的冠状切面图示。切面 1,胼胝体前方;切面 2,侧脑室前角水平;切面 3,第三脑室水平;切面 4,后大脑脚水平;切面 5,经枕角冠状面水平。CC,胼胝体;AH,侧脑室前角;CSP,透明隔腔;3V,第三脑室;C,小脑;OH,侧脑室枕角;CG,扣带回。(Reprinted with permission from Monteagado A,Timor-Tritsch IE,Reuss ML,et al. Transvaginal sonography of the second- and third-trimester fetal brain. In:Timor-Tritsch IE,Rottem S,eds. *Transvaginal Sonography*. 2nd ed. New York:Elsevier;1991:393-426.)

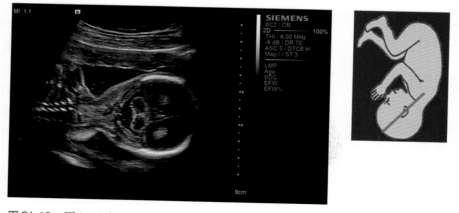

图 21-10　图 21-6 中平面 4 显示的胎儿后脑冠状面图像。(图片由 Siemens Medical,, Mountain View,CA 提供)

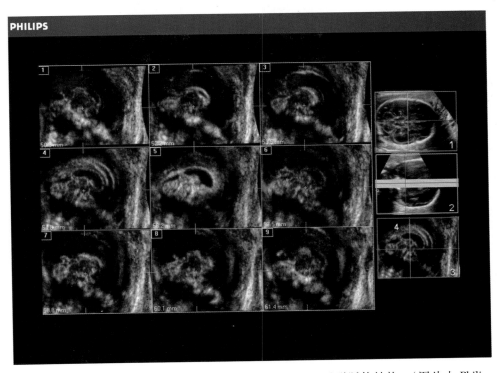

图 21-11　胎儿大脑结构 3D 数据采集,连续的矢状平面显示胼胝体结构。(图片由 Philips Healthcare,Bothell,WA 提供)

面部

眼眶及眼睛

在 BPD 水平横切面上声束向尾端稍作倾斜即可显示眼眶及眼睛。测量骨性眼眶之间的距离有助于确定孕周以及发现眼眶部的异常。眼距过小或过大都可以在这个切面上显示出来。[16] 由于胎头位置不同,在没有颅内结构异常的情况下,可以通过眼眶内侧间距或外侧间距的测值变化来确定孕周。图 21-12 展示了获得这些测值的技术。由于眼眶外侧间距测值与眼眶内侧间距测值相比较大,在孕期内的正常变化范围更大,增加了给定测值的可信区间,因此眼眶外侧间距测量更有意义。

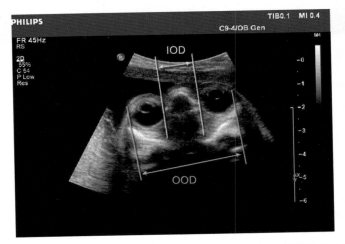
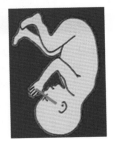

图 21-12　横切面上展示了眼眶外侧间距及内侧间距的测量方法。两个晶状体均清晰显示。(图片由 Philips Healthcare,Bothell,WA 提供)

胎儿眼睛声像图中,包绕晶状体的睫状肌和带状纤维在眼球前部形成环形区域(图21-13)。有时,还可以显示玻璃体、眼外肌、眼动脉和神经。[17]胎儿眼球内还可以见到玻璃体动脉,是眼动脉的一个分支(图21-14)。

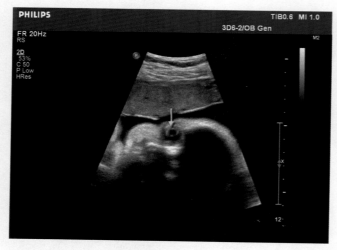
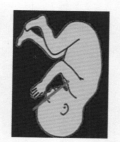

图21-13 胎儿面部的冠状切面图,显示眼眶内的晶状体(箭头)(图片由 Philips Healthcare,Bothell,WA 提供)

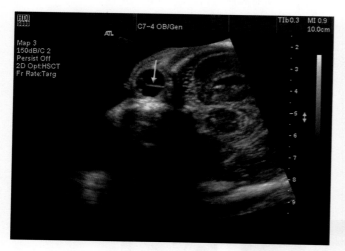

图21-14 玻璃体动脉(箭头)由眼动脉发出,在视神经内走行至晶状体。出生后晶状体不再需要血供故此动脉退化吸收。(图片由 Philips Healthcare, Bothell,WA 提供)

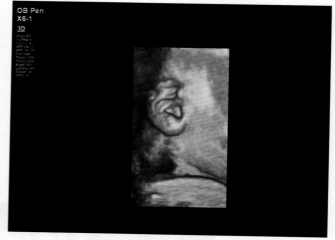

图21-15 胎儿耳廓。(图片由 Philips Healthcare,Bothell,WA 提供)

耳朵

超声能够清晰显示耳廓和耳软骨。[17]三维(3D)表面成像更容易显示耳朵。[2,4]早期耳廓的轮廓光滑,随着妊娠进展逐渐变成峰状(图21-15)。偶尔耳蜗底部及颞骨岩部的上半规管也能在声像图上显示。[17]有研究发现,耳朵长度遵循一种线性增长模式,因此耳朵长度可以作为一个生物学测量指标。[4]

下面部

在冠状切面(图21-16)鼻孔和上唇清晰显示,从而可以发现唇裂或腭裂。在常规的超声检查中,很容易看到胎儿吞咽和舌头运动。胎儿的轮廓包括(例如在正中矢状切面)鼻子、下巴的形状与位置,以及脸部轮廓(图21-17)。Isaacson 和 Birnhoz 利用羊水通过胎儿鼻孔时的流动所产生的图像上颜色变化,来记录正常胎儿的呼吸(图21-18)。[18]

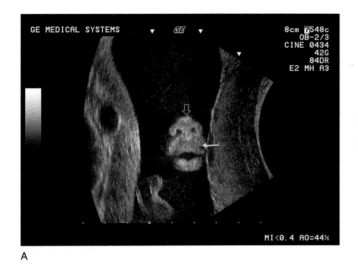
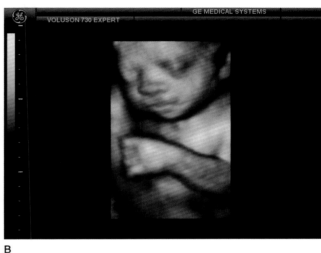
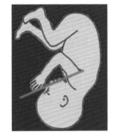

图 21-16　A. 胎儿面部的冠状切面显示鼻孔(空心箭头)和上唇(箭头)。B. 面部的 3D 表面成像清晰显示上唇,排除了唇裂。(超声图像由 GE Healthcare,Wauwatosa,WI 提供)

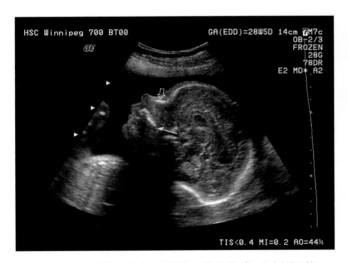
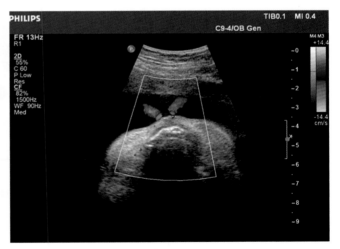

图 21-17　胎儿正中切面显示正常的轮廓,上颌骨(箭头)和鼻骨(空心箭头)。(超声图像由 GE Healthcare,Wauwatosa,WI 提供)

图 21-18　胎儿面部的轴向视图,利用彩色多普勒显示胎儿的呼吸。(图片由 Philips Healthcare,Bothell,WA 提供)

胎儿头部异常

胎儿头部异常有很多种分类方法。本章使用解剖结构的声像图改变作为诊断基础。下述四类为本节讲述的异常：①正常结构缺失；②由结构缺损造成的疝；③梗阻后扩张；④存在多余结构（表21-2）。

表21-2	大脑、面部声像图表现基本内容	
	切面	解剖结构显示
大脑	BPD水平横切	丘脑、第三脑室、透明隔腔
	小脑水平横切	小脑、小脑延髓池、小脑蚓部
	侧脑室水平横切	侧脑室、脉络丛
面部	面部横切	鼻部软组织、唇、下巴
	矢状面	前额、鼻、唇、下巴的连续对称性

胎儿面部

在超声检查过程中，胎儿面部图像的显示往往是最令准父母兴奋的事情。[20]面部图像的确很可爱，但其作用不仅限于展示面部，更重要的是为发现解剖结构的先天畸形提供了宝贵的信息。了解面部的胚胎学发育，不仅可以发现先天性的面部异常，而且有助于诊断伴发的心脏畸形、全脑无裂畸形或一些综合征。[4,21]

超声技术的提高使得研究胎儿更精细的部分成为可能，如眼眶和晶状体。现今在中孕早期即可通过对胎儿眼球运动异常的观察来排除眼眶及晶状体的多种先天性畸形。胎儿眼眶声像图表现为环状高回声，内部晶状体为球形无回声。[22]

晶状体与眼眶的直径、周长及表面特征都与孕周密切相关，因此可用于发现眼部异常。[23]

眼睛的胚胎发育

眼睛的发育大约起自孕第28天，最初表现为来自于端脑侧方的突起，被称为视泡。到孕第一月末，视泡发育为视茎末端的视杯。这个结构进而发育成为晶状体基板（发育中的眼睛），晶状体凹，眼睛色素层，在孕48天左右进化为眼睛。在妊娠早期，原始的眼结构位于将来形成胎儿面部的区域背侧的同侧。当面部结构迁移到中线时，眼睛也会随之移动，在早孕末期固定于正常位置（图21-19）。[3]

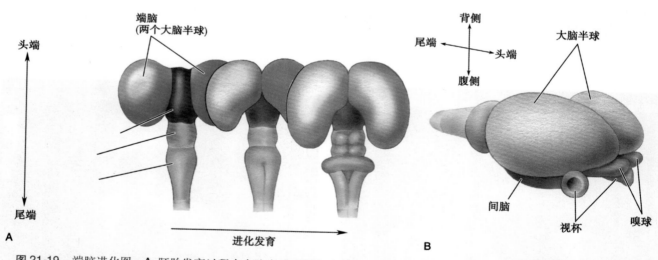

图21-19　端脑进化图。A.胚胎发育过程中大脑半球不断膨胀向后从侧面包络中脑。B.两个嗅球分别从两侧端脑泡的腹侧表面产生

眼距缩短的表现是眶内距缩小，几乎总是与其他严重异常伴发，最常见的是前脑无裂畸形。[4]基于伴发的严重畸形，患病胎儿或新生儿的预后极差。[21]

眼距增宽的表现是眶内距增大，可单发，也可伴发其他畸形，或者是某种综合征的一个表现。眼距极度增宽提示智力低下的风险增高，并常伴发其他的面部畸形，如眼眶畸胎瘤、脑膨出、正中面裂综合征、唇裂以及胼胝体发育不良（ACC）。[21,24]与眼距增宽相关的综合征包括Apert、Crouzon、Noonan、Pena-Shokeir和Pfeiffer综合征。[21,24]

小眼畸形表现为眼眶内径缩小，而眼睛的缺失称为无眼畸形。无眼畸形是一个病理学诊断，因为无眼

不仅包括眼眶还涉及视神经、视交叉及视束。[21]单侧或双侧小眼畸形,通常是某种综合征的一部分表现。[21,24]小眼畸形单独存在提示可能有染色体异常或宫内感染。[21]超声测量眼眶内径能够在产前诊断小眼畸形,[4]以测值小于相应孕周眼眶内径值的第五百分位数作为诊断标准。[23]

巨舌症是指胎儿舌头伸出牙齿或牙槽嵴之外。[21]这种外突的原因可能是大尺寸,也可以是张力低下。[4]21-三体和 Beckwith-Weidmann 综合征患儿的声像图均有巨舌症特征性表现。在甲状腺机能减退、贮积性疾病、神经纤维瘤病、遗传综合征和舌下肿块(图 21-20)的患者中也可见到巨舌症表现。[21,24]

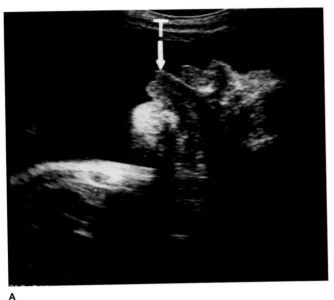
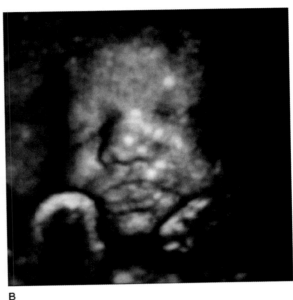

图 21-20　巨舌症。A. Beckwith-Wiedmann 综合征患儿,伴发巨舌症,晚孕期矢状切面显示胎儿伸出的巨舌(T)。B. 胎儿三维表面成像显示一个巨大的舌头伸出牙齿以外。(图片由 L. Hill,MD,Pittsburgh,PA 提供)

小下颌畸形表现为严重的下颌骨发育不良。在40%[21]的病例中,小下颌畸形是孤立存在的,但也常是某些综合征的一个表现,如 Pierre Robin 序列和半侧面部肢体发育不良(例如 Treacher-Collins 综合征)。其他伴发的畸形还包括有骨骼发育不全,单倍体如 18-三体和 13-三体,其他的染色体异常(如基因缺失或转位),以及致畸剂致畸(如酒精性)。[25]

因为舌头可能会阻塞上呼吸道,导致在分娩时窒息,所以这种下颌骨异常的胎儿有罹患急性新生儿呼吸窘迫的危险。产前识别至关重要。对小下颌声像图表现的描述多种多样,但多数都是主观性的,如上唇突出、下巴小;下巴小或下颌骨后移都只是主观印象;或者是下颌骨偏小造成下巴后缩。一些学者试图应用客观量化指标来描述下颌后缩及小下颌畸形。Rotten 与 Levaillant 等[25]应用颌面角和下颌骨与上颌骨的宽度比值来定义下颌后缩及小下颌畸形。Palladini[26]等则使用了另一个的客观量化指标,称作下颌指数,即下颌骨前后径与双顶径的比值。

面裂

下面部胚胎发育学

面部发育首先从神经嵴细胞移行到头颈部区域开始,形成鳃弓。鳃弓共有 6 组,4 组在胚胎发育的第4 和 5 周进化为咽弓。第一鳃弓,有时也称为下颌弓,最终发育成为面部。第二鳃弓,或称舌弓,发展成为面部肌肉。这些弓为间充质组织结构,逐渐发育为咽侧壁,侧壁间为裂隙。在胚胎发育的第 4 周末,第一对鳃弓包绕未成熟的口部(口凹)。这对鳃弓向上发育成为上颌骨、下颌骨、中耳锤骨与砧骨、上颌动脉和三叉神经。[3,4]

面部的发育始于胚胎发育第五周,以额骨鼻突的出现为标志(图 21-21)。形成的是口部上份、上颌骨和鼻子,这些突起在侧方形成逐渐移行至面部中线处。上颌骨内部融合形成正常面部结构。成对的下颌骨(也源自第一鳃弓)融合形成了下面部。

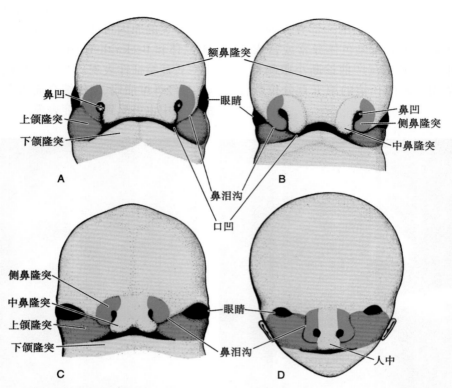

图 21-21 5 个隆突同时旋转形成面部。A、B.下颌成形较早,上颌、嘴唇和鼻子的形成要历经数周。人中由额鼻突持续存在形成。C.上颌和下颌充分膨隆外延以缩小口的宽度。D.咽弓和间叶细胞膨胀并旋转与大脑的膨胀相配合,眼眶的旋转遵循立体视觉法则。(引自 Sadler TW. Langman's Medical Embryology. 10th ed. Baltimore:Lippincott Williams & Wilkins;2006. Figure 16. 22A,B,p. 263; Figure 16. 23A,B,p. 264.)

上颌骨和 5 个突起之一发育形成鼻子、上唇、切牙及原腭。上颌骨或上颌骨内部局部(内侧鼻突)融合不全或胚胎期沟裂持续存在,就会形成单侧或双侧腭裂或唇裂。[2,4]有种面裂发生在侧切牙与位于上唇正中旁的犬齿之间。融合不全发生在上颌骨内部则形成中线裂。[4]

唇裂与腭裂

面裂是最常见的颅面异常,也是最常见的先天性畸形,占所有异常的 13% 。

白人发病率为 1/1000 活产儿,男性的发病率较高。[4,21,24]美国印第安人的发病率为 1:300,[4]其中亚裔人种为 1:600,[4]非洲裔人种有面裂发病率为 1:2500,女性发病率较高。[4,24]在这些发病率都是针对罹患唇裂(CL)或腭裂(CP)或两者均有的胎儿而计算出来的。面裂畸形作为独立发生的异常,在族群中的发病率比较稳定。[4]

单发腭裂可能与染色体异常无关;但是,在唇、腭裂并发的病例中,超过半数的情况都会合并有其他异常,面裂通常只是三倍体的部分表现。[21,24]大约有 350 种综合征会发生面裂,这些综合征很多都是致命性的或者发病率极高。[27]尽管与综合征有很强的相关性,[21]唇裂及腭裂的形成仍然是一个多因素影响的过程,也有可能是由外来致畸因素造成的。[3]单发唇裂或腭裂最易并发的异常是马蹄内翻足。[21]唇腭裂并发的情况下,同时合并多指/趾最常见。无论发生哪种类型的面裂,合并先天性心脏病的可能性都增高。[21]

腭裂的发生过程不同于唇腭裂。面裂中其中大约一半是唇腭裂并发,三分之一为单发腭裂,剩下的则是单发唇裂。[21,24]女性单发腭裂的发病率更高,男性则为唇腭裂并发。[4]单发腭裂与唇腭裂并发是完全不同的畸形类型。腭裂是腭的后份缺损,而上唇及腭前份完整。

面裂的类型划分取决于畸形的严重程度。尽管在面部的任何部分都可以发生裂,但鼻孔和后腭中份发生缺损的几率更高。[4]极少见的情况下,唇裂或腭裂会达到硬腭和牙槽嵴,整个鼻腔缺损,甚至可以累及眼眶(图 21-22)。[21]

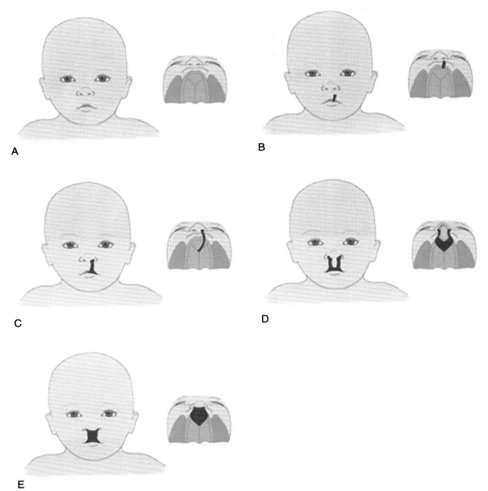

图 21-22 常见面裂分型。A. 正常。B. 单侧唇裂（1 型）；C. 单侧唇腭裂（2 型）；D. 双侧唇腭裂（3 型）；E. 上唇中份腭裂（4 型）。（改编自 Nyberg DA，Sickler GK，Hegge FN，et al. Fetal cleft lip with and without cleft palate：US classification and correlation with outcome. *Radiology*. 1995；195：677-683. ）

超声扫查在冠状切面或者轴向平面上可以观察到唇裂。在冠状切面能够显示从鼻子延伸到口腔边缘的线性缺损，以及上唇和鼻子形状的变化（图 21-23）。在冠状切面或横切面显示缺损的时候，需要将探头（前份）紧贴面部下份。经上颌骨冠状切面有助于显示腭裂（唇裂-腭裂）（图 21-24）。为了完整评估面部的缺损范围，应旋转探头显示完整的腭。

扫查过程中胎儿舌的运动有助于更好的显示唇裂。[28] 通常裂的边缘组织肥厚，[29] 并远离正常器官位置。[29] 由于鼻子正常结构扭曲，彩色多普勒成像可以有助于诊断面裂（图 21-25）。

面部骨骼产生的声影增加了超声诊断腭裂的难度。三维（3D）超声在产前诊断中对于唇裂及腭裂的显示优于二维超声，其优势在于：①可以使用不同平面的冠状切面显示嘴唇；②易于显示上颌骨内的牙槽嵴；③对上颌骨牙槽嵴边界的准确定位避免了与下颌

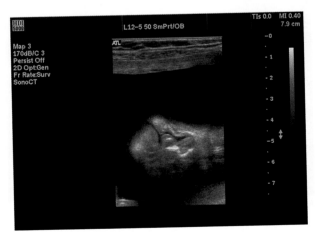

图 21-23 从鼻孔延伸至唇的低回声线状缺损。（图片由 Philips Healthcare，Bothell，WA 提供）

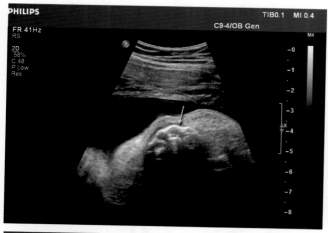

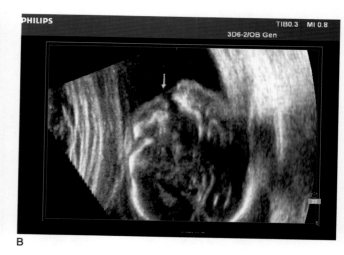

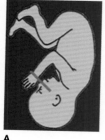

图 21-24 A. 正常上腭(箭头)。B. 单侧唇-腭裂(箭头所指)。(图片由 Philips Healthcare,Bothell,WA 提供)

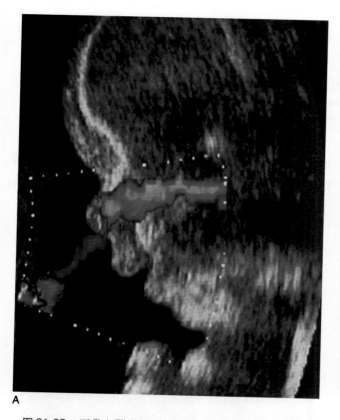

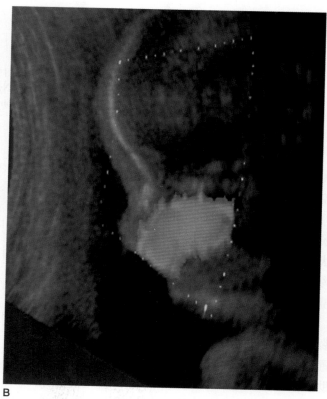

图 21-25 正常上腭和腭裂。A. 正常胎儿在呼吸时鼻咽腔内羊水流动的彩色显像,与其前方的口咽部之间为完整的上腭隔开。B. 腭裂胎儿同一平面的彩色多普勒声像图显示鼻咽腔和口咽腔合为一体。(图片由 Gianluigi Pilu,MD,Bologna,Ital 提供)

骨边缘相混淆（图 21-26）。[21]有面裂存在时则面部结构会有微小的变化，应用不同的三维成像技术能够完成腭裂显示。Campbell 等描述了一种叫做 3D 反向人像技术，该技术包括将容积数据沿 Y 轴旋转 180°来显示软腭。[30]

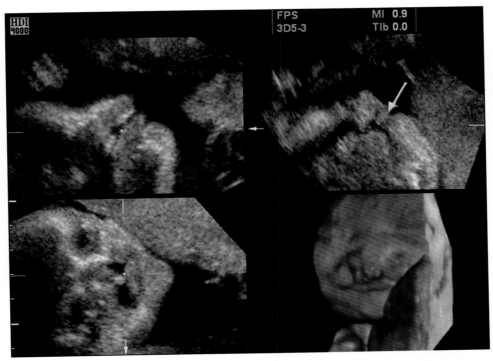

图 21-26　二维多切面显像有助于显示完整的上腭（箭头），而三维表面成像显示唇裂。（图片由 Philips Healthcare 系统公司，Bothel，WA 提供）

胎头及大脑

正常结构缺失

部分性无脑畸形/无脑儿/颅骨缺失畸形

部分性无脑畸形是指大脑部分发育，也就是通常所说的无脑儿，是一种神经管缺陷。由于后一种说法字面意思是没有大脑的胎儿，而事实上胎儿大脑存在部分有功能的组织及发育不完全的脑干，因此，用"部分性无脑畸形"这个名词描述此种畸形更为准确。[3]

部分性无脑畸形是最常见的神经管缺陷，并且常常是致命性的。其发病率约为 1:1000，女性多发（4:1），且有地域差异。[4,24]

目前关于这种畸形的病因有两种理论，但是无论是哪种病因，其结局都是相同的。一种理论认为部分性无脑畸形是由无颅畸形发展而来，是由于异常脑组织缺乏颅骨覆盖保护而受到了一系列的损伤。[31]无颅畸形指的是整个头骨的缺失，包括颅底，因此只有薄薄的一层脑膜覆盖大脑。由于裸露的大脑结构及血管畸形，大脑逐渐退化。[3]另一种理论则认为是由于头端神经孔未能闭合造成的。[3]尽管这种畸形的发生机制与由颅骨缺失畸形引起的部分性无脑畸形不同，分型也可能纯粹是学术性的，因为各种类型的超声表现与预后都相近。

超声检查中，无脑儿通常表现为头颅两端形态异常。另一个特征是在孕 10 周之前的胚泡期，脑泡的回声异常，表现为脑泡内液体减少，看上去是"空的"。[31]超声通常可以在中孕早期（孕 10~14 周）诊断无脑儿。[1]然而由于颅骨的骨化要到孕 12 周才会比较明显，因此无脑儿的诊断不应早于这个时间点。[19]在早孕期，无脑儿的超声表现包括颅顶骨缺失、顶臀径缩小、神经组织外露呈分叶状（露脑畸形）或甚至无神经组织，以及胎头外形异常，在冠状切面上面部上份仅见眼眶显示。[19]在中孕早期，裸露的脑组织（大脑神经区域）仅

疾病相关知识点 21-1
唇裂/腭裂的超声特征

轴向切面	上颌/唇的线性缺损
冠状切面	鼻至口腔边缘的线性缺损

由脑膜而非颅骨覆盖,像从颅底部向外突出一样,逐渐形成了面部结构后方的头部扁平这一特征性外观。面部呈现眼球突出,类似蛙眼(图 21-27)。在中孕晚期到晚孕期,可能是由于胎儿不能吞咽或吞咽减少,通常会出现羊水过多。[3] 胎动频繁也是常见表现之一。[24] 传统的二维超声诊断无脑畸形准确,在孕 14 周后诊断敏感性可达到 100%。[4,32] 三维超声诊断无脑儿也同样有效。[33]

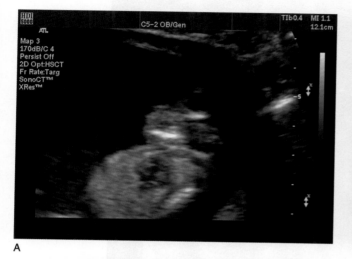

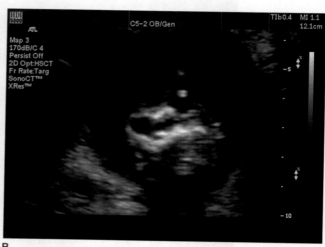

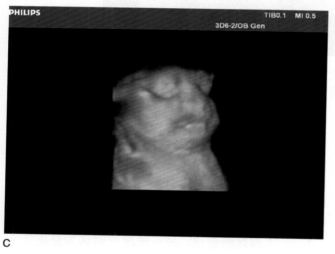

图 21-27　A. 无脑儿声像图表现为眼眶上方无神经组织。B. 眼眶轴向切面显示眼睛外凸形成典型的无脑儿蛙眼征。C. 无脑儿的三维表面成像。(图片由 Philips Healthcare, Bothell, WA 提供)

与许多致命性畸形,尤其是多基因或多因素影响的畸形一样,无脑儿的复发风险随妊娠次数增加而增大,前次妊娠受累的胎儿数越多,复发风险越高。[4] 常见的相关畸形包括脊柱裂、唇裂/腭裂、马蹄内翻足和脐疝。与其他神经管缺陷一样,补充叶酸能够大大降低发病率。[4]

水脑畸形

水脑畸形的特征是完全或大部分脑皮质缺失。[34] 这种罕见的先天性脑部异常在活产儿的发生率约万分之一。丘脑、下丘脑和小脑通常是完整的。水脑畸形的病因尚不清楚,但通常被认为是正常大脑遭到破坏,逐渐被液体所取代。晚孕期脑损伤的原因包括母亲弓形虫感染、[2,6] 巨细胞病毒感染、[2,6] 单纯疱疹病毒感染、[4] 及一氧化碳[4] 中毒。也有报道说可由动脉异常引起。[2,6] 头部径线可大可小,也可以是正常的。

产前检查时如果发现头部无大脑皮质而是大量液体聚集表现,则可诊断水脑畸形。超声上可以通过硬脑膜以及丘脑的分离与前脑无裂畸形相鉴别。当存在严重脑积水时,可以见到囊性区域周围围绕着线状的大脑皮质以及第三脑室的扩大。[34] 彩色多普勒图像显示大脑底部的大脑前动脉及中动脉血流减少,大脑后动脉血流正常。[4]

前脑无裂畸形

前脑无裂畸形是指由于胚胎期前脑的不完全裂解与旋转所导致的大脑和面部的各种异常,[3,19]表现为大脑镰消失,大脑中央部位为单一的腔室性结构(图21-28)。[35]这种相对不常见的畸形有多种病因,例如母体血糖控制不好、致畸因素(如酒精),阻碍了孕第3周时的胎儿发育。[3]大多数情况下,其发病是孤立散发的,但也有一些情况是与染色体异常有关(如13-三体、18-三体及多倍体)。解剖学上还可以出现眼距缩短以及其他一些面部畸形。[3]

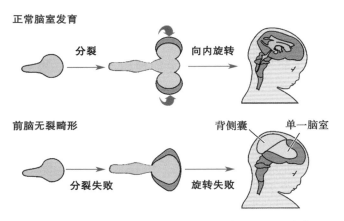

图 21-28　正常胎儿和前脑无裂畸形胎儿的脑室发育过程。在前脑无裂畸形中,脑的分裂和旋转失败,导致产生单一脑室

前脑无裂畸形分为无叶型、半叶型及和全叶变异型,由大脑半球的分离程度所决定(图21-29)。[35]无叶型是预后最差的,大脑实质完全没有分裂。因此,没有大脑镰以及连接两半球的纤维组织,仅有一个共同的脑室和融合的丘脑。[35]无叶型前脑无裂畸形被进一步分类为煎饼型、杯型和球型(图21-30)。半叶型和全叶变异型代表大脑分别有不同程度的发育。半叶型的大脑部分分裂,而全叶变异型的大脑实质几乎完

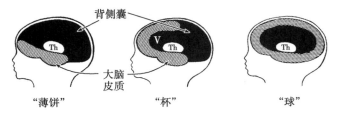

图 21-29　无叶型(半叶型及全叶变异型)前脑无裂畸形的三种分型矢状切面示意图。扁平/薄饼型:颅底部扁平的残脑,与之相应的是背侧囊巨大。杯型:大脑实质较多但没能全部覆盖脑室,背侧囊依旧巨大并与脑室相连。球型:脑实质完全覆盖脑室,背侧囊可有可无。Th,丘脑;V,脑室。(改编自 McGahn JP, Ellis W, Lindfors KK, et al. Congenital cerebrospinal fluid-containing intracranial abnormalities: sonographic classification. *J Clin Ultrasound.* 1988;16:531-544.)

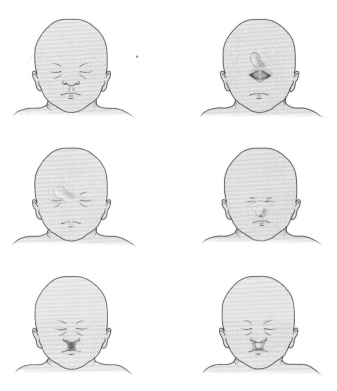

图 21-30　前脑无裂畸形的多种面部表现。从上到下,从左至右依次为正常面部、独眼畸形、喙鼻畸形、猴头畸形、中部唇裂与腭裂、双侧唇腭裂

全分裂成为两个大脑半球,仅有侧脑室的额角和丘脑额部融合在一起。[35]

中胚层,是位于口腔和神经管的底面之间的一种胚胎结缔组织,被认为对前脑的分裂和鼻额的产生起作用。前脑的矢状分裂失败导致前脑无裂畸形的产生(图21-31)。[36]鼻额的形成过程中会产生筛骨、鼻、前上颌骨、犁骨和鼻中隔。这些结构如果不能正常发育形成,就会导致产生不同程度的眼距缩短、唇裂、腭裂以及鼻畸形。因此,前脑无裂畸形的个体通常有面部中线部位的异常。某些面部异常是无叶型和半叶型前脑无裂畸形的特征性面容,很少出现在全叶变异型。

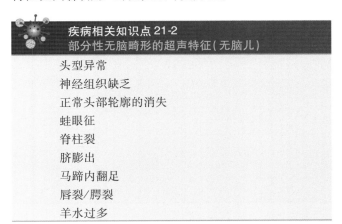

疾病相关知识点 21-2
部分性无脑畸形的超声特征(无脑儿)

头型异常

神经组织缺乏

正常头部轮廓的消失

蛙眼征

脊柱裂

脐膨出

马蹄内翻足

唇裂/腭裂

羊水过多

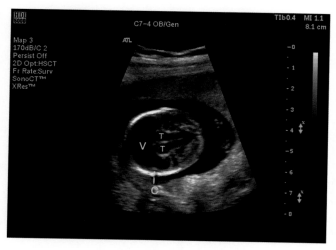

图 21-31　无叶型前脑无裂畸形声像图展示单一脑室（V）、大脑皮质受压（C）和丘脑外凸（T）。（图片由 Philips Healthcare，Bothell，WA 提供）

独眼畸形是最严重的畸形，表现为面部中份仅有一个骨性眼眶及其上方有一个肉质长鼻。猴头畸形的眼距缩窄、鼻子位置正常，但只有一个鼻孔。诊断还需结合是否存在正中唇裂和小头畸形。通常情况下会出现小头，这是由于大脑皮质的减少造成的，但是如果存在脑积水，则可以合并巨头畸形。[37]

前脑无裂畸形的预后主要取决于分型，无叶型预后不良。复发率与伴发的染色体异常相关，通常为常染色体隐性遗传病，也有极少数常染色体显性遗传综合征。严重病例易导致新生儿死亡。而一些相对不严重的情况（如单一前牙）可能伴发轻度到中度的智力迟滞，以及发生垂体功能紊乱的风险增高。预后也与其他伴发的异常有关。宫内确诊的无叶型前脑无裂畸形病例，也会伴发严重的神经发育不良（图 21-32）。[37]

疾病相关知识点 21-3
前脑无裂畸形的超声特征

无叶型	半叶型	全叶型
单一脑室	大脑半球及脑室后部分裂	透明隔腔缺失
丘脑融合外凸	丘脑部分融合	前角融合
新月形额叶实质	枕角发育不全	扣带回不同程度的融合
大脑镰、透明隔腔、大脑半球连接纤维缺失	小头畸形	Dandy-Walker 畸形
独眼畸形		颅后窝增宽
正中唇裂		小脑幕上抬
眼距缩小		横窦位置上移
喙鼻畸形（眼距过窄，合并中位喙鼻）		窦汇
猴头畸形		小脑蚓部缺失或发育不良
小头畸形		第四脑室囊性扩张
		Dandy-Walker 变异型
		小脑蚓部发育不全
		第四脑室囊性扩张
		颅后窝正常
		大枕大池
		小脑延髓池增宽
		小脑蚓部及第四脑室正常
		脉络膜囊肿
		第四脑室与小脑前移
		Arnold-Chiari 畸形表现
		小脑延髓池消失
		香蕉小脑
		侧脑室扩张

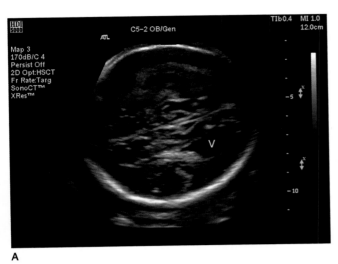

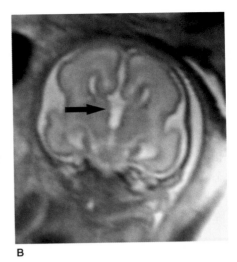

图 21-32 A.胎儿大脑轴向切面显示胼胝体发育不良的特征性泪滴状脑室(V)。B. 19 孕周胎儿大脑 MRI T2 加权像显示胼胝体发育不良以及第三脑室抬高。(图片由 Philips Healthcare,Bothell,WA 提供)

胼胝体发育不良

胼胝体是连接两个大脑半球的神经组织,起源于第三脑室前部的终板,在约孕 12 周时开始发育。这束纤维从前至后连接两个大脑半球,伴随有透明隔及透明隔腔一起发育。[6]

胼胝体发育不良(agenesis of the corpus callosum, ACC)是一种罕见的先天性异常,分为完全性和部分性胼胝体缺失。[2,3]胼胝体的发育在孕 20 周时完成,因此早期诊断很困难。[6]胼胝体不良可单独发生,但 80% 的病例都合并有其他异常,如 13-三体、18-三体、脑积水,

Dandy-Walker 综合征,Arnold-Chiari 畸形以及前脑无裂畸形。[6]Aicardi 综合征特指患 ACC 的女性,并伴发精神发育迟缓、癫痫发作、脊柱畸形和视网膜病变。已有多项研究证实 ACC 与遗传、致畸因素暴露、精神分裂症、早产和母体年龄相关。[6,38-40]

超声诊断 ACC 需要多层面观察。在 BPD 水平,透明隔腔缺失,其位置上取而代之的是扩大的第三脑室。由于透明隔腔缺失,因此第三脑室抬高,可于侧脑室平面显示。侧脑室枕角非对称性增大,导致出现特征性的泪滴状脑室(成为"孔洞脑"),同时可见中线移位及脑室腔扩大(图 21-33)。[4]经阴道超声检查有

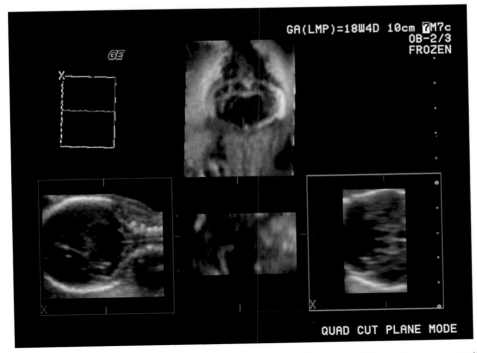

图 21-33 Dandy-Walker 畸形的 MPR 图像显示颅后窝增宽。(图片由 GE Healthcare,Wauwatosa,WI 提供)

助于诊断完全性或部分性胼胝体发育不良。在矢状切面上显示病变部位呈"旭日"样，代表了第三脑室周围与胼胝体呈放射状排列而非平行关系的沟、回。[6]上述征象在晚孕期才可见到，因此在中孕期胎儿结构超声检查时无法诊断胼胝体发育不良（16-22 孕周）。[4]彩色多普勒成像有助于确认扣带回和胼周动脉。[4,6]

ACC 常为综合征或多发畸形的一部分，因此其预后取决于相关的畸形。孤立性 ACC 智力发育处于正常临界状态，[3,6]癫痫可能是唯一的表现。[3,4]有研究表明随着儿童不断发育成长，智力低下程度加重、学习生活能力下降逐渐明显。[4,41]

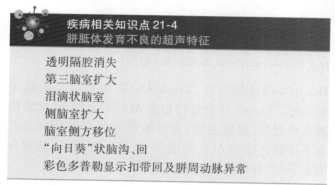

疾病相关知识点 21-4
胼胝体发育不良的超声特征

透明隔腔消失
第三脑室扩大
泪滴状脑室
侧脑室扩大
脑室侧方移位
"向日葵"状脑沟、回
彩色多普勒显示扣带回及胼周动脉异常

Dandy-Walker 畸形

Dandy-Walker 综合征（DWC）这个名词是指后颅窝的独立发生的一系列异常，包括有 Dandy-Walker 畸形、Dandy-Walker 变异型及后颅窝增宽型。[42]单纯依赖图像是无法把三种分型区别开来的。通常认为这三种类型的异常是 Dandy-Walker 综合征不同发育阶段的表现。[43]Dandy-Walker 畸形是其中最严重的类型，其表现包括有后颅窝被囊状增大的第四脑室充填、小脑蚓部完全性或部分性发育不良以及小脑幕上抬。Dandy-Walker 变异型则严重程度稍轻，表现为小脑蚓部部分性发育不良及第四脑室囊状增大。颅后窝增宽型则小脑蚓部及第四脑室都是正常的。[42]

DWC 综合征是一组偶发的大脑畸形，其病因为菱脑顶部发育不良，而并非之前所认为的第四脑室出口问题。[42]DWC 可孤立单发也可与其他各种类型的异常或遗传学综合征伴发。男女发病率比为 1:3，预后取决于分型。如果是单发，后颅窝增宽型预后很好，很可能神经系统发育完全正常。[6,42]但是 Dandy-Walker 畸形、Dandy-Walker 变异型即便是单发存在，其预后通常也很差，因此大多都会终止妊娠。[42,44]

在超声检查中，通常从中线平面开始取图。在矢状面和冠状面可以评估囊性第四脑室的上移、发育不

良的小脑蚓部的移位、以及小脑幕的上抬。受压的后颅窝成为扩张的第四脑室与硬脑膜之间的潜在间隙。在图像上，发育不良并向前侧方移位的小脑位于后颅窝囊肿的前方。虽然一些 Dandy-Walker 畸形病例可见到脑积水征象，但并不是诊断的必要条件（图 21-34）。某些先天性畸形也可能以与 DWC 伴发的脊柱裂、[6]唇裂/腭裂、[4]胼胝体缺失[45]等表现来命名。

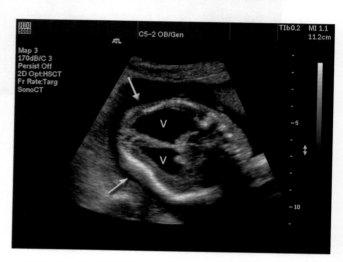

图 21-34　前额畸形（箭头）常被称为"柠檬头征"。V，侧脑室。（图片由 Philips Healthcare，Bothell，WA 提供）

由于后颅窝的发育在孕 18 周之后才完成，因此 Dandy-Walker 畸形的诊断不能早于这个时间点。[4]颅后窝的测量需自小脑后缘测至颅骨内缘，在正常胎儿其宽度不超过 10mm。[4,46]颅后窝的宽度随孕周不同而变化，正常值范围如表 21-3 所示。在有的病例中，颅后窝的测值大于 10mm，而侧脑室在正常范围内。[6]

脑裂畸形

脑裂畸形是包括神经元迁移紊乱在内的大脑发育异常，[6]表现为单侧或双侧大脑半球裂。[47]声像图上表现为大脑皮层内灰质间可见液性裂隙。脑裂畸形通常会并发透明隔腔缺如和胼胝体缺失。[6,47]

无脑回畸形

无脑回畸形是一种因孕 12～16 周间非对称性神经元迁移导致的罕见大脑皮质发育不良。[48]神经元不能迁移至大脑皮层内会导致一系列异常。胎儿大脑皮层是完全无脑回及脑沟（无脑回畸形），[6]还是无脑回数量少（巨脑回），[6,49]或者脑回非常小（小脑回），[50]取决于神经元迁移受损发生在孕期的时间点。虽然环境因素可以导致神经元迁移障碍，但是一些无脑回畸形明确是有遗传倾向的。[2]

表 21-3　小脑蚓部正常值范围（均值±标准差）				
孕周	前后径（mm）	上下径（mm）	周长（mm）	面积（cm²）
21 ~ 22	10.6±1.4	11.1±1.1	43.8±3.3	0.9±0.2
23 ~ 24	12.9±1.1	12.3±1.4	47.5±5.5	1.2±0.2
25 ~ 26	13.5±2.1	13.6±0.3	50.9±4.4	1.4±0.2
27 ~ 28	16.3±2.7	13.0±1.6	58.9±6.8	2.0±0.5
29 ~ 30	17.5±2.2	17.7±2.1	64.7±6.5	2.3±0.4
31 ~ 32	19.0±1.9	19.2±1.1	70.7±6.9	2.8±0.4
33 ~ 34	19.2±1.9	21.2±2.3	72.7±8.3	3.0±0.8
35 ~ 36	21.4±1.5	19.8±1.0	77.6±5.1	3.4±0.3
37 ~ 38	22.1±3.8	23.0±4.6	80.7±9.9	3.9±1.4
39 ~ 40	25.7±2.3	25.0±2.6	86.7±7.0	4.9±0.7

改编自 Malinger G, Ginath S, Lerman-Sagie T, et al. The fetal cerebellar vermis: normal development as shown by transvaginal ultrasound. *Prenat Diagn.* 2001;21:687-692.

脑回的缺失或缺乏导致了无脑回畸形特征性的光滑大脑表面。无脑回畸形也会伴发其他一些颅内或非颅内异常。预后一般较差,通常会有智力发育迟滞、癫痫,并常会在婴儿期或幼儿期死亡。[51] 无脑回畸形也可伴发其他一些颅内或颅外畸形诸如轻度或极轻度脑积水、脑皮质宽大以及特征性的形态异常。[52]

在孕 20 周前脑沟比较平坦,因此在孕期前半段时间内通过超声检查来诊断无脑回畸形很困难。[48,52] 由于脑岛缺乏独立性,专家认为脑沟发育的异常在孕 7 个月之前不能诊断。[2,6] 最早能够在孕 18.5 ~ 27.9 周之间观察到胎儿的特征性脑回征象。[2,53]

孕 28 周以上还缺乏确定的脑回发育征象则应提高关注度。[2,6,53] 在晚孕期,通常会出现 IUGR,并伴发羊水过多。面部畸形包括有额头突出、短鼻、鼻梁宽短扁平以及上唇凸起。也与十二指肠闭锁、尿道异常、先天性心脏病、隐睾、腹股沟疝、先天性指/趾侧弯及耳朵异常有关。[6,52]

无脑回畸形预后较差且通常伴发重度智力发育迟滞、发育停滞、婴儿期痉挛和癫痫发作,并常在幼儿期 2 ~ 6 岁间死亡。[6] 由于通过超声检查通常在晚孕期才能做出超声诊断,所以引产难以避免,但是仍需进行标准化的产前保健。[52]

由结构缺损导致的疝

脑膨出

脑膨出是脑实质自头颅骨缺损处外突造成的脑膜凸起。[2] 脑膨出这一术语描述的是包含脑组织的病变。脑膜膨出指的是单纯脑膜的突出。在欧洲血统的白种人中 80% 的脑膨出是由枕部病变造成的。[2,4] 在东南亚人口中脑膨出最多见于额部筛窦区。[2] 部分性脑膨出是最不常见的类型,常有典型的基础脑部异常表现。[2]

尽管脑膨出通常是由神经管闭合不全造成的、孤立存在的异常,但是也可能会是遗传性或非遗传性综合征表现的一部分。可能会出现在羊膜带综合征或与其他各种畸形综合征相关（例如羊膜带、大脑发育不良、隐眼畸形综合征、Meckel 综合征等）。[4]

声像图上脑膨出表现为无颅骨覆盖的颅旁肿块。[2] 图像上显示出颅骨缺损是确诊脑膨出的唯一方法。然而,发现细小的缺损很困难。若确实存在缺损,可通过面部与脊柱的骨质结构,以及对大脑解剖结构的辨识来确定缺损的位置。当大量颅内组织突出于缺损处之外则会造成小头畸形。[4] 脑脊液循环障碍时则产生脑积水。[24] 当脑组织疝出时,由于疝出物内包含了实性的脑组织,因此形成囊实混合性团块。当团块内仅含有少量脑组织时,依据超声表现来区分脑膜膨出与脑膨出是不可靠的。

有些时候可以借助经阴道超声检查技术,来区分辨认那些表现类似的团块,如水囊瘤、血管瘤、畸胎瘤以及鳃裂囊肿。同时,[4] 间接征象有助于诊断。颅脑膨出常常与脑室扩张相关。另外,水囊瘤发自颈部区域,壁厚、多分隔,且常伴全身软组织肿胀与水肿。[6] 一般说来,脑膨出预后较差。单纯脑膜膨出预后较好。

枕骨裂露脑畸形

枕骨裂露脑畸形是一种罕见的异常,表现为包括枕骨大孔在内的枕骨缺损、特征性的胎头后屈及脊柱缩短。这种畸形发生于约孕第 3 周,发生在这一时期的还有无脑畸形,并伴发颈椎和胸椎脊柱裂。[4]确诊依据包括特征性的颈部后屈、在胎儿胸部横切面仍可见到颅骨及不能显示脊柱全貌。[4]其他一些相关异常还包括脑积水、脑膨出、膈疝以及脐膨出。[4]

Arnold-Chiari 畸形

Arnold-Chiari 畸形是后脑脱垂于枕骨大孔水平之下的一组异常。活产的发病率约为 1:1000,常常伴发脊柱裂、脊髓脊膜膨出、脊髓裂或脑积水。[3]

Arnold-Chiari 有 4 种类型。通常是由 CT 检查偶然发现,Ⅰ 型为轻度,小脑扁桃体向枕骨大孔移位的距离超过 4mm,第四脑室位于后颅窝内。[48]Ⅱ 型是一种先天性异常,表现为小脑扁桃体、部分小脑、第四脑室、脑桥和延髓通过枕骨大孔进入脊髓内。[54]伴发脑积水及闭锁性脊膜膨出的 Ⅱ 型病例超过 90%。[48,54]Ⅲ 型是最严重的类型,后颅窝大部分内容物疝出并伴发脑积水及闭锁性脊膜膨出。[55]最重要的是 Chiari Ⅱ 型,因为此型基本不伴有脊柱裂。[48,55]Ⅳ 型伴发小脑发育不良并与大脑一起疝入脊髓。[56]

Chiari Ⅱ 型的声像图表现为来自于小脑蚓部上方的舌状组织不同程度的进入上颈段脊髓。小脑上部的位置变化导致了小脑形态改变并影响到后颅窝,由此产生特征性的超声征象"香蕉征"。[48]这是指小脑半球扁平并向中部卷曲,形似香蕉。延髓与第四脑室出现类似的向尾端移位。在极严重的病例中,胎儿脑部扫查时无小脑半球结构显示。

Chiari Ⅱ 型畸形相关的颅内表现与脊髓脊膜膨出一致。[4]因此,Chiari Ⅱ 型畸形的确诊即可表明脊髓脊膜膨出存在。[57,58]尽管 Chiari Ⅱ 型畸形主要与后脑相关,但是也会伴发很多小脑幕上异常,包括胼胝体发育不全、第三脑室缩小、丘脑间联合增大、"喙状"颅顶、多小脑回、异位症、颅骨畸形("柠檬"征)、[3]孔洞脑,以及其他原因造成的侧脑室增大(图 21-35)。[59]这些征象中侧脑室扩大是重要征象,因为常规超声扫查所有切面中都要求显示侧脑室。然而,在脊膜膨出畸形中,孕 24 周后显示侧脑室扩大比 24 周前更为多见。[59]因此,如果存在脊髓脊膜膨出,小脑幕上结构异常对产前诊断也很重要。一个重要的征象就是"柠檬征"。

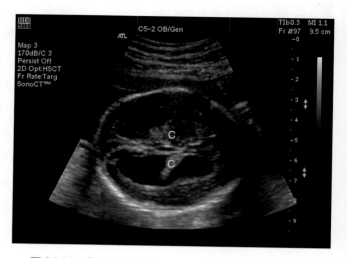

图 21-35 侧脑室增大使得脉络丛向后方移位,产生"脉络丛悬挂"征象。C,脉络丛。(图片由 Philips Healthcare,Bothell,WA 提供)

在中孕期,头部轴向平面显示额骨呈扇形、颅骨呈柠檬状,提示胎儿可能患病。[54]胎儿颅骨柔软形变以及颅内结构向尾端移位造成了颅骨呈扇形改变。然而,柠檬头征可以在随后的孕期中消失,也可出现在正常胎儿及其他一些情况中。[4,54,59]Callen 等[59]也描述了在脊髓脊膜膨出的胎儿,其枕骨角形态异常,表现为向外突出,而不是正常的圆滑边界。

梗阻后扩张

脑室扩张与脑积水

脑室扩张,是脑室体积的异常增大,有多种病因,是一种非特异性表现。[2]脑室扩张可由脑室内或外的梗阻造成,伴随有脑实质组织的减少,在极少数情况下,可以因脑脊液产生增多而导致脑室扩张。脑积水的定义为伴发有头颅增大与颅内压增高的脑室扩张。[6]脑积水通常与脊柱裂相关。[4]

尽管头围或 BPD 增大提示脑室扩张,确诊还是需要对颅内结构进行详细检查。侧脑室增大以及脉络丛在侧脑室腔内脑脊液中的位置改变,产生"脉络丛悬挂"征象。这种脉络丛在增大脑室腔内的移位是与颅脑增大相伴随的,也可发生在其他大脑畸形中。[4]超声检查通过测量侧脑室腔内径来确定是否存在脑室扩张,测量需在侧脑室内脉络丛水平进行。[4,6]正常情况下,侧脑室内径不超过 10mm;10～15mm 之间为轻度扩张,大于 15mm 则为重度扩张,通常会伴发颅内畸形。[6,60]也有学者将侧脑室宽度 10～12mm 定义为轻度扩张,12.1～15mm 为中度扩张。之所以这样定义主

要是因为侧脑室宽度大于 12mm 的病例预后差。[2,4,61]

中脑导水管狭窄是一种先天性脑脊液循环障碍,是连接于第三与第四脑室之间的中脑导水管的梗阻。由中脑导水管狭窄造成的侧脑室扩张占所有病例的43%,中脑导水管狭窄合并有脑积水的病例占38%,Dandy-Walker 畸形占13%。[6]也可能有其他一些原因诸如胼胝体发育不良、脉络丛囊肿、动静脉畸形如Galen 静脉瘤。[2]已知的侧脑室扩张的原因还有染色体异常以及宫内感染。[60]

多余/附加结构存在

脉络膜囊肿

脉络膜囊肿是位于侧脑室脉络膜内的圆形无回声区域(图 21-36)。在所有胎儿中发生率为 1% ~ 6%,通常为一过性的并无临床症状,在中孕晚期消失无后遗症。[6]脉络膜囊肿可与 18-三体及其他染色体异常有关,[4,6]通常这些异常胎儿大多数也会有其他结构畸形。

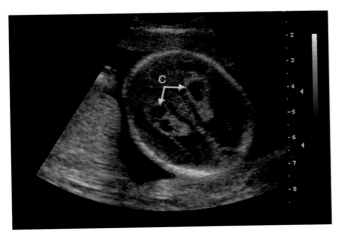

图 21-36　脉络膜囊肿(C)

脉络膜囊肿可单侧或双侧发生,也可多发。典型情况是囊肿发生于正常胎儿大脑侧脑室体部脉络丛中。脉络膜囊肿的无回声区必须大于 2mm 才能辨别出其边界。[2,6]如果大脉络膜囊肿较大,充填了整个侧脑室腔,则与初期的脑室扩张很难辨别。在这种情况下,将囊壁与侧脑室壁分清楚是很重要的。脉络膜囊肿壁较厚并且可以有内部分隔。[2]

脑穿通畸形/脑穿通性囊肿

脑穿通畸形是指大脑的破坏性病变表现为大脑皮质内一个或多个无回声的囊性区域,通常与侧脑室相连,被认为与宫内缺血性事件相关。[2]尽管并不常见,多胎妊娠更易发生脑穿通畸形。[4]有学者认为早期的颅内出血或组织坏死吸收,造成了脑穿通性囊肿的发生。双侧对称性发生的情况通常仅会发生在晚孕期,并常与小头畸形相关。[2]有研究表明先天性的感染、宫腔缩小、颈内动脉及大脑中动脉闭塞都是导致脑穿通畸形的影响因素。[2,4]

颅内出血

颅内出血(intracranial hemorrhage,ICH)指胎儿颅脑内部任何地方的出血,可能被称为生发基质/室管膜下、脑室内、脑实质内或脑膜下出血。[4]胎儿最常见的是脑室内出血。最常见的早产儿以及产后 48 ~ 72 小时内的出血,大多都是产前已经发生,与凝血障碍、羊膜腔穿刺术、药物使用、肿瘤或其他难以说明的因素相关。[2,4]

脑室内出血通常是来源于生发基质,因为生发基质的血管壁很薄。根据出血的部位和严重程度将出血分为 4 级(图 21-37)。胎儿或新生儿颅内出血均应用此分级方法。

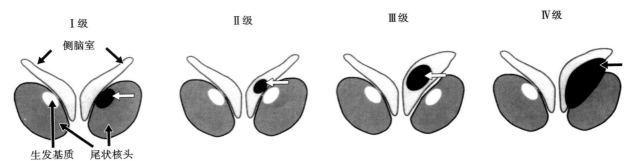

图 21-37　颅内出血分级(黑体字表示)。Ⅰ级,生发基质内出血(箭头);Ⅱ级,侧脑室内出血(箭头);Ⅲ级,脑室扩张并脑室内出血(箭头);Ⅳ级,出血扩展至大脑实质内(箭头)。(改编自 Malinger G,Katz R,Amsel S,et al. Brain hemorrhage,germinal matrix. *Fetus*. 1992;1:1-4.)

为确保胎儿头部精确成像,应以对称性、平行的方式对头部进行轴向平面扫查。如果切面为非对称性,则正常脉络丛会显示为类似生发基质出血的征象。

超声诊断 ICH 差异很大,依赖于出血的位置、严重程度以及凝血时间。急性出血显示为类似脉络丛的高回声,因此难以与脉络丛区分。[4]当血凝块开始吸收时,声像图表现会发生改变,呈现为体积缩小、中心部为无回声的低回声团块。Ⅲ级出血常伴发脑室扩张。[2,4]在Ⅳ级出血中,梗死与脑白质软化使诊断更为复杂。[1]可能会逐渐演变为脑穿通囊肿或水脑畸形。[4]Ⅳ级出血时大脑中动脉的血流频谱舒张期反向。典型的产前出血征象通常表现为侧脑室内生发基质区的高回声团块(图 21-38)。

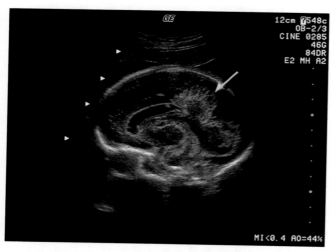

图 21-38　34 孕周胎儿头部矢状切面显示颅内出血(箭头)。(图片由 GE Healthcare,Wauwatosa,WI 提供)

Galen 静脉瘤

Galen 静脉瘤包括三种类型的大脑动静脉畸形(AVMs)。初级为孤立性 AVM,第二级包括 AVM 及 Galen 静脉扩张,第三级则为静脉曲张。[2]晚孕期 Galen 静脉瘤的图像表现为 Galen 静脉水平的长形囊性结构,代表着缺乏中间毛细血管网的、扩张的动静脉吻合。(图 21-39)。[2,4]

多普勒频谱可以显示特征性的静脉湍流以及流经此结构的动脉血流。[2,4]由于动静脉畸形而产生的颅内血流增加造成硬脑膜窦与颈部静脉增宽(图 21-40)。[2,4,6]这会导致患病胎儿心脏负荷过重,从而产生

心脏增大、肝脾肿大、软组织肿胀、羊水过多,以及非免疫性水肿。[1,5,65]

这些胎儿的预后很差,常因心衰导致新生儿死亡率高。[3,6]结局取决于相关的畸形以及 AVM 的程度。

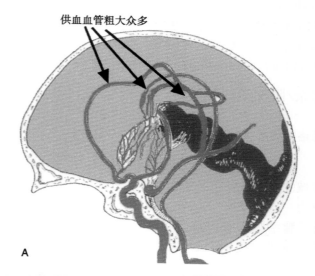

供血血管粗大众多

A

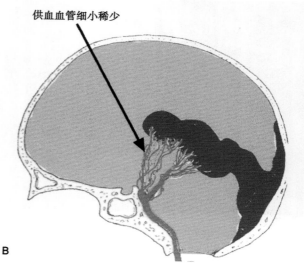

供血血管细小稀少

B

图 21-39　Galen 静脉畸形。Galen 静脉畸形指包括 Galen 静脉扩张的一系列血管的异常。A. 最严重复杂的类型,即来源于 Willis 环的多个异常动脉、静脉形成复杂的动静脉瘘。这种情况血管的结构很典型,在胎儿期即可发生皮质盗血、梗死、出血以及高输出型心衰。B. 最简单的类型,即扩张的 Galen 静脉仅有几支动脉供血。此种类型可能不会造成血管结构异常,而且产后可无症状(头大,头痛)。(改编自 Mori K. *Neuroradiology and Neurosurgery*. New York:Theime-Stratton;1985.)

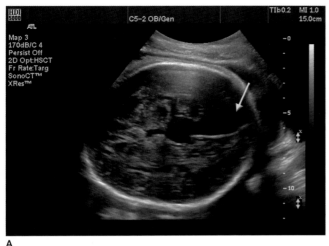

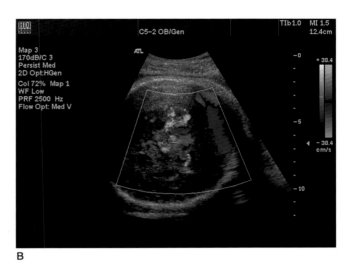

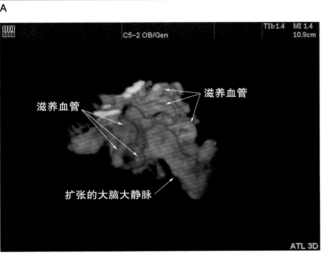

图 21-40　A. 胎儿脑内代表 Galen 静脉瘤的无回声结构（箭头）。B. 彩色多普勒显示湍流。C. 组织抑制后的三维能量血管成像（CPA）。（图片有 Philips Healthcare，Bothell，WA 提供）

小结

- 发育为大脑的神经管节段是前脑、中脑和菱脑（后脑）。
- 大部分的大脑、脊椎和面部结构都在胚胎发育最早的数周内进行，但是在整个孕期都会保持发育状态。
- BPD 水平的颅内结构包括丘脑和第三脑室的轴向图像，以及光滑、对称的颅骨壁。
- 小头畸形是指头部径线缩小，以及在面部所占的比例偏小。
- 巨头畸形即胎头增大。
- 大脑中动脉（MCA）承担了 80% 的大脑血流量。
- 小脑的轴向径线测值与孕周基本相符（比率为 1∶1）。
- 在侧脑室水平，若侧脑室体部宽度测量值超过 10mm 则视为异常。

- 矢状与冠状切面可以显示大脑正常解剖结构或辨别出异常情况。
- 眼内距（IOD）与眼外距（OOD）在颅脑结构缺失或异常的情况下有助于确定孕周。
- 眼距增宽可见于前脑无裂畸形、脑膨出、颅缝早闭、正中裂综合征及 18-三体。
- 舌头突出于上颌骨外（巨舌症）的征象可见于 21-三体及 Beckwith-Wiedemann 综合征。
- 小下颌畸形，即下颌骨发育不良，与 Pierre Robin 综合征、13-三体、18-三体及肌肉骨骼综合征相关。
- 面裂是面部最常见的异常。
- 这些畸形可双侧也可单侧发生。
- 腭裂及唇裂最主要的两种类型为：累及上唇及前上颌、伴或不伴有软腭和（或）硬腭裂，以及累及软腭与硬腭、不伴唇裂。

- 部分性无脑畸形或无脑儿是指颅骨及大脑半球的缺失。
- 部分性无脑畸形声像图显示胎儿眼部凸出呈蛙眼征。
- 部分性无脑畸形胎儿可见羊水过多、胎儿面部骨骼缺损、胎动增多。
- 无脑儿是指颅骨缺失，伴或不伴有大脑组织存在。
- 水脑畸形是一种大脑的梗阻性病变，表现为在颅内被中脑和基底节包绕的巨大无回声区域。
- 13-三体的胎儿可见到前脑无裂畸形，是一种大脑发育异常。
- 胼胝体发育不良指胼胝体全部或部分发育缺陷。
- DWC 可见颅后窝增宽、第四脑室扩大以及小脑半球扁平征象。
- 大脑的异常裂隙性改变称为脑裂性孔洞脑。
- 大脑表面光滑为无脑回畸形。
- 尾部退化综合征是由于骶骨发育缺陷造成的。
- 颅内容物通过颅骨缺损向外疝出称为脑膨出。
- Arnold-Chiari 畸形是后颅窝内结构通过枕骨大孔向颈部移位。
- 侧脑室增宽或巨脑室的病因多种多样，常被统称为脑积水。

- 孤立的脉络膜囊肿没有意义，通常在晚孕期消失。
- 胎儿颅内出血是一种罕见的宫内异常，其分级与新生儿颅内出血相同。

思考题

1. 一名 35 岁的 G4P3A0 的孕妇因孕周偏大来就诊。她早孕期超声检查于孕 6 周进行，并预约了孕 26 周的检查。超声检查发现胎儿无大脑结构、蛙眼征，以及羊水过多。这种畸形发生于孕期的哪个阶段？羊水过多的原因是什么？请列出其他可能并发的异常。超声检查者如何在没有 BPD 的情况下确定孕周？

2. 你的一名患者在戒酒期间发现怀孕了。由于她之前有妊娠期糖尿病并且血糖控制不好的病史，她对这次怀孕是否会再次发生胎儿缺陷非常焦虑。超声检查显示出单一脑室、丘脑融合以及无确切可见的大脑实质。BPD 测值低于正常值两个标准，而面部中线处可见一个低回声的线状缺损。这些信息提示什么？请解释大脑畸形的发生过程。

3. 一名患者因在三级医院被诊断为胼胝体发育不良而就诊。哪些超声影像可以证实这个诊断？请列出胼胝体发育不良的声像图表现。

（马晓娟 译）

参考文献

1. American College of Radiology. ACR-ACOG-AIUM-SRU practice parameter for the performance of obstetrical ultrasound (Internet). Available at: http://www.acr.org/~/media/ACR/Documents/PGTS/guidelines/US_Obstetrical.pdf. Amended 2014. Assessed July 31, 2016.
2. Pilu G. Ultrasound evaluation of the fetal neural axis. In: Callen PW, ed. *Ultrasonography in Obstetrics and Gynecology*. 5th ed. Philadelphia: Saunders Elsevier; 2008.
3. Moore KL, Persaud TVN. *The Developing Human*. 10th ed. Philadelphia: Elsevier; 2016.
4. Nyberg DA, McGahan JP, Pretorius DH, et al. *Diagnostic Imaging of Fetal Abnormalities*. Philadelphia: Lippincott Williams & Wilkins; 2003.
5. Blencowe H, Cousens S, Modell B, et al. Folic acid to reduce neonatal mortality from neural tube disorders. *Int J Epidemiol*. 2010;39(suppl 1):i110–i121.
6. Toi A. The fetal head and brain. In: Rumack CM, Wilson SR, Charboneau JW, et al, eds. *Diagnostic Ultrasound*. 4th ed. St. Louis: Elsevier Mosby; 2015.
7. Degani S. Fetal biometry: clinical, pathological, and technical considerations. *Obstet Gynecol Surv*. 2001;3:56.
8. McGahan JP, Phillips HE, Ellis WG. The fetal hippocampus. *Radiology*. 1983;147:201–203.
9. Abuhamad AZ. The role of Doppler ultrasound in obstetrics. In: Callen PW, ed. *Ultrasonography in Obstetrics and Gynecology*. 5th ed. Philadelphia: Saunders Elsevier; 2008.
10. Mari G, Hanif F, Kruger M, et al. Middle cerebral artery peak systolic velocity: a new Doppler parameter in the assessment of growth-restricted fetuses. *Ultrasound Obstet Gynecol*. 2007;29:310–316.
11. Moise KJ Jr. The usefulness of middle cerebral artery Doppler assessment in the treatment of the fetus at risk for anemia. *Am J Obstet Gynecol*. 2008;198:161.e1–e4.
12. Gottlieb A, Galan H. Nontraditional sonographic pearls in estimating gestational age. *Semin Perinatal*. 2008;32:154–160.
13. Cardoza JD, Goldstein RB, Filly RA. Exclusion of fetal ventriculomegaly with a single measurement: the width of the lateral ventricular atrium. *Radiology*. 1988;169:711–717.
14. Almog B, Gamzu R, Achiron R, et al. Fetal lateral ventricular width: what should be its upper limit? A prospective cohort. *J Ultrasound Med*. 2003;22:39–43.
15. Monteagudo A, Timor-Tritsch IE, Reuss ML, et al. Endovaginal sonography of the second- and third-trimester fetal brain. In: Timor-Tritsch IE, Rottem S, eds. *Endovaginal Sonography*. 2nd ed. New York: Elsevier; 1991:393–426.
16. Rotten D, Levaillant JM. Two and three-dimensional sonographic assessment of the fetal face. *Ultrasound Obstet Gynecol*. 2004;23:224.
17. Filly RA, Feldstein VA. Ultrasound evaluation of normal fetal anatomy. In: Callen PW, ed. *Ultrasonography in Obstetrics and Gynecology*. 5th ed. Philadelphia: Saunders Elsevier; 2008.
18. Isaacson G, Birnhoz J. Human fetal upper respiratory tract function as revealed by ultrasonography. *Ann Otol Rhinol Laryngol*. 1991;100(9 pt 1):743–747.
19. National Institute of Neurological Disorders and Stroke. Cephalic Disorders Fact Sheet (Internet). Available at: http://www.ninds.nih.gov/disorders/cephalic_disorders/detail_cep. Assessed July 31, 2016.
20. Edvardsson K, Mogren I, Lalos A. A routine tool with far-reaching influence: Australian midwives' views on the use of ultrasound during pregnancy. *BMC Pregnancy Childbirth*. 2015;15:195.
21. Pilu G, Segata M, Perolo A. Ultrasound evaluation of the fetal face and neck. In: Callen PW, ed. *Ultrasonography in Obstetrics and Gynecology*. 5th ed. Philadelphia: Saunders Elsevier; 2008.
22. Dilmen G, Köktener A, Turhan NO, et al. Growth of the fetal lens

and orbit. *Int J Gynaecol Obstet.* 2002;76(3):267–271.

23. Sukonpan K, Phupong V. A biometric study of the fetal orbit and lens in normal pregnancies. *J Clin Ultrasound.* 2009;37(2):69–74.
24. Monhide P, Mernagh J. The fetal face and neck. In: Rumack CM, Wilson SR, Charboneau JW, et al., eds. *Diagnostic Ultrasound.* 4th ed. St. Louis: Elsevier Mosby; 2015.
25. Rotten D, Levaillant JM, Martinez H, et al. The fetal mandible: a 2D and 3D sonographic approach to the diagnosis of retrognathia and micrognathia. *Ultrasound Obstet Gynecol.* 2002;19(2):122–130.
26. Paladini D. Objective diagnosis of micrognathia in the fetus: jaw index. *Obstet Gynecol.* 1999;93:382.
27. Offerdal K, Jebens N, Syvertsen T, et al. Prenatal ultrasound detection of facial clefts: a prospective study of 49,314 deliveries in a non-selected population in Norway. *Ultrasound Obstet Gynecol.* 2008;31(6):639–646.
28. Christ JE, Meininger MG. Ultrasound diagnosis of cleft lip and cleft palate before birth. *Plast Reconstr Surg.* 1981;6:854.
29. Chervenak FA, Tortora M, Mayden K, et al. Antenatal diagnosis of median cleft face syndrome: sonographic demonstration of cleft lip and hypertelorism. *Am J Obstet Gynecol.* 1984;149:94.
30. Campbell S, Lees C, Moscoso G, et al. Ultrasound antenatal diagnosis of cleft palate by a new technique: the 3D "reverse face" view. *Ultrasound Obstet Gynecol.* 2005;25:12.
31. Blaas HG, Eik-Nes SH. Sonoembryology and early prenatal diagnosis of neural anomalies. *Prenat Diagn.* 2009;29:312–325.
32. Lyons EA, Levi CS. The first trimester. In: Rumack CM, Wilson SR, Charboneau JW, et al., eds. *Diagnostic Ultrasound.* 3rd ed. St. Louis: Elsevier Mosby; 2005.
33. Yanagihara T, Hata T. Three-dimensional sonographic visualization of fetal skeleton in the second trimester of pregnancy. *Gynecol Obstet Invest.* 2000;49(1):12–16.
34. Lam YH, Tang MH. Serial sonographic feature of a fetus with hydranencephaly from 11 weeks to term. *Ultrasound Obstet Gynecol.* 2000;16:77–79.
35. Peregrine E, Pandya P. Structural anomalies in the first trimester. In: Rumack CM, Wilson SR, Charboneau JW, et al., eds. *Diagnostic Ultrasound.* 4th ed. St. Louis: Elsevier Mosby; 2015.
36. Rumack CM, Drose JA. Neonatal and infant brain imaging. In: Rumack CM, Wilson SR, Charboneau JW, et al., eds. *Diagnostic Ultrasound.* 4th ed. St. Louis: Elsevier Mosby; 2015.
37. Blaas HG, Eriksson AG, Salvesen KA, et al. Brains and faces in holoprosencephaly: pre and postnatal description of 30 cases. *Ultrasound Obstet Gynecol.* 2002;19:24.
38. McGrath JJ, Richards LJ. Why schizophrenia epidemiology needs neurobiology—and vice versa. *Schizophr Bull.* 2009;35(3):577–581.
39. Tang PH, Bartha AI, Norton ME, et al. Agenesis and dysgenesis of the corpus callosum: clinical, genetic and neuroimaging findings in a series of 41 patients. *Am J Neuroradiol.* 2009;30(2):257–263.
40. Glass HC, Shaw GM, Ma C, et al. Agenesis of the corpus callosum in California 1983–2003: a population-based study. *Am J Med Genet A.* 2008;146A(19):2495–2500.
41. Moutard ML. Agenesis of corpus callosum: prenatal diagnosis and prognosis. *Childs Nerv Syst.* 2003;19:471.
42. Forzano F, Mansour S, Ierullo A, et al. Posterior fossa malforma-

tion in fetuses: a report of 56 further cases and a review of the literature. *Prenat Diagn.* 2007;27:495–501.
43. Sasaki-Adams D, Elbabaa SK, Jewells V, et al. The Dandy-Walker variant: a case series of 24 pediatric patients and evaluation of associated anomalies, incidence of hydrocephalus, and developmental outcomes. *J Neurosurg Pediatrics.* 2008;2(3):194–199.
44. Long A, Moran P, Robson S. Outcome of fetal cerebral posterior fossa anomalies. *Prenat Diagn.* 2006;26:707–710.
45. Cakmak A, Zeyrek D, Cekin A, et al. Dandy-Walker syndrome together with occipital encephalocele. *Minerva Pediatr.* 2008;60(4):465–468.
46. Phillips JJ, Mahony BS, Siebert JR, et al. Dandy-Walker malformation complex: correlation between ultrasonographic diagnosis and postmortem neuropathology. *Obstet Gynecol.* 2006;107(3):685–693.
47. Lee W, Comstock C, Kazmierczak C, et al. Prenatal diagnostic challenges and pitfalls for schizencephaly. *J Ultrasound Med.* 2009;28(10):1379–1384.
48. Leite JM, Granese R, Jeanty P. Fetal syndromes. In: Callen PW, ed. *Ultrasonography in Obstetrics and Gynecology.* 5th ed. Philadelphia: Saunders Elsevier; 2008.
49. Jissendi-Tchofo P, Kara S, Barkovich AJ. Midbrain-hindbrain involvement in lissencephalies. *Neurology.* 2009;72(5):410–418.
50. *Dorland's Medical Dictionary.* 32nd ed. Philadelphia: Elsevier/Saunders; 2012.
51. Aslan H, Gungorduk K, Yildirim D, et al. Prenatal diagnosis of lissencephaly: a case report. *Clin Ultrasound.* 2009;37(4):245–248.
52. Ghai S, Fong KW, Toi A. Prenatal US and MR Imaging findings of lissencephaly: review of fetal cerebral sulcal development. *Radiographics.* 2006;26(2):389–405.
53. Toi A. How early are fetal cerebral sulci visible at prenatal ultrasound and what is the normal pattern of early fetal sulcal development? *Ultrasound Obstet Gynecol.* 2004;24:706.
54. Sauerbrei EE. The fetal spine. In: Callen PW, ed. *Ultrasonography in Obstetrics and Gynecology.* 5th ed. Philadelphia: Saunders Elsevier; 2008.
55. Sicuranza GB, Steinberg P, Figueroa R. Arnold-Chiari malformation in a pregnant woman. *Obstet Gynecol.* 2003;102:1191–1194.
56. The Visible Embryo. Available at: http://www.visembryo.com/baby/index.html. Accessed July 2016.
57. National Institute of Neurological Disorders and Stroke. Chiari Malformation Fact Sheet (Internet). Available at: http://www.ninds.nih.gov/disorders/chiari/detail_chiari.htm. Assessed July 31, 2016.
58. Flint G, Rusbridge C. Syringomyelia: a disorder of CFS circulation. New York: Springer; 2014.
59. Callen AL, Filly RA. Supratentorial abnormalities in the Chiari II malformation, I: the ventricular "point." *J Ultrasound Med.* 2008;27(1):33–38.
60. Manganaro L, Savelli S, Francioso A, et al. Role of fetal MRI in the diagnosis of cerebral ventriculomegaly assessed by ultrasonography. *Radiol Med.* 2009;114:1013–1023.
61. Gaglioti P, Danelon D, Bontempo S, et al. Fetal cerebral ventriculomegaly: outcome in 176 cases. *Ultrasound Obstet Gynecol.* 2005;25:372.
62. Ghi T, Simonazzi G, Perolo A, et al. Outcome of antenatally diagnosed intracranial hemorrhage: case series and review of the literature. *Ultrasound Obstet Gynecol.* 2003;22:121.

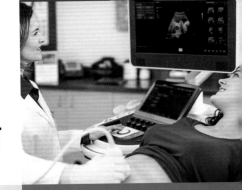

胎儿颈部与脊柱的超声评估

JULIA DMITRIEVA

第22章

目标

■ 阐述胎儿神经管的胚胎发育。
■ 认识生化检验用于评估开放性及闭合性神经管缺陷风险度的价值。
■ 讨论存在争议的脊柱异常的超声特征。
■ 列举脊柱裂分类。
■ 识别半椎体或尾部退化综合征的脊柱发育。

关键词

水囊瘤

脊柱裂

脊柱侧弯

脊柱后凸

尾部退化综合征

骶尾部畸胎瘤

术语表

发育不良(dysgenesis): 器官形成异常。

腹裂畸形(gastroschisis): 腹腔内容物疝出在羊水中,无腹膜包裹。

脂肪瘤(lipoma): 由脂肪构成的瘤样物。

淋巴管扩张(lymphangiectasia): 非免疫性胎儿水肿及水囊瘤。

神经孔(neuropore): 神经管的头端或尾端。

脊膜膨出(meningocele): 脊膜自脊柱缺损处外突。

脊髓脊膜膨出(myelomeningocele): 囊性结构自脊柱缺损处向外膨出,其内包含有脊膜与脊髓。

脊柱裂(myeloschisis): 神经管未完全融合而形成脊髓裂隙。

脐膨出(omphalocele): 腹腔内容物疝出,疝出物有腹膜覆盖。

多能性的(pluripotent): 能够分化为任何类型的胚胎细胞能力。

一些最常见的先天性畸形涉及中枢神经系统,在活产儿中的发生率约为 1~2/1000,[1] 然而也有一些研究显示,新生儿的发病率可高达 1/100。[2] 由于神经管缺陷的发生率很高,因此对于像头部、颈部以及脊柱这样结构比较复杂的区域进行综合、系统的超声检查非常重要。早期发现致命性或非致命性畸形能够帮助孕妇及早做出是否继续妊娠的决定。颈部区域的检查包括脊柱结构与软组织的扫查。[3] 对颈部区域的评估能够为分辨正常或异常解剖学变化提供重要指征,从而对采用何种分娩方式产生影响。[4,5]

尽管一些环境因素已被证实能够导致遗传性异常发生,但是遗传性疾病的真正病因尚不明了。[6]

本章节概述了超声检查中显示的胎儿头颈部正常解剖结构与异常发现。本章节每一部分的阐述都由神经管的正常胚胎学发育开始。对神经轴的进行完整的检查,并给予重要解剖结构节点以重点、详尽的观察,是神经管结构检查的基础。在这篇综述的第二部分中,通过对胎儿脊柱不同类型异常的讨论来认识各种先天性畸形。

颈部

在颈部检查时,对轮廓的仔细观察有助于发现起源于这个区域的各种病变。常规检查中常会忽略对颈部软组织的扫查,但是如果存在羊水过多的情况,则应格外注意颈部是否存在包块和液体的聚集。颈前区域的扫查有助于发现包括甲状腺肿、血管瘤以及畸胎瘤在内的一些异常情况。[3] 18 孕周就已经对颈椎结构进行详细的检查。冠状切面是评价胎儿颈部结构的最佳切面。[7] 位于颈部中央的气管和较外围的颈动脉分叉能够清晰显示在颈部图像上(图 22-1)。胎儿颈部屈曲或者胎位不利于观察颈部时,颈动脉以及和其他颈部结构则难以显示。胎儿颈部有时可以见到脐带,不应与颈部包块混淆。

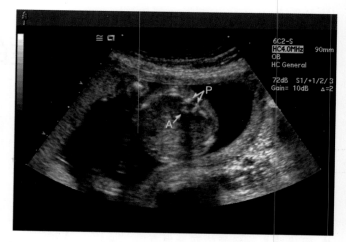

图 22-2　18 孕周的胎儿胸部横切面,显示脊柱两个后骨化中心(P)和一个前骨化中心(A)

对脊椎的完整检查首先是沿脊椎长轴进行脊柱全长的横断扫查。脊柱完整性的准确评估必须应用三个切面:横切面、冠状切面以及矢状切面。

脊椎不同水平的解剖结构有差异。横切面上这种差异显示得很清晰。三个骨化中心围绕着神经管。从颈椎水平开始,椎体后骨化中心呈四边形。在胸椎和腰椎水平上,这个骨化中心则呈底部朝向胎儿背侧的倒三角形。在最下端骶骨的水平,后骨化中心较上部的椎骨更宽(图 22-3)。椎体、椎弓根、横突、后椎板、棘突等均为高回声结构,并随着孕周增加其回声不断增强。脊髓和椎间孔则表现为无回声区。

矢状切面是显示脊柱完整形态的最佳切面,声像图上脊柱呈现为一个止于骶骨的平行线结构(图 22-4)。平行线代表两个骨化中心,椎体和后椎弓。胎儿处于俯卧位或仰卧位,使声束穿过未骨化的棘突,则可得到脊柱的矢状切面图。这个切面可以显示早孕期的神经管以及中晚孕期的脊髓。在中晚孕期,脊髓圆锥位于腰 2 和腰 3 水平。[1]

在冠状平面上,从颈椎到骶椎可以连续的观察到两个强回声的后骨化中心(图 22-5)。后骨化中心在腰椎水平以上是彼此平行的,到达腰骶区汇为一体。后骨化中心彼此背离则提示可能存在脑膜或脊髓脊膜膨出等异常情况。

正常脊柱的认定包括神经管的完整性、骨化中心位置及形态,以及背部皮肤轮廓的完整。矢状切面上脊髓圆锥的显示有助于明确诊断脊柱的发育状况。对胎儿解剖结构的检查应至少包括脊柱的横断(轴向)及矢状切面扫查(表 22-1)。[1]

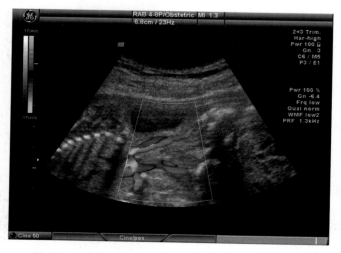

图 22-1　冠状切面显示颈动脉(红色)和颈内静脉(蓝色)。(超声图像由 GE Healthcare,Wauwatosa,WI 提供)

脊柱

胎儿脊柱成像

孕期必须仔细观察脊椎椎体形状的多变性以及声像图表现特点,以区分正常解剖变化与微小病变。自第 16 孕周开始[1,2]胎儿脊柱横切面声像图,即可见到三个明亮的骨化中心强回声。其中两个骨化中心位于椎管内和椎板后部,一个位于椎体内部前份(图 22-2)。

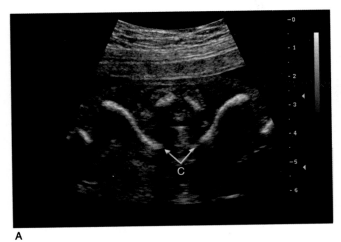

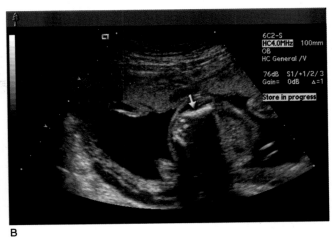

图 22-3　A.锁骨水平颈椎的横切面(C)。B.正常骶骨后骨化中心比胸和腰椎稍宽。髂骨(箭头)可以作为定位标志

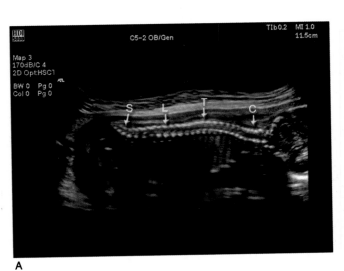

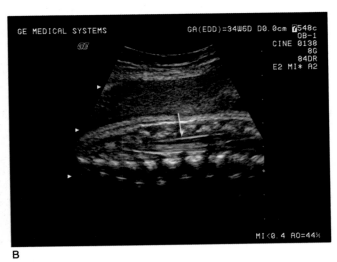

图 22-4　A.胎儿脊柱的全景图。C,颈椎；T 胸椎；L,腰椎；S,骶椎。B.脊椎末端显示神经根。（图片 A 由 Philips Healthcare,Bothell,WA 提供；图片 B 由 GE Healthcare,Wauwatosa,WI 提供）

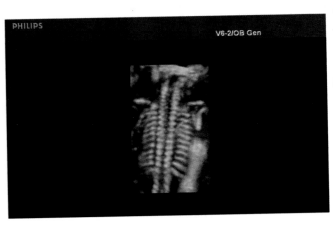

图 22-5　颈椎和胸椎的三维重建图展示了一个正常的脊柱与颅骨的延续（图片由 GE Healthcare,Bothell,WA 提供）

表 22-1	脊柱声像图表现基本内容	
	切面	解剖结构显示
脊柱	横断面	脊柱位置,骨化中心,椎体、棘突的位置,自颈椎开始经由胸椎、腰椎、骶椎的连续横断扫查
	矢状面	自颈椎至骶椎的完整切面,头端稍宽尾端窄细

胎儿颈部、脊柱异常

　　胎儿颈部和脊柱的异常有很多种分类方法。本章使用解剖结构的声像图改变作为诊断基础。下述四类为本节讲述的异常：①正常结构缺失；②由结构

缺损造成的疝;③梗阻后扩张;④存在多余结构。

临床背景

对神经管缺陷的筛查不仅限于超声检查,还包括生化检测。α-甲胎蛋白(alfa fetoprotein,AFP)是一种早期由卵黄囊,后期由胎儿肝脏分泌的糖蛋白。羊水中的AFP早期是经胎儿不成熟的皮肤代谢排出,后期则是通过胎儿肾脏分泌出现在胎儿的尿液中。胎儿吞下羊水中的AFP,进行再循环,最终由胎儿肝脏代谢降解。母体血清AFP(MSAFP)则是通过胎盘和羊膜扩散循环。

结构上的缺陷,如无脑或脊柱裂,会造成羊水中AFP增加,导致母体血清中AFP水平升高。只有在开放性的结构缺陷中,母体血清及羊水中AFP水平才会升高,也就是说,神经组织完全暴露在外或仅仅覆盖一层薄膜。有皮肤覆盖的或者称为闭合的神经管缺陷(neural tube defects,NTDs),循环中的AFP外流被阻挡,因此羊水中的AFP水平正常。不同孕妇的母体血清AFP值存在差异,因此需要使用中位数(MoM值)的倍数来计量。通常使用2.5MoM值作为筛查阳性界值。[5,8]

值得注意的是,除了NTD,其他一些情况下也会出现AFP增高。这些异常包括其他开放性的胎儿缺陷,如脐疝和腹裂,以及皮肤疾病,上述情况都可导致通过胎儿皮肤代谢排出的AFP增加。[2]此外,唐氏综合征患儿母体血清AFP平均值明显低于正常。[2,9]

水囊瘤

胎儿的淋巴系统回流通常是注入颈内静脉侧方的大囊状结构内。如果这些颈部淋巴囊不能与静脉系统连通,则会增大形成水囊瘤。[2,7]这种淋巴回流障碍可能发生于水肿胎儿,被称为淋巴管扩张。[10]水囊瘤可以是单腔也可是多房性的。最好发于颈侧区,但是也可见于胸部、腋窝以及其他区域(图22-6)。[7]

水囊瘤常与许多染色体畸形及结构缺陷相关。常染色体单倍体及21-三体提示在早孕期发生水囊瘤的风险增高。[8,11]在中孕期,Turner综合征是最主要的表现。[8,10,12]水囊瘤的形成与静脉有关,这是由于淋巴回流减少,造成静脉血流量增加。流量相关型心衰的高发生率,[5]与升主动脉区域的淋巴管扩张有关。[13]与此相关的非免疫性水肿的声像图表现有腹水、胸水、心包积液以及皮肤水肿。[10]

超声声像图特征有助于水囊瘤的诊断。水囊瘤通常位于颈部后侧方,为囊性结构,多有分隔。[7]囊内中间性分隔代表项韧带,表明水囊瘤是双侧颈淋巴囊共

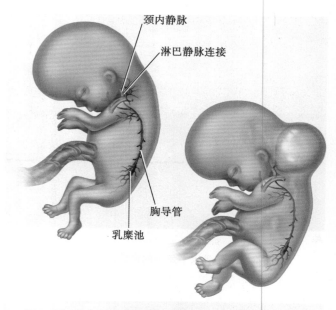

图22-6 图示正常胎儿淋巴回流系统(左)和淋巴静脉连接异常形成的水囊瘤(右)。(Chervenak FA,Isaacson G,Blakemore KJ,et al. Fetal cystic hygroma:cause and natural history. N Engl J Med. 1983;309:822.)

同形成的(图22-7)。[7]在囊性结构中,较薄的分隔可能是颈部的纤维结构或纤维蛋白的沉积,从而形成典型的蜂窝状表现。

大多数水囊瘤发生于中孕期并合并羊水减少(羊水过少),少数情况下也可见羊水量正常或羊水过多。[7]水囊瘤的大小差异很大,可以是少量的液体集聚也可以是比胎儿还大的囊肿。其他必须与水囊瘤鉴别的头颈部团块包括囊性畸胎瘤、脑膨出、血管瘤、鳃裂囊肿以及颈部水肿(表22-2)。[7]

表22-2 水囊瘤与脑膨出的超声特征比较	
脑膨出	水囊瘤
颅旁混合型团块	囊性团块,可有分隔
无骨质覆盖	位于后侧颈部
与小头畸形有关	项韧带形成囊内中间分隔
脑积水	

水囊瘤胎儿的预后取决于发病孕周数,与水肿及其他并发异常相关。水囊瘤合并非免疫性水肿的胎儿很可能有染色体畸形,中孕期的死亡率接近100%。[12,14]孤立单发的水囊瘤预后较好。淋巴管的再发育或与静脉系统的再通会导致液体重吸收,使得冗长的皮肤粘连形成蹼颈,这在许多遗传性和非遗传性畸形如Turner综合征中可以见到。[5]

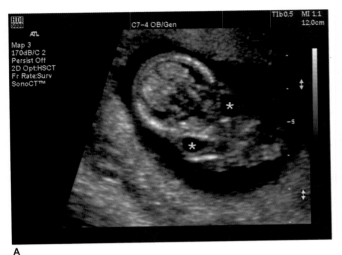

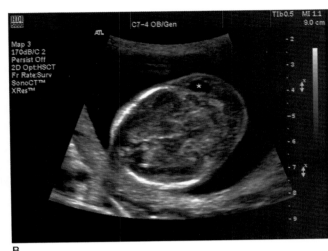

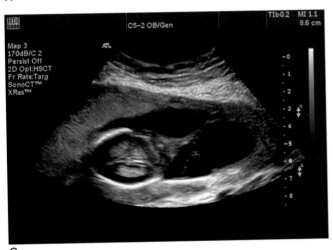

图 22-7　水囊瘤。A. 早孕晚期胎儿侧颈部的囊性水囊瘤（星号）。B. 中孕期颈部皮肤皱褶内单侧小的水囊瘤（星号）。C. 大水囊瘤，中部有分隔。（图片由 Philips Healthcare，Bothell，WA 提供）

胎儿脊柱

脊柱的胚胎发育

中枢神经系统开始于胚胎的神经管。在胚胎发育的第三周，神经板内围兜形的外胚层发生褶皱形成神经管（图 22-8）。[2]神经沟融合形成神经管，这种融合从胚胎中部开始，完成于头端神经孔及骶神经孔。任何能够对这个历经两天的发育过程[2]造成破坏的因素，如感染、药物、遗传因素，都可能导致任意一端神经孔闭合障碍，说明脊柱裂与颅骨缺损之间是有联系的。[3]如果神经管融合失败，则发生脊柱裂，并逐渐出现脊髓裂。[1,2,5]

大约在受精 1 个月之后，脊柱开始发生骨化。[5]

中心部（椎体）与背侧中心/神经逐渐在侧方形成。横弓、棘突以及关节的形成与神经发育同时进行，构成脊柱的后部骨质结构部分。[2]这个过程开始于孕 13 周，在晚孕期结束，因此可以解释一旦神经管发育过程失败则导致脊柱裂的发生机制（表 22-3）。[5]

脊柱异常

脊柱裂

脊柱裂是一种由脊柱后方的骨性部分（椎板和棘突）闭合不全造成神经管缺损。有腹侧或背侧发生两种类型。腹侧缺损包括椎体分裂和神经源性囊性脊柱裂。[5]脊柱裂病变很难发生于下颈部、上胸段脊柱这些较高的位置。[5]

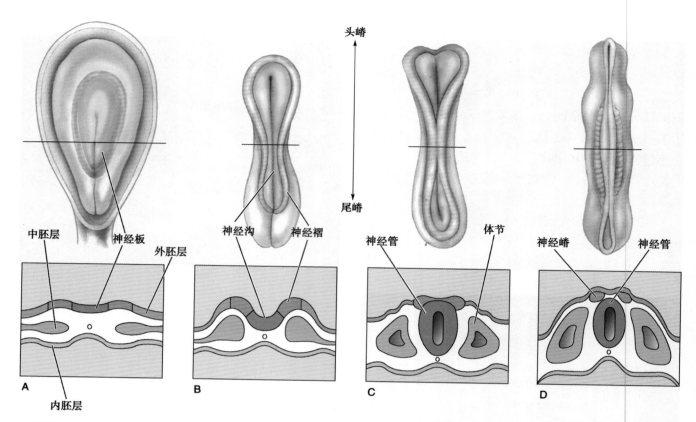

图 22-8　神经管与神经嵴的形成过程示意图。这些图描绘了胚胎神经系统的早期发育。上半部分图像为胚胎背侧俯视图；下部为横断面图。A. 原始胚胎中枢神经系统（CNS）始于薄的外胚层。B. 神经系统发育重要的一步是神经沟的形成。C. 神经沟的壁，被称为神经褶，聚集并融合形成神经管。D. 当神经管向上卷曲形成神经嵴时，有小部分神经外胚层被修剪掉，之后神经管发育为 PNS。体节为中胚层，会逐渐发育为骨骼与肌肉系统的绝大部分

表 22-3 脊柱的胚胎发育时间表			
排卵后天数/Carnegie 分期	未分化神经发育	脊柱	胚胎大小
早孕期			
16 天/7	神经管中神经嵴细胞聚集		0.04cm
18 天/8	外胚层演变为神经板，神经沟形成		0.1～0.15cm
22 天/10		神经褶开始融合形成神经管	0.15～0.3cm
24 天/11		脊髓的血管开始发育	0.25～0.3cm
26 天/12		神经管闭合	0.3～0.5cm
大脑与脊柱融合成为胚胎最大的部分			
32 天/14			0.5～0.7cm
超声可见妊娠囊			
36 天/15		头端神经孔闭合	0.7～0.9cm
38 天/16		尾端神经口闭合	0.9～1.1cm
43 天/17			1.0～1.3cm
超声可见胚胎心管搏动			
52 天/21			1.7～2.2cm
57 天/23			2.3～2.6cm
超声可见神经管声像			
中孕期			
10 周			
12 周			3.1～4.2cm
14 周			6.1cm
		脊椎背侧开始骨化	

背侧脊柱裂分为开放性（缺损处无皮肤覆盖）及闭合性（缺损处有皮肤覆盖）两种亚型。闭合性脊柱裂，或称之为隐性脊柱裂，椎体分裂并有皮肤覆盖。[1,5]隐性脊柱裂是一种简单的类型，是椎体背侧两部分未能完全融合。[2]多发生于腰骶水平，有皮肤覆盖，从外观不容易观察到，除非在病变区域有一小簇头发或者其他皮肤改变。[2,5]通常被发现不是因为产生了后果，而是放射学检查偶然发现。（图22-9）。[15]

开放性脊柱裂，或者叫脊柱裂孔，是从皮肤、皮下软组织至椎弓的全程缺损，从而使神经管裸露。[5]这一类型占所有脊柱裂病例的85%。[5]脊膜膨出并不包含有神经组织的膨出。[5]脊髓脊膜膨出则疝囊内包含神经组织（图22-10）。[2,5]

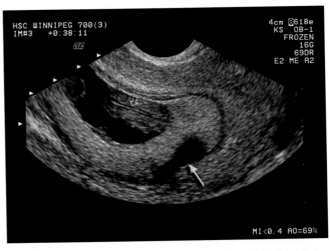

图 22-9　孕 8 周的神经管（空心箭头）。神经结构的完成大约在 32 天内完成（Carnegie 13 期）。图示有绒毛膜下出血（箭头）。（超声图像由 GE Healthcare，Wauwatosa，WI 提供）

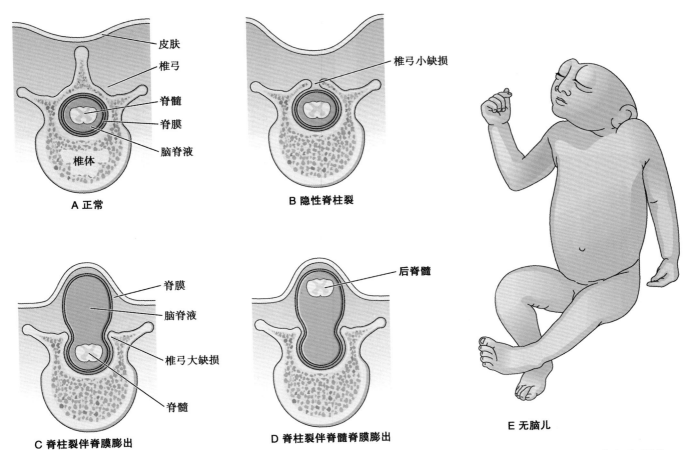

图 22-10　神经管缺陷。横断面研究。A. 正常脊柱与脊髓。B. 隐性（最小）脊柱裂孔（脊柱裂孔）是后椎弓闭合失败，通常无症状。C. 伴脊膜膨出的脊柱裂，脊膜从缺损处外突。D. 伴脊髓脊膜膨出的脊柱裂，脊膜与脊髓均从缺损处外突。E. 无脑儿，几乎无大脑和脊髓形成

尽管 NTDs 的致病机制尚未明了，但遗传因素、营养因素、环境因素以及多因素并存都是确切病因。其中包括糖尿病、肥胖、叶酸缺乏症等。[16,17]NTDs 遗传因素在 NTDs 的发病机制中的作用并不清楚，但是现有研究证实 NTDs 在单卵双胎高发，其直系亲属发病率较高，且发病女性多于男性。NTDs 也见于一些遗传性

综合征中(如 Meckel-Gruber),并与基因的多态性变异相关,如叶酸、同型半胱氨酸以及 VANGL1 基因。[16,17]

常规超声扫查能够发现脊柱裂;但是多数都是由于孕期 MSAFP 水平增高进行详细超声检查的结果。由于其他疾病状况下也可能存在 MSAFP 升高,因此羊水 AFP 及乙酰胆碱酯酶的测定有助于诊断微小的脊柱裂。[18]

在超声检查的过程中,矢状切面最易显示缺损的位置和严重程度。[1]尽管脊柱裂的缺损在矢状面上能很好地显示,但要排除较小的病变,需要对整个脊柱进行细致的横切面扫查。在超声横切面图像上,脊柱裂显示脊柱的后骨化中心是向两侧张开的,椎体为"U"或"V"形。与头尾部脊柱相比,病变处椎体后骨化中心的间距增大。需要谨记的是,正常的颈椎呈现一种自尾部向头端轻微的渐进式的增宽。当存在脊膜膨出或脊髓脊膜膨出时,可以发现一个向外突出的囊。确诊小的缺损仍然具有挑战性,大多脊膜脊髓膨出的诊断几乎 100% 的与 Arnold-Chiari 畸形有关。然而,仔细观察识别脊膜脊髓膨出是唯一能确诊脊柱裂的方法(图 22-11)。[5]

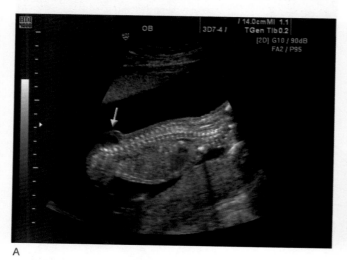

A

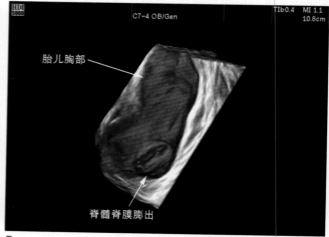

B

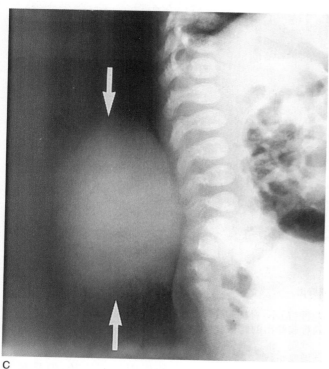

C

图 22-11　A. 矢状切面显示骶尾区脊膜脊髓膨出(箭头)。B. 骶尾部缺损的三维表面成像。C. 脊柱裂伴发脊膜脊髓膨出。腰椎侧方。注意腰椎下部与骶椎上部后方的脊膜脊髓膨出大团块(箭头)。(图片 A 和 B 由 Philips Healthcare,Bothell,WA. 提供)

对胎儿头部的检查可以发现相关的颅脑异常,从而有助于诊断开放性脊柱裂。颅脑结构(小脑蚓部、第四脑室、延髓)通过枕骨大孔移位至颈部椎管内(见Chiari Ⅱ型部分),[1,5]造成了脊髓脊膜膨出在超声图像上的特征性表现——"香蕉征"与额部"柠檬征"。[1,5]小脑与颅后窝表现正常即可排除脊膜脊髓膨出。[5]70%的开放性脊柱裂[1,2]和100%的脊柱裂孔病例会在中孕期发生脑积水。[1]这些胎儿通常还会并发双侧马蹄内翻足、摇椅足以及髋关节异常。[5]

如果脑部解剖结构与 AFP 水平均正常,闭合性脊柱裂的产前诊断率较低。[1,5]如果有脊膜膨出或脂肪瘤存在,即可怀疑有隐性脊柱裂。[1,5]鉴别开放性与闭合性最好的方法就是超声图像对正常或异常颅脑解剖结构的显示。[5]

脊柱裂的预后取决于病变的程度。脊柱裂死产率很高,且五分之一的活产儿在出生后第 1 年内死亡。[5]出生后 4 年内死亡数占 35%。如果病儿的寿命超过 5 岁,则可能出现智力发育迟缓、四肢瘫痪,下肢功能障碍、肠道和膀胱功能障碍、不能行走,以及因脑积水引起的并发症。[5,6]

脊柱侧弯与后凸

先天性脊柱侧弯是一种脊柱侧方曲度异常,[19]因椎体形成或节段性发育异常引起。先天性脊柱侧弯与多种心脏、生殖器和骨骼异常有关。[20]脊柱向前成角的异常被称为脊柱后凸。[5,7]脊柱后侧凸是异常侧突和前屈的结合。由于脊柱本身具有弯曲度,因此脊柱侧突和脊柱后凸的识别具有平面依赖性。脊柱侧方长轴切面成像能够很好地显示脊柱侧突,脊柱后凸则需要后方成像。[7]

脊柱侧突,也可以由半椎体、[20,21]脊膜脊髓膨出、[5]以及其他多种综合征和畸形造成,可以是脊柱的孤立单发病变。半椎体,是由形成椎体的两个软骨化中心的其中一个发育不全或发育不良引起,超声图像上表现为前骨化中心的侧向移位或椎体不规则(图 22-12)。[21]这些可以是孤立单发病变,但更多的是与神经管畸形伴发。若无其他异常表现,椎体内部结构间弯曲应达到接近 90°,并在序列扫描中保持不变。

尾部退化综合征

尾部退化综合征是一个广义的术语,指的是病变涉及尾椎、脊髓、后肠、泌尿生殖系统和下肢的多种病变的先天性异常。它可以从尾骨的发育不良到骶、腰椎和下胸椎的缺如。在一般人群中,发病率小于万分之一;然而,若母亲患有糖尿病,则患病风险增加了250 倍。[22-24]另外,还可伴发腹壁、泌尿生殖系统和心脏异常。

在妊娠的第 3 周,胚胎沟发育过程的破坏导致了不同程度的尾部退化综合征发生。在正常的胚胎中,圆锥、终丝、骶神经根和下生殖泌尿系统结构源自于尾部中胚层。这一正常发育过程的中断与遗传因素或母体的胰岛素依赖型有关。[25]

尾部退化综合征的超声表现因其严重程度与病变范围而不同。腰椎和骶椎的病变可孤立存在,也可与马蹄内翻足、膝关节和髋关节的挛缩共存。特殊情况下,脊柱的矢状面和横断面能够显示脊椎缺失、髂骨翼融合、股骨头间距缩短、股骨缩短以及马蹄内翻足(图 22-13)。[21,23]因脊柱部分缺乏,因此,神经与下肢运动减少。相关异常包括肾脏和胃肠道异常。[21]在早孕期,头臀径缩短与卵黄囊异常可以提示存在此综合征。[23]

并肢畸形是尾部退化综合征的主要鉴别疾病,曾经被认为是尾部退化综合征最严重的形式。[25]随着对这种畸形的认识增加,由于其病因与尾部退化综合征不同,因此对并肢畸形单独分类。并肢畸形的发病机制被认为是通过脐动脉发生了主动脉分流,从而导致肢体上半部的盗血。[25]并肢畸形或称为美人鱼综合征的主要表现是下肢融合。[23]

骶尾部畸胎瘤

胎儿中,畸胎瘤在腺体、[21]脐带、[5]胎盘[26]或神经管的任何部分都可以发生,尾端(骶尾区)是最好发的位置。[21]生长于脊柱骶前区的这一罕见生殖细胞肿瘤的发病率为 1/40 000;然而却是新生儿中最常见的肿瘤。[21]75% 的患者为女性,[5,21]若为男性胎儿则多为恶性。[5]美国儿外科学会根据肿块的内容物、肿块位于体内还是体外对其进行分类(图 22-13)。大多数骶尾部畸胎瘤是 Ⅰ 型或 Ⅱ 型。

骶尾部畸胎瘤的起源尚不清楚,但是通常认为是原始组织的残留,导致了肿瘤内包涵各种类型的胚胎组织。[2]胚芽层——外胚层、中胚层和内胚层——产生了肿瘤内的神经、胃肠道和呼吸道组织。[2,7]畸胎瘤的位置取决于细胞来源。[27]在骶尾部畸胎瘤中,来自 Hensen 结周围的多能组织向其头侧迁移并在尾骨上聚集。[5,27]另有研究者认为,畸胎瘤是由成对分裂失败造成的。[5,27]

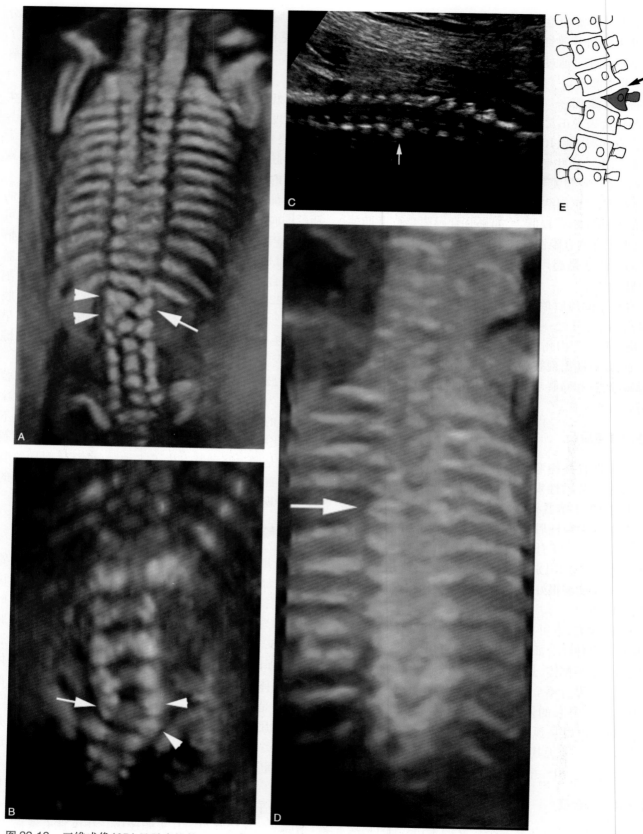

图 22-12 三维成像（3D）显示半椎体。A. 三维胎儿骨骼成像模式显示上腰椎半椎体。两个后骨化中心位于同一侧（无尾箭头所指），而对侧有一个骨化中心（箭头所指）。B. 三维成像显示下腰椎两个后骨化中心位于同一侧（无尾箭头所指），而对侧有一个骨化中心（箭头所指）。C、D. 二维及三维超声成像显示胸部中份半椎体（箭头所指）。E. 未融合的半椎体（箭头所指）导致脊柱曲度异常称为脊柱侧弯。（A~D 引自 Doubilet PM，Benson CB. *Atlas of Ultrasound in Obstetrics and Gynecology*. 2nd ed. Philadelphia：Wolters Kluwer；2011：Figure 5-2. 2.）

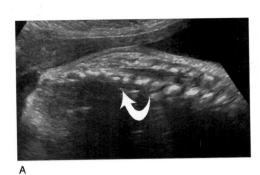

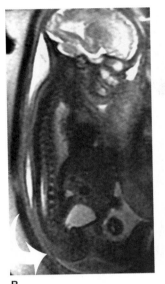
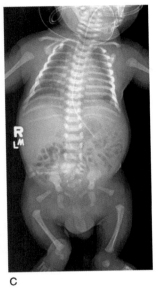

图 22-13　尾部退化综合征。A. 34 孕周胎儿矢状切面显示脊柱下缘骶骨发育不良（箭头所指）。B. MRI 矢状面 T2 加权相显示骶部发育不良（箭头所指）合并股骨短小。C. 产后平片显示，此新生儿母亲患有糖尿病骶骨多发半椎体合并股骨发育不良。（引自 Kline-Fath B，Bahado-Singh R，Bulas D. *Fundamental and Advanced Fetal Imaging*. Philadelphia：Wolters Kluwer；2015：Figure 15b-18.）

在超声图像上，尽管有些肿瘤在骨盆的骶前间隙区域发生，多数肿块是位于肛门和尾骨之间的突出物。矢状平面显示团块是从脊柱向外突出的。肿瘤可以是实性的，也可以是囊实混合性的。团块内的脉络丛组织分泌脑脊液，形成了囊性成分（图 22-14）。

这些胎儿在产前有发生充血性心力衰竭和水肿的危险，这是由于肿块内的动静脉的分流引起的。[21,28] 彩色血流及多普勒频谱能够显示实性畸胎瘤内的血管分布情况。[5]

三维超声可以用于骶尾部畸胎瘤的产前评估（图 22-15）。作为二维超声成像的辅助手段，三维成像增

加了骨骼和骨盆的显示，可以显示骨盆内肿块的边界。三维彩色超声与多普勒频谱成像共同使用可以显示肿块内的血供，即使是二维超声不能识别的小肿块也有效。[27]

围产期死亡率和发病率与高输出心力衰竭密切相关，因为在肿瘤内发生了动静脉分流，以致胎儿水肿、羊水过多和早产。[5]因此，宫内外科手术阻断肿瘤内的巨大血管分流，被用于在产前诊断出的骶尾部畸胎瘤治疗。方法包括宫内去瘤术、肿块完全切除，或经皮射频消融阻断团块的主要血供应。然而，胎儿介入治疗是有创的，可能导致母亲与胎儿其他问题的发病率增高。[29]

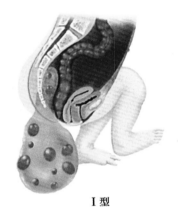
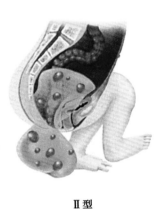

Ⅰ 型　　　　　Ⅱ 型

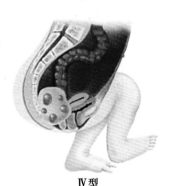

Ⅲ 型　　　　　Ⅳ 型

图 22-14　骶尾部畸胎瘤图谱。A. Ⅰ 型，囊状畸胎瘤（箭头）。B. Ⅱ 型，囊实混合性畸胎瘤（箭头）。C. Ⅲ 型，实性畸胎瘤。D. Ⅳ 型，表现为胎儿非免疫水肿，伴有腹内肿块（箭头）。（引自 Holzgreve，et al. The fetus with sacrococcygeal teratoma. In：Harrison MR，Golbus MS，Filly RA，eds. *The Unborn Patient*. Philadelphia：WB Saunders；1991：461（136）.）

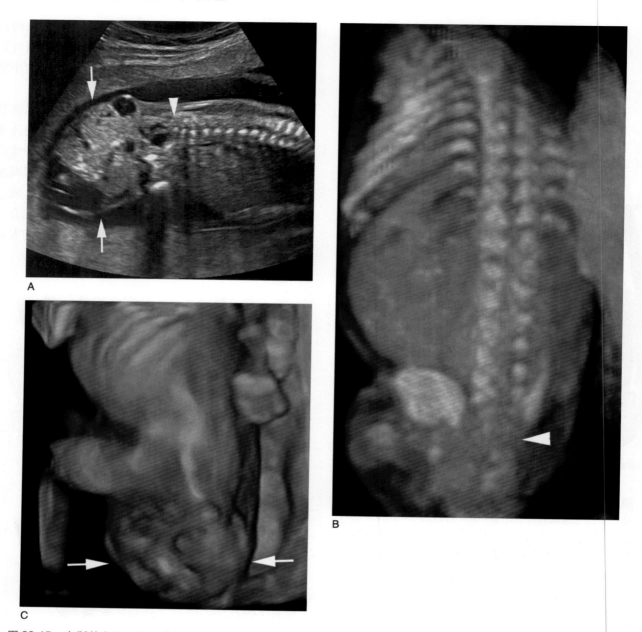

图 22-15　向骶外突出的外生性骶尾部畸胎瘤。A. 矢状切面显示脊柱下缘向前突出的大肿瘤(箭头所指)。B. 同一胎儿的三维(3D)骨骼成像显示因肿瘤侵袭造成的骶骨缺失(箭头所指)。C. 胎儿骶部后方三维超声成像显示臀部下方向前突出的肿瘤(箭头所指)。(引自 Doubilet PM, Benson CB. *Atlas of Ultrasound in Obstetrics and Gynecology.* 2nd ed. Philadelphia: Wolters Kluwer;2011:Figure 5-5. 2.)

小结

- 获取颅脑解剖的矢状及冠状切面能够辨识正常与异常。
- 正常的胎儿脊柱有三个骨化中心:中部、右侧及左侧。
- 脊柱的矢状切面要显示椎体、外侧骨化中心、尾椎汇聚窄细、皮肤完整性及脊柱曲度。
- 脊柱的横断(轴向)切面是发现脊柱缺陷的最佳平面。

- 若母体血清 AFP(MSAFP)值高于 2.5MoM 值,则应怀疑存在椎管未闭或腹壁缺损。
- 水囊瘤是淋巴管阻塞的结果,通常发生在头部或颈部区域。
- 脊柱裂是一种严重程度不等的开放性的脊柱缺陷。
- 脊柱侧弯和脊柱后凸可能是由于骨骼发育不良或半椎体造成的脊椎异常弯曲。

■ 骶尾骨畸胎瘤是在骶区发现的生殖细胞肿瘤。

思考题

1. 一名孕妇因 MAFP 水平增高前来进行中孕期检查。

矢状切面不能清晰完整显示脊柱,并且当前胎儿位置不能完整显示脊柱尾部;然而,可见疑似异常结构(见图 22-11)。下一步该如何对此病例进行评估?

2. 胎儿颈前区检查有何临床价值?

(马晓娟 译)

参考文献

1. Pilu G. Ultrasound evaluation of the fetal neural axis. In: Callen PW, ed. *Ultrasonography in Obstetrics and Gynecology*. 5th ed. Philadelphia: Saunders Elsevier; 2008.
2. Moore KL, Persaud TVN. *The Developing Human*. 10th ed. Philadelphia: Elsevier; 2016.
3. Doğer E, Ceylan Y, Çakıroğlu, et al. Prenatal diagnosis and management of a fetal neck mass. *J Turk Ger Gynecol Assoc*. 2015;16(2):118–120.
4. Kobayashi N, Aoki S, Oba MS, et al. Effect of umbilical cord entanglement and position on pregnancy outcomes. *Obstet Gynecol Int*. 2015;2015:342065.
5. Nyberg DA, McGahan JP, Pretorius DH, et al. *Diagnostic Imaging of Fetal Abnormalities*. Philadelphia: Lippincott Williams & Wilkins; 2003.
6. Blencowe H, Cousens S, Modell B, et al. Folic acid to reduce neonatal mortality from neural tube disorders. *Int J Epidemiol*. 2010;39(suppl 1):i110–i121.
7. Pilu G, Segata M, Perolo A. Ultrasound evaluation of the fetal face and neck. In: Callen PW, ed. *Ultrasonography in Obstetrics and Gynecology*. 5th ed. Philadelphia: Saunders Elsevier; 2008.
8. Cameron M, Moran P. Prenatal screening and diagnosis of neural tube defects. *Prenat Diagn*. 2009;29:402–411.
9. Norton ME. Genetics and prenatal diagnosis. In: Callen PW, ed. *Ultrasonography in Obstetrics and Gynecology*. 5th ed. Philadelphia: Saunders Elsevier; 2008.
10. Yeo L, Vintzileos AM. The second trimester genetic sonogram. In: Callen PW, ed. *Ultrasonography in Obstetrics and Gynecology*. 5th ed. Philadelphia: Saunders Elsevier; 2008.
11. Malone FD. First trimester screening for aneuploidy. In: Callen PW, ed. *Ultrasonography in Obstetrics and Gynecology*. 5th ed. Philadelphia: Saunders Elsevier; 2008.
12. Malone FD, Ball RH, Nyberg DA, et al. First-trimester septated cystic hygroma: prevalence, natural history, and pediatric outcome. *Obstet Gynecol*. 2005;106(2):288–294.
13. Gedikbasi A, Gul A, Sargin A, et al. Cystic hygroma and lymphangioma: associated findings, perinatal outcome and prognostic factors in live-born infants. *Arch Gynecol Obstet*. 2007;276(5):491–498.
14. Monhide P, Mernagh J. The fetal face and neck. In: Rumack CM, Wilson SR, Charboneau JW, et al., eds. *Diagnostic Ultrasound*. 4th ed. St. Louis: Elsevier Mosby; 2015.
15. Ghi T, Pilu G, Falco P, et al. Prenatal diagnosis of open and closed spina bifida. *Ultrasound Obstet Gynecol*. 2006;28:899–903.
16. Mitchell LE. Epidemiology of neural tube defects. *Am J Med Genet C Semin Med Genet*. 2005;135(1):88–94.
17. Rasmussen SA, Chu SY, Kim SY, et al. Maternal obesity and risk of neural tube defects: a metaanalysis. *Am J Obstet Gynecol*. 2008;198(6):611–619.
18. Blaas HG, Eik-Nes SH, Isaksen CV. The detection of spina bifida before 10 gestational weeks using two- and three-dimensional ultrasound. *Ultrasound Obstet Gynecol*. 2000;16:25–29.
19. Toi A. The fetal head and brain. In: Rumack CM, Wilson SR, Charboneau JW, et al., eds. *Diagnostic Ultrasound*. 4th ed. St. Louis: Elsevier Mosby; 2015.
20. Chen CP. Prenatal diagnosis, fetal surgery, recurrence risk and differential diagnosis of neural tube defects. *Taiwan J Obstet Gynecol*. 2008;47(3):283–290.
21. Sauerbrei EE. The fetal spine. In: Callen PW, ed. *Ultrasonography in Obstetrics and Gynecology*. 5th ed. Philadelphia: Saunders Elsevier; 2008.
22. Peregrine E, Pandya P. Structural anomalies in the first trimester. In: Rumack CM, Wilson SR, Charboneau JW, et al., eds. *Diagnostic Ultrasound*. 4th ed. St. Louis: Elsevier Mosby; 2015.
23. Leite JM, Granese R, Jeanty P. Fetal syndromes. In: Callen PW, ed. *Ultrasonography in Obstetrics and Gynecology*. 5th ed. Philadelphia: Saunders Elsevier; 2008.
24. Caudal Regression. National Organization for Rare Disorders. Available at: http://rarediseases.org/rare-diseases/caudal-regression-syndrome/. Accessed August 2016.
25. Smith AS, Grable I, Levine D. Case 66: caudal regression syndrome in the fetus of a diabetic mother. *Radiology*. 2004;230:229–233.
26. Gonçalves LF, Kusanovic JP, Gotsch F, et al. The fetal musculoskeletal system. In: Callen PW, ed. *Ultrasonography in Obstetrics and Gynecology*. 5th ed. Philadelphia: Saunders Elsevier; 2008.
27. Moise KJ. Ultrasound evaluation of hydrops fetalis. In: Callen PW, ed. *Ultrasonography in Obstetrics and Gynecology*. 5th ed. Philadelphia: Saunders Elsevier; 2008.
28. Feldstein VA, Harris RD, Machin GA. Ultrasound evaluation of the placenta and umbilical cord. In: Callen PW, ed. *Ultrasonography in Obstetrics and Gynecology*. 5th ed. Philadelphia: Saunders Elsevier; 2008.
29. Bonilia-Musoles F, Machado LE, Raga F, et al. Prenatal diagnosis of sacrococcygeal teratomas by two- and three-dimensional ultrasound. *Ultrasound Obstet Gynecol*. 2002;19(2):200–205.

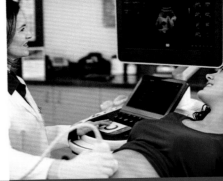

胎儿超声心动图

GARY SATOU　　GREGGORY DEVORE　　KAREN AMBROWITZ

第 23 章

目标

- 总结心脏的组织胚胎学发育。
- 分析胎儿循环和新生儿循环的差异。
- 阐述胎儿超声心动图检查技术。
- 列举胎儿心脏系统性检查的五个切面。
- 介绍三维（3D）数据在胎儿心脏成像中的应用。
- 结合超声表现讨论心脏异常。
- 识别胎儿心率异常。

术语表

运动不能（akinetic）：无运动的。

心律失常（arrhythmia）：异常的心脏节律。

房间隔缺损（atrial septal defect，ASD）：左右心房间异常开口。

房室间隔缺损/心内膜垫缺损（atrioventricular septal defect，AVSD）（也称为
endocardial cushion defect）：部分型：原发孔型 ASD（房间隔下份的缺损）不合
并室间隔缺损；完全型：同时合并原发孔型 ASD 合并流入道型 VSD，以及单个
共同房室瓣。

房室瓣（atrioventricular valves，AVs）：位于心房和心室之间的瓣膜（二尖瓣和
三尖瓣）。

心动过缓（bradyarrhythmia）：心率慢。

主动脉缩窄（coarctation of the aorta）：主动脉内径狭窄，包括分散段的或较长
段的狭窄。

右位心（dextrocardia）：心尖指向右侧胸腔。

右室双出口（double-outlet right ventricle，DORV）：两支大动脉均从形态右室
发出，合并室缺。可以合并肺动脉狭窄和（或）其他病变。

静脉导管（ductus venosus）：脐静脉汇入下腔静脉的一段静脉性连接。

运动失调（dyskinetic）：运动功能受损或异常的运动。

三尖瓣下移畸形（Ebstein's anomaly）：右心结构异常，三尖瓣位置向心尖部下
移，导致不同程度的右房增大或右室容量和功能的降低，三尖瓣反流，以及可能
的肺动脉狭窄或闭锁。

关键词

四腔心

左室流出道（LVOT）

右室流出道（RVOT）

三血管切面

导管弓

主动脉弓

心律失常

室间隔缺损（VSD）

卵圆孔（FO）

房间隔缺损（ASD）

房室间隔缺损（AVSD）

左心发育不良综合征
（HLHS）

右心室发育不良

三尖瓣闭锁

主动脉缩窄

法洛四联症

三尖瓣下移畸形

大动脉转位

共同动脉干

右室双出口（DORV）

横纹肌瘤

511

心内膜垫(endocardial cushion)：在心管发育中发现的部分细胞,将引起心脏房室瓣和间隔组织的发育,对形成正常心脏的四个腔室非常重要。

卵圆孔(foramen ovale)：房间隔上的正常开口,使胎儿时期血流从右房流入左房。

心胸比(heart/thorax ratio,CTR)：心脏和胸腔面积的比值。

非免疫性水肿(hydrops,nonimmune)：由于心衰导致的胸腹腔积液。

左心发育不良综合征(hypoplastic left heart syndrome,HLHS)：左心发育不良,特别是二尖瓣、左心室和主动脉;主动脉和(或)二尖瓣狭窄或闭锁。

乳头肌(papillary muscles)：突向心室腔的肌性突起,其末端牵引房室瓣腱索。

房性期前收缩(premature atrial contractions,PACs)：额外的不规则心房收缩;向心室下传或不下传。

横纹肌瘤(rhabdomyoma)：心脏良性肿瘤,是胎儿时期最常见的心脏肿瘤,与遗传性结节性硬化症有关。

右室发育不良/右心发育不良(right ventricular hypoplasia /hypoplastic right heart)：右室及三尖瓣发育不良。

原发隔(septum primum)：在胚胎形成中产生的第一部分房间隔。

室上性心动过速(supraventricular tachycardia,SVT)：持续性的心跳增快/心律失常。非心室起源;可能起源于心房、房室结,窦房结,或其他心电旁路。

法洛四联症(tetralogy of Fallot)：由一组异常组成的心脏畸形,包括室间隔缺损,圆锥隔前移,不同程度的肺动脉狭窄,主动脉骑跨。

大动脉转位(transposition of the great arteries,TGA)：主动脉从解剖右室发出,肺动脉从解剖左室发出的先天性心脏畸形。

三尖瓣闭锁(tricuspid atresia)：先天性三尖瓣缺如或闭锁。

共同动脉干(truncus arteriosus)：单一半月瓣(大动脉)同时供应肺动脉及主动脉血流;常合并 VSD。

室间隔缺损(ventricular septal defect,VSD)：室间隔的缺损,使左右心室间血流相交通。

自本书上一版出版以来,发表了很多关于流出道显示在胎儿心脏超声筛查中重要性的文章。[1-3]鉴于胎儿心脏的特征和复杂性,目前更鼓励使用动态而非静态图像存储。多普勒评估在帮助获取生理信息方面非常重要。另外三维/四维成像能提高检查的诊断能力。本章包括对胚胎学的回顾以便对先天性心脏病(congenital heart disease,CHD)的基本发生有更好的理解,以及操作胎儿超声心动图的扫查技术和各种心脏疾病的特征性表现。

胚胎学

心血管系统起源于中胚层,包括心脏、血管和血细胞。[4]该系统是最早发生和运行的系统之一,受孕3周后(胎龄 5 周)时,血液开始在胚胎内循环,心脏运动可以通过高分辨率成像来观察。[1]

心脏最初为一组成对的管状结构,称为原始心管。原始心管在发育的第 22 天开始融合形成单心管。单心管呈稍弯曲状,由心内膜管和肌性心包膜覆盖。[5]随后心管的头端向右和向腹侧弯曲,而尾端向左侧和背侧弯曲,从而形成房室襻。随着襻的发展,形成单一的共同心房,与两侧静脉窦一起下降到心包中。接着房室通道形成,将早期心房与早期心室连接(图 23-1)。[6]

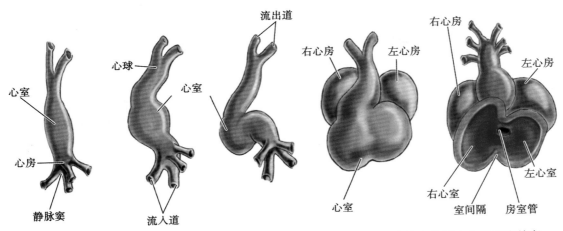

图 23-1　在早期阶段,心脏是具有流入道和流出道的管状结构。管状结构在纵隔中自发扩张并弯曲。心管的扩张是以形成较小心房和较大心室的形式,两者之间有一个狭窄的区域。早期的心腔有明显的接收血液(心房)的作用,然后通过扩张心室肌的收缩有力地将血液向前推进。由于人类是需氧生物,心管很快就分成一系列的左右心腔,以便将进入的血液运送到肺部,然后接收回来并将其再次泵入主动脉。(改编自 Snell RS. *Clinical Anatomy.* 7th ed. Baltimore：Lippincott Williams & Wilkins；2003.)

约 27 天,心内膜垫开始发育,将心房和心室分开。在受孕后第 33 天,心内膜垫向内生长,二尖瓣和三尖瓣形成。同时,随着原始心室扩张其内侧壁逐渐靠拢融合,室间隔开始形成。该过程从心尖开始,首先形成室间隔的肌性部分,随之是膜性部分。心房的原发隔在受孕后第 25 ~ 28 天形成,将心房初步分为左右两部分,最后,继发隔形成,直到出生前卵圆孔仍保持开放允许右向左分流(图 23-2)。[6]

大血管(主动脉和肺动脉)来自动脉干的共同管腔。在第 7 周,动脉干增大并且彼此扭转形成主肺动脉间隔。自此,血管被分成与右心室(RV)连接的肺循环通道和与左心室(LV)连接的体循环(主动脉)通道。肺动脉瓣和主动脉瓣也在此时形成(图 23-3)。[5,6]

主动脉和肺动脉弓起自于在受孕后 19 ~ 30 天开始出现的一系列原始主动脉弓。前两对主动脉弓形成并消失,不再持续成为永久性结构。第 3 对主动脉弓成为颈内动脉,第 4 对形成主动脉(左侧)

和右锁骨下动脉。第 5 对没有完全发育并退化。第 6 对和最后 1 对弓形成右肺和左肺动脉(图 23-4)。[5,6]

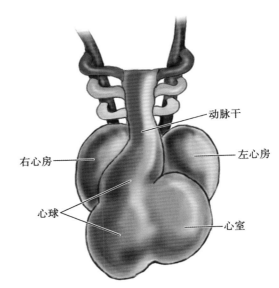

图 23-2　妊娠第 6 周和第 7 周的胎儿心脏,表现为心球、动脉干、心室、心房和多对主动脉弓

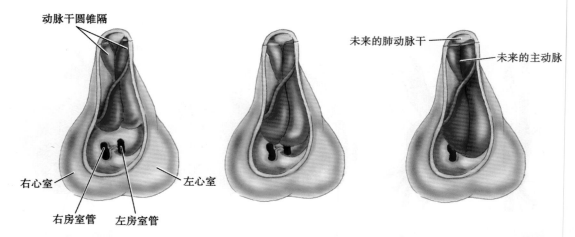

图23-3 心脏的流出道也由隔膜分开。不同于其他的心脏隔膜,延续成流出道的隔膜成螺旋状,这解释了为什么成人主动脉起源于肺动脉干的后方,但随后又向前跨过肺动脉干,然后再次位于肺动脉后方。(引自 Sadler T. *Langman's Medical Embryology*. 9th ed. Image Bank. Baltimore:Lippincott Williams & Wilkins;2003.)

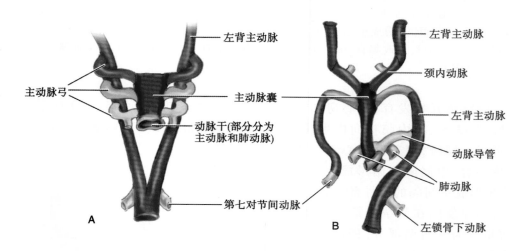

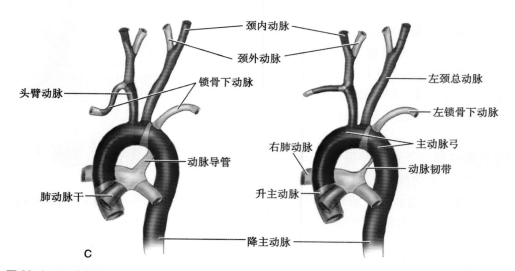

图23-4 A. 分化为最终血管模式之前的主动脉弓和背侧主动脉。B. 分化后的主动脉弓和背侧主动脉。注意未闭的动脉导管和左侧第七对节间动脉的位置。C. 成人的大动脉。比较 B、C 两图中左颈总动脉和左锁骨下动脉起始位置的距离。第 6 对主动脉弓远端部分消失后(第 5 对主动脉弓从未完全形成),右喉返神经绕过右锁骨下动脉。而左侧的喉返神经位置不变,绕过动脉韧带

循环

妊娠第 8 周开始,胚胎心脏发育已经完成,并且胎盘循环已经开始。氧合血液从胎盘通过脐静脉,经肝循环和门静脉左支进入胎儿循环。来自脐静脉的大部分血液被分流到静脉导管,绕过肝循环并进入下腔静脉(IVC)。剩余的血液在进入 IVC 之前通过肝静脉流经肝循环。[4]

血液从 IVC 进入右心房(RA),其中氧合血液被下腔静脉瓣引导通过卵圆孔流入左心房(LA)。其余部分血流以及从上腔静脉(SVC)回流的血液都通过三尖瓣进入右心室,从右心室通过肺动脉瓣进入肺动脉。当胎儿从母体循环中接受氧合血液时,进入肺动脉的大部分血液通过动脉导管流入主动脉和体循环中。另外一部分血液继续通过肺循环经四支肺静脉之一回流入左心房中。[4]

左心房的血液,包括由肺循环回流以及通过卵圆孔分流而来的,均通过二尖瓣进入左心室。左心室收缩然后将血液通过主动脉瓣泵进主动脉。氧合程度更高的血液主要通过起源于主动脉弓近端的头臂(锁骨下动脉和颈动脉)动脉,流入到胎儿的头部。其余部分通过腹主动脉灌注胎儿的远端部分,然后通过脐动脉回到胎盘循环(图 23-5)。[4]

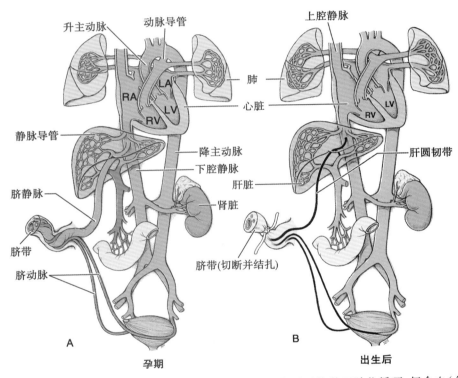

图 23-5　胎儿循环。A.妊娠期间,氧气在胎盘中从母体循环扩散至胎儿循环;氧合血(红)通过脐静脉返回胎儿。B.出生后,脐带被切断,血液经过肺部氧合。RA,右心房;LA,左心房;LV,左心室;RV,右心室

疾病相关知识点 23-1
心脏胚胎学[4,5,6]

结构/功能	发生时间(天)	Carnegie 分期
原始心管融合,旋转开始,心脏形成"S"形	19～23	在第 9 期形成,第 10 期融合
主、肺动脉弓	19～30	第 9～13 期
心内膜垫,原发隔	25～27	第 12～13 期
二、三尖瓣,左右心室,圆锥,动脉干	31～35	第 14 期,但可能提早在第 12 期开始
主动脉,肺动脉通道分离	37～42	开始于第 16 期,完成于第 18 期
四腔心	42～44	第 17 期
大部分心脏发育完成	54～56	第 22 期

超声技术和基础解剖

检查时机

目前建议在妊娠 18 ~ 22 周之间进行胎儿心脏检查。[1]然而,在这些孕周,心脏仍然相当小,并且由于患者体型和胎儿体位等因素的限制,可能难以实现彻底的检查。随着妊娠进展,由于胎儿颅骨,肋骨,脊柱和四肢的钙化越来越明显,导致声波衰减增加,尽管此时心脏解剖结构较大,但检查仍然越来越困难。[5]妊娠18 周之前的检查,即使不全面,但在先天性心脏病风险增高的患者中,用于评估主要结构性疾病也许是有用的。然而,有些类型的心脏病在妊娠晚期才能被识别,因此推荐后续的随访检查。[7]

设备

胎儿超声心动图检查需要高分辨率设备,探头频率范围为 4 ~ 8MHz。最佳频率取决于孕周和孕妇体型等因素。M 型、多普勒超声(脉冲和彩色多普勒)及越来越多的 3D 功能被应用,因为这些技术能对心脏潜在问题进行生理学上的评估,如采用 M 型超声评估心律失常,多普勒超声评估间隔缺损和其他解剖畸形。[5,8]

基础超声评估

任何检查的最初步骤,应该是确定胎儿体位(臀位,头位,横位)和正确辨别胎儿的左、右侧。一旦确定胎儿体位,就可以评估心脏的位置和方向。[5]在胎儿胸部的横切面中,心脏应占据胎儿大部分的左侧胸腔,并且心尖指向左侧。心脏的正常角度应为中线偏左 45°±20°。这种位置称为左位心,左心房应最靠近胎儿脊柱,右心室壁最靠近前胸壁(图 23-6)。[4,9]虽然通过检查其他应该在胎儿左侧或右侧(如胃和肝脏)的结构来确定心脏位于胎儿"左侧"胸腔的方法较吸引人,但这可能因内脏反位而导致误诊。

左位心是胎儿心脏的正常位置。胎儿心脏有三个异常位置:右位心、右移心和中位心。右位心时心脏位于右侧胸腔,心尖指向右侧。右移心指心脏位于右侧胸腔,但心尖指向左侧。在中位心中,心脏位于胸腔的中部,心尖指向中线。右移心和中位心最常见的病因是因为左侧胸部的占位病变(图 23-7)。[9]

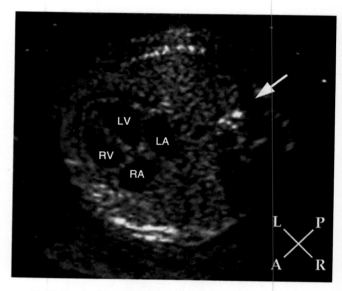

图 23-6 超声心动图在胸部横截面显示正常胎儿心脏的四腔心切面,这个切面可以看到心脏的位置和心脏的腔室。A,前;L,左;LA,左心房;LV,左心室;P,后;R,右;RA,右心房;RV,右心室;箭头,脊柱

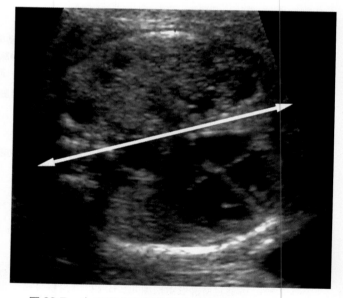

图 23-7 由于患儿右侧胸腔有肺部囊腺瘤,心脏被推挤到更居中的位置。但心脏的心轴正常,仍为 45°。正常情况下从胎儿脊柱到胸骨的连线应该经过心房

心脏切面

来自美国超声医学研究所和美国妇产科学院的产科超声指南都将四腔心切面作为规范部分包括在任何产科评估中。[5]四腔心切面是胎儿心脏超声评估时需获得的第一个切面。可以获得两种类型的四腔心切面:心尖四腔心和肋下四腔心。

心尖四腔心切面是从胎儿胸部的横切图像获得的,心尖直接指向或远离探头。心室与心尖隔膜应平

行于探头(图 23-8)。此切面能完成的检查和评估:

- 右心房和左心房,其大小应大致相等。左心房最靠近胎儿脊柱,右心房位于前方。
- 右心室和左心室,右心室略大于左心室。这种差异在晚孕期更为明显。右心室最靠近前胸壁,并含有从室间隔(IVS)延伸至右心室游离壁的较厚的肌性调节束。[10]
- 二尖瓣和三尖瓣(房室瓣)位于心房和心室之间。三尖瓣隔叶附着点比二尖瓣更靠心尖,使它看起来稍微下移。
- 室间隔和房间隔(IAS)分别位于心室和心房之间。心室隔膜应呈现连续性,无任何中断。然而,当隔膜平行于探头声束时,可以在隔膜较薄的膜性部分上看到回声失落,导致似有间隔缺损。[11]如果在这个切面中看到缺损,则应该获取室间隔的其他切面。房间隔应包括卵卵孔的正常开放,可显示卵圆孔瓣向左房面开放。
- 应该看到左上肺和右上肺静脉进入左心房。[4,12]

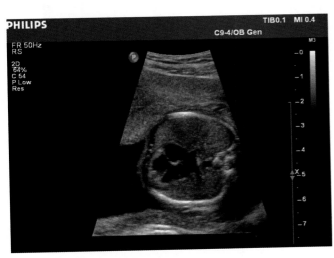

图 23-8　声束方向从胎儿左髋指向右肩,获得胎儿的心尖四腔心切面。在这张图片中,胎儿的头部朝下,脚在上。四腔心声像图显示了与胎儿脊柱相关的解剖学位置。(图片由 Philips Healthcare, Bothell, WA 提供)

在心尖四腔心切面基础上,探头稍微向头侧旋转,可获得肋下四腔心切面。与心尖四腔心切面一样,该切面可以评估心房和心室的大小、位置以及三尖瓣和二尖瓣的位置。这种切面对于确定室间隔的连续性更好,因为隔膜不再与探头完全平行,使隔膜的外观更厚,减少膜性部分的回声失落。[11]此外,肋下切面通常用于心室的 M 模式视图和房室瓣膜的多普勒检查。[4,13]

紧接着要评估的是流出道情况。主动脉长轴切面,左室流出道(LVOT)可以在四腔心切面基础上朝向胎儿

右肩倾斜探头来获得。这个切面使检查者能够确定主动脉前壁与室间隔的连续性,以及主动脉后壁与二尖瓣前叶的连续性。如果存在室间隔缺损,则应显示为室间隔连续性的中断。探头在左心室流出切面基础上进一步朝向胎儿右肩倾斜,可以获得肺动脉长轴切面或右心室流出道(RVOT)切面(图 23-9)。通常情况下,肺动脉起于右心室,并向其左上及后方走行。改变探头角度并在左右流出道长轴之间来回切换,图像应显示主动脉横穿肺动脉前方,这证实了大血管的正常方向。

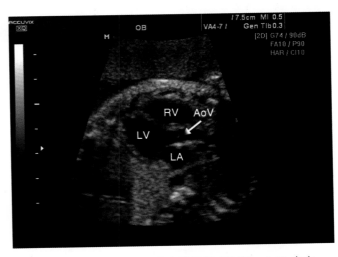

图 23-9　显示胎儿左室流出道的超声图像。AoV,在主动脉根部可见的主动脉瓣;LA,左心房;LV,左心室;RV,右心室

从肺动脉的长轴切面,探头继续向右移动获得胎儿胸腔的矢状切面,并得到心室的短轴切面(图 23-10)。通过调解束来区分右心室和左心室。该切面可用于测量心室壁厚度和腔室大小。在这个切面中沿着室间隔上下扫描可能有助于鉴别室间隔缺损。

在心室短轴切面中,探头可以稍微朝胎儿左肩倾斜,以获得大血管的短轴切面(图 23-11)。主动脉呈现为中心圆形结构,周围围绕着肺动脉。在这个切面中主动脉瓣,肺动脉和三尖瓣可很好地显示,可以直接比较主动脉和肺动脉的大小,也可以看到主肺动脉分为右肺动脉和动脉导管。

接下来,通过胎儿的长轴切面,将探头从左肩倾斜到右半胸,可以显示主动脉弓(图 23-12)。可以通过确定从主动脉弓上发出的头颈部血管(头臂干、左颈总动脉和左锁骨下动脉)来区分主动脉弓与更尾侧的动脉导管弓。彩色多普勒可能有助于识别这些血管。通常主动脉呈"拐杖"的外观,与导管弓的更扁平的"曲棍球棒"外观相反。[1,14]保持长轴切面,并往后稍旋转得到更正的前后切面,这时可以显示导管弓。它由肺动脉、动脉导管和降主动脉组成(图 23-13)。

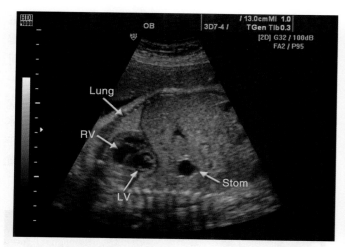

图 23-10 在中线偏左获得心室的短轴切面。乳头肌的图像为左心室内的圆形结构。低回声的膈肌将胸腔和腹腔分开。这个胎儿处于仰卧姿势，头部朝向图像右侧。LV，左心室；RV，右心室；Stom，胃。（图片由 Philips Healthcare，Bothell，WA 提供）

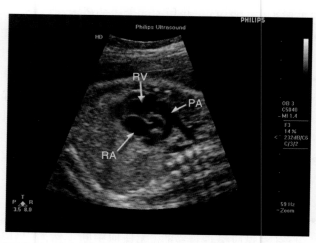

图 23-11 心底的短轴切面声像图，也常被称为右心室流出道切面。圆形的主动脉管腔内可以显示瓣膜，并与肺动脉呈直角，这一角度是这个切面的重要解剖关系。在右房和右室之间可以看到三尖瓣图像。PA，肺动脉；RV，右心室；RA，右心房。（图片由 Philips Healthcare，Bothell，WA 提供）

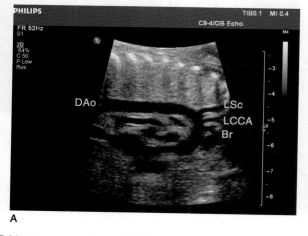

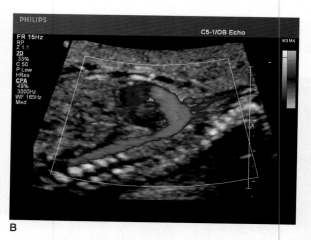

图 23-12 A. 这个胎儿处于俯卧姿势。注意胎儿主动脉弓与头臂干或无名动脉（Br）、左颈总动脉（LCCA）、左锁骨下动脉（LSc）。DAo，降主动脉。B. 主动脉弓及分支的彩色多普勒图像。这个胎儿面部向上、呈仰卧位，是心脏结构最佳的成像位置。（图片由 Philips Healthcare，Bothell，WA 提供）

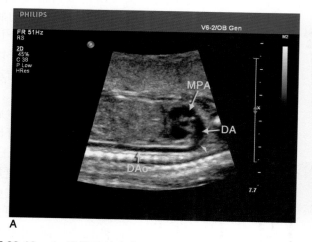

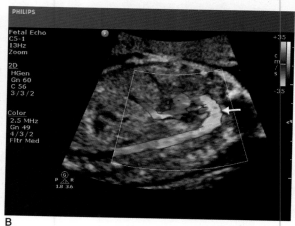

图 23-13 A. 导管弓的声像图展示了进入降主动脉的导管动脉。箭头表示动脉导管插入降主动脉。MPA，主肺动脉；DA，动脉导管；DAo，降主动脉。B. 彩色多普勒图像突出显示动脉导管与主动脉弓不同，主动脉（大动脉）上没有分支。（图片由 Philips Healthcare，Bothell，WA 提供）

最后,三血管切面可用于评估主动脉、肺动脉和上腔静脉(SVC)的大小和位置(图 23-14)。为了获得这个切面,在心尖四腔心切面的基础上将探头向头侧移动。从内到外侧,结构依次应为上腔静脉,主动脉和肺动脉。与主动脉和 SVC 相比,肺动脉看起来更长,因为它在动脉导管水平成像。[15]与短轴切面一样,可以直接并行比较主动脉和肺动脉的相对大小。在这种切面中也可以使用多普勒检查来确认每个血管中的血流方向是否正确。

4D 成像和胎儿心脏

对这项技术的详细阐述不在本章范围之内。[16-25]但是,用户可以选择两种传感器技术来获取数据集。第一种是机械探头,其中超声波束直接穿过感兴趣的区域,获得静态或时空关联成像技术(STIC)图像(图 23-15A)。第二种方法是使用电子四维探头(图 23-15B)。不同之处在于,机械探头可以获取单个图像,并将这些图像叠放在一起,以创建容积数据集。4D 电

子探头可以获得单个 4D 容积,也可以是 STIC 子容积,然后"缝合"在一起形成一个单个容积数据(图 23-15C)。

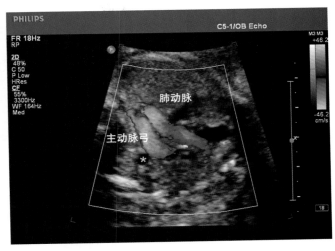

图 23-14　三血管切面的彩色多普勒成像,帮助评估肺动脉和主动脉。主动脉弓右侧的上腔静脉(∗标记)为圆形结构。(图片由 Philips Healthcare,Bothell,WA 提供)

疾病相关知识点 23-2
胎儿 2D 超声图像的基本步骤[1,10,38,39]

	正常	异常
上腹部包括胃部	检查主动脉,脊柱,左位胃,下腔静脉(IVC),脐静脉的位置	胃或肝脏位置异常,多脾,主动脉/IVC 位于同侧,IVC 离断
四腔心	心轴向胃泡(左侧)偏移 45°±20°,心脏充满接近 1/3 胸腔,室间隔,房间隔,腔室大小相同,心胸比,卵圆孔瓣开放于左房面,右室有调解束,胸主动脉位于脊柱左侧,两组房室瓣,肺静脉进入左房,左室乳头肌,腔室收缩功能	不正常的心脏位置或轴向,心脏长大,腔室大小不等,房间隔或室间隔缺损,三尖瓣向心尖移位,不正常的房室或大血管连接
左室流出道	主动脉和左室的大小,观察主动脉瓣的运动,部分右心室,降主动脉位于左房后方,室间隔与在主动脉根部可显示的主动脉瓣的连续性,主动脉根部和左房大小接近,主动脉起自左心室	心室和大血管连接异常,室间隔缺损,主动脉或肺动脉骑跨于室间隔上,心室或血管大小异常
右室流出道	主动脉与肺动脉主干垂直,主动脉瓣呈三瓣,肺动脉瓣叶,肺动脉起自右室流出道,左房,降主动脉位于左房后方	流出道部 VSD,右室流出道或主动脉瓣缩小/狭窄
三血管	导管和主动脉弓横部成"V"形,上腔静脉垂直于主动脉,肺动脉和主动脉在气管左侧,大血管大小接近,彩色多普勒证实血流方向一致	血管扩大,大小不等,不正常的血管走行,排列或数量,右位主动脉,异常的肺动脉走行或起源,胸腺不存在或胸腺过小

疾病相关知识点 23-3
正常胎儿的心内多普勒速度(cm/sec)

参数	主动脉	肺动脉主干	二尖瓣	三尖瓣
最大速度	70±3	60±4	47±4	51±4
平均速度	18±2	16±2	11±1	12±1

改编自 Reed KL,Meijboom EJ,Sahn DJ,et al. Cardiac Doppler flow velocities in human fetuses. *Circulation*. 1986;73:41-46.

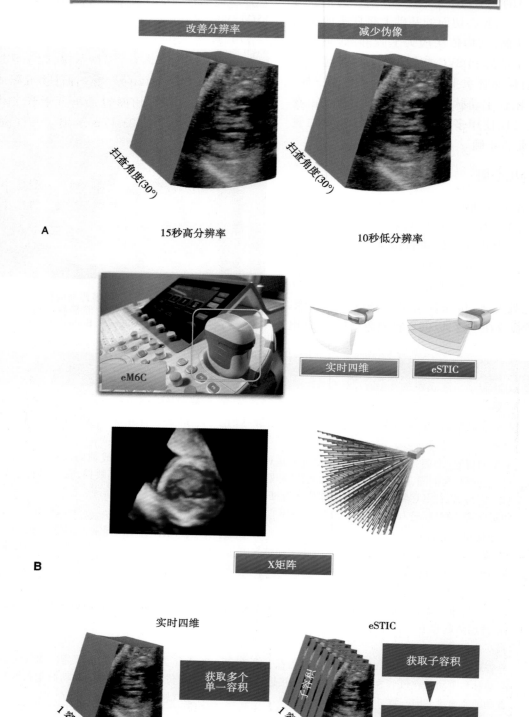

图 23-15 **A.** 这阐明了时空关联成像技术(STIC)以及增加分辨率或减少伪像所需的调节。一种方法是改变扫描角度(20 或 30 度)并保持扫描持续时间(10 或 15 秒)。另一种方法是改变扫描时间并保持扫描的角度,如图所示。**B.** 两种类型的电子探头。eM6C 探头是为胎儿检查而设计的,而 XMatrix 探头是用于小儿和成人。这两种探头都允许用户记录实时 4D 单一容积或 eSTIC 容积,eSTIC 容积中较小的容积被"拼接"在一起形成一个单一容积。**C.** 这说明了实时 4D 容积是一个单一容积,其中所有的数据都是同时采集的,从而产生无伪像的容积。eSTIC 获取子容积并将它们"拼接"在一起形成一个单一容积。每个子容积都是无伪像的。(图片来源于 Dr. Greggory R. DeVore,University of California at Los Angeles,Los Angeles,CA.)

4D 探头可被用于以下三种目的：

1. 静态 3D 容积。

这可以通过扫描感兴趣的区域来获得。这种方法的问题是会产生伪像，并且用户不能在一个心动周期内来回来滚动图像。另外，图像分辨率质量差。

2. 实时 4D 容积。

检查者选择合适的窗度和深度，获取容积，并存储容积数据集。可以存储多个单个容积。每个容积包含的都是无伪像的图像，可以在多个平面上被验证（图 23-16）。这种技术的局限性是容积帧率和分辨率比 4D eSTIC 技术获取更低。

3. eSTIC 4D 容积。

这种方法比实时 4D 具有更好的分辨率，但可能会有一些运动伪像。然而，由于可获取子容积，伪像的发生率大大降低，特别是孕中期检查。

可以使用以下模式记录 STIC 容积：二维超声，彩色和能量多普勒超声以及 B-flow 超声显像技术。一旦 STIC 容积被记录，许多显示选项都可使用。图 23-17A 显示了用于筛查先天性心脏缺陷的切面的断层图像。包括以下内容：①显示胃，腹主动脉和 IVC 的位置的腹部切面；②四腔心切面；③五腔或左流出道切面；④三腔血管切面包括垂直于升主动脉的主 PA；⑤气管切面。图 23-17B 示出了三个垂直的平面，显示了四腔心切面，在房室瓣的水平的短轴切面以及左室长轴切面。

图 23-18A 显示了三尖瓣环的 M 型超声，其可以通过测量三尖瓣环空间偏移以评估心脏功能。图 23-18B 显示了其识别心房和心室后壁的渲染视图。

图 23-19A 和图 23-19B 显示了使用能量多普勒超声和 B-flow 超声显像技术来模拟心脏形状的图像。

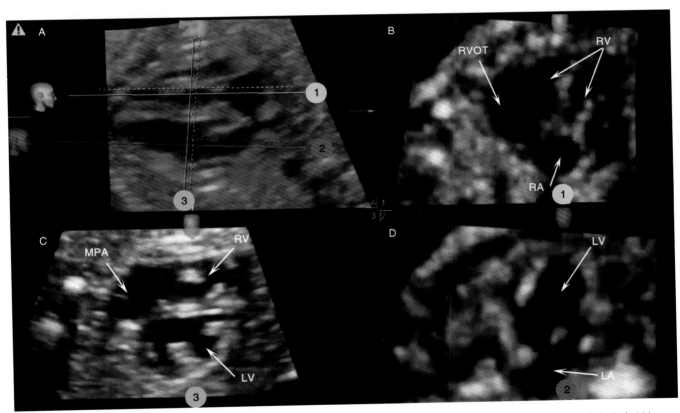

图 23-16　这些图像是从单一容积中获取。A. 这代表了四腔心视图，其中三条线通过了右心室的长轴（1）和左心室（2）。线 3 垂直于心室的长轴。B. 显示了右心室的正面观。C. 图中显示了右心室和左心室的短轴视图。D. 图示左心室的两腔心切面。LV，左心室；MPA，主肺动脉；RA，右心房；RV，右心室；RVOT，右心室流出道。（图片来源于 Dr. Greggory R. DeVore, University of California at Los Angeles, Los Angeles, CA.）

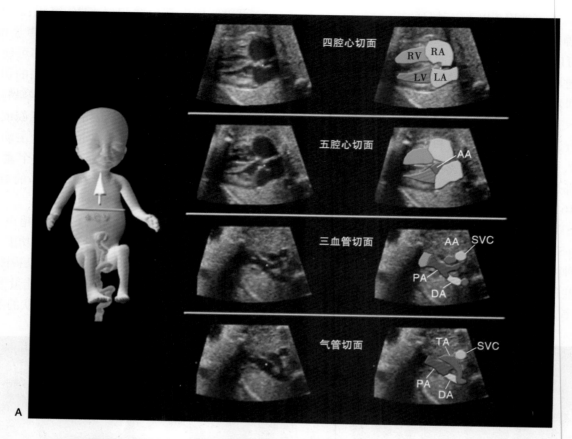

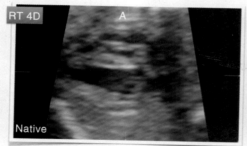

实时四维high2(帧频10)　　　　　　最大eSTIC(帧频40)

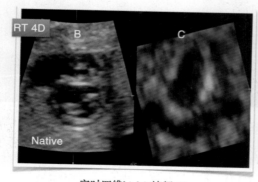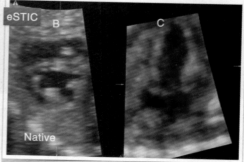

B　　实时四维high2(帧频10)　　　　　　最大eSTIC(帧频40)

图 23-17　A。显示了断层扫描的超声成像技术,其中 4D 或 eSTIC 的容积被划分为一层一层的平面,以表明连续的切面。这显示从四腔到气管的图像序列。AA,升主动脉;DA,动脉导管;LA,左心房;LV,左心室;PA,肺动脉;RA,右心房;RV,右心室;SVC,上腔静脉;TA,横向主动脉。B. 显示了实时 4D 和 eSTIC 图像采集下的四腔心切面(A)。B 显示了垂直于四腔心切面的短轴切面。C 显示了平行于左心室长轴切面的两腔心切面。(图片来源于 Dr. Greggory R. DeVore,University of California at Los Angeles,Los Angeles,CA.)

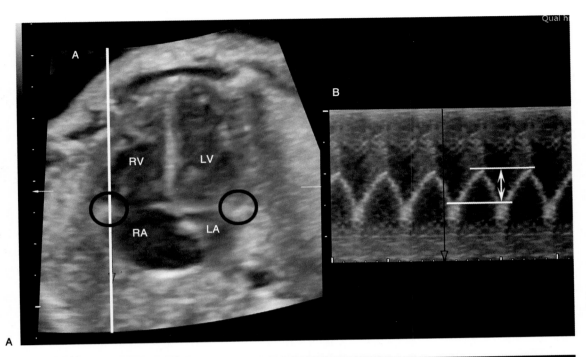

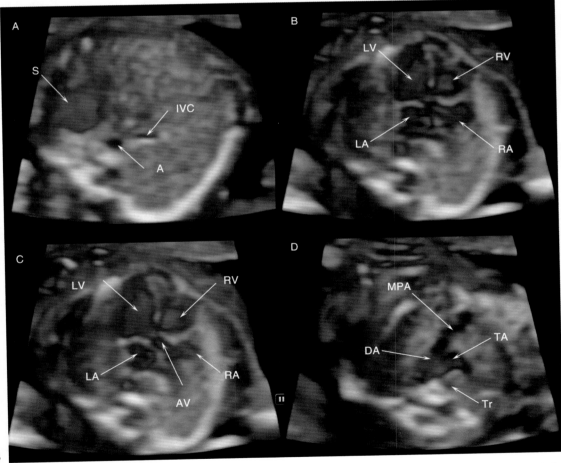

图 23-18　A. 显示由 eSTIC 获得的三尖瓣环收缩期位移, 在测量时, 将 M 型取样线置于三尖瓣环, 并尽量与室间隔平行; 右边是相应的 M 型曲线, 显示三尖瓣环位移的测量。B. 这些是使用 4D 超声呈现的图像, 为了提供三维外观记录的深度被调整。A 是在胃泡水平获得的; B 是在四腔心切面水平; C 是在五腔心切面的水平; D 在气管切面的水平。A, 主动脉; AV, 主动脉瓣; DA, 动脉导管; IVC, 下腔静脉; LA, 左心房; LV, 左心室; MPA, 主肺动脉; RA, 右心房; RV, 右心室; S, 胃泡; TA, 主动脉横弓; Tr, 气管。(图片来源于 Dr. Greggory R. DeVore, University of California at Los Angeles, Los Angeles, CA.)

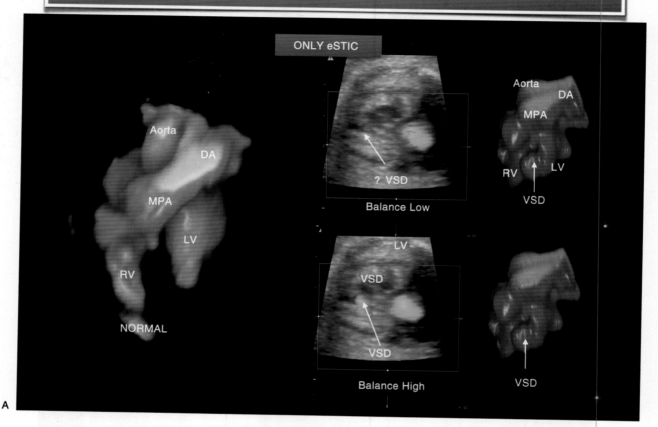

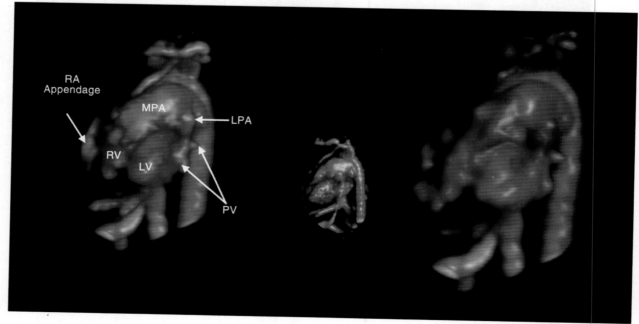

图 23-19   A. 显示由 eSTIC 采集获得的渲染高清实时图像。图像（正常）从前胸壁看。右侧的图像显示胎儿心脏室间隔缺损的渲染图像。B. 显示了从 STIC 采集获得的高清实时图像。DA，动脉导管；LPA，左肺动脉；LV，左心室；MPA，主肺动脉；PV，肺静脉；RV，右心室；VSD，室间隔缺损。（图片来源于 Dr. Greggory R. DeVore，University of California at Los Angeles，Los Angeles，CA. ）

综上所述,胎儿心脏的 3D/4D 超声成像技术可以让检测者评估无限的心血管系统的切面,并提供成像和渲染模式,使超声医师在检查过程中可使用该工具,或者在胎儿超声心动图评估中检查出更多的细节。

胎儿心脏异常

心律失常

孕期出现胎儿心律失常的比例为怀孕的 3%。[26]虽然大多数心律失常并不具有临床意义,但持续的心动过速或心动过缓都有严重的临床后果。胎儿心率大于每分钟 180 次,被称为心动过速,每分钟不到 100 次称为心动过缓。[27]然而,值得注意的是,最常诊断的心律失常,即房性期前收缩(premature atrial contractions, PACs),通常都为良性——尽管 1% 到 2% 的病例可能与潜在的结构性缺陷有关(图 23-20)。[28]

心律失常可用多种超声方法进行评估,但在本章仅讨论有限的方式,主要使用 M 型或运动模式成像来评估。它具有高分辨率,并且能将心房活动和心室活动实时的联系起来,因此可以准确的确定特殊节律的机制。在四腔心切面将取样线放置在心房和心室上,开启 M 成像模式。或者,可以使用短轴视图,将取样线放在左心房和主动脉之间(图 23-21)。

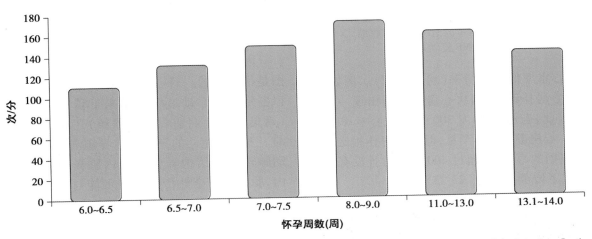

图 23-20　胚胎心率。(引自 Cyr DR. Embryosonography. Presented at the 37th annual convention of theAmerican Institute of Ultrasound in Medicine. Honolulu, Hawaii, 1993.)

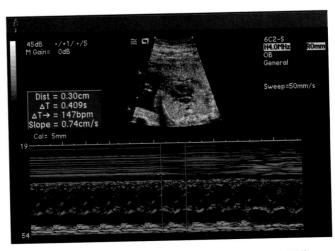

图 23-21　经过主动脉根部获取的正常 M 型追踪图像

房性期前收缩

使用 M 型超声很容易识别房性期前收缩(PACs)(图 23-22)。PAC 可能向下传导亦可能不向下传导。对于没有向下传导的冲动,心房壁产生一个孤立的向下运动,而没有随后的心室收缩,因为脉冲被房室结阻断(图像表现为不下传的 PAC)。在向下传导的 PACs 中,心室跟随心房收缩,但窦房结重新夺获后节律随后会有一个暂停。当这些 PACs 的发生恰好导致了持续性的心动过速时,PACs 有较重要的临床意义。在频发 PACs 的病例中大约 2% ~ 3% 会发生以上情况。[29]多发性心房节律阻滞合并慢心室率时有更高的进展风险。[28]复杂的异位起搏(二联或三联)的存在也增加了风险。[4]

快速性心律失常

当心率在 180 ~ 300 次/分之间,且 M 型超声显示心房和心室率为 1:1 下传(SVT 图像)时,这种心律失常则被诊断为室上性心动过速。心房扑动的定义是心房率在每分钟 300 ~ 400 次之间,并以固定的比例下

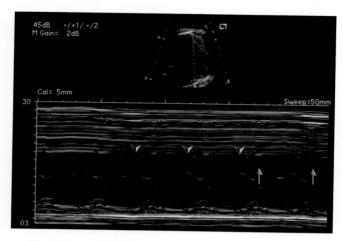

图 23-22 取样线穿过右心房(RA)和左心房(LA)获得的房性期前收缩胎儿的双 M 型。箭头(黄色)显示正常的心房收缩,箭头(绿色)指示的是房性期前收缩。(图片由 Pamela M. Foy,BS,RDMS 提供)

传至心室,心室率低于心房率(房扑图像)。例如,在 2:1 下传的心房扑动中,两次心房跳动后出现一次心室跳动。因此,若心房率为 300 次/分,心室率则为 150 次/分。心房颤动极其罕见,但它与房扑相比会呈现一个不规则的心房率,超过 400 次/分,且没有固定的传导模式下传至心室(图 23-23)。[22]

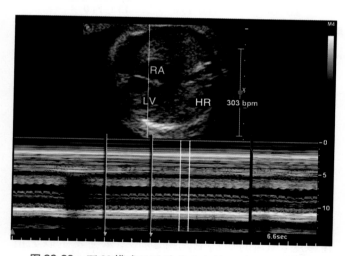

图 23-23 双 M 模式显示胎儿室上性心动过速。M 线穿过左心室(LV)和右心房(RA)。在 M 模式上,箭头定义为 1 秒的持续时间。(图片来源于 University of Colorado Hospital)

在多达 10% 的病例中,SVT 与结构性心脏病变有关,因此进行详细的心脏检查尤为重要。[28]在没有结构损伤的胎儿中,可以尝试对母亲进行药物治疗来恢复胎儿正常的心率。在 SVT 治疗中常用的药物包括地高辛、氟卡尼和索他洛尔。但这些药物有明显的副作

用,因此必须在对母亲进行心脏监护的前提下小心使用。对于房扑,地高辛和索他洛尔被认为是首选制剂。[4,26,30]对药物没有反应的胎儿有发展成为高输出量性心力衰竭和胎儿的非免疫性水肿的风险。

心动过缓

心动过缓是指心率持续低于每分钟 100 次。心动过缓的主要原因是可能存在心脏阻滞。在所有传导阻滞中,最严重的完全性传导阻滞(也叫 Ⅲ 度房室传导阻滞)可以引起心房率和心室率呈现出完全分裂现象。因此,心房率是正常的(每分钟 120 ~ 180 次),但其传导完全受阻,心室只能以大概 70 次每分的固有心室率跳动,并且这个数值还可能更低。完整的房室传导阻滞与非免疫性水肿的进展有关,对受累胎儿可能需要根据孕龄考虑终止妊娠和体外起搏。

因此,一旦发现胎儿心动过缓,行 M 型超声心动图是很重要的。对心房和心室率进行仔细检查,可以鉴别引起心动过缓的是未下传的房性期前收缩(常见于房性期前收缩二联律)还是完全性传导阻滞。发生新生儿的完全性传导阻滞可能与先天性大动脉转位等结构异常或者内脏异位有关。在母体内,胎儿的完全性传导阻滞可能与孕妇自身免疫性疾病有关,比如干燥综合征患者体内升高的抗 RO 和抗 La 抗体。[31,32]

隔膜缺陷

室间隔缺损

单纯的室间隔缺损(VSD)是最常见的心脏畸形,约占存活胎儿心脏异常的 30%,发病率为 1% ~ 2%。[4]虽然大多数 VSDs 都是孤立存在的,但它们也可存在于复杂性心脏病和染色体异常疾病中(40%)。[4]因此,VSD 一旦确诊还需要详细检查排除其他心外畸形。

室间隔的功能是将右心室和左心室分开,由肌性和膜性部分组成。室间隔上的缺损使左心室和右心室直接相通,缺损可以发生在室间隔的任何部分,膜/膜周部缺损大约占室间隔缺损的 75%。[33]膜周部室间隔缺损尤其常见于对位不良的病例中,例如法洛四联症中,对位不良使得两个心室的血液都射入主动脉。[34]

室间隔肌部的缺损可以发生在流入道、流出道、小梁或心尖部。流入道的缺损影响的是由三尖瓣叶延伸而来的室间隔部分;这种类型的病变的一个例子是房室间隔缺损的心室病变部分。流出道、干下或圆

锥部的缺损发生在隔膜的最上部,靠近主动脉瓣和肺动脉瓣,而小梁缺损发生于隔膜中部,也称为肌中部或中心缺损。最后,心尖部缺损是发生在心尖部附近的缺损,超过了调节束的附着点(图 23-24D)。[27]

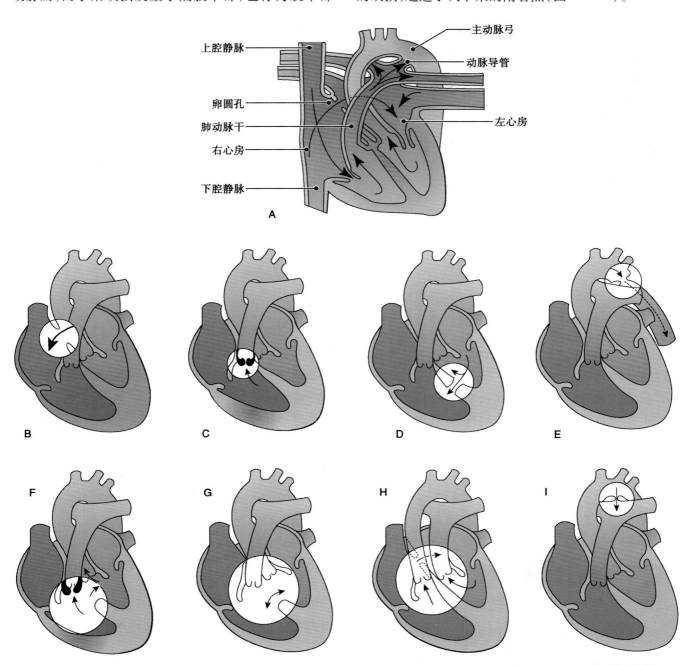

图 23-24　先天性心脏缺陷。A. 显示正常胎儿心脏的卵圆孔和动脉导管。B. 卵圆孔的持续存在导致房间隔缺损。C. 肺动脉瓣狭窄,限制血液流入肺动脉。D. 室间隔缺损。E. 主动脉缩窄限制主动脉血流流出。F. 法洛四联症,包括 VSD、主动脉骑跨、右室流出道梗阻、右心室肥厚。血液从右向左分流。G. 心内膜垫缺损。血液在心脏的腔室之间流动。H. 大动脉转位。肺动脉与左心室相连,主动脉与右心室相连。I. 动脉导管未闭。主动脉的高压血液被分流回肺动脉

　　在大多数情况下,四腔心切面用于 VSD 的产前诊断(图 23-25)。使用高频探头(5~7.5MHZ)保证声束方向垂直于肋下四腔心切面的室间隔就能获得对室间隔的最高分辨率。VSD 表现为室间隔上的黑色无回声区域。当探头从前向后扫查心脏时,真实存在的室间隔缺损应该不止在一个切面出现。"T"征的出现已被证明有助于 VSD 与回声失落的鉴别诊断,缺损的无回声区及其与交界的室间隔整齐的高回声构成了"T"征。[37]

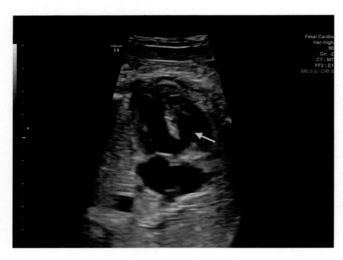

图 23-25　四腔心切面二维图像显示大室间隔缺损。（图片来源于 Dr. Satou, University of California at Los Angeles, Los Angeles, CA）

虽然四腔心切面可能有效的诊断流入道和小梁缺损，但通过使用左心室及右心室流出道长轴切面和双心室短轴切面，可以更好地实现室间隔的全面扫描。此外，双平面观察室间隔和同时使用彩色及脉冲多普勒都有帮助。为了实现室间隔的"双平面"视图，探头从左心室的长轴视图垂直转动，获得室间隔的前后视图。[4]尽管使用多普勒可能是有益的，但它并非可以在所有病例中显示血流，这是由于在胎儿心脏中，卵圆孔和动脉导管未闭使得右心室和左心室之间压力相当。如果使用彩色血流，速度量程则应设置较低量程以识别低速血流（图 23-26）。[41]最后，仅在隔膜的膜部看到的血流（在四腔心切面中）可能是由于伪像造成，需要在其他切面上获得来确定 VSD 的存在。

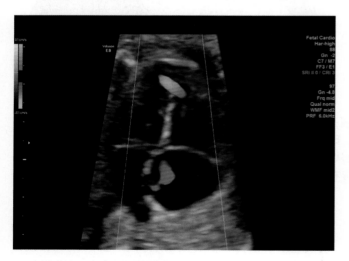

图 23-26　四腔心切面彩色多普勒描记显示室间隔心尖部小缺损。（图片来源于 Dr. Satou, University of California at Los Angeles, Los Angeles, CA. ）

VSD 的检出率近年来大幅增加。然而，仍然存在相当高的漏诊率，在某些系列检查中，孤立性 VSDs 的诊断率为 35% ~ 70%。[42,43]目前 1 ~ 2mm 的分辨率限制仍然阻碍了小缺损的检出。[40]

房间隔缺损

房间隔缺损在活产儿中的发生率约为 1/1500，[44]约占心脏病变的 7%。[45]是第五常见的先天性心脏畸形。与室间隔一样，房间隔有肌性成分和膜性成分，将左右心房分开。ASD 根据其位置进行分类。

最常见的 ASD 类型是继发孔缺损，占病例的近 80%。原发孔缺损是第二常见的类型，通常是复杂病变中的一部分，如房室间隔缺损。静脉窦型 ASD 包括与上腔静脉或下腔静脉相邻的缺损。这种类型的缺损使得 SVC 或 IVC 的血液流过缺口，导致右向左分流。最后，在极少数情况下，ASD 可能出现在冠状静脉窦口。

与室间隔缺损一样，大多数 ASD 在肋下四腔心切面显示最佳；然而，ASD 的诊断可能与正常的卵圆孔相混淆。在这一切面中，继发孔型 ASD 为继发隔上出现的在卵圆孔附近的异常的大无回声区。或者，当观察到卵圆孔的闭合时，可以注意到，卵圆孔瓣不足以覆盖卵圆孔。

原发孔型 ASD，位于心房间隔下部，缺损的后缘紧贴房室瓣。在某些情况下，在缺陷附近可以发现一个小范围的增厚的隔膜。在正常的胎儿心脏中，三尖瓣的隔瓣附着点比二尖瓣前瓣更靠心尖。而在原发孔型缺损病例中，上述差异不显著，瓣叶似乎于同一水平插入。在房室间隔缺损的原发型房间隔缺损中，声像图特征同样如此（图 23-27）。

虽然彩色多普勒也用于 ASD 的诊断，但是由于在卵圆孔中有正常的湍流发生，其对小缺损的诊断价值有限。

虽然 ASD 可能是孤立发生的，但它们也常与其他复杂畸形有关，并可能显著影响预后。尤其是在大动脉转位和完全肺静脉异位引流等疾病中，ASD 作为唯一的通道，允许肺循环的血液进入左侧心腔，进而供应体循环。一旦胎儿出生卵圆孔关闭，没有 ASD 的以上疾病就可能成为致命异常。[47]染色体异常在 ASD 病例中也比较常见，如心手综合征。[48]因此，任何诊断 ASD 的病例都应该进行心脏和其他解剖结构的详细扫查，以识别并发的心外异常。

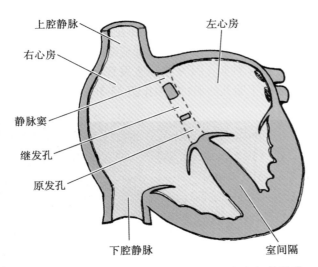

图 23-27　房间隔缺损是右心房与左心房之间的异常开口。基本上,房间隔的异常发育导致了有三种类型的异常。卵圆孔未闭是最常见的缺陷。继发孔缺损是由于继发隔发育异常引起的,并导致隔膜中部存在开口。原发隔的发育不正常,造成在房间隔下份产生了一个开口,被称为原发孔型缺损,经常涉及房室瓣膜。一般来说,在所有房间隔缺损中都有左到右分流

房室间隔缺损

房室间隔缺损(AVSD)包括一系列的心脏畸形,包括房间隔畸形(原发孔型 ASD)、室间隔畸形(VSD)和房室瓣膜畸形(三尖瓣和二尖瓣),也称为共同房室通道或心内膜垫缺陷。当心内膜垫不能正确融合时,就会发生房室间隔缺损 AVSD,约占先天性心脏病的

3%,[49,50] AVSD 与多种综合征和染色体异常有关,包括三种主要的三体综合征(21-三体中 45% 的心脏病变是 AVSD)。[51] AVSD 可分为完全型、过渡型和部分型。

完全型 AVSD 包括房间隔和室间隔共同的较大的缺损,以及连接心房和心室的共同房室瓣。常见的共同房室瓣由 5 个瓣叶组成。前上叶和后下叶桥接于间隔缺损上,另外还包括三个侧叶。完全型共同房室通道又可根据它们的腱索附着点进一步细分(图 23-24G)。[52,53]

在部分型 AVSD 中,二尖瓣和三尖瓣的开口是分开的,并有以下发现:①原发孔 ASD;②VSD;③二尖瓣前叶裂缺;④三尖瓣裂缺。尽管有两个独立的瓣开口,二尖瓣和三尖瓣仍然在同一平面上附着。[52,53]

最不常见的 AVSD 是过渡型。在这里,总体结构类似于完全型 AVSD。然而,房室瓣的前后瓣在室间隔部位融合,将共瓣分开,形成二尖瓣和三尖瓣开口。[52,53]

大多数 AVSD 存在较大的缺损,很容易在肋下或心尖四腔心切面中发现。在这些切面中,一个完全的 AVSD 表现为一个包括房间隔下份(原发隔),室间隔的上部,以及二尖瓣和三尖瓣的正常位置的大的无回声区域。当探头在前后方向上来回移动时,共同瓣的联合桥瓣应该显示。这些在实时超声评估上出现了非典型的现象,不仅因为在三尖瓣和二尖瓣瓣之间没有通常的附着偏移,而且因为瓣膜的运动在左心室和右心室都是一致的、连续的。使用彩色多普勒可证实所有心腔的交通(图 23-28)。

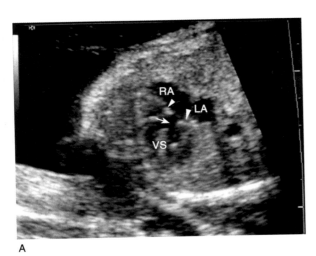

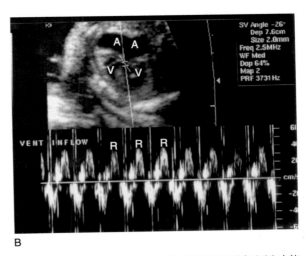

图 23-28　A. 四腔心切面显示完全型心内膜垫缺损(箭头)。长箭头指向共同房室瓣。B. 多普勒显示共同房室瓣功能不全(反流)。A,心房;LA,左心房;R,反流束;RA,右心房;V,心室;VS,室间隔

部分型和过渡型 AVSD 很难鉴别,但是当 ASD 和 VSD 同时存在时,应当对二尖瓣和三尖瓣进行进一步的扫查。短轴切面可用于观察房室连接处。完全型

的 AVSD 可以看到一个大房室瓣;然而,对于部分型 AVSD,可以看到瓣叶的左、右瓣口。二尖瓣开口是三角形的,与它平时的椭圆形不同。

在 AVSD 的病例中,也应对主动脉根部进行常规扫查,因为它通常位于二尖瓣和三尖瓣的瓣环内。前隔瓣的位置通常导致主动脉根部向前向上移位,继而引起左心室流出道的狭窄。这种"鹅颈样"畸形常在左室流出道长轴切面中出现。[53]

左心发育不良

左心发育不良(hypoplastic left heart syndrome,HLHS)是最严重的左心梗阻性病变。左心发育不良的基本组成部分包括左心室发育不全、主动脉闭锁、升主动脉发育不全、二尖瓣闭锁或发育不全,以及某些病例中出现的左心房偏小。它约占先天性心脏病的 7%,[54] 是新生儿期先天性心脏病死亡的最常见原因。

虽然左心发育不良综合征中的严重畸形使得疾病容易诊断,但重要的是要意识到这种病变通常是进展的,最初二尖瓣狭窄,随后左心室和流出道的发育减缓。因此,特征性的超声表现可能要到晚期才会出现。如果与右心相比左心变小,或者检查中对二尖瓣的功能有任何疑虑,则应在妊娠后期再次检查(图 23-29)。[54,55]

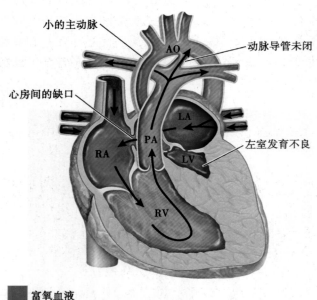

图 23-29 在 HLHS 中,血液由肺静脉回流到左心房,通过 ASD,穿过三尖瓣,进入右心室,通过肺动脉从心脏流出,完全绕过了左心室。从 SVC 和 IVC 回流入右房的血液加上从 PV 中增加的血容量,导致右房增大。动脉导管的血流为胎儿的身体提供了血流。AO,主动脉;LA,左心房;LV,左心室;PA,肺动脉;RA,右心房;RV,右心室

在超声检查中,左心发育不良的心轴保持正常。肋下四腔心切面显示右心室和左心室大小有明显差异。无论右心室正常或长大都应观察调节束,以证实左心室发育不全。因为左心室发育不全时,右心室实际上构成了胎儿心脏的心尖(图 23-30)。

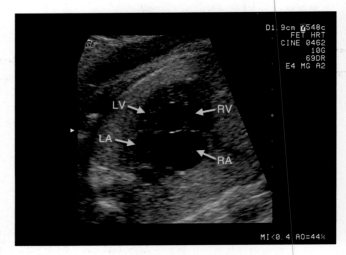

图 23-30 四腔心切面显示增大的右房和右室。RA,右心房;RV,右心室;LA,左心房;LV,左心室。(图片来源于 GE Healthcare,Wauwatosa,WI)

主动脉闭锁或发育不全的程度可以在右室流出道的短轴切面评估,也可以通过三血管切面来评估。主动脉闭锁时,主动脉可能表现为被肺动脉流出道包绕的中央无回声区。可通过比较位于中间的主动脉和围绕其旁的肺动脉流出道内径诊断主动脉发育不全。对主动脉弓的成像可显示升主动脉发育不良。[56]

如上所述,在 HLHS 中二尖瓣通常狭窄或闭锁。二尖瓣的功能可以在左室流出道长轴切面或四腔心切面中进行评估。如果发生闭锁,原本瓣膜的位置被一个明显的膜替代。脉冲和彩色多普勒有助于评估通过二尖瓣和主动脉瓣的血流。此外,由于 HLHS 是一种导管依赖性的病变,应使用多普勒超声评估动脉导管和卵圆孔的通畅(图 23-31)。[54] 此外,HLHS 可与肺静脉异位引流并存。为了排除这一异常,应该在四腔心切面确认肺静脉是否与左心房相连。由于二尖瓣的限制,它们可能会增大,彩色多普勒可能有助于识别。

右室发育不全/肺动脉闭锁

与 HLHS 相比,右心室发育不全是非常罕见的,在存活儿中的发生率约 0.1~0.4/1000。[4,58] 当存在右心室发育不良时,往往是由肺动脉闭锁、完整的室间隔导致的。根据 Goor 和 Lillehel 所描述的三分法进行分

类,将右心室划分为三个独立的区域:入口部分,包括三尖瓣;心尖肌小梁部分,包括在其上附着的三尖瓣乳头肌的区域;漏斗部或圆锥,包括肺动脉周围的区域。使用这些分区,partite 系统将病变分为三部分(包括所有区域),两部分(入口和出口),或单一部分(仅由一个入口发生病变组成)。[4,59]

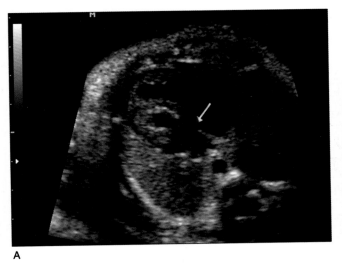

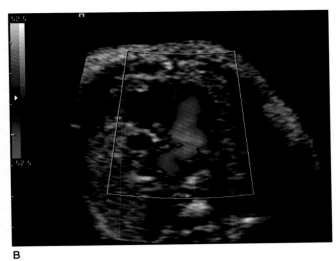

图 23-31　A. ASD(箭头)允许肺血流从左心房流到右心房。正常情况下卵圆孔过隔血流是由右心房流向左心房。B. 彩色多普勒图像显示从左心房到右心房的朝向探头的血流。流动方向的确定是通过位于图像旁的颜色条来确定的。记住 BART——蓝色背离,红色朝向,这是图像的方向。(图片来源于 Pamela M. Foy BS RDMS)

在心尖或肋下四腔心切面发现右心室异常变小,可以帮助诊断肺动脉闭锁导致的右心室发育不良。对三尖瓣和肺动脉瓣检查可评估三尖瓣的通畅性,但由于下游堵塞,在多普勒检查中可能会出现反流。肺动脉长轴切面或右室流出道短轴切面显示一个细小的高回声肺动脉。彩色或脉冲多普勒证实了血流的缺失。与 HLHS 一样,右心室发育不全也是导管依赖性的病变;因此,应检查动脉导管和卵圆孔,并证明其通畅性。

与预后不良相关的因素包括:三尖瓣环小于 5mm (30 周妊娠以后),右心室/左心室比大于 0.5,无三尖瓣反流。[4]虽然主动脉和二尖瓣通常在这种情况下是正常的,但所有的心脏解剖结构都需要仔细评估。通常左心房或左心室扩大,这是由于右室及流出道发育不良,在没有卵圆孔限制的情况下,存在大量的右向左分流。

三尖瓣闭锁

三尖瓣闭锁是由于缺乏右心房的血流流入而引起,类似于肺动脉闭锁,可引起右心室发育不全。与 HLHS 类似,这是一个随着妊娠而恶化的进展性病变,即使在右心室大小相对正常时,对任何早孕期超声发现三尖瓣开放存在问题的胎儿都应该在晚孕期进行复查。[60]VSD 的存在可能会导致左向右分流,从而保留部分右心室发育(图 23-32)。

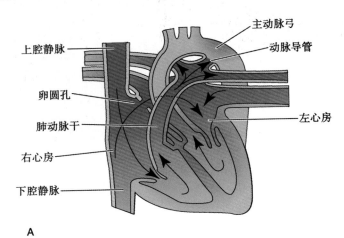

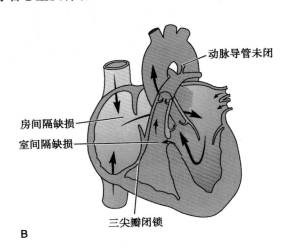

图 23-32　A. 正常心脏。B. 三尖瓣闭锁。右室缩小和左室增大

三尖瓣闭锁超声表现为瓣膜增厚、回声增强，多普勒超声检查时，在瓣膜的任何一侧都没有血流通过。如果 VSD 存在，湍流可能穿过心室隔膜，但这种血流不会穿过房室瓣。大约 25% 的病例中，同时存在肺动脉闭锁。[57]因此，应该在右室流出道短轴切面，仔细评估肺动脉瓣和肺动脉。如果肺动脉是正常的或狭窄的（而不是闭锁），那么 VSD 的存在是为肺循环供血所必需的。因此，应仔细检查室间隔。

与肺动脉闭锁一样，在出生后，右向左分流是必不可少的，因此对卵圆孔的任何阻塞都应仔细评估，因为卵圆孔阻塞对胎儿预后有重要的影响。此外，包括二尖瓣和主动脉瓣在内的心脏结构的其余部分通常是正常的，但仍然需要小心谨慎。卵圆孔正常情况下，左心房和心室也有可能有一定程度的增大；这种扩大可出现在妊娠过程中，并可能对预后有影响。

主动脉缩窄

主动脉缩窄是指主动脉沿主动脉弓变窄，导致流出道梗阻，梗阻程度与变窄程度有关。使用病变与动脉导管的位置作为参照，缩窄的类型描述分为导管前型、导管型和导管后型。大部分病变为导管型或导管后型；导管前型通常与更复杂的心脏病变有关。[61]通常情况下主动脉缩窄仅表现为主动脉变窄，但在一些严重的病例中表现为离断。主动脉弓离断也根据病变位置进行分型。A 型病变狭窄只出现在左锁骨下动脉远端；B 型，狭窄出现在左颈总和左锁骨下动脉之间；C 型，狭窄位于无名动脉和左颈总动脉之间。[62]总体而言，主动脉缩窄约占先天性心脏病的 7%。[63]重要的是，接近 70% 的病例与其他血管异常有关如动脉瘤或心外异常（最常见于泌尿生殖系统）（图 23-33）。[64,65]

主动脉缩窄仍然是产前最难以诊断的心脏异常之一。在四腔心切面中，右心室增大而未见其他异常情况时应高度怀疑，特别是在中孕期。Hornberger 等在 1994 年进行的一项研究显示，主动脉缩窄胎儿右心室/左心室比率约为 2.25，而正常胎儿的右心室/左心室比率约 1.25。同样，肺动脉内径与主动脉内径的比值也增大，患病胎儿的比值接近 2，未患病胎儿的比值约为 1.25。因此，左、右心室大小的比较，以及肺动脉、主动脉内径的比较是有意义的。[66]

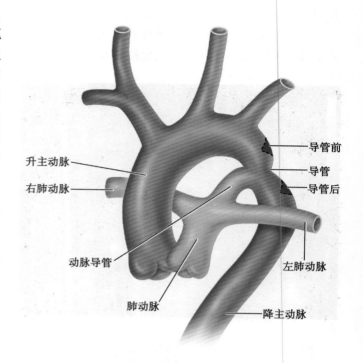

图 23-33　主动脉缩窄的定位

升主动脉　　　导管前
右肺动脉　　　导管
　　　　　　　导管后
动脉导管
　　　　　　　左肺动脉
肺动脉　　　　降主动脉

主动脉弓的直径应用来评估细微的缩小的迹象。最好是在矢状面观察胎儿的弓和主动脉的长度。基于不同孕周的，主动脉的各个节段的标准值均可以获得。[67,68]如果一个狭窄区域可以被显示，则应该使用多普勒成像来测量梗阻后速度。在梗阻病例中，病变远端的速度明显增高（图 23-34）。

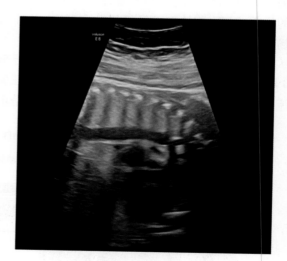

图 23-34　主动脉弓矢状面（"拐杖糖征"）提示主动脉缩窄。（图片来源于 Dr. Satou，University of California at Los Angeles，Los Angeles，CA）

最后，在右室流出道短轴切面仔细观察主动脉瓣叶，因为在此种疾病中经常存在二叶式主动脉瓣畸形。[69]

主动脉离断的诊断更为明显。在显示主动脉弓的胎儿矢状切面中,可以判断病变的位置,并正确分类。多普勒血流成像可以帮助确定锁骨下、颈动脉和无名动脉与离断的位置关系。右室流出道短轴切面显示出发育不全的升主动脉和不成比例的较小主动脉根部。主动脉弓离断通常存在 VSD。[70]

法洛四联症

法洛四联症(TOF)是较为常见的先天性心脏病,也是最常见的紫绀型心脏病,TOF 在活产儿中的发生率约为 1/3600,占先天性心脏病的 7%。四联症的 4 个典型特征是:①膜周型室间隔缺损;②主动脉骑跨,包括缺损;③肺动脉狭窄或闭锁;④右心室肥厚(图23-24F)。[4]

四联症的图像识别通常从心尖或肋下四腔心切面,识别膜周型 VSD 开始。彩色多普勒可以用来确认先前描述的缺损。超声探头向头侧旋转得到五腔心切面,在这个切面中可以看到主动脉根部骑跨于缺损之上。在左心室流出道长轴切面中,可以进一步评估 VSD 和主动脉骑跨程度。由于主动脉骑跨,四联症与真正的右心室双出口(DORV)之间可能会引起一些混淆。然而,"50%"的规则可能有帮助。如果主动脉骑跨超过 50%,则更倾向 DORV。[4]

正如主动脉骑跨提示的,主动脉根部的扩张是较常见的现象。多普勒检查可以显示主动脉瓣的反流;如果出现这种情况,应在怀孕期间监测瓣膜关闭不全的程度。[73]

其次,应评估右心室流出道。已有三种类型的肺动脉异常在四联症中被发现:肺动脉狭窄、肺动脉闭锁合并动脉导管未闭及肺动脉闭锁合并主肺动脉侧支形成。可以在右室流出道短轴切面来评估以上异常。如果肺动脉存在,但与主动脉根部内径相比,肺动脉内径较小,这就支持 TOF 的诊断。在晚孕期 TOF 胎儿中,肺动脉内径比主动脉内径小 40% 至 55%;随着孕龄的增加,差异似乎亦增加(图23-35)。[74]

脉冲多普勒测量肺动脉流速显示,与正常妊娠时相反,TOF 胎儿肺动脉(PA)血流速度比主动脉更高。速度越快,狭窄程度越高。如果存在肺动脉闭锁而不是狭窄,则可出现反流,并且未见确切跨瓣血流。反流通常与湍流增加有关。出生后通常能发现

右室肥厚,但在产前超声检查中,右心室肥厚可能不明显。

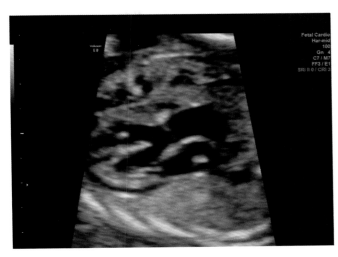

图23-35 图像显示法洛四联症的大室间隔缺损和主动脉骑跨。(图片来源于 Dr. Satou, University of California at Los Angeles, Los Angeles, CA)

完整的超声心动图和解剖评估在 TOF 胎儿中是必不可少的。其他与 TOF 相关的心脏异常包括右位主动脉弓、左锁骨下动脉迷走、房间隔或房室间隔缺损;心脏外异常包括气管食管瘘、肾异常、分离和单脐动脉。此外,12% TOF 的婴儿和 50% 的 TOF 胎儿存在染色体异常,最常见的是 DiGeorge 综合征和 21-三体综合征。[71]

Ebstein 畸形

在 Ebstein 畸形中,三尖瓣后瓣和隔瓣瓣叶从房室连接的正常位置向右心室心尖方向移位。这导致一个异常的增大的右心房和病理减小的右心室(图23-36)。使这个问题复杂化的是,异常的三尖瓣瓣叶可能附着于心室壁的不同部位,导致瓣尖可移动的部分异常小。这反过来会导致显著的三尖瓣反流,或者,如果瓣膜基本上是不动的,就会造成一个功能性的三尖瓣狭窄。前叶仍同正常一样附着于房室瓣环上,而且经常会增大和帆状改变。三尖瓣反流或狭窄的存在导致右心房进一步扩大。[75] Ebstein 畸形在先天性心脏病的胎儿中发生率约 3% ~ 7%,较为罕见,在宫内经常引起严重的功能障碍,包括心脏肿大、水肿和心律失常。[75]致使活产出生率明显降低,大约是 1/20 000。母亲摄入碳酸锂使得 Ebstein 畸形的风险增加 28 倍,[75]同时它与染色体异常有关,包括 13-三体、18-三体和 21-三体。[4,72]

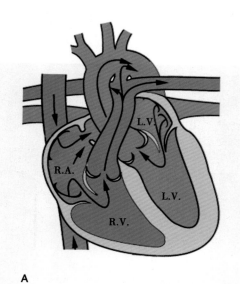

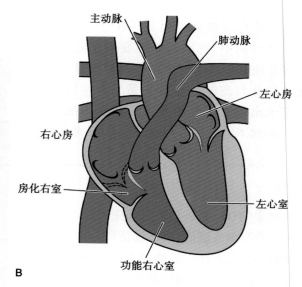

图 23-36 Ebstein 畸形三尖瓣瓣叶向心尖部移位,导致部分右心室心房化。功能右心室变小。心房间的交通通常存在。A. 正常。B. Ebstein 畸形。(引自 Brickner ME, Hillis LD, Lange RA. Congenital heart disease in adults. *N Engl J Med.* 2000;342:340.)

Ebstein 畸形的产前诊断通常很简单。关键发现是三尖瓣瓣叶向心尖移位使右心房扩大,在心尖或肋下四腔心切面均可见,三尖瓣反流的程度很容易用脉冲多普勒测量得到(图 23-37)。在肋下切面,三尖瓣瓣叶的异常附着可能表现为增厚的腱索或异常数量的附着(图 23-38)。由于右心房扩大引起的位移,心脏可能会出现严重的左旋。右心室扩张也可能存在,同时合并室壁变薄或运动障碍。最后,应当测量二尖瓣和三尖瓣的隔叶间的位移距离。诊断胎儿 Ebstein 畸形,相对位移距离应大于 8mm。[76]

大动脉转位

大动脉转位可分为两类:完全型转位,或称为 d-转位;先天矫正型转位,或称为 l-转位。d-和 l-被用来表示主动脉相较于肺动脉的位置,d-表示右侧,l-为左侧。在这两种情况下,肺动脉均起自左心室,主动脉起自右心室;然而,它们是两种截然不同的异常,其预后亦各不相同。[77]

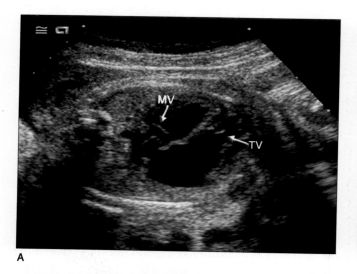

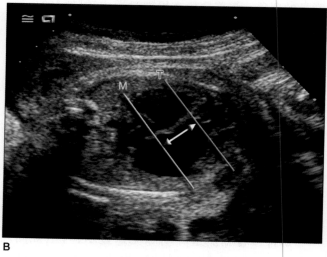

图 23-37 A. 心尖四腔心切面显示二尖瓣(MV)和向心尖移位的三尖瓣(TV)的。B. 测量二尖瓣(M)和三尖瓣(T)的距离,显示下移的严重程度。(图片来源于 Pamela M. Foy BS RDMS)

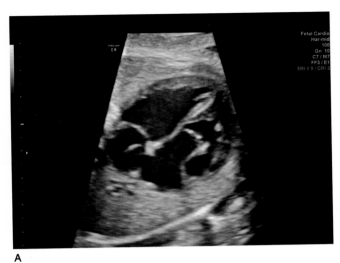
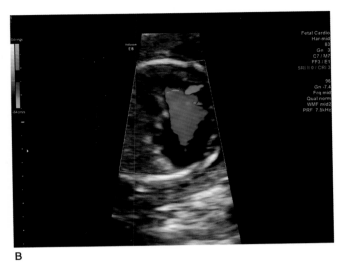

图 23-38　A. 显示 Ebstein 异常的四腔心视图的二维图像。B. 显示严重三尖瓣反流的三尖瓣的彩色多普勒描记。注意右心房严重扩张。(图片来源于 Dr. Satou, University of California at Los Angeles, Los Angeles, CA)

在完全型大动脉转位中,包括 TGA 的大多数婴儿,心房与心室之间的连接是一致的,这意味着右心房与右心室相连,左心房与左心室相连。然而,主动脉从右心室发出,导致未氧合血进入体循环,肺动脉发自左心室。这导致体循环和肺循环的功能是平行的而不是有序的。因此,至少存在一种混合的途径(如 ASD 或 VSD),使左室(肺)循环内的氧合血能进入右室(体)循环,以维持生命的持续,直到可以进行矫正。这种类型的转位在男性中发病率较高,在所有胎儿先天性心脏病占 5% ~ 7%(图 23-24H)。[78]

诊断完全型 TGA 的关键是正确的鉴别腔室。心房可由其心耳和卵圆孔瓣正确识别,右心耳具有宽大的基底和梳状肌;左心耳呈狭长形。可以看到卵圆孔瓣向左心房面开放。心室可以通过瓣膜和肌肉的差异来区分。三尖瓣(与右心室相连)比二尖瓣附着更靠近心尖,与室间隔的连接位置不同。同样,右心室心尖面有调节束。肺动脉和主动脉可以通过它们的分支来区分,主动脉发出颈动脉、锁骨下动脉和冠状动脉,而肺动脉分叉形成左、右两个分支。[78]

尽管产前诊断完全型 TGA 可以改善预后,但它仍然是最困难的诊断之一。在完全型大动脉转位中,由于腔室之间的关系没有发生改变,心尖和肋间四腔心切面通常是完全正常的。因此,诊断的关键在于充分显示流出道区域。在右室流出道短轴切面中,肺动脉环绕中央主动脉的正常关系消失,两根血管出现并排的圆形结构或平行血管(图 23-39)。流出道长轴切面

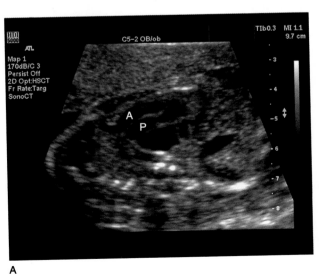
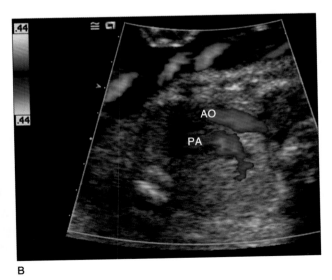

图 23-39　A. 短轴切面显示从心脏发出并行的主动脉(A)和肺动脉(P)。B. 彩色多普勒成像确定主动脉(AO)和肺动脉(PA)的血流方向。(A 由 Philips Medical Systems, Bothell, WA 提供;B 由 Pamela M. Foy BS, RDMS 提供)

显示主动脉和肺动脉平行走行,没有正常的交叉结构。经仔细观察,起自右室的血管发出头部和颈部血管,而起自左心室的血管则有肺动脉的左、右分支结构。彩色多普勒可有效显示分支结构。最后,在通常由四腔心切面向头侧转动探头而获得的三血管切面上,只能确定有两支血管,即主动脉和上腔静脉。[78]

如上所述,识别混合通道是至关重要的。因此,应仔细检查室间隔上是否有缺损,大约 20% 的病例中存在 VSD。左心室(即,肺动脉)流出道梗阻也可能存在。合并心脏外畸形和染色体异常不常见,但仔细的评估仍然是必要的。

先天性矫正型转位(CCTGA 或 l-转位)极为罕见。在这种综合征中,房室连接和心室-大血管动脉连接都不一致。因此,右心房与形态学左心室相连,形态学左心室与肺动脉相连;左心房连接到形态学右心室,进而与主动脉相连。一般来说,右心房和左心房都存在于正确的解剖位置,但右移心可以存在于高达 20% 的病例中。[78]

与完全型 TGA 一样,CCTGA 的诊断依赖于对腔室的正确识别。在 CCTGA 中,调节束和靠心尖附着的三尖瓣是连接到左心房而不是右心房。主动脉和肺动脉再次平行走行。最后,心传导阻滞可能存在(图 22-41)。[32,33,79,80]

共同动脉干

共同动脉干是一组罕见的圆锥缺陷,约占胎儿心脏病的 1%。[85]通常将原始动脉干分割成主动脉和肺动脉的圆锥脊不会融合,导致在室间隔上方仅发出一支巨大的单一血管。VSD 存在于室间隔的上部,紧邻动脉干下。单一的动脉瓣位于 VSD 正上方或右心室上方。动脉干从右心室和左心室接受血液,并灌注肺循环、体循环和冠状动脉系统。相关心脏异常包括瓣膜关闭不全或狭窄、动脉导管缺如(50%~75%)和右位主动脉弓(30%)。[86]共同动脉干可根据肺动脉的起源和分支进一步分类(图 23-40)。[83]

对共同动脉干的诊断最好是从五腔心切面来判断,可以看到一支单一血管骑跨于 VSD。虽然 VSD 在心尖四腔心或肋下四腔心都可以检测出,但它有时仍会被遗漏,因为在这种切面上唯一的异常就是 VSD。左室流出道长轴切面也显示了单一血管骑跨 VSD 的特征外观。

在短轴切面中,通常是右室流出道短轴,只看到一个动脉瓣。正常的肺动脉包绕是不存在的。瓣叶数量是可变的,从 1 个到 6 个不等,但是三叶瓣是最常见的。[84]瓣叶的反流较为常见,大约 50% 的病例中发生,可通过多普勒观察。[81]在某些情况下,瓣叶可能会出现增厚和狭窄。由于动脉干向上走行,用彩色多普勒来辨认肺动脉的起源是可能的。由于通常动脉导管缺如,所以应该尝试去鉴别。[82]最后,应该评估整个主动脉长度的方向性和通畅性。30% 的患者中,存在右位主动脉弓,也有报道合并主动脉弓离断的病例。[4]

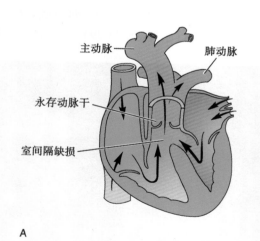

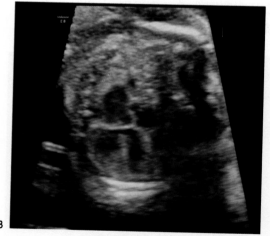

图 23-40　共同动脉干。肺动脉起源于共同动脉干(A)。动脉干间隔和球嵴间隔未能形成。这种异常总是伴随着室间隔缺损。B. 超声图像描述单一圆锥动脉及共同动脉干瓣,可以看出覆盖了室间隔缺损和两个心室,请注意,虽然肺动脉分支起源于共同动脉干,但并未在此图中显示。(B 由 courtesy Dr. Satou, University of California at Los Angeles, Los Angeles, CA 提供)

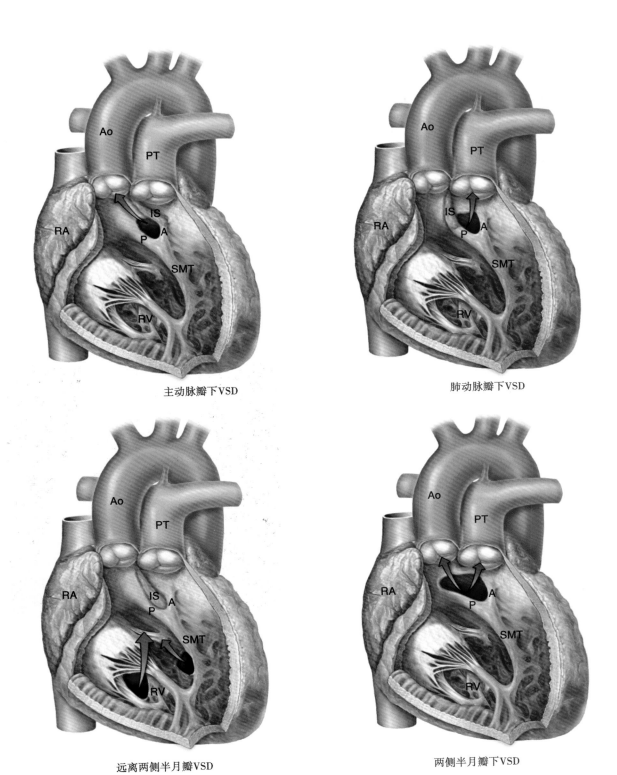

主动脉瓣下VSD

肺动脉瓣下VSD

远离两侧半月瓣VSD

两侧半月瓣下VSD

图 23-41　胸外科医师学会的 DORV 4 种分型。Ao，主动脉；A，前瓣；IS，圆锥隔；P，后瓣；PT，肺动脉干；RV，右室；RA，右房；SMT，隔缘肉柱

右室双出口

右室双出口（DORV）包括一系列异常，其中超过50％的病例，主动脉根部和肺动脉均发自于形态学右心室，通常直接位于膜周部VSD之上（图23-41）。此外，二尖瓣和主动脉瓣之间可无纤维连续性。根据VSD与大动脉的确切关系，以及在半月瓣水平上的大动脉位置，提出了几种不同的分类方案。最常见的是，VSD位于主动脉下方，主动脉和肺动脉平行排列。然而，许多组合方式都是可能的。目前，胸外科医师学会认可以下4种主要类型：

1. VSD型，VSD位于主动脉瓣下

2. Fallot型，DORV具有主动脉瓣下或双动脉瓣下VSD和肺动脉狭窄

3. TGA型，具有肺动脉瓣下VSD的DORV

4. 远离双侧半月瓣的VSD类型，其中VSD远离两大动脉开口[85]（图23-41）

超声诊断DORV是困难的，依赖于对异常连接的正确识别。一般情况下，DORV（特别是Fallot型）很难与法洛四联症或HLHS等区分。由于VSD位置通常靠前，因此在心尖和肋下四腔心切面上可能并不明显。然而，在主动脉和（或）肺动脉长轴切面，可以观察到室缺。在大血管最常见的并排排列中，肺动脉和主动脉的正常交叉消失，与TGA中所见相似，流出道平行排列。

一旦做出诊断，就应使用脉冲多普勒评价肺动脉和主动脉的通畅性，排除发育不良和缩窄。另外，应确定二、三尖瓣是否是独立存在，因为据报道在大的AVSD的病例中可出现只有一个共瓣。[4]

合并的心脏畸形（65％～70％）和心外异常（47％）是常见的，并且有报道称疾病与未控制的糖尿病密切相关。[4]DORV在染色体异常的胎儿中也很常见，包括DiGeorge综合征、13-三体和18-三体，发生率约为30％。[87]

心脏肿瘤

产前诊断最常见的心脏肿瘤为横纹肌瘤，通常因右心室、左心室或室间隔上的团块回声被发现。有高达60％～80％的横纹肌瘤患者随后被诊断为结节性硬化症，因此在怀疑横纹肌瘤的时候要仔细询问家族史，检查患者是否存在额外的皮肤特征。[88,89]横纹肌瘤的影响取决于肿瘤的数目、大小和位置。心脏肿瘤可以引起心律失常，最常见的是室上性心律失常，因此M型超声或脉冲多普勒应该用于记录正常心率或评估任何不规则心律。有报道发现，在SVT出现的情况下，胎儿会水肿，因此有必要进行密切的随访。最后，由于横纹肌瘤位置阻塞二尖瓣、三尖瓣、肺动脉瓣或主动脉瓣的，可以引起显著的瓣膜狭窄。因此，应该对瓣膜进行彩色多普勒成像来记录其通畅性（图23-42）。

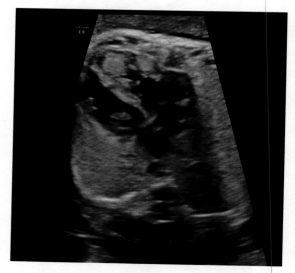

图23-42　四腔心切面显示多发性心脏肿瘤，横纹肌瘤，最大者位于右室心尖。（图片由 Dr. Satou, University of California at Los Angeles, Los Angeles, CA 提供）

疾病相关知识点 23-4
胎儿先天性心脏缺陷概述及超声表现

心脏缺陷	超声表现
房室间隔缺损/心内膜垫缺损	不同类型表现各异:包括不同程度的原发孔 ASD、VSD、共同房室瓣膜、二尖瓣前瓣裂、三尖瓣隔瓣裂
主动脉缩窄	可能有轻微右心室增大。动脉导管开口的远端可能存在降主动脉湍流。在严重的缩窄中,多普勒/彩色多普勒可能在动脉导管内显示反向血流
右室双出口	不同类型表现各异: 1. 主动脉瓣下型,VSD 位于主动脉瓣下的 DORV 2. 法洛四联症型,具有主动脉瓣下或双动脉瓣下 VSD 合并肺动脉狭窄的 DORV 3. 大动脉关系异常型,具有肺动脉瓣下 VSD 的 DORV 4. 远离两侧半月瓣 VSD 型,VSD 远离两支大动脉开口
心脏异位	通常通过缺损的胸骨,胎儿心脏部分或完全位于胎儿胸腔外。重要的是寻找先天性心脏病,以及其他胎儿畸形
Ebstein 畸形	三尖瓣向心尖移位,右房增大,右室变小,三尖瓣反流或狭窄,水肿,心律失常,右心室收缩减低或消失
左心发育不良	小而肥厚的左室,主动脉闭锁,升主动脉的发育不全,二尖瓣闭锁或发育不全,左房变小
右心/右心室发育不全	肺动脉闭锁,肺动脉瓣融合,小肺动脉瓣环,ASD,发育不全的右心,小三尖瓣,如无 VSD 则右心增大,卵圆孔增大,在特定切面(例如:四腔心切面,短轴切面)未显示肺动脉。仔细的多切面扫查有助于显示右心室流出缺如
主动脉弓离断	右室略增大。升主动脉异常缩小。多普勒/彩色多普勒可显示动脉导管内的反向血流
内脏反位	确定胎儿心脏相对于胎儿位置的左右方向非常重要。胎儿心脏似乎正常。腹部结构也可能反位
法洛四联症	膜周部室间隔缺损,肺动脉狭窄,肺动脉发育不全,右心室肥厚,主动脉骑跨,25% 合并右位主动脉弓
完全性肺静脉异位引流	存在多种类型,宫内诊断非常困难。重要的是追踪肺静脉,可能汇入右房或右室。右心通常增大。两支大血管通常正常
大动脉转位	不同类型表现各异: 完全型大动脉转位:心室与心房连接正常;主动脉起源于右心室;肺动脉源自左室;室间隔缺损或房间隔缺损 矫正型大动脉转位:右房连接左室;左房连接右室;左室连接肺动脉;右室连接主动脉
三尖瓣闭锁	右室发育不全,瓣膜增厚、回声增强,瓣膜无活动,无跨瓣血流,VSD,肺动脉闭锁,TGA
共同动脉干	单一血管骑跨于室间隔缺损,单组动脉瓣,反流,狭窄瓣膜增厚,右位主动脉弓和(或)主动脉弓离断
单腔心/单一房室连接	两个心房,一个心室,一个或两个房室瓣,与大血管的转位相关联,主动脉弓离断或缩窄,肺动脉狭窄
瓣膜闭锁	闭锁瓣膜近端腔室扩张。如无 VSD 则对侧扩张,以缓解容量负荷

ASD,房间隔缺损;VSD,室间隔缺损;DORV,右心室双出口

小结

- 胎儿心脏跳动开始于怀孕 3 周后。
- 生心索、原始心管是心脏发育的第一个信号。
- 心管弯曲，房室袢形成。
- 大约胚胎第 27 天，心内膜垫发育，分隔出心房和心室。
- 在第 7 周，动脉干形成，扭转到适当的位置。
- 几对主动脉弓形成和退化。
- 胎儿循环有三个旁路：动脉导管，卵圆孔和静脉导管，均在分娩时闭合。
- CHD 是最常见的畸形。
- CHD 与其他结构异常和异常核型相关。
- 胎儿心脏超声检查的最佳时间是 18～22 周。
- 正常心脏轴线为中线偏左 45°（左位心）。
- 右位心、右移心和中位心描述胎儿心脏的异常位置。
- 至少获取 5 个二维切面以确定心脏正常状态。
- 3D/4D 胎儿心脏成像可以评估无限量的心血管系统切面。
- 当 M 取样线穿过心房和心室时，M 模式有助于检测心律异常。
- 胎儿心律失常可能导致非免疫性胎儿水肿。
- 间隔缺损可发生在房间隔、室间隔或两者联合（AVSD）。
- 右室或左室发育失败，导致 HPLHS 或右室发育不全。
- 三尖瓣闭锁会随胎儿成熟而恶化。
- 主动脉缩窄有几种类型：导管前型、导管旁型和导管后型。

- TOF 是最常见的发绀型心脏病，包括五个缺陷：膜周型室间隔缺损、心室圆锥部的缺损、肺动脉狭窄、肺动脉发育不全及右心室肥厚。
- Ebstein 畸形的主要表现是三尖瓣向心尖移位和增大的房化右室。
- 有两种类型的 TGA：完全型和矫正型。两种类型均显示大血管从心室发出后平行走行。
- 共同动脉干是原始动脉干未能正常分隔为主动脉和肺动脉所致。
- DORV 有 50% 以上的主动脉与肺动脉发自右室。
- 横纹肌瘤是胎儿最常见的实性的良性心脏肿块，可能是由于结节性硬化症和非免疫胎儿水肿所致。

思考题

1. 孕妇到超声科进行 24 周的常规产科检查。在检查过程中，四腔心切面显示可能存在 VSD。超声医师可以使用什么技术来确诊或排除这一缺陷？

2. 四腔心切面是常规产科检查中获得的最重要的切面之一。孕 20 周进行检查所获得的这个切面，提供了足够的心脏视角。什么技术参数会增加四腔心切面检查的细节和诊断信心？

3. 一位孕妇孕 22 周来就诊。临床医生在办公室就能通过超声波获得胎儿心音；然而，心脏的声音听起来不同于预期。到目前为止，患者没有任何不适，怀孕也很平静。无先心病家族史，也未服用任何可能导致心脏缺陷的药物。通过检查获得心尖四腔心切面。胎儿什么结构能帮助辨别心脏腔室？这个切面展示的是什么类型的 CHD？超声医师在检查时需要运用哪些模式和切面来帮助诊断心脏缺陷呢？

（朱琦 伍婷 译）

参考文献

1. Carvalho JS, Allan LD, Chaoui R, et al; International Society of Ultrasound in Obstetrics and Gynecology. ISUOG Practice Guidelines (updated): sonographic screening examination of the fetal heart. *Ultrasound Obstet Gynecol.* 2013;41(3):348–359.
2. American Institute of Ultrasound in Medicine. AIUM Practice Guideline for the Performance of the Fetal Echocardiography. 2013. Available at: http://www.aium.org/resources/guidelines /fetalecho.pdf. Accessed February 2017.
3. Donofrio MT, Moon-Grady AJ, Hornberger LK, Copel JA, Sklansky MS, Abuhamad A, et al. Diagnosis and treatment of fetal cardiac disease: a scientific statement from the American Heart Association. *Circulation.* 2014;129:2183–2242.
4. Drose JA. Embryology and physiology of the fetal heart. In: Drose JA, ed. *Fetal Echocardiography.* 2nd ed. St Louis: Saunders Elsevier; 2010.
5. Männer J, Thrane L, Norozi K, et al. High-resolution in vivo imaging of the cross-sectional deformations of contracting embryonic heart loops using optical coherence tomography. *Dev Dyn.*
2008;237(4):953–961.
6. Moore KL, Persaud TVN. *The Developing Human: Clinically Oriented Embryology.* St Louis: Saunders Elsevier; 2013.
7. Li H, Wei J, Ma Y, et al. Prenatal diagnosis of congenital fetal heart abnormalities and clinical analysis. *J Zhejiang Univ Sci B.* 2005;6(9):903–906.
8. Acherman RJ, Evans WN, Luna CF, et al. Prenatal detection of congenital heart disease in Southern Nevada: the need for universal fetal cardiac evaluation. *J Ultrasound Med.* 2007;26(12):1715–1719.
9. Lapierre C, Déry J, Guérin R, et al. Segmental approach to imaging of congenital heart disease. *Radiographics.* 2010;30(2):397–411.
10. Zimbleman S, Sheikh A. Fetal echocardiography and the routine obstetric sonogram. *J Dent Med Sci.* 2007;23:143–149.
11. Anteby EY, Shimonovitz S, Yagal S. Fetal echocardiography: the identification of two of the pulmonary veins from the four-chamber view during the second trimester of pregnancy. *Ultrasound Obstet Gynecol.* 1994;4:208–210.
12. Zielinsky P, Piccoli A Jr, Gus E, et al. Dynamics of the pulmonary venous flow in the fetus and its association with vascular diameter. *Circulation.* 2003;108(19):2377–2380.
13. Devore GR. The prenatal diagnosis of congenital heart disease – a

practical approach for the fetal sonographer. *J Clin Ultrasound.* 1985;13:229–245.

14. Devore GR, Donnerstein RL, Kleinman CS, et al. Fetal echocardiography. I: Normal anatomy as determined by realtime-directed M-mode ultrasound. *Am J Obstet Gynecol.* 1982;144:249–290.

15. Espinoza J, Kusanovic JP, Gonçalves LF, et al. A novel algorithm for comprehensive fetal echocardiography using 4-dimensional ultrasonography and tomographic imaging. *J Ultrasound Med.* 2006;25(8):947–956.

16. DeVore GR, Falkensammer P, Sklansky MS, et al. Spatio-temporal image correlation (STIC): new technology for evaluation of the fetal heart. *Ultrasound Obstet Gynecol.* 2003;22(4):380–387.

17. Devore GR, Polanko B. Tomographic ultrasound imaging of the fetal heart: a new technique for identifying normal and abnormal cardiac anatomy. *J Ultrasound Med.* 2005;24(12):1685–1696.

18. DeVore GR, Polanco B, Sklansky MS, et al. The 'spin' technique: a new method for examination of the fetal outflow tracts using three-dimensional ultrasound. *Ultrasound Obstet Gynecol.* 2004;24(1):72–82.

19. Devore GR. Three-dimensional and four-dimensional fetal echocardiography: a new frontier. *Curr Opin Pediatr.* 2005;17(5):592–604.

20. Yeo L, Romero R. How to Acquire cardiac volumes for sonographic examination of the fetal heart: part 1. *J Ultrasound Med.* 2016;35:1021–1042.

21. Yeo L, Romero R. How to acquire cardiac volumes for sonographic examination of the fetal heart: part 2. *J Ultrasound Med.* 2016;35:1043–1066.

22. Abuhamad A, Falkensammer P, Reichartseder F, et al. Automated retrieval of standard diagnostic fetal cardiac ultrasound planes in the second trimester of pregnancy: a prospective evaluation of software. *Ultrasound Obstet Gynecol.* 2008;31(1):30–36.

23. Veronese P, Bogana G, Cerutti A, et al. A Prospective Study of the Use of Fetal Intelligent Navigation Echocardiography (FINE) to Obtain Standard Fetal Echocardiography Views [published online June 17, 2016]. *Fetal Diagn Ther.* 2016.

24. Garcia M, Yeo L, Romero R, et al. Prospective evaluation of the fetal heart using Fetal Intelligent Navigation Echocardiography (FINE). *Ultrasound Obstet Gynecol.* 2016;47(4):450–459. doi:10.1002/uog.15676.

25. Yeo L, Romero R. Fetal Intelligent Navigation Echocardiography (FINE): a novel method for rapid, simple, and automatic examination of the fetal heart. *Ultrasound Obstet Gynecol.* 2013;42(3):268–284. doi:10.1002/uog.12563.

26. Acar P, Dulac Y, Taktak A, et al. Real-time three-dimensional fetal echocardiology using matrix transducer. *Prenatal Diagnosis.* 2005;25:370–375.

27. Villavicencio KL. Fetal arrhythmias. In: Drose JA, ed. *Fetal Echocardiography.* 2nd ed. St Louis: Saunders Elsevier; 2010:306–323.

28. Simpson JM. Fetal arrhythmias. *Ultrasound Obstet Gynecol.* 2006;27:599–606.

29. Strasburger JF, Cuneo BF, Michon MM, et al. Amiodarone therapy for drug refractory fetal tachycardia. *Circulation.* 2004;109;375.

30. Simpson LL. Fetal supraventricular tachycardias: diagnosis and management. *Semin Perinatol.* 2000;24:360–372.

31. Fish F, Benson DJ. Disorders of cardiac rhythm and conduction. In: Allen HD, Gutgesell H, Clark EB, et al., eds. *Heart Disease in Infants, Children and Adolescents.* 6th ed. Philadelphia: Lippincott; 2001:482–533.

32. Armstrong WF, Ryan T. *Feigenbaum's Echocardiography.* 7th ed. Philadelphia: Lippincott Williams & Wilkins: 2010.

33. Triendman JK, Walsh EP, Saul JP. Response of fetal tachycardia to transplacental procainamide. *Cardiol Young.* 1991;6:235.

34. Strasburger JF, Cuneo BF, Michon MM, et al. Amiodarone therapy for drug refractory fetal tachycardia. *Circulation.* 2004;109;375.

35. Simpson JM, Sharland GK. Fetal tachycardias: management and outcome of 127 consecutive cases. *Heart.* 1998;79:576.

36. Jaeggo ET, Hornberger LK, Smallhorn JF, et al. Prenatal diagnosis of complete atrioventricular block associated with structural heart disease: combined experience of two tertiary care centers and review of the literature. *Ultrasound Obstet Gynecol.* 2006;26:16–21.

37. Berg C, Geipel A, Kohl T, et al. Atrioventricular block detected in fetal life: associated anomalies and prognostic markers. *Ultrasound Obstet Gynecol.* 2005;26:4–15.

38. Mavroudis C, Backer CL, Idriss F. *Pediatric Cardiac Surgery.* 4th ed. Hoboken: Wiley-Blackwell, 2013.

39. Fontana RS, Edwards JE. Ventricular septal defect. In: Fontana RS, Edwards JE, eds. *Congenital Cardiac Disease. A Review of 357 Cases Studied Pathologically.* Philadelphia: WB Saunders; 1962:640–669.

40. Ramaciotti C, Vetter JV, Bornemeier RA, et al. Prevalence, relation to spontaneous closure and association of muscular ventricular septal defects with other cardiac defects. *J Thorac Cardiovasc Surg.* 1980;12:485–493.

41. Jaffe CC, Atkinson P, Raylor JKW. Physical parameters affecting the visibility of small ventricular septal defects using two-dimensional echocardiography. *Invest Radiol.* 1979;14:149–155.

42. Paladinni D, Russo M, Vassallo M, et al. The "in-plane" view of the inter-ventricular septum: a new approach to the characterization of ventricular septal defects in the fetus. *Prenat Diagn.* 2003;23:1052–1055.

43. Chao RC, Shih-Chu HE, Hsieh KS, et al. Fluctuation of interventricular shunting in a fetus with an isolated ventricular septal defect. *Am Heart J.* 1994;127:955–958.

44. Crawford DC, Chita SK, Allan LD. Prenatal detection of congenital heart disease: factors influencing obstetrical management and survival. *Am J Obstet Gynecol.* 1988;159:352–356.

45. Benacerraf BR, Pober BR, Sanders SP. Accuracy of fetal echocardiography. *Radiology.* 1987;165:847–849.

46. Samanek M. Children with congenital heart disease. Probability of natural survival. *Pediatr Cardiol.* 1992;13:152–158.

47. Hoffman JIE, Christianson MA. Children with congenital heart disease in a cohort of 19,502 births with long term followup. *Am J Cardiol.* 1978;42:641–647.

48. Fyler DC. Atrial septal defect secundum. In: Fyler DC, ed. *Nadas' Pediatric Cardiology.* Philadelphia: Hanley and Belfus; 1992:513–524.

49. VanMeter C, LeBlan JG, Culpepper WJ, et al. Partial anomalous pulmonary venous return. *Circulation.* 1990;82(5s):IV195–IV198.

50. Holt M, Oran S. Familial heart disease with skeletal malformations. *Br Heart J.* 1960;22:236–242.

51. Mitchell SC, Karones SB, Berendes HW. Congenital heart disease in 56,109 births: incidence and natural history. *Circulation.* 1971;43:323–332.

52. Drethen W, Peiper PG, van der Tuuk K, et al. Cardiac complications relating to pregnancy and recurrence of disease in the offspring of women with atrioventricular septal defects. *Eur Heart J.* 2005;26(23):2581–2587.

53. Freeman SB, Taft LF, Dooley KJ, et al. Population-based study of congenital heart defects in Down syndrome. *Am J Med Genet.* 1998;80(3):213–217.

54. Calabro R, Limongelli G. Complete atrioventricular canal. *Orphanet J Rare Dis.* 2006;1:8.

55. Symth BC. Atrioventricular septal defects. In: Drose JA, ed. *Fetal Echocardiography.* 2nd ed. St Louis: Saunders Elsevier; 2010:119–130.

56. Tongsong T, Sittiwangkul R, Khunamornpong S, et al. Prenatal sonographic features of isolated hypoplastic left heart syndrome. *J Clin Ultrasound.* 2005;33:367–371.

57. Yagel S, Cohen S, Baruch M. First and early 2nd trimester fetal heart screening. *Curr Opin Obstet Gynecol.* 2007;109:376–383.

58. Todros T, Paladini D, Chiappa E, et al. Pulmonary stenosis and atresia with intact ventricular septum during prenatal life. *Ultrasound Obstet Gynecol.* 2003;21:228–233.

59. Goor DA, Lillehei CW. *Congenital Malformations of the Heart.* New York: Grune & Stratton; 1975.

60. Correa-Villasenor A, Cragan J, Kucik J, et al. The metropolitan Atlanta congenital defects program: 35 years of birth defects surveillance at the centers for disease control and prevention. *Birth Defects Res A Clin Mol Teratol.* 2003 Sep;67(9):617–624.

61. Peterson RE, Levi DS, Williams RJ, et al. Echocardiographic predictors of outcome in fetuses with pulmonary atresia with intact ventricular septum. *J Am Soc Echocardiologr.* 2006;19:1393–1400.

62. Wald RM, Tham EB, McCrindle BW, et al. Outcome after prenatal diagnosis of tricuspid atresia: a multicenter experience. *Am Heart J.* 2007;153:772–778.

63. Allan LD, Chita SK, Anderson RH, et al. Coarctation of the aorta in prenatal life: an echocardiographic, anatomical and functional study. *Br Heart J.* 1988;59:356–360.

64. Hüdaoglu O, Kurul S, Cakmakci H, et al. Aorta coarctation presenting with intracranial aneurysm rupture. *J Paediatr Child Health.* 2006;42(7–8):477–479.

65. Rosenthal E. Coarctation of the aorta from fetus to adult: curable disease process or lifelong disease process. *Heart Online.* Available at: http://

heart.bmj.com/cgi/content/full/91/11/1495. Accessed October 23, 2011.

66. Vogel M, Vernon MM, McElhinney DB, et al. Fetal diagonis of interrupted aortic arch. *Am J Cardiol*. 2010;105(5):725–734.

67. Ferencz C, Rubin JD, McCarte RJ, et al. Cardiac and noncardiac malformations: observations in a population based study. *Teratology*. 1987;35:367–378.

68. Aboulhosn J, Child JS. Left ventricular outflow obstruction: sub-aortic stenosis, bicuspid aortic valve, supravalvar aortic stenosis, and coarctation of the aorta. *Circulation*. 2006;114:2412–2422.

69. Brown JW, Ruzmetov M, Okada Y, et al. Outcomes in patients with interrupted aortic arch and associated anomalies: a 20-year experience. *Eur J Cardiothorac Surg*. 2006;29(5):666–673.

70. Li H, Meng T, Shang T, et al. Fetal echocardiographic screening in twins for congenital heart diseases. *Chin Med J (Engl)*. 2007;120(16):1391–1394.

71. Bianchi DW, Cromblehome RM, D'Alton ME. Coarctation of the aorta. *Fetology*. 2000;46:365–369.

72. Moene RJ, Oppenheimer Dekker A, Wenink ACG. Relation between aortic arch hypoplasia of variable severity and central muscular ventricular septal defects. *Am J Cardiol*. 1981;48:111–116.

73. Poon LCY, Huggon IC, Zidere V, et al. Tetralogy of Fallot in the fetus in the current era. *Ultrasound Obstet Gynecol*. 2007;29:625–627.

74. Bolger DM. Tetralogy of Fallot. In: Drose JA, ed. *Fetal Echocardiography*. 2nd ed. St Louis: Saunders-Elsevier; 2010:211–222.

75. Yacobi S, Ornoy A. Is lithium a real teratogen? What can we conclude from the prospective versus retrospective studies? A review. *Isr J Psychiatry Relat Sci*. 2008;45 (2):95–106.

76. Pinilla-Lozano M, Calzada MD, Lázaro-Aláez A. Prenatal diagnosis of Ebstein's anomaly. *Rev Esp Cardiol*. 2008;61(9):971.

77. Carlson BC. Prenatal diagnosis of congenitally corrected transposition of the great arteries. *J Dent Med Sci*. 2007;23:153–156.

78. Martins P, Castela E. Transposition of the great arteries. *Orphanet J Rare Dis*. 2008;3(27):1750–1772.

79. Barbara DW, Edwards WD, Connolly HM, et al. Surgical pathology of 104 tricuspid valves (2000–2005) with classic right-sided Ebstein's malformation. *Cardiovasc Pathol*. 2008;17(3):166–171.

80. Warnes CA. Transposition of the great arteries. *Circulation*. 2006;114:2699–2709.

81. Vinals F, Ascenzo R, Poblete P, et al. Simple approach to prenatal diagnosis of transposition of the great arteries. *Ultrasound Obstet Gynecol*. 2006;28:22–25.

82. Rutledge JM, Nihill MR, Fraser CD, et al. Outcome of 121 patients with congenitally corrected transposition of the great arteries: ventricle to pulmonary artery connection. *Semin Thorac Cardiovasc Surg*. 1995;7:139–144.

83. Volpe P, Paladini D, Marasini M, et al. Common arterial trunk in the fetus: characteristics, associations and outcome in a multicentre series of 23 cases. *Heart*. 2003;89:1437–1441.

84. Allan LD, Crawford DC, Anderson RH. Spectrum of congenital heart disease detected echocardiographically in prenatal life. *Br Heart J*. 1984;54:523–526.

85. Artrip JH, Sauer H, Campbell DN, et al. Biventricular repair in double outlet right ventricle: surgical results based on the STS-EATCS International Nomenclature classification. *Eur J Cardiothorac Surg*. 2006;29(4):545–550.

86. Gedikbasi AG, Oztarhan KO, Gul AG, et al. Double outlet right ventricle: prenatal diagnosis and fetal outcome. *Ultrasound Obstet Gynecol*. 2007;30:598–599.

87. Ferencz C, Rubin JD, McCarter RJ. Congenital heart disease: prevalence at livebirth. The Baltimore-Washington Infant Study. *Am J Epidemiol*. 1985;121:31–36.

88. Uzun O, Wilson DG, Vuganic GM, et al. Cardiac tumors in children. *Orphan J Rare Dis*. 2007;2:1–4.

89. Lacey SR, Donofrio MT. Fetal cardiac tumors: prenatal diagnosis and outcome. *Pediatr Cardiol*. 2007;28:61–67.

胎儿胸部的超声评估

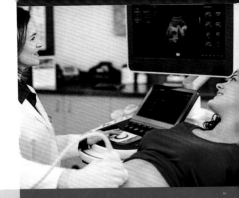

CHERYL VANCE

第 24 章

目标

- 胸腔的胚胎发育。
- 正常胸部解剖结构的超声声像图表现。
- 区分胸腔内病变中的支气管囊肿、先天性肺囊腺瘤畸形、隔离肺和膈疝。
- 使用彩色多普勒鉴别肺部畸形的方法。
- 胎儿免疫性和非免疫性水肿的原因和超声表现。
- 三维超声在正常及异常解剖结构中的应用。

术语表

三维成像(3D imaging):通过容积数据收集,可以从高度,宽度和深度(三平面)显示解剖结构的静态 3D 成像。

四维成像(4D imaging):将动态添加到静态 3D 成像中,实现解剖结构的实时 3D 成像。

全身水肿(anasarca):全身皮下组织广泛性水肿。

解剖位置(anatomic position):身体在直立时,手掌向前,脚趾向前方。

发育不全(aplasia):身体部分部位没有完全的发育。

B 超成像(B-mode imaging):二维解剖的灰阶模式成像,回声越强,在显示屏上相应的点越亮,距离传感器表面越近的解剖结构显示在顶部,越远则显示在底部。

支气管囊肿(bronchogenic cyst):肺内孤立性囊肿。

心脏扩大(cardiomegaly):扩大的心脏。

尾侧(caudal):朝着脚或尾端的一侧。

绒毛膜羊膜炎(chorioamnionitis):由于感染引起的胎膜(羊膜/绒毛膜)炎症。

先天性膈疝(congenital diaphragmatic hernia,CDH):由于膈肌的缺损腹腔内容物进入胸腔。

先天性肺囊腺瘤畸形(congenital multicystic adenomatoid malformation,CCAM):正常肺组织被无功能性囊性肺组织替代。

头侧(cranial):朝向头部或头颅。

背部(dorsal):朝向背部或脊柱。

强回声(echogenic):产生回声越多,超声显示更亮。

回声的反射性(echogenicity):产生回声的能力:超声表现为强或弱。

关键词

羊水量

胎产式

胎方位

解剖

腹侧

头侧

尾侧

背侧

观察方向

虚拟(模拟)

器官计算机辅助分析
　(VOCAL)

羊水过少

先天性肺囊腺瘤畸形
　(CCAM)

隔离肺

支气管囊肿

肺发育不良

免疫性胎儿水肿

非免疫性胎儿水肿

先天性膈疝(CDH)

回声特性（echotexture）：物质结构的超声回声反射能力。

胎产式（fetal lie）：胎儿在子宫内的位置。

胎先露（fetal presentation）：足月时描述胎儿最先分娩部位的术语。

HASTE：半傅里叶采集单次激发快速自旋回波序列；是一种 MRI 数据采集快速自旋回波技术。

血管瘤（Hemangioma）：由血管组成的良性肿块。

水肿（hydrops）：由于免疫性或非免疫性原因导致胎儿组织、腹腔、胸腔内积液。

高信号（hyperintense）：磁共振成像（MRI）强度高的区域，相当于强回声。

弱回声（hypoechoic）：较少回声或"较暗"的超声图像。

低信号（hypointense）：MRI 图像上低强度的区域；相当于弱回声。

发育不全（hypoplasia）：身体部分部位不发育或发育不完全。

等信号（isointense）：MRI 图像上中等强度的区域，相当于等回声。

宫内生长受限（intrauterine growth restriction，IUGR）：胎儿体重低于相同胎龄的第十百分位

纵向（longitudinal）：沿着解剖学长轴成像。

观察方位（look direction）：正对患者或结构的方向（即前后）。

胸部纵隔（mediastinum chest）：位于肺之间的区域，包括心脏、主动脉、食管、气管和胸腺。

成骨不全症（osteogenesis imperfecta）：骨骼极度脆弱的遗传性疾病。

Potter 序列征（potter sequence）：也叫 Potter 综合征或羊水过少序列征，这组疾病的表现包括肾脏问题，如发育不全、梗阻和后天性或遗传性囊性疾病。

肺发育不良（pulmonary hypoplasia）：肺组织发育不完全。

隔离肺（pulmonary sequestration）：缺乏肺血供的梗阻性肺组织。

实时成像（real-time imaging）：在进行超声扫查时，图像实时显示在屏幕中。

横向（transverse）：沿解剖学横截面或短轴成像。

腹侧（ventral）：朝向腹部或前方。

虚拟器官计算机辅助分析（virtual organ computer-aided analysis，VOCAL）：使用 3D 数据收集半自动化计算体积的过程。

胎儿主要的成像技术是超声检查。超声诊断在过去 50 年中发生了巨大的变化。在 20 世纪 60 年代，使用产生双稳态（黑色和白色）静态图像的 B 型超声扫描仪评估胎儿。20 世纪 70 年代初，灰阶成像突出，到 20 世纪 70 年代后期，实时 B 型超声发现模式出现。实时成像允许超声技师实时跟踪胎儿，进行技术调整，持续提升成像品质。20 世纪 80 年代出现 3D 成像，到 20 世纪 90 年代，出现实时 3D（也称为 4D）成像。21 世纪从 3D/4D 技术到简化病理诊断，其用途范围从多平面成像到计算机辅助诊断。融合了高分辨率传感器的 3D/4D 技术，使分辨胎儿生长细节的能力得到了提高。这样的细节在怀孕期间和之后具有至关重要的作用。本章将帮助超声技师了解正常和异常胎儿胸部的超声解剖。首先，我们讨论胎儿成像技术和挑战。

扫描技术和原则

超声波评估胎儿的原理很大程度上类似于新生儿。当使用 B 超成像模式时，2D 扫描通过横断面（横轴），矢状面和冠状面三切面成像模拟构成 3D 解剖。限制胎儿成像的因素如下：

羊水量

　　超声发现需要胎儿周围有足够的羊水将胎儿与相邻的子宫壁分开。这在胸部和腹部皮肤表面的 3D/4D 数据采集中特别的重要。液体作为超声波评估胎儿内部和外部解剖学的声窗,没有足够的液体,超声波显示解剖界面将非常困难。

胎儿运动

　　由于胎儿的自然运动,检查中的胎儿处于不同的位置。早孕期及中孕期,羊膜囊内有更多的空间供胎儿活动。因位置的改变,超声波评估胎儿变得更具挑战性。不仅胎儿活动让检查者捕获解剖结构困难重重,而且胎儿活动引起的声影遮挡也会发生变化,对超声发现造成额外的困难。晚孕期胎儿活动的空间较小,限制了胎儿移动,胎儿位置相对固定,不能获取满意的扫描切面,因此晚孕期超声对解剖结构的评估也具有挑战性。

扫描平面和标记标准

　　在讨论胎儿位置和扫描技术时,了解用于描述各种解剖扫描平面的术语很重要(图 24-1)。当提及母体或胎儿扫描时,矢状面是指将母体或胎儿纵切为左右两部分的所有断面。横断面或轴向切面是指垂直于母体或胎儿将其横切为上下两个部分的断面。冠状面是将母体或胎儿分成前部和后部的断面。

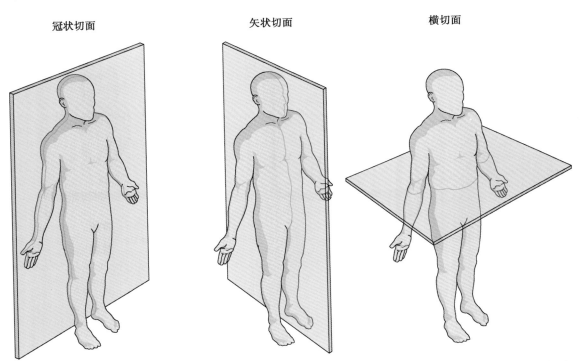

　　　　冠状切面　　　　　　　矢状切面　　　　　　　横切面

图 24-1　解剖扫描平面。冠状面将身体分为前和后,矢状面将身体分为右和左,横切面将身体分为上和下

　　在 2D 和 3D 成像时存在两个标记标准。[1]在标准解剖位置中,方位的上下对应于头和脚。头端被称为上端,而脚被称为下端。将上下两端连接形成轴或沿轴分开人体形成轴平面。这些轴点在 3D 数据采集和图像定位时,非常重要。

　　在医学影像学中,我们正对患者,区分患者的左右两侧。在矢状面上,当显示器上显示为图像的左侧则为患者右侧,反之,图像的右侧则为患者的左侧。

　　当将身体分为前后面或冠状面时,患者的背部为后面,其前方为前面。假如有一个组合方向,这个组合的方向取决于看这个平面的方向。简而言之就是你如何看患者。例如,如果你站在患者前面向后看,方向就是从前向后或 AP。

　　国际妇产科超声学会(ISUOG)发表了用于胎儿 2D 和 3D 成像的标准化术语和标识。[2]当从前面观胎儿时,术语头部指胎儿的头,相当于 DICOM 标准上的上部,同样的,尾部指的是脚,头尾向的轴连接于胎儿的头与脚之间。这个术语用于描述头和主体(躯干),而不考虑四肢。

下一平面是指沿胎儿的后面(背侧)到腹部(腹侧),连接胎儿的前后面称背腹轴。这个词可缩短为背腹或 DV。

与前后一样,术语背侧和腹侧也是指在背腹轴上的相对位置。相对于脐带插入,胎儿脊柱是背侧,相对于脊柱,胎儿心脏是腹侧。在旋转图像/数据设定和维持胎儿方向时,这些轴变得很重要(表 24-1)。

表 24-1　解剖位置定位

	DICOM	ISUOG
前后面	上	头侧
	下	尾侧
	左	左
	右	右
侧面	前面	背侧
	后面	腹侧

胎产式

　　检查者必须知道胎儿在子宫内的方位。这是确定器官正常位置（如胎儿心脏和胃位于胎儿左侧）的必要条件。最好的做法是使用双显示模式，一个图像显示胃，然后第二个图像显示心脏（图 24-2）。这会增加检查医师判断心/胃位置的信心。骨骼声影的遮挡可能会阻碍解剖学结构的显示。因此，检查胎儿脊柱最好的胎位为胎儿脊柱向上（倾斜）时，检查大部分腹部器官和心脏结构最好的胎位为胎儿脊柱位于下方（仰卧位）或侧卧位时。

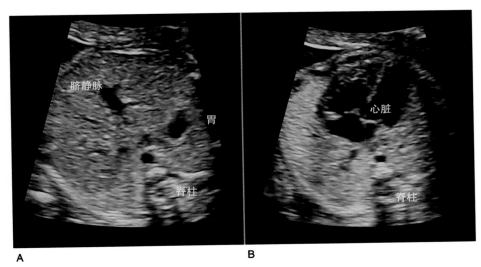

图 24-2　确定位置。胃在脐静脉水平位于腹部左侧（A），并位于心脏前面。正常胎儿心尖指向左侧，45°位置（B）

　　要确定胎产式，探头沿脊柱的横断面从头到臀部扫描，随着探头位置移动，观察胎儿头部和臀部的位置。一旦确定了头部和臀部的位置，就可以确定胎儿位置（臀位、头位、横位或倾斜）。接下来，通过脊柱横切面的位置确定胎方位。如果横切面显示脊柱朝向显示器的顶部，胎儿为俯卧位，如果横切面脊柱朝向显示器底部，胎儿为仰卧位（表 24-2）。

　　当胎儿头位，脊椎横切面在显示器的右侧，则胎儿是左侧位。当胎儿臀位，脊柱横切面在显示器的右侧，则胎儿是右侧位。反之胎儿头位，脊柱横切面在显示器的左侧时，胎儿右侧位。当胎儿臀位，脊柱横切面在显示器的左侧，胎儿左侧位（表 24-2）。

表 24-2　根据脊柱的位置确定胎儿的位置		
	位置	超声图像
臀位胎儿脊柱朝向显示器顶部	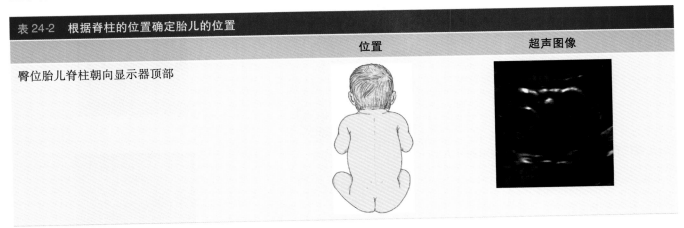	

表24-2(续) 根据脊柱的位置确定胎儿的位置

	位置	超声图像
头位胎儿脊柱朝向显示器顶部		
臀位胎儿脊柱朝向显示器底部		
头位胎儿脊柱朝向显示器底部		
胎儿头位脊椎位于显示器的右侧表示胎儿左侧位		
胎儿臀位脊椎位于显示器的右侧表示胎儿右侧位		

表 24-2(续)　　根据脊柱的位置确定胎儿的位置		
	位置	超声图像
胎儿头位脊柱在显示器的左侧表示胎儿右侧位		
胎儿臀位脊柱在显示器的左侧表示胎儿左侧位		

成像是否成功取决于扫描技术。高频探头产生更高的分辨率,低频探头具有更高的穿透性。在深度穿透力允许的条件下推荐使用最高频率的探头。另外,应该将探头的聚焦区域保持在感兴趣的解剖结构上或略低于感兴趣的解剖结构。由于组织与声波的相互作用,比探头聚焦区域更深的组织,在显示器上的分辨率会降低。

为检查胎儿的需要可采取一些特殊技术。这些技术包括改变探头的角度,沿母体腹部多方位扫描,改变孕母在检查床上的位置,让孕母适当活动(如在科室周围散步),或者推迟到另一天检查。当产妇肥胖或腹部瘢痕影响检查时,经阴道超声和盆底超声也有助于胎儿结构的评估。

胎先露

胎先露在整个孕期变化很大,是用来描述胎儿最接近子宫颈部位的术语。术语"头先露"是指胎儿头颅最接近宫颈。在产科,术语头先露是用来提示胎头向下(朝向子宫颈),这是出生时的正常先露。胎儿头先露时,面部可以朝向母亲的背部或面向母亲腹部。偶尔胎儿不能呈垂直状态,而是横躺在母体子宫内时,常根据胎儿头部相对于母体的位置来描述胎先露(例如,"胎头位于母体左侧")。术语臀位表示胎儿臀部向下(朝向宫颈)。这是一种异常先露,胎儿分娩时可能需要剖宫产。臀位也有几种表现。完全臀先露指的是臀部向下(朝向子宫颈),髋关节和膝关节呈弯曲状。不完全臀先露或"足先露"指胎儿有一只或两只足在臀部下面(朝向子宫颈),生产时足先出生。单臀先露指胎儿臀部位于下方(朝向宫颈)髋关节弯曲,膝关节伸直朝向胎儿胸部。最后,当胎儿在宫腔内处于倾斜时,检查者需要指出是头位或臀位,同时指出胎头倾斜在母体的哪一侧。(例如,"臀斜位,胎头位于母体右侧")(图 24-3)。

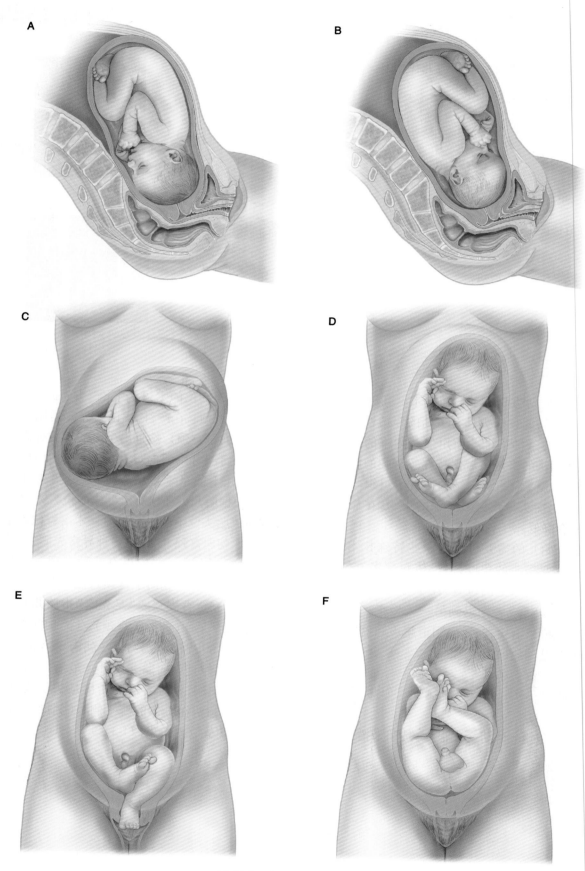

图 24-3 A ~ F. 胎位变化

胸腔

　　胸腔被脊椎和肋骨所包围（在肺底部）通过膈肌与腹腔分离。检查胸腔及其内容物时，从胸腔的颈部入口开始（锁骨的水平）扫查直到膈肌。与检查大多数解剖结构一样，采取横向和纵向扫查。正常胸腔内容物包括相对对称均质的肺，环绕在其中的心脏和纵隔。评价胎儿胸腔包括观察其整体大小和骨与软组织的对称性。检查者应该评估胎儿心脏，肺回声，膈肌，骨性结构（是否对称），和胸腔的大小（与胎儿其他结构的关系特别是与胎儿腹部的关系）。进一步仔细观察，可以检查更小的结构，如胎儿气管，甲状腺和食道。对于胸腔内病变，超声影像显示出双侧胸腔不对称、肿块、占位效应或纵隔移位等。

　　在中晚孕期，应当常规观察胎儿呼吸样运动以及心脏的方位。心脏位于左侧胸腔，心尖指向脾脏。[3]在矢状面和横断（轴）面仔细观察膈肌，有助于排除可能存在的膈肌缺陷和器官的位置异常。

胸腔骨性结构

　　胸腔骨性结构包括锁骨，肋骨，肩胛骨，椎体和胸骨，骨性结构围绕肺，心脏和纵隔。在妊娠早期，只有部分已骨化的骨骼能成像（回声增加的区域）。了解胎儿各种骨化中心发育的时间，有助于确定胎龄。妊娠 8 周，锁骨骨化，第 10 周肩胛骨开始骨化，胸骨骨化始于妊娠 21~27 周之间。[4]随着孕周增大，也可以探及更多的低回声的软骨结构。

　　锁骨是胎儿颈部和胸部交界处的强回声。几种临床综合征常包含有锁骨发育不全或不发育。横切面扫查时，锁骨对称排列。在晚孕期，因为锁骨的自然曲率，很难显示锁骨的全貌。锁骨生长与胎龄有直接关系。[5]

　　肋骨为连接脊柱呈扇形分布的条形强回声。因为肋骨的曲线形状，很难同时显示相邻的两条肋骨。使用 3D 技术可以更好地显示肋骨（图 24-4 和图 24-5）。肋骨的对称性是评估胸部生物测量（胸围和腹围）平面是否标准的提示。特别厚或薄的肋骨表明其发育异常（例如，成骨不全患者的肋骨可能特别薄）。

　　强回声的肩胛骨位于肋骨的外部并被低回声肌肉组织包围。典型的肩胛骨超声声像呈"Y"或"V"形。3D 超声检查有助于肩胛骨的评估（图 24-6）。

　　连续扫查椎骨显示位于后部的两个成对的骨化回声向非骨化的脊柱聚集，前部为一个骨化回声（图 24-7）。在扫查脊柱的同时观察覆盖其表面皮肤的完整性。脊柱裂时，其表面皮肤有可能破裂。胸骨骨化中心的发育可变性很大。

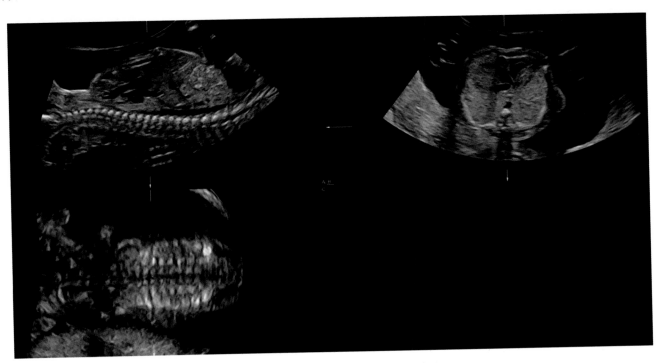

图 24-4　3D 多平面成像显示脊柱和肋骨

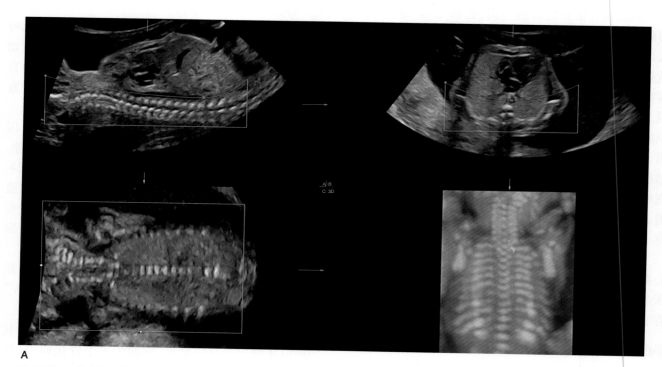

A

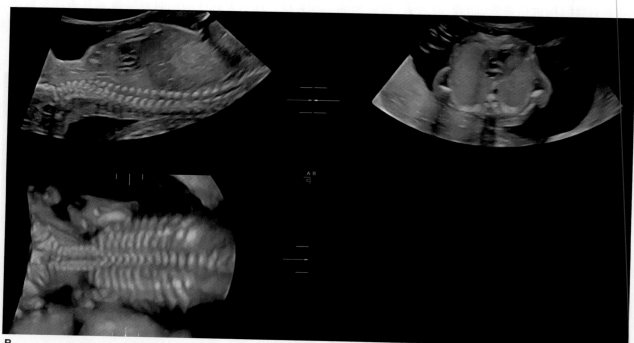

B

图 24-5 A.3D 多平面成像,显示器右下方显示肋骨的渲染视图。B.3D 多平面图像使用"厚切片"显示功能显示肋骨

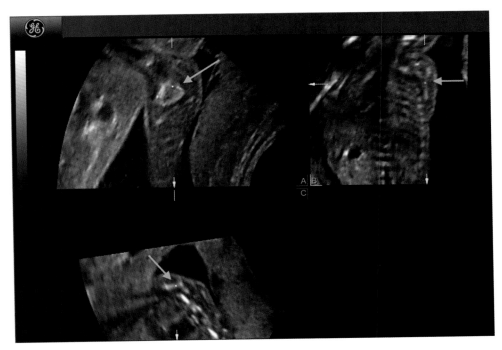

图 24-6　3D 多平面成像展示肩胛骨（绿色箭头）

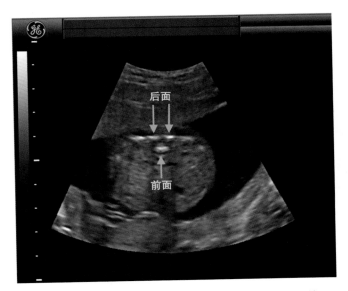

图 24-7　二维图像展示了后面两个和前面一个骨化结构的脊柱（绿色箭头）

胸部软组织结构

胸壁的肌肉呈薄的低回声。在晚孕期更加的明显。广泛性胎儿水肿或由于母亲糖尿病引起胎儿皮下脂肪沉积可能出现软组织增厚。任何性别的胎儿，在母体激素的影响下，可以观察到前胸壁胎儿乳房下持续存在的肿块。

胸围生物学测量

我们通过测量胸围评估胎龄或排除肺发育不良。在膈肌上方的胎儿心脏横切面进行 TC 测量（外缘到外缘）（图 24-8）。胎儿心胸比（CTR）的详细描述见第 26 章。

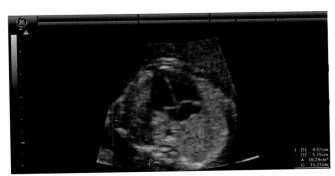

图 24-8　测量胸围

因为胸部主要由心肺构成，如肺发育不良，则肺容积显著下降，则 TC 低于同胎龄胎儿 TC。许多超声专家通过形态评价 TC。更准确的评估胎儿肺发育不良的方法是分析 TC/AC 比。不是所有 TC/AC 比值小都是由肺发育不良引起的，也可能是因为各种骨骼发育不良所造成的窄胸。尽管肺发育不全，但也可能有正常的 TC。生物测量与胸腔超声图像相结合可做出恰当的诊断。评估胸腔脏器一个很好的方法是在胸腔横切面扫查（在房室瓣水平）时显示，心脏占据胸腔三分之一左右，如果心脏（在胸部横切面）显示超过胸腔三分之一，我们应该考虑肺发育不良，或进行进一步检查是否有心脏扩大。

肺

胚胎发育

肺部发育贯穿整个妊娠期,分为不同的发展阶段。从妊娠第 4 周开始,经历胚胎期、假腺泡期、小管期、终末囊泡形成期和肺泡期。

肺的胚胎发育来源于气管芽延伸出来的憩室。在分出两支气管时,支气管芽横向生长,形成胸膜腔。在第 5 周,这些芽与原始气管相连接形成支气管。假

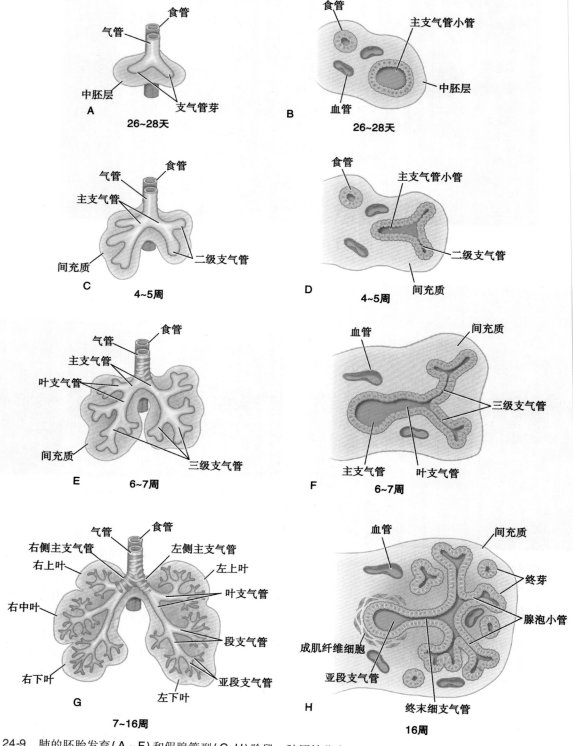

图 24-9 肺的胚胎发育(A～F)和假腺管型(G、H)阶段。肺原始分支(左图)导致支气管树的发育。胎肺的组织学结构通过这些阶段形成更复杂的分支形态(右图)

腺泡期,支气管不断分支成二级支气管,形成叶、段和三级支气管。在妊娠第 8 周和第 9 周所有段支气管形成。大约在第 16～28 周即小管期,血管和三级支气管管径扩大。由于头部和尾部叶不同的发展速度,假腺泡期和小管期可能发生重叠。在第 24 周期间由于终末囊的发育,初具呼吸功能。从妊娠 26 周到出生,即终端囊泡期,末端囊持续发育,肺气体交换能力不断的提高。从 32 周到出生大概为肺终末囊泡期到肺泡期,时间有所重叠,在此期间,肺表面活性物质增加,气道继续分支,血-气屏障变薄[6-8](图 24-9)。

影像学特征

超声表现

膈肌将肺与腹腔器官分开。正常胎儿肺回声均匀,左、右肺可进行比对(图 24-10)。在矢状面和冠状面上,可将肺的回声与肝脏,脾脏进行比较。在妊娠早期,肺的回声等于或低于肝脏。随着妊娠的进展,肺回声逐渐增强直到高于肝脏[8](图 24-11)。用超声检查判断胎儿肺成熟度不可靠,在择期分娩中,或许可以用来评估胎儿成熟度和胎龄。羊膜腔穿刺术是判定肺成熟度的金标准。

彩色和能量多普勒成像可用于诊断由于肺发育不良而导致的肺血流量下降。一些研究有用肺的彩色多普勒成像观察肺内血流量取代 MRI 诊断该疾病(图 24-12)。[8]

随着虚拟器官计算机辅助分析(VOCAL)的发展,我们使用三维数据获取肺体积。多项研究证明通过三维数据采集获取肺体积很实用和可靠。[9]由于胎儿在宫腔内是活动的,数据采集速度在成像中尤为重要。使用 VOCAL 技术提高不规则肺体积测量的准确性。获得肺体积最好的切面是胎儿腹部向前,脊柱在后的腹部横切面(图 24-13)。[9,10]对于更多关于 VOCAL 的信息,请参考第 39 章。

MRI

胎儿肺部 MRI 成像有助于评估肺的相对体积,因为低体积会增加胎儿肺发育不良的风险。[6]在超声发现困难的肥胖产妇及羊水过少的患者中 MRI 胎儿肺部成像占有很大的优势。[11]因为羊水的流动,用快速自旋技术获得的 T1 加权图像显示肺为低信号[12](图 24-14)。

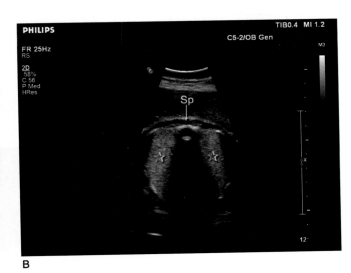

图 24-10　A. 从胎儿腹侧到背侧矢状面显示妊娠早期的肺(箭头)、肠(空心箭头),位于低回声膈肌的下方,回声不均匀。B. 横切面显示顶部的脊柱(Sp)和肺(星)(B 由 Philips Healthcare,Bothell,WA 提供)

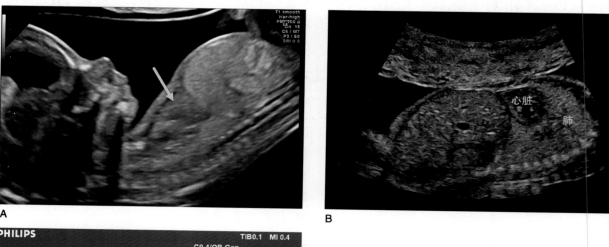

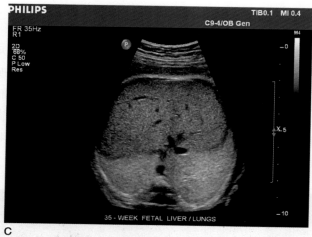

图 24-11　胎儿肺在妊娠早期呈低回声和妊娠后期呈高回声。A. 早孕期胎儿肺回声（箭头）。B. 20 周的肺和心脏。C. 妊娠 35 周的肺和肝脏。（A 由 GE Healthcare Wauwatosa，WI 提供；C 由 Philips Healthcare，Bothell，WA 提供）

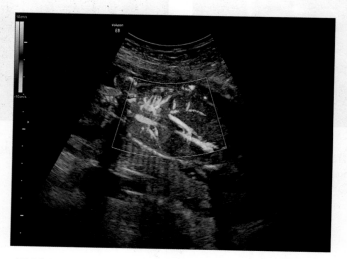

图 24-12　肺血管彩色多普勒图像有助于诊断肺发育不良。（图片由 GE Healthcare，Wauwatosa，WI 提供）

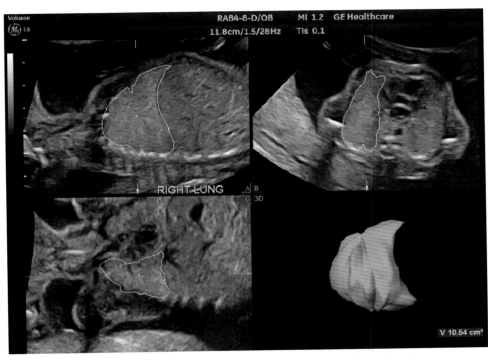

图 24-13 半自动 VOCAL 测量,在三个平面重建(MPR)图像上圈出肺计算体积。这个病例,估计右肺的肺容积为 10.54cm³

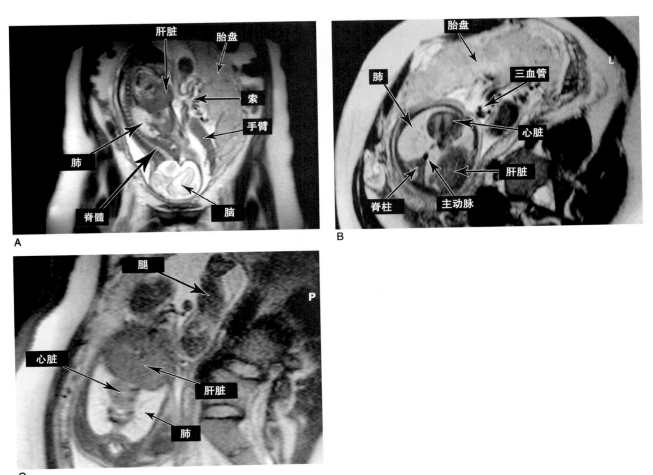

图 24-14 A. 通过胎儿脊柱和身体矢状面 HASTE 图像。B. 通过胎儿胸部的轴向 HASTE 图像。C. 通过胎儿胸部的冠状面 HASTE 图像

膈肌

胚胎发育

在第 8 周末期横膈膜,食管的背侧系膜、胸腹

膜、从体壁向内生长的肌肉融合,膈肌发育完全。[6,7]在妊娠早期,约 24 天左右,横膈膜靠近胚胎头侧,随着隔膜和胚胎的发育,横膈膜更接近于胚胎尾侧,在约 52 天时,隔膜已位于约胚胎中部(图 24-15)。[7]

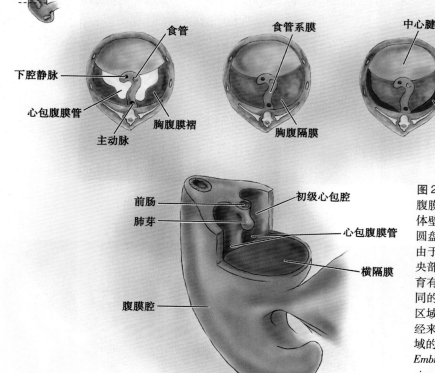

图 24-15　膈肌由横膈膜发育而来。胸膜、腹膜及少量前肠背系膜向内生长,加上来自体壁的中胚层向内生长形成膈肌。膈肌不是圆盘形,而是位于肝脏和胃上方的片状肌肉。由于周边的迁移而产生其特征性的形状,中央部分更多的空间形成一个圆顶。由于其发育有不同的来源,其感官和运动神经也有不同的来源。运动神经从头部区域(通过颈部区域的膈神经)横向沿着膈肌下降,感觉神经来自于膈和(通过肋间神经)身体相同区域的神经(引自 Sadler T. *Langman's Medical Embryology*. 9th ed. Image Bank. Baltimore:Lippincott Williams & Wilkins;2003.)

影像学特征

超声

膈膜为薄,低或等回声的肌性结构,将胸腔内强回声的肺组织与腹腔分开。[6]矢状平面中凸起的膈肌上表面为胸腔的底,其凹下的下表面为腹腔的顶部(图 24-16)。完整的显示膈肌有助于鉴别肺源性肿块和腹腔内起源的肿块。然而,即使当胎儿处于最佳位置时,也不能完整显示整个膈肌的结构,可能会漏掉一些小的缺损。在妊娠晚期,通过膈肌运动可以检测到胎儿呼吸样运动。

MRI

磁共振成像上的膈肌图像与超声图像非常相似。为位于胸部和腹部器官间,一个较暗的圆顶形肌肉结构[13](图 24-17)。

胸腺

胚胎发育

几个球囊状憩室和咽囊上行形成了口腔和上胸部的结构。这四个囊袋样结构形成了多个器官,然而,只有第三个咽囊有助于形成胸腺(图 24-18)。最后,胸腺从上纵隔下降到胸骨后的位置[7](图 24-19)。

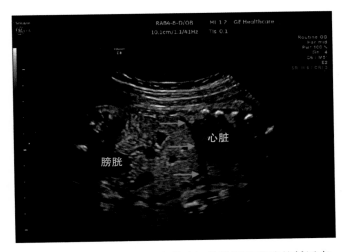

图 24-16　弯曲的膈肌(绿色箭头),将胸腔和腹腔的低回声结构分开

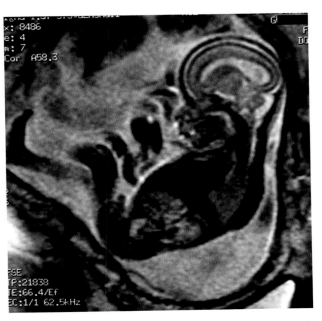

图 24-17　矢状切面 20 周胎儿的脑、胸、腹和腿 T2 加权宽景成像

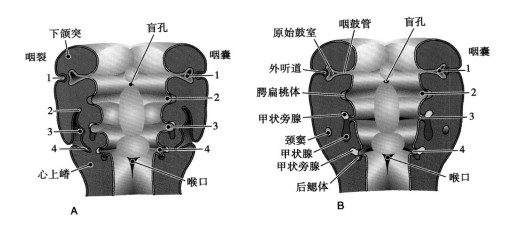

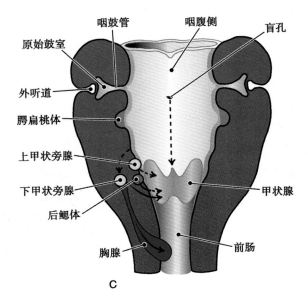

图 24-18　冠状位显示咽弓转换。第一咽囊几乎没有变化(A)。它仍然是从内向外的一道薄薄的屏障-耳鼓膜。内侧是咽鼓管,在喉部开口,外侧是耳管。第二弓的扩展和下降抚平裂口,如果缺失则可能造成颈部结缔组织的囊肿或瘘(B)。第二咽囊中淋巴组织凝结-将来的扁桃体(C)。甲状旁腺和关键的免疫组织(胸腺)由第三和第四咽囊对合发展而形成。甲状腺起源于盲肠孔的衬里,从腹咽部中线向下移动到肠管外(C)。(引自由 Sadler TW. *Langman's Medical Embryology*. 10th ed. Baltimore: Lippincott Williams & Wilkins; 2006. Fig. 16.10A & B, p. 263; Fig. 16.11, p. 26.)

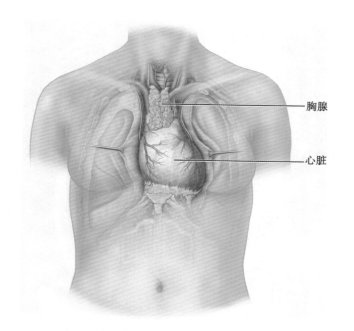

图 24-19　胸腺位于胸骨后面心脏大血管前面

影像学特征

超声表现

胸腺位于主动脉和肺动脉前方,胸骨后方,心脏大血管水平。[14]超声显示为一个弱回声结构(图 24-20)。在常规检查中,除非存在大量胸腔积液,否则很少探及胎儿胸腺声像。[15]在胎儿宫内生长受限(IUGR)和绒毛膜羊膜炎时,通过评估胎儿胸腺有助于确定该疾病。

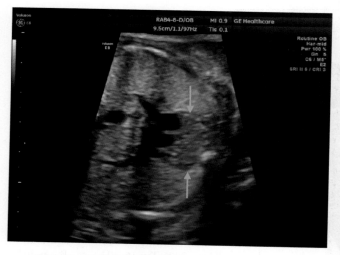

图 24-20　胸腺与周围组织相比(绿箭之间)回声更低

MRI

用快速自旋技术获得的 T2WI 显示胸腺为中等信号。[12]

喉

喉部位于胎儿颈部第三至第六颈椎水平气管前方(图 24-21)。有液体通过时偶尔可以看见口喉和咽喉部(图 24-22)。通过横向扫查上颈部可以获得咽部声像图,但纵向冠状图像在显示解剖结构时具有更大的优势。[14]当怀疑喉部闭锁或狭窄时,可见液体持续的从喉部流向气管内。[13]

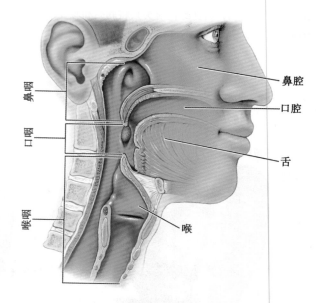

图 24-21　喉部位于气管前面

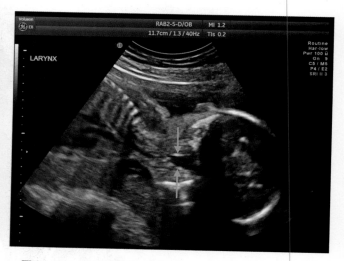

图 24-22　口咽/喉咽在胎儿呼吸/吞咽期间暂时充满液体

胎儿胸部异常

肺

胸内异常

胸腔积液是指液体在胎儿胸腔内的集聚（图24-23A）。胸腔积液可能与水肿、先天性心脏异常、染色体异常或多指（趾）畸形有关。在胎儿胸腔异常中胸腔积液占据了一半。[15] 胸腔内肿块，不包括先天性膈疝（CDHs），通常是囊性的，但有时呈实性和强回声。这些异常破坏肺实质的均匀性，或引起心脏、纵隔移位。[3,15] 以囊性为主的肺肿块包括典型的单纯性支气管囊肿与肺囊腺瘤畸形（CCAM）。其他报道的肿块包括主动脉瘤、隔离肺、先天性大叶性肺气肿、神经管肠源囊肿、支气管闭锁，畸胎瘤非常罕见。[15]

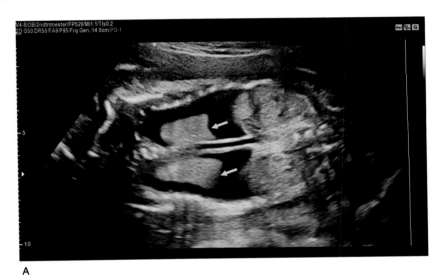

A

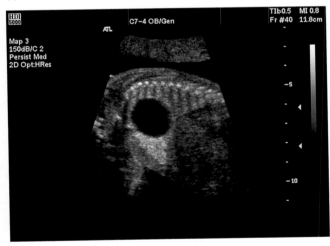

B

图 24-23　A. 胸腔积液。胎儿肺（箭头）被无回声的液体包绕（胸腔积液）。B. 在矢状位图像上显示无回声的支气管性囊肿。（图片由 Philips Medical Systems，Bothell，WA 提供）

支气管囊肿

产前已有几例诊断支气管囊肿的病例报道，[15,16] 该病种在新生儿中不常见，囊肿可能呈单房或者多房，并且可取代纵隔结构。支气管囊肿是由于原始前肠腹侧憩室出芽异常，由于其与正常支气管相似的上皮来源，其内可能包含软骨，肌肉或黏液腺。[17] 在肺实质或纵隔中均可发现支气管囊肿，常直接与气管或主支气管相连[15]（图24-23B）。

先天性肺囊腺瘤畸形

除了膈疝,CCAM(先天性肺囊腺瘤畸形)是胎儿胸部中最常见的肿块。[17,18]它占先天性肺畸形的 25%,[19] CCAM 典型为单侧、部分肺叶或整个肺叶。[15]通常于上肺叶发现,很少包括全肺。[20]双肺的发生率相同。由于其组织学特征是由于终末呼吸道腺瘤增多导致病理学团块形成,因此肿块包含大小不同的囊肿。[3,15,19]

CCAM 有三种类型:

- Ⅰ型包括单个或多个直径为 2 ~ 10cm 的大囊肿,其壁为小梁结构突起,伴有较小的囊肿外翻。该区域产生强回声的原因可能是由于肿块内含有广泛的纤维隔膜和粘蛋白生成细胞,并且这是该 CCAM 亚型所独有的。
- Ⅱ型是由多个大小均一的直径为 0.5 ~ 2cm 的囊肿组成的肿块,这些囊肿类似于支气管。[19]
- Ⅲ型是由多个 0.5 ~ 5.0mm 的微小囊肿组成的肿块,就像婴儿型多囊肾病(PKD)的多发性小囊肿一样,出现大量的超声波反射面。因为这些小囊肿不能单独成像,它们表现为单一的、实性的、均匀的强回声。[3,19]

CCAM 的患者可能伴有肾脏、心脏或胃肠道(GI)畸形。这些异常在 Ⅱ 型 CCAM 中更常见。因为肺部受压,CCAM 的胎儿可能出现水肿、腹水、羊水过多。CCAM 病变的扩大导致胸径扩大,并且引起膈肌反转。[21]常见死胎和早产,宫内胎儿水肿,危及生命,预后最差。Ⅰ 型和 Ⅱ 型的胎儿肿块声像图是囊性的,其预后比实性的 CCAM Ⅲ 型更好,Ⅲ 型的病变更广泛。患有 CCAM 且存活的新生儿中 80% 出生时出现呼吸窘迫。[1,6]患者也可无症状,通常在外科手术切除这些肿块后预后良好。[22,23]

超声发现

CCAM 的超声表现包括单侧的一个或多个大囊肿的肺部肿块(Ⅰ型),一个包含小囊肿的强回声肿块(Ⅱ型),或均质强回声肿块(Ⅲ型)。这个过程开始于早孕期,然而,因为囊肿大小的原因,直到中孕期才能被检测出来。大的肿块可能导致纵隔移位和膈肌的反转。部分胎儿伴发有腹水、胸腔积液和水肿。通过彩色多普勒成像可以鉴别是否为肺血管动脉供血,[18]明确肿块的血供来源,可以把 CCAM 与隔离肺[21]和膈疝区分开来,膈疝不能显示彩色血流和能量信号。与其他肺部包块相似,连续扫查可显著提高产前分辨 CCAM 的能力(图 24-24)。[3,15,19,21]

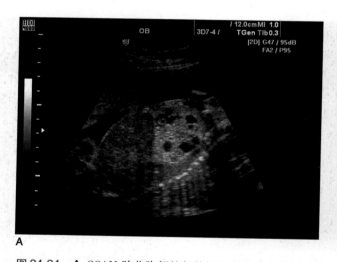
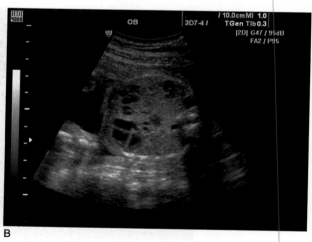

图 24-24 A. CCAM 胎儿胸部的矢状切面图像。B. 同一胎儿肺部囊性畸形的轴位或横切面图像。(图片由 Philips Medical Systems,Bothell,WA 提供)

其他影像学成像

平片可以诊断 CCAM,计算机断层扫描(CT)可以鉴别复杂的病例(图 24-25)。对 CCAM 类型的分类 CT 具有较高的准确率(图 24-26)。[24]产前检查怀疑有先天性 CCAM 畸形时,磁共振成像(MRI)可以提高诊断率。CCAM 的多囊性结构在 T2 加权图像上显示为高信号。隔离肺和 CCAM 具有类似的 MRI 表现[25,26](图 24-22 ~ 图 24-27)。

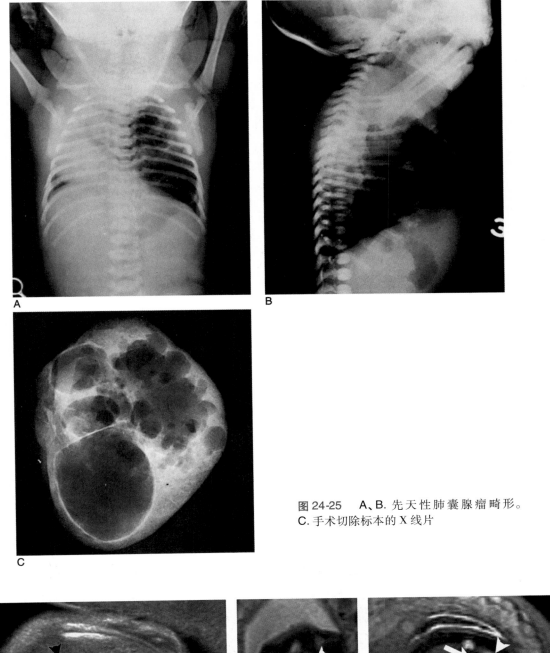

图 24-25　A、B. 先天性肺囊腺瘤畸形。
C. 手术切除标本的 X 线片

图 24-26　孕 25 周胎儿肺内支气管囊肿。A. 胎儿胸腔轴平面声像图显示肺内单发低回声病灶（黑色箭头）。箭头指向心脏和白色箭头指向脊椎。MRI T2 加权图像冠状（B）和轴向（C）位显示左侧高信号的支气管囊肿（箭头）。囊肿周围相对于液体呈高强度信号的肺（箭头）与支气管囊肿远端的肺相对应。星号表示正常的肺。（引自 Kline-Fath B，Bahado-Singh R，Bulas D. *Fundamental and Advanced Fetal Imaging*. Philadelphia：Wolters Kluwer；2015：Figure 17c-18. ）

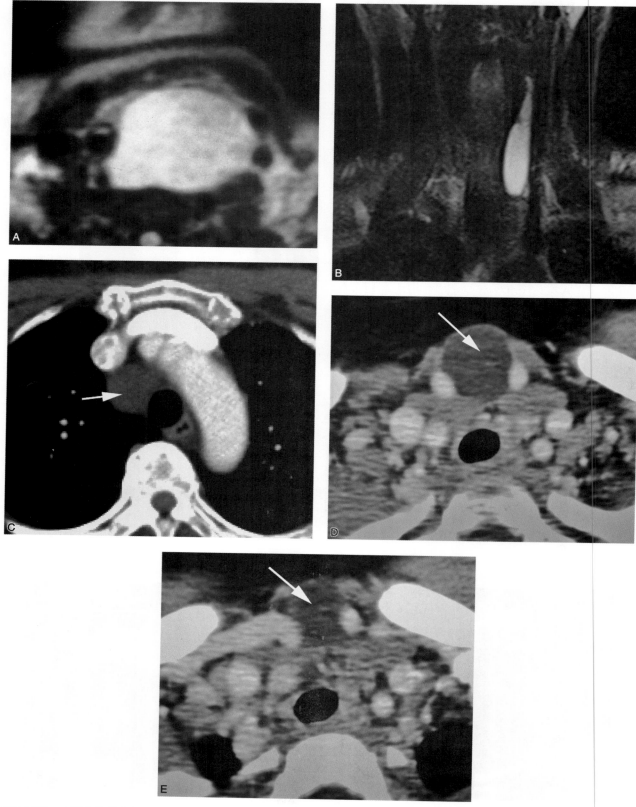

图 24-27　三例患者囊肿的进展。后来没有证据证明累及气管。两例囊肿移位并压迫气管导致气管软化。A. 患者 1：T2 加权（T2W）的食管重复囊肿图像。B. 患者 2：儿科患者颈部有隐约可见的肿块。仅根据影像学起源，不能确定囊肿的确切性质。可来源于气管、食管，或为胸腺迁移前肠囊肿。手术显示这是一个胸腺囊肿。C. 患者 3：上纵隔支气管囊肿的增强 CT 声像。D、E. 颈部中线肿块可能是胸腺或支气管源性的囊肿。支气管囊肿通常与气管和（或）纵隔有更密切的关系

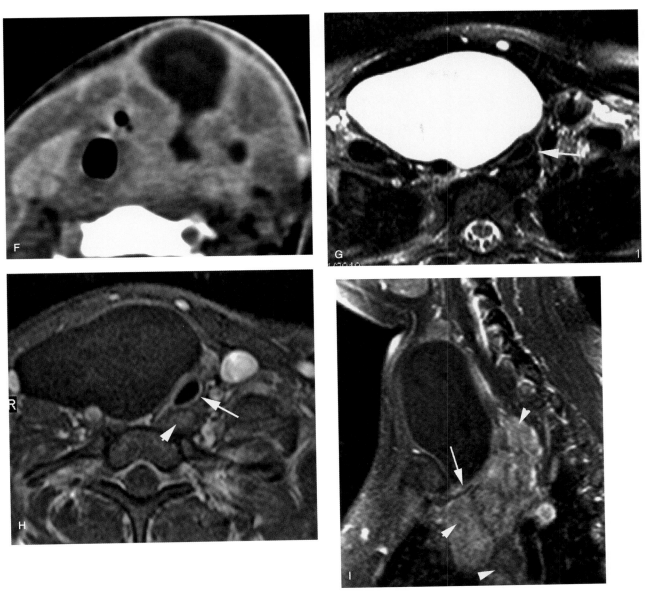

图 24-27（续）　F. 第三、第四鳃部囊肿的增强 CT。即使有非常严重的继发感染,先天性囊肿对气管的影响也相对较小,不会压迫气管(提示,颈部支气管囊罕见,不能将其与同样罕见的颈部胸腺和甲状旁腺囊肿肯定地区开。这个区分不重要,因为手术本质上是相同的,具体的手术方法基于成像时所见肿块的大小)G～I. 24 岁女性颈部增大的肿块。轴位 T2 加权(G)和 T1 加权(H)脂肪抑制的图像显示肿块是囊性的,取代和压迫气管(箭头),但它不是由气管或食道产生的(箭头在 H)。I. T1WI 脂肪抑制矢状面图像显示纵隔组件(箭头)与增生的胸腺组织相接。后证实是甲状旁腺囊肿。(引自 Mancuso AA, Hanafee WN. *Head and Neck Radiology*, Volume II. Philadelphia: Wolters Kluwer;2010:Figure 210-4.)

鉴别诊断

　　Ⅰ 型和 Ⅱ 型病变的鉴别诊断包括肺和纵隔囊性肿块以及胸膜和心包积液。Ⅲ 型也就是实性表现的 CCAM 的鉴别诊断包括隔离肺、横纹肌瘤,纵隔畸胎瘤和脱垂的腹部脏器,可能包括肝脏、脾脏,但很少是肾脏。[3,19] 判断液体充盈的胃和肠管的位置,可以帮助区分 Ⅰ 型或 Ⅱ 型 CCAM 与膈疝。Ⅰ 型或 Ⅱ 型 CCAM 其胎儿的胃和肠管在正常膈下位置,而膈疝的胎儿的胃泡、肠管在胸腔内,与 CCAM 类

似。[3,19] CT 在判断 CCAM 的分类中比超声和 X 线检查更准确。[3,19]

隔离肺

　　隔离肺是胸膜腔内实性的、无功能的肺组织肿块,其缺乏与气管支气管树的连接,并且由主动脉血液供应。这种类型的畸形大约占产前检查发现的肺疾病的 1/4,并且男性与女性的比例为 4∶1。[25] 在膈肌上方或下方的叶外型隔离肺有着自己的胸膜腔和静脉回流。[3,25]

疾病相关知识点 24-1
先天性囊性腺瘤样畸形[3,15,18,19]

种类	组织学检查	超声表现	鉴别诊断
I	单个大囊肿，通常 3~7cm，但至少 2cm；有小囊结构的小梁壁	通常单侧 可能涉及一个肺叶或肺叶的一部分 很少累及全肺 可以是双侧的 在胎儿肺内探及有小囊结构的单个大囊，囊内可有高回声区	支气管囊肿 纵隔肿块 胸腔和心包积液 膈疝中的胃泡和肠管
II	肿块由多个直径 1.5cm，大小相似的囊肿组成	通常单侧 可能涉及一个肺叶或一个肺叶的部分 很少涉及全肺 可以是双侧 在胸腔内，多个大小相似的囊肿代替了正常肺实质	和 I 型一样
III	多个小囊肿(0.5~5mm)	由于囊肿太小而不能被超声发现，显示为胎儿肺中单发的实性高回声肿块	隔离肺 横纹肌瘤 纵隔畸胎瘤 疝入胸腔肝、脾，很少是肾

超声发现

叶内型隔离肺肺部肿块呈球形、均质的强回声，常见于肺底。(图 24-28)。肿块较大的情况下可能发生中线移位。[27] 用彩色多普勒显示其血供来源于胸主动脉或腹主动脉。[26,28] 判定其血供来源有助于鉴别诊断隔离肺和 CCAM，后者血液供起源于肺动脉。有一种局限性的、不可逆转的隔离肺类似于 I 型和 II 型 CCAM 的超声图像。

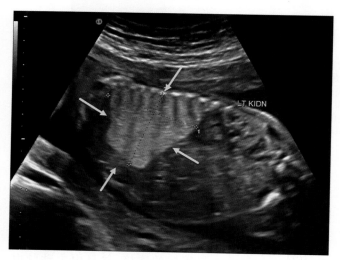

图 24-28 怀疑为隔离肺的胸腔内均质强回声肿块(箭头)。(图片由 GE Healthcare，Wauwatosa，WI 提供)

其他影像学成像

放射线照片显示气道与肺组织不相连。这种肿块可能会显示为一个囊肿或者有液平的感染灶。因为肿块效应在平片和胃肠道造影时可能造成支气管的移位。[27]

超声是隔离肺产前主要检查方式，但常因母亲肥胖，对比度差，视野有限，超声技师的经验缺乏等在鉴别诊断方面有局限性。因此，MRI 有助于消除产前检查的许多局限性。胎儿的肺部因为充满了羊水，所以图像呈 T2 高信号的均质结构。在隔离肺病例中，胸部有明确的肿块，其信号强度高于正常肺但低于羊水。当怀疑为隔离肺时，MRI 往往能够明确其血供来源[26](图 24-29)。

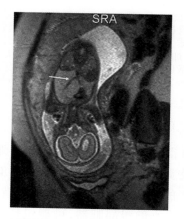

图 24-29 24 周胎儿 MRI 冠状切面显示左肺内大的肿块(隔离肺)。由于心脏中度右移，左侧膈肌扁平。从胸主动脉下段发出的大血管(箭头)。CCAM 的体积比(CVR)为 1.96，然而，随着肿块的长大，胎儿没有出现水肿

预后

诊断为叶外型肿块的患者预后良好。偶尔有子宫内自发消退的病例。[29] 伴有其他异常和胎儿水肿则预后不良。[3]

鉴别诊断

这种畸形的鉴别诊断取决于分型。发生在肺脏层胸膜的叶内型隔离肺,可以是实性的、液性的或出血性的肿块。相邻该区域的肺经常发生肺不张或肺气肿。发生于膈肌下的叶外型隔离肺则类似于肾上腺或腹部器官的肿块。[27]

骨性胸腔及其软组织

一些来源于头部和颈部的较大或较长的异常可

能累及胸腔。下份脑膨出,是一种脑疝,其脑组织通过颅骨的缺损向外膨出,[1] 且伴有脊髓脊膜膨出。类似于脊柱的缺陷,它主要是囊性肿块,包含或不包含脑实质或脊髓。在排除脊柱或颅骨畸形的情况下,颈部和胸部上区域的囊性肿块的鉴别诊断包括:胎儿水肿和囊性淋巴管瘤(图 24-30)。这些畸形都与染色体核型异常有明显的相关性。[15,30]

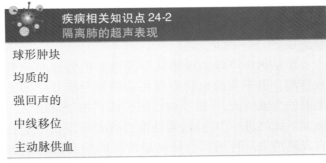

疾病相关知识点 24-2
隔离肺的超声表现

球形肿块

均质的

强回声的

中线移位

主动脉供血

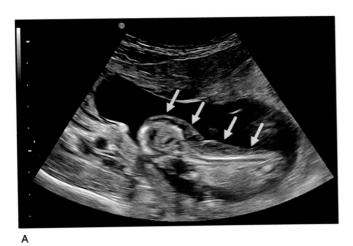

B

图 24-30　水囊瘤。A.12 周胎儿水囊瘤长轴切面。B.同一水囊瘤胎儿的横切面

胎儿水肿可能局限于颈部,但更常与胎儿水肿和软组织厚度增加相关,围绕颈部、胸部或腹部形成晕圈。颈背部区域的水肿与非免疫性胎儿水肿、胎儿死亡和一些骨骼发育不良有关。[15,31] 在许多 21-三体(唐氏综合征)新生儿中,其众所周知的临床表现为颈背部区域皮肤或软组织增厚。Benacerraf 及其同事首先注意到产前超声检查的这一发现。[32] Gray 和 Crane 的研究表明,超声筛查在 14 ~ 18 孕周组颈褶厚度 5mm或以上(敏感性 42%)和在 19 到 24 孕周组颈褶厚度6mm 或以上(敏感性 83%,阳性预测值 1/38),比使用母亲年龄大于 35 岁(敏感性 20%)或低血清甲胎蛋白水平的产妇(敏感性 33%)在诊断唐氏综合征上更为有效(图 24-31)。[33] 羊水穿刺能明确那些颈背部增厚胎儿的核型。[3,15]

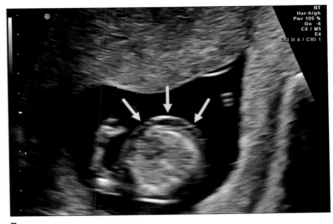

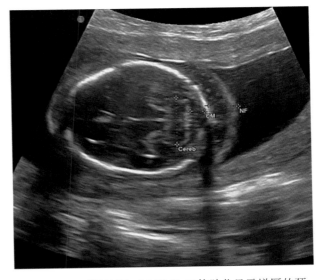

图 24-31　颈部皱褶。20 周 21-三体胎儿显示增厚的颈部褶皱,测量为 10mm

囊性淋巴管瘤是一种良性淋巴管来源的畸形,发生率为1/6000,是由于正常的淋巴静脉交通失败所导致。是妊娠早期最常见的畸形。[3]其超声检查表现为单房或多房囊性肿块。该病80%起源于后外侧颈部,注意区分囊性淋巴管瘤和颈背部皮肤增厚,尽管它们可能同时发生。[3]至少有一半的囊性淋巴管瘤在产前是显而易见的;10%为双侧。[19]它们可能从胸部、纵隔、腋窝、腹股沟等处向外延伸或起源。[34]在超声图像中可能见到其内的实性成分包块由周围的结缔组织或血管瘤组成。[35]

单从超声声像图很难区分囊性淋巴管瘤和胸壁血管瘤。由于大的血管瘤存在动静脉分流并增加了心脏的血液回流,可能导致心脏扩张。[36]由于淋巴管与静脉系统的进一步连通,囊性淋巴管瘤可以在出生前自发地消失。特纳综合征是最常见的胎儿染色体核型异常(XO)综合征,患者的颈蹼来源于囊性淋巴管瘤。[3,19]囊性淋巴管瘤也可引起静脉回流受阻。在受影响的胎儿中,可出现腹水、胸腔积液、全身性水肿、增大水肿的胎盘或皮肤淋巴管囊性扩张。这种胎儿预后很差。一般来说,囊性淋巴管瘤伴发水肿的胎儿在宫内或出生后不久死亡,但也有在产前这种情况消退的报道。[37,38]

胸部的其他软组织肿块并不常见。糖尿病母亲的胎儿可能会由于皮下脂肪沉积出现胸部软组织增厚。类似的软组织增厚也可见于皮下积液,胎儿全身性水肿或浮肿的患者。还可能是合并囊性和实性成分的畸胎瘤。这种肿块可以在怀孕期间增大,并且在外观上回声变得更强或实性。错构瘤,是受影响区域的正常细胞良性非肿瘤性过度生长而导致,经常累及肋骨。错构瘤胸内成分不均匀增大,使胎儿心脏移位和导致呼吸功能不全。早期诊断且在新生儿出生后进行完全切除,常能治愈。[39]

锁骨缺失或发育不全常出现在几种综合征中,包括锁骨颅骨发育不良,Holt-Oram综合征和骨发育障碍矮小症。几种骨骼综合征和黏多糖症都表现有肋骨增厚,产前超声常常很难诊断。与胎儿腹部相比较,任何明显的胸部狭窄,都应该排除骨骼发育不良,例如短肋多指综合征、Jeune综合征和Ellis-Van Creveld综合征(图24-32)。

肺发育不良

宫内肺发育异常或部分缺失(发育不全)通常继发于肺受压。常与胸内肿块压迫有关,但也可以由于腹部肿块限制了膈肌向下运动或有胸腔内的肿块所

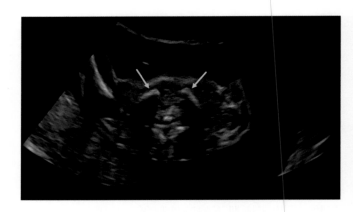

图24-32　23周正常胎儿锁骨(箭头)

导致。几种因骨骼发育不良而导致的小胸与肺发育低下有关。母体呼吸、胎儿心脏和身体运动导致羊水流动,传导至胸壁被认为是正常肺发育所必需的。在羊水过少时,肺发育不良的原因可能是由于传播这些运动的液体减少。Potter序列征,包括肾发育不全、梗阻等,是获得性或遗传性肾囊性疾病。

疾病相关知识点24-3
肺发育不良的原因

胸内肿块压迫发育中的肺
胸腔积液
肺囊肿
畸胎瘤
脊膜膨出
血管瘤
阻止膈肌向下移位或压迫发育中的肺组织的腹部肿块
腹水
肾肿块
膈疝及其内容物
羊水过少缺乏液体在胸壁上传导(气管支气管树发育所必需的)
双侧肾发育不全或梗阻
双侧输尿管梗阻
膀胱出口梗阻,通常为尿道闭锁
延迟破膜
作为骨骼发育不良一部分的胸部过小
致死性侏儒症
Jeune综合征
Ellis-Van Creveld综合征
低磷酸酯酶症
锁骨颅骨骨发育不良
间向性侏儒症
躯干侏儒症

超声发现

通过生物学测量胸腔大小评估肺发育不良。肺发育不良也可以通过形态诊断;窄胸腹大,或胸腔横切面上心脏正常时心脏大小占据胸腔 1/3 以上,提示肺发育不良(图 24-33)。[15]在用于评估肺发育不良的生物统计学方法中,胸围与腹围的比率最有帮助。正常比率平均为 0.89,如测量值低于 0.77(低于标准 2 个标准差)则被认为异常,提示致命的肺发育不良。[3,15]胸腔面积:心脏面积大致为 3:1,胸腔面积沿胸腔骨性结构进行测量。[40]

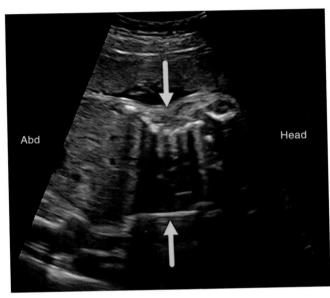

图 24-33　胸腔限制性肺发育不良。32 周胎儿小的胸腔(箭头)

预后

肺发育不良的预后与其程度有关,原发性肺发育不良很少见。[15,19]由于无法适应宫外的生活,因此肺功能低下的婴儿死亡率很高。[9]

纵隔

纵隔成像非常困难。很少有出生前清晰显示的纵隔肿瘤,纵隔肿瘤包括心包外和心包内的畸胎瘤、肠囊肿、淋巴管瘤、胸腺囊肿和纵隔膨出。[41,42]这些都可能伴发胸腔积液。在检查胎儿胸部时,任何纵隔或心脏的移位都提醒超声技师发生肿块的可能性。由于肿块压迫食道引发胃肠道梗阻,导致羊水过多。气管受压导致肺发育不良和出生后呼吸窘迫。肿块压迫腔静脉导致胎儿回心血流受阻,并导致胎儿水肿。[15]

胸腔积液和胎儿水肿

胸腔积液,也称为胸膜积水,超声诊断很容易。胎儿胸腔内任何孕周出现液体都是异常的。文献报道其死亡率为 50%,当 33 周以前发现胸腔积液,双侧或伴发胎儿水肿时,其死亡率最高。[15]

在超声图像中,胸腔积液表现为在一侧或两侧胸部出现的低回声区域,具有胸腔及其膈肌轮廓的形状(图 24-23)。大量的液体可能会压迫肺,导致肺部增生、纵隔和心脏的移位。胸水与水肿无关,通常是胸外的原因,但胸腔内病变如 CCAM 也可导致胸水。如果积液量大,胸腔积液可能会使膈肌变平或反向。[15]

胸腔积液的根本原因和肺发育不良的程度影响胎儿死亡率。在胎儿无肺部畸形的情况下,超声引导下中孕期胸腔穿刺可消除胸水。[15]

典型的孤立性的与新生儿呼吸窘迫相关的胸腔积液是一种乳白色的液体,它包含了淋巴和脂肪(乳糜的),由于胎儿体内没有大的脂蛋白这些积液表现出像浆液性胸腔积液一样的无回声。[15]胸内淋巴积聚称为乳糜胸,通常是单侧,常发生于右侧,在男婴中的发生率是女婴两倍。该过程与先天性肺淋巴管扩张、气管食管瘘、21-三体和叶外型隔离肺相关。[15]

胸腔积液可以是一个孤立的发现,但更有代表性的是它是胎儿其他病理过程的一部分。常发现与胎儿水肿相关,后者指过量的液体在胎儿软组织和体腔积聚。[3,15]水肿分免疫性和非免疫性两种。

免疫性胎儿水肿

成红细胞增多症(重度贫血)或免疫性水肿的胎儿,其母亲在以前的怀孕中组织不相容性的血液因子已被致敏,代表性的就是 Rhesus(RH)因子。任何一种胎儿红细胞抗原都有可能作为致敏剂。母体的免疫球蛋白 G(IgG)与胎儿的血液因子之间发生免疫反应。这种反应导致胎儿发病率和死亡率显著的增加,即将发生失代偿的早期迹象是少量腹水或心包积液。在一段时期内,Rh 不相容占所有免疫性水肿原因的 98%。RhoGam 的发展保护了 Rh 阴性母亲与将来的 Rh 阳性胎儿免受组织不相容性的困扰,并将其减少到约 55%。[15]可以通过羊水穿刺或脐带穿刺术确定胎儿贫血的程度。在低血红蛋白水平的胎儿中,必要时用相同的脐血进行输血(表 24-3)。[3]

表 24-3	胎儿水肿	
类型	**原因**	**超声特征**
免疫性	胎儿贫血	
	Rh 不相容	
非免疫性	心律失常	浮肿
	子宫内感染	胸腔积液
	染色体异常	腹水
	肿块导致的静脉阻塞	肝肿大
	血液病	脾肿大
	肾畸形	胎盘增厚
	母体疾病	

非免疫性胎儿水肿

非免疫性水肿并不是胎儿和母亲血液不相容,是由胎儿各种严重的疾病导致。这种水肿通常是致命的,在新生儿中的发生率为 1/2500 至 1/4000。[43]来源包括以下内容:

- 胎儿心律失常或异常,如左心发育不良、室上性心动过速,在许多病例中可能为特发性
- 宫内感染,TORCH 感染:弓形虫病,风疹,巨细胞病毒,疱疹
- 染色体异常:Turner 综合征,18 或 21-三体
- 导致静脉阻塞的腹部或肺部肿块:CCAM 或神经母细胞瘤
- 先天性血液病:α-地中海贫血,亚洲的常见病因
- 肾畸形,先天性肾病
- 母体来源,如糖尿病和毒血症[15,19]

超声发现

无论什么原因的水肿在超声检查中都有特定的表现。胎儿组织液体的过度积聚导致皮肤增厚,胸腔和心包积液、腹水、肝肿大和脾肿大。因为严重的胎儿贫血,胎盘增厚大于 4cm。在有明显的水肿产生以前,羊水过多是胎儿窘迫的警示标志。在晚孕患者中,至少有两个上述发现存在时就要引起怀疑(图 24-34)。

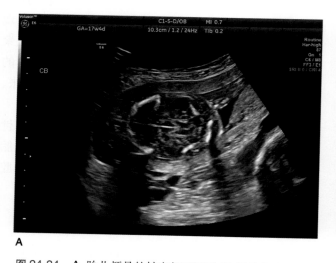

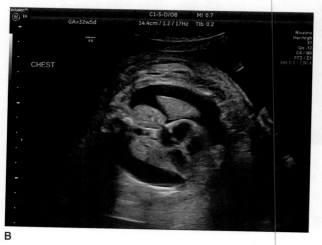

图 24-34　A.胎儿颅骨的轴向切面显示 17 周胎儿头皮水肿,并有已知的心内膜垫缺损。B.同一胎儿 32 周检查时出现胸腔积液

先天性膈疝

先天性膈疝(CDH)是由于膈肌的缺失,导致腹腔内容物游离到胸腔。CDH 的发病率在活产儿中约为 1/10 000。[15]疝的起源是由于膈肌缺陷或融合失败形成。这种胸腹膜的开放可能导致几种不同的膈肌异常:

- 超过 90% 是通过 Bochdalek 孔的后外侧疝,通常在左侧[3,15]
- 通过 Morgagni 孔的胸骨后、前内侧的疝
- 肠管通过膈肌突向胸腔(膨出)
- 罕见的完全无膈肌[44]

左侧受累是右侧的 5 倍,[3,15,8]这可能是因为肝脏可以阻止腹部内脏进入胸部,从而减少了症状和改善了预后。CDH 中 96% 是单侧的,在男婴中更常见(图 24-35)。[15,45]

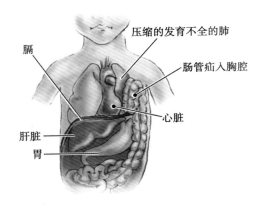

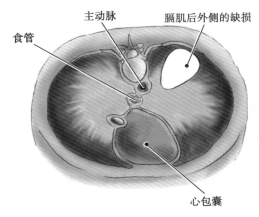

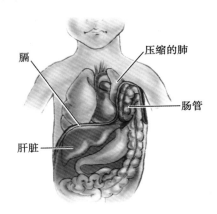

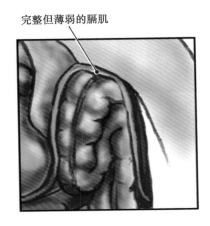

图 24-35　先天性膈疝,典型(上)和变异(下图)

家族性的 CDH 少见,在所有的病例报告中少于2%。[46]文献记载既有常染色体显性遗传,又有常染色体隐性遗传。[46,47]20%的病例双侧发病(比散发病例为 3%的发生率更高),并且男女比例为 2∶1,较少与其他畸形相关。

大多数 CDH 病例没有已知的病因或相关综合征,多达一半的病例是单独的缺陷。[46]在先天性膈疝的胎儿中,病因如果是单个或多个染色体异常。虽然很少会遗传,但在有遗传综合征或染色体异常的家庭中可能会集中发生。[46]

超声发现

能否早期诊断是影响预后的一个重要的因素,随着超声细节分辨率的持续进步,已经报道了几例早孕期使用阴道内技术诊断的病例。胃、肠管或其他器官通过后部膈肌缺损进入胸腔。疝入的蠕动的小肠和充满液体的结构与正常肺实质的强回声有很大的不同。肺的囊性异常与 CDH 相似,超声技师必须仔细检查腹部以确认是否有胃的缺失。通常 CDH 胎儿的腹围比正常胎儿小,心脏和纵隔向健侧移位(图 24-36 ~图 24-38)。在胎儿呼吸过程中,腹部器官可能下降到

正常位置,而后又上升到患侧。伴发异常包括羊水过多、胸腔积液等。尤其是羊水过多,是预后不好的征兆;一系列报道表明,无羊水过多的 CDH 患者生存率为 55% ,但伴有羊水过多的患者存活率仅为 11% 。妊娠晚期发生的较小膈肌缺损或疝气,预后较好。由于胃的囊性特征,使左侧疝更易于观察,由于肝脏和肺组织相似的回声使右侧疝更难辨认。[48]彩色血流多普勒检查胎儿门静脉和脐静脉有助于确定肝脏的位置。有肝疝的 CDH 胎儿门静脉和脐静脉位置异常。[49]CDH胎儿应当仔细行超声检查确认有无其他先天性畸形(图 24-36)。[3,15,19]

疾病相关知识点 24-4
膈疝的超声表现

胸腔内探及胃、肠或其他腹腔器官

胸腔内探及蠕动的结构

腹围小

胸腔积液随着胎儿呼吸运动上升下降

羊水过多

彩色多普勒显示门静脉及脐静脉异常

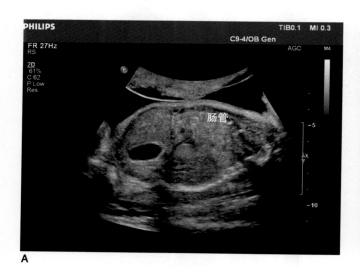
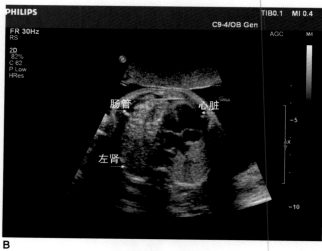

图24-36 A.矢状位图像显示膈疝导致肠管进入胸腔内;B.同一胎儿的轴位或横切面图像显示胸腔内心脏左侧的肠管。(图片由 Philips Medical Systems,Bothell,WA 提供)

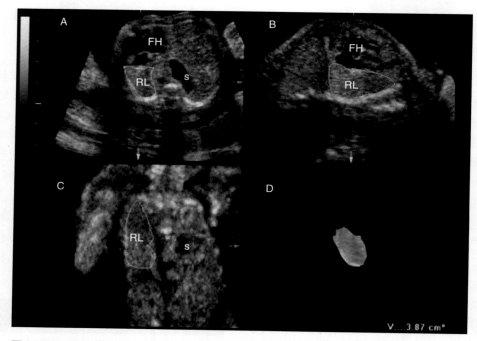

图24-37 孕23周胎儿先天性左侧膈疝,胸腔三维多平面成像和测量对侧(右)肺容积。A.横切面。B.矢状面。C.冠状面。D.3D成像右肺容积3.87cm³。FH,胎儿心脏;RL,右肺,S,胃。(引自 Kline-Fath B,Bahado-Singh R,Bulas D. *Fundamental and Advanced Fetal Imaging*. Philadelphia:Wolters Kluwer;2015;Figure 17a-6.)

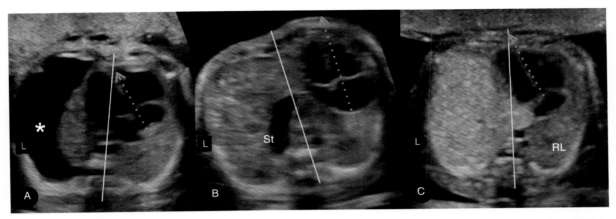

图 24-38　通过四腔心切面的胎儿胸部轴平面图,3 例胎儿由左肺占位性病变引起心脏位于右侧胸腔(心),心轴指向左侧。A. 左胸腔积液(星号)。B. 左侧先天性膈疝,胃位于胸腔内。C. 左侧先天性肺囊性腺瘤样畸形。L,左,RL,右肺。(引自 Abuhamad A,Chaoui R. *A Practical Guide to Fetal Echocardiography:Normal and Abnormal Hearts*. 3rd ed. Philadelphia:Wolters Kluwer;2015:Figure 6-8.)

其他影像学成像

具有膈疝的新生儿,放射照片显示胸腔内积气、积液的肠袢,通常在左侧。这导致纵隔向对侧胸腔移位。如果存在胃管,胃管的位置偏向纵隔移位的一侧(图 24-39)。

MRI 能鉴别胎儿内部解剖,可提高 CDH 的诊断。快速自旋回波 MRI 数据集可以计算肺容积,有助于明确肺发育不良,直接关系到胎儿的预后(图 24-40)。

鉴别诊断

与 CDH 相似的异常包括 CCAM、隔离肺、支气管囊肿、畸胎瘤或神经管原肠囊肿和支气管闭锁。

预后

疝入的腹部内容物对肺血管和肺的压迫类似于一个胸腔内的肿块,可导致肺发育不良。尽管只是单侧的膈肌损伤,但是肺发育不良可能是双侧。[50] CDH 的总死亡率为 50% ~ 80%,[30] 其中包括 35% 的死产。CDH 常伴发全身其他系统的先天性异常。最致命的是心血管和中枢神经系统异常。

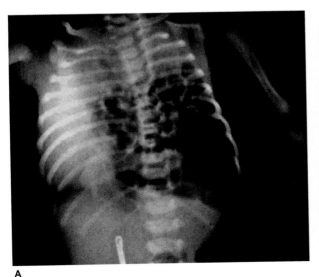

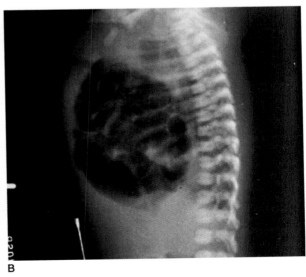

图 24-39　A、B. 先天性膈疝。小肠、大肠和胃(或其部分)疝入左侧胸腔。注意降结肠中的空气

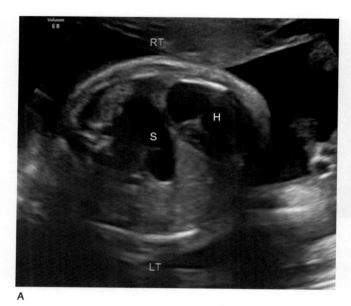

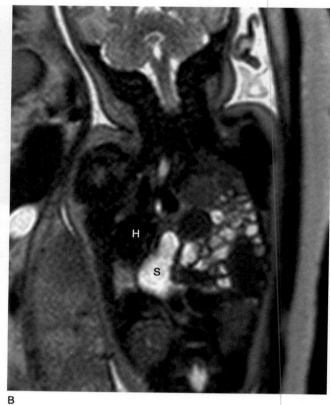

图 24-40　A. 左侧先天性膈疝。通过胸部的轴向超声图像显示胃（S）位于胸腔内，心脏（H）向右侧移位。B. MRI 冠状位显示左侧胸腔内几个充满液体的肠袢和胃，心脏位于右侧

手术的结果和膈肌缺损的程度决定预后。在胎儿肺发育完成之前进行外科干预，通常在妊娠 24 周前，通过减少压力和避免明显的肺发育不良来改善预后。缺陷的严重程度与肝脏的位置[15]和死亡率[48]之间存在直接关系。腹腔内能显示出肝脏，则存活率超过 90%。[15]

小结

- 在产科中，术语顶点或头位表示当胎头向下，朝向子宫颈。
- 完全性臀位是指臀部先出现（朝向子宫颈），包括弯曲的髋和膝盖。
- 复合臀或"足先露"表示胎儿一足或两足向下，该部位最先分娩。
- 单臀先露指胎儿臀部位于下方（朝向子宫颈）髋关节弯曲，膝关节伸直朝向胎儿胸部。
- 从膈肌上方包括胎儿心脏的横切面进行胎儿胸围的测量。

- 用超声检查评价胎儿肺成熟度不一定可靠，羊膜腔穿刺术仍然是评价的金标准。
- 胸腺位于主动脉和肺动脉前的心脏大血管水平。
- CCAM 是最常见的胎儿胸部肿瘤。
- 为了区分隔离肺与 CCAM，使用彩色多普勒追踪滋养血管的来源。
- 肺发育不良通常是在羊水过少发现肾脏异常时发现的次要症状。
- 无论胎儿免疫性或非免疫性水肿都具有相同的超声图像。
- 胎儿免疫性水肿和感染时脾脏增大。

1. 一个 32 岁的患者孕中期常规检查,羊水指数(AFI)28.5cm,胎儿测量大于胎龄。腹腔及心包腔积液。当胎儿出现水肿时,哪些发现是胎儿窘迫的早期症状?

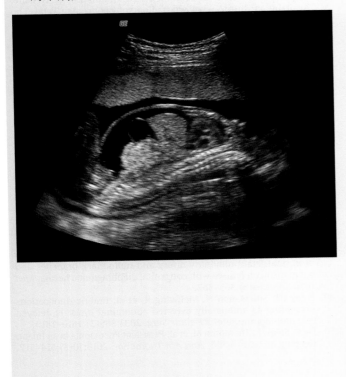

2. 进行胎儿超声心动图检查时发现纵隔移位,怀疑是 CCAM。哪种类型(Ⅰ、Ⅱ 或 Ⅲ)常引起纵隔移位?

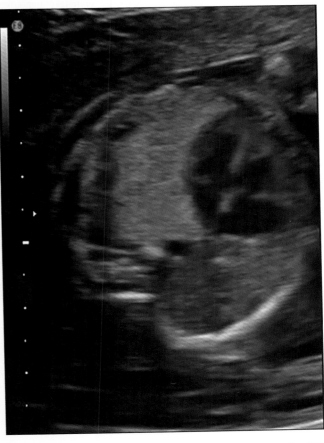

（杨家翔　何冠南　译）

参考文献

1. Digital Imaging and Communications in Medicine (DICOM) Part 3: Information Object Definitions. Available at: ftp://medical.nema.org/medical/dicom/2007/07_03pu.pdf. Accessed July 2016.
2. Merz E, Benoit B, Blaas HG, et al. Standardization of three-dimensional images in obstetrics and gynecology: consensus statement. *Ultrasound Obstet Gynecol*. 2007;29:697–703.
3. Hagan-Ansert S. *Textbook of Diagnostic Ultrasonography*. 7th ed. St. Louis: Mosby Elsevier; 2012.
4. Hill MA. *Embryology Musculoskeletal System - Bone Development Timeline*. UNSW Embryology; 2016. Available at: https://embryology.med.unsw.edu.au/embryology/index.php/Musculoskeletal_System_-_Bone_Development_Timeline. Accessed July 16, 2016.
5. Kuah AC, Lee SL, Fook-Chong S, et al. Fetal clavicle length: a nomogram. *Ultrasonography in Obstetrics and Gynecology*. 2007;30(4):578.
6. Warburton D, El-Hashash A, Carraro G, et al. Lung Organogenesis. *Curr Top Dev Biol*. 2010;90:73–158.
7. Wladimiroff JW, Cohen-Overbeek TE, Laudy JA. *Ultrasound evaluation of the fetal thorax. In: Ultrasonography in Obstetrics and Gynecology*. 5th ed. Philadelphia, PA: Sanders Elsevier; 2008.
8. Moore KL, Persaud TVN. *The Developing Human; Clinically Oriented Embryology*. 8th ed. Philadelphia, PA: Saunders; 2007.
9. Osada H, Iitsuka Y, Musada K, et al. Application of lung volume measurement by three-dimensional ultrasonography for clinical assessment of fetal lung development. *J Ultrasound Med*. 2002;21(8):841–847.
10. Gonclaves LF, Kusanovic JP, Gotsch F, et al. *The fetal musculoskeletal system. In: Ultrasonography in Obstetrics and Gynecology*. 5th ed. Philadelphia, PA: Sanders Elsevier; 2008.
11. Jani JC, Cannie M, Peralta CFA, et al. Lung volumes in fetuses with congenital diaphragmatic hernia: comparison of 3D US and MR imaging assessments. *Radiology*. 2007;244:575–582.
12. Büsing KA, Kilian AK, Schaible T, et al. Fetal body volume at MR imaging to quantify total fetal lung volume: normal ranges. *Radiology*. 2008;246(2):553–561.
13. Shinmoto H, Kashima K, Yuasa Y, et al. MR imaging of non-CNS fetal abnormalities: a pictorial essay. *Radiographics*. 2000;20(5):1227–1243.
14. Rumack CM, Wilson SR, Charboneau JW, eds. *Diagnostic Ultrasound*. 4th ed. St. Louis: Elsevier Mosby; 2011.
15. Callen P. *Ultrasonography in Obstetrics and Gynecology*. 5th ed. Philadelphia: Saunders Elsevier; 2007.
16. Bernasconi A, Yoo SJ, Golding F, et al. Etiology and outcome of prenatally detected paracardial cystic lesions: a case series and review of the literature. *Ultrasound Obstet Gynecol*. 2007;29(4):388–394.
17. Chen WS, Yeh GP, Tsai HD, et al. Prenatal diagnosis of congenital cystic adenomatoid malformations: evolution and outcome. *Taiwan J Obstet Gynecol*. 2009;48(3):278–281.
18. Hung JH, Shen SH, Guo WY, et al. Prenatal diagnosis of an extralobar pulmonary sequestration. *J Chin Med Assoc*. 2008;71(1):53–57.
19. Nyberg DA, McGahn JP, Pretorius DH, et al. *Diagnostic Imaging of Fetal Anomalies*. 5th ed. Baltimore: Lippincott Williams & Wilkins; 2002.
20. Clifton MS, Goldstein RB, Slavotinek A, et al. Prenatal diagnosis of familial type I choledochal cyst. *Pediatrics*. 2006;117(3):e596–e600.

21. Brown SD, Estroff JA, Barnewoldt CE. Fetal MRI. *Appl Radiol.* 2004;33(2):9–25.
22. Kumar AN. Perinatal management of common neonatal thoracic lesions. *Indian J Pediatr.* 2008;75(9):931–937.
23. Cesko I, Hajdú J, Marton T, et al. Polysplenia and situs inversus in siblings. Case reports. *Fetal Diagn Ther.* 2001;16(1):1–3.
24. Dhingsa R, Coakley FV, Albanese CT, et al. Prenatal sonography and MRI imaging of pulmonary sequestration. *Am J Roentgenol.* 2003;180:433–437.
25. Kahn AN. Pulmonary Sequestration Imaging. Medscape Website. Available at: http://emedicine.medscape.com/article/412554-overview. Accessed July 2016.
26. Daltro P, Fricke BL, Kline-Fath BM, et al. Prenatal MRI of congenital abdominal and chest wall defects. *Am J Roentgenol.* 2005;185(3):1010–1016.
27. Back SJ. Midgut Volvulus Imaging: Medscape Website. Available at: http://emedicine.medscape.com/article/411249-imaging. Accessed July 2016.
28. Houda EM, Ahmed Z, Amine K, et al. Antenatal diagnosis of Extralobar pulmonary sequestration. *Pan Afr Med J.* 2014;19:54.
29. Andrade C, Ferreira H, Fischer G. Congenital lung malformations. *J Bras Pneumol.* 2011;37(2):259–271.
30. Colvin J, Bower C, Dickinson JE, et al. Outcomes of congenital diaphragmatic hernia: a population-based study in Western Australia. *Pediatrics.* 2005;116(3):e356–e363.
31. Baynam G, Kiraly-Borri C, Goldblatt J, et al. A recurrence of a hydrop lethal skeletal dysplasia showing similarity to Desbuquois dysplasia and a proposed new sign: the Upsilon sign. *Am J Med Genet A.* 2010;152A(4):966–969.
32. Renna M, Pisani P, Conversano F, et al. Sonographic markers for early diagnosis of fetal malformations. *World J Radiol.* 2013;5(10):356–371.
33. Singh C, Biswas A. Impact of gestational age on nuchal fold thickness in the second trimester. *J Ultrasound Med.* 2014;33(4):687–690.
34. Nazir SA, Raza SA, Nazir S, et al. Challenges in the prenatal and post-natal diagnosis of mediastinal cystic hygroma: a case report. *J Med Case Rep.* 2008;2:256.
35. Chan KL, Tang MH, Tse HY, et al. Factors affecting outcomes of prenatally-diagnosed tumours. *Prenat Diagn.* 2002;22(5):437–443.
36. Senoh D, Hanaoka U, Tanaka Y, et al. Antenatal ultrasonographic features of fetal giant hemangiolymphangioma. *Ultrasound Obstet Gynecol.* 2001;17(3):252–254.
37. Perkins JA, Manning SC, Tempero RM, et al. Lymphatic malformations: review of current treatment. *Otolaryngol Head Neck Surg.* 2010;142(6):795.e1–803.e1.
38. Kiyota A, Tsukimori K, Yumoto Y, et al. Spontaneous resolution of cystic hygroma and hydrops in a fetus with Noonan's syndrome. *Fetal Diagn Ther.* 2008;24(4):499–502.
39. Yilmaz E, Erol OB, Pekcan M, et al. Bilateral Multifocal Hamartoma of the Chest Wall in an Infant. *Polish J Radiol.* 2015;80:283–285.
40. Fetal thorax normal measurements. wikiRadiography website. Available at: http://www.wikiradiography.com/page/Fetal+Thorax+Normal+Measurements. Accessed July 2016.
41. Comstock CH, Lee W, Bronsteen RA, et al. Fetal mediastinal lymphangiomas. *J Ultrasound Med.* 2008;27(1): 145–148.
42. Takayasu H, Kitano Y, Kuroda T, et al. Successful management of a large fetal mediastinal teratoma complicated by hydrops fetalis. *J Pediatr Surg.* 2010;45(12):e21–e24.
43. Murphy JH. Nonimmune hydrops fetalis. *NeoReviews.* 2004;5(1):e5–e15.
44. Kim MJ, Cho JY. Prenatal ultrasonographic diagnosis of congenital diaphragmatic hernia at 11 weeks gestation. *J Diagn Med Sonography.* 2000;17:286.
45. Lee KA, Cho JY, Lee SM, et al. Prenatal diagnosis of bilateral pulmonary agenesis: a case report. *Korean J Radiol.* 2010;11(1):119–122.
46. Pober BR, Russell MK, Ackerman KG. Congenital diaphragmatic hernia overview. 2006 Feb 1 [Updated 2010 Mar 16]. In: Pagon RA, Adam MP, Ardinger HH, et al., eds. *GeneReviews®* [Internet]. Seattle: University of Washington; 1993–2016. Website. Available at: http://www.ncbi.nlm.nih.gov/books/NBK1359/. Accessed July 2016.
47. Glasser JG, Springer SC. Intestinal Obstruction in the Newborn. Medscape Website. Available at: http://emedicine.medscape.com/article/980360-overview. Accessed July 2016.
48. Bejiqi RA, Retkoceri R, Bejiqi H. Echocardiographic measurements of normal fetal pulmonary artery and pulmonary branches and comparison on fetuses with congenital diaphragmatic hernia. *Med Arch.* 2010;64(6):365–367.
49. Foley PT, Sithasanan N, McEwing R, et al. Enteric duplications presenting as antenatally detected abdominal cysts: is delayed resection appropriate? *J Pediatr Surg.* 2003;38(12):1810–1813.
50. De A, Stein JE, Thompson M, et al. Persistent Pneumonia in an Infant. Keeping an Open Mind. *Ann Am Thorac Soc.* 2013;10(5):514–517.

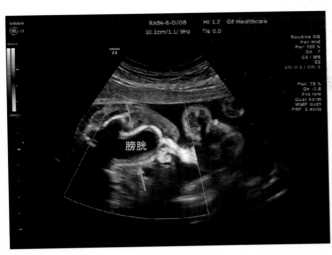

图 25-4　HD flow(方向能量多普勒)显示两条脐动脉
(绿色箭头)沿着胎儿膀胱向后走行

通过胎儿腹部横切面,冠状切面和矢状面扫查评估胎儿腹部脏器。同时观察体表和胎儿腹部内结构的位置。通过胸部和腹部的右旁矢状切面能进一步的扫描胎儿肺和肝脏(图 25-5A)。在左旁矢状切面中显示胃及左肾(图 25-5B)。通过正中矢状切面显示脐带与胎儿腹前壁的关系。脐静脉从腹壁进入汇入肝脏的左门静脉。

通过横切面和矢状切面扫查可以确定腹部脏器(腹部位置)和胸腔内器官的位置关系,特别是胎儿心脏和心尖的位置。胎儿和儿童部分脏器反位(即心尖位于胎儿胃的对侧)会大大增加其他异常的发生率。完全性内脏反位,胸部和腹部脏器均成镜面影像(即心脏在胸腔的右侧,脾胃位于腹腔的右侧的和肝胆位于腹腔的左侧),发生其他异常的几率低。因此,确定这些结构在胎儿胸腹腔内的位置非常重要。当头先露时,在腹部横切面上,胎儿脊柱,胃,脐静脉按顺时针方向排列(图 25-6)。当臀先露时,这些结构呈逆时针方向排列。当胎儿处于横位时,根据胎儿在子宫内的位置,进而确定胎儿的胃和心脏的位置(应该在胎儿左侧)。如果器官按这种位置排列,则是正常的,或至少是一个完全性内脏反位,发生其他异常的几率低于部分性内脏反位。

腹部检查与胸部检查一样,胎儿的位置、弯曲的状态和胎体周围是否有足够量的羊水都会影响检查效果。孕妇腹壁脂肪较厚时,也会影响检查效果。

腹部软组织

在超声图像中腹壁显示为最外层强回声的皮肤线

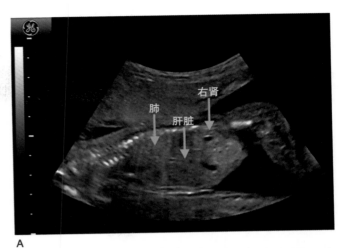

A

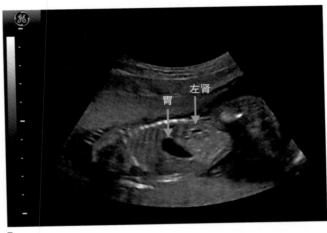

B

图 25-5　A. 通过胎儿右侧的矢状切面显示肺,肝和右肾。B. 通过胎儿左侧的矢状切面显示胃和左肾

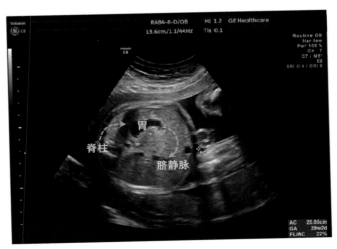

图 25-6　头位胎儿,显示胎儿脊柱,胃和脐静脉沿顺时针(绿色箭头)方向排列

和其下方 1～3mm 厚的弱回声的肌层。在三个主要肌肉（腹内斜肌，腹横肌，腹外斜肌）间可以看到腹部筋膜，呈薄的强回声线。腹部肌层的弱回声呈新月形，常

被称为"假性腹水"，不应与真正的腹水相混淆（图25-7）。当胎儿腹部向侧面弯曲时，沿着皮肤线可以看见脂肪的褶皱（图25-8）。

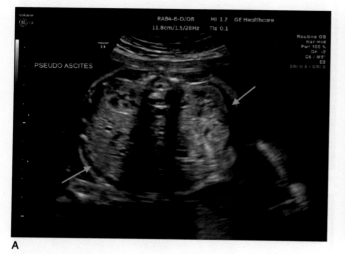

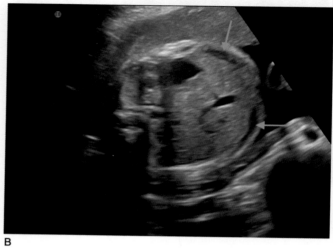

图 25-7　A、B. 新月形的弱回声（绿色箭头）是正常的，不应与真正的腹水混淆

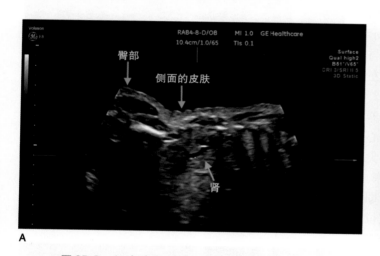

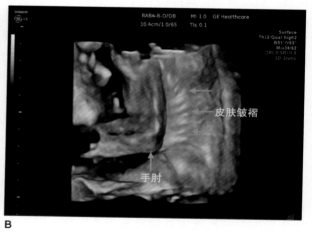

图 25-8　A. 当胎儿腹部弯曲时，侧面皮肤产生褶皱。B. 3D 渲染成像显示当胎儿腹部弯曲时，侧面皮肤产生褶皱

脐带和腹部血管

卵黄囊的尾部外翻（超声不可见）形成尿囊，参与早期的造血（图25-9）。其血管最终成为脐动脉和静脉。脐带由两条脐动脉和一条脐静脉组成（图25-10）。在 0.5% 的单胎妊娠中，右脐动脉退化或不形成，形成单脐动脉。[1] 单脐动脉在双胎中比在单胎中更常见。[1,2] 单发的单脐动脉并无任何意义，但它常与胃肠道，肾脏，和心脏异常相关，以及增加三倍体的发病率。[3,2]

在解剖学中，胎儿和成人腹部的主要区别是胎儿有专门的脐血管和静脉导管，静脉导管是门静脉和体

静脉之间交通的管道。薄壁的脐静脉从前腹部进入，向头侧倾斜走行进入左门静脉（图25-11）。胎儿部分血液从左门静脉流入狭窄的静脉导管，穿过肝脏由左肝静脉或下腔静脉进入全身静脉系统，但更典型的是，从内侧进入右侧门静脉，灌注肝脏。静脉导管在出生后闭合，形成肝左侧叶和尾状叶之间的静脉韧带。

两条脐动脉，从前腹壁插入后沿膀胱外侧走行（图25-12）连接到髂内动脉，将大部分胎儿主动脉血携带至胎盘。可以在髂动脉分叉处追寻到它的起源（图25-13）。在整个扫查过程中都可以看到腹主动脉和下腔静脉，通过在冠状切面上检查肾动脉可以帮助我们识别肾脏的位置（图25-14）。

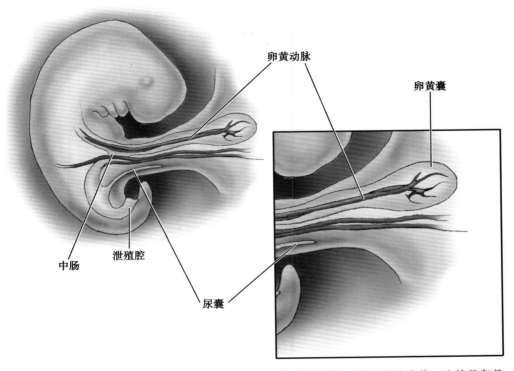

图 25-9　脐带的形成最初的卵黄囊被横向和纵向折叠挤压,仅剩胚胎中心的小囊袋。这就是卵黄管,是一个囊性结构,与胚相连,并推挤入内,卵黄管和尿囊被挤压形成条形结构称为脐带。(引自 Sadler T. *Langman's Medical Embryology*. 9th ed. Image Bank. Baltimore:Lippincott Williams & Wilkins;2003.)

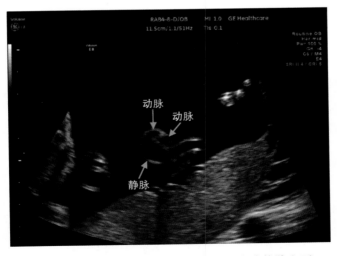

图 25-10　正常脐带的横向图像显示一个脐静脉和两个较小的脐动脉

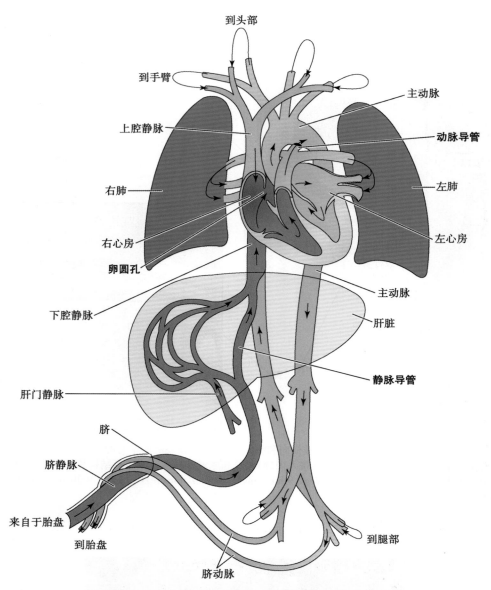

到头部
到手臂
主动脉
上腔静脉
动脉导管
右肺
左肺
右心房
左心房
卵圆孔
主动脉
下腔静脉
肝脏
静脉导管
肝门静脉
脐
脐静脉
来自于胎盘
到胎盘
到腿部
脐动脉

图 25-11　胎儿循环图显示脐静脉向头侧汇入左门静脉

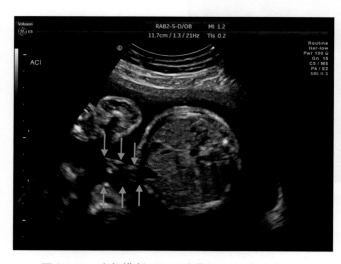

图 25-12　腹部横断面显示脐带插入点（绿色箭头）

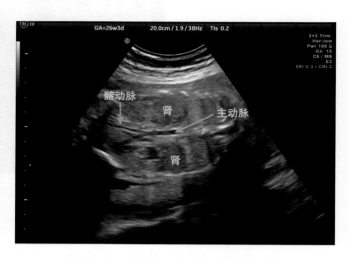

图 25-13　冠状切面显示主动脉和髂动脉

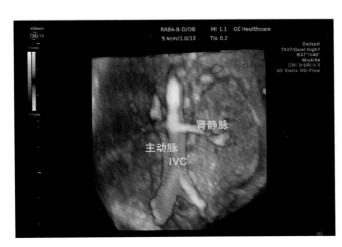

图 25-14　3D 透明渲染模式下的主动脉、下腔静脉（IVC）和肾静脉/动脉

腹部生物学测量

腹围

已经证明，准确的测量 AC 在不匀称性生长的胎儿胎龄和体重评估中起着至关重要作用。母亲患糖尿病的胎儿腹部组织增厚，AC 测量值大于非糖尿病母亲胎儿的 AC 值。AC 测量标准切面为腹部横切面，图像内应该包括：脊柱横断面、左侧的胃泡和脐静脉进入左侧门静脉（图 25-15）。沿着腹部外围进行测量。判定图像是否规范的标准为腹部轮廓呈圆形，肋骨左右对称，并同时显示椎体的三个骨化中心。如果图像内显示长段的脐静脉肝内部分，特别是显示其向前延伸，则图像是倾斜的，不是标准的腹部横切面。标准切面内不能包含有肺组织。测量 AC 常见的

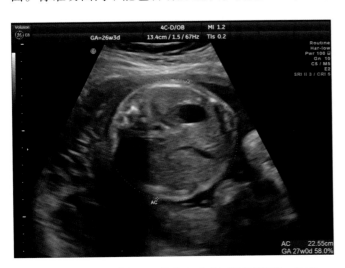

图 25-15　腹部横切面，其内包含胃，脐/门静脉，在该平面测量 AC 并采用椭圆函数计算 AC

错误是只测量了（肋骨/脊柱）骨性结构，正确的测量应包含包绕肋骨/脊柱的软组织。可以使用椭圆函数或通过测量圆周的两个直径（例如腹横径和前后径）计算 AC。

肝、胆、胰和脾

胚胎发育

肝，胆，胆管和胰腺来源于胚胎前肠，第四周时由前肠的尾部发育而来。肝憩室发育成为肝脏。从妊娠第 5～10 周间肝脏快速的生长，占据大部分腹腔。随着妊娠的发展，胎儿肝脏重量由中孕期占总体重的 10%，减少到妊娠结束的时的 5%。[4,5] 肝叶的功能取决于流经其内的脐静脉血的含氧量。妊娠第 6 周，肝脏开始造血，其外观呈明亮的红色。胆汁在第 12 周开始分泌。

胆囊由肝憩室的尾部形成。通过上皮细胞变性使管道穿通形成胆管。第 13 周后，胆汁通过胆管流入十二指肠，导致胎粪呈深绿色。

胰腺由背侧和腹侧的胰芽同时发育而来。钩突及胰头由腹侧胰芽发育形成。腹芽、背侧芽随着肠旋转靠拢。至此胰腺及其内的管道融合。

脾脏是淋巴系统的一部分而不是消化器官；由于与消化器官并发发展和旋转，因此将脾脏分到消化器官组。脾脏从妊娠第 5 周开始发育，为位于腹中线胃与主动脉之间的叶状器官。脾脏表面光滑，中肠旋转后，脾脏占据左上腹，肝脏移动到右上腹（图 25-16）。

影像学特征

超声

胎儿肝脏是一个大的，回声均匀的器官，占据右上腹并穿过中线延伸到左边。在成年人中，肝脏的右叶大于左叶，但在胎儿中，左右叶是一样大的，或者左叶略大于右叶。因此，除非声像图中能看见胃位于左侧腹腔，否则很难单纯通过扫查肝脏确定是身体的哪一面。肝脏随着孕周增大而增大。

胆囊，位于中线右侧，与中肝静脉一样，将肝脏右叶与左叶内侧分开。可通过彩色多普勒检查鉴别胆囊（图 25-17A）和脐静脉的肝内部分（胆囊内没有血流信号）。主要的鉴别点在于胆囊呈泪珠形，从中线位置发出（而不是在中线），朝向肝外（肝脏后下方），脐带血管和胆囊之间无交通（图 25-17B）。和脐静脉不一

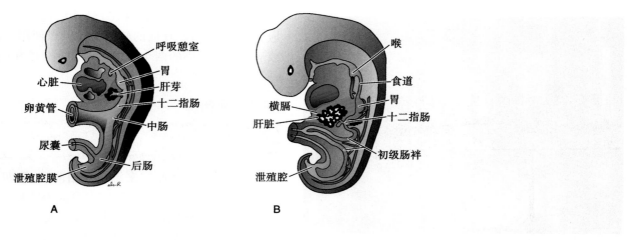

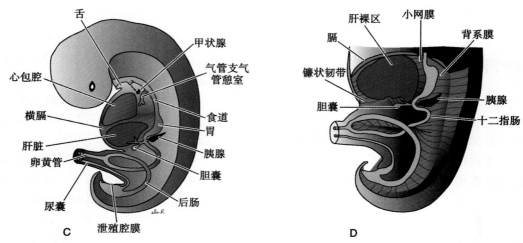

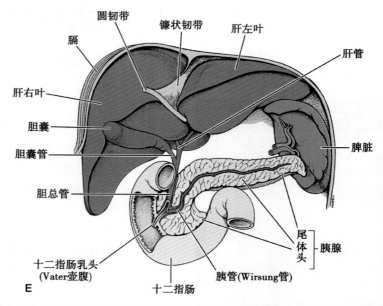

图 25-16   A、B. 消化的附属器官(肝,胆囊和胰腺)首先以前肠管芽的形式出现在由腹侧肠系膜提供的空间中。C ~ E. 前肠肠系膜、背部肠系膜随着器官一起扩大和移动(引自 Sadler TW. *Langman's Medical Embryology*. 10th ed. Baltimore, MD: Lippincott Williams & Wilkins; 2006. Figs. 14. 14 and 14. 15, p. 212; *Stedman's Medical Dictionary*. 27th ed. Baltimore, MD: Lippincott Williams & Wilkins; 2000.)

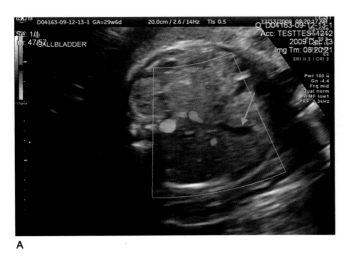

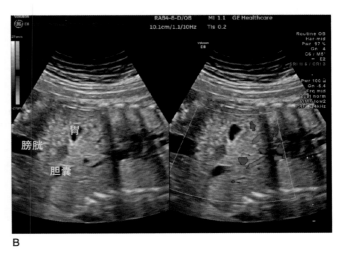

图 25-17　A.胎儿腹部横切面,显示胆囊内没有血流信号。B.冠状切面双幅图模式显示胎儿胆囊,胃和胎儿膀胱中均没有血流信号

样,胆囊不能达到前腹壁。胆囊在胎儿期被动的参与消化,与母亲脂肪的摄入无关。胆囊缺如可能伴发多种异常,其中包括胆道闭锁。

　　胰腺很少单独扫查。胰腺回声与周围结构相似。当胃泡和脾静脉显示清楚时,可有助于识别胰腺(图25-18)。胎儿胰腺回声略高于肝脏。

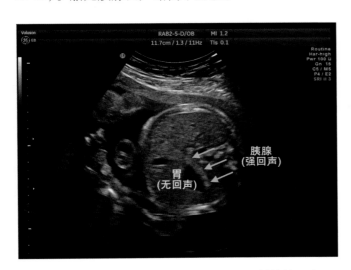

图 25-18　胎儿胰腺(绿色箭头)比周围解剖结构回声稍强

　　脾脏扫查也较困难。它位于左上腹部胃后方左肾上方呈均质回声。在横切面扫查中最易观察。脾脏与肾脏回声相似略低于肝脏回声(图 25-19)。

MRI

　　T2WI 显示肝脏和脾脏是等信号实性结构器官。与超声检查相似,胆囊为囊性结构,回声低于肝脏[6](图

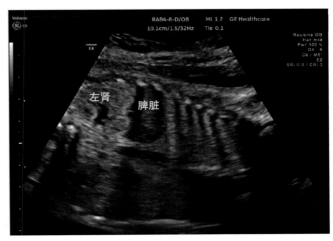

图 25-19　胎儿脾脏和左肾

25-20)。

胃和肠

胚胎发育

　　妊娠第 4 周,原始部位的胃开始增大。胃的背侧快速生长形成了胃大弯。同时,前肠的尾部,内脏间质和中肠的颅部形成十二指肠。在妊娠第 5 ~ 6 周间,十二指肠腔内充满了增生的上皮,管腔暂时闭合,直至早孕末期管腔再通。[4]

　　在妊娠第 6 周的前期,中肠开始伸长,形成一个 U形肠襻突入脐带腔内导致生理性中肠疝,疝入脐带近端脐腔内。疝内包含小肠的前型,大部分十二指肠,盲肠,阑尾,升结肠和横结肠的三分之二。中肠和卵黄囊在第 10 周时通过卵黄蒂或卵黄管相交通。在这个阶

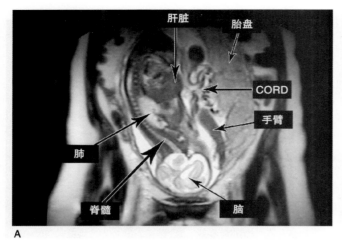

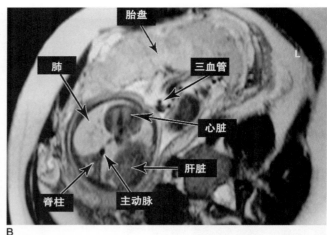

图 25-20　A. 通过胎儿脊柱和身体的矢状面 HASTE 图像。B. 通过胎儿胸部的轴向 HASTE 图像。C. 胎儿冠状面 HASTE 图像

段,肝脏和肾脏占据腹部大部分的位置,导致快速增长的中肠结构向脐带内膨出。在早孕后期,随着中肠持续旋转,膨出的肠管回纳入腹部(图 25-21)。随着生理性中肠疝的回纳,肠管达到新生儿和成人肠管的位置。[4]

影像学特征

超声发现

在妊娠中期,由于胃内充满无回声的液体(图 25-22A),因此能对胃进行持续的观察。由于胃周期性的填充和排空,检查时未发现胃,需要过段时间进行再次检查(数小时或后续检查)。胃的缺失可能与异常结果有关。在晚孕期胎盘早剥的病例中,胎儿由于吞咽了血液或胎脂,能看到胃内充填的强回声(图 25-22B)。妊娠中期,胃内的强回声较为常见,在随访检查中常消失。

妊娠早期,在横切面图像上可以看到突出于胎儿腹侧的生理性中肠疝。通过 3D 表面成像模式也可以观察生理性中肠疝。到 12 周,生理性中肠疝消失,如持续存在则可诊断为病理性腹壁缺损。在液体进入小肠之前,小肠表现为占据腹部大部分的非均匀性假瘤回声,回声高于肝回声,但低于骨骼回声后方无声影。在晚孕期,胎儿吞咽的比率大于胃和近端十二指肠的吸收能力,液体充填远端小肠。肠回声减弱,更容易被探及。同时可以观察到位于腹部中央的小肠的蠕动。正常胎儿小肠直径随胎龄增加而增加。

结肠是腹部内长而连续的弱回声管状结构(图 25-23)。虽然在中孕晚期可以观察到,但在晚孕期更容易持续的观察。横结肠位于肝脏的尾侧,最容易被扫查到。直肠的内径通常在晚孕期显著增加,其蠕动远小于小肠蠕动(图 25-24)。胎粪由胎儿在妊娠期间摄入的物质组成(例如,黏液,羊水,胆汁)。它比肠壁回声低,离散的分布于结肠内。有时正常的充满液性胎粪的结肠常被误认为是囊肿、肠胃扩张等异常情况。

MRI

MRI 图像中胃显示为液体信号强度。远端小肠和

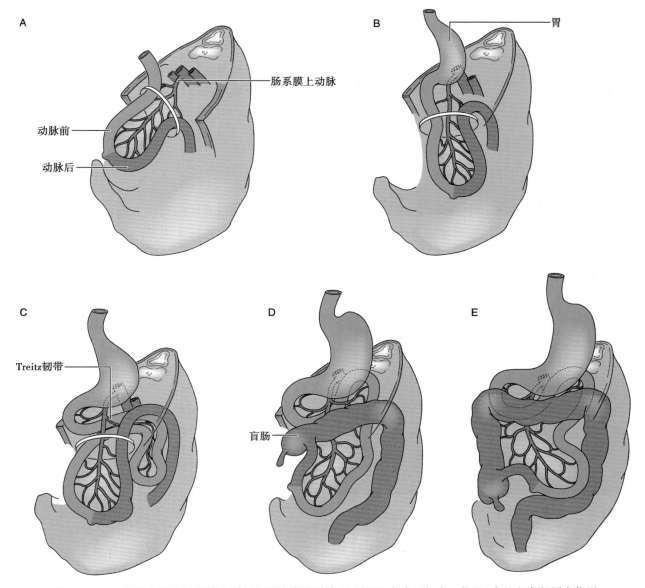

图 25-21　正常的中肠从妊娠第 5 周(A)开始旋转到第 12 周(E)完成,胃、十二指肠、小肠和盲肠固定位置

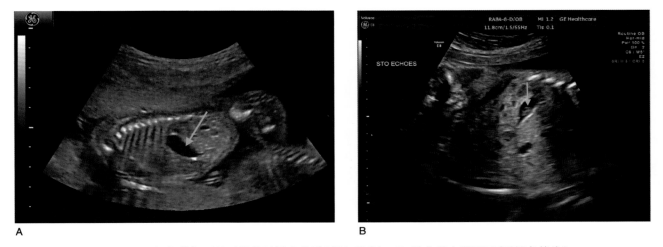

图 25-22　A.矢状切面显示胎儿无回声的胃(绿色箭头)。B.胎儿胃内稍强回声(绿色箭头)

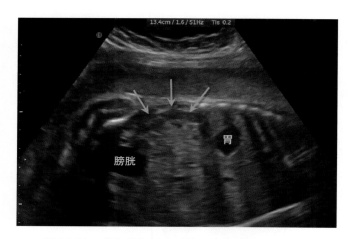

图 25-23 旁矢状切面显示结肠声像图(绿色箭头)

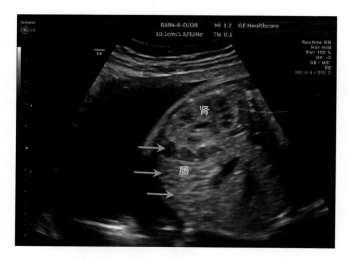

图 25-24 横切面图像显示胎儿肠管(绿色箭头)

结肠内含有羊水时,在 T2WI 上为高信号,T1WI 上为低信号。当其内为胎粪时信号强度相反。因胎儿很少长时间维持一个姿势不动,因此无论采用哪种 MRI 采集方法,采集速度都非常重要(图 25-25)。

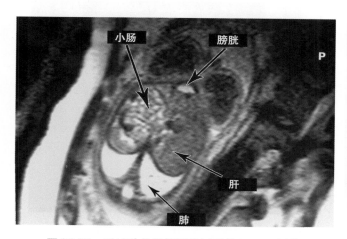

图 25-25 通过胎儿腹部冠状切面的 HASTE 图像

泌尿生殖系统

泌尿生殖系统详细的胚胎发育,请见第 2 章,正常和异常超声表现见第 26 章。

腹部

扫描技术

胎儿腹部扫查从前腹壁开始,确定其完整性。脐带进入腹部的位置尤为重要。在扫查腹壁时,一定要注意是否有腹壁侧的突起物。在水肿胎儿及糖尿病(C 型)母亲的后代中腹壁软组织增厚。[7]胎儿水肿综述见表 25-1。

表 25-1	胎儿水肿	
类型	**原因**	**超声特征**
免疫性	胎儿贫血	
	RH 不相容	
非免疫性	心律失常	水肿
	子宫内感染	胸腔积液
	染色体异常	腹水
	肿块导致的静脉阻塞	肝肿大
	血液病	脾肿大
	肾畸形	胎盘增厚
	母体疾病	

通过观察心尖对侧位置上的肝脏来确定腹部器官的位置。在横切面上调整探头从尾侧至头侧完整的扫描。通过细心观察胎儿解剖结构的位置来诊断完全性内脏反位(心尖在右侧和肝脏在左侧)。[8,9]腹部器官正确的位置为:胎儿头先露时腹部横切面图像显示出脊柱、胃和脐静脉呈顺时针方向排列,当胎儿是臀位时它们呈逆时针方向排列。

一致公认的评估孕周的方法是通过测量腹围来评估。也可通过测量腹围来评估胎儿的营养状况。不匀称性宫内发育迟缓(占所有 IUGR 病例的 80%)胎儿腹围较小,这是由于肝脏中储存的糖原损失和肝脏大小的减少所造成;但其头围(HC)或股骨长度(FL)的测值没有相应的减少。HC/AC 和 FL/AC 比也有助于确定 IUGR。[8,9]

胎儿腹部常规检查使用包含胃泡和肝脏的腹围横切面。肾脏水平横切面可以显示肾脏的梗阻。肾脏冠状和矢状切面可以作为横切面的补充,用于进一步评估任何感兴趣的区域或器官。

腹壁缺损

腹壁缺损的类型和复杂性多种多样。最常见的两种类型是脐膨出和腹裂，并能通过超声检查得到很好的评估。常见的缺陷是由腹白线缺损造成的脐疝，突出的肠管被皮肤和皮下组织覆盖。脐疝与脐膨出的区别是脐带插入的位置。[8]其他罕见的发现包括泄殖腔的复杂缺陷或膀胱外翻、异位心、羊膜带综合征和肢体-体壁异常。前腹壁是由四个中胚层皱襞形成，即头襞、尾襞和两侧襞。4 个皱襞同时发展，最后在中央汇合。腹壁畸形是导致羊水或母体血清中甲胎蛋白水平升高的原因之一。确认实际缺损及其相关的异常，对于继续妊娠，分娩方法的选择和手术治疗都非常重要（表 25-2）。[4,8,10]

表 25-2　涉及体壁的异常

异常类型	描述	超声表现	诊断注意事项
脐膨出	内脏通过缺损进入脐带的基底部；通常包含肝脏	前壁中线缺损，内脏从该缺损膨出，表面覆盖封闭的复合膜与脐带延续；大小因膨出内脏的数量而异	29%～66%与其他异常相关
腹裂	内脏通过中线的腹壁缺损疝入腹腔，通常位于肚脐的右侧，常不含肝脏	肠管从缺损中膨出，自由漂浮在羊水中，脐带插入正常	常见：与胃肠道异常相关 罕见：其他系统的异常
脐疝	小量的肠管突出于脐带内	类似于脐膨出；被皮肤和皮下组织覆盖，通常小于 2～4cm	临床意义有限 罕见：有相关的异常
膀胱外翻	先天性腹壁缺损，膀胱过度发育；膀胱外翻（腹腔内容物可通过缺损突出）	可变的：腹腔外类似于软组织的强回声肿块，其内可看到部分液体充盈，更普遍的是膀胱内没有液体充盈	男孩最常见；相关异常有： • 胃肠道 • 泌尿生殖器 • 肌肉骨骼 必须与脐尿管囊肿鉴别
异位心	胸骨下段及腹前壁缺损；心脏从缺损处突向胸腔外，心脏外覆以皮肤或薄膜	跳动的心脏经腹前壁缺损突出于羊水中	相关异常有： • 羊膜带综合征 • 颅面异常 • 肢体畸形 • 脐膨出 预后非常差
肢体-体壁异常	异常包括广泛前侧腹壁裂；颅脑、颅面、脊柱和四肢异常	从腹部缺损处突出的一回声复杂的包块，严重的脊柱侧凸，颅骨和脊柱缺损	羊膜带综合征的严重表现与发病机制相关；无家族遗传倾向；不能存活

脐膨出

脐膨出是由于中线处前腹壁发育不全而导致，发生率为 1/4000。通过其起源的机制不同分为两种类型：仅含肠管的；和那些包含器官，通常是肝脏和肠管的。在胚胎发育的 8 到 12 周之间，消化道生长速度超过腹腔及腹壁生长速度，肠管被挤入脐带底部。偶尔会出现肠管不移回腹部保留在脐带内的情况。[8,10]脐膨出的发生是由于初始体蒂持续存在。1 型是由于外胚层和中胚层褶沿中线融合失败而导致，而 2 型是肌肉、筋膜和皮肤融合失败而形成。[9]超声表现为腹部内脏和（或）肠管突出到脐带的基底部。脐膨出的大小约 2～10cm，膨出表面始终有被膜覆盖且位于中心位置，膜由羊膜和腹膜组成。脐膨出常伴有胎儿腹水（图 25-26）。[9]

超声发现

通过检查前腹壁来排除脐膨出，需注意脐带进入腹壁处的完整性。通过彩色多普勒来评价脐带血管、腹部器官和肠管的位置。由于有正常的生理性中肠进入脐带，在孕 12 周之前临床医生作出脐膨出的诊断必须很谨慎。只有在脐膨出大于腹部本身的情况下，才能在早孕期作出明确的诊断。[9]如果包含中肠的脐带最

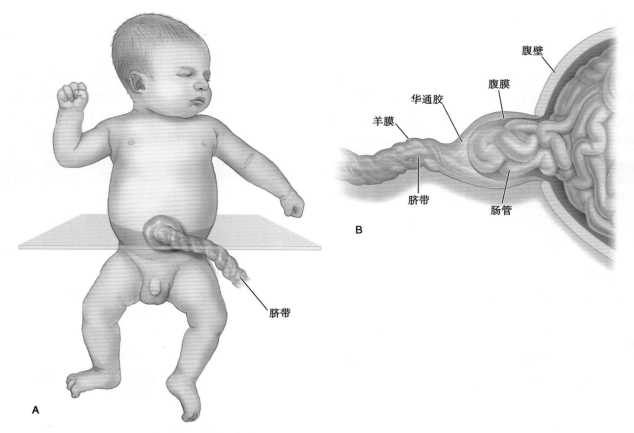

图 25-26　通过检查显示脐膨出的典型特征（A）和横断面视图（B）

大尺寸为 7mm 或更大，在怀孕早期可考虑为脐膨出。如果在分娩期间疝囊膜破裂，产后检查时发现囊膜可以将脐膨出与腹裂区分开（图 25-27）。

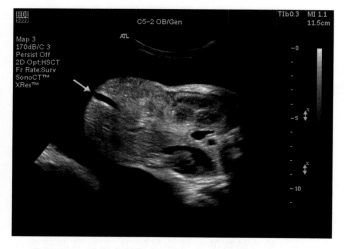

图 25-27　脐膨出的轴向图显示中心附着的脐血管（箭头）。膨出物内可见肝脏。（图片由 Philips Medical Systems，Bothell，WA 提供）

其他成像方式

　　MRI 能显示中心位置的脐膨出的更多附加的细节。

MRI 检查可以清晰的呈现内脏疝入薄壁囊的图像。肝脏在 T2 加权图像上具有低信号强度（图 25-28）。[12]

预后

　　50%～70% 的脐膨出伴发有其他异常，这些异常使得预后更差。1 型脐膨出通常伴有染色体和其他异常。[4,8,13]30%～50% 的病例中伴发胃肠道异常，常见是肠道旋转不良，有时是小肠闭锁或狭窄，肠重复畸形、胆道闭锁、气管食管瘘和肛门闭锁。一半的异常是心血管疾病，包括室间隔、房间隔缺损、法洛四联征、肺动脉狭窄和大血管异常。40%～60% 的患者有染色体异常，包括 13-三体、18-三体和 21-三体，以及 Turner、Klinefelter 和三倍体综合征。[4,8-10]腹壁缺损越小和伴发异常越少，则预后越好。缺陷大于 5cm 的胎儿产生不良结果的可能性更高。如在囊中存在脾脏或心脏则预后不良。[14]

　　脐膨出是几种严重的胎儿畸形综合征的一部分。1/7 的脐膨出病例与 Beckwith-Wiedemann 综合征（器官巨大症、巨舌症、低血糖症和偏侧肥大）有关。这也使得胎儿患 Wilms 肿瘤的风险增加。泄殖腔外翻包括：脐膨出、内脏外翻、肛门闭锁和脊柱畸形。

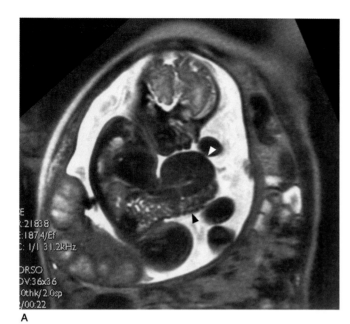

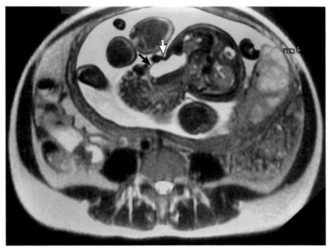

图 25-28 35 周肝脏膨出于脐带内。A. MRI 显示肝（白色箭头）和小肠袢（黑色箭头）膨出进入到脐膨出的囊内。B. 轴向图像显示胃（黑色箭头）和结肠（白色箭头）膨出。（引自 Shinmoto H，Kashima K，Yuasa Y，et al. MR Imaging of non-CNS fetal abnormalities：a pictorial essay. *Radiographics*. 2000；20［5］：1227-1243. ）

Cantrell 五联症包括：心脏异位、脐膨出、下部胸骨、前膈及心包缺陷。[9,15]

腹裂

腹裂指腹壁有一个较小的缺损，通常为 2～4cm，典型腹裂畸形发生在脐带入口的右侧且与脐带无关。理论上的原因包括右侧脐静脉异常退化和肠系膜动脉的破裂导致腹壁缺血而造成腹壁缺损。[8-10]腹裂发生率为 1/3000，通常发生于年轻的母亲。[9]孕妇使用血管活性物质如尼古丁或可卡因会增加胎儿腹裂发生的风险。[16]除了肠旋转不良和空肠或回肠闭锁之外，伴发的异常可能与肠管的血管旋转异常有关，腹裂发生率远远低于脐膨出。[9,10]

肠管与羊水直接接触引起母亲血清甲胎蛋白增高。虽然该指标在脐膨出时也升高，但腹裂时该值要高得多。[9]

膨出的内脏通常包括小肠或大肠，在羊水中自由浮动，无被膜覆盖（图 25-29）。漂浮的肠管与羊水中的胎儿尿液接触产生化学性腹膜炎导致其表面产生纤维素样的包被。[9]腹裂畸形中，肝脏很少突出于腹腔外。虽然可以选择不同的分娩方式，但是大多数医生主张剖宫产，避免裸露的肠管进一步污染。在手术修复时，分期修补的病例用硅胶覆盖保护肠管和腹壁缺损。[17]

超声发现

由于肠管在羊水中自由漂浮，所以早在 14 至 16 周超声检查时就可发现腹裂畸形。腹裂畸形脐带从右侧插入，因腹腔内缺乏内脏故腹围较小。当腹裂图像与脐膨出相似时，超声技师必须通过扫查肿块与脐带的关系来确认是脐膨出或腹裂畸形。自由飘动的肠管由于接触了羊水而产生化学性腹膜炎导致肠管增厚。大约三分之一的病例伴有羊水过少；然而，也可能羊水过多。[4]彩色多普勒有助于识别脐带和血管，并区分肠袢和脐带（图 25-30 和图 25-31）。

其他成像方式

MRI 通过脐周围突出的肠袢评价腹壁缺损。自由漂浮在羊水中的肠管图像和超声一样，可看见扩张的、充盈的、增厚的肠管（图 25-32）。[4,13]

预后

在肠管畸形以外，腹裂很少并发其他异常，增加了生存率。[13]生存率范围在 85% 到 95% 之间。[13]比脐膨出的胎儿预后更好。

腹膜及腹水

腹水是液体集聚在腹膜腔内。胎儿真性腹水是一种异常表现。根据腹水的量不同，腹水可聚集在胎儿的不同位置，例如聚集在臀位胎儿的盆腔内。大量的腹水可以围绕和移动在腹腔脏器的上方、下方或侧面。腹水常聚集于肝下间隙、侧面和下腹腔或盆腔中。腹膜后结构如肾脏位于腹水后方。由于鞘状突开放，腹水可以延伸到阴囊内，就像鞘膜积液。

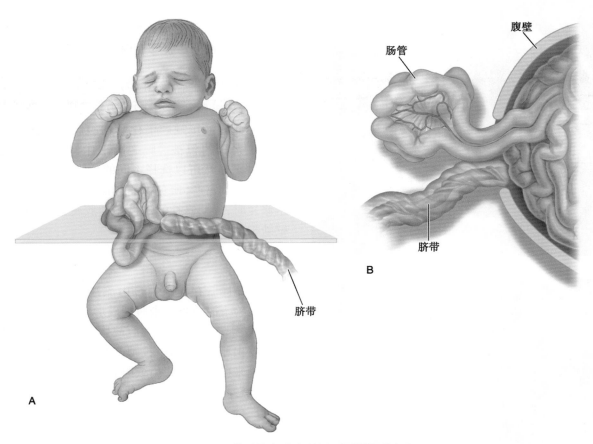

图 25-29　典型的腹裂畸形(A)和横断面图(B)

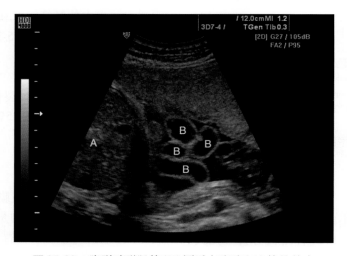

图 25-30　腹裂畸形肠管(B)漂浮在腹腔(A)外的羊水中。(图片由 Philips Medical Systems, Bothell, WA 提供)

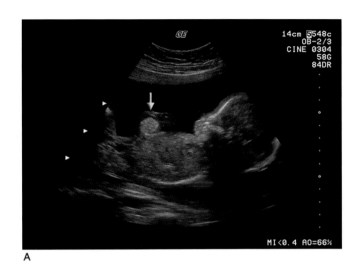

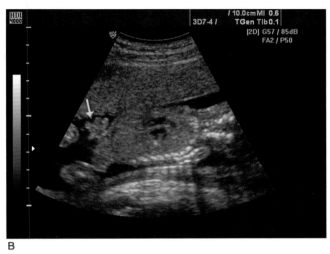

图 25-31　矢状切面比较脐膨出（箭头）（A）与腹裂图像（B）。（A 由 GE Healthcare，Wauwatosa，WI 提供，B 由 Philips Medical Systems，Bothell，WA 提供）

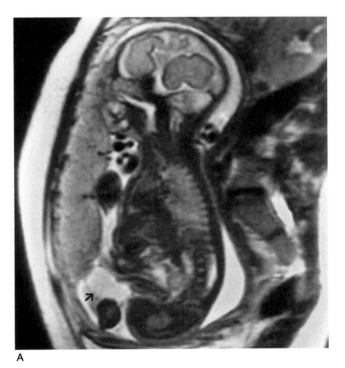

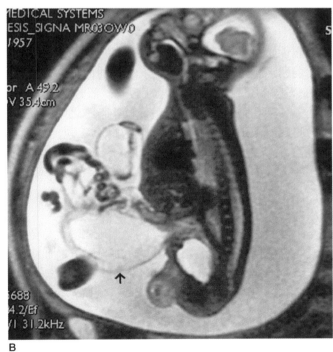

图 25-32　孕 28 周胎儿腹裂。A. 矢状面单摄快速自旋回波 MRI 显示中线腹壁缺损和肠袢（箭头）从缺损处突出漂浮于羊水中。B. 3 周后随访获得的矢状位 MRI 图像显示膨出肠管的变化；能清晰地显示明显扩张的小肠袢（箭头）。羊水过多且量在增加（引自 Shinmoto H，Kashima K，Yuasa Y，et al. MR imaging of non-CNS fetal abnormalities：a pictorial essay. *Radiographics*. 2000；20（5）：1227-1243. ）

胎儿腹水通常与胎儿水肿相关,可以作为肠穿孔的一个单独声像表现。尿性腹水来源于膀胱出口梗阻或肾穹窿破裂。其他来源包括心力衰竭、感染、肿瘤和双胎输血。超声检查仅能证实 25%～50% 腹水的原因。[18]

如果发现胎儿腹水,必须进一步检查,追寻有无肠梗阻引起的肠管扩张。肾盂肾盏系统或膀胱的扩张提示泌尿生殖器(GU)有问题。肠穿孔时,导致胎粪性腹膜炎或腹腔内形成假性囊肿,在腹腔内出现囊肿或腹膜钙化。[9]挤出胎粪必须有正常的肠蠕动,但这种现象通常在胎儿第 5 个月时才能看到。[4,9]

与肠穿孔相关的无菌性胎粪释放到腹膜腔中,则会发生强烈的排异反应。点状强回声是由于胎粪引起的刺激性腹膜炎随着时间推移产生了钙化。这种钙化最容易检测的区域在肝脏周围。腹膜内胎粪最大浓度的区域可由于局部纤维反应形成壁,形成胎粪性假性囊肿。这些复杂的钙化肿块类似于腹膜后畸胎瘤或神经母细胞瘤钙化。腹膜隐窝钙化的其他原因包括 TORCH(弓形体病、风疹、巨细胞病毒、疱疹)生物体的感染。[4,8,9]

假性腹水

假性腹水类似于液体的弱回声,位于前腹壁内侧。这种弱回声带是前腹壁及其皮下组织的回声。通常在 18 周以上的胎儿中观察到假性腹水。[8]假性腹水的图像是由夹杂在强回声的皮下和腹膜外脂肪之间的弱回声的腹壁肌肉组织产生的。与真正的腹水不同,它没有围绕肝镰状韧带或脐静脉,并且不围绕其他腹部器官。[8,9]

肝脏和脾脏

正常胎儿肝脏具有均质的外观。肝脏增大与免疫性或非免疫性水肿有关。是由于红细胞产生增加或造血作用的结果。[8]在冠状位图像上主动脉右侧的最大肝脏长径在一周内增加超过 5mm,则必须排除免疫性水肿。[4,9]脐静脉在水肿时扩张,常与胎盘绒毛膜血管瘤有关。巨大儿肝脏增大,糖尿病母亲的胎儿也是如此,而生长迟缓的胎儿则肝脏小。

由于肝内胆道系统发育的中断,可能产生孤立性肝囊肿。有报道 10.5cm 大的肝囊肿。[19]胆总管囊肿最常见的类型是胆总管的囊性扩张,可发生于肝内或肝外。其他类型包括多个肝内和肝外的囊肿或胆总管憩室。胆总管囊肿常被误认为十二指肠闭锁或胃、肠管的缺陷。这些囊肿通常位于胆囊前方附

近的位置。[8]产前诊断和婴幼儿期的早期手术可以预防严重的临床后果,特别是胆汁性肝硬化和门静脉高压。[20,21]

宫内感染的胎儿发生弥漫性肝钙化,尤其是那些由 TORCH 感染的病原体引起的感染,特别是弓形虫和单纯疱疹病毒。还有报道由于缺血性、肿瘤性和特发性原因引起的胎儿肝脏钙化的病例。门静脉血栓钙化在新生儿、死胎婴儿的尸检和平片上已有报道。在一项 25 例胎儿的回顾性分析中,肝钙化是唯一的异常情况,其预后良好,96% 的胎儿存活(图 25-33)。[9]

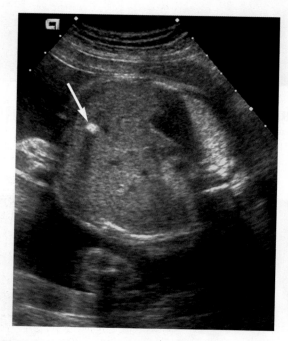

图 25-33　肝内钙化灶。胎儿腹部的横切面图像显示胎儿肝脏内钙化伴声影(箭头)

新生儿肝肿瘤并不常见,婴儿血管内皮瘤是最常见的血管肿瘤。这种肿瘤常伴有肝肿大、贫血或高输出性充血性心力衰竭。超声检查肿块呈可变的、混合回声。有产前检测出肝血管瘤以及局灶性结节性增生病例的报道。[9,22,23]用彩色多普勒检查,血管瘤内通常无血流信号,在某些情况下,血管瘤内含有钙化物。[24]

胎儿胆结石是胆囊内团状高回声,后方伴或不伴声影(图 25-40)。类似于新生儿超声检查中发现的胆结石,由于出生后水合作用或胆汁代谢的变化,其结石通常可以溶解。[24]在某些情况下,它们可能不是真正的胆结石,只是胆泥或黏稠的胆汁聚集呈肿块样。胆泥或胆结石通常是偶然发现的,与胎儿健康无关。那些没有溶解的胆结石对新生儿生活没有影响(图 25-34,

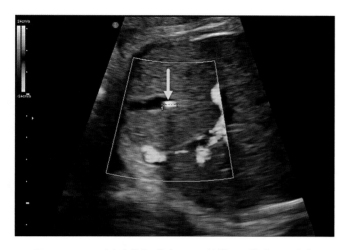

图 25-34　37 周胎儿胆囊内 6mm 的结石(箭头)。彩色多普勒鉴别胆囊(无血流)和脐静脉(正向血流信号)

图 25-35)。[9,26,27]

胎儿贫血、Rh 溶血和其他非免疫性水肿导致胎儿脾脏增大。脾脏的周长与胎儿血红蛋白的缺乏之间有明显的相关性,所以可以用脾脏大小来预测严重的胎儿贫血。[28]脾脏增大也见于慢性感染中,如弓形体病、巨细胞病毒、风疹和梅毒以及先天性代谢性疾病,如 Gaucher、Niemann-Pick 或 Wolman 病。[29]如果在左上腹发现囊肿并且可以与肾脏和肾上腺分开,则可考虑为先天性脾囊肿。无脾和多脾与先天性心脏病有关,但这些情况在产前诊断非常困难。[30,31]

胃肠道

食管

胚胎期间食管内胚层上皮的快速增殖使管腔几乎完全闭合。食管闭锁在活产婴儿中发生率为 1/2500,主要是男性婴儿,由于食管发育不全或者是分配到食管和气管的前肠不相称而导致了食管闭锁。[10]食管闭锁有几种类型。最常见的是食管近端呈囊状闭锁,其与较远端的胃肠道通过瘘管相通。瘘管通常位于气管分叉或近端及远端食管处,羊水沿着呼吸道的气管支气管流入胃。由于吞咽减少,流入胃肠道的羊水显著地减少,引起羊水过多。

在 76% 的受影响的胎儿中出现羊水过多,但仅有 8% 的患儿有相关的瘘。食管闭锁产前诊断的另一个有用的标志是缺乏充盈的胃。具有气管食管瘘的胎儿可能有部分充盈的胃,其中一些是胃液分泌的结果。如果食管充满了羊水,则超声检查可以显示闭锁的区域。[8]诊断完全性食管闭锁的必要条件是连续扫查显示羊水过多和胃不显影。

食管闭锁与 Down 综合征和其他染色体异常有关,并且是 VACTERL 综合征的一部分。怀疑有食管闭锁的胎儿应当注意是否存在综合征相关的异常。[4]伴发畸形中最常见的是肛门直肠闭锁。[8]

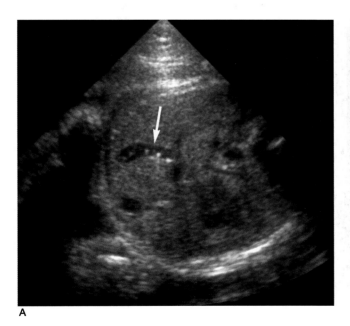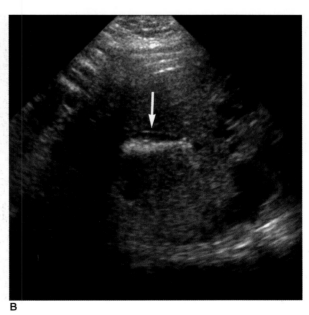

图 25-35　胆囊中不稳定的强回声。两个胎儿腹部横切面图证实胎儿胆囊(箭头)中强回声不伴声影,有(A)和没有(B)"彗尾"征。这两个胎儿出生后的超声检查均证实胆囊内没有结石或胆泥沉着

胃

在左上腹部充盈的胃可使超声技师对相邻的正常结构(如脾脏)进行检查,并排除一些其他异常,例如内脏反位、膈疝和上消化道梗阻。羊水过少和非免疫性水肿的应激反应可能导致生理上胃液的缺失。但是,在怀孕 18 周后,羊水量正常的情况下,胃缺失或持续性异常小胃提示预后不良(图 25-36)。长期研究已经明确了出生前胃缺失与胃肠道异常、呼吸器官畸形、非整倍体和神经肌肉综合征以及中枢神经系统和肾脏异常相关。[32] 在产前超声检查不能探及胃的胎儿中 70% 的胎儿核型正常,但仍需要警惕胎儿染色体异常。[9]

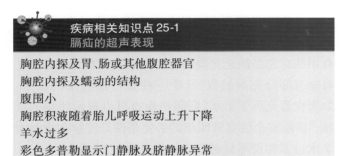

疾病相关知识点 25-1
膈疝的超声表现

胸腔内探及胃、肠或其他腹腔器官
胸腔内探及蠕动的结构
腹围小
胸腔积液随着胎儿呼吸运动上升下降
羊水过多
彩色多普勒显示门静脉及脐静脉异常

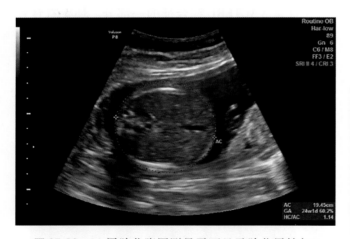

图 25-36　24 周胎儿腹围测量平面显示胎儿胃缺如。需同天或第二天再次检查确认胎儿的胃缺如或存在

胃和肠的重复畸形

整个肠道都可能存在重复畸形,由胃肠道管腔错误的再通引起,特别是胃,由于纵向褶皱的正常内翻发生了错误而产生。尽管在 2002 年的文献中报道了大约 300 例胃重复畸形,但是胃重复畸形并不常见。[33,34]

产前诊断重复畸形可在胃肠道的任何部位。典型声像为无回声的囊性结构,偶尔充填有强回声的出血性或浓缩的物质。强回声的内壁由黏膜的内膜产生。[33,34]

小肠梗阻

小肠梗阻的原因包括肠重复畸形、肠闭锁或狭窄、肠扭转、先天性腹膜带、腹内疝和涉及整个结肠的先天性巨结肠病。[9]

中肠扭转

肠扭转是由肠管扭曲引起的肠管及其血供的梗阻。[9]肠管回到正常的位置需要进行 270 度的旋转,6 到 10 周之间在脐带基底部的胚外体腔发生 180° 旋转,其余 90° 发生在胎儿腹腔内。如果小肠没有完全回到腹腔和旋转正常,则肠管以肠系膜上动脉为轴扭转,导致梗阻或扭转部位远端的血供很差。如果肠管固定到腹后壁,则使较长段的肠系膜不能发育。如果不进行手术矫正则会导致肠管梗死(图 25-37)。[9,10]中肠扭转通常在出生的第一天就被诊断;婴儿可出现腹胀或梗阻症状,最典型的是出现胆汁性呕吐。

超声发现

伴随着十二指肠降部的梗阻或水平部箭头样的扭曲,近端十二指肠积液。[8,9]伴发的其他异常包括轻度羊水过多、胎儿肝脏下强回声团块,还可发现肠袢轻度扩张。由于肠系膜周围血管扭曲,特征图像为"漩涡征"。[9]运用彩色多普勒检查可以证实扭曲的血管(图25-38,图 25-39)。

其他成像方式

上消化道造影是诊断中肠扭转和旋转不良的金标准。钡剂造影的敏感度高达 95%。放射检查还能发现梗阻导致的胃和十二指肠扩张。十二指肠空肠交界处向下和向前移动。空肠位置异常有助于发现扩张的十二指肠,近段肠梗阻和肠壁水肿(图 25-40)。[35]

十二指肠闭锁

十二指肠闭锁是十二指肠在胚胎发育过程中腔化过程障碍而导致;在新生儿中发生率为 1/10 000。可分为三种类型:

1. 十二指肠膈膜或蹼导致狭窄
2. 实线闭锁
3. 十二指肠段或部分缺失[36]

大多数十二指肠闭锁发生在 Vater 壶腹的远端。胰管和胆总管汇合形成肝胰壶腹,这是前肠向中肠过

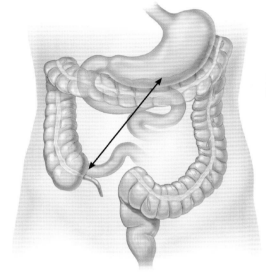

正常小肠系膜附着
(如箭头所示)

A

缩短的肠系膜附着(箭头)

造成十二指肠梗
阻的肠系膜带

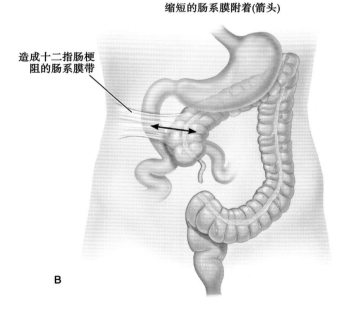

B

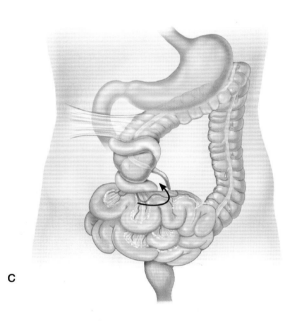

C

肠系膜上动脉周围的中肠扭转

图 25-37 旋转不良。A.正常小肠肠系膜附着（如箭头所示）。由于肠系膜的广泛固定，可防止小肠扭转。B.造成十二指肠梗阻的肠系膜带引起结肠旋转不良。C.由于肠系膜基底狭窄引起肠系膜上动脉周围的中肠扭转

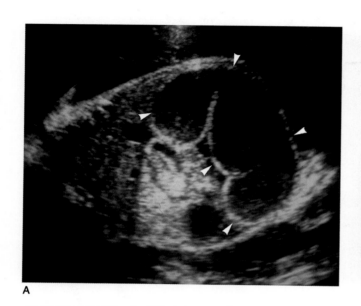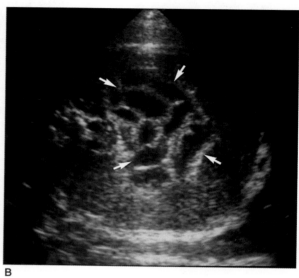

A B

图 25-38　肠扭转。A. 胎儿腹部斜切面图显示明显扩张的肠袢(箭头)。B. 高于扩张环以上上腹部的横切面,显示出多个轻度扩张的肠管(箭头)。基于这种现象,出生前作出肠扭转的诊断并在出生后确认

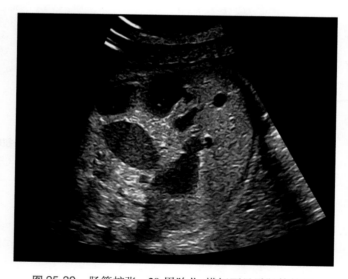

图 25-39　肠管扩张。29 周胎儿,横切面显示肠管扩张

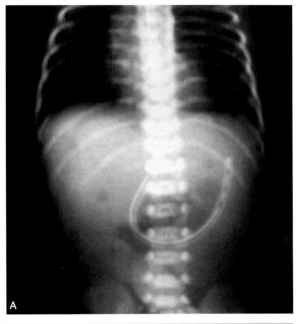

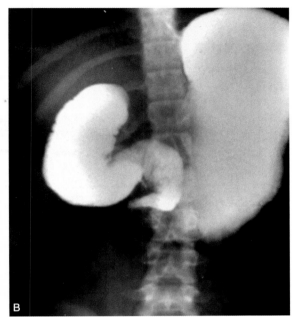

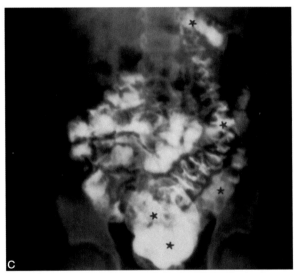

图 25-40 A.肠旋转不良婴儿的腹部平片,小肠有少量的气体。B.上消化道造影显示肠旋转不良伴中肠扭转和十二指肠梗阻。十二指肠空肠交界处的位置异常。C.平片显示患者左侧的结肠和盲肠内被造影剂充填(星号),整个小肠在中线右侧。这些是典型的肠旋转不良的影像学图像

渡的主要标志,是十二指肠第二部分的中间点。胰腺组织围绕该部,胰腺增大压迫可导致梗阻或狭窄。环形胰腺是导致闭锁或狭窄的次要而非首要原因(图25-41)。[36]

空回肠或回肠闭锁或狭窄在新生儿中发生率为1/3000。这些小肠闭锁在腹部呈现多发囊性结构,会导致羊水过多。虽然小肠梗阻可由一个或多个小而长的闭锁区引起,但是产前超声图像通常只能显示梗阻近端扩张充盈的肠袢。[9]较小的空肠回肠闭锁较为常见,其中最常见的部位在近端空肠或远端回肠。产前产生闭锁主要是由于血液供应中断或肠扭转、腹裂的继发性结果。[8]近端小肠梗阻性病变可导致羊水过多,

通常发生于晚孕期。在远端梗阻中,羊水增多发生越晚,则程度越轻。在妊娠晚期需要注意与正常充盈的肠袢图像相鉴别。[8]

广泛的小肠闭锁(称为苹果皮或圣诞树闭锁)导致大部分远端的小肠梗阻。在这种情况下,整个肠道可能扭曲或缠绕在一个固定点上,如先天性带或回盲部血管。[37]及时诊断和治疗,预后良好。

超声发现

充盈的胃和梗阻的十二指肠产生典型的十二指肠闭锁的"双泡"征。"双泡"征是非特异性的,且能在其他异常中看到,包括十二指肠狭窄、环状胰腺、

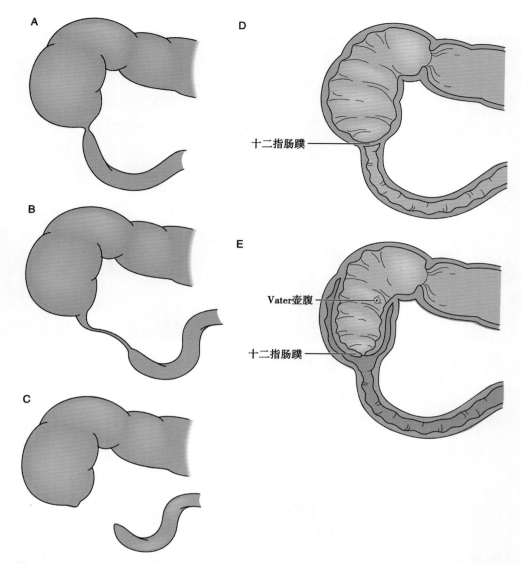

图 25-41 十二指肠闭锁(A~C)和蹼导致闭锁(D,E)的解剖类型。特别是(E)显示了独特的风向袋畸形。如果梗阻不引起管腔直径的变化,可能会误认为正常

不规则的腹膜带或 Ladd 带、近端空肠闭锁、肠道旋转不良和膈疝。[8,9]受影响的胎儿通常出现对称性生长迟缓,并且与任何高位消化道梗阻一样,伴有羊水过多(图 25-42)。[8,9]

十二指肠闭锁最常与 21-三体相关,在患有某种十二指肠梗阻的患者中发生率高达 22% ~ 30%。[36]几乎一半的十二指肠闭锁的病例伴发有其他异常。伴发的异常包括心血管异常、肠道旋转不良、食管闭锁和气管食管瘘(表 25-3)。

其他成像方式

放射照片结果类似于超声发现的双泡征。十二指肠闭锁的特征是由于阻塞引起因此显示远端肠管的肠腔狭窄(图 25-43)。

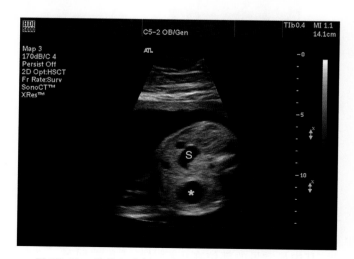

图 25-42 胎儿上腹部的横切面显示典型的"双泡"征代表扩张的胃(S)和十二指肠(星形)。(图片由 Philips Medical Systems,Bothell,WA 提供)

表 25-3	小肠梗阻的超声表现
类型	声像表现
中肠扭转	十二指肠近端充满液体
	羊水过多
	肝脏下方的强回声肿块
	肠管扩张
	漩涡征
	彩色多普勒显示血管扭曲
十二指肠闭锁	充满液体的胃和十二指肠形成双泡征
	对称性宫内发育迟缓
	羊水过多
胎粪性肠梗阻	回肠扩张
	腹腔积液/腹水
	假性囊肿
	腹腔内钙化灶
	羊水过多
	小肠扩张
	腹围增大
	肠蠕动减少

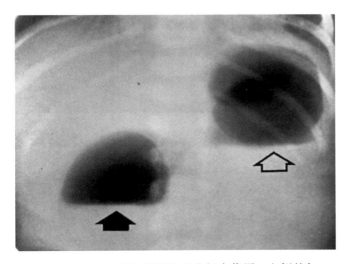

图 25-43 十二指肠闭锁的双泡征声像图。左侧的气泡(空心箭头)代表胃内的空气;右侧的气泡(实心箭头)反映十二指肠内气体。在完全梗阻的平面远端,小肠或大肠中没有气体

鉴别诊断

存在双泡征时,需要区分是由十二指肠闭锁或环状胰腺所造成。胃和十二指肠内都含有气,在 X 线片上均为黑色或射线可透。有时很难将十二指肠闭锁或环状胰腺区分开,因为它们往往共存。如果没有第二个泡,十二指肠闭锁的可能性增大。其他的鉴别诊断包括十二指肠狭窄或中肠扭转。

预后

新生儿早期手术则预后良好。[4,8,9]

疾病相关知识点 25-2
与十二指肠闭锁相关异常的患病率[4,8,9]

疾病名称	患病率(%)
心血管异常	20
肠旋转不良	22~40
21-三体综合征	33
胎儿宫内发育受限	50
羊水过多	45
食管闭锁或食管气管瘘	7

胎粪性肠梗阻

新生儿第三常见的肠梗阻是胎粪性肠梗阻,最常见是由于囊性纤维化导致。[8]当髂内淤血及胎粪增厚时,出现胎粪性肠梗阻。囊性纤维化是外分泌腺和黏液分泌腺的功能障碍,并在早期出现肠管扩张。囊性纤维化影响胰腺、胆道、肠和支气管,并伴有黏液和电解质分泌紊乱。胎粪的厚度和黏性增加以及肠道运动性较差引起梗阻;囊性纤维化胎儿胎粪可嵌入小肠的远端引起肠梗阻。与其他小肠梗阻一样,胎粪性肠梗阻可导致肠穿孔和胎粪性腹膜炎等并发症。[4,9]

胎粪性腹膜炎可能由胎粪性肠梗阻和囊性纤维化引起。[38]胎粪性腹膜炎发生在肠道破裂后,出现遍布腹膜的分散钙化灶。这些钙化物是由无菌性化学性腹膜炎引起的异物:巨细胞和炎症组织内的钙质沉着形成的。钙化通常在破裂后 8 天内就可发现,发生在约86%的胎粪性腹膜炎病例中。[24]至少一半的穿孔是由远端机械性梗阻引起的,而其余的可能是由病毒感染引起,例如巨细胞病毒或细小病毒 B19。

缺少进入大肠的肠内容物可以产生小结肠。因为腹水和胎粪性腹膜炎的原因肠穿孔在出生前常常关闭。[9]出生后的肠蠕动会早期突出显示肠道近端梗阻点,但在产前评估并不容易。功能性肠扩张的原因类似于梗阻,包括罕见的先天性高氯性腹泻,其大量失氯性腹泻,小肠和结肠均扩张(图 25-44)。[9]

超声发现

受胎粪影响,回肠扩张超声图像上呈强回声(图

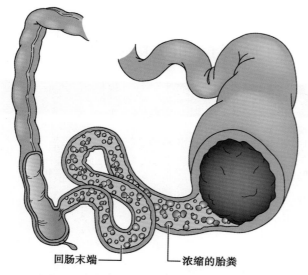

图 25-44　胎粪性肠梗阻由异常增厚,浓缩胎粪导致回肠末端阻塞

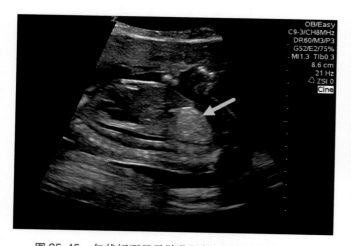

图 25-45　矢状切面显示胎儿肠管回声增强(黄箭头)

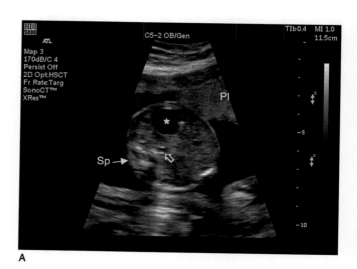

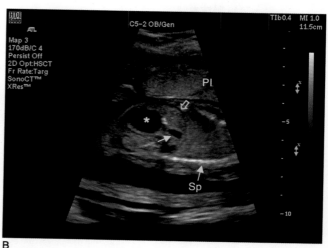

图 25-46　A. 通过胎儿腹部横切面图显示胎粪囊肿呈无回声(星形)。主动脉(空心箭头)位于中线偏左侧,囊肿位于主动脉同侧,也位于腹腔左侧。B. 同一胎儿腹部的矢状切面。胃(实心箭头)位于左侧膈肌下方,囊肿位于胃下方(空心箭头)。Sp,脊柱;Pl,胎盘。(图片由 Philips Medical Systems,Bothell,WA 提供)

25-45)。如果肠管由于过量的胎粪而穿孔,则会发生炎症反应。穿孔早期,出现腹腔积液。由于胎粪性腹膜炎而形成假性囊肿,囊肿边缘钙化或蛋壳样钙化。[8]分析胎儿腹部回声增强或可能的钙化区域,回声增强或钙化既不在器官实质如肝脏中,也不在肠腔内,而是在腹膜表面(图 25-46)。

怀疑小肠梗阻的超声检查结果包括:

* 羊水过多
* 近端小肠不对称地扩张
* 晚期妊娠无法检出正常结肠
* 胎儿腹水
* 腹膜钙化
* 扩张肠管的蠕动减少或消失超过一段时间
* 相对于孕周较大的腹围

其他成像方式

出生的头几天,在 X 线片上看不到胎粪,但可发现腹腔内强回声点。炎症表现为由破裂导致的胎粪性腹膜炎。受胎粪影响的梗阻表现为多个气体充盈的肠管(图 25-47 和图 25-48)。

鉴别诊断

鉴别诊断包括先天性巨结肠病、肠梗阻、胎粪性栓塞综合征、囊性纤维化。[39,40]

预后

1970 年以前,胎粪性肠梗阻的患者预后较差;

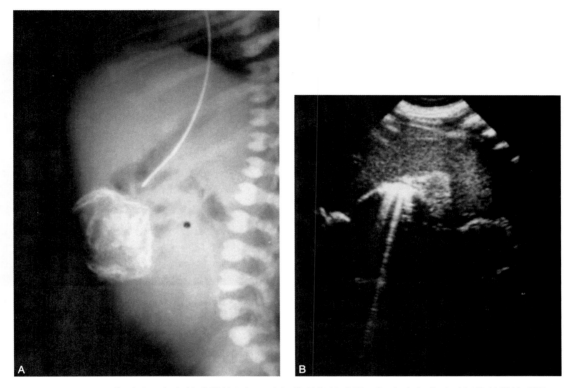

图 25-47 A. X 线平片上复杂的胎粪性肠梗阻中钙化的假性囊肿。B. 宫内超声显示钙化的假性囊肿

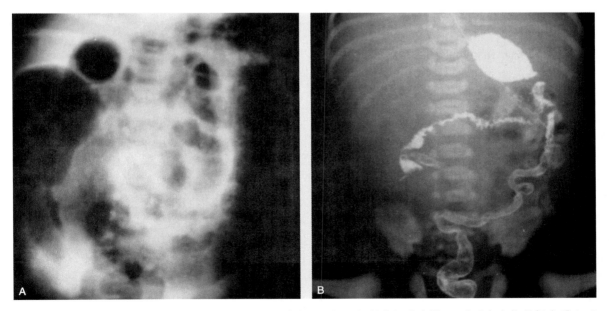

图 25-48 A. 胎粪性肠梗阻新生儿的 X 线平片。B. 胎粪性肠梗阻的婴儿肠道造影,显示无内容物的但本质上正常的小结肠

随着手术技术的改善结局得到了很大的改善。[40]在囊性纤维化作为病因的病例中，预后取决于囊性纤维化的发病率和死亡率。[40]目前，这些患者的预后极好。

大肠梗阻

正常的结肠只在妊娠晚期成像，且时常观察到没有任何明显的肠蠕动。大肠梗阻的主要原因是肛门闭锁、胎粪性肠梗阻和先天性巨结肠，它是由于整个结肠的部分神经节细胞缺失所造成。

在 1886 年由丹麦医师 Harold Hirschsprung 首先描述，Hirschsprung 病（先天性巨结肠）是远端结肠的功能障碍导致肠道永久性收缩或紧张。由于肠粘膜层中先天性缺乏神经管与原肠的神经节细胞，所以结肠不能松弛。这些细胞控制松弛期的蠕动，从而影响胎粪运动导致功能障碍。Hirschsprung 病多发生于男性，通常影响发病处远侧部的肠段。[4,37]全结肠的 Hirschsprung 病由于缺乏正常的肠段做对比诊断特别困难。[8,9]其他情况也可能影响胎儿肠道的运动并形成阻塞性便秘，包括母亲先兆子痫、母亲糖尿病、母亲运用硫酸镁、早产、脓毒症和甲状腺功能减退。[37]

结肠的内径随孕周变化而变化；在早产胎儿中降结肠内径应小于 20mm。[41]当接近足月，胎粪充盈时，胎儿直肠乙状结肠内径可以达到 2～3cm 大小。Hirschsprung 病的产前表现为梗阻近端局灶性肠管扩张。

肠管回声增强

现代高分辨率的超声设备增加了对胎儿肠管回声增强检测的可能性。据报道回声增强的肠管是最常见的发现于胎儿腹部的强回声的肿块。[42]临床报告指出，正常胎儿塌陷的小肠常常表现为下腹部和骨盆内无声影的强回声肿块。在妊娠中期特别常见，报道的病例中大约 50% 自发地消失。[43]然而，由于肠内存在胎粪，在怀孕的其他时间点上它也可以是一个正常的发现，尤其是在晚期妊娠的后期。[4,9]

与肠回声增强相关的几种鉴别诊断

- 先天性胎儿感染，包括巨细胞病毒
- 染色体异常，如三倍体和 21、18 或 13-三体
- 肠系膜缺血
- 胎粪性肠梗阻，管腔内强回声的胎粪
- 羊膜内出血胎儿吞下的血液
- 与母体羊膜炎相关的细菌产生管腔内的气体[4,8,9]

到底什么是强回声非常的主观（图 25-49）。为了表明胎粪性肠梗阻/囊性纤维化的巨大的风险和

与肠道强回声的病理过程相关，用肠管回声大于附近的胎儿骨骼回声来判断肠管回声是否增强。这类胎儿发生宫内死亡和发育迟缓的风险增加，因此需要密切随访。[9]

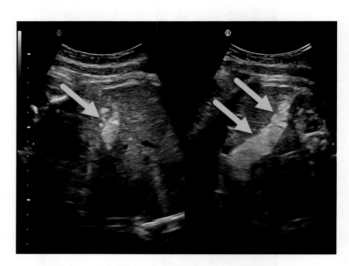

图 25-49 37 周胎儿冠状面和横切面显示肠管强回声（箭头）

小肠包含性囊肿

小肠包含性囊肿罕见，使用高分辨率的超声设备可提高其检出率。[43]呈囊性或实性结构。这些囊肿由呼吸器官或肠型内部的上皮细胞和双层平滑肌壁形成。常伴发其他异常，30% 的病例与脊柱或胃肠道异常相关。多达 40% 的肠囊肿涉及回肠并引起小肠梗阻。[24]

羊水

羊水是母体血清的透析液，对维持胎儿温度和生化稳态至关重要。它的存在允许胎儿运动和成长，对于气管支气管树的发育至关重要。[4]羊水是典型的无回声，偶尔在其内能发现漂浮的强回声。在一项对 19 例羊水内强回声的胎儿的研究中，经过晚期妊娠羊膜腔穿刺术证实，发现所有强回声由胎脂引起，但有一例是胎儿窘迫，羊膜腔内有胎便。[43]

在妊娠 12 周时，羊水容量平均为 60ml，至 16 周时每周增加 20～25ml，到 20 周时每周增加 50～100ml。20 周时平均羊水容量为 500ml。胎儿可以通过其皮肤表面（包括皮肤、脐带、绒毛膜和羊膜）的羊水转移来调节羊水容量。胎儿的尿液产生开始于 12 周，但是直到妊娠 18～20 周才有意义。到了妊娠晚期的后期，胎儿每天产生大约 450ml 的尿液。超过 20

周,穿过胎儿表面渗出的羊水就不能够维持正常的羊水容量,胎儿基本上通过吞咽和排尿改变羊水容量和成分。[4,8,9]

正常羊水容量由有功能的肾和非梗阻的泌尿生殖道维持。胎儿羊水过少常由泌尿生殖道的畸形引起,通常是由双侧性肾不发育综合征、尿道闭锁或双侧无功能肾发育不良引起。由于成像透声窗的限制,羊水过少阻碍了分析胎儿解剖结构。羊水过少的诊断有一些主观性且随着胎儿孕龄变化而变化(图 25-50)。超声诊断是通过观察胎儿周围羊水减少和胎儿部分拥挤而作出的(图 25-51)。使用羊水指数(AFI)能更加客观的分析羊水水平。羊水减少,子宫收缩挤压胎儿腹部,可能出现假性脐膨出。

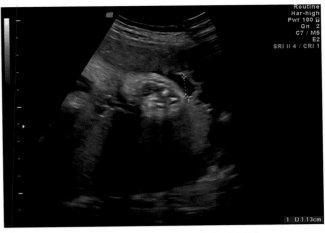

图 25-50 羊水过少胎儿羊水最大深度测量 1.1cm

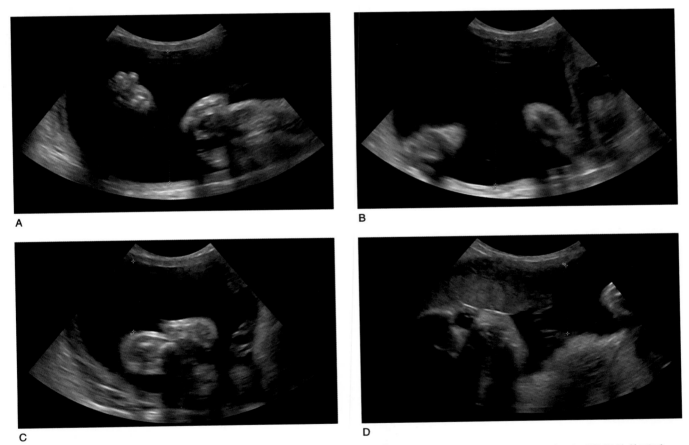

图 25-51 33 周的胎儿测量四象限羊水量,计算 AFI(羊水指数)为 28.8cm(羊水过多)。测量 AFI 时,重要的是从前至后测量每个象限的最大深度(不斜)(A～D),不测量胎儿身体(C)及脐带(D)

小结

- 脐带由一条脐静脉和两条脐动脉组成。
- 通常，单脐动脉并不重要，但其与胃肠道、肾脏和心脏异常有关，以及会增加三倍体发病率。
- 在标准的横切面测量腹围，切面内包含脊柱横断面，左侧的胃和脐静脉进入左门静脉。
- 沿着腹部的外围进行测量。
- 胃未显示时，可能会出现与之相关联的异常结果；胃未显示需要进一步检查。
- 胃内的强回声可能与胎儿吞咽了血相关。
- 在妊娠第 12 周，小肠不应该突出在脐带的根部。
- 脐膨出有包膜，而腹裂畸形可以看见肠管在羊水中自由的漂浮
- 脐膨出时脐带插入膨出的两侧，而腹裂时，脐带插入点偏向一侧，通常在右侧
- 妊娠 14～16 周前评估胎儿肾脏的内部结构不可靠。
- 胎儿肾脏正常弱回声的髓质不应误认为肾囊肿
- 胃肠道畸形常见羊水过多
- 肾畸形常见羊水过少
- 肠扭转是围绕供应肠管的血管而发生的扭转
- 十二指肠闭锁的特征声像是在放射照片和产前超声中都出现双泡征
- 胎粪性肠梗阻在超声检查中呈扩张的，强回声型肿块样结构

思考题

1. 一名 36 岁的高龄孕妇，进行针对性的超声波检查。除了胎儿胃内出现的强回声之外，没有其他异常发现。超声技师在矢状面和横向平面上对胃回声进行成像，以确保它们不是人为操作造成的。一旦确认强回声不是实性肿块，超声技师询问患者她在这次怀孕期间是否出现过出血或进行过介入性检查。患者上周行羊膜穿刺术，但否认孕期出血史。胃内出现的强回声是什么？

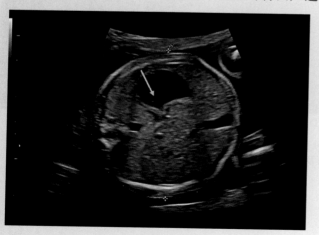

2. 患者因有 IUGR 的历史提出针对性检查。上次检查核对的孕龄是 26 周 3 天。今天检查测量胎儿 25 周 6 天。肠道回声增强。这个结果的重要性是什么？

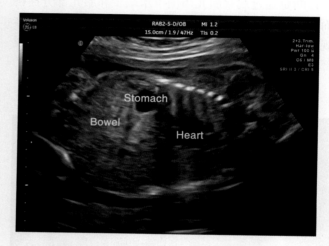

3. 患者有细小病毒暴露史。因此评估胎儿以排除水肿和任何其他潜在相关的异常。胎儿测量正常胎龄。当超声技师横切面成像检查肾脏时，在腹部两侧似乎看到了腹腔积液。讨论这个结果的可能原因？你怎么与其他类似的情形进行区别？

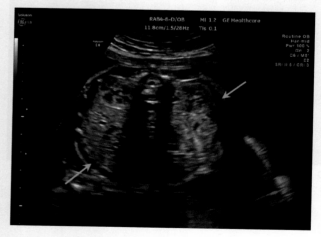

4. 常规产前检查，医生发现一从腹壁延伸的软组织肿块。列出鉴别诊断和详细的超声特征。

（杨家翔　何冠南　译）

参考文献

1. Mitchell SE, Reidy K, Costa FDS, et al. Congenital malformations associated with a single umbilical artery in twin pregnancies. *Twin Res Hum Genet*. 2015;18(5):595–600.
2. Dagklis T, DeFigueiredo D, Staboulidou I, et al. Isolated single umbilical artery and fetal karyotype. *Ultrasound Obstet Gynecol*. 2010;36:291–295.
3. Kahn AN, MacDonald S. Pulmonary sequestration imaging. eMedicine Website. Available at: http://emedicine.medscape.com/article/412554-overview. Accessed July 2016.
4. Nyberg DA, McGahn JP, Pretorius DH, et al. *Diagnostic Imaging of Fetal Anomalies*. 5th ed. Baltimore: Lippincott Williams & Wilkins; 2002.
5. Daltro P, Fricke BL, Kline-Fath BM, et al. Prenatal MRI of congenital abdominal and chest wall defects. *Am J Roentgenol*. 2005;185(3):1010–1016.
6. Guo Y, Luo BN. The state of the art of fetal magnetic resonance imaging. *Chin Med J*. 2006;119(15):1294–1299.
7. Kumar AN. Perinatal management of common neonatal thoracic lesions. *Indian J Pediatr*. 2008;75(9):931–937.
8. Hagan-Ansert S. *Textbook of Diagnostic Ultrasonography*. 7th ed. St. Louis: Mosby Elsevier; 2012.
9. Callen P. *Ultrasonography in Obstetrics and Gynecology*. 5th ed. Philadelphia: Saunders Elsevier; 2007.
10. Lee KA, Cho JY, Lee SM, et al. Prenatal diagnosis of bilateral pulmonary agenesis: a case report. *Korean J Radiol*. 2010;11(1):119–122.
11. Hill LM. Omphalocele. Institute for Advanced Medical Education. Website. Available at: https://iame.com/online-courses/ultrasound-ob-gyn/omphalocele. Accessed July 2016.
12. Back SJ, Reid JR. Midgut volvulus imaging: imaging. Medscape. Website. Available at: http://emedicine.medscape.com/article/411249-overview. Accessed July 2016.
13. Foley PT, Sithasanan N, McEwing R, et al. Enteric duplications presenting as antenatally detected abdominal cysts: is delayed resection appropriate? *J Pediatr Surg*. 2003;38(12):1810–1813.
14. Kim MJ, Cho JY. Prenatal ultrasonographic diagnosis of congenital diaphragmatic hernia at 11 weeks gestation. *J Dent Med Sci*. 2000;17:286.
15. Yadav P, Mukherjee S, Sikarwar JS, et al. Case Report: Cantrell's pentalogy associated with encephalocele – a prenatal second trimester sonographic diagnosis. *Indian J Radiol Imaging*. 2003:13:145–146.
16. Mandell G. Imaging in Duodenal Atresia. Medscape. Website. Available at: http://emedicine.medscape.com/article/408582-overview. Accessed July 2016.
17. Gharpure V. Gastroschisis. *J Neonat Surg*. 2012;1(4):60.
18. Anderson NG, Notley E, Graham P, et al. Reproducibility of sonographic assessment of fetal liver length in diabetic pregnancies. *Ultrasound Obstet Gynecol*. 2008;31(5):529–534.
19. Clifton MS, Goldstein RB, Slavotinek A, et al. Prenatal diagnosis of familial type I choledochal cyst. *Pediatrics*. 2006;117(3):e596–e600.
20. Simchen MJ, Toi A, Bona M, et al. Fetal hepatic calcifications: prenatal diagnosis and outcome. *Am J Obstet Gynecol*. 2002;187(6):1617–1622.
21. Meirowitz NB, Guzman ER, Underberg-Davis SJ, et al. Hepatic hemangioendothelioma: prenatal sonographic findings and evolution of the lesion. *J Clin Ultrasound*. 2000;28(5):258–263.
22. Demir HA, Varan A, Akçören Z, et al. Focal nodular hyperplasia of the liver and elevated alpha fetoprotein level in an infant with isolated hemihyperplasia. *J Pediatr Hematol Oncol*. 2008;30(10):775–777.
23. Tam PY, Angelides A. Perinatal detection of gallstones in siblings. *Am J Perinatol*. 2010;27(10):771–774.
24. Zalel Y, Perlitz Y, Gamzu R, et al. In-utero development of the fetal colon and rectum: sonographic evaluation. *Ultrasound Obstet Gynecol*. 2003;21(2):161–164.
25. Chan KL, Tang MH, Tse HY, et al. Factors affecting outcomes of prenatally-diagnosed tumours. *Prenat Diagn*. 2002;22(5):437–443.
26. Fetal thorax normal measurements. wikiRadiography. Available at: http://www.wikiradiography.net/page/Fetal+Thorax+Normal+Measurements. Accessed July 2016.
27. Sumfest JM, Kolon TF, Rukstalis DB. Cryptorchidism. Medscape Website. Available at: http://emedicine.medscape.com/article/438378-overview. Accessed July 2016.
28. Boe NM, Rhee-Morris L, Towner D, et al. Prenatal diagnosis of omphalocele and left atrial isomerism (polysplenia) including complex congenital heart disease with ventricular noncompaction cardiomyopathy. *J Ultrasound Med*. 2008;27(7):1117–1121.
29. Wolf AD, Lavine JE. Hepatomegaly in neonates and children. *Pediatr Rev*. 2000;21(9):303–310.
30. Cesko I, Hajdú J, Marton T, et al. Polysplenia and situs inversus in siblings. Case reports. *Fetal Diagn Ther*. 2001;16(1):1–3.
31. McKelvey A, Stanwell J, Smeulders N, et al. Persistent non-visualisation of the fetal stomach: diagnostic and prognostic implications. *Arch Dis Child Fetal Neonatal Ed*. 2010;95(6):F439–F442.
32. Krishan S, Solanki R, Sethi SK. Case of the Month: February 2005. Medscape. Website. Available at: http://www.medscape.com/viewarticle/498296_3. Accessed July 2016.
33. Puligandla PS, Nguyen LT, St-Vil D, et al. Gastrointestinal duplications. *J Pediatr Surg*. 2003;38(5):740–744.
34. McNamara A, Levine D. Intraabdominal fetal echogenic masses: a practical guide to diagnosis and management. *Radiographics*. 2005;25:633–645.
35. Brown SD, Estroff JA, Barnewoldt CE. Fetal MRI: prenatal MRI of the fetal body. *Appl Radiol*. 2004;33(2). Medscape Website. Available at: http://www.medscape.com/viewarticle/470837_5. Accessed July 2016.
36. Glasser JG, Springer SC. Intestinal Obstruction in the Newborn. Medscape Website. Available at: http://emedicine.medscape.com/article/2066380-overview. Accessed July 2016.
37. Johnson JA, Bush A, Buchdahl R. Does presenting with meconium ileus affect the prognosis of children with cystic fibrosis? *Pediatr Pulmonol*. 2010;45(10):951–958.
38. Doubilet PM, Benson CB. *Atlas of Ultrasound in Obstetrics and Gynecology: A Multimedia Reference*. Baltimore: Lippincott Williams & Wilkins; 2003.
39. Keckler SJ, St. Peter SD, Spilde TL, et al. Current significance of meconium plug syndrome. *J Pediatr Surg*. 2008;43(5):896–898.
40. Victoria State Government. Health.vic. Neonatal eHandbook: Hydronephrosis in neonates. Available at: https://www2.health.vic.gov.au/hospitals-and-health-services/patient-care/perinatal-reproductive/neonatal-ehandbook/conditions/hydronephrosis. Accessed July 2016.
41. Mandell G. Imaging in Congenital Cystic Adenomatoid Malformation. Medscape Website. Available at: http://emedicine.medscape.com/article/407407-overview. Accessed July 2016.
42. Kiyota A, Tsukimori K, Yumoto Y, et al. Spontaneous resolution of cystic hygroma and hydrops in a fetus with Noonan's syndrome. *Fetal Diagn Ther*. 2008;24(4):499–502.
43. Scribd. Ultrasound Evaluation Fetal Genitourinary System. Available at: https://www.scribd.com/document/2032598/Ultrasound-Evaluation-Fetal-Genitourinary-System. Accessed July 2016.

胎儿泌尿生殖系统及盆腔的超声评估

LIANA AMARILLAS

第 26 章

目标

- 陈述泌尿生殖系统先天性畸形。
- 肾发育不全、异位肾、马蹄肾和盆腔异位肾的区别。
- 先天性泌尿生殖道畸形的主要声像图表现。

术语表

三维超声(3D sonography):通过容积数据收集,可以从高度,宽度和深度(三平面)显示解剖结构的静态 3D 成像。

发育不全(agenesis):身体部分部位没有完全的发育。

不发育(aplasia):某个身体部位完全不发育。

膀胱外翻(bladder extrophy):膀胱通过低于脐带的腹壁缺失外露于体外的先天性畸形。

肾盏扩张(caliectasis):肾盏的扩张。

HASTE:半傅里叶采集单次激发快速自旋回波序列,是一种 MRI 数据采集快速自旋回波技术。

马蹄肾(horseshoe kidney):双肾上极融合的肾,其外观与马蹄相似。

鞘膜积液(hydrocele):浆液性液体积聚于阴囊等体腔内。

肾积水(hydronephrosis):肾盂扩张,通常由梗阻引起。

发育不全(hypoplasia):身体某部位不发达或发育不完全。

后尿道瓣膜:(posterior urethral valves):尿道发育异常,男性尿道口后方的膜,引起尿道梗阻。

Potter 序列征(Potter sequence):也叫 Potter 综合征或羊水过少序列征,这组疾病的表现包括肾脏异常,如发育不全、梗阻和后天性或遗传性囊性疾病。

梅干腹综合征(prune belly syndrome):泌尿系统的先天性疾病,可表现为腹肌的缺失、睾丸不降和泌尿道异常。

肾发育不全(renal agenesis):肾脏发育不全。

虚拟器官计算机辅助分析(virtual organ computer-aided analysis,VOCAL):使用 3D 数据收集半自动化计算体积的过程。

关键词

Potter 序列征
Potter 综合征
肾发育不全
异位肾
马蹄肾
肾积水
膀胱外翻
梅干腹综合征
肾盂输尿管连接部梗阻
输尿管膀胱连接部梗阻
尿道扩张、后尿道瓣膜
鞘膜积液

609

对胎儿泌尿生殖系统的评估是中孕期常规超声检查重要组成部分。尽管常规超声检查能够发现胎儿泌尿系统异常,但是如果不仔细的扫查,也会漏掉胎儿泌尿系统的异常。泌尿生殖系统异常是最常见的胎儿畸形。在妊娠中,其发生率为每 1000 个孕妇中有 1 ~ 4 个,占所有先天性疾病的 15% ~ 20%。[1,2] 泌尿生殖系统包括两个分离的系统:生殖系统和泌尿系统。但是泌尿生殖系统在胚胎发育时同时发生及都来源于中胚层,因此这两个系统被合成一个系统。[1,3] 第 2 章详细介绍了泌尿生殖系统的发育。

泌尿系统

泌尿系统异常有明显的性别差异,其报道男女比例为 3.3 : 1。然而,这个比率是基于不同类型的泌尿系统畸形而言。男性常见的是与肾盂系统扩张相关的异常,而多囊肾和马蹄肾则以女性多见。[3]

超声发现

泌尿系统包括肾、输尿管、膀胱。超声对泌尿系统的评估包括对肾脏、膀胱和羊水的评价。胎儿输尿管通常不显示,除非有明显的泌尿系统反流或梗阻。评估胎儿肾脏包括是否存在,以及位置、大小、结构和回声。[1] 在妊娠 9 周,肾脏应该达到正常的位置并建立血液供应。虽然胎儿肾脏成像可早在妊娠 9 ~ 12 周,但由于肾脏和周围软组织之间缺乏对比,因此很少能在妊娠早期诊断肾脏缺失(图 26-1)。然而,随着新的超声设备对比度和分辨率的提高,整体提高了肾脏解剖结构的可视化。[1,4] 在早孕期,肾脏与周围组织回声相

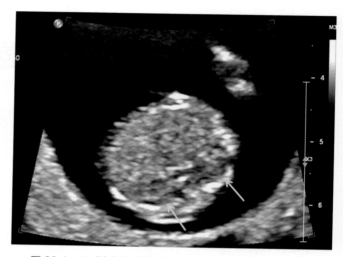

图 26-1　12 周胎儿肾脏横切面声像图(箭头)。肾脏是等回声,周围组织呈稍低回声

似。从妊娠第 17 周开始,肾脏回声开始减低,直到低于肝脏和脾脏的回声。[1] 通过超声检查评价肾脏最佳的时间在妊娠 20 周时,此时皮髓质分界清晰,能完整的评估整个肾脏结构。[1] 妊娠 22 周后,95% 的病人肾脏可以被识别并得到较好的评估。[3] 虽然肾脏在晚孕期显示最清晰,但早在妊娠 16 ~ 18 周就可以检测出泌尿系统畸形,妊娠 28 ~ 30 周就应该发现并检测所有异常。[3] 在横切面中,肾脏位于脊柱两侧,呈卵球形(图 26-2A)。在矢状切面中肾脏位于棘突两侧,呈豆型(图 26-2B、C)。高回声的中心肾窦脂肪及周边低回声髓质在怀孕后期更为明显。肾锥体排列在肾盂的前部和后部,围绕肾盂,注意不要将肾锥体误认为肾囊肿(图 26-3)。肾脏长径在 20 周时 2cm,到出生时接近 4cm(表 26-1)。[5-7] 如果肾脏不易显像,运用彩色/或能量多普

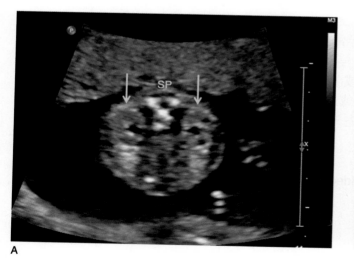

A

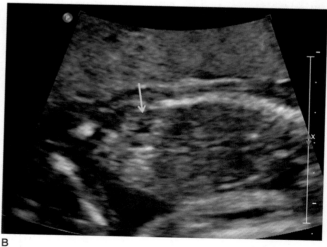

B

图 26-2　A. 横切面声像图显示位于脊柱(SP)两侧的胎儿肾脏(箭头)。B. 右肾矢状切面声像图(箭头)

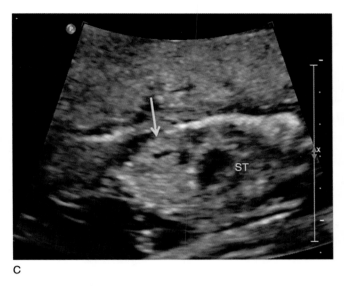

图 26-2(续)　C. 左肾矢状切面声像图(箭头),位于胃泡(ST)的下方

勒显示肾动脉可以帮助我们识别肾脏(图 26-4A)。[1] 双侧肾动脉均显示,则可以证实肾脏存在,并有助于确定他们的位置。常见一个肾脏不止一根肾动脉供应(图 26-4B)。[1]如果看见无回声的肾盂,也有助于我们鉴别肾脏的存在。我们通过测量肾盂前后径评估(APRPD)肾盂分离。最精确的测量是在横切面上超声束垂直于肾盂进行测量(图 26-5)。关于肾盂扩张多少是异常及如何观察随访这些胎儿,存在很多争论。

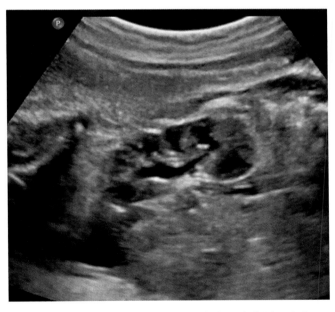

图 26-3　孕 37 周胎儿正常肾脏冠状切面声像图。这个图像显示低回声的肾锥体围绕无回声的肾盂和高回声的肾窦脂肪

表 26-1	超声测量不同孕周肾脏长径	
孕周(WK)	平均长度(cm)	95% 可信区间(cm)
18	2.2	1.6 ~ 2.8
19	2.3	1.5 ~ 3.1
20	2.6	1.8 ~ 3.4
21	2.7	2.1 ~ 3.2
22	2.7	2.0 ~ 3.4
23	3.0	2.2 ~ 3.7
24	3.1	1.9 ~ 4.4
25	3.3	2.5 ~ 4.2
26	3.4	2.4 ~ 4.4
27	3.5	2.7 ~ 4.4
28	3.4	2.6 ~ 4.2
29	3.6	2.3 ~ 4.8
30	3.8	2.9 ~ 4.6
31	3.7	2.8 ~ 4.6
32	4.1	3.1 ~ 5.1
33	4.0	3.3 ~ 4.7
34	4.2	3.3 ~ 5.0
35	4.2	3.2 ~ 5.2
36	4.2	3.3 ~ 5.0
37	4.2	3.3 ~ 5.1
38	4.4	3.2 ~ 15.6
39	4.2	3.5 ~ 4.8
40	4.3	3.2 ~ 5.3
41	4.5	3.9 ~ 5.1

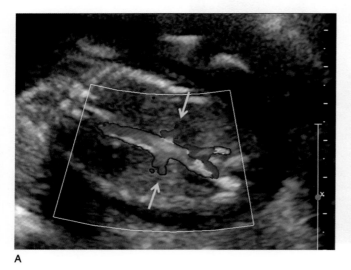

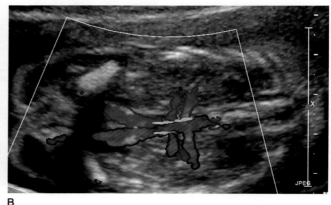

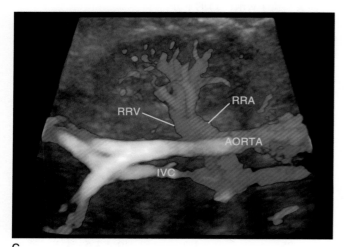

C

图 26-4　A. 肾脏冠状切面声像图。彩色多普勒显示肾动脉（箭头），在髂动脉上方发自主动脉。B. 胎儿双肾冠状切面彩色多普勒声像图显示双侧均为双肾动脉。C. 胎儿血管三维成像[主动脉、下腔静脉（IVC）、右肾动脉（RRA）和右肾静脉（RRV）]使用透明渲染模式能同时显示所有血管

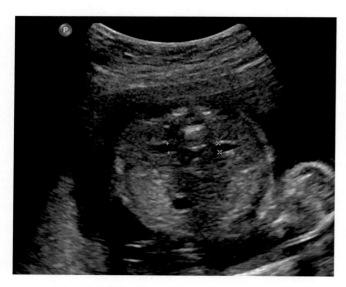

图 26-5　胎儿肾脏横切面超声束垂直入射显示正常肾盂的无回声。测量肾盂前后径（APRPD）

确定胎儿肾脏正常与否的另一种方法是计算肾脏体积。使用传统的公式（长度×宽度×高度×0.5233）经常低估了实际的体积。[8]3D 超声检查提高了通过计算确定正常肾脏体积的准确度。获得胎儿肾脏的 3D 数据后，使用 VOCAL 技术自动计算豆形器官的体积（表 26-2，图 26-6）。[8]

胎儿膀胱呈无回声，早在妊娠 11 周就能被发现，在妊娠 13 周能够被确认（图 26-7A）。膀胱位于脐动脉间，呈长圆形（图 26-7B）。[1]脐动脉能帮助区分膀胱和盆腔内的其他囊性结构。膀胱大小是动态变化的，随充盈程度不同而不同。如果发现胎儿膀胱大，可以通过观察胎儿排尿膀胱变小，从而排除膀胱出口梗阻。胎儿膀胱大约每小时充盈排空一次。[11]如果膀胱充盈则证明至少有一个肾脏有功能，这有助于排除双侧肾功能不全或双肾缺如，双侧肾或输尿管梗阻。如果检查时没有发现膀胱，则需要进行重复检查。偶尔可能

表 26-2　三维超声测量不同孕周胎儿肾脏体积

孕周	左		右	
	平均体积（cm²）	区间范围	平均体积（cm²）	区间范围
20	1.8	0.6~3.0	1.5	0.32~2.7
21	2.6	1.1~4.0	2.2	0.4~3.6
22	3.3	1.6~5.1	3.0	1.4~4.6
23	4.1	2.0~6.1	3.7	2.0~5.5
24	4.6	3.0~6.3	4.5	2.2~6.6
25	5.3	3.4~7.5	5.0	3.1~6.9
26	5.7	3.9~7.6	5.6	4.0~7.2
27	7.0	4.6~9.3	6.6	4.9~7.9
28	7.7	4.3~11.0	7.5	5.7~9.1
29	8.9	4.6~13.1	8.2	6.7~9.7
30	8.8	5.4~12.2	8.5	5.6~12.0
31	9.8	6.7~12.9	10.0	7.7~12.3
32	10.6	7.9~13.3	10.2	7.7~12.7
33	11.2	6.5~16.0	11.0	7.0~15.1
34	12.1	8.3~15.9	12.1	9.1~15.0
35	13.2	7.6~18.8	12.6	8.2~16.9
36	14.0	8.0~19.9	13.4	8.8~17.9
37	14.7	8.6~20.9	14.8	9.3~19.8
38	15.5	9.0~22.0	14.8	9.8~19.8
39	16.3	9.5~23.0	15.6	10.4~20.7
40	17.2	2.0~24.1	16.3	10.9~21.7

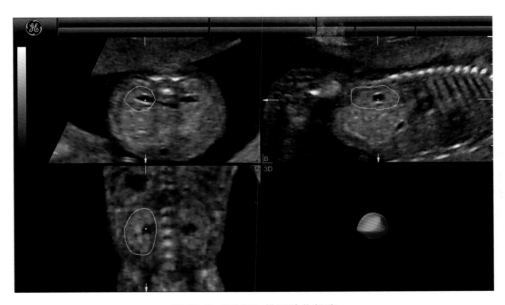

图 26-6　VOCAL 描记胎儿肾脏

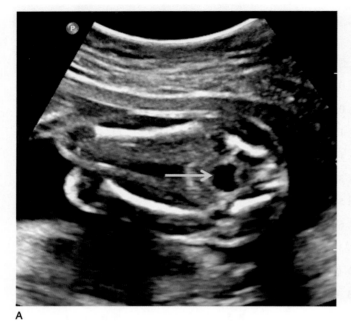

A

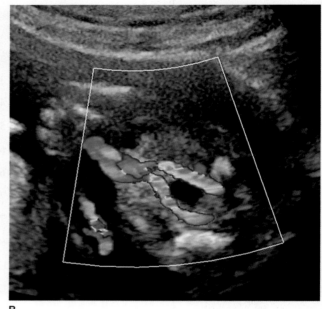

B

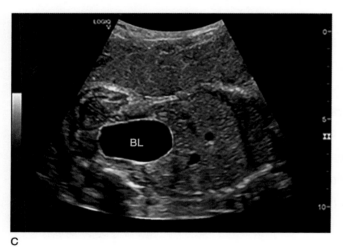

C

图26-7　A.胎儿盆腔横切面声图像显示正常无回声的膀胱（箭头）。B.彩色多普勒显示脐动脉。膀胱外侧脐带血管成像证实了正常脐带内包含三个血管。C.妊娠期增大的胎儿膀胱(BL),羊水过少

会见到没有病理情况的膀胱扩张。当扩张时，正常或病理状态的膀胱从狭窄的盆腔上升到腹部。在没有腹水的情况下，我们不能观察膀胱壁的厚度。

　　羊水量是胎儿泌尿系统检查中另一个重要的参考因素。羊水量与胎儿肾脏的功能有直接关系。胎儿尿液于孕9周产生,16周后显著增加,20周占羊水量的90%。[1]胎儿连续吞下羊水，被胃肠道吸收，由肾脏过滤，通过泌尿系统排出，然后再被重新引入羊膜囊。[12]在妊娠16周后羊水过少应当怀疑因泌尿系异常导致尿液缺乏而引起。因此任何羊水量异常，都应对泌尿系统进行仔细地检查。羊水过少定义为羊水体积小于500ml,即在超声检查中最大垂直深度（MVP）小于2cm或羊水指数（AFI）小于5cm。导致羊水过少的病因包括：死胎、肾发育不良、尿路梗阻、宫内生长受限（IU-GR）、胎膜早破、过期产和染色体异常。羊水过少使胎儿在宫内受压，这可能导致长形头，肺发育不良,Potter综合征和肢体畸形。[1,3]

　　Potter综合征（也称为Potter序列征或羊水过少序列征）在胎儿期典型表现是肾脏异常致羊水过少，继而肺发育不良。其他表现包括尿路梗阻和胎膜早破。由于羊水缺乏，胎儿在子宫内受压，肺不能正常发育也可能导致典型的特殊面容被称为Potter面容。这种面部特征包括：鼻子扁平、下巴凹陷、内眦赘皮和耳位低。Potter综合征的其他特征包括：手脚姿势异常和生长受限。胎儿或新生儿死亡的主要原因是由于肺发育不全。[12]

其他成像方式

　　超声检查是日常产科成像和评估胎儿的主要方式，但也有局限性。磁共振成像（MRI）能够克服诸如声束衰减，母体脂肪组织厚，胎儿骨骼声影遮挡，胎儿位置不

理想,羊水过少的限制。[13]如果超声检查无法提供胎儿泌尿道异常的明确诊断,MRI 在证明尿路解剖结构时是一个有价值的补充检查。[1,3,13] MRI 在怀孕期间是安全的,且没有证据显示对胎儿有害,因为它使用的是电磁场变化而非射线。[13]因此,对于产前超声检查可疑尿路异常的病例,常在 20～22 周时进行 MRI 检查(图 26-8)。[12]

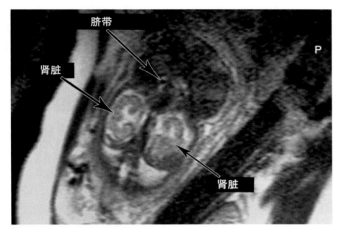

图 26-8　胎儿肾脏冠切面状 HASTE 图像

肾脏畸形

肾发育不全

　　肾发育不全是一个或两个肾脏先天性缺乏,由于肾脏胚胎发育失败而形成。[14]肾发育不全中常见的是单侧肾发育不全。据报道单侧肾发育不全的总体发病率为 1/200～1/3200。[1,3,14]

　　双侧肾脏缺如相当罕见,其发病率为 1/4000。[1]家族中肾发育不全常染色体显性遗传的发生率高达 50%,常染色体隐性遗传与 X 连锁变异约占 25%。[3]肾发育不全的胎儿肾外其他异常的发生率也会增加,尤其是心血管、肌肉骨骼、生殖和消化系统。[14]它也可能与遗传综合征,染色体异常和发育缺陷有关(VACTERL 或 VATER 综合征)。[1,14]单侧肾发育不全与对侧尿路异常密切相关,如肾盂输尿管连接部(ureteropelvic junction,UPJ)梗阻和膀胱输尿管反流(VUR)。[14]

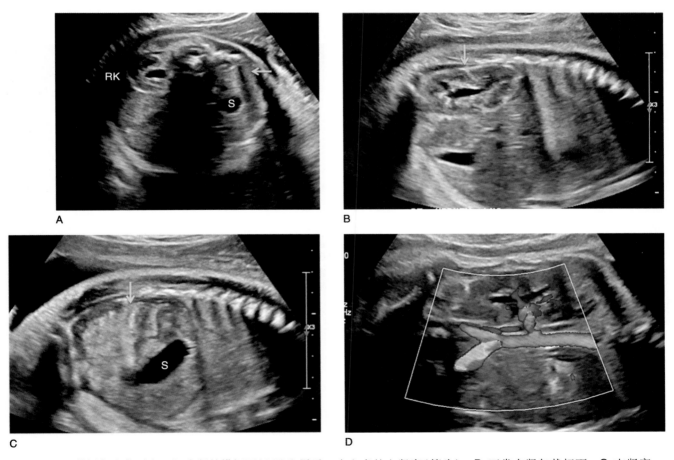

图 26-9　单侧肾发育不全。A. 右肾的横切面(RK)和胃后一个空虚的左肾窝(箭头)。B. 正常右肾矢状切面。C. 左肾窝的旁矢状切面显示胃后面缺少肾脏(箭头)D. 冠状切面彩色多普勒显示右肾动脉并确认左肾动脉缺如。S,胃

超声发现

产前检查过程中无法显示一个或两个肾脏就应怀疑肾发育不全。如在检查时发现这种现象，应当从胎儿腹部、盆腔到肾窝仔细寻找是否有异位肾存在。[15]在单侧肾发育不全时，对侧的肾脏由于代偿性肥大，比例大于两侧肾都存在的胎儿肾脏。[15]单侧肾发育不全（图26-9和图26-10）不会影响羊水量和膀胱的充盈。但是，双侧肾发育不全（图26-11）时16周以后表现为无膀胱、无羊水。[1]

当肾窝中没有肾脏时，在肾的预期位置肾上腺平行于脊柱。[1,14,15]肾上腺也可能会变大或拉长（"呈平卧征"），或在肾窝内表现为球状结构（图26-12）。[1,14,15]重要的是不要将胎儿肾上腺或肠管误认为胎儿肾脏。可以通过彩色多普勒检测肾动脉、肾静脉血流正常与否，确定是否是肾脏。也可见肾上腺动脉发自于主动脉，但明显小于肾动脉。[15]利用彩色多普勒观察是否存在发自主动脉的肾动脉，可以确定是单侧（图26-9D）或双侧肾脏缺如（图26-11C）。[1]肾和肾动脉同时不能显示时可诊断肾发育不全。

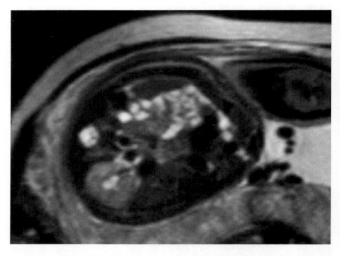

图26-10　腹部横切面 MRI T2 加权显示单侧肾发育不全肾（箭头）。（引自 Kline-Fath B，Bahado-Singh R，Bulas D. *Fundamental and Advanced Fetal Imaging*. Philadelphia：Wolters Kluwer；2015：Figure 19-14.）

鉴别诊断

对空虚肾窝的鉴别诊断包括：肾脏不发育，肾发育不良（无功能的肾脏），如多囊肾（MCDK）和肾异位（即盆腔异位肾、马蹄肾、或交叉融合异位肾）。

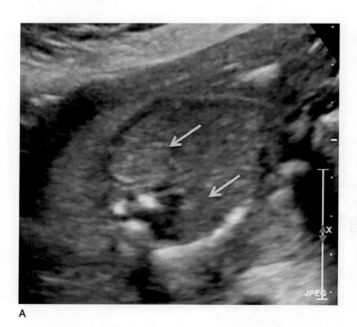

A

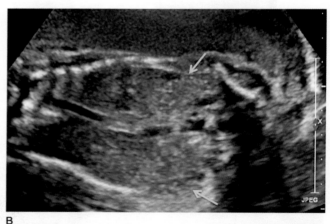

B

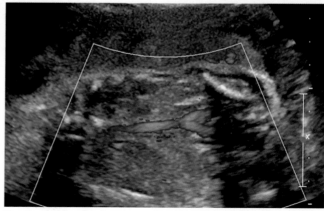

C

图26-11　双侧肾发育不全。A、B.横切面和冠状面图像显示双侧肾窝空虚（箭头）。C.能量多普勒显示双侧肾动脉缺如

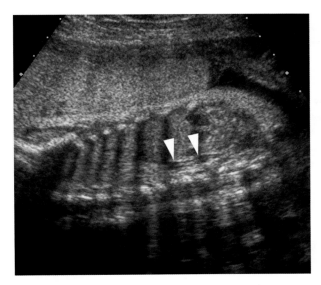

图 26-12　单侧肾发育不全。胎儿单侧肾发育不全显示出一侧的肾脏缺失。肾上腺（箭头所示）沿头尾方向呈"平卧状"。（引自 Doubilet PM, Benson CB. *Atlas of Ultrasound in Obstetrics and Gynecology.* 2nd ed. Philadelphia：Wolters Kluwer；2011：Figure 12-1.）

其他的鉴别诊断通常包括与羊水过少有关的肾脏疾病。如双侧肾脏囊性疾病、膀胱出口梗阻、胎儿宫内发育迟缓与胎膜早破。[14,15]

预后

双侧肾脏发育不全不能存活。[1,15]不伴其他畸形的单侧肾发育不全胎儿可正常存活。但是，由于先天性一侧肾发育不全增加了对侧尿路发生异常的风险，因此不可能认为这种畸形没有损害，应当对这些患者终身进行监测。[1,14]成人单侧肾发育不全其患慢性肾脏疾病的几率增加，以及存在 30 岁时发生终末期肾病（ESRD）的风险增加。[1,14]

异位肾

异位肾是指肾脏位于正常肾窝之外的其他位置。[16]异位肾的发生率约为 1/1000，可以发生在肾脏胚胎发育迁徙路线的任何位置。[16]发现单侧肾窝空虚时，应怀疑异位肾、融合异常或肾发育不全。对对侧正常肾脏的评价有助于缩小肾窝空虚的鉴别诊断。未见正常位置的肾代偿性肥大，则可以排除单侧肾缺如，应仔细寻找异位肾。[15]异位肾通常较小，发生了旋转和可能形状不规则。[15,16]当出现异位肾时泌尿系统异常的发病率增加，特别是膀胱输尿管反流相关性肾积水、复发性尿路感染（UTIs）及形成结石。[16,17]马蹄肾，重复集合系统畸形、肿瘤或交叉异位肾造成双侧肾脏不对称、正常形态肾组织以外出现肾组织或肾脏形状异常。虽然交

叉异位肾、马蹄肾并不少见，但盆腔异位肾是最常见的异位肾。[1,18]

盆腔异位肾

发生率为 1/700，是指未上升的肾脏仍然保留在盆腔内。[17]在盆腔异位肾中，尤其是含有肾囊肿时，可误认为盆腔包块，应与卵巢的病理性改变或骶尾部畸胎瘤相鉴别。[15]单侧肾窝空虚（图 26-13A）盆腔异位肾，可能难以显示，因为它与周围的肠道回声类似且与正常位置的肾脏相比，尺寸更小。[15,17]盆腔异位肾位于中线或偏向一侧，肾窝的下方，膀胱的上方（图 26-13B）。盆腔异位肾常伴有肾动脉异常，由髂动脉或主动脉远端分叉的各种血管供应（图 26-13D）。[15,17]相当数量的胎儿盆腔异位肾发育不良，肾功能下降，并有其他与肾关联和肾外的异常。最常见的肾功能相关异常是多囊性发育不良肾及尿路梗阻。[17]肾外异常通常涉及心脏、肌肉骨骼系统和生殖系统。在男性，最常见的异常是尿道下裂与隐睾症，而在女性中，双角子宫双阴道、子宫发育不全或阴道发育不全是最常见的。除了异位肾相关的一般并发症，盆腔异位肾也可由于异位血供引起肾血管性高血压。[15]

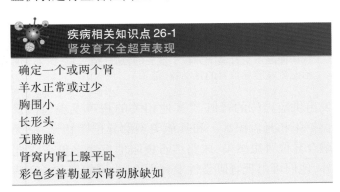

疾病相关知识点 26-1
肾发育不全超声表现

确定一个或两个肾

羊水正常或过少

胸围小

长形头

无膀胱

肾窝内肾上腺平卧

彩色多普勒显示肾动脉缺如

交叉异位肾

交叉异位肾是肾脏位于输尿管插入膀胱侧的对面。[16]在 90% 的病例中与对侧的肾脏融合，形成交叉融合异位肾。[15,16,18]交叉融合异位肾是一种罕见的先天性畸形，在尸检中发现，估计发病率在 1/2000 ～ 1/7500，常见于男性胎儿。[15,16,18]通常无症状且肾功能正常，故难以确定其准确的发生率。[16,18]左右交叉是比较常见的，而上下交叉异位肾通常是肾下极融合。产前超声发现单侧空肾窝，可类似于单侧肾发育不全。而在对侧，融合的肾脏增大，呈双叶。可以看到重复的不同方向的集合系统。血管供应也是重复的，一个肾动脉供应正常位置的肾脏，另一肾动脉从比交叉点更低位置

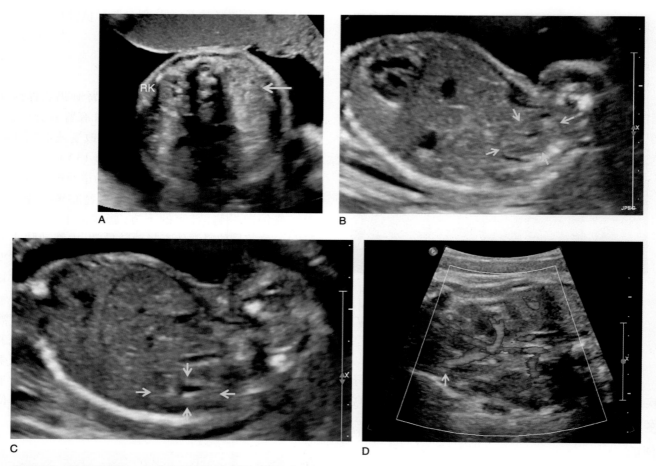

图 26-13　盆腔异位肾。A. 盆腔异位肾胎儿肾脏横切面显示正常的右肾和一个空的左肾窝（箭头）。B. 左侧盆腹部旁矢状切面显示空肾窝下方位于盆腔的肾脏（箭头）。C. 右侧腹部旁矢状切面显示正常位置的肾脏（箭头）。D.能量多普勒显示左侧盆腔异位肾的肾动脉（箭头）

发出供应异位的肾脏。[15] 其他相关的超声发现包括肾盏扩张和肾盂积水。和其他类型的异位肾相比，交叉融合异位肾患感染、尿路结石梗阻的发病率更高。[18] 此外，他们可出现肾脏囊性发育不良，也可能伴有子宫畸形，肛门闭锁和骨骼异常。同时伴有心脏间隔缺损，尿道下裂、隐睾和后尿道瓣膜的情况非常罕见。[15]

马蹄肾

　　马蹄肾是最常见的肾融合异常，发生率大约为 1/400，男性居多，男女比例为 2∶1。[19] 超过 90% 的是肾下极融合，呈"U"形。连接两块肾实质的峡部由实质或纤维组织构成。[19,20] 超声检查可见峡部位于中线处脊柱的前方（图 26-14A），不要将其误认为是肿块。横切面或冠状面是诊断马蹄肾的关键切面（图 26-14B）。纵向扫描时，因其在腹部内的不同位置，胎儿肾脏可能呈正常声像图表现。马蹄肾可以出现在肾脏发育过程中沿盆腔上升到正常位置路径的任何地方，但常见的位置通常低于正常位置的肾脏。[20] 供应马蹄肾的肾动脉

是变化的，正常和异常肾动脉从不同的位置进入肾脏。也常伴有肾盏和输尿管数目及起源异常。[20] 这些异常更容易导致发生肾积水、感染和肾结石，这是在典型的无症状患者中出现症状的原因。[19,20] 马蹄肾是也与众多非泌尿道异常有关，如心肺、骨骼、胃肠道、神经系统、生殖器和染色体异常。[19,20] 在 60% 的特纳综合征患者，20% 的 Down 综合征（21-三体）和 Edwards 综合征（18-三体）中诊断出马蹄肾。在 Patau 综合征（13-三体）和 Gardner 综合征（缺失 q15q22）中也有报道。[20]

尿路梗阻

　　泌尿系统内任何阻塞尿液流动的疾病都定义为梗阻性疾病。梗阻可以发生在输尿管、膀胱和尿道的任何地方。超声检查可早期发现由于尿液流出道梗阻导致的胎儿肾盂积水，肾盂肾盏扩张。[1] 这是产前超声检查最常见的胎儿异常，约占 1%～5%。[1,4,21] 双侧肾盂扩张大约占 20%～40%，男性发病率是女性的两倍。[1] 产前肾积水可合并泌尿系之外的各种异常，与其他器官

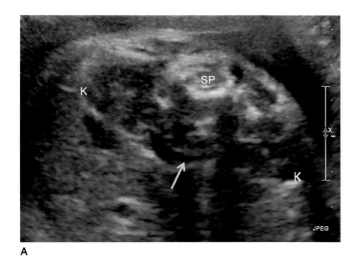
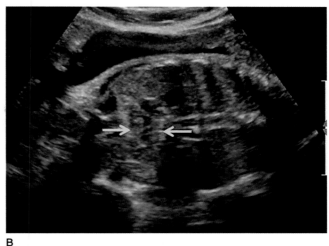

图 26-14　马蹄肾。A. 横切面显示马蹄肾跨过脊柱前方连接两个肾脏的峡部(箭头)。B. 冠状切面显示峡部(箭头)跨过中线。SP,脊柱

系统相比,孤立的肾积水与染色体异常的相关性最低。[21]因此,只在有肾积水伴发有多系统异常时才进行基因检测。肾盂扩张在 21-三体胎儿中更为常见,然而相关性大约为 9%。[21]

肾盂扩张的早期诊断非常重要,如长期阻塞可出现并发症并造成永久性肾损害。[1]这些并发症包括:尿路感染、肾结石、肾功能不全和衰竭。[21,22]早期诊断可产前干预和制定新生儿管理计划。胎儿肾积水是多种泌尿系统疾病的最终表现(表 26-3)。最常见是由暂时性或生理性尿路扩张引起,一般轻微,无临床意义。[1,22]其他情况,如由尿路感染或肾盂输尿管连接部梗阻引起,通常伴有严重的肾积水,如果未确诊或未处理,可造成严重的肾功能损害。[21]在极少数情况下,由于盆腔包块压迫引起肾盂扩张。根据胎儿膀胱充盈的程度和病人体位,肾盂扩张的程度是动态变化的。[22]如果膀胱

表 26-3　肾积水的病因[21]	
类型	发生率(%)
暂时性的	41~48
UPJ 堵塞	10~30
VUR	10~20
VUJ 堵塞/巨输尿管	5~10
多囊性发育不良肾	4~6
PUV/尿道闭锁	1~2
输尿管囊肿/输尿管异位/重复肾	5~7
其他(梅干腹综合征,肾囊性疾病,先天性输尿管狭窄,巨尿道)	罕见

UPJ,肾盂输尿管连接部;UVJ,输尿管膀胱连接部

充盈良好和羊水量正常,则扩张不那么令人担忧(至少有一个功能正常和非梗阻性肾系)。出生时小于 10mm 的肾积水常常是正常的。许多产前泌尿系扩张的胎儿与新生儿梗阻或膀胱输尿管反流无关。[22]因此可用常规超声进行连续的监测。

超声发现

怀孕 24 周后,通常可以看到肾盂中央的扩张。液体的无回声与正常肾实质的回声形成了鲜明的对比。为了改善预后,胎儿肾积水的诊断非常重要。尿路扩张没有标准化的定义、分类或测量技术,导致演变出数种不同的分类系统和不同的命名。[22]常用的评判标准为:肾积水表现为轻度、中度或重度。肾盂扩张是指肾盂扩张;肾盏扩张是指肾盏的扩张,肾盂肾盏扩张是指肾盂、肾盏都扩张。该评判标准是主观描述性评估,故可导致评价者间可信度差和术语的误解。[21]SFU 基于出生后的肾盂肾盏,肾实质情况对胎儿肾积水进行分级评估。使用 SFU 分级系统,肾积水的分类等级(0~5),适用于不同程度的肾盂、肾盏、输尿管扩张,和存在不同程度的实质变薄(图 26-15)。[1,21,22]该系统也是主观性的,并已被证明在对肾盏扩张、肾实质变薄时分类困难且可信度低。[21]测量 APRPD 是比较客观的,而且是最被接受的描述尿路扩张程度方法,相关的大小与胎龄见表(表 26-4)。一般来说,肾盂扩张在中孕期不超过 4mm 在晚孕期不超过 7mm。[1,21,22]如果 APRPD 大于 15mm,在妊娠期认为是较严重的肾积水。[1,21]对于 APRPD 最优的精确测量平面为:胎儿脊柱在 12 或 6 点位置,并测量扩张的最大径。[22]对于肾盂积水的胎儿应进行超声随访观察其测值的改变。孕中期发现肾盂

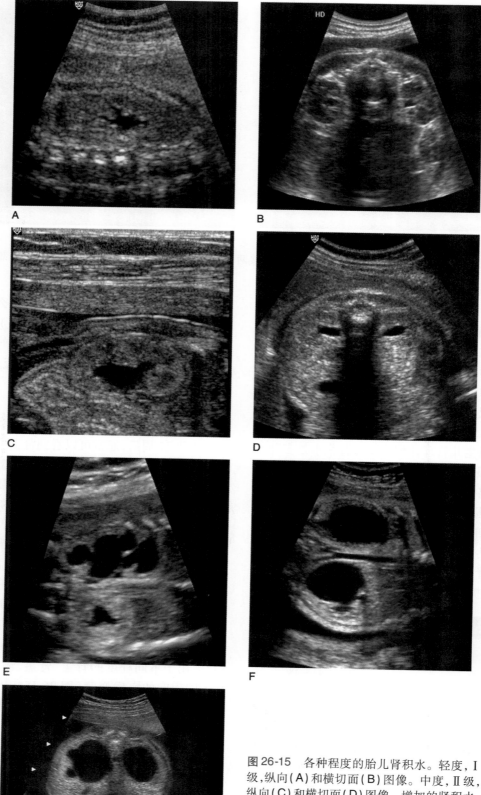

图26-15 各种程度的胎儿肾积水。轻度，Ⅰ级，纵向(A)和横切面(B)图像。中度，Ⅱ级，纵向(C)和横切面(D)图像。增加的肾积水，Ⅳ级，纵向图像上显示肾盏(E)扩张。Ⅴ级肾积水的冠状切面(F)和横切面(G)图像

积水（APRPD≥4mm）时，应在妊娠 32 周超声随访，确定是否存在或有持续的尿路扩张。[4,22]在孕晚期随访中肾盂分离稳定或减少（<7mm），则不需要进一步产前或产后随访。[4,21,22]妊娠 32 周时肾盂分离>7mm 或进行性增加，通常会在产后造成病理性结果，因此应进行产后随访。[4,22]胎儿肾盂积水在中晚孕期增大或在晚孕期中度、重度肾积水在产后更易发生尿路异常。[21]约 25% 重度肾积水胎儿（APRPD>3cm）最终需要手术干预。[23]应用产后超声能对泌尿道进行很好的评估，生后 2 天或 3 天，新生儿脱水和由此产生的低尿量会导致低估肾积水的严重程度。[21-23]

少是决定产后病理状态的关键因素之一。胎儿肾盂扩张超过 5mm 同时伴有羊水过少则可能出现慢性肾衰竭或死亡。[21,22]进行性膀胱增大产后需要手术干预的可能性增加。伴有其他的超声检查结果：如缺乏髓质分化（肾锥体不可见），肾脏回声增强，伴有肾功能丧失的肾囊肿，则预后不良。[21,23]

其他影像学成像

在大多数情况下，产前超声监测肾积水已经足够。在特殊情况下，当诊断不确定时，MRI 可以提供额外的解剖信息，帮助确定引起肾扩张的异常因素（图 26-16）。[21,22]产前诊断肾积水的新生儿在产后进行超声检查确定肾积水分级。在大多数情况下，也行排尿膀胱尿道造影（VCUG）检测尿反流或输尿管异常（图 26-17）。在少数情况下，用放射性核素显像评估肾功能和无反流性上尿路扩张引流情况。由于放射性核素成像的侵入性，不常用该技术。[23]MRI 可用于评估严重肾积水和肾功能不全的新生儿。它有助于梗阻的定位和肾功能损害的测定。MRI 检查虽然特别有用，但需要镇静或麻醉，因此不是常用的诊断方法。[23]

表 26-4　不同孕周 ARPDK 肾脏积水程度[21]		
积水程度	中孕（mm）	晚孕（mm）
轻度	4<7	7<9
中度	7≤10	9≤15
重度	>10	>15

当存在膀胱异常和羊水过少时，利用超声检查可测定胎儿尿路扩张的严重程度和临床意义。[22]羊水过

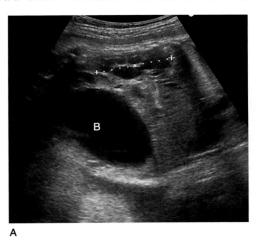

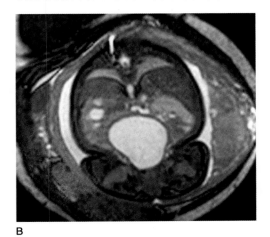

图 26-16　膀胱输尿管反流引起的膀胱增大。A.肾脏矢状切面超声声像图（由十字架划定）和扩大的膀胱（B），羊水量正常。B.冠状位 MRI T2WI 成像显示膀胱扩大。C.冠状位 MRI T2WI 成像显示扩张的肾脏及输尿管。T1WI 图像显示为正常的结肠，排除巨大膀胱和结肠蠕动迟缓综合征。（引自 KlineFath B, Bahado-Singh R, Bulas D. *Fundamental and Advanced Fetal Imaging*. Philadelphia：Wolters Kluwer；2015：Figure 19a-46.）

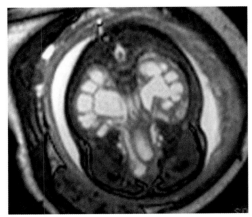

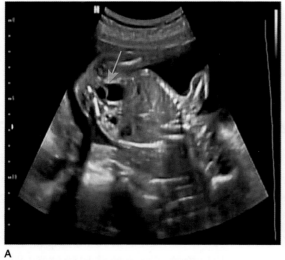

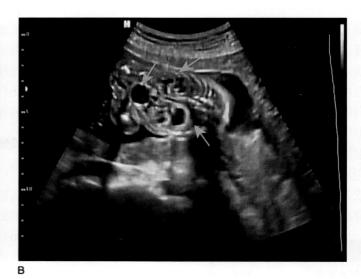

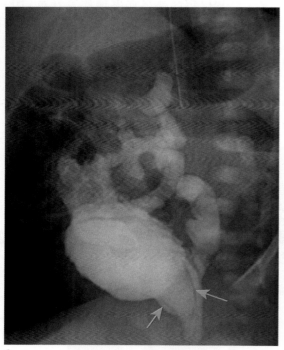

图 26-17　A. 22 周的胎儿超声发现输尿管囊肿（箭头）。B. 22 周的胎儿输尿管囊肿和双侧重复肾上下极肾积水（箭头）。C. 产后排尿膀胱尿道造影显示双侧四个输尿管 5 级膀胱输尿管反流，异位输尿管脱垂入尿道（箭头）。（引自 MacDonald MG，Seshia MMK. *Avery's Neonatology*. 7th ed. Philadelphia：Wolters Kluwer；2015：Figure 40-14. ）

疾病相关知识点 26-2
造成输尿管肾盂接合处梗阻的原因[1,23,25,26]

输尿管插入异常（例如重复肾/马蹄肾）

输尿管瓣膜瘢痕

肾盂周围纤维粘连或联合

输尿管发育不全（平滑肌不连续）

输尿管扭转

异常血管压迫（例如异常的、附属的或早期的肾动脉分支）

预后

　　胎儿尿路扩张的预后取决于其伴发的畸形。在双侧肾积水胎儿中如伴有肾脏增大、回声增强、肾皮质囊肿、肾皮髓质分化较差、膀胱梗阻、羊水过少、肺发育不全时则预后不良。[21-23] 诊断肾积水的时间也有一定的预测价值。[21] 如在妊娠早期诊断，则预示胎儿严重的病理改变，预后更差。相比之下，大多数（80%）在妊娠中期诊断为肾积水改善或完全消失者，预后佳，只有约 5% 需要手术干预。但在晚孕期诊断者，经产后病理证实需要手术干预的发生率增高。[21] 早期诊断肾梗阻并随后早期进行手术矫正是保证未来肾功能的关键。

肾积水的原因

肾盂输尿管连接部梗阻

先天性梗阻性肾积水最常见的原因是肾盂输尿管连接部（UPJ）梗阻，约占产前尿路扩张的 10% ~ 30%。[21,23,24]其发生率约 1/500 ~ 1/1500，男女比例约 3∶1。[1,23,25,26]通常为单侧，双侧发生占 1/3。双侧受累通常不对称，对侧肾盂积水不明显（图 26-18）；严重的双侧受累并不常见。[1,23,26]肾盂输尿管连接部梗阻发生在肾盂和输尿管交界处，可部分或全部梗阻。可为解剖学上的梗阻或者功能性梗阻，后者更常见。[1]

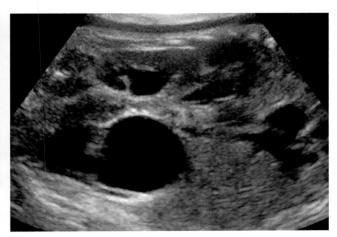

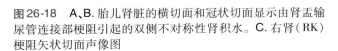

图 26-18　A、B. 胎儿肾脏的横切面和冠状切面显示由肾盂输尿管连接部梗阻引起的双侧不对称性肾积水。C. 右肾（RK）梗阻矢状切面声像图

超声发现

肾盂输尿管连接部梗阻的典型声像图表现为无输尿管扩张的严重单侧肾盂积水，膀胱正常。[1,21,23,24]严重的双侧梗阻的胎儿，羊水过少，单侧肾脏正常的胎儿，羊水一般正常。[23,24]

预后

双侧或早发尿路梗阻病例预后不良。[24]据估计，52% 产前诊断为肾盂输尿管连接部梗阻的病例需要手术干预。[21]预后也取决于伴发的异常，25% 的病例伴发有其他泌尿系统异常，包括肾发育不全、膀胱输尿管反流、重复输尿管畸形、马蹄肾、多囊性发育不良肾（MCDK）。[21,24]还有约 12% 的病例伴发肾外异常，包括肛门直肠畸形、先天性心脏病、VATER 综合征、食管闭锁。[24]

膀胱输尿管连接部梗阻

膀胱输尿管连接部（ureterovesical junction，UVJ）梗阻罕见，输尿管扩张至膀胱水平，膀胱不扩张。[1,21,26]单侧梗阻羊水正常，双侧梗阻则导致羊水过少。[1,21,24]占产前肾积水原因的 5% ~ 10%。[21,23]UVJ 异常大致可分为非功能性巨输尿管和膀胱输尿管反流。其他潜在 UVJ 原因包括输尿管狭窄或闭锁，腔静脉后输尿管、瓣

下狭窄。[1,24]

30 周以后输尿管测值大于 7mm 称为巨输尿管（图 26-19），究其因可分为原发性或继发性，常为特发性。[24,27]原发性非功能性巨输尿管症因缺乏远端输尿管

的蠕动导致梗阻。先天性巨输尿管症由于输尿管纤维化缺陷或输尿管瓣膜狭窄造成。[23,24,26]继发性巨输尿管症是由于其他位置的梗阻造成，如膀胱或尿道受到血管或肿瘤的压迫。[27]

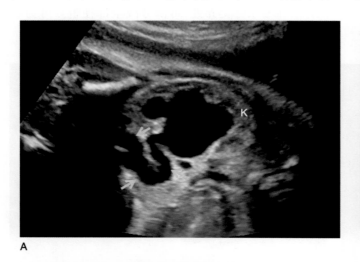

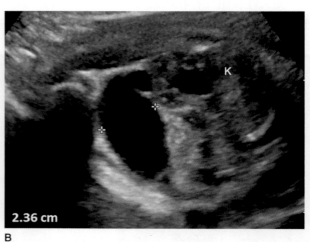

图 26-19　肾盂输尿管连接部梗阻。34 周胎儿肾脏矢状切面。A. 呈波形扩张的输尿管（箭头）与肾脏相连。B. 对侧输尿管明显扩张（测量）。K,肾脏

膀胱输尿管反流是尿永久或间歇性从膀胱逆行流入上尿路，通常在膀胱排尿时能看到。[23,24,26]产前诊断肾积水的胎儿中大约有 9% ~ 3% 的胎儿伴发有膀胱输尿管反流。[1,26]原发性膀胱输尿管反流是由膀胱输尿管连接部解剖异常引起，多发于男性。有人提出，反流是由于输尿管黏膜下存在异常隧道，排尿时没有瓣防止尿液倒流进入输尿管而形成。[26]其他如憩室或囊肿也是导致原发性膀胱输尿管反流的原因。[24,26]当膀胱输尿管反流伴有如脊髓脊膜膨出等状况时，应考虑伴发有梅干腹综合征，或后尿道瓣膜

（PUV）。[26]

在膀胱内发现输尿管末端囊肿，在大多数情况下都与重复肾盂系统及异位输尿管插入膀胱有关（图 26-20A）。其发生率约为 1/5000，女性多发，与男性相比约为 3:1 ~ 5:1。[1]重复肾是一种常见的异常，由两个肾盂系统组成，伴或不伴独立的输尿管。90% 的病例发生于单侧，也可发生在双侧。[28,29]偶尔，产前检查发现梗阻只发生在肾盂内。输尿管阻塞普遍在上部肾盂，由于异位输尿管插入或输尿管囊肿（图 26-20B）而导致，而下部扩张经常与间歇性肾盂膀胱输尿管反流相

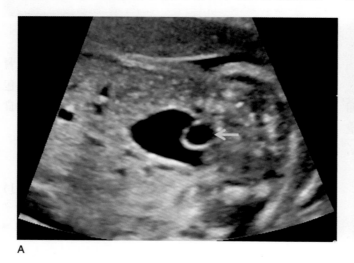

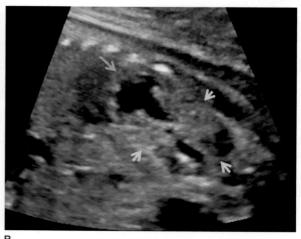

图 26-20　A. 膀胱的冠状切面显示胎儿膀胱左侧的输尿管囊肿（箭头）。B. 左肾旁矢状切面显示双肾盂（箭头）与上极肾肾积水（蓝色箭头），合并输尿管囊肿

关。[1,21,28]上部集合系统扩张也可能是由于肾囊肿阻塞而引起(图 26-21)。[28]产前诊断重复肾脏系统的要点是:存在两个肾盂、输尿管扩张,单极肾盂扩张和膀胱内薄壁囊性扩张的输尿管末端。[29]大的囊肿可导致膀胱输尿管连接部或膀胱颈部梗阻,引发双侧肾积水。[1]膀胱外的输尿管异常可被误认为盆腔囊性包块,如卵巢囊肿,阴道积水。

疾病相关知识点 26-3
后尿道瓣膜类型[32]

Ⅰ 型	最常见	由于精阜皱襞前路融合,瓣膜沿前列腺和尿道膜部从精阜底向上部延伸
Ⅱ 型	最少见	黏膜皱襞从精阜走向后外侧膀胱颈
Ⅲ 型	少见	与精阜不相连的环形瓣膜,中间有孔隙

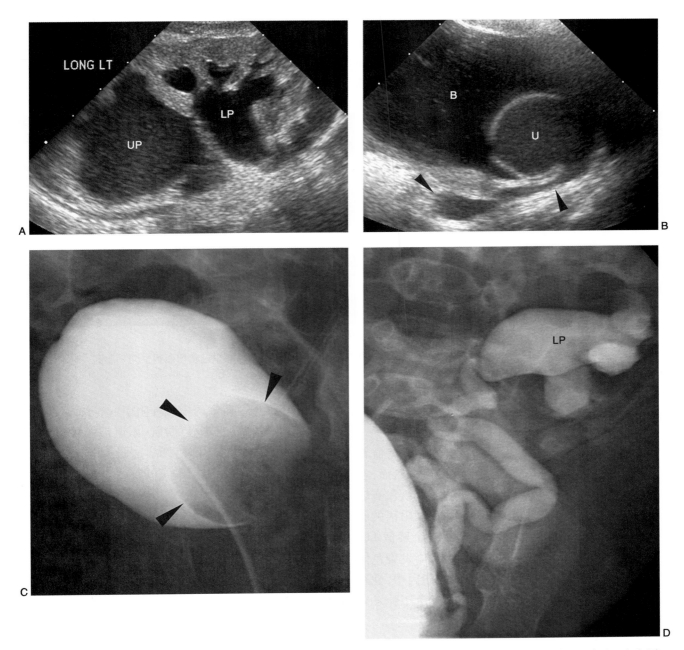

图 26-21 含异位输尿管的重复输尿管畸形。A. 产前诊断肾积水,新生儿肾纵切面显示左侧重复肾,上肾(UP)和下肾(LP)肾均积水。上部肾集合系统内絮状高回声。B. 膀胱(B)矢状面声像图显示扩张的左侧输尿管(箭头)异位输尿管囊肿(U)内充满絮状回声。C. VCUG 显示大的左输尿管囊肿(箭头)。D. 后来 VCUG 图像显示左肾下极 Ⅳ 级的(LP)VUR("凋谢的百合花")。(引自 Siegel MJ,Coley B. Core Curriculum:Pediatric Imaging. Philadelphia:Wolters Kluwer;2005:Figure 8-12.)

下尿路梗阻

任何阻止尿液从膀胱流出的情况称为下尿路梗阻（lower urinary tract obstruction，LUTO），其特征为膀胱扩大（巨膀胱）和双侧肾积水。[21,30]LUTO 的发病率为2.2/10 000，由于羊水过少导致肺发育不良，具有较高的发病率和死亡率。[1,21,24]LUTO 的病因在很大程度上取决于胎儿性别。[30]LUTO 最常见的两种病因是 PUV和尿道闭锁。男性胎儿的后尿道扩张通常是 PUV，而在女性最常见的是继发于尿道闭锁。[21,30]在早孕或中孕期诊断（图 26-22A）的 LUTO，同样可能由于 PUV 或尿道闭锁引起；但是，在妊娠早期诊断的病例中尿道闭锁

的可能性更大。[21]患有尾部退化综合征或输尿管囊肿的男性或女性胎儿也可伴发梗阻；男性胎儿与梅干腹综合征或巨大尿道，女性胎儿与泄殖腔永存、巨膀胱、肠蠕动迟缓综合征相关。[24,30,31]尿道闭锁特点是：羊水过少和扩张的膀胱充满整个胎儿盆腔和腹腔。由于肺发育不全，胸围非常小（26-22B）。[31]尾部退化综合征特征征象包括：羊水量正常、脊柱、下肢异常与膀胱外翻。[30]泄殖腔永存典型表现为：妊娠早期膀胱扩张，在16 周之前，其他表现仅为肠腔和泄殖腔内的纤维絮状回声及钙化。[30]MMIHS 是罕见的常染色体隐性遗传疾病，主要是女性，生存不超过 1 岁。[31]表现为非梗阻性膀胱扩张，羊水量正常或增多，肠管扩张。[30]

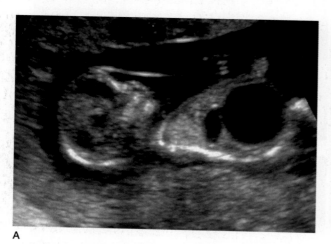
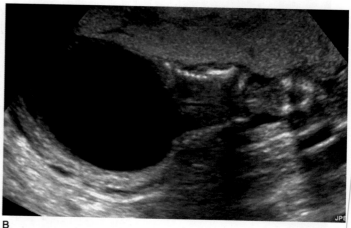

图 26-22　巨膀胱。A. 早孕期矢状切面显示位于胃尾侧的扩大的膀胱。B. 中孕早期在冠状切面观察同一胎儿。膀胱充盈占据整个盆腔和腹腔，胸部很小，而且羊水过少

超声发现

每一种膀胱出口梗阻或巨大膀胱的胎儿，膀胱都可能出现逆行性充盈和输尿管、肾盂扩张。然而，在50% 的 LUTO 中没有输尿管和肾盂扩张，因此，没有输尿管和肾盂扩张并不能排除 LUTO。靠近梗阻区的膀胱壁可能出现小梁增厚（大于 2mm）。[30]一个疑似 LUTO 的胎儿，找出伴发异常同样重要，因为伴发染色体缺陷的风险超过 10%。在确定 LUTO 的病因中，性别是关键。[30]羊水量减少可以提示有 LUTO，由于肺发育不良，预后差。[21]

后尿道瓣膜

后尿道瓣膜（posterior urethral valves，PUV）是下尿路梗阻（LUTO）最常见的原因，大约 64% 的病例发生在男性。发生率是 1/3000 ~ 1/8000。[1,24,31,32]后尿道瓣

膜是由于后尿道多余的瓣膜梗阻引起，导致不同程度的肾积水、输尿管积水、巨膀胱、尿道扩张和膀胱壁增厚。[1,24,32]膀胱不因梗阻而空虚，反而扩大至占据整个盆腔和腹部。[31]这种阻塞经常导致 VUR 和羊水过少，是评估预后的一个指标。[24,32,33]根据其与精阜的关系，PUV 可分为三种不同类型，尿道靠近射精管开口，是前列腺尿道底部的标志。[32]

超声发现

膀胱壁厚、扩张，从近端到梗阻点的前列腺尿道扩张。这种扩张表现为典型的"钥匙孔"征（图 26-23）。钥匙孔征也可以在其他原因导致的 LUTO 中发现，因此不应作为 PUV 的特征征象。[23,24,30,31]超声检查很难发现膀胱壁增厚，常在妊娠后期发现。通常，还会伴发双侧肾积水和输尿管积水。如果阻塞导致肾盂尿液反流，有可能触发穹窿破裂发展成肾周积液、尿性腹水（图 26-23C）。[33]

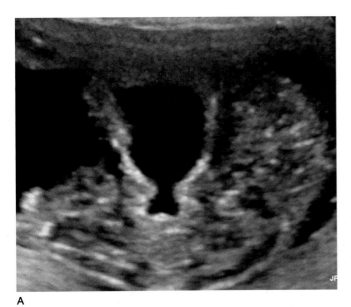

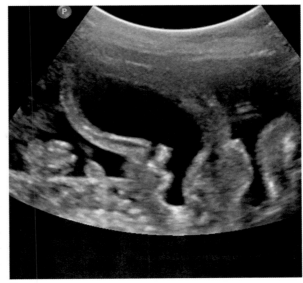

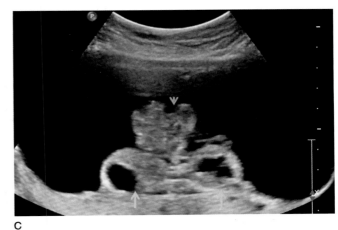

图 26-23　A.膀胱横切面显示后尿道瓣膜典型"钥匙孔征"征及其他形态的 LUTO。B.膀胱的矢状切面显示膀胱壁增厚。C.同一胎儿,下腹部横切面,显示肾(箭头)和肠(箭头)扩张,周围由于穹隆破裂导致严重腹水

预后

多达64%的受感染者最终肾衰竭需要肾透析和肾移植,因此早期诊断 PUV 非常重要。产前超声随访羊水量是决定肾脏状况的关键。产前提示预后不良的指标包括:妊娠24周前报告肾发育不良、皮髓质变薄,皮质回声增强,皮质囊肿,双侧 VUR,羊水过少并持续血清肌酐升高。[21,24,32,33] 随着这些迹象的出现,有必要进行胎儿干预如膀胱羊膜分流或提前分娩。[21]

梅干腹综合征

梅干腹综合征是一种罕见的先天性泌尿道扩张的疾病。有报道其发生率为 3.76/100 000。[34] 据报道,单卵和双卵双胎妊娠比单胎妊娠高四倍,同卵双胞胎不一致发病或一致发病。97%发生在男性胎儿中。[31,34] 尽管已经有了假设但确切的病因尚不清楚,该综合征是由于暂时性或永久性腹壁平滑肌结缔组织异常而导致

的尿道梗阻。[31,34] 胎儿腹部因腹水或极度扩张的膀胱出现特有的腹壁松弛。

妊娠早期尿道梗阻如尿道闭锁,膀胱扩张并尿路扩张,影响肌肉和睾丸下降导致无正常腹壁。短暂性尿道阻塞,被认为是在妊娠早期尿路发展的关键时刻开通延迟,损害泌尿生殖窦中胚层,导致尿路扩张及腹壁膨胀。[34]

超声发现

超声诊断包括:一个大而薄壁的膀胱、腹部膨隆、双侧输尿管积水、肾积水,肾发育不良和脐尿管未闭(图 26-24)。[24,26,34] 由于羊水过少肺部发育不良,胸部比腹部小。[34]

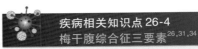

疾病相关知识点 26-4
梅干腹综合征三要素[26,31,34]

前腹壁膨胀(腹壁肌肉缺损或缺如)
尿路梗阻(巨膀胱和肾积水)
双侧隐睾

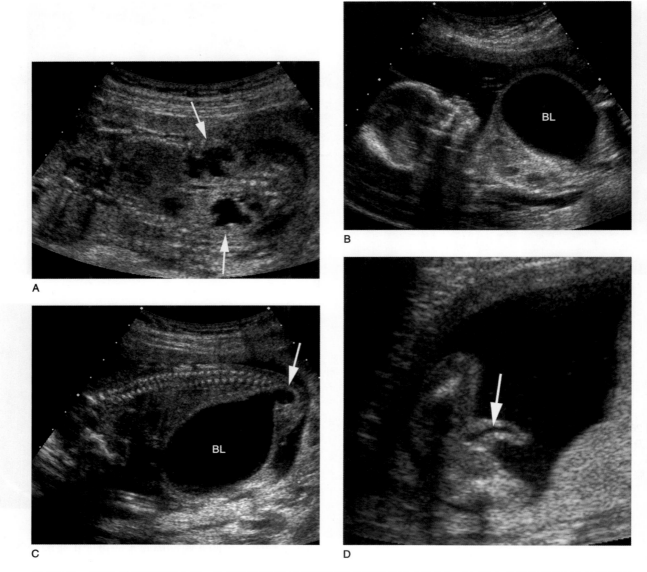

图 26-24　孕 17 周梅干腹综合征。**A.** 冠状切面显示双侧肾脏重度肾积水（箭头）。**B.** 增大的膀胱（BL）引起腹部膨隆。**C.** 后尿道扩张（箭头）。**D.** 阴茎尿道扩张（箭头）。羊水量正常。终止妊娠后的病理检查显示梅干腹综合征的特征：囊性发育不良的肾脏，扩张的膀胱，明显发育不全的腹壁肌群。（引自 Doubilet PM，Benson CB. *Atlas of Ultrasound in Obstetrics and Gynecology*. 2nd ed. Philadelphia：Wolters Kluwer；2011：Figure 12-6. 1. ）

预后

　　羊水过少意味着肾功能差，合并肺发育不良，出生后最初几天内死亡率近 100%。伴发异常包括：胃肠道、心脏和骨骼畸形。通过膀胱分流术排出多余的尿液减少压力，使肺发育，改善预后。[34]

巨大尿道

　　先天性巨大尿道是一种罕见的功能性 LUTO，由于阴茎海绵体和阴茎尿道海绵体发育不全导致阴茎尿道广泛扩张。

疾病相关知识点 26-5
巨尿道种类[35]

| 船形 | 尿道海绵体发育不全引起的尿道向腹侧膨出 |
| 梭形 | 尿道海绵体和阴茎海绵体发育不良引起的尿道圆周的扩张 |

超声表现

　　巨大尿道的超声表现与其他形式 LUTO 相似，包括巨膀胱伴或不伴有输尿管积水和肾盂积水。然而，巨大尿道是尿道的囊状扩张，在会阴区形成薄壁的囊性结构。扩张的巨大尿道声像图类似于脐带，可使用

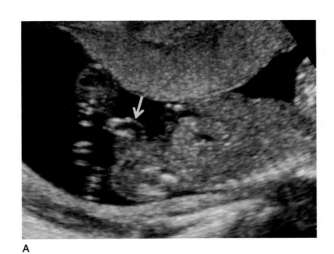

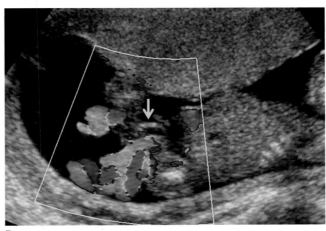

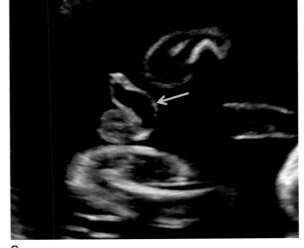

图 26-25　A.19 周胎儿矢状切面显示囊性扩张的尿道（箭头），会阴部的薄壁囊性结构。B.利用彩色多普勒区别尿道扩张（箭头）和脐带。C.同一胎儿在 24 周显示尿道扩张（箭头）

彩色多普勒可区分是否为脐带（图 26-25）。[35]

预后

　　船形变异与梭形变异相比较,船形变异一般不严重,因羊水量正常,保护了肾功能,故预后比较好。梭形变异由于羊水过少,肾衰竭的发病率较高,肺发育不全,因而死亡率更高。梭形变异死亡率为 66%,船形变异死亡率为 13%。这两种变异都有相关的尿道并发症,包括排尿和勃起功能障碍。[35]

肾脏囊性疾病

　　多囊性肾脏病（PKD）包含于各种各样的诊断中,可作为综合征的一部分或作为一个孤立的发现。[36]肾脏 Osthanondh 和 Potter 囊性发育不良分为四种类型:
- Potter Ⅰ 型:常染色体隐性遗传性多囊肾（ARPKD）;
- Potter Ⅱ 型:多囊性发育不良肾疾病（MCRD）;

- Potter Ⅲ 型:常染色体显性遗传性多囊肾（ADPKD）;
- Potter Ⅳ 型:阻塞性囊性发育不良肾疾病。[37]

　　然而,Potter 分类已被基于肾脏囊性疾病起源的分类替换,分为遗传或非遗传性:
- 遗传性 PKD
  - ARPKD
  - ADPKD
- 非遗传性 PKD
  - MCDK
  - 阻塞性囊性发育不良肾
  - 单纯性肾囊肿[36,37]

常染色体隐性多囊肾病

　　ARPKD 也称为婴儿型多囊肾疾病。它是最常见的肾脏囊性疾病。在妊娠期,发病率约为 1/20 000,家族复发率为 25%。[1,24,36]根据发病时间分为四亚型:围产期、新生儿、婴儿和青少年型,婴儿型最常见。它是由单个基因突变引起的,已定位于 6 号染色体短臂(PKHD1)。[1,36]集合管多个小囊肿(通常是 1 到 2mm)形成球囊扩张,因囊肿太小,超声检查时不能发现。[24,36]特征声像图表现为双侧肾脏增大,回声不均匀,皮髓质分界不清。虽然肾脏明显肿大,占据腹部大部分,但肾脏形状不变。肾脏高回声由众多扩张的声学界面小管构成。受影响的胎儿往往伴发严重羊水过少,由于双侧肾衰竭,膀胱小或不显示(图 26-26)。[1,24,36,37]这些超声结果在 24 周前通常不明显,后来证明 ARPKD 肾脏

有可能在早期妊娠中是正常的。[24] ARPKD 常被认为与肝纤维化、门脉高压、肝囊肿和胆管发育不全有关。[1,24] ARPKD 总是与肝纤维化相关,其严重程度与肾脏疾病的严重程度呈负相关。[36]羊水过少引起肺发育不良是围产儿死亡的主要原因。[1,24]对肾脏影响较小的胎儿,新生儿期幸存下来,但仍然有 50% 在 10 岁时发展成 ESRD。在肾功能良好的病例中,仍然有 64% 至 80% 的病人死于肝纤维化导致的高血压和终末期肝功能衰竭。[36]

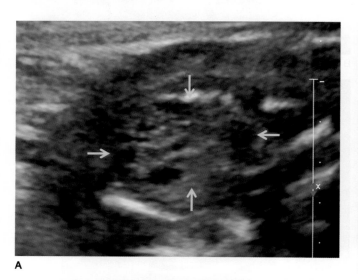
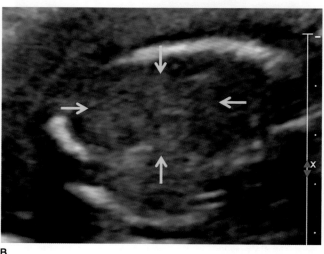

图 26-26　ARPKD 胎儿旁矢状切面显示肾脏增大,回声增强,右(A)和左(B)。羊水过少(箭头所指为增大肾脏的边界)

常染色体显性多囊肾病

多囊肾是最常见的遗传性肾脏疾病,产前少见。50% 遗传性多囊肾有家族史,在受影响的家庭外显率达 100%。[1,24,36]与 ADPKD 相关的基因 85%(PKD1)定位于 16 号染色体短臂,大部分(PKD2)4 号染色体长臂。其患病率大约为 1/400 ~ 1/1000。[36] ADPKD 又称成人型多囊肾,这种情况通常开始于成年期,30 ~ 40 年无症状。[1,36]各种大小不等的囊肿散布在双侧肾皮质和髓质内,肾脏变形。[36] ADPKD 在宫内和儿童期也可能被发现,与 ARPKD 相似,小囊肿可能无法显示,仅显示增大回声增强的肾脏。在这种情况下,超声不能区分 ADPKD 和 ARPKD,因此需要分析其家族史。与 ARPKD 相比,ADPKD 羊水和膀胱均正常。虽然 ADPKD 是一种双侧发生的疾病,但也可能不对称出现。肝脏,胰腺,偶尔还有脾脏和中枢神经系统也可能含有囊肿。[1,24,36]其他相关异常包括由于出血和中风导致的颅内动脉瘤,心脏异常和慢性高血压。40 岁时终末期肾病发生率约为不到 2%,到 70 岁时增加到 50%。[36]

多囊性肾疾病

MCDK 是一个发展的肾脏疾病,其特征为肾组织中多个大小不等的非交通性囊肿,相互分离且肾实质发育不良。发病率为 1/2200 ~ 1/4300。[1,36]而疾病的确切机制未知,有些人认为 MCDK 是由于早期肾盂输尿管闭锁,形成异常输尿管芽。致畸因素包括:病毒感染、药物、产前尿路梗阻。[36]尽管 MCDK 是单侧发病,但有 10% 的病例双侧发病,20% 的病例是致命的。常发现对侧肾功能异常,多达 43% 的病例有膀胱输尿管反流。对侧梗阻也常见,包括肾盂输尿管连接部和膀胱输尿管连接部梗阻。MCDK 也常伴发生殖道异常。[1,36,37]超声图像显示肾脏内多个大小不等的无回声囊肿(图 26-27)。肾脏大小不等,从小到正常,但往往失去正常的肾脏形状。结缔组织增生导致囊肿之间回声增强。肾盂及输尿管上段缺如或闭锁。单侧发病时,羊水量不受影响,肺发育正常。由于 MCDK 患者肾功能丧失,常见对侧肾脏代偿性肥大。常报告受影响的肾脏为涉及、完全或部分受累。[36]

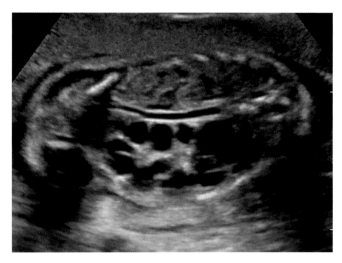

图 26-27　单侧 MCDK 胎儿肾脏冠状切面。受累肾含有多个大小不等的巨大无回声囊肿

阻塞性囊性发育不良肾

阻塞性囊性发育不良肾疾病是非遗传性胎儿多囊性发育不良肾最常见的病因。[1,36]继发于早期胎儿 GU 阻塞,常见于严重的 PUV、尿道闭锁,或肾盂输尿管连接部梗阻。也见于持续性泄殖腔和尾部退化综合征造成的其他梗阻。局灶性和节段性发育不良可能由重复肾输尿管阻塞或闭锁而引起。[36]梗阻性囊性发育不良是一种进行性疾病,可以是单侧的、双侧的或节段性的。超声发现有:尿路梗阻导致羊水过少,肾内小、中囊肿或实质外周囊肿导致肾脏增大。肾皮质回声增强,变薄,形态不规则,与髓质分界不清晰。[1,36,37]其他的发现取决于梗阻部位和程度。

梗阻性肾发育不良是某些遗传综合征的一部分表现。包括 Bardet-Biedl 综合征、Joubert 综合征、Ehlers-

Danlos 综合征、von Hippel-Lindau 综合征和 Meckel-Gruber 综合征(图 26-28)。了解这些综合征的相关超声特征,有助于作出特定的产前检查,在评估孕妇下次怀孕时尤其重要。肾囊性受累患者中半数为 VACTERL(脊椎畸形,肛门闭锁、心脏畸形、气管、肾,肢体[或桡骨]异常),1/3 为 13-三体,1/10 为 18-三体。[1,37]

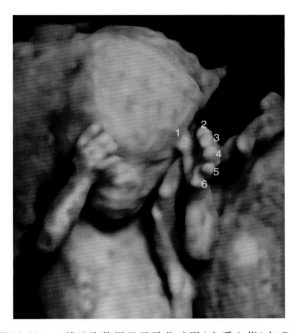

图 26-28　三维渲染数据显示胎儿畸形(左手六指)与 Bardet-Biedl 综合征、Joubert 综合征、Meckel-Gruber 综合征及 13-三体相关。(图片由 Reference Genetic Home Reference at https://ghr.nlm.nih.gov 提供)

单纯性肾囊肿

单纯肾囊肿是肾脏内单一的无分隔,边界清晰的

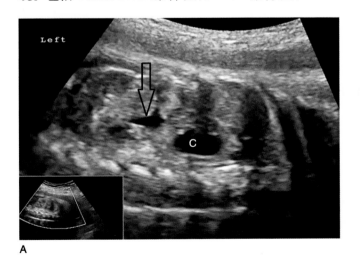

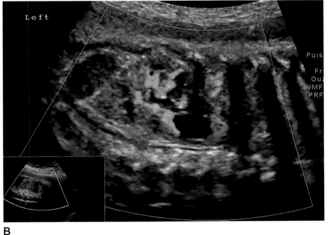

图 26-29　单侧肾囊肿　A.晚孕期超声检查,左肾上极可见一个囊性结构(C)和肾盂扩张(箭头)。B.A 图彩色多普勒检查,确认肾囊肿的位置。(引自 Kline-Fath B,Bahado-Singh R,Bulas D. *Fundamental and Advanced Fetal Imaging*. Philadelphia:Wolters Kluwer;2015:Figure 19a-19.)

囊肿并不与肾盂相通（图26-29）。[36]单纯囊肿在产前并不常见，仅发生在0.09%的胎儿中。[1,36]据推测，产前形成的单纯性肾囊肿是可逆的，可自然消失。而产后才出现的囊肿更多是永久性的。[36]单纯肾囊肿不合并相关异常，则预后良好。[1]

复杂性肾囊肿并没有太多报道，甚至在儿科也很少遇到。复杂囊性肿块的鉴别诊断包括先天性囊性中胚层肾瘤、囊性肾瘤、部分分化的囊性肾母细胞瘤、肾上腺出血，透明细胞肉瘤和囊性肾细胞癌。[36]

肾脏肿瘤

肾脏的肿瘤不常见，仅占围产期肿瘤的5%。当肾轮廓扭曲，无明显肾实质时，应当怀疑存在肾脏肿瘤。[38]可以是单侧的、边界清晰、实性或部分囊性的肿块，先天性中胚层肾瘤是良性间叶性肾肿瘤，最常见。胚胎中胚层肾瘤非常大，至少累及一半肾脏，发自肾脏或肾窝。彩色多普勒常显示血流量增加，部分病例可出现胎儿水肿。只发生在晚孕期，通常伴有羊水过多

及早产。肿瘤外科切除后，预后一般良好。胎儿肾母细胞瘤、类癌等罕见，一般预后良好。[1,38]

肾上腺

肾上腺呈卵圆形、三角形或心形，位于胎儿肾上方。虽然在晚孕期最好观察肾上腺，但在孕中期即可对肾上腺进行成像。[39]在肾脏长轴切面最容易观察（图26-30）。在横向视图中，肾上腺形状接近圆形，正如前面提到的，类似于肾缺如时的肾脏。超声检查时，皮质呈低回声，中央髓质呈高回声。[15]胎儿肾上腺尺寸大于产后早期。在出生后尺寸迅速减小，第一年结束时再次增大，成年达到最大尺寸。[39]先天性肾上腺恶性肿瘤非常罕见。产前发现的大多数为神经母细胞瘤，是最常见的新生儿恶性肿瘤。超过90%的胎儿肾上腺神经母细胞瘤发现于晚孕期。神经母细胞瘤产前超声表现是多变的非特异性的。一般为高回声，囊性或实性，可大可小。胎儿神经母细胞瘤的总体预后好，因为他们可自发消失，通常不需要积极的干预。[38]

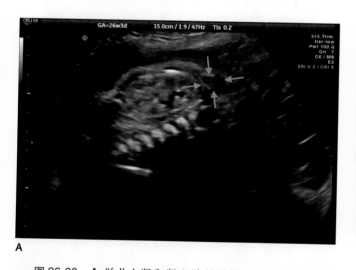
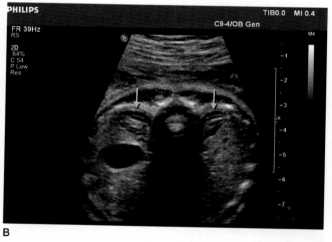

图26-30　A.胎儿左肾和肾上腺的纵切面，绿色箭头。B.肾上腺横切面声像图（黄色箭头）。（B由Philips Healthcare，Bothell，WA提供）

盆腔

正常胎儿的骨盆很小，如果其内有肿块，通常会延伸至腹腔。盆腔内常常只能看到充盈的膀胱。骨盆由高回声髂骨嵴、高回声骶骨和低回声的骶髂关节连接而成（图26-31）。在晚孕期，直肠、乙状结肠由于有高回声的胎粪充填，能被观察到。如颅颈部位有软组织

突出，则可能在腰骶部皮肤和脊柱之间区域发现低回声肿块。盆腔肿瘤不常见。臀肌呈低回声，被薄的筋膜线分开。坐骨，耻骨呈高回声，在髋臼区能看见没有骨化的股骨头。

这一区域的两大主要异常是女性生殖系统的肿块、盆腔内肿块和骶尾部畸胎瘤，需要注意是否为外部肿块向骨盆内突出。骶尾部畸胎瘤是最常见的先天性肿瘤，在活产儿中患病率为1/40 000，女性居多，比例

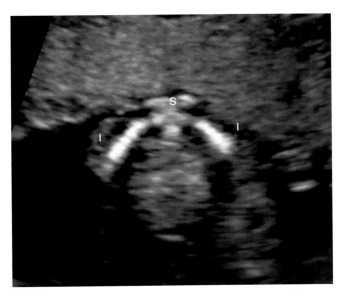

图 26-31 胎儿盆腔横切面显示骶骨骨化中心、髂骨（I）和骶骨（S）后部正常软组织。（图片由 Zonare，Mountain View，CA 提供）

为 4:1。分为完全是内部的（Ⅰ型），内部和外部都有（Ⅱ型），或完全外部（Ⅲ型）三型。超声声像特征为尾部外侧实性或囊实性混合肿块。骶尾部畸胎瘤可以产生严重并发症，如难产、胎儿水肿、羊水过多、出生出血与胎儿死亡。[38]横纹肌肉瘤是儿童常见的软组织肿瘤，但胎儿罕见。34% 的病例发生在 GU 及腹腔，呈大的高回声软组织肿块。当发生在围产期，可进行性发展时预后不良。尽管 MRI 对诊断有帮助，但产前区分这些软组织肿块的性质几乎是不可能的，通常需要产后活检。[38]

脐尿管异常

脐尿管是正常胚胎残余的一个纤维条索连接膀胱与尿囊。[40]在胎儿发育的第五个月，膀胱下降到胎儿骨盆牵拉形成了脐尿管。管道逐渐闭合，脐尿管成为脐正中韧带，没有功能的纤维束从膀胱顶端延伸到脐部。部分不闭塞可形成沿着前腹壁膀胱和脐之间的各种异常。[41]

疾病相关知识点 26-6
由于退化不完全导致脐尿管异常分型[40,41]
脐尿管未闭:膀胱与脐完全沟通,导致从脐部漏尿
脐尿管囊肿:沿管道的路线形成囊性肿块,但不与膀胱或脐带相通
脐尿管窦道:囊肿与前腹壁相通,但不与膀胱相通,可以导致脐内容物周期性的排放
脐尿管憩室:发自膀胱顶的尿道盲端但不与脐相通

脐尿管囊肿罕见，发生率为 2/300 00。脐尿管窦道是比较常见的类型，完全脐尿管未闭最少见。主要并发症有脐尿管异常相关的感染，通常会导致其他隐匿性、无症状的缺陷。虽然 CT 和 MRI 有助于确诊，但超声是用来评估这些异常的主要方式。典型的治疗方法是手术切除。有报道脐尿管异常与腺癌和移行细胞癌相关，但罕见。脐尿管囊肿与其他 GU 异常有关，如尿道下裂、交叉异位肾和膀胱输尿管反流。有些病例呈外生性肿块，必须与较严重的膀胱外翻相鉴别（图 26-32）。[40,41]

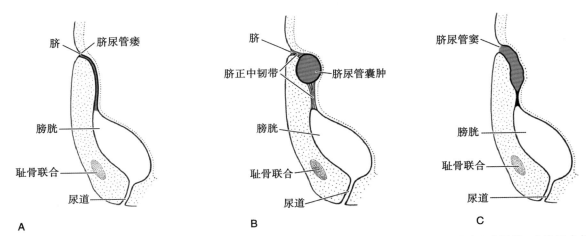

图 26-32 脐尿管囊肿和瘘。萎缩的脐尿管并不总是在膀胱和脐之间自我吸收成为纤维索（脐尿管，或脐正中韧带）。如果脐尿管未闭，液体会通过瘘（A）从脐渗出或聚集成为一个囊（B）。脐尿管也能形成窦连接到外部而不是膀胱（C）。（引自 Sadler TW. *Langman's Essential Medical Embryology*. 10th ed. Baltimore, MD: Lippincott Williams & Wilkins; 2006. Fig. 7. 6C-E, p. 77. ）

膀胱外翻

膀胱外翻是严重的先天性异常,由于腹部的外胚层和泄殖腔之间间充质细胞迁移失败的结果,膀胱外翻在腹部表面。[42]膀胱外翻畸形特征包括:耻骨联合增宽,脐带插入点低,生殖器短小和膀胱外翻。[30]此时膀胱类似于脐膨出,表现为坚实的前腹壁肿块。膀胱外翻在新生儿中发生率约 1/40 000,男性患病率是女性的两倍。[1,42]这种严重的异常常伴发 GU、GI 和肌肉骨骼畸形。MRI 有助于协助诊断和进行术前规划。

超声发现

膀胱外翻表现为从较低的前腹壁延伸的软组织肿块,没有正常的膀胱声像。与脐膨出或腹裂相区分非常重要(图 26-33)。这些异常能看到正常的膀胱从而和膀胱外翻相区别。有时下腹部的脐尿管囊肿可能会被误认为是膀胱。[43]如果是膀胱外翻,肿块在脐带插入点以下,脐动脉沿着肿胀的肿块行进。[42]其他诊断标准包括八字髂骨、尿道上裂、小生殖器。肾脏和羊水量均正常。[42,43]泄殖腔外翻是一种复杂的情况,包括膀胱外翻,与膀胱外翻有共同的胚胎起源,但包括多个附加异常。当发现膀胱外翻但不伴发其他泄殖腔外翻的异常时,可能错误地被认为是不太严重的膀胱外翻。[42,43]

预后

膀胱外翻通过膀胱腹壁闭合术矫正。[42]虽然死亡率很低,但其严重性在于相关异常涉及多个重建手术,预后取决于自主排尿、肾功能、生育能力和生殖器外观和功能。[42,43]

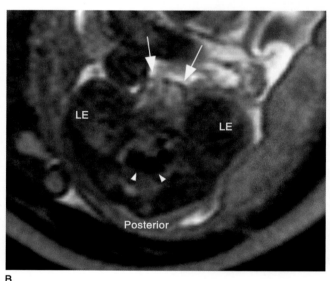

图 26-33 产前诊断的膀胱外翻。A. 19 周胎儿脊柱向上的矢状切面声像图显示失去正常骨盆轮廓。肠管强回声通过开放的前腹壁凸向羊膜腔(箭头)。未见膀胱。B. 妊娠 22 周胎儿轴位 T2 单激发快速自旋回波图像显示盆腔前壁缺损(大箭头)提示膀胱外翻。膀胱未见。肠位于腹壁内(小箭头)呈低信号。LE,下肢。(引自 Iyer R, Chapman T. *Pediatric Imaging: The Essentials*. Philadelphia: Wolters Kluwer; 2015: Figure 14-9.)

泄殖腔外翻

泄殖腔是由直肠泌尿生殖窦发育而来的原始结构,通常分为直肠、膀胱和生殖器的发育。泄殖腔外翻是一种罕见的先天性异常,是泄殖腔膜(一个由内胚层和外胚层组成的结构,覆盖在胚胎泄殖腔)发育异常的结果。因此包含有腹壁缺损,下尿路闭合失败。最严重的异常包括:尿道上裂和典型的膀胱外翻(复杂尿道上裂外翻或 EEG)。[44]泄殖腔外翻发生率为 1/200 000～1/400 000,也被称为 OEIS(脐膨出、膀胱外翻、肛门闭和脊柱畸形)。其他伴发异常包括泌尿生殖系统异常(如肾缺如、盆腔肾、肾积水、隐睾和重复子宫/阴道)、消化系统异常(如短肠综合征、肠旋转不良和肠重复畸形)和骨骼异常(脊柱裂、脊柱侧后凸畸形和下肢畸形)。[42,44]

超声发现

泄殖腔外翻产前超声表现包括膀胱缺失、中线处大的脐下腹壁缺损、脐膨出和腰骶椎畸形如脊髓脊膜膨出(图 26-34)。[43,44]其他超声特征包括下肢缺失、肾异常、腹水、髂骨变宽、胸腔狭窄、脑积水和单脐动脉。[42,44]产前检

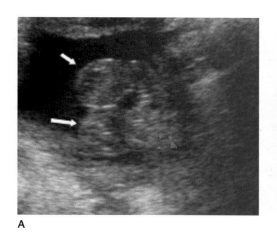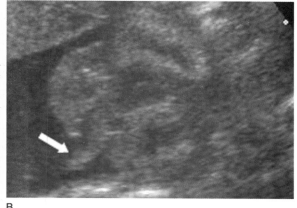

图 26-34　泄殖腔外翻。膀胱未显示伴有低位脐膨出。A. 外翻的膀胱（箭头）类似于阴囊的囊。B. 回肠盲端（箭头）在泄殖腔外翻中类似于阴茎。（引自 Shirkhoda A. Variants and Pitfalls in Body Imaging. 2nd ed. Philadelphia：Wolters Kluwer；2010：Figures 27-52 and 27-53.）

查发现伴发异常增多,需要在广泛研究背景下评估结果,统一泄殖腔外翻的诊断。[43]

预后

泄殖腔外翻预后极差,然而,外科手术和新生儿护理的进展将生存率从 83% 提高到 100%。由于泄殖腔外翻相关的异常众多,因此需要多学科协作完成后期的管理。[44]

生殖道

正常生殖器

胎儿性别鉴定在诊断 X 连锁遗传性疾病,评价双胎绒毛膜性质,睾丸女性化综合征的产前评估中具有重要的临床意义,但不适用于羊膜腔穿刺术或母细胞绒毛膜绒毛取样污染的胎儿及鉴定因遗传干扰而导致生殖器不明确胎儿的性别鉴定。[45,46]超声在 12 周前鉴别胎儿性别非常不准确。怀孕 12 ~ 14 周,可以用生殖结节的大小来鉴别男性和女性胎儿。熟练的医师在胎儿正中矢状面或矢状面根据结节的角度变化,诊断胎儿性别能到达 75% ~ 100% 的精确度。向下的或更钝角度的结节代表女性,向上或锐角表示男性。怀孕后期,胎儿性别的识别主要是观察生殖器结构,需要会阴部充分的暴露。[45,46]

虽然阴囊很容易隐藏在交叉的大腿间,但男性胎儿在大腿之间还是很容易看到阴茎和阴囊（图 26-35）。附近的脐带可被当成阴茎。在孕晚期,睾丸通常已经下降,为阴囊内的强回声结构。在羊水中可以看到排尿,但不会勃起。[45]

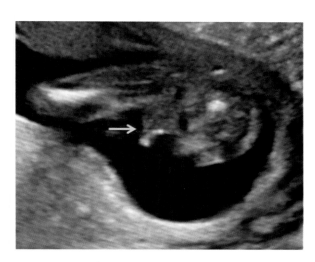

图 26-35　男性胎儿在大腿间可以看到阴茎和阴囊（箭头）

女性胎儿,大阴唇是位于会阴中央的中等强度回声,他们之间的线性回声代表小阴唇（图 26-36）。超

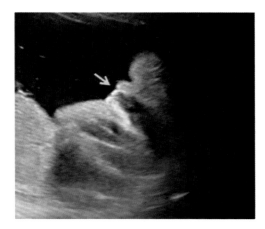

图 26-36　女性胎儿,会阴部中等强度回声的大阴唇,小阴唇位于他们中央的线性回声（箭头）

声检查中女性胎儿阴唇呈现典型的三线征。正常胎儿的卵巢、子宫、阴道通常不可见。[45,46]

超声诊断胎儿性别的准确性孕中期在 92% 至 100% 之间。如果有罕见性发育障碍，可以通过染色体核型分析确定遗传性别。[46]

生殖器异常

男性

超声评价男性胎儿生殖器可能会有各种非典型的发现。尿道下裂是一种由于阴茎海绵体尿道和尿道海绵体泌尿生殖道皱褶融合不完全而形成的异常。尿道异常开口于腹侧阴茎表面，可能在阴茎头附近（腺性尿道下裂）、阴茎轴上的任何一点（阴茎型尿道下裂）、阴囊的前边缘（阴茎阴囊型尿道下裂），或在会阴部（会阴尿道下裂）。尿道下裂通常孤立发生，发生率为 0.2/1000 ~ 4.1/1000。[47] 阴囊或会阴尿道下裂可能伴发阴囊裂，这是由于阴唇皱褶部分的融合造成阴囊中线的深裂。阴茎向下弯曲，可能与尿道下裂有关。这种反常的弯曲是由于的海绵体远端尿道口闭锁造成的。[45] 其他超声检查结果包括阴茎短小，阴茎远端圆钝，排尿时尿液流向腹侧和"郁金香征"。"郁金香征"指的是阴茎小，向腹侧弯曲，阴茎阴囊转位（阴囊位于阴茎的上方和前部）。[45,47] 可以使用彩色或能量多普勒。观察排尿时尿流的起源异常证实尿道下裂。[45]

睾丸下降是一个复杂的过程。妊娠 10 ~ 15 周经腹下降，妊娠 26 ~ 35 周经腹股沟下降。从 32 周开始，超声可以观察到大约 97% 双侧已经下降的睾丸。[45,48] 隐睾症是指睾丸未能完成迁徙下降到阴囊。这是儿童中最常见的生殖器异常，可以单侧或双侧。大多数隐睾在出生后的最初几个月自发下降，只有 1% 需要外科干预。男性隐睾可能伴有不孕，患睾丸癌的几率是健康男性的 10 ~ 40 倍。虽然隐睾是一个孤立的发现，但可与其他异常相关，包括遗传综合征（如 Noonan 综合征及 Klinefelter 综合征）、多发性先天性异常和男性生殖器女性化。内生殖器的评价，包括可能出现的隐睾，在生殖器不明确或与遗传性表型不一致的病例中必不可少。[48]

睾丸下降中残留的液体在阴囊内包围睾丸，是正常的。浆液集聚在睾丸鞘膜常见（图 26-37）。积液增多表明鞘状突持续通畅，阴囊疝可导致阴囊体积增加。[49] 阴囊腹股沟疝比较常见，常位于右侧，通常被当作一个肿块，可看到肠蠕动。胎粪性腹膜炎的扩展会导致阴囊内产生高回声或含有钙化的固体肿块。这些肿块不具有肠蠕动和其他腹膜炎征象。通常包括腹

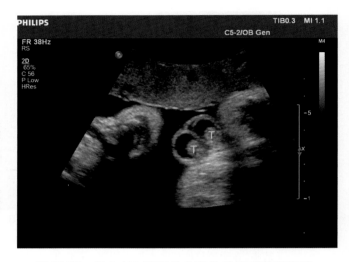

图 26-37　睾丸（T）周围的典型的无回声鞘膜积液。（图片由 Philips Medical Systems，Bothell，WA 提供）

水、假性囊肿、胎儿腹腔内钙化等。[49]

产前睾丸扭转声像图与出生后扭转相似，虽然确切的病因不明，但它的发生与活跃的提睾反射和松散的附着鞘膜壁层至阴囊外层组织相关。[50] 在急性期，睾丸回声减低，体积增大。扩大、扭转的睾丸可能有双环征，出血位于睾丸鞘膜外鞘膜和脏层之间。也有可能引起对侧睾丸鞘膜积液，隔膜向患侧偏移。[49,50] 当扭转变为慢性，睾丸变小回声增强并出现钙化。彩色多普勒检查，显示睾丸内血流稀少。[50]

女性

在过去产前检查是不可能显示女性胎儿的子宫、卵巢和阴道的。然而，随着成像分辨率的提高，足月胎儿子宫及卵巢囊肿都能够显示。[45,51] 虽然它们较少检出，但由于成像技术的提高，胎儿卵巢囊肿检出率增加了。胎儿卵巢囊肿是由于母体激素刺激、甲状腺功能减退或糖尿病引起。[51,52] 典型的胎儿卵巢囊肿见于晚孕期，可为单纯或复杂性囊肿，当肿块增大时，可以从盆腔上升进入腹腔。脐尿管囊肿、肠重复畸形、肠系膜囊肿、囊性畸胎瘤或肠梗阻可与这些囊性肿块类似。胎儿和新生儿卵巢囊肿是女性最常见的盆腔内肿物，通常是单侧。女性胎儿盆腔内双侧囊性肿块常提示肿块来源于卵巢。[51] 单纯卵巢囊肿并不常见，最应关注的是功能性囊肿，良性肿瘤不常见（图 26-38）。复杂囊肿发生并发症的风险更多，但几乎从不与恶性肿瘤相关。[52] 任何大于 5cm 的囊肿容易并发扭转，囊内出血或肠梗阻。

大且回声复杂的卵巢囊肿易发生扭转，通常发生于分娩前。检出多普勒血流并不能排除扭转，如囊肿壁纤维化血管增生超声亦可以检测出多普勒血流信

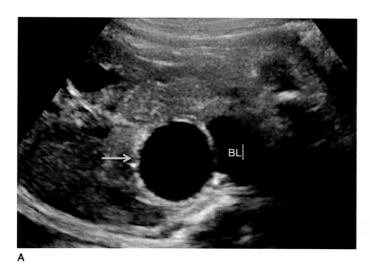
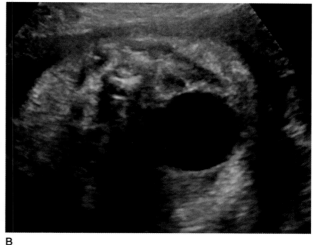

图 26-38　A. 盆腔冠状切面显示女性胎儿膀胱(BL)旁的一个卵巢囊肿(箭头)。B. 横切面显示胎儿肾盂囊肿

号。据报道,由于左卵巢紧邻乙状结肠,右卵巢更容易发生扭转。卵巢扭转伴囊内絮状回声或含有血块或多个分隔通常需要手术治疗。[51,52]卵巢内发现钙化物质应高度怀疑卵巢畸胎瘤或自发扭转。大多数单纯囊肿在产前或产后早期自行消退,复杂卵巢囊肿在出生后可能需要 16 个月才能完全消失。无论简单或复杂的卵巢囊肿,临床上随访时均无症状。[51]

阴道积水是阴道扩张,子宫阴道积液是由于某点梗阻,液体集聚到一起,引起阴道和子宫的囊性扩张。阴道积液、子宫阴道积液可与广泛的泌尿生殖道和肛门直肠畸形有关,如处女膜闭锁、阴道闭锁、阴道横隔和泄殖腔畸形。[53]与青春期发病率比较胎儿期罕见。膀胱后中线处无回声或低回声肿块会压迫输尿管,导致上尿路扩张。如伴有肾发育不良、羊水过少、胎儿腹水,肺发育不良则预后不良。

胎儿期很难区分子宫阴道积液与卵巢囊肿。羊水过多可能是由于卵巢囊肿压迫小肠引起梗阻而导致。囊肿破裂或阴道积液逆行入子宫时,胎儿腹部可出现腹水。阴道积水也可能导致肾积水,大的卵巢囊肿也可能导致同样的结果。[51-53]

性发育障碍

胎儿性别不能仅根据外生殖器的外观来决定,产后辨认不清时,需要进一步检查内生殖器、性染色体基因分型和雄激素暴露。在历史上新生儿期使用各种术语描述过,包括模棱两可的生殖器、雌雄同体、两性畸形和假两性畸形。在 2006 年达成共识后,这些易混淆和难听的名字被规范性术语性发育障碍所取代,定义为患者染色体核型与性腺表型和性腺的解剖结构不一致,性别

模糊常难以确定。[54]性发育障碍(DSD)发生率为 1/10 000 ~ 2/10 000,确诊率仅 20%。伴有雄激素过剩的 46,XX,最常见为先天性肾上腺皮质增生(CAH)。而只有 50% 的伴有雄激素不足的 46,XY 得到了诊断。[54]

先天性肾上腺皮质增生症

先天性肾上腺皮质增生症(congenital adrenal hyperplasia,CAH),46,XX,是最常见的性发育障碍(disorders of sex development,DSD),肥大的阴蒂常误认为正常男性阴茎(图 26-39),但没有明显的下降的睾丸。CAH,有完全发育的子宫、输卵管和上阴道,连接普通的泌尿生殖窦。先天性肾上腺皮质增生症是由于产生皮质醇所必需的 21 羟化酶缺乏(21-OHD)。由于这一缺陷,皮质醇前体累积,被转移到性类固醇激素中,导致过

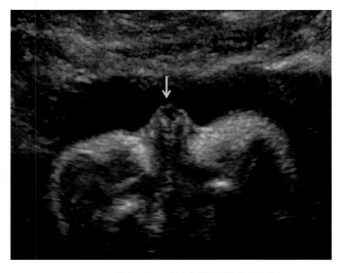

图 26-39　横切面显示胎儿阴蒂增大(箭头)

量的雄激素及男性化。可用可的松替代疗法治疗。性别是女性,重建手术取决于男性化的严重程度。[54]

雄激素不敏感综合征

雄激素不敏感综合征(androgen insensitivity syndrome,AIS),46,XY,外阴是正常的女性表型。但是青春期闭经,并可在腹腔或腹股沟管内发现睾丸。AIS由于雄激素受体(androgen receptor,AR)点突变,导致

部分(PAIS)或完全(CAIS)受体功能障碍。需要进行双侧睾丸切除术。[54]

卵睾性性发育障碍

以前称为"真正的两性畸形",受到影响个体有不同的卵巢和睾丸组织组合,因此具有可变的表型。性别分配基于潜在的功能,对于女性,睾丸切除术是必要的,而男性可能需要固定睾丸。[54]

小结

- 肾脏畸形常伴有羊水过少。
- 囊性肾疾病包括肾发育不全、ADPDK、ARPKD、后天性梗阻和多囊性肾脏疾病。
- 胎儿肾积水是泌尿系统某处梗阻的非特异性表现。
- 如果肾发育不全,肾上腺就会移入肾窝。
- 14 至 16 周前评估胎儿肾脏的内部结构不可靠。
- 正常的低回声肾髓质不应误诊为肾囊肿。
- Potter 序列征包括肾发育不全、ADPKD 和 ARPKD,以及继发性阻塞和多囊性肾脏疾病。
- 肾功能异常、羊水过少通常伴有肺发育不全。
- 膀胱外翻与大的脐膨出相似;但是外翻的膀胱低于脐带。
- 男性胎儿鞘膜积液较常见。
- 巨大卵巢囊肿很难与胎儿阴道积液鉴别。

思考题

1. 在常规的产前检查中,发现一软组织块从腹侧腹壁延伸。讨论可能出现的每一种异常情况的超声特征和鉴别诊断?
2. 超声技师在检查期间发现胎儿只有一个肾脏时,接下来采取什么步骤检查?
   讨论单侧肾发育不全时可能会有哪些其他超声波发现?
3. 妊娠高血压孕妇,胎儿测量 26 周 3 天,有正常的呼吸和运动,羊水指数 12cm,超声检查发现胎儿左侧肾盂 分离 宽 约 0.24cm,右侧肾盂分离宽约 0.57cm,在检查过程中膀胱排空、充盈正常。这个妊娠期肾盂正常参考值是多少?

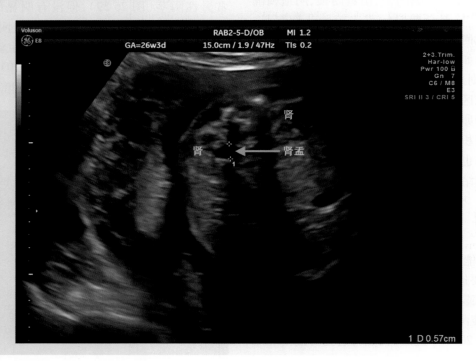

参考文献

1. Hindryckx A, De Catte L. Prenatal diagnosis of congenital renal and urinary tract malformations. *Facts Views Vis ObGyn.* 2011;3(3):165–174.
2. Kumar M, Gupta U, Thakur S, et al. Prenatal sonographic evaluation and postnatal outcome of renal anomalies. *Indian J Hum Genet.* 2012;18(1):75–82.
3. Gupta T, Kapoor K, Sharma A, et al. The frequencies of the urinary anomalies which were detected in a foetal autopsy study. *J Clin Diagn Res.* 2012;6(10):1615–1619.
4. Shamshirsaz AA, Ravangard SF, Egan JF, et al. Fetal Hydronephrosis as a predictor of Neonatal Urologic Outcomes. *J Ultrasound Med.* 2012;31(6):947–954.
5. Cohen HL, Cooper J, Eisenberg P, et al. Normal length of fetal kidneys: sonographic study in 397 obstetric patients. *Am J Roentgenol.* 1991;157:545–548.
6. Shin JS, Seo YS, Kim JH, et al. Nomogram of fetal renal growth expressed in length and parenchymal area derived from ultrasound imagines. *J Urol.* 2007;178:2150–2154.
7. Cannie M, Neirynck V, De Keyzer F, et al. Prenatal magnetic resonance imaging demonstrates linear growth of the human fetal kidneys during gestation. *J Urol.* 2007;178:1570–1574.
8. Baynam G, Kiraly-Borri C, Goldblatt J, et al. A recurrence of a hydrop lethal skeletal dysplasia showing similarity to Desbuquois dysplasia and a proposed new sign: the Upsilon sign. *Am J Med Genet A.* 2010;152A(4):966–969.
9. Yu CH, Chang CH, Chang FM, et al. Fetal renal volume in normal gestation: a three-dimensional ultrasound study. *Ultrasound in Med Biol.* 2000;26(8):1253–1256.
10. Tedesco GD, Bussamra L, Junior EA, et al. Reference range of fetal renal volume by three-dimensional ultrasonography using the vocal method. *Fetal Diagn Ther.* 2009;25:385–391.
11. Chowdhary SK, Wilcox DT, Ransley PG. Posterior urethral valves: antenatal diagnosis and management. *J Indian Assoc Pediatr Surg.* 2003;8:163–168.
12. Himabindu A, Rao BN. A fatal case of Potter's Syndrome- a case report. *J Clin Diagn Res.* 2011;5(6):1264–1266.
13. Rayburn WF, Jolley JA, Simpson, LL. Advances in ultrasound for congenital malformations during early gestation. *Birth Defects Res A Clin Mol Teratol.* 2015;103(4):260–268.
14. Westland R, Schreuder MF, Ket JCF, et al. Unilateral renal agenesis: a systematic review on associated anomalies and renal injury. *Nephrol Dial Transplant.* 2013;28(7):1844–1855.
15. Oh KY, Holznagel DE, Ameli JR, et al. Prenatal diagnosis of renal developmental anomalies associated with an empty renal fossa. *Ultrasound Q.* 2010;26(4):233–240.
16. Arena F, Arena S, Paolata A, et al. Is a complete urological evaluation necessary in all newborns with asymptomatic renal ectopia? *Int J Urol.* 2007;14:491–495.
17. Batukan C, Yuksel A. Prenatal diagnosis and postnatal outcome of pelvic kidneys. *Prenatal Diagn.* 2011;31:356–359.
18. Solanki S, Bhatnagar V, Gupta AK, et al. Crossed fused renal ectopia: challenges in diagnosis and management. *J Indian Assoc Pediatr Surg.* 2013;18(1):7–10.
19. Yavuz S, Kiyak A, Sander S. Renal outcome of children with horseshoe kidney: a single-center experience. *Pediatr Urol.* 2015;85(2):463–466.
20. Natis K, Piagkou M, Skotsimara A, et al. Horseshoe kidney: a review of anatomy and pathology. *Surg Radiol Anat.* 2014;36:517–526.
21. Nguyen HT, Herndon CDA, Cooper C, et al. The Society for Fetal Urology consensus statement on the evaluation and management of antenatal hydronephrosis. *J Pediatr Urol.* 2010;6:212–231.
22. Nguyen HT, Benson CB, Bromley B, et al. Multidisciplinary consensus on the classification of prenatal and postnatal urinary tract dilation (UTD classification system). *J Pediatr Urol.* 2014;10:982–999.
23. Belarmino JM, Kogan BA. Management of neonatal hydronephrosis. *Early Hum Dev.* 2006;82:9–14.
24. Dias T, Sairam S, Kumarasiri S. Ultrasound diagnosis of fetal renal abnormalities. *Best Pract Res Clin Obstet Gynaecol.* 2014;28:403–415.
25. Hashim H, Woodhouse CRJ. Ureteropelvic junction obstruction. *Eur Urol Suppl.* 2012;11:25–32.
26. Schlomer BJ, Copp HL. Antenatal hydronephrosis: assessment and management. *Neo Rev.* 2013;14(11):551–561.
27. Akdag A, Ozalkaya E, Erdogan H, et al. Early intervention in a newborn with primary obstructive megaureter. *Ped Urol Case Rep.* 2014;1(4):8–15.
28. Queiroga EED, Jr, Martins MG, Rios LT, et al. Antenatal diagnosis of renal duplication by ultrasonography: report on four cases at a referral center. *Urol J.* 2013;10(4):1142–1146.
29. Adiego B, Martinez-Ten P, Perez-Pedregosa J, et al. Antenatally diagnosed renal duplex anomalies: sonographic features and long-term postnatal outcome. *J Ultrasound Med.* 2011;30:809–815.
30. Haeri S. Fetal lower urinary tract obstruction (LUTO): a practical review for providers. *Matern Health Neonat Perinatol.* 2015;1:26–31.
31. Osborne NG, Bonilla-Musols F, Machado LE, et al. Fetal megacystis: differential diagnosis. *J Ultrasound Med.* 2011;30:833–841.
32. Reddy ANP. A clinical study of posterior urethral valve and its impact on renal function. *J Evid Base Med Healthc.* 2014;2(21):3159–3164.
33. Kibar Y, Ashley RA, Roth CC, et al. Timing of posterior urethral valve diagnosis and its impact on clinical outcome. *J Pediatr Urol.* 2011;7:538–542.
34. Hassett S, Smith GHH, Holland AJA. Prune belly syndrome. *Pediatr Surg Int.* 2012;28:218–228.
35. Amsalem H, Fitzgerald B, Keating S, et al. Congenital megalourethra: prenatal diagnosis and postnatal/autopsy findings in 10 cases. *Ultrasound Obstet Gynecol.* 2011;37:678–683.
36. Verghese P, Miyashita Y. Neonatal polycystic kidney disease. *Clin Perinatol.* 2014;41:543–560.
37. Avni FE, Garel C, Cassart M, et al. Imaging and classification of congenital cystic renal disease. *Am J Roentgenol.* 2012;198:1004–1013.
38. Cho JY, Lee YH. Fetal tumors: prenatal ultrasonographic findings and clinical characteristics. *Ultrasonography.* 2014;33(4):240–251.
39. Vuuren SH, Damen-Elias HAM, Stigter RH, et al. Size and volume charts of fetal kidney, renal pelvis, and adrenal gland. *Ultrasound Obstet Gynecol.* 2012;40:659–664.
40. Cilento Jr BG, Bauer SB, Retik AB, et al. Urachal anomalies: defining the best diagnostic modality. *Pediatr Urol.* 1998;52(1):120–122.
41. Qureshi K, Maskell D, McMillan C, et al. An infected urachal cyst presenting as an acute abdomen- a case report. *Int J Surg Case Rep.* 2013;4:633–635.
42. Uludag S, Guralp O, Akbas M, et al. Bladder exstrophy. *Fetal Pediatr Pathol.* 2012;31:225–229.
43. Goyal A, Fishwick J, Hurrell R, et al. Antenatal diagnosis of bladder/cloacal exstrophy: challenges and possible solutions. *J Pediatr Urol.* 2012;8:140–144.
44. Woo LL, Thomas JC, Brock JW. Cloacal exstrophy: a comprehensive review of an uncommon problem. *J Pediat Urol.* 2010;6:102–111.
45. Odeh M, Grinin V, Kais M, et al. Sonographic fetal sex determination. *Obstet Gynecol Surv.* 2009;64(1):50–57.
46. Chitty LS, Chatelain P, Wolffenbuttel KP, et al. Prenatal management of disorders of sex development. *J Pediatr Urol.* 2012;8:576–584.
47. Rios LTM, Araujo E, Jr, Nardozza LMM, et al. Prenatal diagnosis of penoscrotal hypospadia in third trimester by two- and three-dimensional ultrasonography: a case report. *Case Rep Urol.* 2012;2012:142814.
48. Nemec SF, Nemec U, Weber M, et al. Male sexual development in utero: testicular descent on prenatal magnetic resonance imaging. *Ultrasound Obstet Gynecol.* 2011;38:688–694.
49. Thornburg L, Smith-Hartman S, Pegoli W, et al. Prenatal presentation of inguinoscrotal hernia. *J Diagn Med Sonography.* 2010;26(6):299–302.
50. Melcer Y, Mendlovic S, Klin B, et al. Fetal diagnosis of testicular torsion: what shall we tell the parents? *Prenatal Diagn.* 2015;35:167–173.
51. Turgal M, Ozyuncu O, Yazicioglu A. Outcome of sonographically suspected fetal ovarian cysts. *J Matern Fetal Med.* 2013;27(17):1728–1732.
52. Ozcan HN, Balci S, Ekinci S, et al. Imaging findings of fetal-neonatal ovarian cysts complicated with ovarian torsion and autoamputation. *Am J Roentgenol.* 2015;205:185–189.
53. Nigam A, Kumar M, Gulati S. Fetal ascites and hydrometrocolpos due to persistent urogenital sinus and cloaca: a rare congenital anomaly and review of literature. *BMJ Case Rep.* 2014.
54. Woodward M, Patwardhan N. Disorders of sex development. *Paediatr Surg.* 2010;28(8):396–401.

正常和异常的胎儿肢体

JULIA DMITRIEVA

第 27 章

目标

- 描述胎儿骨骼系统的正常超声表现。
- 总结胎儿长骨测量技术。
- 评估异常肢体的大小和外观。
- 识别胎儿骨骼异常及其相关发现。
- 探讨相关病变的鉴别诊断。

术语表

肢体远段短肢畸形（acromelia）：胎儿肢体最远端短。
肢体中段短肢畸形（mesomelia）：胎儿肢体中间部分异常变短。
四肢短肢畸形（micromelia）：胎儿四肢异常短小。
扁平椎（platyspondyly）：椎体体部变平，终板之间的距离减小。
多指（趾）畸形（polydactyly）：手或足的远端指（趾）节多于正常数量。
肢体近段短肢畸形（rhizomelia）：胎儿肢体最近端短。
并指（趾）畸形（syndactyly）：胎儿远端指（趾）关节之间的软组织融合。
畸形足（talipes）：胎儿足和踝关节形态异常。

关键词

骨骼发育不良
致死性侏儒
软骨发育不良
软骨发育不全
短肋多指综合征
窒息性胸廓发育不良
Ellis-van Creveld 综合征
成骨不全
肢体屈曲症
先天性低磷酸酯酶症
骨发育不全
多指（趾）畸形

常规超声检查包括测量胎儿股骨以确定胎龄。其他不常采用的长骨（如肱骨）测量，也有助于确定胎龄。当难以测量股骨或肱骨时，或如果怀疑骨骼发育异常时，桡骨、尺骨、胫骨和腓骨的测量数据也可核实孕周。可参考从第 12 周到足月的大多数骨骼长度的正常值范围。

除了核实孕周，常规超声检查还应测量并评估胎儿长骨，记录长骨是否显示及是否适当骨化，并确定其与相应肢体其余部分的位置关系。当怀疑存在骨骼发育异常时，超声医师应获得所有其他与遗传性骨骼发育异常相关的详细家族史。详细的超声结构检查有助于产前诊断，因为骨骼发育异常通常是涉及多器官系统异常的综合征的表现之一。

本章包括胎儿骨骼系统正常和异常发育的情况，对胎儿肢体的超声评估，以及最常见的胎儿肢体畸形及其相关异常。

正常胎儿肢体

解剖

胎儿肢芽早在 8 周就可以经阴道超声显像，下肢胚芽显像早于上肢胚芽。[1] 在十周左右胎儿四肢充分发育，初级骨化中心显像。长骨在 7~12 周内充分发育，初级骨化中心在 10 周左右出现，手和足的骨在 11~13 周发育完成。[2] 肢体的运动和手的远端指骨可在 11

周左右显示。[3]从 12 周起,胎儿长骨包括股骨、肱骨、桡骨和尺骨、胫骨和腓骨,都可以通过高振幅反射与相应的后方声影来对他们进行识别和准确测量。对声波的高振幅反射是由骨的含钙成分引起的(图 27-1)。

次级骨化中心或骨骺是与胎儿长骨回声之间间隔的一层软骨,可以通过超声显示(图 27-2A、B)。32 ~ 35 周可见远端股骨骨骺,34 或 35 周可见胫骨近端骨骺,这两者是最常见的可显示的次级骨化中心。近端肱骨的骨骺可能仅在足月时才能显示。对这些骨骺的显示有助于妊娠晚期胎儿成熟度的确定。[4]然而,如果这些结构在早于预期可显示的时间提前显示,超声技师应进一步评估胎儿可能出现的异常。

手的掌骨和指骨在妊娠中期显示,腕骨的骨化在出生后才发生。足的趾骨和踝的距骨、跟骨也在妊娠中期开始骨化。其余的跗骨在出生后骨化。

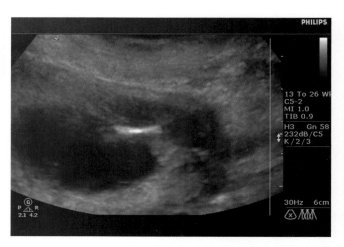

图27-1　早孕晚期的胎儿股骨显像为了提高股骨的显示效果,减少动态范围能更好显示早期骨化股骨的强回声

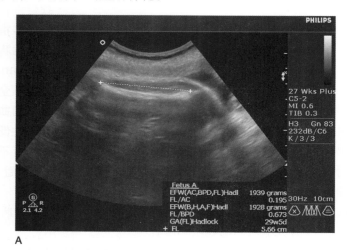

A

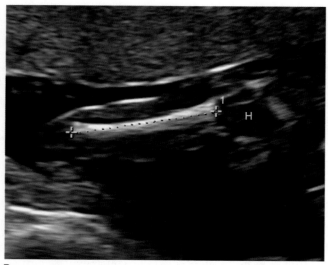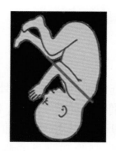

B

图27-2　A. 股骨的测量(孕 29 周),将测量光标放置在强回声影的边缘,不包括骨干。B. 肱骨的测量。由于肱骨可能与股骨类似,必须小心扫查相邻的骨性胸廓,通过无回声的肱骨头(H)并正确延伸手臂显示测量的肱骨(标尺)

超声技术

股骨是最常测量的长骨,从胎儿胸部水平向下扫查到膀胱水平,通过旋转探头直到显示长骨的最长轴回声而识别,股骨回声通常平直、对称并且骨化均匀,但轮廓可能有轻微的变化,表现为两端平直而中间轻微的弯曲,[5]后方可见垂直于骨骼的声影显示说明扫描平面正确。为避免错误地将腓骨测为股骨,超声技师应该轻微来回转动探头,保证在同一平面上只有一根骨显示。

测量股骨时,探头应垂直于股骨长轴,以避免人为地导致测值偏短。测量标尺应放置于长轴相对的外缘到外缘,在骨和软骨的交界处,不包括股骨头和远端骨骺(图 27-2A)。[4,6]胎儿仰卧位测量股骨时,由于伪像使股骨声像向后屈曲而导致测量值偏短而结果不准确。平均而言,从孕 14 周到 27 周,胎儿股骨长大约以每周 3mm 的速度增长,而在晚孕期增速减慢到每周 1mm。[5]测量的准确性随着中孕期孕周 +/−1 周减少到足月的 +/−3.5 周。有研究显示胎儿股骨长度因母亲的身高体重及种族而不同。[2,7]

显示肱骨通过从胎儿胸部横向扫查,或从肩胛骨的水平旋转探头直到骨的最长轴出现。将探头来回轻微扫查可以保证显示的是肱骨而不是桡骨或尺骨。肱骨与股骨具有相似的外观:平直、对称、均匀骨化的回声伴后方垂直声影,当探头垂直于骨干测量时,标尺放在骨干回声的相对外侧缘进行测量(图 27-2B)。[6]

其他长骨的测量有助于缩小特定的骨骼发育不良的范围,每一种长骨均存在一个正常范围。胫骨和腓骨可以通过从大腿的股骨向下移动探头来显示(图 27-3),胫骨是两者之间较粗者并靠中间,而腓骨位于外侧。

对前臂的显示可以从上臂肱骨向下移动探头来显示,远端桡骨和尺骨都应该在同一点结束,尺骨是两者中的较长者(图 27-4)。

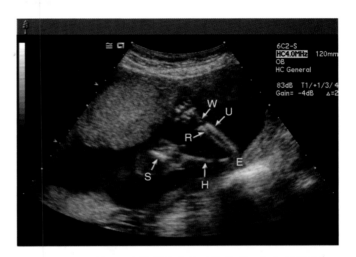

图 27-4　尺骨(U)和桡骨(R)的正常排列。与桡骨相比,尺骨延伸到肘部(E)更远处;但是,桡骨尺骨在肢体远端的同一点处结束。同时注意观察高回声的桡骨与尺骨之间的对比,以及腕部未骨化的骨骼(W)。H,肱骨;S,肩胛骨

显示胎儿手足并记录其是否显示。胎儿的手的正常外观包括未骨化的低回声的腕骨、五个高回声掌骨和五个不同长度的分开的指头,每个手指具有三个骨

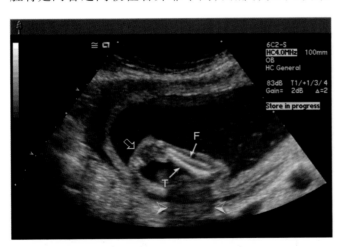

图 27-3　正常的中孕期胫骨(t)和腓骨(f)的排列。足(开放箭头)和胫骨、腓骨的正常的垂直排列。注意后方的声影(箭头),这是长骨显示的特征表现

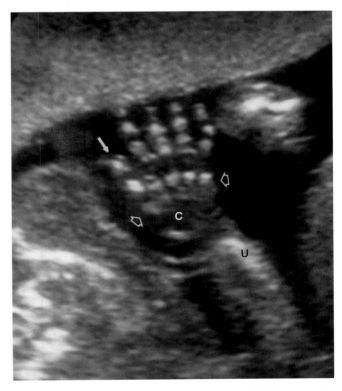

图 27-5　手展示四个手指的指骨和拇指(白色箭头)和五个掌骨(开放箭头)。C,腕;U,尺骨

化的指骨(拇指除外,拇指有两个)(图 27-5)。[8]手和手腕稍微弯曲是正常的,但应注意观察手的屈曲和伸展,如果胎手始终维持在一个固定的位置则可能是异常的。[8]足与手具有类似外观,应该在观察中确定,包括五个跗骨和五个分开的足趾,每个足趾都有两个趾骨(图 27-6)。多项研究表明,胎足具有特征性的正常生长模式,在因其他异常存在导致其他参数确定胎龄不准确的情况下,足底长可用于准确确定胎龄。[9,10]

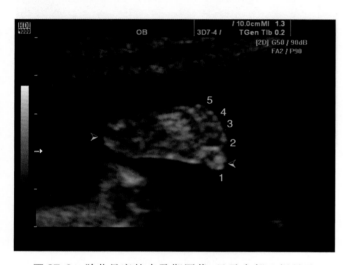

图 27-6　胎儿足底的中孕期图像,显示全部 5 根足趾(1～5)。虽然该切面对于足底长的测量(箭头)是最佳的,但是该切面难以显示分开的足趾或跖骨。(图片由 Philips Medical Systems,Bothell,WA 提供)

　　多种技术性因素可能会影响超声检查者对胎儿肢体的显示。羊水过少会导致整体分辨率差且胎儿在子宫中活动受限致其肢体难以显示。若合并羊水过多,胎儿常非常活跃或肢体可能位于探头的焦距范围之外,即使四肢位于近场也可能难以得到满意显示。让孕妇改变体位、排空膀胱或步行片刻通常可以改变胎儿的体位从而改善显像。操作者的耐心往往是得到一个好的诊断性扫查的关键。

异常胎儿肢体

　　骨骼发育不良是软骨和骨组织的异常发育,导致骨骼出现缩短、变薄、变形、或完全不形成。[11]若胎儿长骨测量值低于正常值的两个标准差以上则需要详细扫查胎儿的解剖结构。[11]某些综合征和某些综合征的严重形式均是致命的(表 27-1)。

　　超声检查是识别骨骼发育不良最常使用的方法,由于病变的罕见性[11]或表现相似性,[12]往往不容易确诊。另一些病变或由于严重程度不够而不足以在宫内

被显示。产前诊断取决于许多因素,例如超声检查进行的时间范围[11]或是否存在骨骼发育不良家族。史[13]阳性家族史有助于识别骨骼发育不良并确定具体类型,因为许多疾病以常染色体显性或隐性的方式遗传。[14]由于许多异常具有相似的产前表现,对新的或自发的突变病例的诊断仍然非常困难。

表 27-1　致命的骨骼发育不良
软骨发生不全
窒息性胸廓发育不良[*]
肢体屈曲症[*]
Ellis-van Creveld 综合征[*]
纯合软骨发育不全
低磷酸酯酶症[*]
成骨不全 II 型
短肋-多指综合征
血小板减少-无桡骨综合征[*]
致死性侏儒
VACTERL 联合征[*]

*该类病变程度较轻的患者可能会存活

超声技术

　　操作者的技能、耐心和搜集完整准确的病史资料是一个完善的超声检查的主要组成部分,特别是怀疑存在胎儿骨骼发育不良的可能时。当扫查高风险胎儿时,超声技师应首先扫查和记录可以显示的肢体。应评估长骨的弯曲度,这可能导致胎龄估测偏小;应评估有无骨折(图 27-7),表现为长骨中轴明显的角度弯曲,这也可能导致测量值比预期短;应注意在以下几种情况下不要进行测量:肢体因声束原因被人为弯曲,或由于胎儿肢体被叠压而回声缩短,或形成类似于骨折

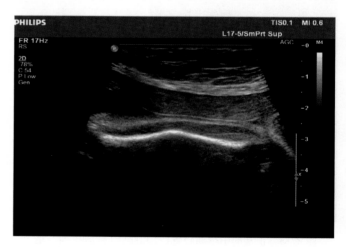

图 27-7　显示由于骨折形成骨干中份弯曲的胎儿股骨。(图片由 Philips Medical Systems,Bothell,WA 提供)

的一个间隙。异常的骨骼钙化可能会使颅骨或长骨难以显示或使其看起来变薄或骨化不均匀。[14]

超声技师应确定所显示肢体缩短的主要类型。短肢发育异常被分为 4 个描述性类别。在肢体近段短肢畸形中，只有肢体的近端部分缩短（例如肱骨或股骨）。肢体中段短肢畸形是肢体的中间部分短缩（例如桡骨、尺骨、胫骨或腓骨）。肢体远段短肢畸形是肢体远端部分的缩短（例如手足的骨）。四肢短肢畸形是整个肢体的短缩（表 27-2）。[5]

表 27-2　骨骼发育不良肢体短缩的主要类型	
骨骼发育不良	主导类型
软骨发育不全	四肢短肢畸形
软骨发育不良	肢体近段短肢畸形
窒息性胸廓发育不良	肢体中段短肢畸形
肢体屈曲症	肢体中段短肢畸形
肢体近段短肢畸形先天性低磷酸酯酶症	四肢短肢畸形
Ellis-vanCreveld 综合征	肢体近段短肢畸形
低磷酸酯酶症	四肢短肢畸形
成骨不全	四肢短肢畸形
短肋-多指综合征	四肢短肢畸形
致死性侏儒	四肢短肢畸形

除了记录长骨的外观和长度之外，超声技师应该仔细搜寻其他可显示的任何异常，如异常的羊水量、异常数量的指头、或任何面部或心脏缺陷。[14]同样还应评估胎儿颅骨形状变化。颅缝早闭是一个或多个颅缝过早融合的疾病，被认为是由外力引起的孤立事件，如胎头过早下降进入母体盆腔，[15]也可出现在许多遗传综合征和染色体异常中如 Apert 综合征。[15]最严重的颅缝早闭的形式是 Kleeblattschadel 或四叶草畸形，并与致死性发育不良相关。[16]颅骨评估还可以发现小颌畸形，耳朵形状异常，或前额隆起（图 27-8）。[14]

致命的骨骼发育异常往往伴发肺发育不全——肺细胞、气道和肺泡数量减少导致肺容量减少和呼吸衰竭。[17,18]肺发育不全可由妊娠并发症如羊水过少等引起，或继发于先天性疾病如致死性侏儒和窒息性胸廓发育异常。[14,17,18]超声表现上，肺发育不全典型表现为钟形、狭窄的胸腔。[18]股骨长度/腹围（FL/AC）和胸围/腹围（TC/AC）比值正常可以排除胸腔异常狭小。FL/AC 小于 0.16 或 TC/AC 小于 0.79 提示有胸腔增大的可能。[14,19,20]

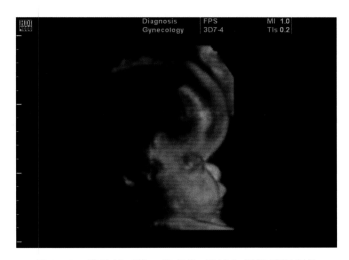

图 27-8　胎儿剖面的三维成像，显示与颅缝早闭相关的前额隆起。（图片由 Philips Medical Systems，Bothell，WA 提供）

经阴道超声能更早地显示胎儿肢体和肢体发育异常。早孕期超声也能帮助显示是否有颈项透明层厚度的增加的情况，这不仅与很多染色体异常相关，而且与某些心脏缺陷和骨骼发育不良相关联。[3,11]如果怀疑遗传性骨骼发育不良，可以采用羊膜穿刺术进行羊水遗传学实验检查。早期检测到致命的骨骼发育不良能为患胎父母在允许孕周范围提供终止妊娠的选择权。如果父母选择继续妊娠，早期诊断也能让医生可以提前选择分娩方式（例如，若发现颅骨形状异常，则选择剖腹产）和尽可能转至三级医疗中心分娩（表 27-3）。

表 27-3　骨骼发育不良的超声表现	
弯曲或弓形的长骨	肢体屈曲症
	低磷酸酯酶骨生成不全
	致死性侏儒
骨化不全	软骨发育不全
	肢体屈曲症
	低磷酸酯酶骨生成不全
	短肋-多指综合征
	致死性侏儒
狭窄胸腔	软骨发育不全 I 型
	软骨发育不良
	窒息性胸廓发育不良
	肢体屈曲症
	短肋-多指综合征
	致死性侏儒
多指（趾）	窒息性胸廓发育不良 *
	Ellis-van Creveld 综合征
	短肋-多指综合征
	VACTERL 联合征

表27-3(续)　骨骼发育不良的超声表现	
桡骨不发育或发育不良	Holt-Oram 综合征
	血小板减少性桡骨消失综合征
	VACTERL 联合征
骨折	软骨发育不全
	低磷酸酯酶骨生成不全
心脏疾病	窒息性胸廓发育不良
	Ellis-van Creveld 综合征
	Hold-Oram 综合征
	短肋-多指综合征*
	VACTERL 联合征*
小头畸形	软骨发育不良
	肢体屈曲症*
	致死性侏儒

* 不是所有的病例都会发生

骨骼发育不良

　　骨骼发育不良是一系列复杂的疾病。在这里我们描述几种较常见的发育异常。胎儿超声检查可能显示或无法显示部分或全部这些所述的特点。彻底的检查有助于对骨骼发育不良进行大致诊断,甚至可能在某些情况下提供较明确的诊断。

致死性侏儒

　　致死性侏儒(thanatophoric dysplasia TD)是最常见的致命性骨骼发育不良的形式,[13,19]发生率为 1/15 000 ~ 1/4000。[21] 希腊语中的 thanatophoric 意思是"死亡孕产"。[22] 它在男性中发生的频率是女性的两倍。[23,24] 之前的病因学是未知的,但现在被认为是通过成纤维细胞生长因子受体 3(FGFR3)的突变,以常染色体显性遗传方式进行遗传的。[22,24] 复发风险据估测约为 2%。[24] 这些胎儿的父母的身高和体型正常。

　　TD 有两种类型。Ⅰ 型是最常见的类型,[22] 其特征是肢体远端短缩(在大多数情况下,小于相应孕周平均值两个标准差以下),长骨弯曲,超声表现如同"电话听筒"样外观(图 27-9),肢体主干长度正常,扁平椎和前额突起(异常突出的额头)(图 27-10)。Ⅱ 型的特点是:长骨较长,椎体扁平程度较轻(与 Ⅰ 型相比),和 Kleeblattschadel(四叶草颅骨)。[22,24] 观察到伴发 TD 的其他异常包括狭窄的胸部与突出的腹部-使得超声图

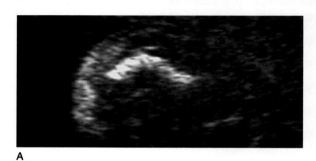

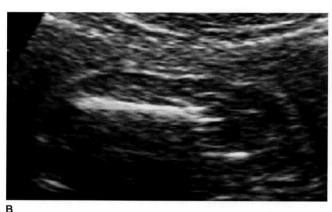

图 27-9　致死性侏儒。Ⅰ 型(A)和 Ⅱ 型(B)型股骨的超声表现

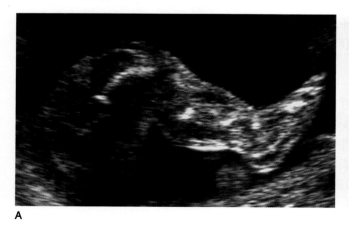

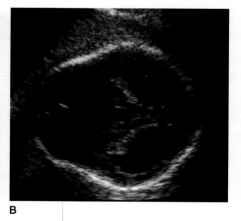

图 27-10　两种类型的致死性发育不良。Ⅰ 型(A)显示弓状股骨;Ⅱ 型(B)显示直的股骨和四叶草颅骨畸形

像类似"香槟软木塞外观"、马蹄肾、肾积水、心脏缺陷如房间隔缺损、面部特征如眼距过宽、肛门闭锁。[22,24,25,26]羊水过多也与致死性发育不良有关,可能导致早产。[24]TD 的预后差,大多数胎儿会胎死宫内或在出生后数小时内死亡,主要由于肺发育不全导致的呼吸衰竭。[22,24,25]致死性发育不良的鉴别诊断包括所有短肢发育不良,如 Ellis-van Creveld 综合征、窒息性胸廓发育不良和短肋-多指综合征。[24,27]如果怀疑 II 型 TD,应该排除与四叶草颅骨相关的综合征如 Apert 综合征。[24]

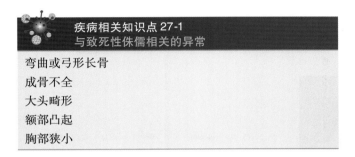

疾病相关知识点 27-1
与致死性侏儒相关的异常

弯曲或弓形长骨

成骨不全

大头畸形

额部凸起

胸部狭小

软骨发育不良

软骨发育不良是最常见的非致死型侏儒症,[28]在男性和女性的发生率相似。[26]它是通过 FGFR3 基因中的自发突变,常染色体显性遗传方式遗传的。[26,29]特征性的表现是肢体根部弯曲、前额突起(图 27-11)、鼻梁

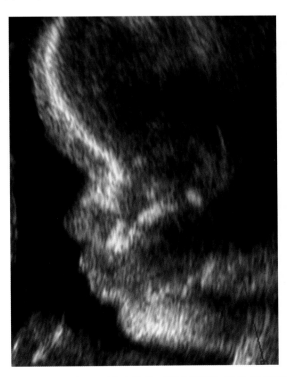

图 27-11　妊娠 32 周胎儿的面部剖面图,因软骨发育不良表现为前额突起

低和"三叉戟"样的手(第三和第四根手指之间的距离增加)。[16,27,29]巨头畸形和脑积水也应注意。[16,26]一个软骨发育不良的孩子预后是好的;他们可以期望具有正常的智力和预期寿命,矫形是唯一需要关注的医学问题。[29]软骨发育不良的鉴别诊断包括致死性侏儒、软骨发育不全和成骨不全。[29]

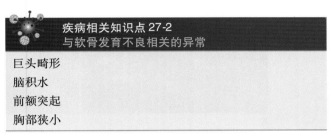

疾病相关知识点 27-2
与软骨发育不良相关的异常

巨头畸形

脑积水

前额突起

胸部狭小

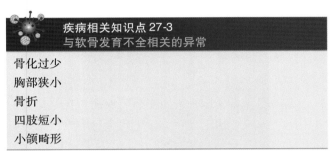

疾病相关知识点 27-3
与软骨发育不全相关的异常

骨化过少

胸部狭小

骨折

四肢短小

小颌畸形

软骨发生不全

软骨发生不全是罕见且致命的骨骼发育异常,可分为两类。I 型或 Parenti-Fraccaro 是常染色体隐性遗传,其特征是极明显的四肢短小,头部大,短而细的肋骨且可能有骨折,以及颅骨、脊柱和骨盆骨骼的骨化不良(图 27-12)。[30,31]II 型或 Langer-Saldino,是常染色体显性遗传,其特征为突出的前额,小下颌和扁平脸,无肋骨骨折,以及相对 I 型较轻程度的骨化不良和四肢短小。[30,31]一些胎儿可能会出现水肿。[16]由于肺发育不良,软骨发生不全往往是致命的。[29]鉴别诊断包括 II 型成骨不全和碱性磷酸酶过少症。[30]

短肋-多指综合征

这种罕见的病症是常染色体隐性遗传,没有性别差异。它的特点是短肢侏儒症,短而水平的肋骨与狭窄的胸部及多指(趾)畸形(图 27-13)。其他发现包括:并指,心脏、胃肠道、生殖器和泌尿生殖器畸形,唇裂和(或)腭裂,水肿,以及羊水过多。一共有三种类型的短肋-多指综合征:SaldinoNoonan(I 型)、Majewski(II 型)和 Naumoff(III 型)。三种类型都是致命的,因为患病胎儿将在出生后几小时内由于肺发育

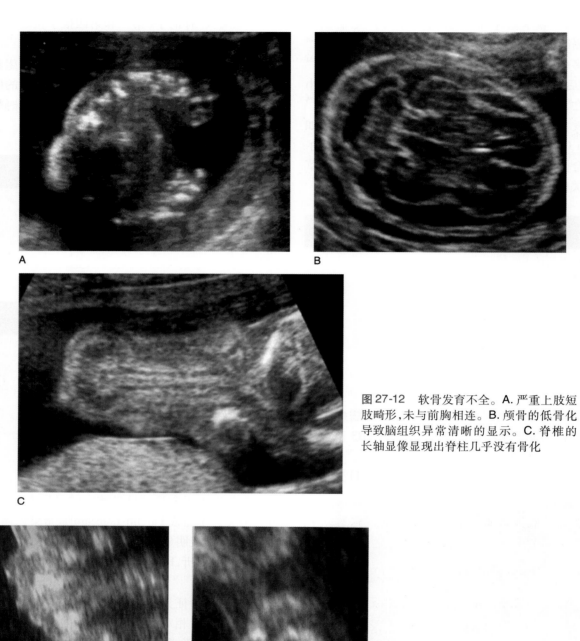

图 27-12　软骨发育不全。A. 严重上肢短肢畸形,未与前胸相连。B. 颅骨的低骨化导致脑组织异常清晰的显示。C. 脊椎的长轴显像显现出脊柱几乎没有骨化

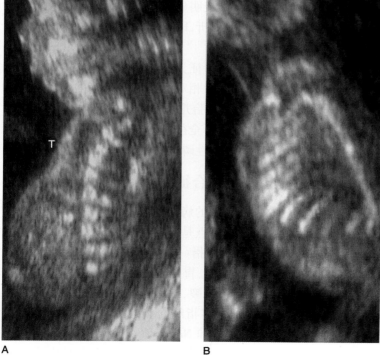

图 27-13　短肋-多指综合征。A. 旁矢状切面显示短肋骨和胸腔积液(T)。B. 正常胎儿进行比较

不良而死亡。鉴别诊断包括致死性侏儒、成骨不全和肢体屈曲症。[26,32]

疾病相关知识点 27-4
与短肋-多指综合征相关的异常

胸部狭小
骨化过少
多趾/指畸形
胃肠道/生殖器/泌尿生殖器畸形
唇裂/腭裂

疾病相关知识点 27-5
与窒息性胸廓发育不良相关的异常

胸部狭小
多趾(指)
骨盆/肾异常

窒息性胸廓发育不良

窒息性胸廓发育不良,也称为 Jeune 综合征,是罕见的常染色体隐性遗传性疾病。[27,33,34] Jeune 综合征患者出现异常狭窄的胸部,肢体近端短肢畸形的程度不如其他类似的发育不良,多指(趾),盆腔和肾脏异常。[26,33,34] 多数病例因肺发育不良而死亡,但有些患者在胸腔扩张矫正手术的辅助下存活。一些幸存者后来由于相关的肾脏异常而死于肾功能不全。[34] 这种疾病的鉴别诊断是 Ellis-van Creveld 综合征。[33]

Ellis-van Creveld 综合征

Ellis-vanCreveld 综合征(Ellis-van Creveld syndrome,EvC)也称为软骨外胚层发育不良,是罕见的常染色体隐性遗传疾病,同时影响男性和女性,经常发现在近亲结婚盛行的群体,如实行旧习俗的阿米仕社区。[27,35] 这种发育异常的特征是短小的四肢、短肋骨和狭窄的胸部、多指(趾)、发育不良的指甲和牙齿、上唇异常和先

疾病相关知识点 27-6
与 Ellis-van Creveld 综合征相关的异常

多趾(指)
短肢
胸部狭小
心脏畸形
发育不良的指甲/牙齿
上唇异常

天性心脏病。[26,34,35] Ellis-van Creveld 综合征的预后很好,受影响最大的患者也能生活到成年。因 EvC 而死亡的病例都是与心脏异常相关,与肺发育不良相关的死亡在这种疾病中是较少见的。[35] EvC 的鉴别诊断包括窒息性胸廓发育不良、短肋多指综合征、软骨发育不全和致死性侏儒。[27,35]

成骨不全

成骨不全(osteogenesis imperfecta,OI)是由 I 型胶原蛋白质量或数量缺陷引起的罕见的可遗传的结缔组织疾病。[36] I 型胶原蛋白在皮肤、韧带、肌腱和骨骼中被发现。[37,38] I 型胶原的缺陷将导致骨骼骨化减少和骨骼脆性的增加,患胎中可见骨折的现象。[14,27,28] OI 的特征也是长骨和肋骨骨折(图 27-14),骨骼系统外异常如蓝色巩膜和出生后的听力损伤。[36,39] OI 根据遗传、放射学表现和临床特征被分为四型。[37]

I 型 OI 是由胶原蛋白产生量的异常减少引起的,是这种疾病中较轻的一种。以常染色体显性模式遗传。[38] 患有 I 型 OI 的个体可能在宫内超声表现为弓形的股骨,但大部分骨折在出生后才会表现。这些患者通常身材体型正常,预后良好。[37,38]

II 型 OI 是最严重的形式,为常染色体隐性遗传。[14,40] 它的超声特征表现为长骨的回声减低,肋骨骨折导致肋骨变凹,多发性骨折导致长骨增粗和成角(图 27-15)。[26,27,40] 可能合并胸部钟形外观和颅骨骨化缺乏(图 27-16),来自探头轻微加压都可使其易被压变形。[14,36,40] II 型 OI 的另一种表现是透明骨骼征,胎儿长骨即使在远场也可显示。这个现象几乎在所有致死性 OI 的胎儿中可以被观察到。[40] II 型 OI 预后很差,大多数婴幼儿出生后不久就死于由多发性肋骨骨折引起的肺功能衰竭。[29,37] II 型 OI 的鉴别诊断包括软骨发育不全,致死性侏儒和先天性磷酸酯酶缺乏症。

III 型 OI 可以是常染色体显性或隐性遗传。[38] 虽然 III 型在宫内不如 II 型严重,但 III 型婴儿可以在宫内发现有肢体弯曲而出生时多发骨折,导致青春期进展性的骨发育畸形。[37-39]

IV 型 OI 是这种疾病的最轻形式,一般没有明显表现直到后期才出现。它是常染色体显性遗传模式。[38] 由于骨骼畸形的程度较轻,患者可能仅出现身材矮小或在后期出现骨质疏松症。[38,39]

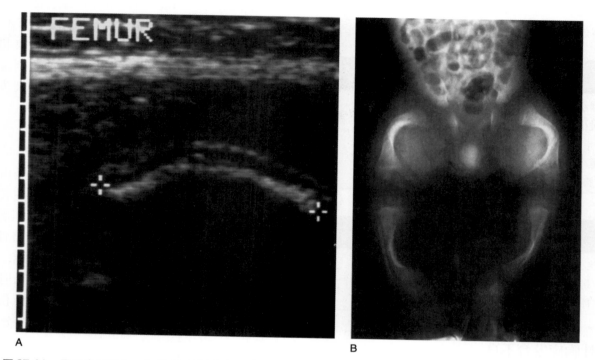

图27-14 Ⅲ型成骨不全。A. 孕38周胎儿大腿的长轴图像显示出短的弯曲的股骨（标尺）。B. 产后的放射平片确认双侧短而弯曲的股骨、胫骨和腓骨的存在

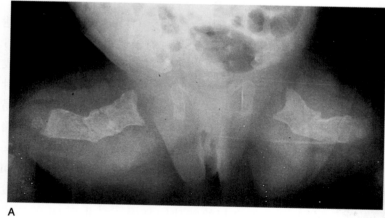

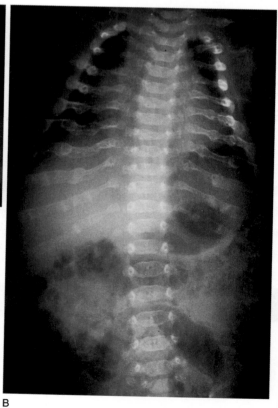

图27-15 成骨不全表现为多发性骨折导致的短而厚的骨。A. 股骨。B. 肋骨。（图片由 Alf Turner，MIR，BAppSc（Chiro），DACBR，伯恩茅斯，英国提供）

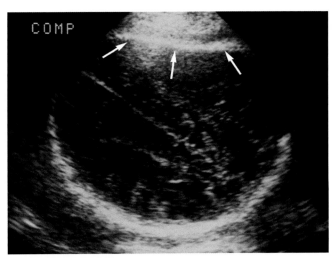

图 27-16　患有成骨不全的足月胎儿显示在外力按压下易被按压变形的柔软颅骨（箭头）COMP，按压

疾病相关知识点 27-7
与成骨不全相关的异常

弯曲或弓形弯曲的长骨

骨骼骨化减少

骨折

钟形胸部

肢体屈曲症

肢体屈曲症是一种由 *SOX9* 基因突变引起的，以常染色体显性方式遗传的罕见的短肢侏儒症，在骨形成和睾丸发育中有一定作用。[41,42]

它的特点是短而弯曲的四肢、短小的躯干、大头、钟形胸部。偶尔它可以表现为发育不全的肩胛骨（图 27-17）、腭裂、小下颌、肾盂扩张和脑积水。许多系统可以受到不良影响，包括脸、心脏和中枢神经、呼吸道和泌尿生殖系统。可能出现羊水过多。[16,26,28,41]

疾病相关知识点 27-8
与肢体屈曲症相关的异常

弯曲或弓状的长骨

骨骼骨化减少

大头畸形

钟形胸部

小颌畸形

脑积水

腭裂

肾盂扩张

发育不良的肩胛骨

疾病相关知识点 27-9
与先天性低磷酸酯酶症相关的异常

骨骼骨化减少

弯曲或弓状的长骨

骨短缩

肢体屈曲症的预后很差，大多会胎死宫内或在出生不久后死于小下颌畸形或肺发育不良等因素引起的呼吸系统并发症。[41]这种疾病的鉴别诊断包括致死性侏儒，先天性低磷酸酯酶症和成骨不全。[41,42]

先天性低磷酸酯酶症

先天性低磷酸酯酶症是罕见的遗传性疾病，以组织非特异性碱性磷酸酶活性降低或消失导致骨化缺陷为特征。[16,41,43]有两种类型的先天性低磷酸酯酶症：I 型为常染色体隐性遗传，该类可以在产前检出；II 型以常染色体显性方式遗传，直到后期才会检出。[16]患有 I 型的胎儿可表现为总体骨化的减少（图 27-18）和缩短、弯曲的骨头。颅骨可能容易被按压变形，骨刺可能在长骨骨干中份、膝盖和肘部被显示。[16,26,43] I 型先天性低磷酸酯酶症是致命的。鉴别诊断包括成骨不全 II 型和软骨发育不全。[4,28]

骨发育不全

骨发育不全是任何以骨化异常为特征的疾病。两个常见的超声可显示类型包括锁骨颅骨发育不全和颅面骨发育不全。锁骨颅骨发育不全的特点是颅骨囟门增宽和颅骨的侧面变宽。常合并消失或发育不良的锁骨、脊柱异常和中远节指（趾）骨发育不良。[16]

颅面骨发育不全通常与颅缝早闭相关。其中一种骨发育不全如 Apert 综合征，特征为颅缝早闭，面中部发育不良和双侧并指（趾）。[44,45]拇指以外的四个指头的并指称为"手套手"（图 27-19）。其他异常包括心脏畸形，泌尿生殖和大脑畸形，其中胼胝体异常最为常见。[46,47] Apert 综合征通常在妊娠晚期检出，因为颅缝在该时期最易显示，常合并羊水过多，这是另一个典型表现。[46]

疾病相关知识点 27-10
与骨发育不全相关的异常

异常骨化

颅面骨发育不全

并指

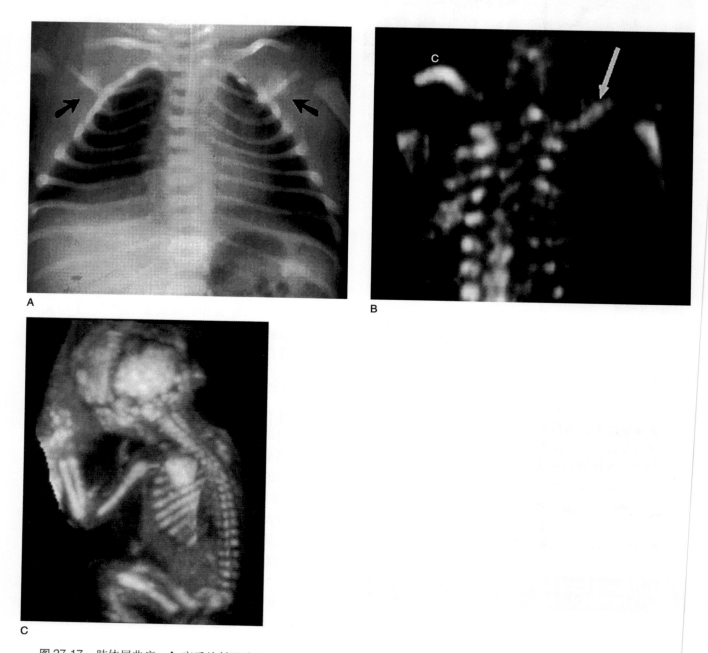

图 27-17 肢体屈曲症。A. 产后放射照片显示发育不全的肩胛骨（箭头）。B. 三维超声图像显示发育不全的肩胛骨（箭头）。c, 锁骨。C. 超声图像显示正常肩胛骨

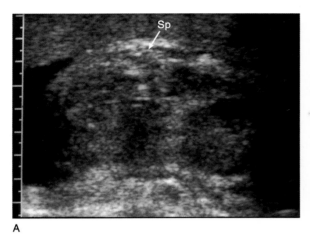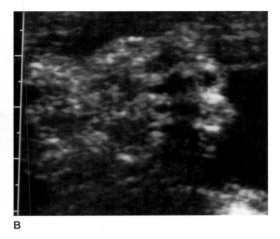

图 27-18　低磷酸酯酶症。A. 脊柱和肾脏的横切图显示脊柱(Sp)的显著低骨化。B. 放大视图显示显著的低骨化。(图片由 Glen Rouse, MD, CA 提供)

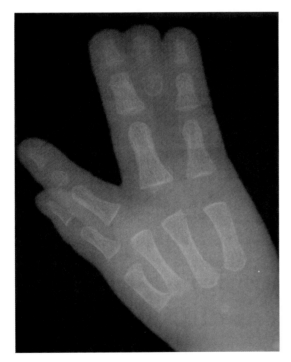

图 27-19　Apert 综合征。产后放射照片显示典型的"连指手套手"

肢体异常

肢体异常通常是更复杂的遗传疾病特征性表现或其他因素导致的结果,包括母体致畸因素的暴露和羊膜带综合征。肢体异常本身不是致命的。胎儿的预后取决于是否合并其他疾病。

胎儿手

手异常包含从轻微缺陷到严重异常的大量畸形;然而许多手异常常在常规超声评估中被漏掉。检查胎儿手最好在早孕晚期或中孕中期进行,因为此时胎儿活动度较大且双手经常处于张开的状态。对胎儿手应评估其姿势、形态和显示手指的数量。例如,持续紧握且相互重叠的手指(图 27-20)与 18-三体高度相关,而三叉戟手(三个分叉的外观)是软骨发育不良的特征性表现(图 27-21)。如果发现重大结构异常,对胎儿手的评估可以帮助缩小鉴别诊断的范围。[8]

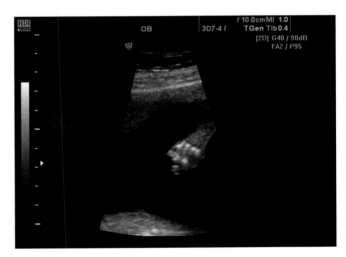

图 27-20　手紧握,重叠的手指。(图片由 Philips Medical Systems, Bothell, WA 提供)

多指(趾)症

多指(趾)症是胎儿手或足存在额外的指(趾)头(图 27-22)。[48]这是最常见的手/足异常,既可能孤立发生也可能作为综合征的一部分而出现。[48,49]多指(趾)症可以根据多余指(趾)头的位置进行分类:轴前多指

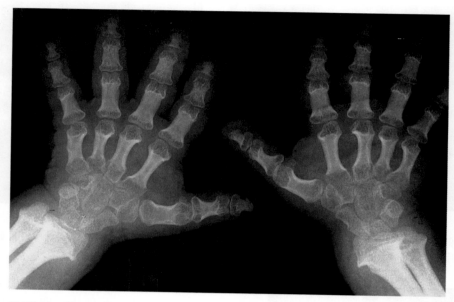

图 27-21 软骨发育不良。三叉戟手。观察典型的三叉戟手,第三和第四个指头的分离。同样注意手指的长度都是相同的。(图片由 Bryan Hartley,MD,墨尔本,澳大利亚提供)

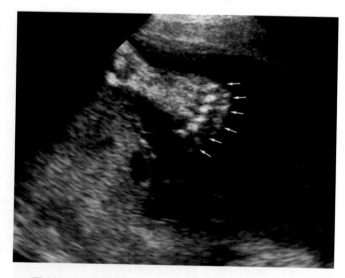

图 27-22 多趾症。胎足有六个趾骨(小箭头)形成六个足趾

(趾)的病变在桡(拇指)侧,轴后多指(趾)的病变在尺(小指)侧,中心多指(趾)的病变则主要影响中央三个指头。轴后多指(趾)(图 27-23)是最常见的形式,而中心多指(趾)是最不常见的。[8]在许多综合征如短肋-多指综合征,窒息性胸廓发育不良和非整倍体如13-三体、18-三体和 21-三体等疾病中均可见多指(趾)。早在孕 10 周左右就可以通过经阴道超声发现胎儿多指(趾)。[49]

肢体减少异常

肢体减少是一个或多个肢体或肢体的部分先天缺失或不完全发育。

经常使用以下专业名词:

不发育(aplasia):没有骨骼

发育不良(hypoplasia):骨骼不完全发育

无肢畸形(amelia):缺失一个或多个肢体(图 27-24)

半肢畸形(hemimelia):缺失一个或多个肢体的远端,即肘部或膝盖以下

无手畸形(acheiria):一只或两只手缺失

无足畸形(apodia):一只或两只足缺失

缺指(趾)畸形(adactyly):缺失一个或多个手指或足趾

海豹肢畸形/短肢畸形(phocomelia):缺少肢体的近端部分,躯干与手或足连接

残肢畸形(meromelia):缺失肢体的一部分

桡骨不发育或发育不良在许多综合征中常见,包括遗传方面的综合征,或可能由母亲接触禁止使用的药物引起。当然也可自然发生。不发育的桡骨可能完全缺失,需要注意单个尺骨出现且与肱骨分离。病变肢体的手会向桡侧偏离,出现为类似手内翻的表现。[8]

Holt-Oram 综合征

Holt-Oram 综合征是以骨骼缺陷和心脏异常为特

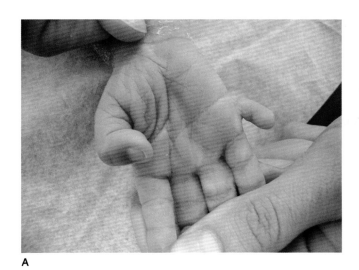
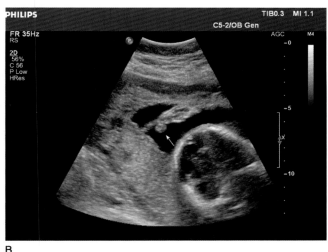

图 27-23　A. 一名新生儿，右手的第五指轴后多指（图片由 Paul S. Matz，MD 提供）。B. 额外的指头（箭头）（图片由 Philips Medical Systems，Bothell，WA 提供）

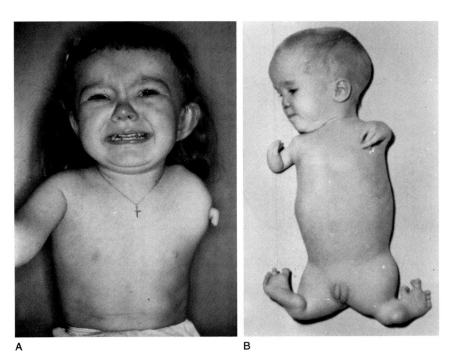

图 27-24　A. 患有单侧无肢的孩子。B. 患有残肢症的孩子。不规则形状的骨头将手连接到躯干上。这两个婴儿都是由于母亲使用了沙利度胺（镇静安眠药的一种）而患病的

征的常染色体显性遗传综合征。骨骼缺陷主要涉及上肢并包括三指节拇指（拇指包括三个指骨而不是正常的两个），海豹肢畸形/短肢畸形和放射线缺陷。最常见的心脏缺陷是房间隔缺损。这个疾病的预后主要取决于相关的心脏缺陷。鉴别诊断包括血小板减少-无桡骨综合征或 VACTERL 联合征和类似于 18-三体、13-三体的染色体异常。[50-53]

血小板减少-无桡骨（TAR）综合征

　　血小板减少-无桡骨综合征是一种与血小板减少相关的常染色体隐性遗传疾病。其特征表现为双侧桡骨的消失但有五个完整的手指。可能存在其他上肢畸形，并且这种情况常与先天性心脏病有关。许多病例由于颅内出血而预后差。TAR 的鉴别诊断包括 Holt-

Oram 综合征和 Roberts 综合征。[8,54]

VACTERL 联合征

VACTERL 是相关缺陷的首字母组合的缩略词：vertebral, anorectal, cardiac, tracheoesophageal, renal, and limb abnormalities（脊椎的、肛门直肠的、心脏的、气管食管的、肾脏的和四肢的异常）。这种情况的确诊，至少要求有三种异常的出现。据报道在病变胎儿中可出现羊水过多。疾病的预后取决于相关异常的严重程度。VACTERL 可能与许多疾病情况类似，如 13-三体、18-三体和并腿畸形，并且可由胚胎发生期间，包括血管功能不全和某些化学或药物成分的问题而触发。[55,56]

马蹄内翻足

马蹄内翻足是一种常见的出生缺陷，以胎儿的足过度地向中线偏离，使足和小腿骨在同一平面显示为特征（图 27-25）。这可能是一个孤立表现，也可作为综合征的表现之一。普遍认为马蹄内翻足是因羊水过少或其他原因导致胎儿运动受限而引起的足的变形。[57,58]当怀疑马蹄内翻足时，应全面评估胎儿所有的结构以检测染色体或综合征异常。可疑患病的足也应该在检查结束时再次评估，以确定可疑异常是否是人为因素所导致的。[57]

羊膜带综合征

羊膜带综合征（amniotic band sequence，ABS）是一组胎儿异常，范围从收缩环、胎儿手指（足趾）水肿到胎儿身体不同部位的多发复杂的异常。[59]对于这些羊膜带的确切解释是未知的，但有许多理论提出了它们的可能起源。有人提出假设，认为羊膜带形成于怀孕早期羊膜的破裂；其他人认为这种情况与侵入性手术有关，如羊膜腔穿刺术和绒毛穿刺取样。[59,60]这些带状回声在超声图像上可表现为从宫壁一侧到另一侧或从

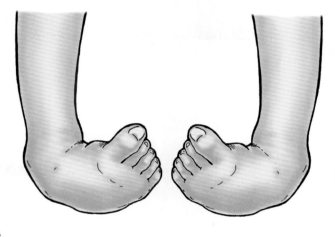

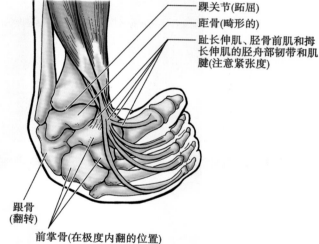

踝关节(跖屈)
距骨(畸形的)
趾长伸肌、胫骨前肌和拇长伸肌的胫舟部韧带和肌腱(注意紧张度)

跟骨
(翻转)

前掌骨(在极度内翻的位置)

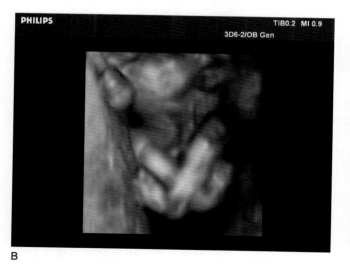

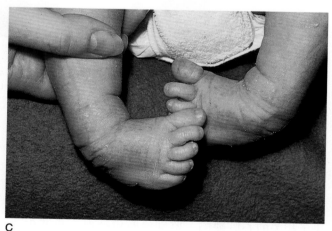

图 27-25 马蹄内翻足。A. 艺术家对马蹄内翻足的示意图手绘。B. 马蹄内翻足的三维图像。C. 胎儿双侧马蹄内翻足的产后照片

宫壁到胎儿部分身体的带状强回声,或者它们可能根本不显示。ABS 可以影响许多器官系统,包括颅骨面部缺陷(无脑,唇裂/腭裂)、体壁缺陷(腹裂、脐膨出、异位心)、和肢体缺损(截肢、马蹄内翻足,收缩环远端的淋巴水肿)(图 27-8)。[60,61]

羊膜片可在产前超声图像中显示且不应与羊膜带相混淆。羊膜带,也称为粘连带,是在怀孕前就存在的子宫组织,在孕期因羊膜腔内充满羊水而变得更为明显,常与子宫内膜手术或宫内感染有关。[62] 羊膜片表现为在羊水中的膜样条状回声,其特征为伸入羊膜腔的游离缘。胎儿可以在这个条状突起周边自由移动。虽然超声是诊断妊娠相关母体/胎儿并发症可选手段,MRI 有更广泛的视野,可更准确地对羊膜片和羊膜带进行鉴别诊断。[61,63]

并腿畸形

也称为“美人鱼综合征”的并腿畸形是与母体糖尿病、单卵双胎、母体可卡因使用相关的罕见而致命的畸形。[64] 其特征为双下肢融合或一个单独的下肢,肾发育不全及严重的羊水过少(图 27-26)。[64,65] 并腿畸形被认为是由早孕胚胎发育期的干扰造成的,可能由血管窃血现象造成(早期胚胎血管系统来源的持续存在的血管改变了血液流动的方向,引起胎儿尾端的严重局部缺血)。[64,66,67] 并腿畸形的预后通常由于肾脏发育不全而普遍较差。[66] 并腿畸形的主要鉴别诊断是尾端退化综合征,其特征是部分或完全发育不全的骶骨,腰椎

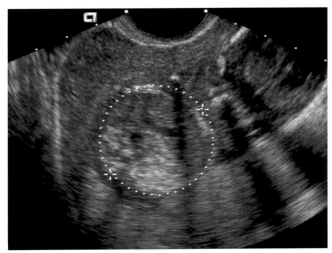

A

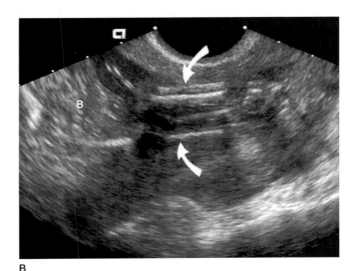

B

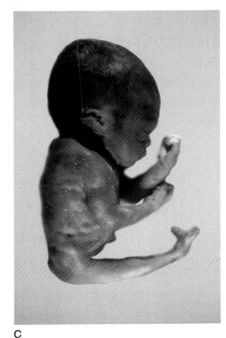

C

图 27-26　并腿畸形。A. 腹部横切面显示继发于肾脏发育不良的明显羊水过少。B. 小腿图像显示胫骨和腓骨相互靠近(箭头)。有些病例显示一个或多个骨的缺失。C. 并腿畸形胎儿出生后的图片

和远端脊髓,以及尾端区域的生长不足。[68,69]

母体情况和相关的肢体异常

从母亲处获得详细和准确的疾病既往史和社会史是非常重要的。母体的疾病过程、药物使用、药物滥用和暴露于辐射或工业化学品会影响发育中的胎儿的环境而可能导致骨骼生长异常。

肢体测量值低于第 10 百分位可能提示严重的宫内生长受限、胎儿酒精综合征、违禁药物滥用或先天性染色体异常。然而,如果母亲和父亲身材矮小,胎儿可能正常的天生身材偏小。环境因素如羊水过少、子宫肿瘤或米勒管异常会使四肢变形,同时有毒物质也会导致骨骼畸形的发生。患有胰岛素依赖性糖尿病的母亲的胎儿罹患尾端退化综合征的风险较高,[70] 而颅缝早闭症与甲状腺功能亢进的母亲有关。[71] 甚至具有治疗作用的药物也可能对胎儿造成伤害。例如,在妊娠中使用沙利度胺(抗恶心药)可导致胎儿发生嗜酸性粒细胞减少,[8] 而使用华法林(抗凝血剂)可导致胎儿发生颅缝早闭。[71]

仔细检查胎儿骨骼是发现重大异常的第一步。早期发现可以给父母和医生提供终止妊娠的选择和特殊分娩方式的安排。当怀疑存在骨骼发育异常时,通常应建议将患者转诊到三级超声检查中心进行确诊。

小结

- 四肢初级骨化中心早在 10 周左右可显示。
- 长骨干骺端可在 35 周显示,有助于胎儿成熟度的评估。
- 平均而言,27 周前胎儿股骨每周增长约 3mm,之后的妊娠中每周增长减缓至 1mm。
- 骨骼发育异常多与其他(通常致命的)胎儿异常同时发生。
- TD 有两种形式,普遍致命。
- 常染色体显性遗传的软骨发育不良会导致头大、四肢弯曲、三叉戟手和低鼻梁。
- 致死性软骨发育不全有两种形式。
- 所有三种类型的致命性短肋-多指综合征表现包括狭窄的胸部,多指,短而水平的肋骨,短肢侏儒症和肺发育不良。
- 具有极窄胸部、肢体近段短肢畸形、多指(趾)、盆腔和肾脏异常的胎儿被定义为窒息性胸廓发育不良。
- 短肢,短肋骨和狭窄的胸部,多指,发育异常的指甲和牙齿,异常上唇和先天性心脏病定义为 Ellis-van Creveld 综合征。
- OI 的特征包括产前骨弓状弯曲和骨折。
- 短而弯曲的四肢、短的躯干、大头、钟形胸部描述了侏儒症的一种称为肢体屈曲症。
- 先天性低磷酸酯酶症的主要特征是缺乏骨化。
- Apert 综合征是骨发育不全的一种。
- 胎儿手足畸形包括指(趾)头额外增加或减少或杵状变。
- 包含肢体异常的综合征包括 Holt-Oram 综合征,血小板减少桡骨(TAR)综合征和 VACTERL 联合征。
- 羊膜带综合征导致胎儿四肢或指(趾)被截断。
- 下肢融合是窃血现象的结果,并且是并腿畸形的一部分。

思考题

1. 为什么在评估胎儿骨骼时,测量的一致性和准确性以及解剖结构观察很重要?
2. 如果股骨长度被认为短于正常的胎龄值,应采取哪些其他测量/其他解剖结构的观察来帮助诊断骨骼发育不良?

（郭楠　译）

参考文献

1. Monteagudo A, Dong R, Timor-Tritsch I. Fetal fibular hemimelia. *J Ultrasound Med*. 2006;25:533-537.
2. Lee S, Kim T, Lee H, et al. Length measurement of fetal long bone and fetal anomaly detection. *WebmedCentral Obstet Gynaecol*. 2013;4(5):WMC004286.
3. Fong K. Detection of fetal structural abnormalities with US during early pregnancy. *Radiographics*. 2004;24:157-174.
4. MacKenzie A, Stephenson C, Funai E. Prenatal assessment of gestational age. Online UpToDate. Available at: http://www.uptodate.com/contents/prenatal-sonographic-assessment-of-fetal-weight.

Assessed August 28, 2016.
5. Nyberg DA, McGahan JP, Pretorius DH, et al. *Diagnostic Imaging of Fetal Anomalies*. Philadelphia: Lippincott Williams & Wilkins; 2003.
6. Hearn-Stebbens B. Normal fetal growth assessment: a review of literature and current practice. *J Diagn Med Sonography*. 1995;11:176-187.
7. Agboola I, Sangihaghpeykar H, Zacharias N. Maternal-fetal characteristics and fetal femur diaphysis length in a predominantly Hispanic population (Abstract). *Am J Obstet Gynecol*. 2008;199:S191.
8. Rypens F, Dubois J, Garel L, et al. Obstetric US: watch the fetal hands. *Radiographics*. 2006;26:811-829.
9. Chatterjee M, Izquierdo L, Nevils B, et al. Fetal foot: evaluation of gestational age. The Fetus.net. Available at: https://sonoworld

.com/fetus/page.aspx?id = 350. Accessed August 27, 2016.

10. Furness M, Khor B. Foot anomalies. The Fetus.net. Available at: https://sonoworld.com/fetus/page.aspx?id = 351. Accessed August 27, 2016.

11. Pantaleo J, Craig M, Ehman D. Hypochondrogenesis: a rare lethal skeletal dysplasia. *J Diagn Med Sonography*. 2001;17:354–357.

12. Luewan S, Sukpan K, Udomwan P, et al. Prenatal sonographic features of fetal atelosteogenesis type I. *J Ultrasound Med*. 2009;28:1091–1095.

13. Wax J, Carpenter M, Smith W, et al. Second trimester sonographic diagnosis of diastrophic dysplasia. *J Ultrasound Med*. 2003;22:805–808.

14. Dighe M, Fligner C, Cheng E, et al. Fetal skeletal dysplasia: an approach to diagnosis with illustrative cases. *Radiographics*. 2008;28:1061–1077.

15. Krakow D, Santulli T, Platt L. Use of three-dimensional ultrasonography in differentiating craniosynostosis from severe fetal molding. *J Ultrasound Med*. 2001;20:427–431.

16. Glass R, Fernbach S, Norton K, et al. The infant skull: a vault of information. *Radiographics*. 2004;24:507–522.

17. Gerards F, Twisk J, Fetter W, et al. Predicting pulmonary hypoplasia with 2- or 3-dimensional ultrasonography in complicated pregnancies. *Am J Obstet Gynecol*. 2008;198:140–142.

18. Green I, Grube G, Rouse G, et al. Sonographic detection of fetal and neonatal intrathoracic and pulmonary abnormalities: a review. *J Diagn Med Sonography*. 1990;5:270–278.

19. Rahemtulla A, McGillivray B, Wilson RD. Suspected skeletal dysplasias: femur length to abdominal circumference ratio can be used in ultrasonographic prediction of fetal outcome. *Am J Obstet Gynecol*. 1997; 177:864–869.

20. Parilla B, Leeth E, Kambich M, et al. Antenatal detection of skeletal dysplasias. *J Ultrasound Med*. 2003;22:255–258.

21. Souka A, Von Kaisenberg C, Hyett J, et al. Increased nuchal translucency with normal karyotype. *Am J Obstet Gynecol*. 2005;192(4):1005–1021.

22. Bircher A, Heredia F, Jeanty P. Thanatophoric dysplasia. The Fetus. net. Available at: https://sonoworld.com/fetus/page.aspx?id = 1016. Accessed August 26, 2016.

23. Sallout B, D'Agostini D, Pretorius D. Prenatal diagnosis of spondylocostal dysostosis with 3-dimensional ultrasonography. *J Ultrasound Med*. 2006;25:539–543.

24. Jeanty P, Silva S. Thanatophoric dysplasia. The Fetus.net. Available at: https://sonoworld.com/fetus/page.aspx?id = 381. Accessed August 26, 2016.

25. Schade GW. Thanatophoric dysplasia: a case study. *J Diagn Med Sonography*. 1994;10:24–27.

26. Burmagina Y, Kaloyanova E. Achondroplasia. The Fetus.net. Available at: http://www.sonoworld.com/Fetus/page.aspx?id = 2531. Accessed August 26, 2016.

27. Glass R, Norton K, Mitre S, et al. Pediatric ribs: a spectrum of abnormalities. *Radiographics*. 2002;22:87–104.

28. Cheema J, Grissom L, Harcke T. Radiographic characteristics of lower-extremity bowing in children. *Radiographics*. 2003;28:871–880.

29. Jeanty P, Silva S. Achondroplasia. The Fetus.net. Available at: http://www.sonoworld.com/Fetus/page.aspx?id = 328. Accessed August 26, 2016.

30. Jeanty P, Silva S. Achondrogenesis. The Fetus.net. Available at: http://www.sonoworld.com/Fetus/page.aspx?id = 321. Accessed August 26, 2016.

31. Thomas D, Lejeune R, Mortier G, et al. Achondrogenesis, Type II. The Fetus.net. Available at: http://www.sonoworld.com/Fetus/page.aspx?id = 1085. Accessed August 26, 2016.

32. Silva S, Jeanty P. Short rib polydactyly syndromes. The Fetus.net. Available at: http://www.sonoworld.com/Fetus/page.aspx?id = 372. Accessed August 26, 2016.

33. Jeanty P, Silva S. Asphyxiating thoracic dysplasia. The Fetus.net. Available at: http://www.sonoworld.com/Fetus/page.aspx?id = 335. Accessed August 26, 2016.

34. Sleurs E, Clavelli WA. Asphyxiating thoracic dystrophy. The Fetus.net. Available at: http://www.sonoworld.com/Fetus/page. aspx?id = 356. Accessed August 26, 2016.

35. Gardner S, Almon J, Barton L, et al. Ellis-van Creveld syndrome. *J Diagn Med Sonography*. 2006;22:111–116.

36. McEwing R, Alton K, Johnson J, et al. First-trimester diagnosis of osteogenesis imperfecta type II by three-dimensional sonography. *J Ultrasound Med*. 2003;22:311–314.

37. Beary J, Chines A. Clinical features and diagnosis of osteogenesis imperfecta. Online UpToDate (serial online). January 25, 2010.

38. Jeanty P, Silva S. Osteogenesis Imperfecta. The Fetus.net. Available at: http://www.sonoworld.com/Fetus/page.aspx?id = 363. Accessed August 26, 2016.

39. Rauch F, Glorieux F. Osteogenesis imperfecta. *Lancet*. 2004;363:1377–1385.

40. Palmer T, Rouse G, Song A, et al. Transparent bone and concave ribs: additional sonographic features of lethal osteogenesis imperfecta. *J Diagnc Med Sonography*. 1998;14:246–250.

41. Eger K. Camptomelic dysplasia. *J Diagn Med Sonography*. 2005;21:343–349.

42. Jeanty P, Silva S. Camptomelic dysplasia. The Fetus.net. Available at: http://www.sonoworld.com/Fetus/page.aspx?id = 337. Accessed August 26, 2016.

43. Jeanty P, Silva S. Hypophosphatasia. The Fetus.net. Available at: http://www.sonoworld.com/Fetus/page.aspx?id = 355. Accessed August 26, 2016.

44. Suchet I. Apert syndrome. The Fetus.net. Available at: http://www.sonoworld.com/Fetus/page.aspx?id = 2559. Accessed August 26, 2016.

45. Jeanty P, Silva S. Apert syndrome. The Fetus.net. Available at: http://www.sonoworld.com/Fetus/page.aspx?id = 333. Accessed August 26, 2016.

46. Cuillier F, Dillon C, Lamaire P, et al. Apert syndrome: acrocephalosyndactyly. The Fetus.net. Available at: http://www.sonoworld .com/Fetus/page.aspx?id = 2095. Accessed August 26, 2016.

47. Lam H, Lo T, Lau E, et al. The use of 2- and 3-dimensional sonographic scans in the evaluation of cranial sutures. *J Ultrasound Med*. 2006;25:1481–1484.

48. Zun K, Kim MW, Choi HM. Crossed polydactyly prenatally diagnosed by 2- and 3-dimensional sonography. *J Ultrasound Med*. 2007;26:529–534.

49. Zimmer E, Bronshtein M. Fetal polydactyly diagnosis during early pregnancy: clinical applications (Abstract). *Am J Obstet Gynecol*. 2000;183:775.

50. Cuillier F, Broussin B, Malauzat A. Holt-Oram syndrome. The Fetus.net. Available at: http://www.sonoworld.com/Fetus/page. aspx?id = 1144. Accessed August 26, 2016.

51. Quiroga H, Ottolina Y. Holt-Oram syndrome, 5 patients in the same family. The Fetus.net. Available at: http://www.sonoworld.com /Fetus/page.aspx?id = 1228. Accessed August 26, 2016.

52. Manohar S, Karthikeyan MM, Vidya S. Holt-Oram syndrome. The Fetus.net. Available at: http://www.sonoworld.com/Fetus/page. aspx?id = 2767. Accessed August 26, 2016.

53. Jeanty P, Silva S. Holt-Oram syndrome. The Fetus.net. Available at: http://www.sonoworld.com/Fetus/page.aspx?id = 354. Accessed August 26, 2016.

54. Kalish RB, Moquete R, Chasen S. Accuracy of prenatal ultrasound diagnosis of isolated clubfoot in singletons vs. twins (Abstract). *Am J Obstet Gynecol*. 2008;199:S190.

55. Weiner N. Prenatal ultrasound diagnosis of multiple fetal anomalies: VACTERL association. *J Diagn Med Sonography*. 2002;18:167–169.

56. Bates C, Guadette L, Myles I. A rare case of VACTERL and oculoauriculo-vertebral spectrum complicated by oligohydramnios. *J Diagn Med Sonography*. 2003;19:175–179.

57. Magriples U. Prenatal diagnosis of talipes equinovarus (clubfoot). Online UpToDate (serial online). February 9, 2010.

58. Mammen L, Benson C. Outcome of fetuses with clubfeet diagnosed by prenatal sonography. *J Ultrasound Med*. 2004;28:497–500.

59. Allen L, Silverman R, Nosovitch J, et al. Constriction rings and congenital amputations of the fingers and toes in a mild case of amniotic band syndrome. *J Diagn Med Sonography*. 2007;28:280–285.

60. Bodamer O. Amniotic band sequence. Online UpToDate (serial online). May 28, 2009.

61. Richardson SM, Gill K, Arcement L. Amniotic band syndrome. *J Diagn Med Sonography*. 1994;10:137–143.

62. Burton E. Serial evaluation of perinatal uterine synechiae versus amniotic bands. *J Diagn Med Sonography*. 2004;20:51–56.

63. Kato K, Shiozawa T, Ashida T, et al. Prenatal diagnosis of amniotic sheets by magnetic resonance imaging. *Am J Obstet Gynecol*. 2005;193:881–884.

64. Heflin D. Sirenomelia in the first trimester. *J Diagn Med Sonography*. 2007;28:365–367.

65. Vijayaraghavan SB, Amudha AP. High-resolution sonographic

diagnosis of sirenomelia. *J Ultrasound Med*. 2006;25:555–557.

66. Pinette MG, Hand M, Hun R, et al. Surviving sirenomelia. *J Ultrasound Med*. 2005;24:1555–1559.

67. Stroustrup Smith A, Grable I, Levine D. Case 66: caudal regression syndrome in the fetus of a diabetic mother. *Radiology*. 2004;280:229–283.

68. Diawara F, Camara M, Thera M, et al. Sonographic diagnosis of caudal regression syndrome. *J Diagn Med Sonography*. 2009;25:267–271.

69. Gonzalez-Quinter VH, Tolaymat L, Martin D, et al. Sonographic diagnosis of caudal regression in the first trimester of pregnancy. *J Ultrasound Med*. 2002;21:1175–1178.

70. Bacino C. Approach to congenital malformations. Online UpToDate (serial online). July 16, 2008.

71. Stahl S, Holier L, Cole P. Overview of craniosynostosis. Online UpToDate (serial online). May 6, 2009.

生物物理评分

SUSAN R. STEPHENSON

第28章

目标

- 讨论产前评估的基本原理。
- 解释生物物理评分(BPP)的发展过程。
- 列举生物物理评分的组成部分。
- 描述 BPP 的评分方法。
- 讨论胎儿行为变化与孕周的联系。
- 明确影响 BPP 分数的因素。
- 解释生物物理评分。
- 讨论胎儿生物物理活动变化与胎儿生理学的联系。
- 识别生物物理评分的临床应用。

关键词

生物物理评分(BPP)
产前评估
胎心宫缩监护
无应激试验(NST)
声振刺激
假阳性
假阴性
低氧血症
缩宫素激惹试验(OCT)
羊水量(AFV)
羊水指数(AFI)

术语表

酸中毒(acidosis):胎儿血供减少引起血氢浓度增加导致的血 pH 小于7。

羊水指数(amniotic fluid index,AFI):测量腹部四个象限羊水深度获得的胎儿羊水量的粗略估计值。

羊水量(amniotic fluid volume,AFV):羊膜囊内胎儿周围的液体量,其估计值为 AFI。

窒息(asphyxia):血氧含量下降伴二氧化碳升高。

生物物理评分(biophysical profile,BPP):胎儿活动的监测,包括呼吸运动、胎动、肌张力、羊水量及 NST。

胎心宫缩监护(cardiotographic,CTG):同时记录胎儿心跳和子宫收缩的技术。

假阴性(false negative):某状态实际存在但结果表现为错误的阴性结果。例如:BPP 时胎儿表现为有反应;但实际上胎儿存在酸中毒所致的损伤。

假阳性(false positive):某状态实际不存在但结果表现为阳性结果。例如:BPP 时胎儿因处于睡眠周期而表现为无反应。

高碳酸血症(hypercapnia):血液循环中二氧化碳水平异常增高。

低氧血症(hypoxemia):血液中氧水平降低。

改良生物物理评分(modified biophysical profile,mBPP):仅包括 NST 和 AFI 的产前评估。

无应激试验(non stress test,NST):记录由子宫收缩引起血氧水平变化导致的胎儿心率加速(正常)或减速(异常)。

羊水过少(oligohydramnios):胎儿周围羊水减少。
缩宫素激惹试验(oxytocin challenge test,OCT):经静脉注射缩宫素引起子宫收缩,监测胎儿对宫缩的反应以评价胎儿对外界环境应激能力。
pH:测量血液的碱性或酸性:7为中性,大于7为碱性,小于7为酸性。

临床医生检查患者的一个重要部分是对患者的直接观察。在过去的100年中,人们对胎儿宫内活动的观察激起了对胎儿运动及呼吸的科学研究。超声使直接观察胎儿运动行为成为可能,可以在整个孕期对胎儿运动进行定性和定量观察。实践证明,无论是对胎儿活动实时状态还是其发育过程的直观观察,都对胎儿状态评估至关重要。胎儿的生理过程可以通过临床指标反映出来,这些指标帮助临床医生判断胎儿是否有死亡的风险及是否需要采取适当的措施。

历史上,孕妇主要通过对胎动的感知来判断胎儿是否安好。对胎动的最早记录源自《圣经》,Rebecca感觉到她的双胞胎胎儿"在她腹中互相扭打"。[1]研究者们通过孕妇感知的胎动来评估妊娠后半期的胎儿发育情况。关于胎动产生时间的研究发现,妊娠20周出生的胎儿即存在运动。[2,3]直至今天,孕妇对胎动的感知仍然是产前监护的一个重要部分,一旦感觉到胎动减少都应到产科急诊就诊。在晚孕期采用孕妇计数胎动来监测胎儿情况是一个接受度高并且科学有效的方法。[4]

实时超声的诞生使得无创观察胎儿并评估其健康状况成为可能。1980年,Manning及其团队提出了生物物理评分(BPP)用于评估胎儿健康状况及识别高危胎儿。[5]该方法描述了五种评估胎儿状况的观察指标:自发的呼吸、总体运动、肌张力、心率变化及羊水量(AFV)所反映的尿量。BPP能够敏感地预测胎儿急性缺氧以及识别血氧正常的胎儿。[6]

本章回顾了进行BPP的技术细节、产前监护的原则以及临床应用。合理运用并谨慎阐释BPP可以用于告知诊断并且调整产前管理计划,以决定是否继续妊娠以及何时终止妊娠。

产前评估

基本原则

产前评估是指监测胎儿窒息的方法。它广泛应用于高危妊娠,特别是有宫内死亡风险的胎儿。在很多情况下,该方法用于决定胎儿是否该娩出或是继续留在宫内。因此,该检查仅在以下妊娠情况时有使用指征,即当试验结果不乐观时,胎儿娩出是一种合理选择。换言之,该方法不适用于胎儿无生机的早期妊娠,大多数数据表明,该方法适用于晚孕后期的胎儿。

胎心宫缩监护

电子胎心率监护包括无应激试验(NST)和缩宫素激惹试验(OCT),是胎儿监护的常用方法。该方法可监测胎心率与宫缩的关系,包括自发宫缩(NST)和诱发宫缩(OCT)。胎心率晚期减速可反映胎儿有死亡风险。10分钟内三次宫缩时伴随的胎心率均正常可视为结果阴性。但是,仅仅用胎心率来评估胎儿健康状况是有局限性的,其假阳性率较高。[4]换言之,有相当多一部分健康胎儿表现为NST无反应型。[6]

OCT的假阳性与假阴性率要低得多。但是,这种耗时的方法需要花费几个小时,并且经静脉注射缩宫素需要很小心。[4]

胎儿生物物理评分

实时超声的诞生使无创观察胎儿并评估其健康状况成为可能。BPP提出了一种更为全面的胎儿健康评估方法,强调除胎心率以外的其他指标。其假阳性率较NST更低,假阴性率也较低、与OCT接近。对于多数产科诊所和住院部而言,超声应用较为广泛,BPP是替代上述两种胎心率电子监护的较好方法。

胎儿生物物理评分组成部分

胎儿BPP的组成部分包括观察同一时间段内的胎儿呼吸运动、胎儿总体运动、肌张力、羊水量及NST。除了NST,其余几项指标均采用实时超声记录。这些指标中的运动由中枢神经系统(CNS)发出并调节,且这些指标异常被认为是低氧血症或酸血症的间接反映。[4]

胎儿呼吸运动

胎儿呼吸运动可通过实时超声探头获取胎儿长轴切面观察。该运动由膈肌在头侧-尾侧方向上的自发运动构成，并引起前胸壁的向内运动同时伴前腹壁的向外运动。[7]评估呼吸运动的推荐切面见图 28-1。此外也可以通过观察肾脏在头侧-尾侧方向上的运动来评估呼吸运动。[8]30 分钟内至少观察到一段持续的呼吸运动且持续时间大于 30 秒(呼吸-呼吸间隔小于 6 秒),则 BPP 中的呼吸运动合格。小于 30 秒的呼吸运动不能达到评判标准。

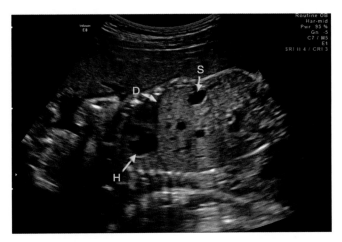

图 28-1　胸部及腹部矢状切面可同时观察膈运动和胸部、腹部变化。S,胃;H,心脏;D,膈

胎儿运动

包含胎儿运动及呼吸运动在内的胎儿行为是贯穿于整个妊娠过程中的胎儿正常功能。孕妇对胎儿运动的初次感知通常发生在妊娠第 16～20 周。[8]研究胎儿运动有重要意义,因为胎儿运动反映了中枢神经系统的发育。因此,胎儿运动可以看作是中枢神经系统控制的功能之一,可以反映中枢神经系统的发育以及可能存在的异常。[9]

如果在 30 分钟的观察期内观察到 3 次或更多的躯干翻滚运动(图 28-2),则可认为胎儿的总体运动是存在的。运动可以通过纵切面或横切面来观察;但超声探头沿胎儿肢体长轴放置可更容易观察到胎儿总体运动。胎儿运动这一大类中还包括肢体运动、脸部和手部运动以及吞咽等。[10]

胎儿肌张力

如果在 30 分钟的观察期中,至少有一次肢体伸展并屈曲回到初始位置,或者一次脊柱仰伸并俯屈回到初始位置,则胎儿的肌张力被视为正常。[9]与观察胎儿总体运动类似,胎儿肌张力也可以在任何方向上观察,只要肢体能很好地显示出来(图 28-3)。

羊水量

这个参数是对胎儿和胎盘功能的直接量化,而前述的各观察指标则与胎儿的中枢神经系统有关。[9]羊水量(AFV)的量化在实践中存在测量误差。BPP 最初采取的 AFV 是通过垂直测量最大羊水深度来确定的,最大羊水深度大于 2cm 则羊水量正常。后来,超声测量 AFV 的标准发生了变化,羊水指数(AFI)在晚孕期被普遍采纳用以客观评估羊水量。

AFI 的测量需要将母亲的腹部分成四个象限,分别使用肚脐和黑线作为水平线和垂直线的参考点(图 28-4)。将超声探头垂直于地面(如果患者是仰卧位),寻找并测量每个象限羊水池的最大垂直径线。[9]应选择没有脐带遮挡的羊水池进行测量。无论是测量最大羊水深度还是 AFI,其测量方法的技术要求是相同的。测量 AFI 时,将每个象限的羊水深度值相加,得到的总数即 AFI(图 28-5)。四个象限的值应该在几分钟

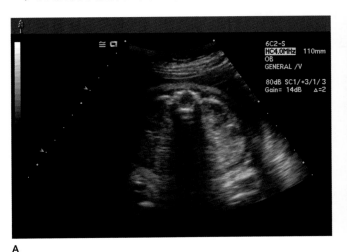

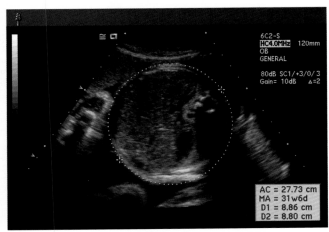

图 28-2　A. 该图示胎儿腹部肾水平切面,胎儿脊柱位于近孕妇腹前壁处。B. 该图示同一胎儿顺时针翻滚转动后的腹围切面。检查期间可见多次这样的翻滚运动

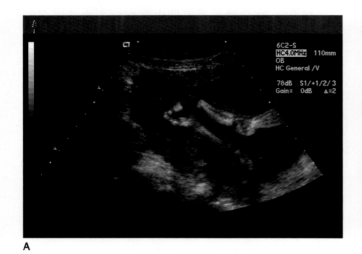

A

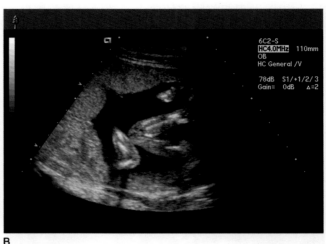

B

图 28-3　右腿伸展(A)后又快速屈曲(B)

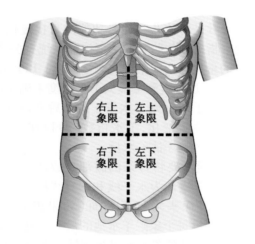

图 28-4　自胸骨至耻骨联合的黑线将腹部分为左右两部分。与之垂直的经过脐的线将腹部分为上下两半部分。这两条线产生了用于测量 AFI 的四个象限

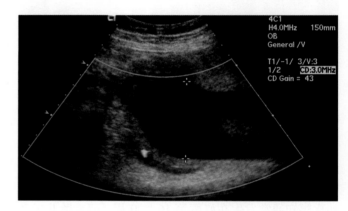

图 28-5　该图举例说明在右上象限垂直于水平面测量羊水池。使用彩色多普勒以确定该羊水池内没有脐带

OB Report				Page 2/2		
AFI	1	2	3	Avg.		
Q1	5.51			5.51	cm	
Q2	4.56			4.56	cm	
Q3	6.45			6.45	cm	
Q4	3.39			3.39	cm	
Total	19.91			19.91	cm	
Calc						
FL/AC	21.26	%		(20 - 24%)		
FL/BPD	76.72	%		(71 - 87%)		
FL/HC	20.59	%				
CI(BPD/OFD)	77.75	%		(70 - 86%)		
HC/AC	103.26	%				

| Edit | Graph | | PgUp | PgDn | | Print | Exit |

图 28-6　该图举例说明仪器自动产生的 AFI 报告

内连续测量,以免当胎儿运动时羊水从一个象限移动到另一个象限。

这一方法是由 Phelan 提出的,他建议 AFI 小于或等于 5cm 可提示羊水过少。[10,11] 尽管测量最大羊水深度与测量 AFI 这两种方法都可以使用,且各有数据支持,但是 AFI 已经取代了最大羊水深度应用于大多数临床实践中(图 28-6)。[12-14]

将所有指标结合在一起

评分

总的来说,BPP 各项指标的设定都尽可能的客观,以减少对胎儿做出主观定性判断的可能性。在规定的观察时长范围内(超声指标为 30 分钟,胎心率反应为 40 分钟)观察到符合标准的指标,视为正常。一项指标若正常,给予评 2 分;若异常,则评 0 分。胎儿 BPP 评分即为五项指标评分之和。BPP 的评判标准总结于表 28-1。

总分最高为 10 分,最低为 0 分。[4] 总分 8 分或 10 分视为正常。总分 6 分需要进一步评价。例如若为过期胎儿,则 6 分的结果倾向于终止妊娠。而在另一些情况下,假如终止妊娠不是最佳选择,则倾向于继续产前监护,并于 24 小时内复查 BPP。总分 4 分、2 分、0 分则提示胎儿有缺氧甚至有死亡风险,应考虑终止妊娠。[4]

表 28-1　生物物理评分(BPP)		
指标	2 分	0 分
无应激试验(若其余四项超声所见指标均正常,该项可省略且不会影响评估效度)	于 40 分钟观察期内出现至少 2 次与胎动相关的胎儿心率加速,心率加速至少 15 次/分且持续时间至少 15 秒	于 40 分钟观察期内未出现胎儿心率加速或心率加速少于 2 次
胎儿呼吸运动	于 30 分钟观察期内至少出现一段持续的呼吸运动且持续时间至少 30 秒	于 30 分钟观察期内未出现呼吸运动或出现的一段呼吸运动持续时间小于 30 秒
胎儿运动	于 30 分钟观察期内出现至少 3 次不连续的躯干或肢体总体运动	于 30 分钟观察期内出现 2 次或 2 次以下总体运动
胎儿肌张力	至少一次某条肢体伸展并屈曲回到起初位置,或者某个手掌张开或合拢	肢端呈伸展或部分屈曲状。脊柱呈仰伸位。胎儿运动后不能恢复屈曲
羊水量定性	羊水最大垂直深度 ≥2cm 或羊水指数 ≥5cm	羊水最大垂直深度 <2cm 或羊水指数 <5cm
最高总分	10	
最低总分		0

在羊水过少的情况下,对 BPP 结果的处理措施稍有不同。羊水过少时,即使其他指标正常,也应进一步评价。[4] 对于足月情况下的羊水过少,几乎都应积极终止妊娠;对于未足月情况下的羊水过少,应根据孕妇和胎儿实际情况采取相应监护措施。

改良 BPP

可替代 BPP 的检查有改良 BPP 或不包含 NST 在内的 BPP。由于 BPP 的 4 项指标全部合格总分即可达到 8 分,因此 NST 不是必须要做才能获得正常评分。此外,很多产科中心采用改良 BPP(mBPP)。mBPP 是指仅包含 NST 与 AFI 的评分。其原理在于这两项指标既可反映急性氧和作用及酸碱平衡(NST)又可反映慢性氧和作用(AFV)。[10] NST 被认为是缺氧首先影响的指标,AFV 的逐渐下降则反映了血流向心、脑重新分布后的肾脏血流减少。[9,15]

mBPP 中 NST 反应和羊水量的判定标准与 BPP 中的判定标准相同。若 mBPP 中的指标可疑或阳性(如 NST 无反应型或 AFI 异常),则需评估 BPP 中其余几项指标。已有的大量回顾性观察研究认为,对于检出围产期患病与死亡,mBPP 与 OCT、BPP 有相似的检出效能。[10,16,17]

无应激试验

描述和定义

在无应激试验(NST)中,子宫收缩和胎儿心率监测是通过胎心宫缩监护和多普勒获取的。[9]当孕妇感觉到胎儿运动时会按下一个标记。胎心宫缩监护记录了胎儿心率的模式,包括基线心率和任何周期性变化,特别是基线心率的加速或减速。

NST 有反应型的标准是在 20 分钟内发生两次加速。加速的定义为:当胎儿运动时,心率由基线上升至少 15 次/分钟,并且持续至少 15 秒[4,9](图 28-7)。

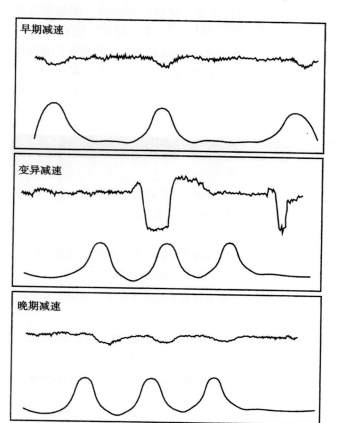

早期减速

变异减速

晚期减速

图 28-7　图底部所示为子宫收缩,图顶部为胎儿心率。第一幅图所示为与宫缩同时发生的减速。早期减速被认为是良性的,无不良影响。第二幅图所示为变异减速,由脐带受压引起。由于脐静脉受压,静脉回流减少,低血容量发生,于是胎儿心率会增加。第三幅图所示为宫缩之后发生的减速。这种模式的减速是由宫缩时子宫-胎盘氧交换不足所致。注意:胎儿心率加速导致曲线向着与减速相反的方向走行

由于加速的出现从某种程度上讲是胎儿交感神经系统成熟后的一种功能,因此在妊娠 32 周之前会使用不同的标准。在这种情况下,加速的定义为:当胎儿运动时,心率由基线上升至少 10 次/分钟,并且持续至少 10 秒。[4]

一般来说,如果试验进行 20 分钟仍无反应,会继续再进行 20 分钟。由于缺乏胎动或胎动后没有足够的心率加速而不能满足上述标准的情况,被称为 NST 无反应型。

胎儿刺激

虽然 NST 有反应型是提示胎儿安好的安全可靠的指标,但 NST 无反应型对于提示胎儿缺氧却不太敏感。无反应型是否发生通常与胎儿行为状态有关。胎儿心率监护存在一个问题,即很难区分静止休息中的健康胎儿与因窒息而不运动的有病胎儿。换言之,假阳性率("阳性"指的是无反应型)高而假阴性率低。

一些医务人员试图通过刺激胎儿来降低这样的高假阳性率,因为从理论上讲刺激胎儿可以将其从睡眠状态"唤醒"。各种刺激胎儿的尝试取得了不同程度的成功。这些刺激包括在试验之前给孕妇喝橙汁以及按摩孕妇腹部。[17]

在同样的情况下,声振刺激可以作为辅助手段来提高产前胎儿心率监护的效能。在声音的刺激下,胎儿可出现明显增加的胎动反应以及相应的心率加速。[18,19]在实践中,这种刺激是由人造喉或类似的设备产生的。当它放置在孕妇腹部时,无缺氧的胎儿表现为惊跳反应。

一些研究表明,使用声振刺激能使 NST 无反应型的数量明显减少,并且达到 NST 有反应型所需的试验时间也会减少。[4]通过声振刺激获得的反应与自发的 NST 反应具有相同的预测值。然而,声振刺激可导致胎儿呼吸运动减少,并在刺激之后可持续一个小时。[20,21]

不同孕周 BPP 各指标的变化

胎儿运动

DeVries 及其团队对胎儿运动发育的定性方面进行了研究,并确定了胎儿各种运动的出现顺序[22](表 28-2)。到妊娠 15 周时,所有在足月胎儿中可见的运动就已全部出现。一旦这些运动模式出现,其形态特征在整个妊娠过程中几乎没有变化(表 28-3)。

这些研究表明,胎儿最初的运动可以早在妊娠 6 周时被观察到。到妊娠 8 周时,可观察到由肢体、躯干和头部运动所构成的全身运动。与此同时,一种称为"惊跳"的运动也可以在此孕周被观察到。到妊娠第 9 周时可观察到呃逆。胎儿的呼吸运动,无论是规律的还是不规律的,可以早在第 10 周时单独出现或者与张口或吞咽同时出现。胎儿的旋转以及主动运动导致的位置改变,在妊娠第 10 周可被观察到。

表28-2 胎儿运动的分类及起始孕周

de Vries 等,1982[27]		Birnholz 等,1978[50]		Ianniruberto 和 Tajani,1981[51]	
起始孕周	运动	起始孕周	运动	起始孕周	运动
7	仅可辨别的运动	7～16	抽动	6～7	蠕动
8	惊跳伸展 全身运动(躯干和肢体)	10～12	肢体的独立运动	8～18	突然的全身屈曲和伸展
9	呃逆 孤立性手臂或腿运动,肢体的独立运动 孤立性头后屈	14	孤立性头旋转 孤立性头屈曲 孤立性头仰伸	11～18	可改变胎位的跳动
9～10	孤立性头旋转	12～16	组合/重复的头、躯干、肢体的同时或系列运动	12～13	孤立性或独立的肢体运动 头旋转 手-手接触、手-脸接触、手-嘴接触
10	呼吸运动 孤立性头前屈 手-脸接触(脸或嘴) 伸展 胚胎的旋转	16	手-脸接触	13～14	呼吸运动 张口 吞咽
10～11	下颌运动	24	可能有吸吮拇指 有力的膈移动 突然的有节律的膈运动 呼吸	16	总体伸展
11	打呵欠				
12	吸吮和吞咽			22	突然的有节律的膈运动

表28-3 胎儿运动模式的分类

运动	描述
仅可辨别的运动	胎儿轮廓的慢而小的移动,持续时间为0.5～2秒
惊跳	快的广泛运动,常起始于肢体,有时扩散至颈和躯干。肢体的屈曲和伸展常常幅度大,但也可幅度小或仅可辨别。持续时间为1秒
全身运动	全身的运动,身体参与的部分没有特定的模式或顺序
呃逆	表现为膈的突然收缩;膈、胸部、腹部突然位移
呼吸运动	"吸"表现为膈流畅而同步的运动(朝向尾侧),引起胸部的运动(朝内)和腹部的运动(朝外)
孤立性手臂或腿运动	某条肢体快或慢的运动,包括伸展、屈曲、外旋、内旋、外展、内收,身体其他部分不参与运动
孤立性头后屈	头的位移,幅度可大可小。大的运动可引起脊柱的过伸
孤立性头旋转	头自中线位置向一侧转动并转回中线;常伴手-脸接触
孤立性头前屈	以缓慢的速度进行。可单独发生也可伴手-脸接触,可伴吸吮
吮吸和吞咽	一阵突发的下颌节律运动,下颌规律地张开和闭合,约每秒一次,之后可有吞咽。吞咽表现为舌或喉的位移
手-脸接触	手缓慢接触脸,手指频繁地伸展和屈曲
伸展	以缓慢的速度进行。包括有力的背部伸展、头后屈、手臂的外旋和上举
打呵欠	下颌长久而宽大的张开,之后快速闭合,常伴头后屈,有时伴手臂上举
胎儿旋转	旋转围绕矢状切面长轴或横切面长轴发生

引自 DeVries JIP, Visser GHA, Prechtl HFR. The emergence of fetal behavior: I. qualitative aspects. *Early Hum Dev.* 1982;7:301-322.

在数量方面,随着孕周增大,胎儿处于运动状态的时间也逐渐增加。到 11 周时,胎儿处于运动状态的时间大约占观察时间的 21% ~ 30%,运动时间在各个胎儿之间个体差异较大。[23]在孕周较小的胎儿中,运动的数量逐渐增加;然而,这些运动比晚孕期观察到的运动持续时间更短。[24]

妊娠后半期胎儿运动模式的特征为:随孕周增长,胎儿运动发生次数及发生率下降;胎儿心率模式与运动存在典型的联系。[24-28]这些都与胎儿中枢神经系统的成熟有关。运动可能存在昼夜节律。对胎儿的 24 小时观察表明妊娠 24 ~ 28 周的胎儿在深夜至次日清晨(夜晚 11 点到早晨 8 点)运动发生率有所增加。[24]而妊娠 30 ~ 40 周的胎儿存在的昼夜节律较为有限,表现为夜晚 9 点到凌晨 1 点运动发生率有所增加。[27]

胎儿运动与胎儿心率的相关性早在妊娠 20 到 22 周时即可见。[29]胎儿运动与心率加速之间的相互作用在妊娠 32 周时变得更加明显。当胎儿接近 32 周时,与运动相关的心率加速的数量和幅度均更明显。[27]因此,当胎儿接近这个胎龄时,NST 有反应型的可能性增加。而在此胎龄之前,NST 无反应型可能仅仅是该胎龄胎儿中枢神经系统功能不成熟的表现。

其他生物物理指标

胎儿呼吸运动被认为是胎肺生长所必需,并为出生后的呼吸做准备。[30]胎儿呼吸运动可促进呼吸系统的骨骼发育及神经肌肉发育,并可促进肺表面具有气体交换功能的呼吸系统上皮的发育。[31]

呃逆是膈的一种收缩运动,若持续时间大于 30 秒也可被计为呼吸运动。[10]呃逆早在妊娠第 9 周时即可见,其发生率随孕周增加而降低。该运动由膈突然收缩所致。超声扫查时,呃逆表现为膈、胸部、腹部的突然移位。呃逆既可单次发生,也可有节律地连续发生。[10]

最早的呼吸运动出现于妊娠第 10 周,表现为膈的规律运动,其运动模式逐渐趋于规律。该孕期的胎儿呼吸运动既可单独出现,也可与张口、吞咽或全身运动同时出现。[29]呼吸运动的发生率随胎儿的成熟而增加,但在分娩发作前三天至分娩时,其发生率会急剧下降。[32,33]

BPP 的结果解释

假阳性及假阴性结果

对 BPP 结果的错误解释可能引起严重后果。最令人担心的情况是将一个缺氧并应进行积极处理的胎儿归入可复查的群体。而另一方面,一个假阳性的低分可能导致本来健康的胎儿不必要的分娩,并可能导致早产,这样的评分也是有问题的。我们应意识到有许多因素可以影响 BPP,目的是避免对 BPP 结果的不恰当解读,从而避免不必要的终止妊娠或漏诊真正缺氧的胎儿。

在胎儿期出现最早的生物物理活动是胎儿缺氧或宫内感染时消失最晚的活动。[7]胎儿缺氧或酸血症时首先表现为异常的 BPP 指标是胎心率反应,其次是胎儿呼吸。当酸血症进一步加重时,胎儿总体运动会消失,之后会出现肌张力下降。[7]因此,当一个 BPP 评分仅有肌张力这一项异常时,应警惕该评分结果,因为这样的结果可能是不准确的。[7]

影响评分的因素

除了酸血症,还有其他一些因素可能影响胎儿呼吸。高碳酸血症期间呼吸运动可能增加,但母体过度通气时呼吸运动可能减少。[7]当母体存在低氧血症时,胎儿可能发生呼吸运动停止。[7]母体其他情况如手术操作、服用镇静剂或酒精后等也可以引起胎儿呼吸运动减少。[7]

有学者建议在进行超声检查之前可以让孕妇进食,这样可以减少错误结果,尽管这种做法不被临床试验所支持。[24,27]尽管吸烟确实可以影响胎儿运动的模式,但是不会影响运动的发生率,因此不会影响评分。[34]孕妇服用咖啡因似乎对胎儿总体运动没有影响。[35]一系列胎儿及母体因素均可影响羊水量,包括特定的用药(如吲哚美辛)、孕妇糖尿病和孕妇脱水。[36]很多研究团队就硫酸镁对评分的影响进行了研究。总的来说,应用硫酸镁者的胎心率反应及呼吸运动可减少,但肌张力和羊水量不会改变。[37-39]

生理学

由于神经组织高度依赖于足够的氧供,因此以上生物物理活动的存在和缺失可以反映胎儿氧供情况。从理论上讲,一旦胎儿出现窒息,不管是什么原因所致,都会引起胎儿的适应性和保护性反应,表现为生物物理指标的改变。当出现急性缺氧情况时,反映胎儿短时间内反应的生物物理指标(包括胎儿心率反应、胎儿运动、呼吸运动、肌张力)可发生变化,表现为这些活动的部分或全部抑制,从而降低胎儿耗氧量。[7]此外,窒息可引起胎儿心输出血流重新分布,以减少肾、肺血供为代价来保证重要器官(脑、心、胎盘)血供。持续的或反复的缺氧可引起肾、肺血流灌注几近消失,从而导致胎儿尿量及肺液体产生量的减少,最终引起羊水过少。[10]

控制胎儿各种生物物理行为的大脑特定区域对缺氧敏感性的不同决定了生物物理功能的消失遵循一定顺序。胎儿发育过程中出现最早的生物物理活动是胎儿缺氧时消失最晚的活动。从发育角度讲,胎儿肌张力中枢在宫内最早行使功能(7.5~8.5 周),接下来依次是胎儿运动中枢、呼吸运动中枢和心率反应中枢。[40]临床研究表明,胎儿 NST 结果和呼吸运动是窒息时最早表现出异常的指标,接下来是胎儿运动,最后是肌张力。[7]任何一种指标的缺失都并不一定代表中枢神经系统受损或功能缺失。由于这些指标都具有周期性,所以某一种指标的缺失可能仅仅是因为胎儿处于醒-睡周期中的睡眠阶段,而非神经系统受抑制。[7]

临床应用

胎儿 BPP 最初应用于高危孕妇。BPP 适用的最小孕周与其他胎儿监测方法(OTC,NST)相同,即当 BPP 结果异常时临床医生能够进行干预的孕周。在较小的孕周行 BPP 的结果相比 NST 的结果更易解释。

进行胎儿评估的目的是识别出氧合情况佳的胎儿与有缺氧风险的胎儿,以采取适当的干预措施来降低或防止围产期死亡和患病。[4]

过去的大量前瞻性研究报道了超过 26 000 例高危孕妇的胎儿 BPP 结果,其研究结果表明,当评分下降时,围产期死亡率及患病率呈指数级上升。[41]此外,大量临床研究揭示了胎儿 BPP 分数与脐静脉 pH 有明显的相关性,这进一步证实了 BPP 用于评估胎儿窒息风险的价值。Manning 及其同事对胎儿 BPP 分数与脐静脉 pH 进行了分析,发现两者之间存在明显的线性相关性。[4]BPP 为 0 分者,其脐静脉 pH 均小于 7.20,而 BPP 为 8 分或 10 分者,其脐静脉 pH 均大于 7.25。随着 BPP 分数的下降,脐静脉 pH 也明显下降。

有学者针对 BPP 应用于某种特定高危情况的价值进行了研究,这些高危情况包括双胎妊娠、[42]过期妊娠、[43]胎膜早破、[44]糖尿病[36]和宫内生长受限[45]等。Lodeiro[46]等将 BPP 作为胎膜早破者宫内感染的早期预测指标,就其预测价值进行了研究。他们发现,胎儿呼吸运动消失和 NST 无反应型是预示即将发生宫内感染的最早征象,而肌张力下降和胎儿运动减少则是宫内感染的后期表现。

疾病相关知识点 28-1
胎儿呼吸运动的模式

模式	模式的特点	速度
规律的	速度和幅度规律	40~60 次呼吸/分
不规律的	见于<26 周的胎儿,速度和幅度很不规律	20~100 次呼吸/分
不规律、慢速的	慢速,幅度很大	6~20 次呼吸/分
周期性加速的	速度和幅度有渐强-渐弱的变化	30~90 次呼吸/分
呃逆	不规律的、间歇性的、大幅度的呼吸;每次呼吸持续时间短	20~60 次呼吸/分

引自 Manning FM,Platt LD. Fetal breathing movements:antepartum monitoring of fetal condition. *Clin Obstet Gynecol*. 1979;6:335-349.

一个尚未解决的问题是两次 BPP 之间应间隔多长时间。多数研究采用的是每周进行一次 BPP,但在极高危情况下会增加 BPP 次数,以随时观察胎儿或孕妇的变化。[47,48]

小结

- 产前评估通过观察一定时间段内的胎儿活动来帮助检出胎儿窒息的存在。
- 胎心宫缩监护方法包括 NST 和 OCT。
- BPP 包括对胎儿活动的直接观察(呼吸、肌张力、运动)及对羊水量的估计(AFI)。
- 胎儿 BPP 每一项的得分可为 0 分(缺失)或 2 分

(存在)。

- 包含胎儿胸部、膈肌和腹部的矢状切面是观察胎儿呼吸运动的最佳切面。
- 30 分钟内可见连续的呼吸运动和(或)呃逆且持续时间至少 30 秒,即为呼吸运动 2 分。
- 30 分钟内可见 3 次或 3 次以上胎儿运动(包括全身翻滚、大的肢体运动、吞咽、面部运动和手的运动),即为胎儿运动 2 分。

■ 30 分钟内可见脊柱的俯屈和仰伸或肢体的屈曲和伸展,即为肌张力 2 分。

■ 羊水指数在孕期正常范围内,即为羊水量 2 分。

■ 超声评估所得的 BPP 总分为 8 分。

■ NST 反应与超声评估均正常者,总分为 10 分。

■ 声振刺激、孕妇活动、按摩孕妇腹部或孕妇饮橙汁等方法可帮助唤醒或刺激无反应的胎儿。

■ 胎儿运动随孕周、氧合状态、母体因素及昼夜节律而改变。

思考题

1. 孕妇,25 岁,G3P2002,孕 32 周,有慢性高血压及用药史,来院行产前评估。NST 为无反应型。BPP 示:胎儿呼吸运动持续大于 30 秒,胎儿躯干的翻滚、三条肢体的运动、手的张开合拢可见。并可见以下有关羊水的图像。

■ 该胎儿的 BPP 总分是多少?

■ 进行超声评估时,哪些其他的图像或参数测量有助于诊断?

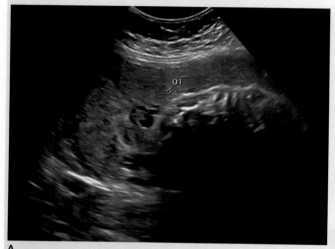

A

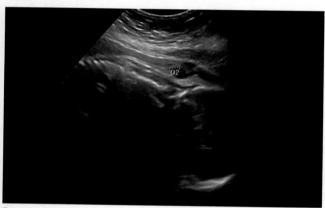

B

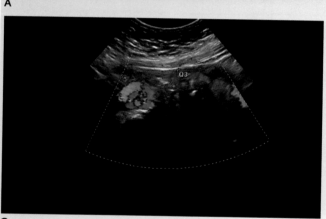

C

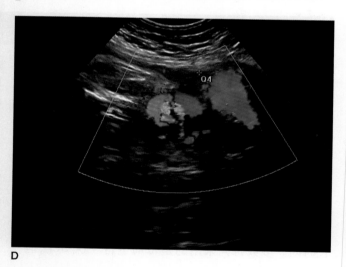

D

2. 孕妇,33 岁,G1P0,孕 41 周,来院行产前评估。孕期无并发症及其他问题。NST 示胎心率变异中等,20 分钟内见一次加速。BPP 示:可见一次躯干翻滚,另见下肢的屈曲、伸展和回到屈曲的一段过程,羊水指数为 0.5cm。并可见前胸壁的向内运动伴前腹壁的向外运动且持续 30 秒。胎儿先露为臀。

■ BPP 得分应为多少?

■ 臀先露的类型可以对临床医生起到怎样的帮助?

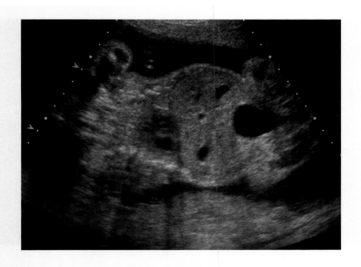

3. 孕妇,29 岁,G4P1112,孕 32 周,因糖尿病(C 级)及 NST 无反应型而来行 BPP。行 BPP 期间可见频繁的躯干运动,一只手掌呈张开状,双下肢未见运动,如下图所示。可见持续时间长达 60 秒的呼吸运

动。羊水指数为 26.2cm。
- BPP 得分应为多少?
- 还应采集什么其他图像帮助临床医生了解该病例情况?

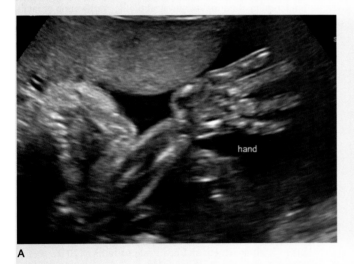

A

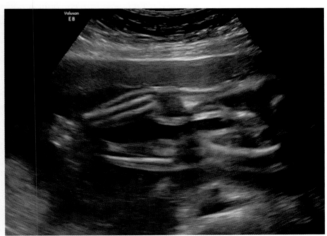

B

4. 孕妇,32 岁,G2P1001,孕 35 周,因既往轻度子痫前期史而来行产前评估。BPP 可见一次脊柱和躯干的旋转,两条肢体活动活跃,上肢和下肢均可见屈曲、伸展以及再次屈曲,呼吸运动大于 30 秒,羊水指数为 18.2cm。
- BPP 评分应为多少?
- 临床医生行产前评估的间隔应为多少?
- 每次行 BPP 时能否行生长指标测量? 为什么?

- 孕妇于当天深夜因阴道流血至急诊科就诊。行 NST 结果为无反应型,因此再次行 BPP。可见一次躯干的翻滚,右上肢可见屈曲和伸展,呼吸运动持续 10 秒,羊水指数为 10.2cm。你注意到该孕妇当天早些时候行超声检查示 BPP 4 个指标均达标,如上述。那么本次 BPP 评分应为多少?

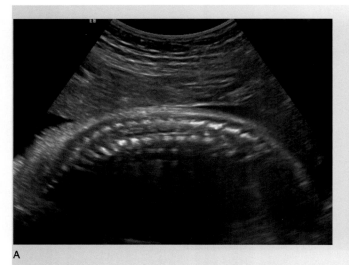

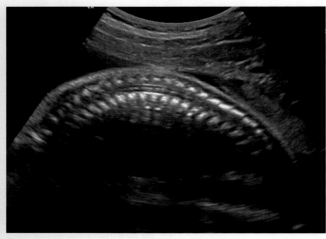

A   B

（叶璐 译）

参考文献

1. Genesis 25:22 (English Standard Version).
2. Preyer WF. *Specielle Psiologie des Embryos: Untersuchungenuber die Lebenserscheimungenvor der Gebart.* Leipzig: Griegen; 1885.
3. Sontag LW. The significance of fetal environmental differences. *Am J Obstet Gynecol.* 1941;42:996.
4. Spong CY. Assessment of fetal well-being. In: Gibbs RS, Karian BY, Haney AF, et al., eds. *Danforth's Obstetrics and Gynecology.* 10th ed. Philadelphia: Wolters Kluwer/Lippincott Williams & Wilkins; 2008.
5. Manning FA, Platt LD, Sipos L. Antepartum fetal evaluation: Development of a fetal biophysical profile. *Am J Obstet Gynecol.* 1980;136:787.
6. Alberry M, Soothill P. Management of fetal growth restriction. *Arch Dis Child Fetal Neonatal Ed.* 2007;92(1): F62–F67.
7. Chavez MR, Oyelese Y, Vintiziloeos AM. Antepartum fetal assessment by ultrasonography: the fetal biophysical profile. In: Callen PW, ed. *Ultrasonography in Obstetrics and Gynecology.* 5th ed. Philadelphia: Saunders Elsevier; 2008.
8. Sorokin Y, Dierker LJ. Fetal Movement. *Clin Obstet Gynecol.* 1982 Dec;25(4):719–734.
9. Hagen-Ansert S. *Fetal growth assessment by ultrasound. In: Textbook of Diagnostic Ultrasonography.* Vol. 2. 6th ed. St. Louis: Mosby; 2006.
10. Harman CR. Biophysical profile scoring. In: Rumack CM, Wilson SR, Charboneau JW, et al., eds. *Diagnostic Ultrasound.* 3rd ed. St. Louis: Elsevier Mosby; 2005.
11. Phelan JP, Smith CV, Broussard P, et al. Amniotic fluid volume assessment with the four-quadrant technique at 36–42 weeks' gestation. *J Reprod Med.* 1987;32:540–542.
12. Phelan JP, Ahn MO, Smith CV, et al. Amniotic fluid index measurements during pregnancy. *J Reprod Med.* 1987;32(8):601–604.
13. Dawes GS. Breathing before birth in animals and man. *N Engl J Med.* 1974;290(10):557–559.
14. American College of Obstetricians and Gynecologists. Antepartum Fetal Surveillance. Practice Bulletin #9, 1999.
15. Ebrashy A, Azmy O, Ibrahim M, et al. Middle cerebral/umbilical artery resistance index ratio as sensitive parameter for fetal well-being and neonatal outcome in patients with preeclampsia: Case-control study. *Croat Med J.* 2005;46(5):821–825.
16. Williams KP, Farquharson DF, et al. Screening for fetal well-being in a high-risk pregnant population comparing the nonstress test with umbilical artery Doppler velocimetry: a randomized controlled clinical trial. *Am J Obstet Gynecol.* 2003;188(5):1366–1371.
17. Devoe LD. Antenatal fetal assessment: contraction stress test, nonstress test, vibroacoustic stimulation, amniotic fluid volume, biophysical profile, and modified biophysical profile—an overview. *Semin Perinatol.* 2008;32(4):247–252.
18. Petrović O, Finderle A, Prodan M, et al. Combination of vibro-acoustic stimulation and acute variables of mFBP as a simple assessment method of low-risk fetuses. *J Matern Fetal Neonatal Med.* 2009;22(2):152–156.
19. Papadopoulos VG, Decavalas GO, Kondakis XG, et al. Vibroacoustic stimulation in abnormal biophysical profile: Verification of facilitation of fetal well-being. *Early Hum Dev.* 2007;83(3):191–197.
20. Olesen AG, Svare JA. Decreased fetal movements: background, assessment, and clinical management. *Acta Obstet Gynecol Scand.* 2004;83(9):818–826.
21. Gagnon R, Hunse C, Carmichael L, et al. Effects of vibratory acoustic stimulation on human fetal breathing and gross fetal body movements near term. *Am J Obstet Gynecol.* 1986;155(6):1227–1230.
22. de Vries JIP, Visser GH, Prechtl HFR. Fetal motility in the first half of pregnancy. *Clin Develop Med.* 1984;94:46–64.
23. Dierker LJ, Rosen MG, Pillay S, et al. The correlation between gestational age and fetal activity periods. *Biol Neonate.* 1982;42(1–2):66–72.
24. Natale R, Nasello-Paterson C, Connors G. Patterns of fetal breathing activity in the human fetus at 24 to 28 weeks of gestation. *Am J Obstet Gynecol.* 1988;158:317–321.
25. Patrick J, Campbell K, Carmichael L, et al. Patterns of gross fetal body movements over 24-hour observation intervals during the last 10 weeks of pregnancy. *Am J Obstet Gynecol.* 1982;142(4):363–371.
26. Prechtl HFR. Continuity and changes in early neural development. *Clin Develop Med.* 1984;94:1–15.
27. de Vries JIP, Visser GHA, Mulder EJ, et al. Diurnal and other variations in fetal movement and heart rate patterns at 20–22 weeks. *Early Hum Dev.* 1987;15(6):333–348.
28. Cohn HE, Sacks EJ, Heymann MA, et al. Cardiovascular responses to hypoxemia and acidemia in fetal lambs. *Am J Obstet Gynecol.* 1974;120(6):817–824.
29. Connors G, Hunse C, Carmichael L, et al. The role of carbon dioxide in the generation of human fetal breathing movements. *Am J Obstet Gynecol.* 1988;158(2):322–327.
30. Carmichael L, Campbell K, Patrick J. Fetal breathing, gross fetal body movements, and maternal fetal heart rates before spontaneous labor at term. *Am J Obstet Gynecol.* 1984;148:675–679.
31. Richardson B, Natale R, Patrick J. Human fetal breathing activity during electively induced labor at term. *Am J Obstet Gynecol.* 1979;133(3):247–255.
32. Vintzileos AM, Gaffney SE, Salinger LM, et al. The relationship between fetal biophysical profile and cord pH in patients undergoing cesarean section before the onset of labor. *Obstet Gynecol.* 1987;70(2):196–201.
33. Vintzileos AM, Fleming AD, Scorza WE, et al. Relationship between fetal biophysical activities and umbilical cord blood gas values. *Am J Obstet Gynecol.* 1991;165(3):707–713.
34. Cowperthwaite B, Hains SM, Kisilevsky BS. Fetal behavior in smoking compared to non-smoking pregnant women. *Infant Behav Dev.* 2007;30(3):422–430.

35. McGowan J, Devoe LD, Searle N, et al. The effects of long- and short-term maternal caffeine ingestion on human fetal breathing and body movements in term gestation. *Am J Obstet Gynecol.* 1987;157:726–729.

36. Zisser H, Jovanovic L, Thorsell A, et al. The fidgety fetus hypothesis: fetal activity is an additional variable in determining birth weight of offspring of women with diabetes. *Diabetes Care.* 2006;29(1):63–67.

37. Darmstadt GL, Yakoob MY, Haws RA, et al. Reducing stillbirths: interventions during labour. *BMC Pregnancy Childbirth.* 2009;(9, suppl 1):S6.

38. Manning FA, Snijders R, Harman CR, et al. Fetal biophysical profile score: VI. Correlation with antepartum umbilical venous fetal pH. *Am J Obstet Gynecol.* 1993;169(4):755–763.

39. Platt LD, Eglinton GS, Sipos L, et al. Further experience with the fetal biophysical profile score. *Obstet Gynecol.* 1983;61(4):480–485.

40. Vintzileos AM, Campbell WA, Ingardia CJ, et al. The fetal biophysical profile and its predictive value. *Obstet Gynecol.* 1983;62:271–278.

41. Manning FA, Harman CR, Morrison I, et al. Fetal assessment based on fetal biophysical profile scoring: IV. An analysis of perinatal morbidity and mortality. *Am J Obstet Gynecol.* 1990;162(3):703–709.

42. Devoe LD. Antenatal fetal assessment: Multifetal gestation—an overview. *Semin Perinatol.* 2008;32(4):281–287.

43. Bresadola M, Lo Mastro F, Arena V, et al. Prognostic value of biophysical profile score in post-date pregnancy. *Clin Exp Obstet Gynecol.* 1995;22(4):330–338.

44. Chauhan SP, Parker D, Shields D, et al. Sonographic estimate of birth weight among high-risk patients: Feasibility and factors influencing accuracy. *Am J Obstet Gynecol.* 2006;195(2):601–606.

45. Kaur S, Picconi JL, Chandha R, et al. Biophysical profile in the treatment of intrauterine growth-restricted fetuses who weigh <1000g. *Am J Obstet Gynecol.* 2008;199(3):264.e1–e4.

46. Lodeiro JG, Vintzileos AM, Feinstein SJ, et al. Fetal biophysical profile in twin gestations. *Obstet Gyncol.* 1986;67(6):824–827.

47. Habek D, Hodek B, Herman R, et al. Fetal biophysical profile and cerebro-umbilical ratio in assessment of perinatal outcome in growth-restricted fetuses. *Fetal Diagn Ther.* 2003;18(1):12–16.

48. Odibo AQ, Quinones JN, Lawrence-Cleary K, et al. What antepartum fetal test should guide the timing of delivery of the preterm growth-restricted fetus? A decision-analysis. *Am J Obstet Gyncecol.* 2004;191(4):1477.

49. Manning FA, Morrison MB, Harman CR, et al. Fetal assessment based on fetal biophysical profile scoring: experience in 19,221 referred high-risk pregnancies. *Am J Obstet Gynecol.* 1987;157:880–884.

50. Birnholz JC, Stephens JC, Faria M. Fetal movement patterns: A possible means of defining neurologic developmental milestones in utero. *AJR Am J Roentgenol.* 1978;130(3):537–540.

51. Ianniruberto A, Tajani E. Ultrasonographic study of fetal movements. *Semin Perinatol.* 1981;5(2):175–181.

多 胎 妊 娠

AMBER MATUZAK

第29章

目标

- 列举双胎妊娠的类型以及发生机制。
- 描述多胎妊娠的临床表现和实验室指标。
- 总结在早孕、中孕和晚孕期确定绒毛膜性和羊膜性的超声检查标准。
- 解释单胎和多胎妊娠之间的超声检查差异点和相似点。
- 明确双胎之一死亡、血管前置、双胎反向动脉灌注序列征(TRAP)、双胎输血综合征(TTTS)和联体双胞胎。
- 了解多胎妊娠的母婴并发症。

关键词

多胎妊娠

双胞胎

三胞胎

双胎峰

绒毛膜性

羊膜性

双胎输血综合征

双胎反向动脉灌注序列征(TRAP)

联体双胎

术语表

羊膜性(amnionicity):测定胎儿的羊膜数量。

胚胎停育(anembryonic):胚胎停止发育。

生物测量(biometry):对胚胎或胎儿进行的生物测量,如头臀长(CRL)或双顶径(BPD)。

绒毛膜性(chorionicity):子宫内绒毛膜数目。

异卵双胞胎(dizygotic,DZ):两个卵子受精形成两个受精卵。

促卵泡激素(follicle-stimulating hormone,FSH):促进卵泡生长的激素。

输卵管内配子移植(gamete intrafallopian transfer,GIFT):卵子和精子在输卵管内结合后在女性体内受精。

高血容量(hypervolemic):血液循环血容量增加。

子宫切开术(hysterotomy):手术切开子宫(即剖宫产)。

胞浆内精子注入(intracytoplasmic sperm injection,ICSI):将精子注入卵母细胞。

体外受精(in vitro fertilization,IVF):子宫外卵子受精。

巨大儿(macrosomic):位于正常标准胎儿体重的90百分位的大胎儿。

单羊膜囊(monoamniotic):一个羊膜囊。

同卵双胞胎(monozygotic,MZ):单合子的一种。

发病率(morbidity):疾病的发生率。

死亡率(mortality):某种特定疾病引起的死亡概率。

非免疫水肿(nonimmune hydrops):发生于非红细胞增多症胎儿的水肿、组织和潜在腔隙内及胸腔内的液体聚集。

羊水过少(oligohydramnios):羊水量过少。

多血症(plethoric):红细胞增多症。

羊水过多(polyhydramnios):羊水量过多。

四胞胎(quadruplet):四胞胎。

热凝固疗法(thermocoagulation):用热来密封组织。

受精卵(zygote):含23对染色体的受精卵子。

过去10年里,多胞胎的数量急剧增加,目前约占所有活产的3%。[1,2]造成增长的两个主要因素为:延迟生育和辅助生殖技术(ART)的发展。[3]自然受孕的多胞胎风险随母亲年龄增长而增加,同时,随着女性年龄的增长,对ART的需求也会增加。

20世纪90年代末期,随三胞胎及多胞胎妊娠的发生率随之ART的增加而增加,也是从那时开始持续下降。[1,4-6]这种减少可能是由于在体外受精(IVF)过程中移植胚胎的数量更严格限定。

超声检查在监测多胎妊娠中起着重要的作用,包括确定绒毛膜性和羊膜性,明确胎儿是否有异常,并评估胎儿生长发育。超声也常用于监测妊娠过程,确保多胎妊娠出现的宫内异常可以被发现。

临床信息

发病率

从1980年到2006年,双胎发生率增加了近70%。[7]三胎或三胎以上多胞胎的发生率于20世纪90年代末有所增加,而1998—2011年间发生率有所下降。[1,4]ART是多胎妊娠的主要原因。这既包含了IVF,也有药物刺激排卵,包括胚胎移植、胞浆内精子注入(ICSI)、输卵管内配子移植(GIFT)和卵母细胞移植。据估计,在美国不孕不育治疗造成75%的三胎妊娠。[8]虽然自然受孕的双胎在多胎妊娠中占多数,但ART对异卵双胎和单羊膜双胎发生率的影响显而易见。[1]环境因素对多胎妊娠率的影响似乎只涉及异卵双胎。单卵双胎发生率相对稳定,并与其他已知的相关因素无关,如母亲的年龄、种族和遗传。[1]

多胎妊娠,特别是异卵双胞胎,随着母亲年龄的增长而增加。一项研究表明ATR的出现使15~37岁之间双胞胎的发生率增加了300%。[9]

2006年,Beemsterboer等报道由于女性年龄的增长导致了促卵泡激素(FSH)的使用增加。这种FSH的增加导致了多个卵泡的生长。[10]由于妇女在过去的二十年里一直在推迟生育,所以孕产妇年龄成为影响多胎妊娠发生率更重要的因素。[8]高龄女性也是最有可能成为使用ART的人群。

种族因素也在多胎妊娠发生率中扮演着重要角色,在美国非洲裔美国人的多胎发生率最高为1/76,而亚洲人的多胎发生率最低为1/92。高加索人的多胎发生率大约1/86。[11]在国际上,多胎发生率尼日利亚报告是最高的,而日本是最低的。种族和民族之间多胎发生率出现的差异主要是异卵双胎发生率。单卵双胞胎的比率在世界范围内仍然是相当一致的。[9]

流行病学研究表明,自发的同卵双胞胎受遗传因素影响最重,而异卵双胞胎的自然发生则可能更多地受到环境影响。[9]

临床相关

怀疑多胎妊娠的一个常见原因是子宫大小比孕龄要大。这一临床表现的鉴别诊断包括羊水过多、子宫肌瘤、孕期计算错误、巨大儿或子宫外团块(如卵巢)。查体时可通过听诊或多普勒检查发现两个或更多胎儿心音协助多胎妊娠诊断。

实验室检查也可以诊断多胎妊娠。母体血清甲胎蛋白(MSAFP)水平大于2.5MOM(multiples of the mean),其中大约10%与多胞胎妊娠相关。[12]其他增加MSAFP的原因包括孕周计算错误、胎儿畸形(如开放的神经管畸形或腹壁裂)及胎盘肿块(如绒膜癌)。

解剖学和生理学

分类

双胞胎分为两种类型:30%为单卵双胞胎,即一个卵子受精后分裂。这种类型的出现可能是随机的,并且与大多数临床和病理因素无关。[11]接近70%的双胞胎都是异卵双胞胎(DZ),由两个卵子受精产生的。影响因素包括遗传因素、环境因素、母亲年龄因素及 ART 的使用。

在怀孕期间,胎盘膜是由两层构成的,外层(绒毛膜)和内层(羊膜)。双胎妊娠中绒毛膜及羊膜有三种组成类型。由于所有的由两个卵子受精产生的异卵双胞胎都有两个胎盘,因此存在两个单独的绒毛膜(双绒毛膜)和两个单独的羊膜(双羊膜)。

然而,单卵双胎妊娠的胎盘、羊膜和绒毛膜的数量可能有所不同,是由单个受精卵(合子)分裂的时间决定的(表 29-1)。发生于第 4 天前(Carnegie 1 和 2 期)[13]的合子分裂,结果与所有的异卵双胞胎相似。这发生在大约 25% 的单卵双胞胎妊娠中。当分裂发生在 4 ~ 8 天之间(Carnegie 3 和 4 期)[13]就只有一个胎盘,但是有两个妊娠囊,因此它是单绒毛膜(一个绒毛膜)/双羊膜妊娠。几乎 75% 的同卵双胎是单绒毛膜/双羊膜妊娠。在不到 1% 的病例中,分裂发生的时间超过了 8 天。当这种情况发生时,只有一个胎盘和一个妊娠囊形成,因此为单绒毛膜及单羊膜妊娠。受精卵在受精后 13 天分裂非常罕见,但如果它发生,就会导致联体双胞胎。联体双胞胎都是单绒毛膜及单羊膜妊娠(图 29-1)。[14]

表 29-1 同卵双胎受精卵分裂时间与胎盘的关系

受精卵分裂期(天数)	同卵双胎的胎盘	发生率
3	DC/DA	25%
4 ~ 7	MC/DA	75%
8 ~ 13	MC/MA	1%
13+	联体双胎	1/50 000 ~ 1/100 000

DA,双羊膜囊;DC,双绒毛膜;MA,单羊膜囊;MC,单绒毛膜囊

疾病相关知识点 29-1
多胎妊娠

风险因素	胎儿合并症	孕产妇合并症
辅助生殖技术(ART) 体外受精(IVF) 胚胎移植 胞浆内精子注入(ICSI) 输卵管内配子移植术(GIFT) 孕产妇年龄种族 同卵双胎家族史	增加发病率及死亡率 宫内生长受限(IU-GR) 出生体重低于 2500g 37 孕周前分娩 双胎输血综合征(TTTS) 双胎动脉反向灌注序列征(TRAP) 联体双胎 先天畸形	下列风险增加: ● 死亡率 ● 先兆子痫 ● 高血压 ● 胎盘早剥 ● 胎盘前置 ● 剖宫产

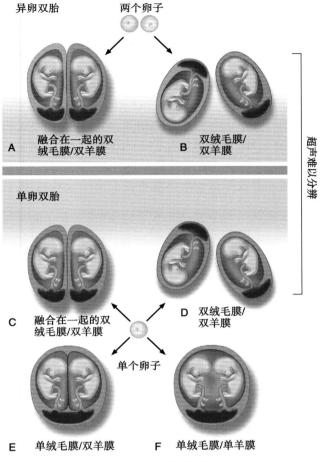

图 29-1 双胎发育图

并发症

一般来说,多胎妊娠被认为是高危妊娠,占围产期发病率和死亡率的 10%。[15,16] 双胞胎的发病率较单胎妊娠增加了 2 倍,而其围产期死亡率则增加 4 ~ 6 倍。在双胞胎的围产儿死亡率比单胎高 4 ~ 6 倍。2009 年相关的围产儿死亡率双胞胎为 12/1000,三胞胎及多胎妊娠为 31/1000,而单胎只有 5/1000。[7]

多胎妊娠中早产、宫内生长受限(IUGR)、胎儿畸形等情况的发生率都增加。双胞胎和三胎及以上多胎妊娠可能也会发生特殊的异常,如双胎输血综合征(TTTS)、双胎反向动脉灌注序列征(TRAP)和联体双胎。

与多胎妊娠相关的母体并发症包括子痫前期、高血压、胎盘早剥、胎盘前置和产后出血的风险增加。[17]

异常或不良后果的风险也与双胞胎不同类型有关,同卵双胞胎的风险比异卵双胞胎要高。[16,18] 有报道双绒毛膜双胞胎围产期死亡率为 10%,而单绒毛膜双羊膜双胞胎的风险是 25%,同时单绒毛膜单羊膜双胞

胎妊娠的风险增加到50%。双胞胎先天性畸形发生率是单胎的2~3倍,尤其是在同卵双胎。[19-21]异常可能涉及中枢神经系统、心血管系统或胃肠道系统。也有报道口腔与腭的异常增加。

遗传上相似的MZ双胞胎几乎100%的具有相同遗传缺陷(如唐氏综合征)。MZ双胎中最常见的基因缺陷不一致是一个为正常的胎儿,另一个为特纳综合征(XO)。MZ双胞胎只有2%~10%的发育缺陷是独立存在的。[22]因为DZ双胞胎的基因不相同,所以他们的基因和发育异常发生率都很低。由于这些原因,超

声检查在确定双胎的类型、妊娠异常以及生长发育的监测方面起着至关重要的作用。

超声评价

早孕期

在妊娠的早孕期(表29-2)超声检查对绒毛膜性和羊膜性的确定是最准确的。在可疑多胎妊娠时可应用经腹部及经阴道超声检查。

表29-2　早孕期超声诊断绒毛膜性/羊膜性的标准				
类型	#妊娠囊	#羊膜腔	#胚胎/妊娠囊	#卵黄囊
DC/DA	2	2	1	2
MC,DA	1	2	每个羊膜腔1	2
MC,MA	1	1	2	1

早孕期通过计算妊娠囊数目可以确定绒毛膜数量。如果只见一个妊娠囊那么就是单绒毛膜囊。两个妊娠囊就是双绒毛膜囊。然而,在7周之前准确地确定妊娠囊或胎儿数量是有挑战性的。Doubilet和Benson报告有11%的双绒毛膜双胞胎及86%的单绒毛膜囊双胞胎最初在怀孕5~5.9周的时候被诊断为单胎。此外,16%三胎及以上妊娠被漏诊,除1例以外所有的病例都是经阴道超声检查。[23]

所有双绒毛膜囊双胎妊娠都是双羊膜囊的。如果在早期妊娠中观察到两个不同的妊娠囊,那么此妊娠为双绒毛膜囊/双羊膜囊双胎(图29-2)。当一个妊娠囊内不止一个胚芽,可根据羊膜的数量诊断此妊娠为单绒毛膜囊/双羊膜囊双胎或是单绒毛膜囊/单羊膜囊

双胎。超声通常可以在孕7~8周看到羊膜。[24]此时一个带有隔膜的妊娠囊被认为是单绒毛膜囊/双羊膜囊双胎(图29-3)。如果一个妊娠囊内有两个胚芽而妊娠囊内没有分隔,此妊娠为单绒毛膜囊/单羊膜囊双胎(图29-4)。

怀孕早期根据卵黄囊的数量判定羊膜囊数是一种更简单的方法,因为卵黄囊的数量与羊膜腔的数量一致。换句话说,如果看到一个卵黄囊合并两个胚芽,那就是单羊膜囊妊娠。如果有两个卵黄囊则是双羊膜囊妊娠(图29-5)。

在11~14周妊娠期,超声检查确定绒毛膜性及羊膜性是基于胎盘数量、双胎内分隔存在与否和分隔的

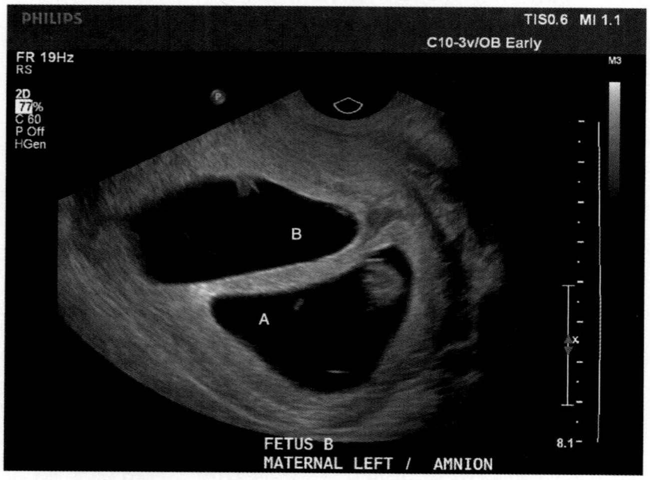

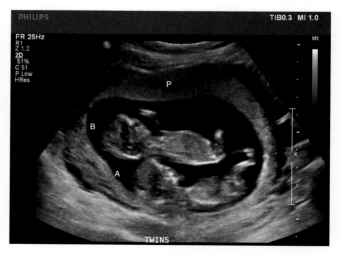

图29-2　早期双胎妊娠可见两个独立的妊娠囊(A/B)

图29-3　早孕MC/DA双胎。可见一个胎盘(P)、每个独立的羊膜囊内各有一个胚胎(A&B)

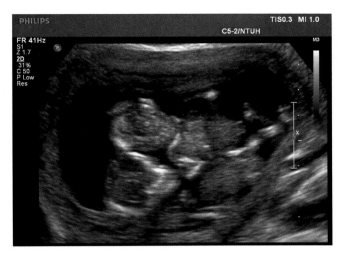

图 29-4　早孕 MC/MA 双胎可见两个胎儿之间没有隔膜

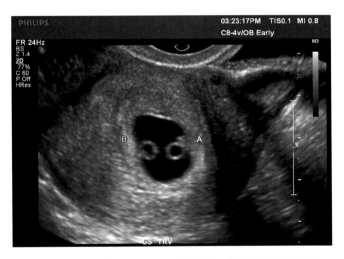

图 29-5　早孕期 MC/DC 双胎可见一个妊娠囊内有两个卵黄囊（A/B）

表现。[25]如果存在两个胎盘，那么是双绒毛膜囊/双羊膜囊双胎。如果只有一个胎盘，那么此妊娠就是单绒毛膜囊。不幸的是，如果超声不能区别是一个胎盘还是两个融合的胎盘，那就不可能完全确定绒毛膜性。1992 年，Finberg 描述了"双胎峰征"，指的是胎盘组织延伸到两个绒毛膜的结合点形成的三角形征象（图29-6）。[26]如果只有一个绒毛膜就只有一个胎盘，就不会形成这个三角形征象。

2011 年，Dias 等报道了在 11 ~ 14 周妊娠期内的648 名孕妇中使用"T 字征"、"λ"征及胎盘的数量来诊断单绒毛膜性的灵敏度为 100%。[22]"T 字征"被认为是单绒毛膜妊娠，"λ"征及两个独立的胎盘被认为是双绒毛膜妊娠。他们用"λ"征（类似双胎峰征）来描述双绒毛膜双羊膜囊双胎的两个胎盘组织延伸到绒毛膜基

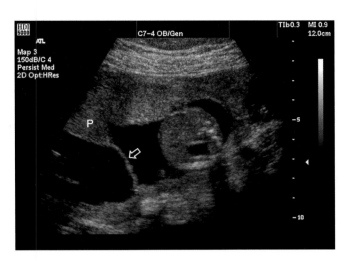

图 29-6　早孕期 DC/DA 双胎的双胎峰。胎盘组织（P）在两个绒毛膜之间插入。两个胎儿之间可见厚的羊膜（空心箭头）。（图片来源于 courtesy of Philips Health-care，Bothell，WA）

底部形成的"λ"或"人字形"；另一个征象为"T 字征"，是两个羊毛膜和一个胎盘融合形成 T 形（图 29-7）。超声检查可以通过胎盘及出生的不同性别证实两个绒毛膜囊。[27]

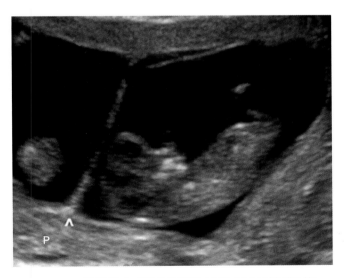

图 29-7　早孕期在 MC/DC 双胎妊娠中可见羊膜（箭头）呈"T 字"征

双胎内分隔的厚度也被认为是一种预测绒毛膜性的方法。在双绒毛膜囊/双羊膜囊双胎中，膜由两层绒毛膜及两层羊膜组成。超声显示它比只有两层羊膜的单绒毛膜囊/双羊膜囊双胎的膜厚。[24]虽然"厚"与"薄"膜没有绝对的定义，大多数报道的标准建议厚膜至少 1.5mm 和薄膜小于 1mm。[28,29]

2011 年，Wan 等在早孕期对双绒毛膜囊/双羊膜囊的隔膜厚度及双胎峰征进行了研究。他们报道在所

有早孕期双胎及三胎应用此指标诊断准确率达到了
100%,在四胎妊娠中仅一例错误。[30]

中晚孕

判定胎盘的数量以及双胎之间隔膜的存在及特征
可以用于诊断中晚孕的绒毛膜性和羊膜性。此外,判
定胎儿性别也是有用的。不同性别的双胞胎几乎都是
双绒毛膜囊/双羊膜囊双胎,因为它们是由两个独立的
卵子产生的异卵双胎。如果双胞胎的性别是相同的或
者性别不能确定,那么就不能用这个标准来确定绒毛
膜性。

超声显示两个独立分开的胎盘,那么一定是双绒
毛膜囊/双羊膜囊双胎(图 29-8)。如果显示只有一个
胎盘,那么判定羊膜性可以依赖双胎之间隔膜的存在
与否。当存在一个隔膜时,诊断为双羊膜囊妊娠。之
前隔膜特性的描述可以用来帮助判定绒毛膜性(图
29-9)。然而,据报道在妊娠 26 周之前隔膜厚度更可

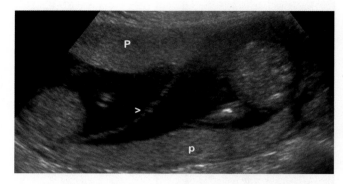

图 29-8　中孕期 DC/DA 双胎可见双胎分隔(箭头)及
两个独立的胎盘(P,p)

信,因为随着妊娠的发展膜的厚度会变薄。[28,31]当没有
显示隔膜时,有几种可能存在,包括单羊膜囊妊娠(图
29-10),隔膜不能分辨的双羊膜囊妊娠,或者发生了罕
见的 TTTS 的双胎妊娠。

对多胎妊娠的超声评估应该包括:

- 胎儿的数量
- 胎位
- 胎盘的数量
- 胎儿之间隔膜的存在与否
- 标准生物学测量及解剖学检查
- 羊水的定性评估或羊水的最大深度(MVP)
- 脉冲和(或)彩色多普勒检测

按照惯例,双胞胎可以根据其位置标记为"双胞
胎 A"。然而,这可能会在随后的检查中成为问题,因
为在接下来检查中双胞胎的情况可能不一样。许多机
构更喜欢描述性的标识,如"右侧头位胎儿"或"左上
方胎儿"。如果在双胞胎中发现了一个异常,或者如
果他们的性别是相反的,那么检查中利用这些特征可

疾病相关知识点 29-2
多胎妊娠

早孕期	中晚孕期
绒毛膜性	**11 周后至足月**
• 一个妊娠囊 = 单绒毛膜性	胎盘部位
• 两个妊娠囊 = 双绒毛膜性	• 两个胎盘 = 双绒毛膜/双羊膜
卵黄囊数目	• 一个胎盘 = 单绒毛膜
• 一个卵黄囊及两个胎儿 = 单羊膜囊妊娠	胎儿之间分隔
	• 双绒毛膜/双羊膜 = 厚
• 两个卵黄囊及两个胎儿 = 双羊膜囊妊娠	• 单绒毛膜/双羊膜 = 薄
	性别

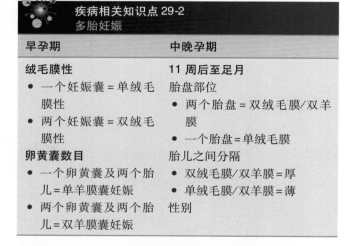

A

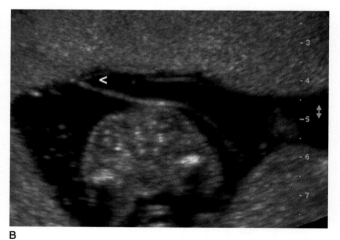

B

图 29-9　中孕期 DC/DA 双胎可见双胎峰征(A)。中孕期 MC/DA 双胎可见 T 字征(B)

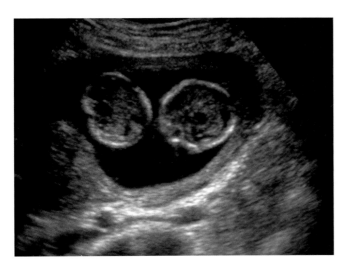

图 29-10　中孕期 MC/MA 双胎可见两个胎头之间没有双胎分隔

以直接的标识。

应通过胎盘数量、双胎之间隔膜存在与否及其特性的评估确定绒毛膜性和羊膜性。最近的一些研究主张利用三维(3D)技术来获取膜的厚度，特别是在二维(2D)超声很难分辨的情况下。[32]

美国超声医学研究所(AIUM)、美国放射学学院(ACR)或美国妇产科学院(ACOG)认为在所有多胎妊娠胎儿的生物学评估及解剖结构检查都类似于单胎妊娠。[5,33,34]

妊娠早期多胎妊娠中胎儿的生长率与单胎妊娠相似。[2,4]在同一妊娠期胎儿的顶臀径(CRL)测量值差别很小。在这种情况下，平均 CRLs 可以提供最准确的妊娠日期。[35]当双胎 CRLs 之间差异大于 5 天时，通常认为与一个或所有的胎儿的异常有关(图 29-

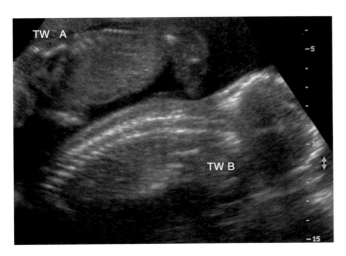

图 29-11　早孕期双胎可见一个小 A 胎和一个大 B 胎生长不均衡

11)。[36]Bora 等报道在妊娠早期双胞胎 CRL 的明显差异与自然流产成为单胎妊娠有关。同时指出双胞胎间的差异越大，单胎丢失的情况就越多。在对 77 个妊娠研究中，差异小于 20% 的双胎通常能够继续双胎妊娠；当差异超过 20% 时，一个胎儿丢失更常见。[37]

文献报道正常多胎妊娠中晚孕时胎儿生长速度也遵循单胎妊娠，直到 30 周左右。在此之后，双顶径(BPD)和腹围(AC)较单胎可能会生长减缓。[38-40]三胞胎或以上多胎的妊娠，生物学参数除了股骨长度可能会更早的出现增长迟缓，股骨的生长曲线与单个胎儿基本一致。[41]

多胞胎的出生重量均比单胎低。这反映了妊娠后期出现的增长迟缓，以及几乎所有的多胎妊娠都提前分娩。双胞胎之间的生长不一致是多胎妊娠中最常见的问题之一(图 29-12)。胎儿估计体重相差超过 20%，通常被认为是双胎发育不一致。[40]

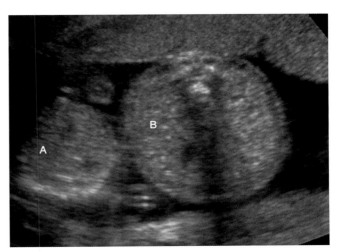

图 29-12　中孕期双胎妊娠胎儿腹部生长不均衡。A 胎的腹部明显比 B 胎小

脉冲多普勒在双胞胎生长受限的诊断及随访中起重要作用(图 29-13)。宫内生长受限(IUGR)中可能出现脐动脉(UA)血流阻力增加或大脑中动脉(MCA)的血流阻力降低。多种量化指标包括峰值收缩速度，阻力指数，收缩期及舒张期流速比，都与单胎妊娠中使用的相似。

就像所有的妊娠一样，双胞胎的羊水也应被量化。

当双胞胎是双羊膜性的，每个妊娠囊内的羊水量应分别评估。通常最简单的就是测量每个羊膜囊内的 MVP。在单羊膜妊娠时要么使用 MVP 测量方法，要么用四象限羊水指数(AFI)测量。

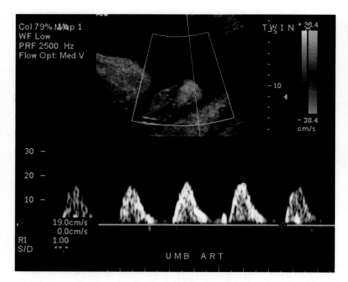

图 29-13 宫内生长受限双胎的异常脐带动脉频谱波形。胎盘阻力增加表现为舒张期血流消失,导致异常的 RI 为 100%

消失的双胞胎

1986 年,Landy 等描述了"消失的双胞胎"。他们报道约 20% 早孕期诊断的双胎妊娠会有一胎"消失"而成为单胎。[42] 在 Gindoff 等的研究中,300 名受检女性查出 23 例多胎妊娠。[43] 早期被诊断为双胎妊娠的 21 名女性中,有 3 名最终分娩了双胎。而剩下的两个多胎妊娠中,三胎妊娠分娩了正常的双胞胎,而一个四胞胎妊娠则分娩了单胎。在怀孕早期确认两个妊娠囊,其中一个可能会出现"消失",随后的超声显示一个胎儿。对这种现象的一种解释是由于胚胎停育形成了假妊娠囊,50% ~ 90% 的自然流产是这种情况(图 29-14)。[44] 对这些胚胎的病理检查发现有常染色体三体(52%)、三倍体(20%)、单染色体 X(15%)以及其他疾病。早孕期发育迟缓可以诊断孕囊枯萎,因为正常妊娠囊的生长速度约为 0.12cm/d,而异常妊娠囊增加 0.025cm/d。之后,胚胎停育的妊娠囊可以消失。

消失妊娠囊的超声检查标准包括:妊娠囊比实际孕龄要小、妊娠囊边缘不规则、以及有不完整滋养层的月牙形妊娠囊(图 29-15 及图 29-16)。[43]

一项对多胎妊娠的前瞻性研究记录了一组在妊娠早期超声检查发现胎心搏动确诊的双胎,但随后结果显示单胎妊娠。[42] 大约 21% 的早期诊断的双胎会出现这种情况。这种自发死亡比例实际上和单胎是相似的。目前并未发现早期的胎儿死亡与存活的双胞胎不良预后有联系。

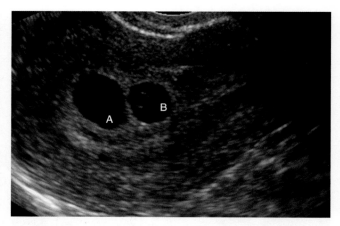

图 29-14 早孕期纵切面显示两个妊娠囊。一个可见卵黄囊(B)及一个空孕囊(A)

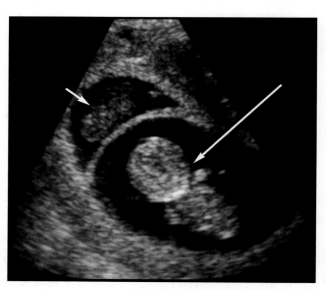

图 29-15 消失的双胞胎。双胎妊娠中,胎儿(箭头)和孕囊大小不同。较大的胎儿(长箭头)还活着,较小的胎儿(短箭头)已经死亡。一个月后的声像图显示活的胎儿生长正常,第二妊娠囊消失了。(引自 Penny SM. *Examination Review for Ultrasound*. Philadelphia: Wolters Kluwer;2010:Figure 31-12.)

Benson 等进行了一项通过观察早孕期确诊的双胎妊娠最后活产儿数目来预测妊娠结局的研究。[45] 137 名孕妇接受了评估,110 例(80.3%)存活双胎,12 例(8.8%)存活单胎,15 例(10.9%)没有得到活产胎儿。他们发现的有统计学意义的标准包括超声时的孕龄(孕周越早,停育风险越高)、妊娠的绒毛膜性和异常的超声表现,如绒毛膜下积液、子宫肌瘤、妊娠囊之间的大小差异。无论是高龄产妇还是 ART 对结果均无影响。

如果胎儿流产发生在中晚孕,或者是在同卵双胞胎的情况下,这个死亡的胎儿可能会发展成一个纸样胎

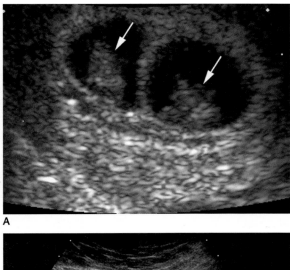

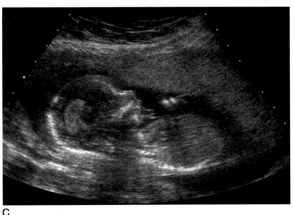

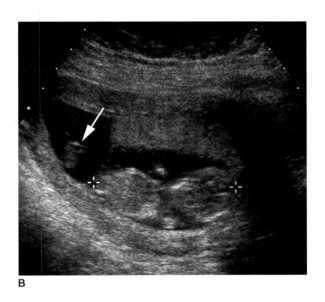

图 29-16 消失的双胞胎。A. 第 8 周(箭头)每个妊娠囊内可见一个胎儿,胎心搏动可见。B. 第 12 周,当可见另一个正常发育的胎儿(测量)胎心搏动时,一个小的胎儿未见胎心搏动。C. 第 16 周,仅见单胎妊娠。(引自 Doubilet PM, Benson CB. *Atlas of Ultrasound in Obstetrics and Gynecology*. 2nd ed. Philadelphia:Wolters Kluwer;2011:Figure 20. 1-5.)

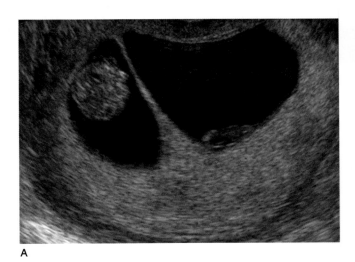

图 29-17 A. 双胎妊娠内左边羊膜囊内为正常胎儿,右边是纸样儿。B. 纸样儿。一个胎儿较大,另一个被挤压形成"木乃伊",专业术语为纸样儿。(引自 Stevenson RE,Hall JG,Goodman RM,eds. *Human Malformations and Related Anomalies*. NewYork:Oxford University Press,1993.)

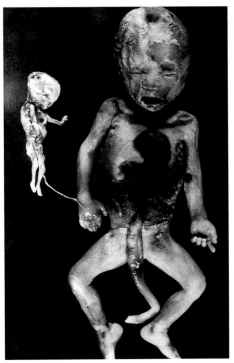

儿。[46]像纸一样的胎儿（"纸样儿"）通常不是完全分解和吸收，而是以一种扭曲的形态被保存下来（图 29-17）。在双胞胎中，纸样儿的假设原因之一是单绒毛膜囊-双羊膜囊双胎中的一个短暂性羊水过多胎儿对另一胎儿产生了致命的挤压作用。纸样儿在 12 000 个活产中发生 1 例，但在双胎中更常见（184 个双胞胎中有 1 个）。[42]

技术缺陷

在多胎妊娠的影像诊断过程中存在着技术缺陷。当诊断多胎妊娠时，需要考虑的一个重要因素是，新月形的胚胎植入区出血或羊膜-绒毛膜分离可能会被误认为是第二个妊娠囊或不良妊娠囊（图 29-18）。这种区别通常很明显，因为积液的形态与妊娠囊不同并缺乏蜕膜反应。

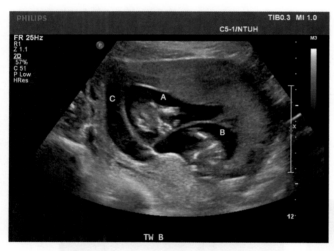

图 29-18　早孕期超声显示三个妊娠囊。然而妊娠囊"C"是早期的绒毛膜下出血

虽然看起来不可能，但是妊娠后期第二个胎儿可能会被靠前的另一个胎儿掩盖而被忽视。在怀孕后期，由于胎儿羊水的相对减少，胎儿重要解剖部位可能会被掩盖，必须通过多角度和母亲变换体位进行扫描来评估胎儿的解剖结构。

三胎及以上多胎妊娠

双胞胎的平均发生率是 1/100 次妊娠，三胞胎只有大约 1/7600 次妊娠，而自然四胞胎和五胞胎的发生率分别为 1/72.9 万和 1/6561 万。[11]有趣的是，三胞胎甚至是四胞胎都可能是单卵受精。例如，60% 的三胞胎是由两个卵子受精而成的，30% 来自于三个卵子的受精，10% 来自于单个卵子的受精（图 29-19）。[47]

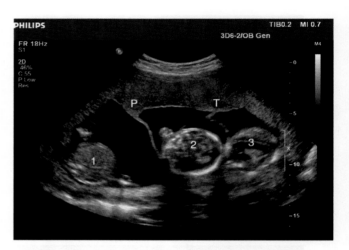

图 29-19　三胞胎妊娠可见"双胎峰"征（P）及"T 字"征（T）。一个腹部（1）及两个胎儿的头部（2,3）可确认是三胎妊娠。（图片来源于 Philips Healthcare，Bothell，WA）

多胎妊娠并发症

多胎妊娠的母胎风险都明显增高。[5,8,18,48]因此，所有的多胎妊娠都应该被认为是高危妊娠并有必要进行超声定期监测。

母体并发症

母体并发症包括妊娠、分娩和产后的死亡率比单胎妊娠高出 3 倍以上。[5,8]这通常是高血压或产后出血的结果。进入重症监护病房的产妇数量也是单胎产妇的两倍。[49]除了双胎妊娠高龄产妇（AMA）剖宫产率的增加外，妊娠年龄似乎并没有增加不良预后的风险。[50]

胎儿并发症

多胎妊娠胎儿的死亡率和长期发病率的主要风险因素是早产和低出生体重。[8,51]多胎妊娠胎儿比单胎胎儿发生早产的可能性高 6 倍，32 周前出生的多 13 倍。[5]早产率的增加造成多胎妊娠的低体重胎儿的出生。[3,52]

其他的危险因素通常与绒毛膜性/羊膜性的类型有关。单卵双胞胎与先天异常的风险增加有关。[15,18,122]单绒毛膜双胞胎共用一个胎盘，增加动脉和静脉异常吻合的危险。使它们面临 TTTS 和 TRAP 以及与这些进程相关的所有后遗症的风险。

血管前置

血管前置的定义是胎儿血管覆盖宫颈内口,这是由于脐带插入了羊膜而非胎盘。[3,52]这是一种罕见的异常,与胎儿死亡有关,因为在胎膜破裂的时候,胎儿的快速失血会导致胎儿的死亡。单胎妊娠的发生率据报道为 1/2500。[53]在多胎妊娠中这一比例上升到 2.5%。[8] ART 也被证明增加了血管前置的比例。由于多胎妊娠常常源于 ART,因此多胎妊娠中血管前置的发生率更高。在评估多胎妊娠时,特别是在低置胎盘或胎盘前置的情况下,提高对子宫下段超声检查的警惕性是有必要的(图 29-20)。除三维多平面成像以外经阴道彩色多普勒超声也可以协助诊断(图 29-21 和图 29-22)。产前诊断血管前置可以增加生存率到 97%。[52]

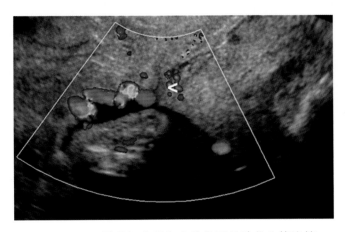

图 29-20　经阴道超声彩色多普勒可见胎儿血管遮挡宫颈内口(箭头)符合血管前置

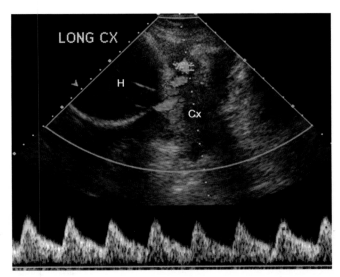

图 29-21　经腹部超声显示血管前置。彩色多普勒和频谱多普勒显示子宫下段的矢状切面图像显示胎儿头部(H)和子宫颈之间的血流(Cx)。频谱多普勒显示脐动脉波形,证明这是一个血管前置。(引自 Doubilet PM,Benson CB. *Atlas of Ultrasound in Obstetrics and Gynecology.* 2nd ed. Philadelphia:Wolters Kluwer;2011:Figure 19.2-3.)

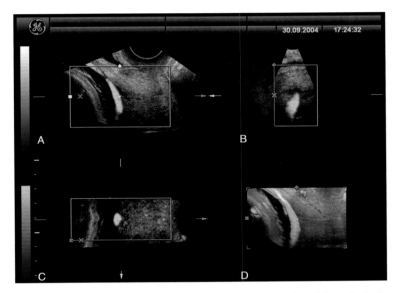

图 29-22　妊娠 34 周的前置胎盘经阴道三维超声多平面成像。A. 矢状切面显示血管覆盖宫颈内口。箭头指向宫颈内口。B. 冠状切面显示血管在宫颈内口后方的横断面。箭头指向宫颈内口。C. 横切面显示血管穿过箭头指向的宫颈内口水平。D. 前置血管三维重建。(引自 Canterino JC,Mondestin-Sorrentino M,Muench MV,et al. Vasa previa. *J Ultrasound Med.* 2005;24:721-724,with permission.)

双胎反向动脉灌注序列征

TRAP 序列征又叫无心双胎，是很罕见的单绒毛膜妊娠并发症，其发生率在妊娠中为 1/35 000，在单卵双胎妊娠中为 0.3%。[54]

TRAP 表现为一个正常胎儿（通常称为"泵"）和一个无正常心脏结构的形态异常胎儿，也就是所谓的"无心"双胎（图 29-23）。无心双胎在血流动力学上依靠正常胎儿供血。在这种异常情况下，共享的胎盘表面上发生动脉与动脉和静脉与静脉的吻合。泵血儿的血流通过脐动脉流入胎盘，在通过胎盘上异常的动脉吻合进入无心畸胎的脐动脉。由于这个血流没有通过胎盘所以是低氧及无营养的。血液通过下腹动脉进入无心畸胎，基本上仅灌注胎儿的尾部。这就是为什么无心畸胎通常只有下盆骨和四肢才会发育。更多的头侧结构，如头、上身和心脏完全不存在或严重发育不全。[24]

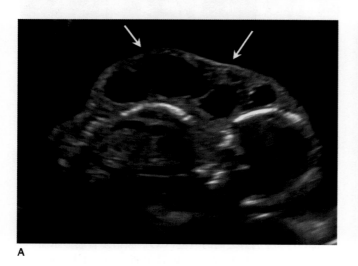
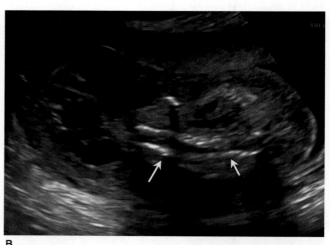

图 29-23 双胎反向动脉灌注序列征中的无心畸胎。**A.** 有颅骨及完整身体的无心畸胎合并大的淋巴管畸形（箭头）。**B.** 另一个无心畸胎颅骨缺失但有脊柱残存（箭头）合并巨大的淋巴管畸形。（引自 Kline-Fath B，Bahado-Singh R，Bulas D. *Fundamental and Advanced Fetal Imaging.* Philadelphia：Wolters Kluwer；2015：Figure 11-32b.）

无心双胎的血液通过脐静脉进入胎盘。应用彩色和（或）频谱多普勒检测无心双胎的脐动脉及脐静脉的反流（图 29-24）。大约 50% 无心双胎被报道有染色体异常。[55,56] 由于血流动力学改变，泵血儿有 50% 的风险出现充血性心力衰竭、胎儿非免疫性水肿和羊水过多。[57,58] 这个风险与无心畸胎的大小成正相关。因此治疗方案都是尝试阻止无心畸胎的血液灌注。治疗包括开放性切除术和选择性分娩，以及阻塞血流的各种方法，即双极热透疗法、谐波手术、热或激光凝固、线圈栓塞及射频消融。[57] Holmes 等报道了用热凝法治疗后泵血儿有 73% 的存活率，而 Lee 等报道用射频消融脐带后的泵血儿有 92% 的存活率。[57,59] 早期诊断早期干预，可以提高正常胎儿的存活率。[58,60]

超声检查可以明确诊断 TRAP 序列征，早在妊娠 11 周就可以做出诊断。[56,61] 即可显示一个有或没有水肿的正常胎儿，与一个没有明显心脏结构的畸形胎儿在一起。在怀孕的过程中，无心畸胎随着时间的推移而增大。大多数 TRAP 序列征双胞胎妊娠是单绒毛膜囊/单羊膜囊妊娠。如前所述，多普勒超声检测出无心畸胎的脐带血流逆流就可以明确诊断。

疾病相关知识点 29-3
双胎反向动脉灌注序列征（TRAP）

形成	超声表现
单绒毛膜/单羊膜双胎妊娠	脐动脉血流逆行进入无心双胎
双胎	无心畸胎通常只有下盆骨和四肢才会发育
● 一个正常	
● 一个无心畸胎	正常胎儿因为心脏负荷增加造成充血性心力衰竭
胎盘动脉与动脉吻合，静脉与静脉吻合	无心畸胎非免疫性水肿
无心畸胎由正常胎儿通过胎盘血管吻合供血	羊水过多

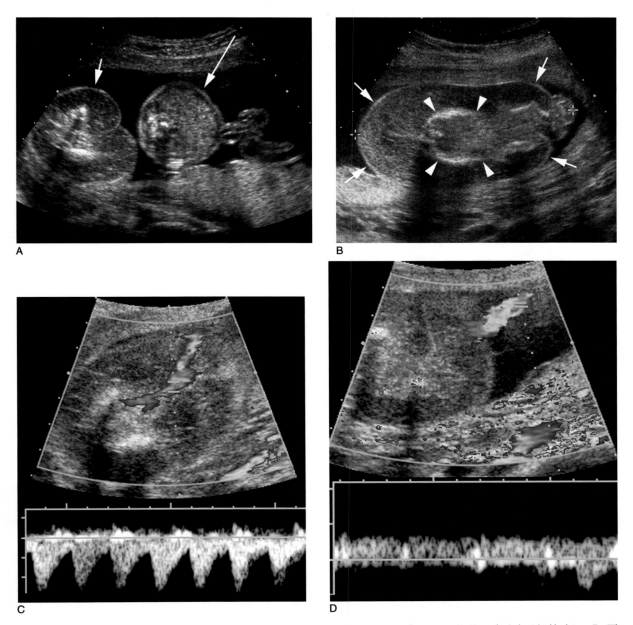

图 29-24　无心双胎的脐动脉血流反向。A. 身体水肿的无心畸胎(短箭头)旁边泵血儿的正常腹部(长箭头)。B. 严重水肿的无心畸胎表现出身体周围明显的皮肤水肿(箭头)。C. 频谱多普勒显示动脉血通过脐动脉流向无心畸胎,与正常方向相反。D. 频谱多普勒显示静脉血通过脐静脉从无心畸胎流出,与正常的方向相反。(引自 Doubilet PM, Benson CB. *Atlas of Ultrasound in Obstetrics and Gynecology*. 2nd ed. Philadelphia：Wolters Kluwer；2011；Figure 21. 2-2.)

双胎输血综合征(TTTS)

TTTS 发生于单绒毛膜囊/双羊膜囊妊娠中的 10% 到 15%。它是因为共享胎盘中发生了动静脉吻合。一个胎儿的血流被分流到另一个胎儿,导致两个胎儿之间的灌注不平衡。[39] 当妊娠受到 TTTS 的影响时,羊水也发生不平衡,导致双胎之一("受血儿")变得更大和羊水变多,而另一个胎儿("供血儿")较小并羊水过少(图 29-25)。供血儿的羊膜囊中羊水过少会导致双胎之间的隔膜包裹这个胎儿——"贴附儿"。[23] 此时隔膜可能看不到,胎儿看起来不动,实际上是"贴覆"在子宫壁上(图 29-26)。

当存在单绒毛膜/双羊膜囊妊娠、双胎性别相同、体重差异大于 20%、两个羊膜囊内羊水量不均衡时,超声就可以诊断 TTTS。

TTTS 的血流动力学改变导致了双胞胎中供血儿给受血儿灌注的结果。反过来,供血儿出现生长发育受限、低血容量和贫血(图 29-27)。由于受血儿是由胎盘和供血儿的双重灌注,导致巨大儿、高血容量和羊水过多(图 29-28)。水肿可发生在受血儿或很少的供

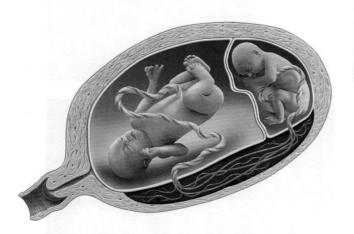

图 29-25　双胎输血综合征。在 TTTS 中双胞胎宫内位置与动静脉异常吻合的示意图。(引自 Holzman RS, Mancuso TJ, Polaner DM. *A Practical Approach to Pediatric Anesthesia*. Philadelphia: Wolters Kluwer; 2015: Figure 33-1.)

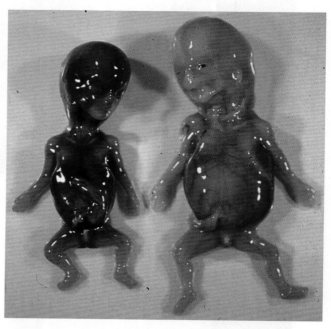

图 29-27　TTTS 宫内死亡。单绒毛膜双胎不一样的充血程度、不同的大小以及循环失衡。(引自 Stocker JT, Dehner LP, Husain AN. *Stocker and Dehner's Pediatric Pathology*. Philadelphia: Wolters Kluwer; 2010: Figure 2-26.)

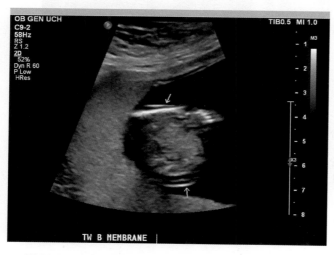

图 29-26　TTTS 妊娠中供血儿因为羊水少及双胎之间分隔(箭头)紧紧包绕胎儿贴附于子宫壁

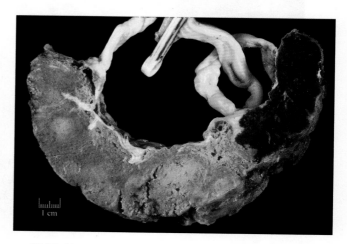

图 29-28　TTTS。孕 34 周 MC/DA 双胎的胎盘福尔马林固定。苍白和较大的胎盘区域是供血儿的胎盘,而右侧较小、较暗、充血的胎盘区域对应于受血儿。供血儿较小、贫血和宫内死亡;受血儿较大、红细胞增多并存活。(图片来源于 Dr. Julio A. Lagos)

血儿中。这样双胞胎的发病率和死亡率都有上升的危险。[62]在 TTTS 中心血管疾病并不少见。高血容量的受血儿可能出现心肌肥厚，双心室肥大和三尖瓣反流（图 29-29 和图 29-30）。[63-66]

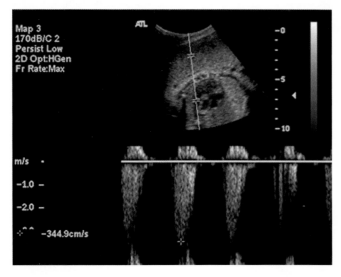

图 29-29　TTTS 妊娠中受血儿肺动脉瓣高速血流符合肺动脉瓣狭窄

随着妊娠发展，心脏功能障碍不断进展，可能会出现各种类型的心脏异常。常见的是右心缺陷，包括肺动脉狭窄或闭锁、心室壁肥厚和右室流出道梗阻（图 29-31）。供血儿的低血容量明显降低了发展为心脏病的风险；然而，已经报道可出现扩张型心肌病和少量心包积液。[63,67]由于这些原因，对 TTTS 胎儿进行正规超声心动图检查是有必要的。

脐带帆状插入，也就是脐带直接插入胎膜而不是胎盘，与 TTTS 的风险相关性大于 50%（图 29-32）。[68]

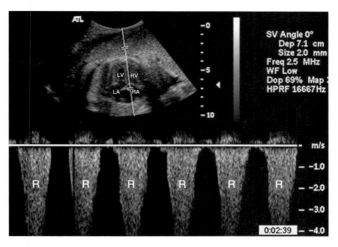

图 29-30　TTTS 妊娠中受血儿三尖瓣可见大量反流（R）。LA，左心房；LV，左心室；RA，右心房；RV，右心室

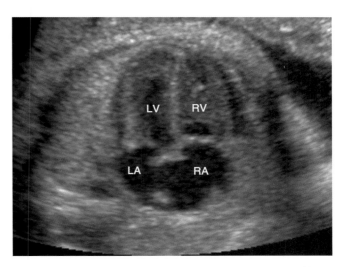

图 29-31　增厚的室间隔及左（LV）、右（RV）心室壁符合 TTTS 受血儿的向心性肥大。LA，左心房；RA，右心房

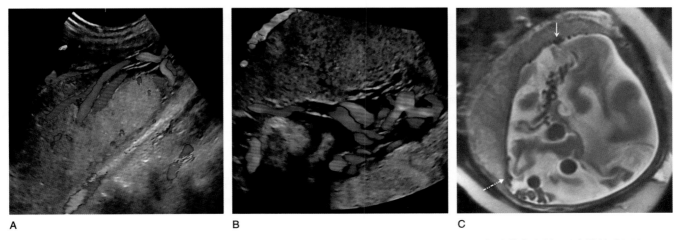

A　　　　　　　　B　　　　　　　　C

图 29-32　超声显示脐带帆状（A）及边缘（B）插入。C. 单绒毛膜双胎的胎儿 MRI 显示一个脐带中央插入（实线箭头）及一个脐带边缘（虚线箭头）插入。（引自 Kline-Fath B，Bahado-Singh R，Bulas D. *Fundamental and Advanced Fetal Imaging*. Philadelphia：Wolters Kluwer；2015：Figure 7-3a. ）

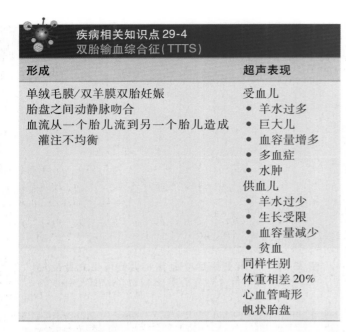

疾病相关知识点 29-4
双胎输血综合征(TTTS)

形成	超声表现
单绒毛膜/双羊膜双胎妊娠	受血儿
胎盘之间动静脉吻合	• 羊水过多
血流从一个胎儿流到另一个胎儿造成	• 巨大儿
灌注不均衡	• 血容量增多
	• 多血症
	• 水肿
	供血儿
	• 羊水过少
	• 生长受限
	• 血容量减少
	• 贫血
	同样性别
	体重相差 20%
	心血管畸形
	帆状胎盘

TTTS 可以在出现在妊娠任何时期,常发生在中孕期;因此需要对 MC/DA 进行系统超声检查。16 孕周后每两周应该进行一次超声检查。[5,7]发病越早,预后越差。[68]如果不治疗,TTTS 的死亡率为 60% 至 100%。[68]另外,如果一个胎儿在宫内死亡,存活下来胎儿就有可能产生多器官损伤,特别是继发于死胎栓塞引起的大脑损伤。据报道存活的婴儿会发生神经系统缺陷。[69,70]

TTTS 的产前超声诊断依赖于单一胎盘、胎儿同性别、胎儿之间的体重差超过 20% 及羊水量有显著差异。通常会显示一个"贴附儿"。Quintero 等提出了一种对疾病严重程度的分级。Ⅰ级:供血儿羊水过少,但是膀胱可见。Ⅱ级:供血儿膀胱未显示。Ⅲ级:脉冲多普勒的评估显示,供血儿脐动脉舒张期血流消失或反向,静脉导管中可见反流或在脐静脉可见搏动。Ⅳ级:受血儿水肿。Ⅴ级:一个或两个胎儿宫内死亡。[71]

宫内对 TTTS 的治疗依赖于诊断时的孕龄。如果在妊娠早期被诊断,可能会考虑选择性终止妊娠或完全终止妊娠。在中孕期的治疗方法包括:系列性羊水减量、羊膜的造口术,以及激光或射频消融术。

系列性羊水减量法是将过多的羊水抽出使其达到正常羊水量。这种治疗方法的原理是去除多余的羊水,降低妊娠囊压力及增加这个胎儿的灌注量。由于羊水的产生是一个连续的过程,因此通常需要连续抽取羊水。

羊膜造口术是指在隔膜上插入一根针,实质上是为了使羊水量能够平衡,形成单羊膜囊妊娠。然而,由于单羊膜囊妊娠具有自身特有的风险,这种方法并没有得到广泛的应用。

胎盘吻合消融术包括应用胎儿镜确认胎盘中异常的血管连接,然后用激光或射频技术将其消融(图 29-33)。这种方法通常与羊水减量一起来完成的。

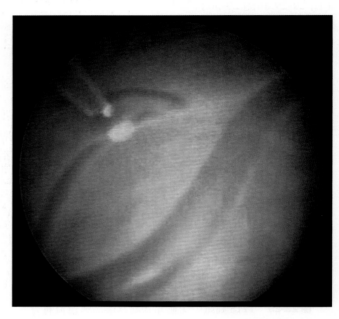

图 29-33 激光治疗阻断双胎输血综合征的动静脉吻合。(引自 Suresh M. *Shnider and Levinson's Anesthesia for Obstetrics*. 5th ed. Philadelphia:Wolters Kluwer;2012:Figure 49-2.)

所有的治疗方法都有风险,并且成功率的报道各有不同,这是因为样本的大小以及对技术使用的精准度不同。[72-77]

激光治疗作为 TTTS 的首选治疗,已经进行了许多仪器和技术的改进从而提高了成功率。激光治疗是目前被认为是 26 孕周前治疗 TTTS 的首选治疗方法,因为它也是唯一能解决根本问题的治疗方法。[58,77,78]最近一项研究对 1997 至 2007 年间孕 26 周 TTTS 胎儿进行选择性激光治疗或羊水减量处理的文献进行了回顾性分析,结果发现进行了激光治疗的胎儿存活率是羊水减量的两倍。长期随访至 6 岁,其死亡和神经损伤的风险也很稳定。[79]

联体双胎

联体双胎的活产率大约为 1/50 000~1/100 000。[80]联体双胎是根据联体(共享)的身体区域划分的。胸部联体(胸廓相连)、腹部联体(腹壁相连)或胸腹连体,大约占所有联体双胞胎的 70%。其他的变异包括颅脑联体(头部相连)、臀部联体(臀部相连)、坐骨联体(坐骨相连)及头胸联体(图 29-34,表 29-3)。[47,81,82]

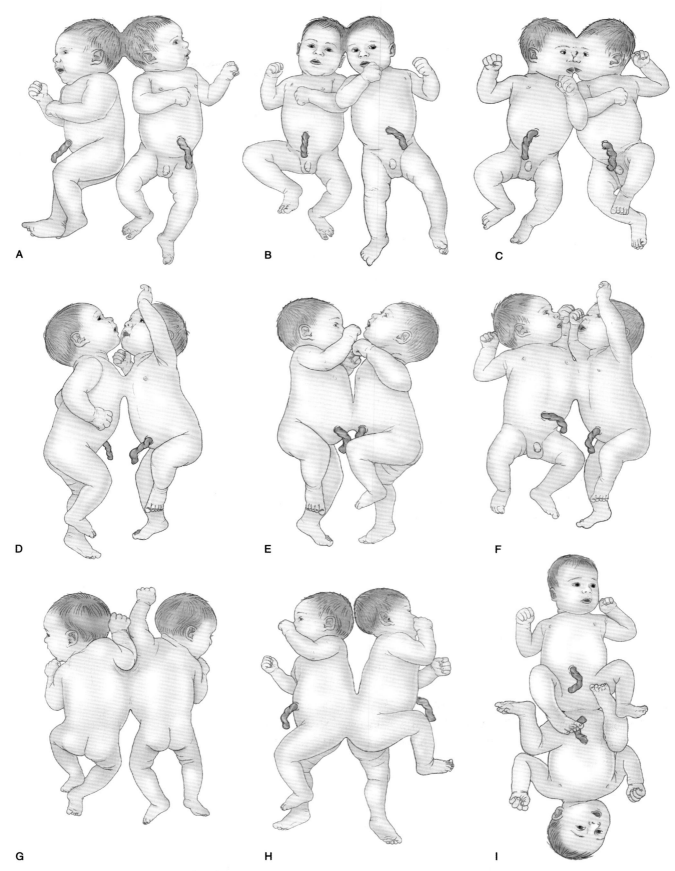

图 29-34　胎儿部分部位相连。A ~ C. 头部联胎。D ~ G. 胸部联胎。H、I. 臀部联胎

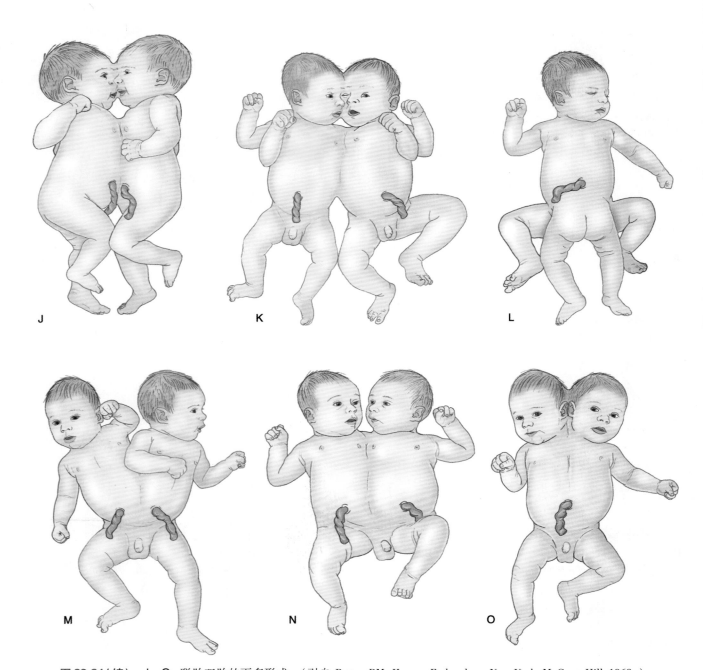

图 29-34（续） J~O. 联胎双胎的更多形式。（引自 Patten BM. *Human Embryology*. New York：McGraw-Hill；1968.）

表 29-3 联体双胎分类

下身联胎	上身联胎	身体中部联胎
下身融合或一个下身及两个上身	两个下身及一个上身或身体部分融合	身体中间融合
a. 臀部联胎：背对背，尾骨及骶骨融合	a. 头部联胎：颅穹窿部融合	a. 胸腹联胎：胸壁部分融合；胸腔及腹部脏器可能异常
b. 坐骨联胎：尾骨和骶骨下部脊柱融合；同一轴线单一脊柱	b. 并头联胎：面部融合，也可能连接到胸部（头胸联胎）	b. 腹部联胎：脐部到剑突软骨融合
c. 双头畸胎：两个头一个身体	c. 双臀联胎：一个头、胸和（或）一个腹部，骨盆、外生殖器及四肢是重复的	c. 脊柱联胎：骶骨以上的脊柱融合
d. 双面畸胎：一个头及一个身体两个面部		

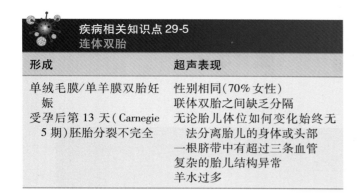

疾病相关知识点 29-5
连体双胎

形成	超声表现
单绒毛膜/单羊膜双胎妊娠	性别相同（70%女性）
受孕后第 13 天（Carnegie 5 期）胚胎分裂不完全	联体双胎之间缺乏分隔
	无论胎儿体位如何变化始终无法分离胎儿的身体或头部
	一根脐带中有超过三条血管
	复杂的胎儿结构异常
	羊水过多

联体双胞胎出现在单羊绒毛膜/单羊膜妊娠，由于受孕后第 13 天（Carnegie 5 期）胚胎分裂不完全。[13] 双胎的性别相同，70% 是女性。目前还没有已知的遗传或环境因素导致连体双胞胎。[83]

超声检查的征象包括在联体双胎之间缺乏分隔、无论胎儿体位如何变化胎儿的身体或头部始终无法分离（图 29-35 和图 29-36）、一根脐带中超过三条血管，以及复杂的胎儿结构异常。[84] 近 50% 的病例合并羊水过多。[80] 最早在孕 7 周就可以诊断连体双胎，但因为早期影像学假阳性率较高而需要随访。[85]

大多数联体双胞胎都是早产儿，其中大约有 60% 为死胎或死产。[85] 联体双胞胎的生存最终依赖于共享的器官，尤其是心脏。75% 的胸部联体双胎共享一个心脏，因此并不是成功分离术的病例（图 29-37）。[86] 头部联体双胎的大脑组织共用与不良预后有关。联体双胞胎也可以出现在三胎及更多胎妊娠中。[87]

当试图明确联体双胎共享器官程度时，三维超声（图 29-38）或 MRI 可能是传统超声的一个有用的辅助技术。

另一种异常的双胎是在其同胞的腹部发现一胎儿，称为寄生胎，不应该与畸胎瘤混淆。[88] 虽然寄生胎和畸胎瘤区别可能很困难，但区分它们很有必要，因为畸胎瘤具有明显的恶性潜力，而寄生胎完全是良性的。寄生胎常常发生在腹膜上，而畸胎瘤通常出现在下腹部，最常见的是在卵巢或骶骨部。此外，还常常有关于寄生胎脊通常在影像学检查或显微镜下可以见到寄生胎脊柱的证据。

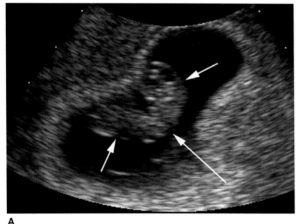

A

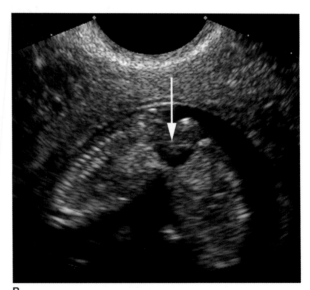

B

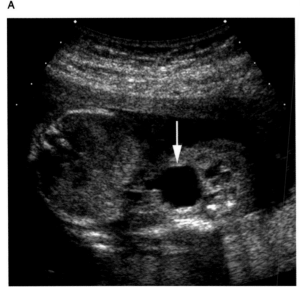

C

图 29-35　孕 8 周诊断的连体双胎。A. 孕 8 周双胎看起来臀部相连（长箭头）。B. 孕 12 周这个双胎的膀胱相连（箭头）。C. 孕 19 周通过腹部相连切面可见共享膀胱扩张（箭头）。（引自 Doubilet PM, Benson CB. *Atlas of Ultrasound in Obstetrics and Gynecology*. 2nd ed. Philadelphia: Wolters Kluwer; 2011: Figure 21.4-1.）

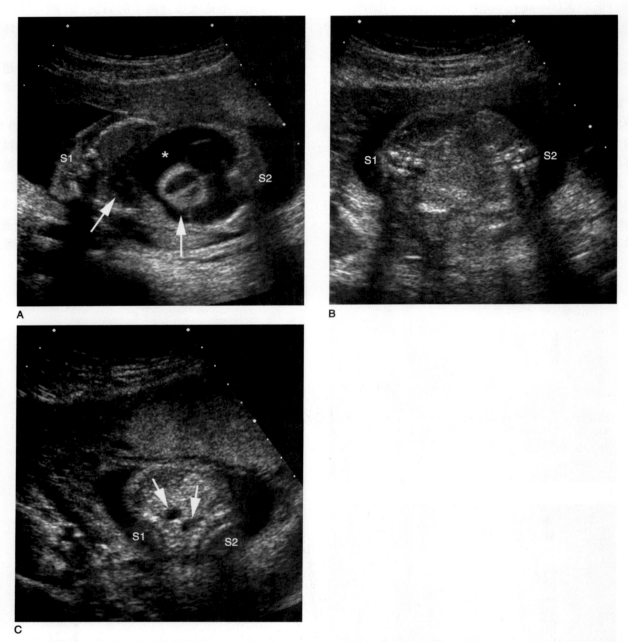

图29-36 从胸部到盆腔相连的双胎。A. 实时超声在连体双胎的胸部横切面可见两个独立的心脏(箭头)。胎儿2 心脏周围可见大量心包积液(∗)。B. 连体双胎的下腹部横切面。C. 连体双胎的盆腔横切面可见两个独立的膀胱(箭头)。(引自 Doubilet PM，Benson CB. *Atlas of Ultrasound in Obstetrics and Gynecology*. 2nd ed. Philadelphia：Wolters Kluwer；2011：Figure 21. 4-3.)

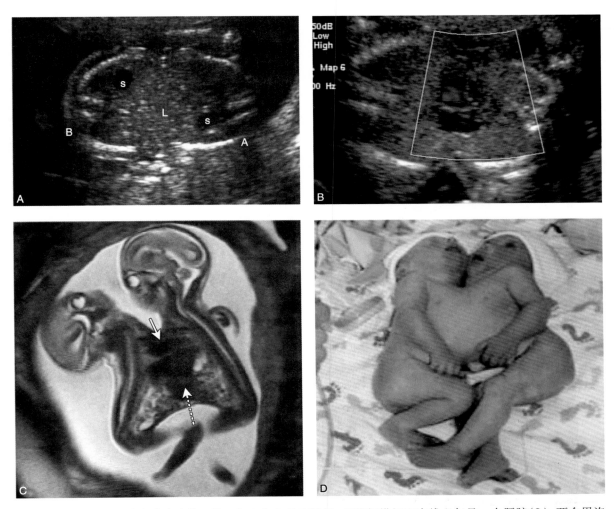

图 29-37 孕 20 周时诊断胸腹连体双胎。A. A 和 B 是双胞胎,在腹部横切面中线上仅见一个肝脏(L),两个胃泡(s)。B. 彩色多普勒显示双胞胎共享同一个心脏。C. MRI 的 T2 显示单个心脏(实线箭头)及融合肝(虚线箭头)。D. 生后双胎的彩色照片。(引自 Kline-Fath B,Bahado-Singh R,Bulas D. *Fundamental and Advanced Fetal Imaging.* Philadelphia:Wolters Kluwer;2015:Figure 11-40.)

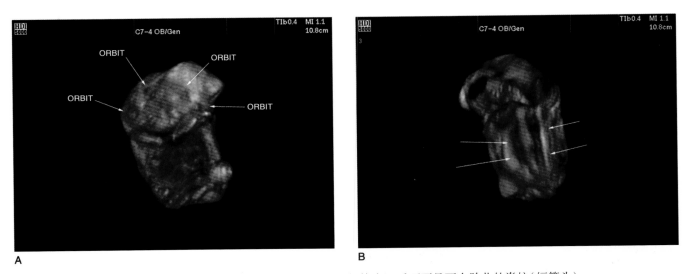

图 29-38 横切面显示联体双胎前腹部相连(长箭头),后面可见两个胎儿的脊柱(短箭头)

单羊膜囊双胎

单羊膜囊双胎占所有单卵双胞胎的约 1%。这种类型的双胎风险最高,据报道过去死亡率高达 70%,[21] 最近的多项研究显示已经大大提高了围产期存活率,死亡率只有 10%~20%。[23,51,,89-91] 胎儿通常死于 TTTS、脐带缠绕或早产,约 20% 单羊膜囊双胞胎会发生先天性异常。[92]

超声检查没发现双胎之间的隔膜而诊断单羊膜囊双胞胎;然而,超声有可能不能显示存在的薄膜,所以这并不是一个可靠的特征。彩色和脉冲多普勒可用于确认一个羊膜腔内缠绕的脐带(图 29-39)。[89] 彩色多普勒可以显示多个缠绕的血管(图 29-40),而脉冲多普勒能够检测出两个不同的心率。缠绕的脐带并不一定与不良结果相有关。Rodis 等报道了 13 个诊断有脐带缠绕的单羊膜囊双胎,其出生率为 100%,围产期存活率为 92%。[93] 单羊膜囊双胞胎经常被推荐提前分娩。

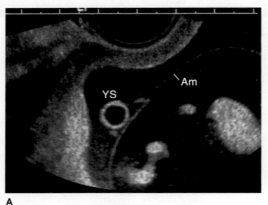

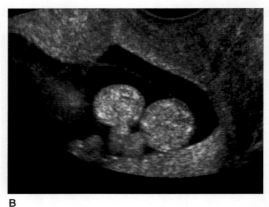

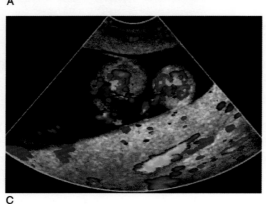

图 29-39 A. 孕 10.5 周时仅见单一卵黄囊的单绒毛膜妊娠。A. 卵黄囊(YS)和单一羊膜(Am)。B. 两个相邻的胎儿几乎贴在一起。C. 彩色多普勒显示两个相邻的脐带。(引自 Kline-Fath B,Bahado-Singh R,Bulas D. *Fundamental and Advanced Fetal Imaging*. Philadelphia:Wolters Kluwer;2015:Figure 11-36.)

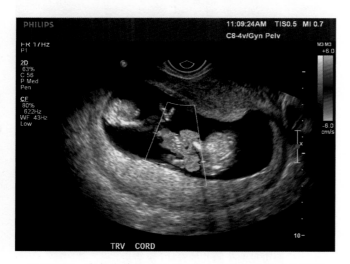

图 29-40 彩色多普勒显示 MC/MA 双胎妊娠缠绕的脐带

选择性减胎

如果在多胎妊娠中发现严重并发症或严重异常,可以给父母提供选择性终止妊娠。如果只有一个胎儿有严重的染色体异常或先天性畸形,或者当减少多胎妊娠胎儿数量可能会改善围产期结果时,选择性终止妊娠可能是一个合理的办法。这一过程通常包括直接将氯化钾注射到指定的胎儿心脏或脐静脉中。选择性终止妊娠只能在双绒毛膜妊娠中进行。

如果选择性终止妊娠在单绒毛膜妊娠中进行或者自发的胎儿死亡发生在单绒毛膜妊娠中,可能存在死亡胎儿释放栓塞物质进入存活胎儿,导致弥散性血管内凝血(DIC)所致潜在的大脑和多器官损伤或死亡。[94]

因为同卵双胞胎很少与遗传疾病不一致,所以在同卵双胎妊娠中选择性终止妊娠应用于孤立性先天性异常或用来减少胎儿数量。超声在这一过程中的作用包括胎儿定位、引导穿刺针、并监测存活下来胎儿的健康状况。据报道在 100 名接受选择性减胎的病例中流产率为 4%。[95]

小结

- 由于延迟生育、种族、遗传、环境因素和 ART 的使用,多胞胎数量增加。
- 临床发现母体 LGA、发现多个胎心音及 MSAFP 水平大于 2.5MOM 可怀疑多胎妊娠。
- 卵子受精后形成单卵双胎是一个随机事件。
- 异卵双胎是受遗传因素、环境因素、母体年龄和 ART 使用等因素的影响,是两个卵子受精的结果。
- 两个胎盘和隔膜发生在异卵双胎中,导致双绒毛膜和双羊膜。
- 同卵双胎的胎盘及单绒毛膜囊/单羊膜囊、单绒毛膜囊/双羊膜囊、双绒毛膜囊/双羊膜囊的膜的数量取决于卵泡的分裂时间。
- 多胎妊娠的并发症包括早产、宫内生长受限、胎儿畸形、胎儿死亡、低体重儿出生、先兆子痫、胎盘早剥、高血压、血管前置和产后出血。
- 在早孕期,可以确定胎儿数目及绒毛膜数量;然而,多达 20% 的双胞胎妊娠会是单胎分娩结局(消失的双胞胎)。
- 双峰标志是两个膜之间胎盘融合延伸形成"λ"形,同时 T 形标志是两个羊膜囊及一个胎盘形成的表现。
- 妊娠 26 周以前两个绒毛膜和两个羊膜形成的四层膜被认为是一个厚膜(约 1.5mm),而两层羊膜形成薄膜(<1mm)。
- 缺少胎儿之间隔膜的胎囊是单羊膜囊妊娠。
- 双胞胎的生物特征测量模拟单胎妊娠直到大约妊娠 30 周,之后生长可能减缓。
- 多胎妊娠中 UAs 的血流阻力增加或 MCAs 血流阻力减低可能发生了宫内生长受限。
- 纸样胎儿是在双胎妊娠中一个胎儿死亡后被压缩变平保留下来。
- 由于胎儿脐带插入羊膜,而不是插入胎盘形成的血管前置风险由于多胎妊娠和 ART 所增加。
- 无心双胎或 TRAP 序列征是当两个胎儿依靠一个胎儿的心脏通过共享胎盘表面上动脉和动脉及静脉和静脉吻合支供血时同卵双胎出现的并发症。
- 单绒毛膜囊/双羊膜囊双胎妊娠共用的一个胎盘发生动静脉吻合就有发展为 TTTS 的危险。血液回流的不平衡导致了胎儿大小及羊水的差异。
- 联体双胞胎是胚胎植入阶段不完全分裂的结果——在第 13 天(Carnegie 5 期)之后。

思考题

双胞胎有如下发现:

- 胎儿 1:水肿胎儿、羊水增多
- 胎儿 2:仅仅盆骨及下肢发育
- 单一胎盘
- 单绒毛膜囊

1. 上述描述的是哪种综合征?
2. 是什么导致胎儿 2 的表现?
3. 这个序列征与 TTTS 的区别是什么?
4. 怎么鉴别诊断 TTTS 或 TRAP 及联体双胎?

(熊雯　译)

参考文献

1. Multiple gestation associated with infertility therapy: an American Society for Reproductive Medicine Practice Committee opinion. *Fertil Steril.* 2012;97(4):825–834.
2. Martin JA, Kung HC, Mathews TJ, et al. Annual summary of vital statistics: 2006. *Pediatrics.* 2008;121(4):788–801.
3. Gandhi M, Cleary-Goldman J, Ferrara L, et al. The association between vasa previa, multiple gestations, and assisted reproductive technology. *Am J Perinatol.* 2008;25(9):587–590.
4. Kulkarni AD, Jamieson DJ, Jones HW, et al. Fertility treatments and multiple births in the United States. *N Engl J Med.* 2013;369:2218–2225.
5. Multifetal gestations: twin, triplet, and higher-order multifetal pregnancies. Practice Bulletin No. 144. American College of Obstetrics and Gynecologists. *Obstet Gynecol.* 2014;123(5):1118–1132.
6. Collins J. Global epidemiology of multiple birth. *Reprod Biomed Online.* 2007;(15, suppl 3):45–52.
7. Kahlil A, Rodgers M, Baschat A, et al. ISUOG Practice Guidelines: role of ultrasound in twin pregnancy. *Ultrasound Obstet Gynecol.* 2016;47:247–263.
8. Blondel B, Kaminski M. Trends in the occurrence, determinants, and consequences of multiple births. *Semin Perinatol.* 2002;26(4):239–249.
9. Bortolus R, Parazzini F, Chatenoud L, et al. The epidemiology of multiple births. *Hum Reprod Update.* 1999;5(2):179–187.
10. Beemsterboer SN, Homburg R, Gorter NA, et al. The paradox of declining fertility but increasing twinning rates with advancing maternal age. *Hum Reprod.* 2006;21(6):1531–1532.
11. Crane JP. Sonographic evaluation of multiple pregnancy. *Semin Ultrasound CT MR.* 1984;5:144–156.
12. Pretorius DH, Budorick NE, Scioscia AL, et al. Twin pregnancies in the second trimester in women in an α-fetoprotein screening

program: sonographic evaluation and outcome. *Am J Roentgenol.* 1993;161(5):1007–1013.

13. Liveissues.net. The Carnegie Stages of Early Human Embryonic Development: chart of all 23 Stages, Detailed Descriptions of Stages 1–6. Available at: http://www.lifeissues.net/writers/irv/irv_123carnegiestages3.html. Accessed September 2009.

14. Benirschke K, Kim C. Multiple pregnancy. *N Engl J Med.* 1973;288:1276–1284.

15. Ghai V, Vidyasagar D. Morbidity and mortality factors in twins. An epidemiologic approach. *Clin Perinatol.* 1988;15(1):123–140.

16. Naeye RI, Tafari N, Judge D, et al. Twins: Causes of perinatal death in 12 United States cities and one African city. *Am J Obstet Gynecol.* 1978;131(3):267–272.

17. Spellacy WN, Handler A, Ferre CD. A case-control study of 1253 twin pregnancies from a 1982–1987 perinatal data base. *Obstet Gynecol.* 1990;75(2):168–171.

18. Sherer DM. Adverse perinatal outcome of twin pregnancies according to chorionicity: Review of the literature. *Am J Perinatol.* 2001;18(1):23–37.

19. Kohl SG, Casey G. Twin gestation. *Mt Sinai J Med.* 1975;42(6):523–539.

20. Luke B, Keith LG. Monozygotic twinning as a congenital defect and congenital defects in monozygotic twins. *Fetal Diagn Ther.* 1990;5(2):61–69.

21. American College of Radiology. *ACR Appropriateness Criteria for the Performance of Multiple Gestations.* Reston; ACR; 2011.

22. Newton ER. Antepartum care in multiple gestation. *Semin Perinatol.* 1986;10(1):19–29.

23. Doubilet PM, Benson CB. "Appearing twin": Undercounting of multiple gestations on early first trimester sonograms. *J Ultrasound Med.* 1998;17(4):199–203.

24. Barth RA, Crowe HC. Ultrasound evaluation of multifetal gestations. In: Callen PW, ed. *Ultrasonography in Obstetrics and Gynecology.* 4th ed. Philadelphia: W.B. Saunders Company; 2000;171–205.

25. Carroll SG, Soothill PW, Abdel-Fattah SA, et al. Prediction of chorionicity in twin pregnancies at 10–14 weeks of gestation. *BJOG.* 2002;109(2):182–186.

26. Finberg HJ. The "twin-peak" sign: reliable evidence of dichorionic twinning. *J Ultrasound Med.* 1992;11(11):571–577.

27. Dias T, Arcangeli T, Bhide A, et al. First-trimester ultrasound determination of chorionicity in twin pregnancy. *Ultrasound Obstet Gynecol.* 2011;38:530–32.

28. Hertzberg BS, Kurtz AB, Choi HY, et al. Significance of membrane thickness in the sonographic evaluation of twin gestations. *Am Roentgenol.* 1987;148(1):151–153.

29. Kurtz AB, Wapner RJ, Mata J, et al. Twin pregnancies: accuracy of first-trimester abdominal US in predicting chorionicity and amnionicity. *Radiology.* 1992;185(3):759–762.

30. Wan JJ, Schrimmer D, Taché V, et al. Current practices in determining amnionicity and chorionicity in multiple gestations. *Prenat Diagn.* 2011;31:125–130.

31. Townsend RR, Simpson GF, Filly RA. Membrane thickness in ultrasound prediction of chorionicity of twin gestations. *J Ultrasound Med.* 1988;7(6):327–332.

32. Senat MV, Quarello E, Levaillant JM, et al. Determining chorionicity in twin gestations: three-dimensional (3D) multiplanar sonographic measurement of intra-amniotic membrane thickness. *Ultrasound Obstet Gynecol.* 2006;28(5):665–669.

33. American College of Radiology. *ACR Practice Guideline for the Performance of Obstetrical Ultrasound.* Volume 25. Reston: ACR; 2007:1093–1101.

34. American Institute of Ultrasound in Medicine. *American Institute of Ultrasound in Medicine Practice Parameter for the Performance of Obstetric Ultrasound Examinations.* Laurel: AIUM; 2013.

35. Saade GR, Gray G, Belfort MA, et al. Ultrasonographic measurement of crown-rump length in high-order multifetal pregnancies. *Ultrasound Obstet Gynecol.* 1998;11(6):438–444.

36. Weissman A, Achiron R, Lipitz S, et al. The first-trimester growth-discordant twin: An ominous prenatal finding. *Obstet Gynecol.* 1994;84(1):110–114.

37. Bora SA, Bourne T, Bottomley C, et al. Twin growth discrepancy in early pregnancy. *Ultrasound Obstet Gynecol.* 2009;34(1):38–42.

38. Ananth CV, Vintzileous AM, Shen-Schwarz S, et al. Standards of birth weight in twin gestations stratified by placental chorionicity. *Obstet Gynecol.* 1998;91(6):917–924.

39. Vintzileos AM, Rodis JF. Growth discordance in twins. In: Divon MY, ed. *Abnormal Fetal Growth: IUGR and Macrosomia.* New York: Elsevier; 1995;289–299.

40. Divon MY, Weiner Z. Ultrasound in twin pregnancy. *Semin Perinatol.* 1995;19(5):404–412.

41. Weissman A, Jakobi P, Yoffe N, et al. Sonographic growth measurements in triplet pregnancies. *Obstet Gynecol.* 1990;75(3 pt 1):324–328.

42. Landy HJ, Weiner S, Corson SL, et al. The "vanishing twin": Ultrasonographic assessment of fetal disappearance in the first trimester. *Am J Obstet Gynecol.* 1986;155(1):14–19.

43. Gindoff PR, Yeh MN, Jewelewicz R. The vanishing sac syndrome. Ultrasound evidence of pregnancy failure in multiple gestations, induced and spontaneous. *J Reprod Med.* 1986;31(5):322–325.

44. Bernard KG, Cooperberg PL. Sonographic differentiation between blighted ovum and early viable pregnancy. *Am J Roentgenol.* 1985;144:597–602.

45. Benson CB, Doubilet PM, David V. Prognosis of first trimester twin pregnancies: Polychotomous logistic regression analysis. *Radiology.* 1994;192(3):765–768.

46. Gericke GS. Genetic and teratological considerations in the analysis of concordant and discordant abnormalities in twins. *S Afr Med J.* 1986;69(2):111–114.

47. Hartung RW, Yiu-Chiu V, Aschenbrener CA. Sonographic diagnosis of cephalothoracopagus in a triplet pregnancy. *J Ultrasound Med.* 1984;3(3):139–141.

48. Monteagudo A, Roman AS. Ultrasound in multiple gestations: Twins and other multifetal pregnancies. *Clin Perinatol.* 2005;32(2):329–354.

49. Senat MV, Ancel PY. How does multiple pregnancy affect maternal mortality and morbidity? *Clin Obstet Gynecol.* 1998;41(1):79–83.

50. Fox NS, Rebarber A, Dunham SM, et al. Outcomes of multiple gestations with advanced maternal age. *J Matern Fetal Neonatal Med.* 2009;22(7):593–596.

51. Newman RB, Ramsey Unal E. Multiple gestations: timing of indicated late preterm and early-term births in uncomplicated dichorionic, monochorionic, and monoamniotic twins. *Semin Perinatol.* 2011;35:277–285.

52. Rao KP, Belogolovkin V, Yankowitz J, et al. Abnormal placentation: evidence-based diagnosis and management of placenta previa, placenta accreta, and vasa previa. *Obstet Gynecol.* 2012; 67(8):503–518.

53. Oyelese Y, Catanzarite V, Prefumo F, et al. Vasa previa: the impact of prenatal diagnosis on outcomes. *Obstet Gynecol.* 2004;103(5 pt 1):937–942.

54. Bornstein E, Monteagudo A, Dong R, et al. Detection of twin reversed arterial perfusion sequence at the time of first-trimester screening: the added value of 3-dimensional volume and color Doppler sonography. *J Ultrasound Med.* 2008;27(7):1105–1109.

55. O'Neill JA, Jr, Holcomb GWD, Schnaufer L, et al. Surgical experience with thirteen conjoined twins. *Ann Surg.* 1988;208(3):299–312.

56. Moore TR, Gale S, Benirschke K. Perinatal outcome of forty-nine pregnancies complicated by acardiac twinning. *Am J Obstet Gynecol.* 1990;163(3):907–912.

57. Lee H, Wagner AJ, Sy E, et al. Efficacy of radiofrequency ablation for twin-reversed arterial perfusion sequence. *Am J Obstet Gynecol.* 2007;196(5):459.e1–e4.

58. Chalouhi GE, Stirnemann JJ, Salomon LJ, et al. Specific complications of monochorionic twin pregnancies: twin-twin transfusion syndrome and twin reversed arterial perfusion sequence. *Semin Fetal Neonatal Med.* 2010;15:349–356.

59. Holmes A, Jauniaux E, Rodeck C. Monopolar thermocoagulation in acardiac twinning. *BJOG.* 2001;108(9):1000–1002.

60. Lewi L, Valencia C, Gonzalez E, et al. The outcome of twin reversed arterial perfusion sequence diagnosed in the first trimester. *Am J Obstet Gynecol.* 2010;203:213. e1–e4.

61. Stiller RJ, Romero R, Pace S, et al. Prenatal identification of twin reversed arterial perfusion syndrome in the first trimester. *Am J Obstet Gynecol.* 1989;160(5 pt 1):1194–1196.

62. Bebbington M. Twin-to-twin transfusion syndrome: Current understanding of pathophysiology, in-utero therapy and impact for future development. *Semin Fetal Neonatal Med.* 2010;15(1):15–20. doi:10.10.16/j.siny2009.05.001.

63. Herberg U, Gross W, Bartmann P, et al. Long-term cardiac follow-up of severe twin-to-twin transfusion syndrome after intrauterine laser coagulation. *Heart.* 2006;92(1):95–100.

64. Bahtiyar MO, Dulay AT, Weeks BP, et al. Prevalence of congenital heart defects in monochorionic/diamniotic twin gestations: a systematic literature review. *J Ultrasound Med.* 2007;26(11):1491–1498.

65. Campbell KH, Copel JA, Ozan Bahtiyar M. Congenital heart defects

in twin gestations. *Minerva Ginecol.* 2009;61(3):239–244.
66. Pruetz JD, Chmait RH, Sklansky MS. Complete right heart flow reversal: Pathognomonic recipient twin circular shunt in twin-twin transfusion syndrome. *J Ultrasound Med.* 2009;28(8):1101–1106.
67. Barrea C, Alkazaleh F, Ryan G, et al. Prenatal cardiovascular manifestations in the twin-to-twin transfusion syndrome recipients and the impact of therapeutic amnioreduction. *Am J Obstet Gynecol.* 2005;192(3):892–902.
68. Cleary-Goldman J, D'Alton ME. Growth abnormalities and multiple gestations. *Semin Perinatol.* 2008;32(3):206–212.
69. Lopriore E, Nagel HT, Vandenbussche FP, et al. Long-term neurodevelopmental outcome in twin-to-twin transfusion syndrome. *Am J Obstet Gynecol.* 2003;189(5):1314–1319.
70. Dickinson JE, Duncombe GJ, Evans SF, et al. The long term neurologic outcome of children from pregnancies complicated by twin-to-twin transfusion syndrome. *BJOG.* 2005;112(1):63–68.
71. Quintero RA, Morales WJ, Allen MH, et al. Staging of twin-twin transfusion syndrome. *J Perinatol.* 1999;19:550–555.
72. Malone ED, D'Alton ME. Anomalies peculiar to multiple gestations. *Clin Perinatol.* 2000;27(4):1033–1046.
73. Johnson JR, Rossi KQ, O'Shaughnessy RW. Amnioreduction versus septostomy in twin-twin transfusion syndrome. *Am J Obstet Gynecol.* 2001;185(5):1044–1047.
74. Saade GR, Belfort MA, Berry Dl, et al. Amniotic septostomy for the treatment of twin oligohydramnios-polyhydramnios sequence. *Fetal Diagn Ther.* 1998;13(2):86–93.
75. Pistorius LR, Howarth GR. Failure of amniotic septostomy in the management of 3 subsequent cases of severe pre-viable twin-twin transfusion syndrome. *Fetal Diagn Ther.* 1999;14(6):337–340.
76. Fox C, Kilby MD, Khan KS. Contemporary treatments for twin-twin transfusion syndrome. *Obstet Gynecol.* 2005;105(6):1469–1477.
77. Akkerman J, Peeters SHP, Middeldorp JM, et al. A worldwide survey of laser surgery for twin-twin transfusion syndrome. *Ultrasound Obstet Gynecol.* 2015;45:168–174.
78. Chalouhi GE, Essaoui M, Stirnemann J, et al. Laser therapy for twin-to-twin transfusion syndrome (TTTS). *Prenat Diagn.* 2011;31:637–646.
79. Salomon LJ, Örtqvist L, Aegerter P, et al. Long-term developmental follow-up of infants who participated in a randomized clinical trial of amniocentesis vs laser photocoagulation for the treatment of twin-to-twin transfusion syndrome. *Am J Obstet Gynecol.* 2010;203:444.e1–e7.
80. Strauss S, Tamarkin M, Engleberg S, et al. Prenatal sonographic appearance of diprosopus. *J Ultrasound Med.* 1987;6(2):93–95.
81. McLeod K, Tan PA, DeLange ME, et al. Conjoined twins in a triplet pregnancy: Sonographic findings. *JDMS.* 1988;4:9–12.
82. Wilson DA, Young GZ, Crumley CS. Antepartum ultrasonographic diagnosis of ischiopagus: a rare variety of conjoined twins. *J Ultrasound Med.* 1983;2:281–282.
83. Mutchinick OM, Luna-Munoz L, Amar E, et al. Conjoined twins: a worldwide collaborative epidemiological study of the international clearinghouse for birth defects surveillance and research. *Am J Med Genet.* 2011;157:274–287.
84. Koontz WL, Layman L, Adams A, et al. Antenatal sonographic diagnosis of conjoined twins in a triplet pregnancy. *Am J Obstet Gynecol.* 1985;153(2):230–231.
85. Winkler N, Kennedy A, Byrne J, et al. The imaging spectrum of conjoined twins. *Ultrasound Q.* 2008;24(4):249–255.
86. Nichols BL, Blattner RJ, Rudolph AJ. General clinical management of thoracopagus twins. *Birth Defects.* 1967;3(1):38–51.
87. Hughey MJ, Olive DL. Routine ultrasound scanning for the detection and management of twin pregnancies. *J Reprod Med.* 1985;30(5):427–430.
88. Nocera RM, Davis M, Hayden CK, et al. Fetus-in-fetu. *Am J Roentgenol.* 1982;138(4):762–764.
89. Dias T, Mahsud-Dornan S, Bhide A, et al. Cord entanglement and perinatal outcome in monoamniotic twin pregnancies. *Ultrasound Obstet Gynecol.* 2010;35:201–204.
90. Hack KE, Derks JB, Schaap AH, et al. Perinatal outcome of monochorionic twin pregnancies. *Obstet Gynecol.* 2009;113(2):353–359.
91. Rossi AC, Prefumo F. Impact of cord entanglement on perinatal outcome of monoamniotic twins: a systematic review of literature. *Ultrasound Obstet Gynecol.* 2013;41:131–135.
92. Lumme RH, Saarikoski SV. Monoamniotic twin pregnancy. *Acta Genet Med Gemellol (Roma).* 1986;35(1–2):99–105.
93. Rodis JF, McIlveen PF, Egan JF. Monoamniotic twins: Improved perinatal survival with accurate prenatal diagnosis and antenatal fetal surveillance. *Am J Obstet Gynecol.* 1997;177(5):1046–1049.
94. Redwine FO, Hays PM. Selective birth. *Semin Perinatol.* 1986;10(1):73–81.
95. Berkowitz RL, Stone JL, Eddleman KA. One hundred consecutive cases of selective termination of an abnormal fetus in a multifetal gestation. *Obstet Gynecol.* 1997;90(4):606–610.

宫内生长受限

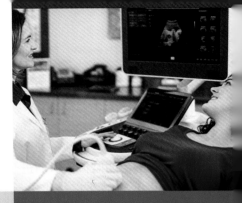

KASSANDRA QUIGLEY

第30章

关键词

胎儿生长受限

宫内生长受限(IUGR)

小于胎龄儿(SGA)

匀称型 IUGR

不匀称型 IUGR

无应激试验(NST)

生物物理评分(BPP)

搏动指数(PI)

阻力指数(RI)

收缩期-舒张期比值(S/D)

羊水指数(AFI)

目标

- 定义什么是小于胎龄儿及匀称型与不匀称型宫内生长受限(IUGR)。
- 总结宫内生长问题对胎儿出生前和出生后生活的不良影响。
- 列举有助于 IUGR 诊断和管理的二维超声指标和多普勒指标。
- 描述其他评估胎儿的方法,例如无应激试验或生物物理评分以及胎儿多普勒。

术语表

分析物(analyte):被作为分析对象的化学物质。

非整倍体(aneuploidy):染色体数目异常。

生物物理评分(biophysical profile,BPP):通过超声对四个独立的胎儿生物物理指标(胎儿呼吸运动、胎儿运动、胎儿肌张力、羊水指数)进行总体观察。

多普勒(doppler):测量血流的无创超声检查。

低氧血症(hypoxemia):低血氧水平。

特发性(idiopathic):没有已知的原因。

宫内生长受限(intrauterine growth restriction,IUGR):估计胎儿体重小于相应胎龄胎儿体重的第 10 百分位数。

低出生体重(low birth weight,LBW):出生体重低于 2500 克(g)。

患病率(morbidity):特定疾病于一定时间内在某一人群中的发生率。

死亡率(mortality):某一特定人群中死亡的发生率。

无应激试验(nonstress test,NST):通过观察胎儿心率对胎儿运动的反应来评估胎儿是否健康的方法。

羊水过少(oligohydramnios):羊水量少。

胎盘嵌合体(placental mosaicism):胎儿染色体成分与胎盘染色体成分不一致的情况。

先兆子痫(preeclampsia):怀孕期间发生的高血压和蛋白尿。

敏感度(sensitivity):某疾病检测试验呈阳性的人中实际患有该疾病的人的比例。

小于胎龄儿(small for gestational age,SGA):对小于相应胎龄预期大小的婴儿的诊断。

特异度(specificity):某疾病检测试验呈阴性的人中实际未患该疾病的人的比例。

三体(trisomy):某一特定染色体具有三个拷贝。

速度测量学(velocimetry):血流量和血流速度的无创测量。

疾病控制和预防中心数据显示,2013 年美国出生婴儿数量为 3 988 076。[1]其中 8.00% 的新生儿为低出生体重儿(LBW)。2013 年婴儿死亡率为每 1000 名活产婴儿中死亡 5.96;该数字比 2005 年下降了 13%。[2]尽管围生期监护技术的进步使婴儿死亡率下降,然而仍有 36% 的死亡婴儿死于早产相关原因。[2]新生儿的出生体重与早期死亡和远期发病的风险密切相关;最低出生体重的婴儿在第一年内的死亡率最高。[3-5]类似地,死产率随着胎儿体重增长而下降。[6]大多数 LBW 发生于早产(妊娠 37 周之前)的情况下;然而,那些显著小于胎龄者可能是由于宫内生长受限(IUGR)所致。如果在这些婴儿出生前对其进行可靠识别和治疗,将有可能明显影响美国医疗保健及其成本。对于具有生长受限风险的胎儿,首先通过临床和实验室检查来确定,比如:宫高增长不足、孕妇体重增长不足、孕妇血清甲胎蛋白(MSAFP)不明原因升高、孕妇潜在的并发症或既往妊娠 IUGR 病史。[7]然后应用产前超声检查来评估胎儿大小(通过超声检查确定)和胎龄(由末次月经或受孕日期确定)之间存在的潜在差异。这些日期一旦确定,就可以通过超声检查评估胎儿生长和胎儿健康。尽管还有几种其他方法可以识别 IUGR 胎儿,但超声检查似乎是最准确和最敏感的。

宫内生长受限的定义

IUGR 的定义存在疑问和矛盾。IUGR 有多种定义方法,包括估计胎儿体重(estimate of fetal weight,EFW)小于人群的第 3、第 5 或第 15 百分位数。最常用的定义以及被美国妇产科学会(ACOG)采纳的定义为超声检查所得的 EFW 小于相应孕周体重的第 10 百分位数。术语"宫内生长受限(IUGR)"可与术语"胎儿生长受限(FGR)"互换。小于胎龄儿(small for gestational age,SGA)是用于新生儿的术语,是指出生体重小于相应胎龄体重第 10 百分位数的新生儿。如果一个新生儿的出生体重低于 2500 克(g),则被称为LBW。[8]鉴别正常的生理性的 SGA 胎儿与病理性的 IUGR 胎儿是困难的。此外,一个胎儿若未能达到其生长潜能,即使其 EFW 大于第 10 百分位数,也有发生不良后果的风险。[8,9]

患病率

IUGR 在普通人群中的患病率取决于所使用的定义。也就是说,如果用小于第 10 百分位数定义 IUGR,则低危人群中有 10% 患病;如果用小于第 3 百分位数定义 IUGR,则低危人群中有 3% 患病;以此类推。在有风险的人群中,患病率会增加。例如,高血压妇女或曾经生育过生长受限婴儿的妇女,将会有更大的风险发生 IUGR,而且在这些人群中,患病率可能高达 25% 以上。[10]小于第 10 百分位数的生长受限胎儿约占总人群的 5% ~ 8%,可引起的并发症占所有妊娠的 10% ~ 15%。[8]

不良影响

生长受限的胎儿发生宫内死亡、新生儿患病及新生儿死亡的风险增高。此外,他们相比正常人群更容易罹患儿童期的认知发育迟缓和成人期的疾病。IUGR 的影响深远。其并发症不仅仅限于围产期,而是有终生的影响。[11]

围产期阶段的影响与联系

围产期是指从胎儿为有生机儿(妊娠 24 周)到新生儿期结束(分娩后 28 天)的这段时期。IUGR 是导致全球胎儿围产期死亡和患病的第二大原因,仅次于早产。[12]其死亡率和患病率的升高是由于持续的宫内缺氧、出生时的窒息以及突发的前哨事件。突发的前哨事件包括胎盘早剥、脐带脱垂以及 IUGR 胎儿合并的先天性畸形。[13]与正常大小的胎儿(风险为 0.1%)相比,宫内生长不良胎儿的围产期死亡风险增加了五至十倍(风险约为 0.5% ~ 1%)。[14]而诊断为 IUGR 的胎儿的死亡风险约 1.5%。当胎儿体重小于相应胎龄第 5 百分位数时,其死亡风险升至 2.5%。[8]此外,26% 的死产胎儿是小于胎龄儿,IUGR 胎儿的死产风险显著。[15,16]FGR 是与死产有关的主要群体,在死产中所占比例高达 43%,并且也占"不明原因"死产的大多数。[17]

IUGR 者出生后,在新生儿期可能发生很多问题。一些即刻发生的新生儿风险包括胎粪吸入、低血糖、低血钙、血液系统并发症、低体温症和红细胞增多症。IUGR 者胎粪吸入风险增加是由于慢性缺氧导致羊水粪染及吸入。低血糖是由于糖原储备下降、对胰岛素的敏感性增加、脂肪组织减少以及有效氧化游离脂肪酸和甘油三酯的能力下降。低血钙是由于宫内钙的转运减少。低体温症是 IUGR 婴儿的另一个常见并发症,在出生后未做到恰当的保温监护时可发生。复杂的血液系统问题比如红细胞增多症可能出现,是继发于慢性宫内缺氧的促红素分泌增加所致。[13]早产儿的

上述风险更高。[18]一些研究表明,小于 28 周的 IUGR 胎儿的未受损存活率低于 50%。[19-21]

疾病相关知识点 30-1
与 IUGR 相关的疾病

围产期
产时胎儿心率异常
胎粪吸入
低血糖
低钙血症
血液系统并发症
低体温症
复杂的血液系统问题(贫血,血小板减少症,红细胞增多症)
坏死性小肠结肠炎
羊水过少
多系统器官衰竭
死亡
儿童期
认知功能减退
脑瘫
学习缺陷
学业表现差
身材矮小
成年期
心血管疾病
高血压
糖尿病
卒中
肥胖

儿童期的影响

有宫内生长受限史的儿童的近期及远期患病风险均增加。[12]IUGR 者在儿童期可出现生理学的、代谢的及神经功能的并发症。研究还表明,相比足月产适于胎龄儿,足月产 IUGR 儿童在学习困难、行为问题和学业表现不良等方面的风险都更高。[22]神经功能损伤表现为神经发育测试得分低以及认知功能降低。[23-25]与对照组相比,IUGR 儿童的血压更高。[26]大多数 IUGR 者可在满 18 岁时追赶生长到正常,但胎儿期低于第 3 百分位数者相比适于胎龄儿趋于体重更低、身材更矮。早产的 IUGR 儿童更可能发生神经发育异常和认知损伤。脑瘫的发生风险有微小却有意义的升高。[22,25,27]

成年期的影响

新生儿监护的进步显著提高了 IUGR 和 LBW 婴儿的生存率。恢复婴儿期和儿童期的正常生长需要长期的花费。胎儿期有 IUGR 的成年人在生命后期发生获得性心脏病、脂质异常和糖尿病的风险要高得多。[28]

多项研究支持了巴克假说,该假说指出宫内环境是成年疾病的胎儿起源,疾病可贯穿于婴儿期、儿童期和成年期。[29,30]宫内时期血管的变化会在长时期内造成损害,可导致高血压、脑血管意外、糖尿病、动脉粥样硬化和肥胖。[25,26,31]虽然看似矛盾,但胎儿期、婴儿期和儿童早期的营养不良可改变基因表达并在成年期产生应答,其中最终结果之一是肥胖。[32]

病因学

胎儿生长异常有一半被认为是特发性的,其余的则是由多因素造成的。某些胎儿的体格较小是由遗传或种族因素所致。这些胎儿的生长有着恒定的速度。[33]区分正常胎儿与因营养不良、子宫胎盘功能不全或其他血流动力学疾病而受损的胎儿是困难的。近年来随着产前多普勒检查的发展,疾病的潜在病因可被识别,从而特发性病例的数量有所减少。然而,造成生长不良的机制尚未明了。IUGR 的危险因素或病因可分为三类:母体因素、胎儿因素和胎盘因素。

母体因素

母体中能影响血液循环的因素可导致子宫胎盘血流减少并引起 IUGR。这些因素包括高血压疾病、糖尿病、系统性红斑狼疮、抗磷脂抗体综合征及镰状细胞贫血。母体妊娠期间的高血压是导致 IUGR 的主要原因之一。[34]孕妇年龄小于 16 岁和大于 35 岁被认为是某些种族 IUGR 的危险因素。其他危险因素包括既往分娩 SGA 新生儿史、社会经济状况不佳、使用辅助生育技术、尼古丁暴露、母体感染及其他。社会经济状况不佳与母体营养相关,任何与母体营养不良相关的因素均可导致胎儿生长受限的风险升高。孕妇吸烟可降低胎儿体重约 150~200g,是可预防的 IUGR 致病因素中的首要因素。13% 的 IUGR 是吸烟所致。[34,35]无论是遗传因素所致的还是居住于高海拔地区所致的血容量减少,均可引起胎盘血供减少及 IUGR 风险增加。在所有母体因素中,先兆子痫与最严重的生长不良相关。[36]

胎儿因素

IUGR 与染色体异常有关。导致胎儿 IUGR 风险增高的最常见的染色体异常有 13-三体(Patau 综合征)、21-三体(Down 综合征)及 18-三体(Edwards 综合征)。[34]18-三体发生 IUGR 的风险最显著,约 35% 的 18-三体胎儿有 IUGR。[37]

在出生的 IUGR 婴儿中,染色体异常者占 7% 至

19%。上述常见的染色体异常胎儿中至少有 50% 有生长受限。[8,34] 染色体正常但有结构异常的胎儿发生 IUGR 的风险也较高。[8] 先天性感染如弓形虫、巨细胞病毒（CMV）导致的 IUGR 约占 IUGR 病例的 5%。其他胎儿因素包括代谢异常、遗传综合征及多胎。[34]

胎盘因素

胎盘功能不全与大多数 IUGR 病例有关。最常见的胎盘情况变化包括子宫-胎盘循环变化及胎儿-胎盘循环变化。胎盘床螺旋动脉侵入滋养层不全可导致子宫-胎盘血流减少。子宫-胎盘功能下降可导致支持胎儿正常生长的营养和氧供给不足。胎盘绒毛损伤可导致胎盘灌注阻力增加。[38] 胎盘重量在决定是否有 IUGR 中具有重要意义。胎盘重量低与 IUGR 相关。胎盘早剥和胎盘梗死在 IUGR 胎儿中更易发生。脐带异常（如脐带帆状插入、单脐动脉）也可增加 IUGR 风险，原因在于营养转运减少。在胎盘中出现但在胎儿中未见的染色体嵌合现象在生长受限的婴儿中更易发生，其发生率是生长正常的新生儿的两倍多。[34]

疾病相关知识点 30-2
与 IUGR 相关的危险因素

母体因素
高血压（20% ~ 30%）
子痫前期
孕妇心脏疾病
先天性心脏病
炎性肠病
孕妇其他疾病（特别是控制欠佳）
孕前糖尿病
毒物暴露（吸烟、酒精、可卡因、兴奋剂）
营养不良
生活在高海拔地区
社会经济状况不佳
种族
辅助生殖技术
孕妇年龄过小或过大
胎儿因素
遗传性疾病（5% ~ 20%）（非整倍体、生长相关基因突变等）
胎儿畸形（1% ~ 2%）
多胎（3%）
胎儿感染（5% ~ 10%）（巨细胞病毒、弓形虫、疟疾、风疹）
单纯疱疹病毒
胎盘因素
胎盘嵌合体
胎盘早剥
边缘性或帆状脐带插入
胎盘新生物
伴有血清分析物异常的植入异常

IUGR 的分类

IUGR 分为两种类型：匀称型和不匀称型。匀称型生长受限是指所有生物测量指标的测值均衡地降低。匀称型生长受限占 IUGR 的 20% ~ 30%。该类生长受限是由于胎儿所有器官的细胞增生减少导致，发生于早孕期或中孕期。不匀称型 FGR 是指婴儿腹部相对于头部更小。[39] 头围与腹围之比大于第 95 百分位数通常作为参考界限。[40] 不匀称型生长受限归因于脑豁免现象，是最常见的 IUGR 类型，约占所有病例的 70% 至 80%。[39] 匀称型生长受限的胎儿发生并发症和不良结局的机会更高。[39,40] 上述分类方法并非结论性的，也并非所有的临床医生都接受这种 IUGR 分类方法。

IUGR 的识别

血清分析物

孕妇血清分析物未被证明是 IUGR 的准确单一预测指标。然而，一些早孕期分析物被认为与 IUGR 相关。有研究者认为滋养细胞侵入异常可造成血清胎盘产物浓度改变。研究者有望寻找到某些血清分析物与生长受限之间的联系。当没有结构畸形或非整倍体时，孕妇 AFP 升高与 LBW 风险升高相关。妊娠相关血浆蛋白（PAPP-A）降低与 LBW 相关。孕妇 AFP 升高伴 PAPP-A 降低者 LBW 风险增高。这些筛查 IUGR 的标志物的预测敏感度和特异度较低。[41,42]

疾病相关知识点 30-3
匀称型与不匀称型 IUGR[39]

	匀称型 IUGR	不匀称型 IUGR
患病率	20% ~ 30%	70% ~ 80%
生长受限发生时期	始于早孕期或中孕期	始于晚孕期
体格特点	头部和腹部都小	腹部小，头部相对大
病因	内在的：胎儿染色体异常 胎儿先天性畸形 药物 感染 子痫前期（早发的）	外在的：胎盘因素 母体血管因素
结局	患病率和死亡率增加	患病率和死亡率较低

宫高

宫高测量是产前检查中的一种廉价方法。耻骨联合上缘与子宫底上缘之间的距离(以 cm 为单位)应与孕周数相等。孕 20 周后,若两者相差大于 3cm,应怀疑有生长受限。[41]宫高是唯一可以用于筛查 IUGR 的体格检查方法,但价值有限。[43]ACOG 仍然推荐在孕 24 周以后每次产检时行宫高测量。[8]测量技术的不同、孕妇体型的不同以及子宫异常(例如肌瘤)是影响宫高测量的因素,并可能进一步影响其作为 IUGR 筛查工具的作用。应用宫高筛查 IUGR 时,约有三分之一的病例会被漏诊,二分之一的病例会被误诊。[41]

计算体重百分位数

胎儿测量指标如双顶径(BPD)、头围(HC)、腹围(AC)及股骨长(FL)可计算出估计胎儿体重(EFW)。

估计胎儿体重是监测胎儿生长和筛查 IUGR 的一种简单和直接的方法。在计算 EFW 之前,需确定孕周,可通过早期超声检查、末次月经日期或受孕日期来确定。之后所有检查中获得的生物测量参数不可用于重新确定胎龄。上述确定胎龄的基本原则不能被过分强调,特别是在 IUGR 的筛查和诊断中。超声预测误差随着孕周增加而增加。在确定孕周之后,就可使用公式来估计胎儿体重。基于超声测量指标估计胎儿体重的公式已有多个。尽管这些公式中最佳者的误差可高达 15%,但是胎儿生物测量仍是筛查和管理胎儿异常生长的重要方法。[44-46]表 30-1 列出了妊娠第 23~44 周的胎儿体重百分位数。如该表所示,妊娠第 38 周和第 40 周的 LBW 胎儿体重分别小于约 2510g 和 2750g。需注意表 30-1 列出的出生体重数据是来源于居住在海平面或近海平面地区的孕妇。还需注意的是,供确定出生体重百分位数的表还可供查询早产儿数据。[47,48]

表 30-1 妊娠期间胎儿体重百分位数					
胎龄 (月经龄周数)	平滑百分位数				
	10	25	50	75	90
23	370	460	550	690	990
24	420	530	640	780	1080
25	490	630	740	890	1180
26	570	730	860	1020	1320
27	660	840	990	1160	1470
28	770	980	1150	1350	1660
29	890	1100	1310	1530	1890
30	1030	1260	1460	1710	2100
31	1180	1410	1630	1880	2290
32	1310	1570	1810	2090	2500
33	1480	1720	2010	2280	2690
34	1670	1910	2220	2510	2880
35	1870	2130	2430	2730	3090
36	2190	2470	2650	2950	3290
37	2310	2580	2870	3160	3470
38	2510	2770	3030	3320	3610
39	2680	2910	3170	3470	3750
40	2750	3010	3280	3590	3870
41	2800	3070	3360	3680	3890
42	2830	3110	3410	3740	4060
43	2540	3110	3420	3780	4100
44	2790	3050	3390	3770	4110

改编自 Brenner WE, Edelman DA, Hendricks CH. A standard of fetal growth for the United States of America. *Am J Obstet Gynecol*. 1976;126:555.

其他与 IUGR 相关的超声表现

除了 EFW 低以外,其他一些超声表现也可能与 IUGR 相关。中孕期肠管回声增强与 IUGR 风险升高相关。在所有的肠管回声增强的胎儿中,16% 具有染色体异常,最常见的是 21-三体。另有 16% 的胎儿可能在同孕期或之后出现生长受限(图 30-1)。[49]某些观点认为 3 级胎盘有助于诊断胎儿生长受限(图 30-2)。[50]IUGR 胎儿的小脑横径测值轻度减小(图 30-3)。[51]遗憾的是,尚无单一的超声指标可以对 IUGR 做出可靠的诊断。最准确的诊断是通过结合多个生物测量指标与结构指标来实现的。[49]

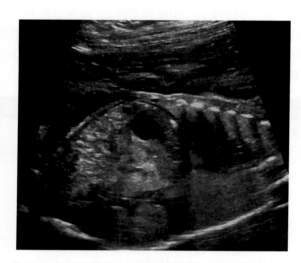

图 30-1　孕 25 周胎儿肠管回声增强。超声冠状切面显示胎儿肠管回声异常增强伴囊性纤维化。(引自 Kline-Fath B, Bahado-Singh R, Bulas D. *Fundamental and Advanced Fetal Imaging*. Philadelphia: Wolters Kluwer; 2015: Figure 18a-2.)

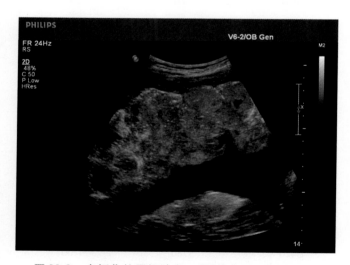

图 30-2　有钙化的 Ⅲ 级胎盘。(图片由 Philips Health-care, Bothell, WA 提供)

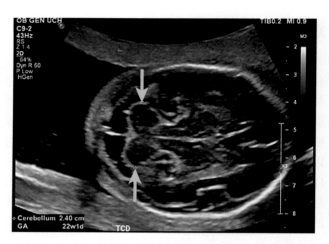

图 30-3　在轴面测量小脑,将测量游标置于两侧缘(箭头所示)

产前监护

胎儿生长速度

当存在 IUGR 高风险时,超声应作为筛查胎儿生长异常的首选检查。对 IUGR 胎儿进行连续的生长测量可评估其生长变化。[41]超声行生长评估的推荐时间间隔为 2 ~ 4 周,理想的间隔是 3 周。2 周内无生长可视为正常。更短的间隔可能会增加对异常生长的假阳性诊断。假阳性诊断随孕周增加而增加。[52]

无应激试验

无应激试验(NST)或胎心宫缩监护可检测某一时间内胎儿心率(FHR)对胎儿运动的反应,是评估胎儿是否健康的最常用的胎心宫缩监护方法。胎儿异常心率模式提示心衰,并且可作为间接反映中枢神经系统完整性和功能的指标。缺氧与 FHR 变异减少之间存在直接的联系。这种联系解释了为何 NST 可作为胎儿监护的筛查工具。[8,41]

虽然 NST 通常由专业护士进行,但是解释试验结果的知识对于超声医师来说很重要。胎心率基线以及心率对胎动产生的任何反应均被记录下来。正常结果(或 NST 有反应型)是指在 20 分钟内检测到至少两次 FHR 加速(图 30-4)。异常结果(或 NST 无反应型)是指在 40 分钟内未检测到至少两次 FHR 加速(图 30-5)。[53,54]研究发现,NST 有反应型胎儿的死产率是 1.9/1000,而 NST 无反应型胎儿的死产率是 26/1000。每隔多长时间进行一次 NST 检查取决于临床判断及个

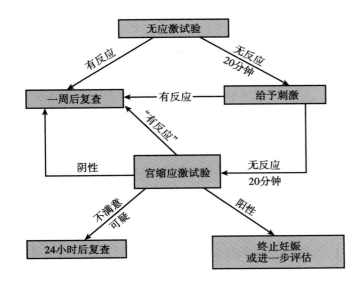

图 30-4　进行无应激试验的概要图示。（经许可引自 Evertson LR, Gauthier RJ, Schifrin BS, et al. Antepartum fetal heart rate testing. I. Evolution of the nonstress test. *Am J Obstet Gynecol*. 1979;133:31.）

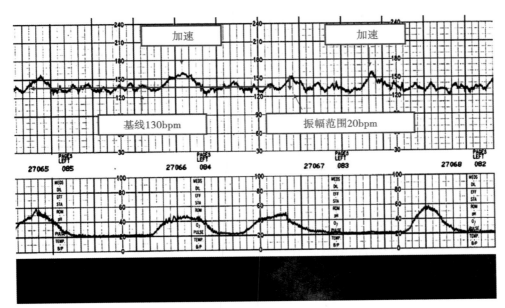

图 30-5　生物电示踪显示无应激试验有反应型。纵向线（y 轴）表示每分钟的胎心率（纸上每一厘米代表 30bpm）。水平线（x 轴）表示时间（3cm/min）。无应激试验有反应型有以下特征：①基线在 120 至 160bpm 之间；②中度变异性；③无减速；④两次心率加速，每次加速超过 15bpm。无应激试验有反应型即为正常结果

体情况。若胎儿情况堪忧,如子痫前期情况恶化,则可每天行一次 NST 检查;若胎儿情况尚好,则可每周行一次 NST 检查。[41]

生物物理评分

生物物理评分（BPP）是评估胎儿是否健康的一种无创产前检查方法。BPP 评分包含除 NST 以外的 4 项生物物理指标:①胎儿运动（FM）;②胎儿肌张力（FT）;③胎儿呼吸运动（FBM）;④羊水量（AFV）。这 4 项生物物理指标采用实时超声进行评估。改良 BPP 使用 NST 与 AFV 两项指标。[55]BPP 的每项指标的评分为 0 分或 2 分,总分满分为 10 分。总分 8 分或 10 分为正常,总分 6 分为可疑,4 分或小于 4 分需要行进一步检查。[54]BPP 结果无反应或总分 ≤4 分意味着胎儿可能有缺氧。羊水过少时,评估应更频繁,或者应无论 BPP 中其他指标情况如何而考虑终止妊娠。羊水减少是胎儿血供减少和尿生成减少的结果,是胎儿缺氧产生的效应。BPP 结果正常的胎儿的死产率是 0.8/1000。有研究发现,高危妊娠中行 BPP 检查者相比未行该检查者的围产期死亡率降低。[41,54]然而 Lalor 等

发现,随机对照试验的证据不支持将 BPP 用于监测高危妊娠胎儿是否健康。BPP 似乎有一定的价值,仍用于监测生长受限胎儿,但是应该对 BPP 行进一步评价,以明确其对其他干预措施、新生儿患病率、住院时间以及胎儿父母满意度的影响。[55] 关于 BPP 应该何时进行以及间隔多久进行一次,不同医疗机构的观点各异。每周一次或每两周一次 BPP 是最常用的评估模式。BPP 应在胎儿娩出后有存活可能的孕周考虑使用。

多普勒检查

多普勒速度测量学评估在 FGR 病例中被广泛研究,在 IUGR 的管理中起重要作用。[8] 使用多普勒技术进行胎儿血管评估是管理和随访 IUGR 的基础。[56] 经证明,多普勒图像不仅准确,而且在识别胎儿预后不良风险升高方面比 BPP 或 NST 更敏感。[57] IUGR 病情加重时,孕妇子宫动脉、胎儿脐动脉(UAs)及大脑中动脉(MCA)异常也加重。一项多普勒指标的异常可导致 IUGR 管理中数项临床处理措施的变化。多普勒异常出现于孕早期时进展更快。一旦确诊为 IUGR,建议每周行多普勒检查。当多普勒结果正常时,一些医疗机构仍继续两周一次的多普勒检查。[56] 将多普勒检查与常规胎儿监护手段如 NST 和 BPP 联用可明显降低围产期死亡率。[8]

在多普勒检查期间,彩色多普勒用于调整和优化脉冲多普勒的取样容积。[58]

产科超声多普勒指标包括收缩-舒张期(S/D)比值、搏动指数(PI)和阻力指数(RI)。这些多普勒指标不受多普勒角度的影响。S/D 比值由最大速度除以最小速度所得。PI 由最大速度与最小速度之差除以平均速度所得。RI 由最大速度与最小速度之差除以最大速度所得(表 30-2)。[41]

术语	缩写	计算方法
收缩-舒张期比值	S/D 比值	最大速度/最小速度
搏动指数	PI	(最大速度-最小速度)/平均速度
阻力指数	RI	(最大速度-最小速度)/最大速度
收缩期峰值速度	PSV	最大速度(cm/s)

表 30-2　多普勒术语

脐动脉多普勒

在所有应用于 IUGR 产前评估的指标中,脐动脉(UA)多普勒是唯一被随机试验证明与围产期死亡率下降相关的指标。[59] UA 也是最常用于胎儿评估的血管,是用于辨别疾病进展模式的首选工具。S/D 比值是评估胎儿 UA 时最常用指标。当舒张末期血流缺失(AEDF)时,S/D 比值无法测得,此时可以采用测量 PI。[41,60] UA 多普勒波形可以在脐带的任意节段获取。当取样容积位于近胎盘端脐带时,探及的舒张末期流速更高。许多医学中心更倾向于获取脐带游离段血流频谱。多普勒波形应在胎儿未呼吸时获取。[58,60] 曾有文献报道两条脐动脉的阻力有差异。获取两条脐动脉的多普勒信号并根据两者中相对异常者来制定诊疗计划可能更佳。

正常脐动脉血流呈锯齿状波形,阻力低且呈持续前向血流(图 30-6)。正常妊娠中,出生体重与 UA 多普勒指标之间存在密切的线性关系。UA PI、RI 及 S/D 比值在各孕周的特定百分位数参考值见表 30-3。这些参考值是基于对 UA 多普勒各指标的一系列测量及纵向观察所获得的。[61] 严重的 IUGR 与脐动脉 AEDF 或舒张末期血流反向(REDF)相关(图 30-7)。UA 阻力升高提示妊娠并发有潜在的胎盘功能不全。脐动脉 REDF 与胎盘三级绒毛动脉中超过 70% 闭塞相关。脐动脉 AEDF 或 REDF 与围产期死亡风险升高有关。[8,60] 胎儿缺氧的程度与 UA 多普勒异常的严重程度具有相关性。出现脐动脉 AEDF 或 REDF 的胎儿发生早产、死产及新生儿死亡的风险更高。[62] 出生后被证实有生长受限者的胎儿期脐动脉 S/D 比值升高具有 53.3% 的阳性预测值。[41]

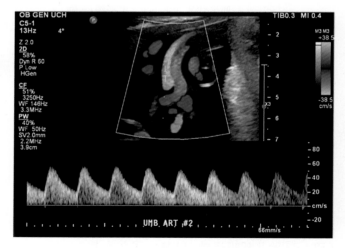

图 30-6　正常脐动脉多普勒波形

表 30-3　脐动脉搏动指数、阻力指数及 S/D 比值系列测量参考值

胎龄（周）	百分位数								
	2.5th	5th	10th	25th	50th	75th	90th	95th	97.5th
脐动脉搏动指数系列测量参考值									
19	0.97	1.02	1.08	1.18	1.30	1.44	1.57	1.66	1.74
20	0.94	0.99	1.04	1.14	1.27	1.40	1.54	1.62	1.70
21	0.90	0.95	1.00	1.10	1.22	1.36	1.49	1.58	1.65
22	0.87	0.92	0.97	1.07	1.19	1.32	1.46	1.54	1.62
23	0.84	0.89	0.94	1.04	1.15	1.29	1.42	1.50	1.58
24	0.81	0.86	0.91	1.00	1.12	1.25	1.38	1.47	1.55
25	0.78	0.83	0.88	0.97	1.09	1.22	1.35	1.44	1.51
26	0.76	0.80	0.85	0.94	1.06	1.19	1.32	1.41	1.48
27	0.73	0.77	0.82	0.92	1.03	1.16	1.29	1.38	1.45
28	0.71	0.75	0.80	0.89	1.00	1.13	1.26	1.35	1.43
29	0.68	0.72	0.77	0.86	0.98	1.10	1.23	1.32	1.40
30	0.66	0.70	0.75	0.84	0.95	1.08	1.21	1.29	1.37
31	0.64	0.68	0.73	0.82	0.93	1.05	1.18	1.27	1.35
32	0.62	0.66	0.70	0.79	0.90	1.03	1.16	1.25	1.32
33	0.60	0.64	0.68	0.77	0.88	1.01	1.14	1.22	1.30
34	0.58	0.62	0.66	0.75	0.86	0.99	1.12	1.20	1.28
35	0.56	0.60	0.64	0.73	0.84	0.97	1.09	1.18	1.26
36	0.54	0.58	0.63	0.71	0.82	0.95	1.07	1.16	1.24
37	0.53	0.56	0.61	0.69	0.80	0.93	1.05	1.14	1.22
38	0.51	0.55	0.59	0.68	0.78	0.91	1.04	1.12	1.20
39	0.49	0.53	0.57	0.66	0.76	0.89	1.02	1.10	1.18
40	0.48	0.51	0.56	0.64	0.75	0.87	1.00	1.09	1.17
41	0.47	0.50	0.54	0.63	0.73	0.85	0.98	1.07	1.15
脐动脉阻力指数系列测量参考值									
19	0.64	0.66	0.68	0.72	0.77	0.81	0.85	0.88	0.90
20	0.63	0.65	0.67	0.71	0.75	0.80	0.84	0.87	0.89
21	0.62	0.64	0.66	0.70	0.74	0.79	0.83	0.85	0.88
22	0.60	0.62	0.65	0.68	0.73	0.78	0.82	0.84	0.87
23	0.59	0.61	0.63	0.67	0.72	0.76	0.81	0.83	0.86
24	0.58	0.60	0.62	0.66	0.71	0.75	0.80	0.82	0.85
25	0.56	0.58	0.61	0.65	0.69	0.74	0.79	0.81	0.84
26	0.55	0.57	0.59	0.64	0.68	0.73	0.78	0.80	0.83
27	0.54	0.56	0.58	0.62	0.67	0.72	0.77	0.79	0.82
28	0.53	0.55	0.57	0.61	0.66	0.71	0.76	0.78	0.81
29	0.51	0.53	0.56	0.60	0.65	0.70	0.75	0.77	0.80
30	0.50	0.52	0.54	0.59	0.64	0.69	0.74	0.76	0.79

表 30-3（续） 脐动脉搏动指数、阻力指数及 S/D 比值系列测量参考值

胎龄（周）	百分位数								
	2.5th	5th	10th	25th	50th	75th	90th	95th	97.5th
31	0.49	0.51	0.53	0.58	0.63	0.68	0.73	0.76	0.78
32	0.47	0.50	0.52	0.56	0.61	0.67	0.72	0.75	0.77
33	0.46	0.48	0.51	0.55	0.60	0.66	0.71	0.74	0.77
34	0.45	0.47	0.50	0.54	0.59	0.65	0.70	0.73	0.76
35	0.44	0.46	0.48	0.53	0.58	0.64	0.69	0.72	0.75
36	0.42	0.45	0.47	0.52	0.57	0.63	0.68	0.71	0.74
37	0.41	0.43	0.46	0.51	0.56	0.62	0.67	0.70	0.73
38	0.40	0.42	0.45	0.50	0.55	0.61	0.66	0.70	0.73
39	0.39	0.41	0.44	0.48	0.54	0.60	0.65	0.69	0.72
40	0.38	0.40	0.43	0.47	0.53	0.59	0.65	0.68	0.71
41	0.36	0.39	0.41	0.46	0.52	0.58	0.64	0.67	0.70
脐动脉 S/D 比值系列测量参考值									
19	2.73	2.93	3.19	3.67	4.28	5.00	5.75	6.26	6.73
20	2.63	2.83	3.07	3.53	4.11	4.80	5.51	5.99	6.43
21	2.51	2.70	2.93	3.36	3.91	4.55	5.22	5.67	6.09
22	2.43	2.60	2.83	3.24	3.77	4.38	5.03	5.45	5.85
23	2.34	2.51	2.72	3.11	3.62	4.21	4.82	5.22	5.61
24	2.25	2.41	2.62	2.99	3.48	4.04	4.63	5.02	5.38
25	2.17	2.33	2.52	2.88	3.35	3.89	4.45	4.83	5.18
26	2.09	2.24	2.43	2.78	3.23	3.75	4.30	4.66	5.00
27	2.02	2.17	2.35	2.69	3.12	3.63	4.15	4.50	4.83
28	1.95	2.09	2.27	2.60	3.02	3.51	4.02	4.36	4.67
29	1.89	2.03	2.20	2.52	2.92	3.40	3.89	4.22	4.53
30	1.83	1.96	2.13	2.44	2.83	3.30	3.78	4.10	4.40
31	1.77	1.90	2.06	2.36	2.75	3.20	3.67	3.98	4.27
32	1.71	1.84	2.00	2.29	2.67	3.11	3.57	3.87	4.16
33	1.66	1.79	1.94	2.23	2.60	3.03	3.48	3.77	4.06
34	1.61	1.73	1.88	2.16	2.53	2.95	3.39	3.68	3.96
35	1.57	1.68	1.83	2.11	2.46	2.87	3.30	3.59	3.86
36	1.52	1.64	1.78	2.05	2.40	2.80	3.23	3.51	3.78
37	1.48	1.59	1.73	2.00	2.34	2.74	3.15	3.43	3.69
38	1.44	1.55	1.69	1.95	2.28	2.67	3.08	3.36	3.62
39	1.40	1.51	1.64	1.90	2.23	2.61	3.02	3.29	3.54
40	1.36	1.47	1.60	1.85	2.18	2.56	2.96	3.22	3.48
41	1.33	1.43	1.56	1.81	2.13	2.50	2.90	3.16	3.41

Acharya G, Wilsgaard T, Berntsen GR, et al. Reference ranges for serial measurements of umbilical artery Doppler indices in the second half of pregnancy. *Am J Obstet Gynecol*. 2005;192:937-944.

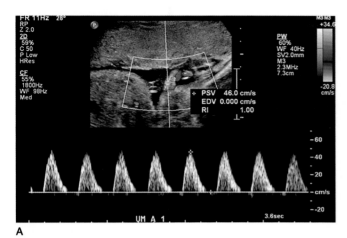

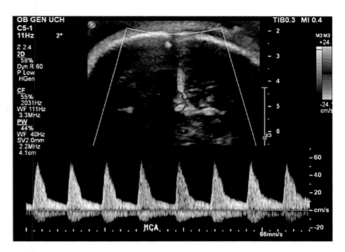

图 30-8　正常大脑中动脉多普勒波形

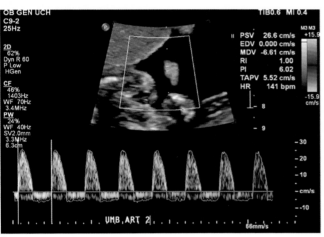

图 30-7　IUGR 脐动脉多普勒变化。A. 脐动脉多普勒显示舒张末期血流缺失。B. 脐动脉多普勒显示舒张末期血流反向

大脑中动脉及脑胎盘比

正常胎儿的大脑中动脉（MCA）血流为高阻力循环且呈持续前向血流（图 30-8）。MCA 的彩色多普勒观察切面是胎儿颅底横切面（图 30-9）。可显示 MCAs 长轴，且几乎与超声声束平行。从大脑中动脉近 Willis 环端获取的波形被证明最具有重复性。当胎儿缺氧导致大脑血管扩张时，MCA 的 S/D 比值、RI 及 PI 下降（图 30-10）。[60]

胎盘功能不全导致胎儿缺氧时，胎儿循环出现重新分布现象，脑血流阻力下降。这种血流的重新分布被称为胎儿"脑豁免"。脐动脉多普勒 PI 的升高可证明"脑豁免"，它反映出 IUGR 者胎盘功能不全所致的小动脉数量减少、梗死以及血栓形成。当上述胎盘功能不全发生时，胎儿通过大脑循环的血管扩张来进行适应。大脑循环的血管扩张可以通过 MCA PI 下降或

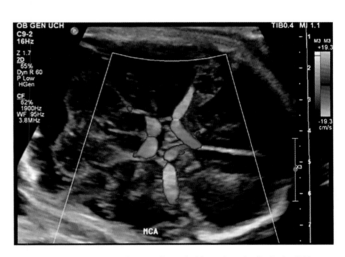

图 30-9　彩色多普勒图像很容易显示两条大脑中动脉

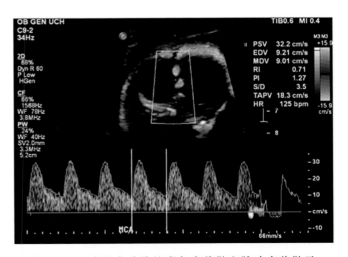

图 30-10　大脑中动脉的彩色多普勒和脉冲多普勒示胎儿缺氧后血管扩张所致的大脑血流阻力降低

舒张末期血流增加来证明。[60]脑胎盘比（CPR）由计算 MCA PI 与 UA PI 的比值所得（MCA PI/UA PI）。[63]该比值将胎儿反应（MCA）与胎盘状况（UA）两者结合用于预测不良结局。CPR 小于 1.08 视为异常。CPR 的截断值例如 1.08 是一种常用的区分正常和异常 CPR 的方法。[64]CPR 被证明比单独用 MCA PI 更能准确反映局部氧分压的变化。[62]该比值正逐渐成为预测 IUGR 不良结局的重要指标。[65]

子宫动脉多普勒

子宫动脉（UTA）多普勒血流是可能用于筛查 IUGR 的指标。[41]在正常妊娠中，UTA RI 随孕周的增加而降低。这种阻力的下降是由于妊娠期间血流逐渐变为高容量、低阻力。这些变化确保孕妇的螺旋动脉给予绒毛间隙足够的灌注。胎盘血管阻力的病理性增加可能被孕妇子宫血管多普勒血流异常反映出来。[66,67]

UTA 可以在其从髂内动脉前支发出处被探及和评估，该处位于子宫体颈交界处。多普勒评估的取样位置应在子宫动脉自髂内动脉刚发出不远处、子宫动脉分支之前。正常妊娠期 UTA 波形是舒张末期高速的持续前向血流，不伴有切迹（图 30-11）。异常 UTA 波形是舒张末期低速并伴有切迹（图 30-12）。中孕后期和晚孕期出现的切迹可用于识别妊娠子宫循环异常。PI 值大于第 95 百分位数亦视为异常。[60]理论上，异常的 UTA 多普勒能检测出胎盘血管阻力增加，这可以预测哪些孕妇有患病风险，如患 IUGR 的风险。UTA 多普勒用于检测 IUGR 的灵敏度和特异度低。在预测生长受限和胎儿管理方面，需要进一步的研究来确定 UTA 多普勒的作用。[41,67]

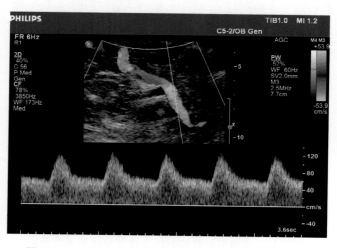

图 30-11 正常子宫动脉多普勒波形。（图片由 Philips Medical Systems，Bothell，WA 提供）

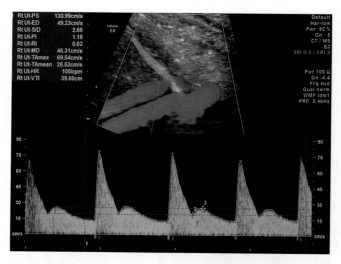

图 30-12 子宫动脉多普勒波形出现舒张早期"切迹"。（引自 Kline-Fath B，Bahado-Singh R，Bulas D. *Fundamental and Advanced Fetal Imaging*. Philadelphia：Wolters Kluwer；2015：Figure 7-20. ）

静脉导管和脐静脉多普勒

静脉导管（DV）分流富氧的脐静脉血流直接入心脏，在胎儿循环中起重要作用。[68]DV 多普勒波形反映了胎儿右心室的生理状态。DV 多普勒波形的获取可选取胎儿膈肌处的腹部横切面或矢状切面。彩色多普勒有助于识别 DV 自脐静脉（UV）发出处。DV 在静脉系统中具有最高的前向流速，因此可见混叠现象，这有助于将取样框放置于正确的位置（图 30-13）。[41,60]

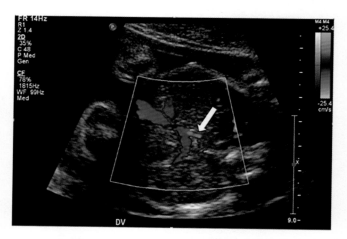

图 30-13 静脉导管彩色多普勒图像（箭头）

正常 DV 波形为双峰波形，第一个峰对应心室收缩期，第二个峰对应心室舒张期的被动充盈。上述两个峰之后是最低点，被称为"a 波"，对应于心房收缩（图 30-14）。异常的 DV 波形包括 a 波降低、缺失以及反向(图30-15)。这些异常的波形代表心肌损伤以及由右心室后负荷增加引起的心室舒张末期压力增加。IUGR 胎儿可出现异常的 DV 波形,并与新生儿

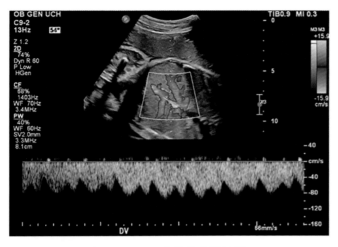

图30-14　正常静脉导管波形

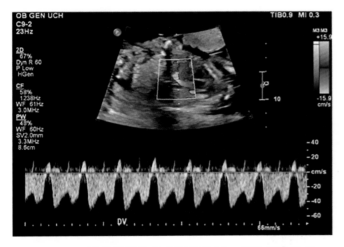

图30-15　该静脉导管超声图像显示一例异常静脉多普勒波形。这是一个有严重损伤的胎儿,其"a波"反向

死亡率增加有关。[60]DV a 波缺失或反向可增加围产期死亡的风险20%～50%。这些 DV 异常发生在胎儿损伤的后期,但可能在 BPP 改变之前。[41]

UV 将氧合的血液自胎盘转运至肝脏。正常的 UV 多普勒波形是线形的前向血流。[69]正常妊娠13 周之前可见生理性的 UV 搏动。正常妊娠13 周以后,UV 搏动与胎儿呼吸或运动有关。与胎儿心动周期同步的搏动提示心脏功能异常。[70]

UV 搏动与晚期的 UA 异常有关,被认为是胎儿即将发生窒息、酸血症、低氧血症及不良围产期结局(图30-16)。胎儿静脉多普勒检查也许是确定生长受限的胎儿是否健康的有用工具(表30-4)。[69]IUGR 胎儿的静脉多普勒研究是一种有价值的诊断技术,可以影响胎儿的管理。静脉多普勒的异常表明可能有胎儿情况恶化。随着静脉血流异常的加重,其对围产期结局的影响可能变得更重要。

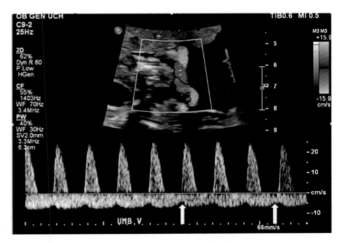

图30-16　这是一例 IUGR 胎儿的脐带频谱多普勒。脐静脉可见搏动(箭头所示)

表30-4	多普勒研究总结[40]				
多普勒	如何获取	所用指标	正常	异常	应用
脐动脉	脐带游离段	S/D 比值	随孕周而变化的测值	比值升高,舒张期血流缺失或倒置	用于随访 IUGR 胎儿是否健康
大脑中动脉	胎头,血管与声束间夹角为0°	S/D 比值	低阻	血流增加(S/D 比值降低,搏动性减少,<5%)	临床研究性,可能有助于评估脐动脉 S/D 比值升高的胎儿,特别是考虑终止妊娠时
静脉导管	胎儿上腹部横切面或矢状切面,自脐静脉发出处	a 波	双相波	a 波缺失或反向	临床研究性,当考虑早产终止妊娠时可能有所帮助

羊水

将羊水量（AFV）与 BPP 或 NST 联合起来进行评估是胎儿产前监测的一个重要组成部分。染料稀释法直接测定 AFV 需要行羊膜腔穿刺术，在常规的临床实践中是不实际的。最大垂直深度（MVP）与羊水指数

（AFI）与实际 AFV 具有相关性，也许可作为反映宫内情况的指标。[71] MVP 最常用的正常参考范围是 2 ~ 8cm。AFI 是一种评估羊水的方法，它是子宫四个象限羊水池最大垂直深度的总和（图 30-17）。AFI 介于 5cm 与 25cm 之间被视为正常。使用 AFI 或 MVP 作为 AFV 的替代是不合理的，这两种方法都不能准确反映

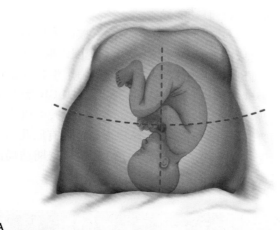

A

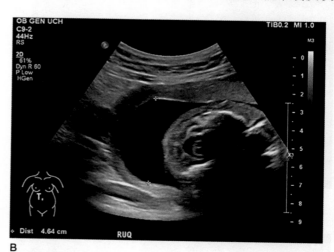

B

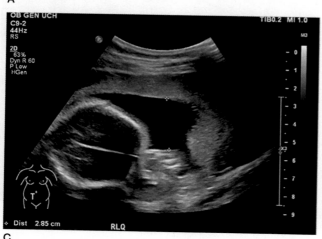

C

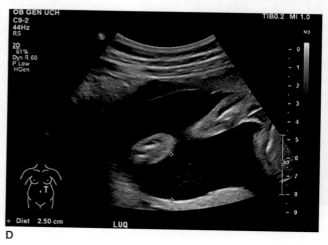

D

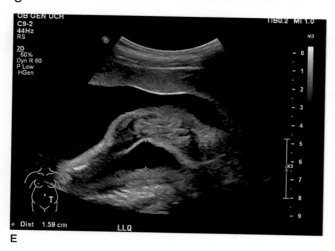

E

图 30-17 A. 图示将孕妇腹部分为四个象限以获得羊水指数（AFI）。B ~ E. 用于计算 AFI 的四个不同象限的羊水池

实际的 AFV。[72,73]

羊水评估是对慢性胎盘功能的检测。AFV 由流入和流出之间的平衡决定,胎儿尿液引起羊水流入,胎儿吞咽和膜内液体流动引起羊水流出。[74]羊水失常与胎儿不良结局相关。慢性胎盘功能不足可能导致 FGR 和羊水过少。[41]胎盘功能不全导致的生长受限是羊水过少或羊水量减少的原因。[75,76]已有研究描述了 IUGR 胎儿羊水量减少与动静脉多普勒指标恶化进展的关系。[77]也有研究表明,15% 到 17% 的孤立性羊水过少病例存在产前未检测出的 SGA。[78]导致 IUGR 羊水过少的病因尚不清楚,但可能是由于低氧血症时心脏输出血流重新分配所致的胎儿尿液和肺液体减少。[79]羊水过少可能是 IUGR 胎儿被检出的第一个异常征象,但并不是生长受限的理想筛选工具。在高危妊娠中,疾病管理应由伴随疾病的情况决定,而非羊水过少的进展决定。[80]一个生长受限的胎儿出现羊水过少预示着不良结局,有指征对胎儿进行严密监护以确定最合适的终止妊娠时机。

IUGR 病情变化的顺序

并非所有 IUGR 胎儿都会经历所有的病情变化,也不是所有的变化都会在分娩前出现。在妊娠早期发生的 IUGR 更容易见到疾病的完整进展过程。在胎儿生长受限的早期,胎盘血管功能障碍导致 UA 阻力增加和 UA 容量减少。这些变化可能先于临床可识别的生长迟缓。胎儿生长的减缓最初表现为胎儿腹围生长滞后。胎盘绒毛闭塞的增加使胎盘阻力增加,导致了 UA S/D 比值的升高。随着 UA 病变进展,可先后出现 AEDF 和 REDF。胎儿大脑的优先灌注导致 MCA S/D 比值下降。低氧血症、动脉阻力增加和营养缺乏导致心肌功能障碍。随着心脏功能障碍恶化,DV 表现出 a 波缺失或反向。在 90% 的病例中,这些变化先于 BPP 异常。BPP 中首选出现变化的指标通常是 NST 的 FHR 变异,之后出现变化的指标是胎儿呼吸。胎儿运动和胎儿肌张力是 BPP 中最后出现异常的指标。以上进展的结果是低氧血症以及最终的胎儿死亡。[41]

疾病相关知识点 30-4
羊水的测量[8,47]

测量项目	缩写	定义	方法
羊水指数	AFI	所测羊水深度的总和,用来估计 AFV	• 在子宫的四个象限中分别测量羊水深度,避开胎儿或脐带 • 保持探头垂直于检查床面
最大垂直深度	MVP	最大的羊水池	• 在最大的羊水池测量羊水深度,避开胎儿或脐带 • 保持探头垂直于检查床面
羊水量	AFV	胎儿周围羊水总量	• 羊膜穿刺术及染料稀释法

管理

IUGR 有各种治疗方案,包括孕妇卧床休息、补充维生素和其他抗氧化剂、阿司匹林、鱼油、高氧、扩容及血液稀释。但一旦确诊 IUGR,以上方法对预防或改善 IUGR 均无明显肯定的作用。管理的目的是平衡胎儿与新生儿风险,使干预时机最优化。[81-88]孕妇应筛查 IUGR 危险因素。在具有 IUGR 危险因素的孕妇中,孕 19～23 周的 UTA 多普勒筛查可能有助于识别有胎死宫内和早产风险的妊娠。对于子宫胎盘血管功能不足所致的胎儿生长受限病例,应确保监护孕妇是否发展为严重的子痫前期。[43]应建议孕妇戒烟。戒烟是唯一可以显著影响胎儿体重的干预措施。[89,90]对于妊娠期有两个或两个以上危险因素的孕妇,可建议其从妊娠 12～16 周开始服用低剂量阿司匹林,这些危险因素包括妊娠期糖尿病、多胎、既往胎盘早剥史及既往胎盘梗死史。如果怀疑 IUGR 合并有胎儿畸形,可建议行有创检查以排除非整倍体。应考虑对感染性病因进行筛查。如果胎儿生长开始停滞,并且出现羊水减少或者胎儿肌张力或全身运动减少,需加强监护或入院,并制定分娩计划。如果在妊娠 34 周或之前有明显的分娩可能性,则孕妇有指征使用糖皮质激素。分娩计划应包括对各医疗机构可提供的设施和专业技术的考虑。[43]

疾病相关知识点 30-5
胎儿生长的分类[9,20,23,36,38,59,61]

类型	定义	原因	可能出现的二维超声表现	可能出现的多普勒表现
匀称型 IU-GR *	所有生物测量指标的测值小于 10%	母体感染;胎儿染色体异常或发生在早孕期的胎盘功能不全;孕妇高血压	BPD、AC、FL、HC 测值小;BPD/AC 比值正常,可能羊水过少,估计胎儿体重小于第 10 百分位数,Ⅲ级胎盘	胎儿主动脉、脐动脉和孕妇子宫动脉的 RI、PI 及 S/D 比值升高;脐动脉舒张期血流反向或缺失;脐静脉搏动;MCA 的 RI、PI 及 S/D 比值降低,DV 或 UV 出现反向波;三尖瓣 E 波 A 波比值异常;三尖瓣反流
不匀称型 IU-GR	各生物测量指标生长不一致	早孕期生长正常;中孕期和晚孕期发生的母体、胎儿或胎盘异常;孕妇高血压	BPD/HC 与孕周相符,AC/FL 落后,BPD/AC 比值较正常平均值高两个标准差(SD)以上,可能羊水过少,估计胎儿体重小于第 10 百分位数,Ⅲ级胎盘	
小于胎龄儿(SGA)	所有生物测量指标的测值小于 10%	原因不明。可能与亲代体型及家族史有关,孕妇血压正常	BPD、AC、FL、HC 测值小;BPD/AC 比值正常;羊水正常,胎盘与孕周相符	数值可能变化或不变化,通常是正常的

* 通常被认为是 SGA 的一个亚类;但是造成生长改变的原因有所不同

小结

- IUGR 胎儿的定义为超声检查测量所得的 EFW 小于相应孕周参考值的第 10 百分位数。
- 体格小的胎儿虽然在相应孕周参考值的第 10 百分位数以下,但是却是健康的、以恒定速度生长。
- 生长受限的不良影响在出生前和出生后都有所表现。
- IUGR 的原因可能是特发性的或多因素的。
- IUGR 的病因众多,可分为三类:母体因素、胎儿因素和胎盘因素。
- IUGR 可分为两类:匀称型和不匀称型。这种分类系统的临床应用还有待确定。
- 可通过超声检查所得的 EFW、血清分析物以及宫高来识别生长受限的胎儿。
- 宫高被广泛用于筛查 IUGR。
- IUGR 的诊断以超声生物测量为主,并依赖于早期超声检查或末次月经时间所确定的准确孕周。
- 有几种基于超声测量指标的方程用于估计胎儿体重。
- 产前监护包含胎儿生长评估、NST、BPP、多普勒和羊水量。
- 胎儿 IUGR 的病情检查从确认胎龄开始,以确保胎儿测值是真正地小于相应胎龄。接下来是识别危险因素,并进行包括多普勒速度测量在内的详细超声评估。

- 一旦 IUGR 确诊,应推荐进行羊水穿刺以及筛查感染性病因。
- 多普勒评价是 IUGR 胎儿管理的基础。
- 脐动脉多普勒可以帮助区分体格小的胎儿和病理性的 IUGR 胎儿。
- 用于帮助诊断 IUGR 的多普勒参数包括 UA、MCA、UTA、DV 和 UV 的血流变化。
- UA 舒张末期血流缺失或反向提示不良结局。
- CPR 小于 1.08 提示胎儿脑豁免。
- DV a 波反向是异常的,预示结局不良。
- 羊水过少是 IUGR 的并发症。
- 建议去除危险因素(即停止吸烟、停止滥用药物、控制母体疾病)。
- 对 IUGR 的管理是有限的,其终止妊娠时机应根据胎龄、多普勒值、胎儿生长和 BPP 而个体化。

思考题

孕妇,39 岁,G2P0,于孕 24 周时因气促就诊于急诊科。她被发现有高血压(170/120)、肺水肿和蛋白尿,被给予药物以控制血压及预防癫痫发作。胎儿监护显示胎心率基线正常(130bpm),变异很小,存在胎心率晚期减速。床旁胎儿超声显示臀位活胎,EFW 为 500g,AFI 为 10.7cm。

1. 该患者的血压和蛋白尿提示什么?
2. 讨论脐动、静脉检查结果的意义。

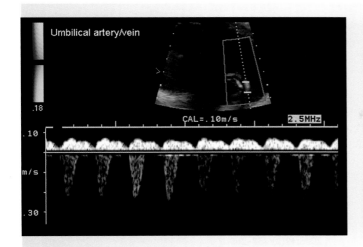

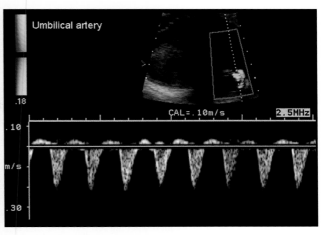

孕妇,33 岁,G1P0,来行胎儿解剖结构详细检查。她的无创产前检查(NIPT)结果未见异常。孕 19 周胎儿超声检查示 EFW 为 129g,位于第 2 百分位数。这些

检查结果促使在 3 至 4 周内对胎儿生长进行超声随访。该孕妇于孕 21 周再次行胎儿生长超声检查,结果示 EFW 为 147g,位于第 2 百分位数。同时也进行了多

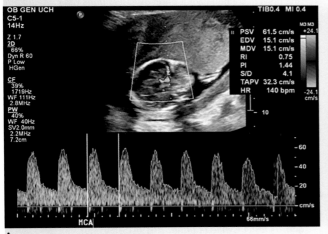

A

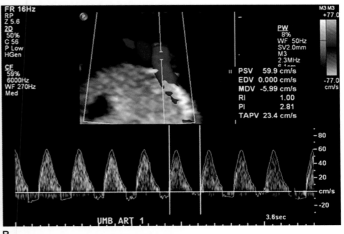

B

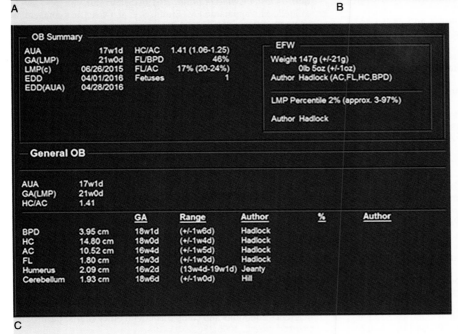

C

普勒评估。UA S/D 比值无法测得,因为舒张期血流反向。一条 UA 的 PI 为 2.81,MCA PI 为 1.44。

1. 请使用上面频谱多普勒图中的数据计算脑胎盘比。

该比值预示什么?

2. 鉴于该胎儿 21 周的超声生物测量报告,你将如何对该胎儿进行分类?请解释你的答案。

（叶璐 译）

参考文献

1. Hamilton BE, Martin JA, Osterman MJ, et al. Births: final data for 2013. *Natl Vital Stat Rep*. 2015;64(12):1–2.
2. Xu J, Murphy SL, Kochanek KD, Bastian BA. Deaths: final data for 2013. *Natl Vital Stat Rep*. 2016;64(2):10–11.
3. Mathews TJ, MacDorman MF. Infant mortality statistics from the 2005 period linked birth/infant death data set. *Natl Vital Stat Rep*. 2008;57(2):1–32.
4. Fanaroff AA, Stoll BJ, Wright LL, et al. Trends in neonatal morbidity and mortality for very low birthweight infants. *Am J Obstet Gynecol*. 2007;196(2):147. e1–e8.
5. Hack M, Klein NK, Taylor HG. Long-term developmental outcomes of low birth weight infants. *Future Child*. 1995;5(1):176–196.
6. Clausson B, Gardosi J, Francis A, et al. Perinatal outcome in SGA births defined by customized versus population-based birth weight standards. *BJOG*. 2001;108(8):830–834.
7. Martin JA, Hamilton BE, Sutton PD, et al. Births: final data for 2006. *Natl Vital Stat Rep*. 2009;57(7):1–28, 32.
8. American College of Obstetricians and Gynecologists. Practice Bulletin. No 134: *Fetal Growth Restriction*. 2013;1122–1127.
9. Unterscheider J, Daly S, Geary MP, et al. Optimizing the definition of intrauterine growth restriction: the multicenter prospective PORTO Study. *Am J Obstet Gynecol*. 2013;208(4):290. e1–e6.
10. Chatelain P. Children born with intra-uterine growth retardation (IUGR) or small for gestational age (SGA): long term growth and metabolic consequences. *Endocr Regul*. 2000;34(1):33–36.
11. Giuliano N, Annunziata ML, Tagliaferri S, et al. IUGR management: new perspectives. *J Pregnancy*. 2014;2014:620976.
12. Murray E, Fernandes M, Fazel M, et al. Differential effect of intrauterine growth restriction on childhood neurodevelopment: a systematic review. *BJOG*. 2015;122(8):1062–1072.
13. Sharma D, Shastri S, Farahbakhsh N, et al. Intrauterine growth restriction—part 2. *J Matern Fetal Neonatal Med*. 2016;29(24):4037–4048.
14. Mandruzzato G, Antsaklis A, Botet F, et al. Intrauterine restriction (IUGR). *J Perinat Med*. 2008;36(4):277–281.
15. Morrison I, Olsen J. Weight-specific stillbirths and associated causes of death: an analysis of 765 stillbirths. *Am J Obstet Gynecol*. 1985;152(8):975–980.
16. McCowan LM, Harding JE, Stewart AW. Customized birthweight centiles predict SGA pregnancies with perinatal morbidity. *BJOG*. 2005;112(8):1026–1033.
17. Reddy UM. Prediction and prevention of recurrent stillbirth. *Obstet Gynecol*. 2007;110:1151–1164.
18. Bernstein IM, Horbar JD, Badger GJ, et al. Morbidity and mortality among very low birth weight neonates with intrauterine growth restriction. The Vermont Oxford Network. *Am J Obstet Gynecol*. 2000;182(1 pt 1):182–198.
19. Kamoji VM, Dorling JS, Manktelow BN, et al. Extremely growth-retarded infants: Is there a viability centile? *Pediatrics*. 2006;118(2):758–763.
20. Zelop CM, Richardson DK, Heffner LJ. Outcomes of severely abnormal umbilical artery Doppler velocimetry in structurally normal singleton fetuses. *Obstet Gynecol*. 1996;87(3):434–438.
21. Baschat AA, Cosmi E, Bilardo CM, et al. Predictors of neonatal outcome in early-onset placental dysfunction. *Am J Obstet Gynecol*. 2007;109(2 pt 1):253–261.
22. Yanney M, Marlow M. Pediatric consequences of fetal growth restriction. *Semin Neonatol*. 2004;9:411.
23. Abuhamad AZ. The role of Doppler ultrasound in obstetrics. In: Callen PW, ed. *Ultrasonography in Obstetrics and Gynecology*. 5th ed. Philadelphia: Saunders Elsevier; 2008.
24. Upadhyay SK, Kant I, Singh TB, et al. Neurobehavioural assessment of newborns. *Electromyogr Clin Neurophysiol*. 2000;40(2):113–117.
25. McCarton CM, Wallace IF, Divon M, et al. Cognitive and neurologic development of the premature, small for gestational age infant through age 6: Comparison by birth weight and gestational age. *Pediatrics*. 1996;98(6 pt 1):1167.
26. Fattal-valevski A, Bernheim J, Yael L, et al. Blood pressure values in children with intrauterine growth retardation. *Isr Med Assoc J*. 2001;3:805–808.
27. Pallotto EK, Killbride HW. Perinatal outcome and later implications of intrauterine growth restriction. *Clin Obstet Gynecol*. 2006;49(2):257–269.
28. Barker DJP. Adult consequences of fetal growth restriction. *Clin Obstet Gynecol*. 2006;49(2):270–283.
29. Barker DJ, Osmond C, Kajantie E, et al. Growth and chronic disease: Findings in the Helsinki Birth Cohort. *Ann Hum Biol*. 2009;36(5):445–458.
30. Dover GJ. The Barker hypothesis: how pediatricians will diagnose and prevent common adult-onset diseases. *Trans Am Clin Climatol Assoc*. 2009;120:199–207.
31. Sallout B, Walker M. The fetal origin of adult diseases. *J Obstet Gynaecol*. 2003;23(5):555.
32. Jackson AA. All that glitters. *Br Nutr Foundation Nutr Bull*. 2000;25:11–24.
33. Zhang J, Mikolajczyk M, Grewal J, et al. Prenatal application of the individualized fetal growth reference. *Am J Epidemiol*. 2011;173(5):539–543.
34. Sharma D, Shastri S, Farahbakhsh N, et al. Intrauterine growth restriction—part 1. *J Matern Fetal Neonatal Med*. 2016;29(24):1–11.
35. Bada HS, Das A, Bauer CR, et al. Low birth weight and preterm births: etiologic fraction attributable to prenatal drug exposure. *J Perinatol*. 2005;25:631–637.
36. Hendrix N, Berghella V. Non-placental causes of intrauterine growth restriction. *Elsevier*. 2008;32(3):161–163.
37. Cereda A, Carey J. The trisomy 18 syndrome. *Orphanet J Rare Dis*. 2012;7:81.
38. Usha K, Sarita B. Placental Insufficiency and Fetal Growth Restriction. *J Obstet Gynaecol India*. 2011;61(5):505–511.
39. Militello M, Pappalardo EM, Ermito S, et al. Obstetric management of IUGR. *J Prenat Med*. 2009;31(1):6–9.
40. David C, Gabrielli S, Pilu G, et al. The head-to-abdomen circumference ratio: a reappraisal. *Ultrasound Obstet Gynecol*. 1995;5(4):256–259.
41. Thompson JL, Kuller JA, Eleanor H. Antenatal surveillance of fetal growth restriction. *Obstet Gynecol Survey*. 2012;67(9):554–565.
42. Albu AR, Anca AF, Horhoianu VV, et al. Predictive factors for intrauterine growth restriction. *J Med Life*. 2014;7(2):165–171.
43. Lausman, A, Kingdom J, Gagnon R, et al. Intrauterine growth restriction: screening, diagnosis, and management. *J Obstet Gynaecol Can*. 2013;35(8):741–748.
44. Benacerraf BR, Finberg HJ, Lee W, et al. AIUM practice guideline for the performance of obstetric ultrasound examinations. *J Ultrasound Med*. 2010;29(1):157–166.
45. Lee W, Balasubramaniam M, Deter RL, et al. Fetal growth parameters and birth weight: their relationship to neonatal body composition. *Ultrasound Obstet Gynecol*. 2009;33(4):441–446.
46. Xu H, Simonet F, Luo Z-C. Optimal birth weight percentile cut-offs in defining small-or-large-for-gestational age. *Acta Paediatr*. 2010;99(4):550–555.
47. Burkhardt T, Schäffer L, Zimmermann R, et al. Newborn weight charts underestimate the incidence of low birth weight in preterm infants. *Am J Obstet Gynecol*. 2008;199(2):139. e1–e6.
48. Salomon LJ, Duyme M, Crequat J, et al. French fetal biometry: Reference equations and comparison with other charts. *Ultrasound Obstet Gynecol*. 2006;28(2):193–198.

49. Doubilet PM, Benson CB. Sonographic evaluation of intrauterine growth retardation. *Am J Roentgenol.* 1995;164(3):709–717.

50. Kazzi GM, Gross TL, Sokol RJ. Fetal biparietal diameter an placental grade: predictors of intrauterine growth retardation. *Am J Obstet Gynecol.* 1983;62(6):755–759.

51. Vinkesteijn AS, Mulder PG, Wladimiroff JW. Fetal transverse cerebellar diameter measurements in normal and reduced fetal growth. *Ultrasound Obstet Gynecol.* 2000;15(1):47.

52. Mongelli M, Ek S, Tamyrajia R. Screening for fetal growth restriction: a mathematical model of the effect of time interval and ultrasound error. *Obstet Gynecol.* 1998;92(6):908–912.

53. Read JA, Miller FC. Fetal heart rate acceleration in response to acoustic stimulation as a measure of fetal well-being. *Am J Obstet Gynecol.* 1977;129:512–519.

54. The American College of Obstetricians and Gynecologists. Special Tests for Monitoring Fetal Health. Available at: http://www.acog.org/Patients/FAQs/Special-Tests-for-Monitoring-Fetal-Health. 2013. Accessed April 28, 2016.

55. Lalor JG. Fawole B. Alfirevic Z, et al. Biophysical profile for fetal assessment in high risk pregnancies. *Cochrane Database Syst Rev.* 2008;(1):CD000038.

56. Turan OM, Turan S, Gungor S, et al. Progression of Doppler abnormalities in intrauterine growth restriction. *Ultrasound Obstet Gynecol.* 2008;32(2):160–167.

57. Sterne G, Shields LE, Dubinsky TJ. Abnormal fetal cerebral and umbilical Doppler measurements in fetuses with intrauterine growth restriction predicts the severity of perinatal morbidity. *J Clin Ultrasound.* 2001;29(3):146–151.

58. Acharya G, Wilsgaard T, Bernsten GK, et al. Reference ranges for serial measurements of umbilical artery Doppler indices in the second half of pregnancy. *Am J Obstet Gynecol.* 2005;192(3):937–944.

59. Divon MY, Girz BA, Lieblich R, et al. Clinical management of the fetus with markedly diminished umbilical artery end-diastolic flow. *Am J Obstet Gynecol.* 1989;161(6 pt 1): 1523–1527.

60. Berkely E, Chauhan SP, Abuhamad A. Doppler assessment of the fetus with intrauterine growth restriction. *Am J Obstet Gynecol.* 2012;206(4):300–308.

61. Acharya G, Wilscaard T, Berntsen KR. Reference ranges for serial measurements of blood velocity and pulsatility index at the intra-abdominal portion, and fetal and placental ends of the umbilical artery. *Ultrasound Obstet Gynecol.* 2005;26:162–169.

62. Vergani P, Roncaglia N, Locatelli A, et al. Antenatal predictors of neonatal outcome in fetal growth restriction with absent end-diastolic flow in the umbilical artery. *Am J Obstet Gynecol.* 2005;193(3 pt 2):1213–1218.

63. Khalil AA, Morales-Rosello J, Morlando M, et al. Is fetal cerebroplacental ratio an independent predictor of intrapartum fetal compromise and neonatal unit admission? *Am J Obstet Gynecol.* 2015;213(1):54. e1–e10.

64. Odibo AO, Riddick C, Pare E, et al. Cerebroplacental Doppler ratio and adverse perinatal outcomes in intrauterine growth restriction. *J Ultrasound Med.* 2005;24(9):1223–1228.

65. Devore GR. The importance of cerebroplacental ratio in the evaluation of fetal well-being in SGA and AGA fetuses. *Am J Obstet Gynecol.* 2015;213(1):5–15.

66. Sciscione AC, Hayes EJ. Uterine artery Doppler flow studies in obstetric practice. *Am J Obstet Gynecol.* 2009;201(2):121–126.

67. Giordano R, Cacciatore A, Romano M, et al. Uterine artery Doppler flow studies in obstetric practice. *J Prenat Med.* 2010;4(4):59–62.

68. Huisman TW, Stewart PA, Wladimiroff JW, et al. Flow velocity waveforms in the ductus venosus, umbilical vein and inferior vena cava in normal human fetuses at 12-15 weeks of gestation. *Ultrasound Med Biol.* 1993;19(6):441–445.

69. Kaponis A, Harada T, Makrydimas G, et al. The importance of venous Doppler velocimetry for evaluation of intrauterine growth restriction. *J Ultrasound Med.* 2011;30(4):529–545.

70. Gramellini D, Ludovici G, Paita Y, et al. Spontaneous remission of double pulsatile umbilical venous flow in twin-twin transfusion syndrome: a case report. *Ultrasound Obstet Gynecol.* 1995;5(2):138–140.

71. Johnson JM, Chauhan SP, Ennen CS, et al. A comparison of 3 criteria of oligohydramnios in identifying peripartum complications: a secondary analysis. *Am J Obstet Gynecol.* 2007;197(2):207. E1–E7.

72. Magann EF, Doherty DA, Ennen CS, et al. The ultrasound estimation of amniotic fluid volume in diamniotic twin pregnancies and prediction of peripartum outcomes. *Am J Obstet Gynecol.* 2007;196(6):570. e1–e6.

73. Chauhan SP, Magann EF, Morrison JC, et al. Ultrasonographic assessment of amniotic fluid does not reflect actual amniotic fluid volume. *Am J Obstet Gynecol.* 1997;177(2):291–296.

74. Beall MH, van den Wijngaard JP, van Gemert MH, et al. Regulation of amniotic fluid volume. *Placenta.* 2007;28(8–9):824–832.

75. Peipert JF, Donnenfeld AE. Oligohydramnios: a review. *Obstet Gynecol Surv.* 1991;46(6):325–339.

76. McCurdy CM, Jr, Seeds JW. Oligohydramnios: problems and treatment. *Semin Perinatol.* 1993;17(3):183–196.

77. Manning FA, Hill LM, Platt LD. Qualitative amniotic fluid volume determination by ultrasound: antepartum detection of intrauterine growth retardation. *Am J Obstet Gynecol.* 1981;139(3):254–258.

78. Karahanoglu E, Akpinar F, Demirdag E, et al. Obstetric outcomes of isolated oligohydramnios during early-term, full-term and late-term periods and determination of optimal timing of delivery. *J Obstet Gynaecol Res.* 2016;42(9):1119–1124.

79. Sivit CJ, Hill MC, Larsen JW, et al. The sonographic evaluation of fetal anomalies in oligohydramnios between 16 and 30 weeks. *Am J Roentgenol.* 1986;146(6):1277–1281.

80. Rabie N, Magann E, Steelman S, et al. Oligohydramnios in complicated and uncomplicated pregnancies: a systematic review and meta-analysis. *Ultrasound Obstet Gynecol.* 2017;49(4):442–449. doi:10.1002/uog.15929.

81. Olsen SF, Secher NJ, Tabor A, et al. Randomised clinical trials of fish oil supplementation in high risk pregnancies. Fish oil trials in pregnancy (FOTIP) team. *BJOG.* 2000;107(3):382–395.

82. Askie LM, Duley L, Henderson-Smart DJ, et al. Antiplatelet agents for prevention of pre-eclampsia and its consequences: a systematic review and individual patient data meta-analysis. *BMC Pregnancy Childbirth.* 2005;5(1):7.

83. Makrides M, Duley L, Olsen SF. Marine oil, and other prostaglandin precursor, supplementation for pregnancy uncomplicated by pre-eclampsia or intrauterine growth restriction. *Cochrane Database Syst Rev.* 2006;(3):CD003402.

84. Hui L, Challis D. Diagnosis and management of fetal growth restriction: the role of fetal therapy. *Best Practice Res Clin Obstet Gynaecol.* 2008;22(1):139–158.

85. Duley L, Henderson-Smart DJ, Knight M, et al. Antiplatelet agents for preventing pre-eclampsia and its complications. *Cochrane Database Syst Rev.* 2004;(1):CD004659.

86. Goffinet F, Aboulker D, Paris-Llado, et al. Screening with a uterine Doppler in low risk pregnant women followed by low dose aspirin in women with abnormal results: a multicenter randomised controlled trial. *BJOG.* 2003;108(5):510–518.

87. Yu CK, Papageorghiou AT, Parra M, et al. Randomized control trial using low-dose aspirin in the prevention of preeclampsia in women with abnormal uterine artery Doppler at 23 weeks' gestation. *Ultrasound Obstet Gynecol.* 2003;22(3):233–239.

88. Baschat AA, Gembruch U, Harman CR. The sequence of changes in Doppler and biophysical parameters as severe fetal growth restriction worsens. *Ultrasound Obstet Gynecol.* 2001;18:571–577.

89. Lumley J, Oliver SS, Chamberlain C, et al. Interventions for promoting smoking cessation during pregnancy. *Cochrane Database Syst Rev.* 2004;(4):CD001055.

90. Dolan-Mullen P, Ramirez G, Groff JY. A meta-analysis of randomized trials of prenatal smoking cessation interventions. *Am J Obstet Gynecol.* 1994;171(5):1328–1334.

胎儿异常的类型

CINDY RAPP DARLA MATHEW

第 31 章

目标

- 使用规范术语讨论胎儿异常类型。
- 有丝分裂和减数分裂的差异。
- 比较染色体的结构异常和数目异常。
- 描述常染色体显性遗传、常染色体隐性遗传、X-连锁遗传，以及多因素遗传模式。
- 辨别染色体异常发生的危险因素。
- 列举用于诊断异常胚胎和胎儿的产前实验室检查方法。

术语表

甲胎蛋白(alfa fetoprotein，AFP)：由胎儿卵黄囊和肝脏产生的血清蛋白，它能帮助检测到胎儿中枢神经系统缺陷、腹壁缺陷、皮肤异常和肾脏疾病。

分析物(analyte)：在实验室被测量的物质，如 AFP、抑制素 A、HCG。

非整倍体(aneuploidy)：染色体数目异常。

单倍体(haploid)：细胞内只含有一组同源染色体。

人类促绒毛膜激素(HCG)：未成熟胎盘分泌的激素。

抑制素 A(inhibin A)：黄体和胎盘分泌的蛋白。

核型(karyotype)：染色体的类型、大小、形态排列。

镶嵌性(mosaicism)：在一个个体中出现两种不同基因型(核型)。

有丝分裂(mitosis)：一个细胞分裂成正常的单倍体。

减数分裂(meiosis)：细胞分裂后染色体数目减半，形成正常的单倍体。

多因素的(multifactorial)：涉及多个不同因素。

妊娠相关血浆蛋白 A(PAPP-A)：在母体血清中发现的胎盘合胞体滋养层激素。

子娴前期(pre-eclampsia)：妊娠 20 周后出现高血压、液体潴留、蛋白尿。

四联筛查(quadruple screen)：检测母体血中 AFP、非结合雌激素、HCG、抑制素 A 的水平。

三联筛查(triple screen)：检测母体血中 AFP、非结合雌激素、HCG 的水平。

非结合雌激素(unconjugated estriol)：胎盘合胞体滋养层产生的激素。

关键词

非整倍体
常染色体显性遗传
常染色体隐性遗传
染色体
缺失
脱氧核糖核酸
二倍体异常
整倍体
基因
基因编码
遗传学
生殖细胞
单倍体
遗传
抑制素 A
插入
倒转
有丝分裂
减数分裂
单体
多因素遗传
不分离
PAPP-A
体细胞
综合征
易位
三倍体
三体
非结合的雌三醇

因为超声检查能提供详细的评估,所以已成为实验室检测的辅助手段。本章包含了遗传模式的信息内容和发育性或获得性异常的分类,异常包括畸形、变形、破坏和发育不良。

异常的类型

超声检查是评估胎儿发育和检测胎儿异常的一种有效工具。胎儿结构异常可能是单发或者多发。一组异常的发现可能代表了一种综合征、一种联系或一个序列症。这些术语描述如下:

- 综合征:一个单一的原因或病理引起的多种异常的模式。[1,2,3]染色体三体是因为一个染色体异常导致出现多种畸形,所以被认为是一种综合征。[2]

- 联系:多重异常的模式出现在多个个体中,这与单一的致病因素或病理学无关。[1,2]有了这种联系,找到一种畸形就会检测出那些已知的会一起出现的另外异常。这些不是序列或综合征的一部分。[3]

- 序列征:一种由初始单一异常引起的多重异常的模式。[1,2]一个序列症可能是畸形、变形、或破坏。[1]

影响发育中的胚胎或胎儿的异常的分为四类:畸形、变形、中断和发育不良。[3]

- 畸形:一种异常,是从一开始单一的或者多发的结构或组织异常。[1,2]唇裂或颚裂就是一个畸形的例子。如果胎儿有一个主要的先天缺陷,比如脊柱裂导致其他的缺陷,如脑积水或足内翻,就要使用畸形序列[2]这个术语。

- 变形:这是一种内部或外在原因引起的异常。当结构或组织在外力作用于下导致形状或位置的异常,这被认为是外在的变形。[1,2]由羊水过少引起的足内翻就是一个典型的变形例子。内在的变形是胎儿畸形的结果。[1]比如胎儿肾畸形的情况下,胎儿不能排尿,羊水过少,导致双足内翻。

- 中断:指以前正常的结构或组织,因为某种外在、内在、血管损伤导致发育中断而出现异常。[1,2]损伤导致发育中断。[1]中断的一个例子就是截肢,由于羊膜带或风疹等引起的畸形。[2,3]中断没有基因成分,但是胚胎在外部因素介入下会有畸形的倾向。[2]

- 发育不良:结构或组织缺乏正常组织细胞的一种异常。[2]异常细胞发育会导致组织器官发育不良。这种非特异性的过程会导致器官在细胞水平的异常。[2]先天性外胚层发育不良就是这类异常的例子。

产前超声检查能够准确的评估胎儿发育,准确确定多种异常。超声医生就像一个侦探在一个场景中收集犯罪线索。一旦所有的证据积累起来,我们将它同已有模式(综合征、关联或序列征)进行比较,最终就会导致特定的诊断结果。

遗传学

遗传学是对生物体遗传的研究。负责遗传的基因是由脱氧核糖核酸(DNA)的片段组成。染色体包含基因,细胞核包含染色体。基因中 DNA 序列是我们的遗传密码。遗传编码的复制导致我们的特征从一代传播到下一代(图 31-1)。这组指令包含了组织的形成和发育,最终发育为人体。

染色体

人类有两组细胞,包括生殖细胞(配子)和体细胞(其他一切)。生殖细胞或配子是负责生殖,指精子和卵子。它们包含 23 条染色体,称为单倍体,由 22 条常染色体和 1 条性染色体组成,性染色体是 X 染色体,或 Y 染色体。体细胞 23 对染色体,22 对常染色体和 2 条性染色体,被称为二倍体。

体细胞通过有丝分裂进行复制,产生两个子细胞,每个子细胞内包含与原始细胞相同的遗传信息(46 条染色体)(图 31-1)。一个特定细胞复制的减数分裂的过程产生 4 个子代细胞,它们都是单倍体,包含 23 条染色体(图 31-2)。在减数分裂期间发生的错误可能会导致每个子细胞中的染色体数目不同,或染色体结构异常。

染色体异常

图 31-3 显示染色体的核型图。细胞内染色体数目的变化被称为异倍性,被认为是数目异常。[1,2]整倍体就是指单倍体数(23 条)染色体的整数倍。举例,三倍体是指细胞内有 69 条染色体(3X23)。[2]非整倍性是一种与单倍体不同数量的染色体,在一套染色体中多出一条额外的染色体(三染色体)或者缺失一条染色体就是非整倍体。[2]这种染色体不分裂发生在减数分裂期间。[2]大多数三体的结果来自于随着母亲年龄的增长母亲染色体的不分离,然而染色单体则可能是由于母亲或父亲染色体不分离造成。[2]

染色体的结构异常比数目异常要少见。通常是由于染色体断裂造成的。[2]这个破损可能是由于暴露于药物、辐射、病毒或化学制剂等因素造成。[2]结构异常包括缺失、插入、转位和易位。

- 缺失:染色体的一部分因为断裂而丢失,或在罕见

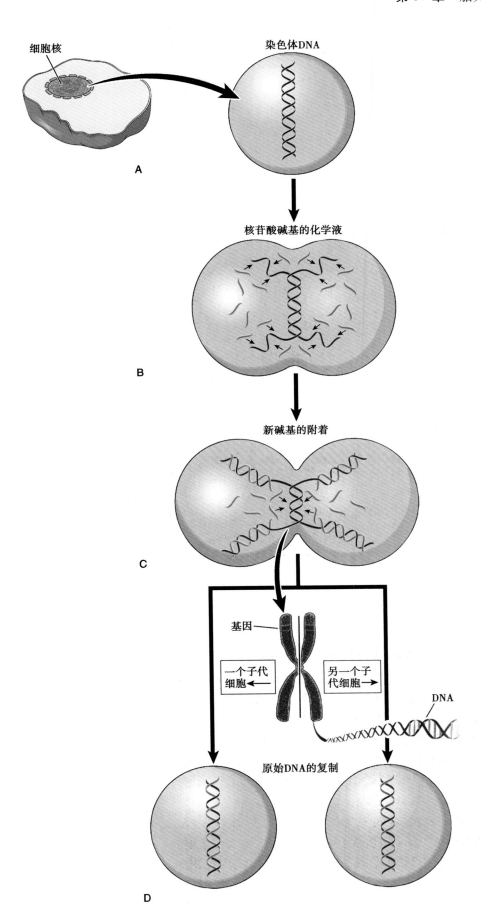

图 31-1　DNA 的复制。A. 分裂前的 DNA。B. DNA 开始拆开,每一条链都吸引新的核苷酸碱基。C. 细胞分裂为新的核苷酸,碱基附着在每条链上形成一个新的 DNA 线圈。D. 细胞分裂是完整的每一个新细胞中包含准确的双亲染色体 DNA

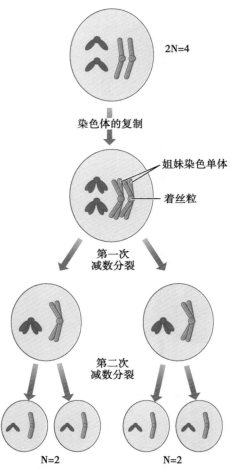

2N=4

染色体的复制

姐妹染色单体

着丝粒

第一次
减数分裂

第二次
减数分裂

N=2　　　　N=2

图 31-2　减数分裂时染色体的分离

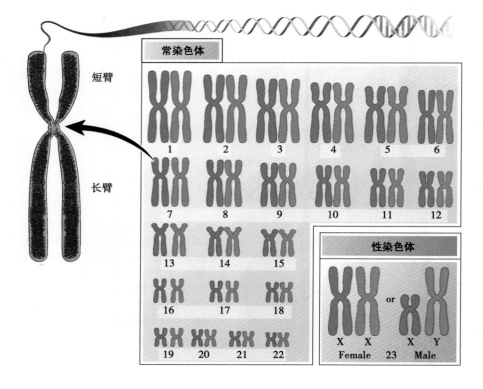

短臂

长臂

常染色体

1　2　3　4　5　6

7　8　9　10　11　12

13　14　15

16　17　18

19　20　21　22

性染色体

XX or XX

X　X　　　X　Y
Female　23　Male

图 31-3　一套正常染色体核型。总
共有 46 条染色体,其中 44 条是常染
色体(图中 1-22 对,非性染色体)和
两条性染色体(图中的 23 对,2 个 X
为女性染色体,或 1 个 X,1 个 Y 为男
性染色体)。女性标记法为 46,XX,
男性为 46,XY。在每一对中,一个来
自男性(蓝色),另一个来自女性(粉
色的父母)。短臂 DNA 定位于(p),
长臂定位于(q)臂

情况下的形成环状染色体。[2] Cri du chat 综合征就是 5 号染色体短臂部分缺失的结果。[2]

- 插入：在减数分裂期间发生的染色体遗传信息的增加。

- 倒位：染色体的一部分在自身内部重新排列。[2] 这种可能导致遗传信息的丢失，父母不会出现异常，然而在后代中可能出现染色体异常。[2]

- 易位：在染色体破损时，部分片段可能被转移到另一条染色体上。[1] 易位并不总是引起异常，被认为是平衡易位携带者（见图 31-4）。[2]

致畸物质，指产生先天性畸形的物质有多种形式。环境致畸原的感染和药物，与遗传致畸相似。[2] 因为胚胎对致畸物质的敏感性，高达 10% 的[2] 先天异常是由这些环境因素造成的。两个环境致畸的例子，一是胎儿风疹综合征导致失明和耳聋，以及胎儿酒精综合征。

遗传

遗传密码从父母传递到后代得以继承。遗传密码影响结构、组织、特征，这些特征可能是经过几代人的代代相传，遗传方式有：常染色体显性、常染色体隐性、X-连锁遗传和多因素遗传。

- 常染色体显性遗传：22 对非性染色体被称为常染色体。在常染色体显性遗传中一个父母有这个特质或条件，以这个父母的基因为"主导"基因。当一个父母拥有显性基因时，每个孩子有 50% 的机会继承这个特征（图 31-5）。[1]

- 常染色体隐性遗传：每个父母都携带基因但不影响其特征的表达。每个孩子都有 25% 的机会有这个基因，50% 的可能性为携带者，不遗传基因的概率是 25%（图 31-6）。[1]

- X-连锁遗传：相关基因定位于 X 染色体上，可能是显性的，也可能是隐性的。[1] 隐性比显性更普遍，在男性占多数。[1] 色盲就是一种 X-连锁隐性遗传病（图 31-7）。

- 多因素遗传：由于遗传和非遗传原因，尽管某些现象在家庭中反复出现，但是没有可识别的遗传模式。心脏缺陷、神经管缺陷和面部的唇裂就是多因素遗传的例子。

高危因素

众所周知，许多因素会增加染色体异常的发生风险。一些很容易辨认，比如母亲的年龄和以前的染色体异常妊娠史。21-三体综合征在 35 岁女性生育的新生儿中发生风险为 1/385，之前有过三倍体怀孕史妇

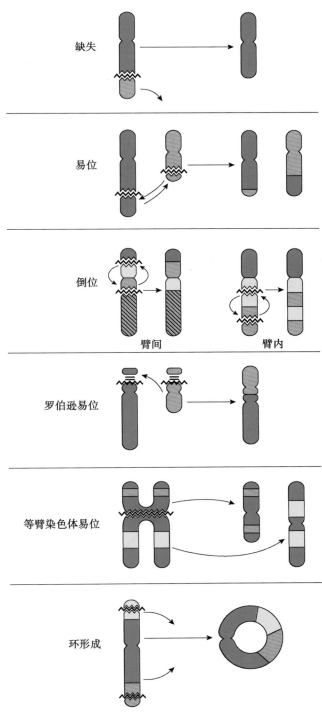

图 31-4　人类染色体的结构异常。染色体的部分缺失会导致基因丢失和染色体缩短。一个相互易位涉及两条非同源染色体的断裂、中心部分的交换。倒位需要在一个染色体上两个断裂。如果断裂在着丝粒相反的方向上，那么就是臂间倒位。如果倒位是在同一臂上，则是臂内倒位。罗伯逊易位发生在当两条非同源体染色体靠近着丝粒断裂时，它们的长臂融合成一个大的具有中心着丝粒的染色体。等臂染色体由有缺陷的着丝粒分裂产生，导致长臂（iso q）的复制，短臂的缺失，或相反（iso p）。环状染色体包括染色体端粒的断裂，无中心着丝粒碎片的缺失，以及剩下的中心部分的融合

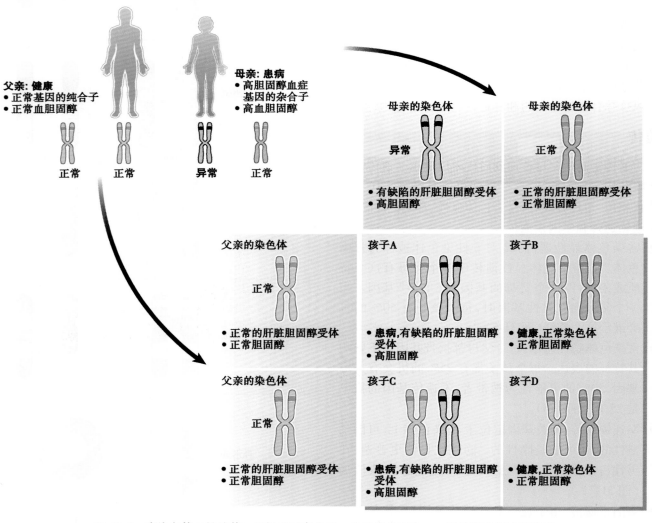

图 31-5　常染色体显性遗传。显性基因存在于一个患病父母中。一半的孩子将受到影响

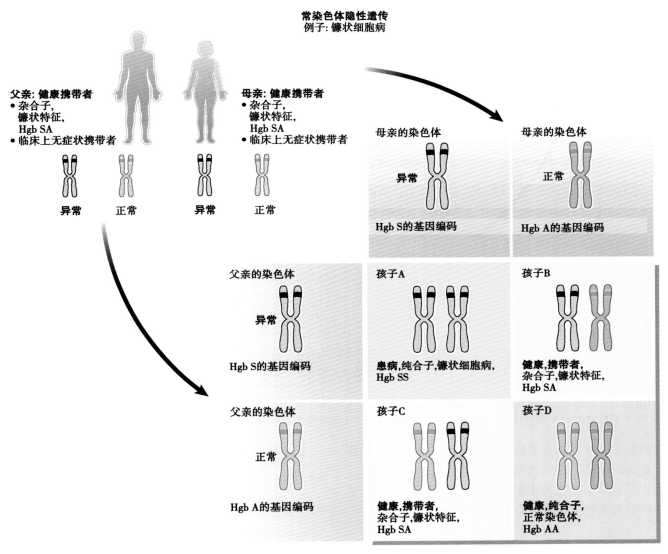

图 31-6　每一个健康的、携带者的父母都有隐性基因。一半健康的孩子携带着基因缺陷(Hgb SA，镰状细胞特征)；有 1/4 的人在基因和临床上正常(Hgb AA)，而有 1/4 的人会有镰状细胞病(Hgb SS)

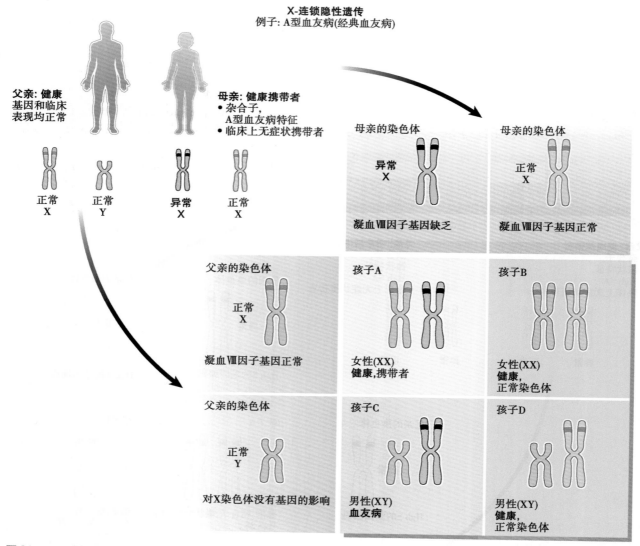

图 31-7 X-连锁隐性基因遗传。例如:典型的血友病(血友病 A)。X 染色体上的缺陷基因通常仅在男性中表现出来,是因为 Y 染色体中与 X 染色体相对应的正常基因(等位基因)无法代偿 X 染色体上的基因缺陷

女的复发风险是母亲年龄风险的 8 倍。某些少数民族有更高的风险。镰状细胞疾病在非洲、中东、加勒比、地中海和拉丁美洲人中更为普遍。早孕流产史、父亲高龄也与染色体异常风险增加有关。

产前筛查

医疗筛查程序是有价值的工具,它可以让医生识别出各种疾病风险增加的个体。产前筛查对那些存在增加基因异常的个体和孕妇很有帮助。一些生化和超声指标对疾病和结构异常的风险评估都有帮助。20 世纪 80 年代发展的母体血清中 MSAFP 测试证实了产前筛查的价值。今天,产前筛查被认为是一种有效的非整倍性检查方法。重要的是要记住筛查的作用不是确认,也不是排除疾病的存在,而是简单地评估相对于一般人群的风险。

早孕期

在妊娠早期,筛查对评估 13-三体、18-三体、21-三体的风险很有用。血液检测人类绒毛膜促性腺激素(hCG)和与怀孕相关的血浆蛋白 A(pappa-A)的数量,以及胎儿的颈部透明层(NT)超声检查,所有这些都被证明在识别非整倍性中是有效的。尤其 hCG 的增加和 pappa-A 的减少,以及 NT 的增厚与 21-三体(唐氏综合征)相关。前三个月(10~14 周)当这三个指标结合在一起的时候,21-三体检出率为 82%~87%。

中孕期

在妊娠早期没有接受筛查的妇女应该在怀孕 15~20 周之间接受生化检查。在中孕期常常使用四

种生化标记检查:MSAFP、hCG、雌三醇、抑制素 A。[1]

未结合雌三醇是用于产前筛查的两种合体滋养层激素之一。胎儿肾上腺和肝脏合成这种激素,胎盘释放这种激素。胎儿畸形扰乱正常的进程,导致母血中出现未结合雌三醇。HCG 也是由合胞体分泌的,并与胎盘的成熟有关。[1]

每一个标记有不同的作用。在 21-三体中,MSAFP 和雌三醇是低水平的,HCG 和抑制素 A 是升高的。[1,4]在 18-三体中,雌三醇、AFP 和 hCG 降低,抑制素 A 没有变化。[1,4]三联筛查检出率为 70%,在 21-三体筛查中增加抑制素 A(四联筛查)可以将检出率提高到 80%。[1]不管使用什么筛查策略,这些测试都是现代产前检查的重要组成部分。高危孕妇能接受遗传咨询并接受适合的诊断检测。

产前诊断流程

一旦发现非整倍性的风险增加,我们就可以进行诊断程序来评估胎儿的基因组成。现在有几种产前诊断流程,各自有优势及风险:羊水穿刺、绒毛活检、脐血穿刺。

综合征、序列症和关联

人类所认识到的异常模式是按类型分类的,通常是以个体,或者是那些对这种模式进行描述或识别的个人来命名。现在已经有超过 1 万个被认识的综合征。因为人类对基因组的认识逐渐增加,对胎儿异常的理解也是如此。这里的综合征、序列症和关联只是抽样例子,选择的主要原因是它们具有超声的可识别性。

Aicardi 综合征

简述

Aicardi 综合征是一种罕见的疾病,全球只有几千例报道。[5,6]它的发病率是未知的,而且没有种族倾向。[5]这种综合征是通过三联征来诊断:胼胝体缺失、视网膜脱落和婴儿痉挛。[7]两个经典特征和两个主要特征能强烈提示该综合征。[8]发病率随地理位置而变化,大约是 1/100 000。[7]

实验室检查

对于 Aicardi 综合征,实验室没有特定的母血清标记。唯一的诊断方法是通过羊膜穿刺术、绒毛膜活检、经皮脐血取样(PUBS)。[5]

遗传学

Aicardi 综合征主要发生于女性。[6]尽管这种综合征被认为是一种常染色体隐性遗传病,[5]但在分类中是一种 X-连锁的显性遗传模式。[6,7]新的常染色体显性突变也有可能。[5]

导致这一突变的 4 种基因:*TREX1*,*RNASEH2B*,*RNASEH2C*,以及 *RNASEH2A*。[5,6]研究发现 Aicardi 综合征有正常染色体核型,提示该综合征发生可能是一种疾病诱导的原因。[5]

超声表现

最常见的是胼胝体缺失,[3,9]特征性表现还包括胼胝体发育不良、脑皮质异常(多数为小脑回畸形)、脑发育不对称、小头畸形、脉络丛囊肿(大于 50%)、脑穿通囊肿、脉络丛乳头状瘤,Dandy-Walker 综合征和脑钙化。一般表现为脊柱异常,特别是胸椎,以及肋骨异常和眼异常,包括小眼畸形。[3,4,5,6,8]

预后

20% 的病例是通过新生儿检测肝酶升高、血小板减少、神经系统异常、肝脾肿大来诊断的。[5]个体表现可能有中度到重度精神缺陷、[3,6]癫痫、失明。[5,6]这种疾病在生后第一年病死率很高。[3,7]

羊膜带序列征

简述

羊膜带序列征,或收缩带综合征,由于羊膜破裂导致胎儿与羊膜带粘连。[9]羊膜束缚、压迫胎儿,导致肢体发育中断,经常被截肢。[3]大多数的羊膜带序列都是特发的,只有在极少数情况下是由于创伤的原因。发病率在 1/1200 到 1/15 000,[9]男女比例为 1:1。[3]

实验室检查

没有特异性指标。

遗传学

还不清楚,[3,4]因为胎儿核型是正常的。[4]与大疱征和 Ehlers-Danlos 综合征相关。[3]

超声表现

严重程度取决于胎儿被羊膜缠绕的情况。[4]羊膜带或羊膜片的存在并不表示羊膜带序列。胎儿肢体被缠结或胎儿其他部分受影响,可以提示该序列征(图31-8)。[3,4]有几项研究表明,如前脑无裂畸形、小脑发育不全、异视症和心脏、肾脏异常与该序列征相关。但是,有这些异常的胎儿可能具有正常的羊膜。[3]单卵双胎的影响高于双卵双胎。[3]子宫粘连或隔膜可能会与之相似,但这些并不会附着在胎儿身上。[3]

预后

结果差异很大,主要是根据羊膜带缠绕的程度而定,从手或手指的轻度残疾,到胎儿头部或躯干的大部分卷入羊膜中,甚至死亡(图31-9)。[3]

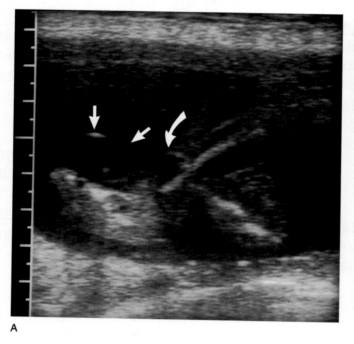
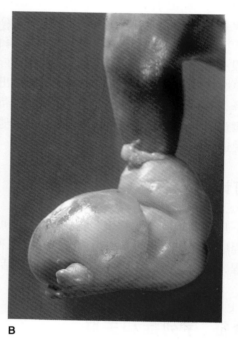

图31-8　羊膜带序列征。A. 脚部明显的浮肿和肿胀(箭头所示)。腿上可以看到收缩带(弯曲箭头所示)。B. 病理与超声检查显示足部明显水肿,小腿下份被羊膜带压迫缢痕

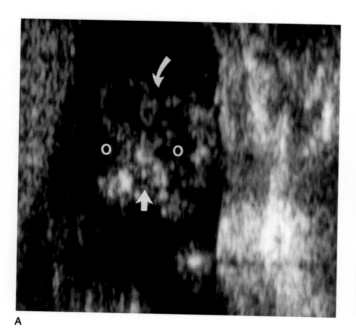
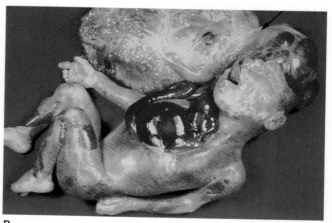

图31-9　羊膜带序列征。A. 头部和面部的冠状扫描显示出露脑畸形(弯曲箭头所示)。面部裂缝(直箭头)也很明显。B. 类似病例的病理照片显示露脑畸形,腹侧壁缺损,以及羊膜带穿过口腔

Apert 综合征

简述

Apert 综合征是一种罕见的疾病（1/65 000 到 1/200 000），[3,4,6]其特点是颅骨的过早融合。[6]这种疾病在 1906 年第一次发现，是一种尖颅并指畸形。[3,4]颅缝早闭是其主要特点，导致头部和面部形状的变化（图 31-10）。[6]Apert 综合征是一组颅缝早闭综合征

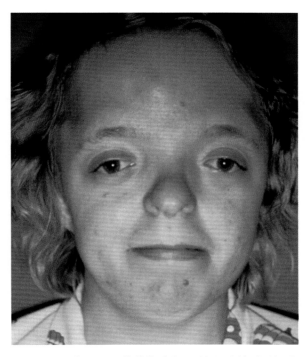

图 31-10 典型的阿伯特综合征。眼睑下裂、突眼、眼距过远、尖头畸形

中的一部分，与 Muenke 综合征、Crouzon 综合征、Jackson-Weiss 综合征、Pfeiffer 综合征和 Beare-Stevenson 综合征一样。[4]

实验室检查

没有特异的母体血清标志物。如果合并开放性脊柱缺陷，MSAFP 可能会升高。

遗传学

FGFR2 基因突变导致了 Apert 综合征，[4,6]这种基因产生一种多功能蛋白质，其中一种是胚胎形成中诱发骨骼发育的蛋白。缺乏这种蛋白结果会导致颅骨、手、足骨的过早融合。[6]因为一份基因异常可导致 Apert 综合征，它被认为是常染色体显性遗传。[3,4,6]这种综合征为偶发，与父亲的年龄相关。[3]当父母携带这个基因时，有 50% 的复发率；[3]然而，大多数情况都是新发的。[4]

超声表现

突出的前额提高了对颅缝早闭的怀疑（图 31-11）。[3,4]颅缝早闭导致了眼距过宽、上颌骨发育差。[6]其他的颅内异常包括胼胝体发育不良、脑室扩大，[3,4]并指也经常出现。[4,6]具体的病理及临床特征见疾病相关知识点 31-1。

预后

早期的外科手术可以用来缓解颅内压力。Apert 综合征经常与不同程度的精神缺陷相关，导致颅内异常。[4]

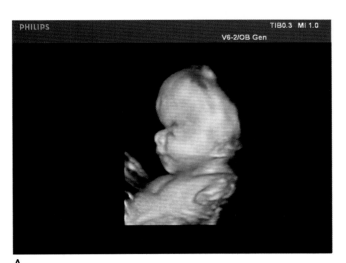

A

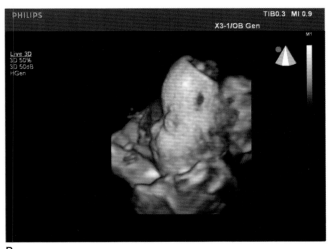

B

图 31-11 阿伯特综合征。A. 3D 表面模式显示前额突出，面部下沉。B. 眼球突起。（图像由 Philips Healthcare，Bothell，WA 提供）

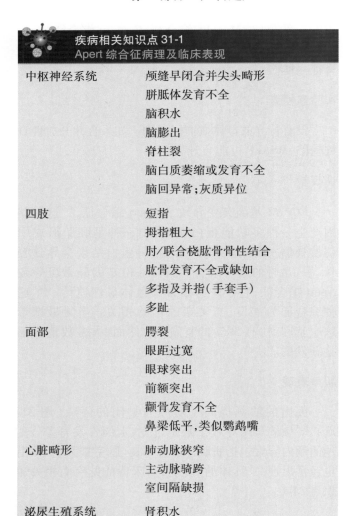

疾病相关知识点 31-1 Apert 综合征病理及临床表现	
中枢神经系统	颅缝早闭合并尖头畸形
	胼胝体发育不全
	脑积水
	脑膨出
	脊柱裂
	脑白质萎缩或发育不全
	脑回异常;灰质异位
四肢	短指
	拇指粗大
	肘/联合桡肱骨骨性结合
	肱骨发育不全或缺如
	多指及并指(手套手)
	多趾
面部	腭裂
	眼距过宽
	眼球突出
	前额突出
	颧骨发育不全
	鼻梁低平,类似鹦鹉嘴
心脏畸形	肺动脉狭窄
	主动脉骑跨
	室间隔缺损
泌尿生殖系统	肾积水

经许可引自 McKusick VA, ed. Online Mendelian inheritance in man. Available at: http://www.ncbi.nlm.nih.gov/omim. McKusick-Nathans Institute for Genetic Medicine, Johns Hopkins University (Baltimore, MD) and National Center for Biotechnology Information, National Library of Medicine (Bethesda, MD), 2000.

Beckwith-weidemann 综合征

简述

Beckwith-weidemann 综合征(BWS)表现为过度生长,发生率约 1/10 000。[3]诊断该疾病主要有 5 个标准:巨舌、前腹壁缺损、出生时低血糖、巨大儿、过度生长。[10,11]其他特征为肾脏畸形、内脏肥大、面部的鲜红斑、耳异常和面部异常。[12]

实验室检查

BWS 胎儿存在脐膨出,导致母血中 AFP 增高 50%。[4]

遗传学

虽然大部分是具有正常核型的散发病例,但有 10% ~ 15% 是常染色体显性遗传,表现为 11 号染色体的易位、倒位、重复。辅助生殖技术增加 BWS 的发生率。这些胎儿和新生儿表现出了 BWS 的结构畸形但没有遗传原因。

超声表现

巨舌是 BWS 的典型超声表现,[2]就如同 21-三体综合征一样。然而,巨舌和巨大儿的联合出现更加明确其诊断。[4]其他超声表现为脐膨出、肾脏长大、心脏肥大、羊水过多(图 31-12)。[2,4,11]正常核型的胎儿常表现为脐膨出内容物中含有肝脏。[4]具体的病理及临床特征见疾病相关知识点 31-2。

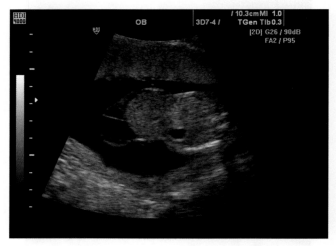

图 31-12 腹部横切面显示脐膨出(图像由 Philips Healthcare, Bothell, WA 提供)

预后

据报道,由于充血性心力衰竭,婴儿死亡率高达 21%。[3,4]儿科肿瘤的风险也增加了,如 Wilms 肿瘤、肝母细胞瘤、肾上腺皮质癌、神经母细胞瘤和横纹肌肉瘤。[4,11]

尾部退化综合征

简述

尾部退化综合征,也称为尾部发育不良序列征,之前被认为是与并腿畸形有关。[13]现在认为是两种截然不同的疾病。造成这种疾病的原因不详,16% 的病例与母亲糖尿病有关。[3,14,15]尾部缺陷因不同部位的缺陷而表现不同,有骶骨和腰椎的发育不全、骶骨神经断裂和远端脊髓损伤。

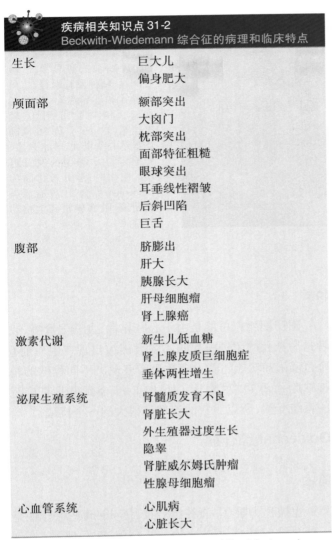

疾病相关知识点 31-2
Beckwith-Wiedemann 综合征的病理和临床特点

生长	巨大儿
	偏身肥大
颅面部	额部突出
	大囟门
	枕部突出
	面部特征粗糙
	眼球突出
	耳垂线性褶皱
	后斜凹陷
	巨舌
腹部	脐膨出
	肝大
	胰腺长大
	肝母细胞瘤
	肾上腺癌
激素代谢	新生儿低血糖
	肾上腺皮质巨细胞症
	垂体两性增生
泌尿生殖系统	肾髓质发育不良
	肾脏长大
	外生殖器过度生长
	隐睾
	肾脏威尔姆氏肿瘤
	性腺母细胞瘤
心血管系统	心肌病
	心脏长大

经许可引自 McKusick VA, ed. Online Mendelian inheritance in man. Available at: http://www.ncbi.nlm.nih.gov/omim. McKusick-Nathans Institute for Genetic Medicine, Johns Hopkins University (Baltimore, MD) and National Center for Biotechnology Information, National Library of Medicine (Bethesda, MD), 2000.

超声表现

参见第 22 章,详细描述了尾部退化综合征的超声特征。

实验室检查

常见的超声表现为开放性脊柱裂和畸胎瘤,这些可导致 MSAFP 的增高。

遗传学

这是一种常染色体显性特征,与前脑脊膜膨出,骶前畸胎瘤、肛门直肠畸形,通常被称为 Currarino 三联征。[16,17]没有特定的遗传原因,但是该综合征与 6q25.3、7q36、*HLBX9* 基因的缺失相关。[6,16,17]

预后

个体功能的好坏取决于脊柱异常终止水平和脊柱稳定性。医疗问题包括膀胱和排便失禁、反复尿路感染、肾损伤、膀胱尿道功能障碍及神经源性膀胱的发育。[18,19]

CHARGE 综合征

简述

现在 CHARGE 被认为是一种综合征,异常包括眼部缺损、心脏畸形、后鼻孔闭锁、精神和生长发育迟缓、生殖器发育不全、耳异常等。[3,4]CHARGE 综合征的发生率在 1/8500 ~ 1/10 000。[6]

CHARGE 综合征有两种特征表现主要是眼部缺损(占 80% ~ 90%),[20]表现为眼部的小洞,其影响视力,严重程度取决于缺损的位置,影响一只或两只眼睛。脑神经异常导致吞咽困难、面瘫、嗅觉减退以及某种程度的听力丧失都是常见的。几乎所有人都有耳异常,包括外部和内部结构和形态异常。[6,20]

其他的缺陷,通常被称为小缺陷,是非特异性的,出生时不容易辨认。这些包括心脏缺陷、唇裂和腭裂。超过一半的人证实了生殖器的低性腺性机能减退导致青春期延迟。气管食管瘘(TE)也可能存在。面部异常包括不对称和方形脸型。[6,20]

实验室检查

如前所述,有脐膨出的胎儿母血中的 AFP 升高。[4]

遗传学

这种综合征通常是男性主导的,[3]由 *CHD7* 基因产生的一种短的非功能蛋白质导致新的突变。[9,20]其余病例没有与 *CHD7* 相关,[6]显示 8 号染色体的易位、缺失或重排。[3,20]这种遗传来源于父母一方,[6]在后代中的严重程度有所增加。[21]

超声表现

心脏畸形是在产前阶段最容易发现的异常。该综合征中常见的有法洛四联症、右室双出口、房室间隔缺损、室间隔缺损、房间隔缺损、右位主动脉弓等。[3,4,20]生长迟缓通常在产前没有观察到。偶尔发现的异常包括小下颌、唇裂、颚裂、肾脏异常、脐膨出、食管气管瘘、多指畸形、半椎体和眼距过宽(图 31-13)。[20]具体的病理及临床特征见疾病相关知识点 31-3。

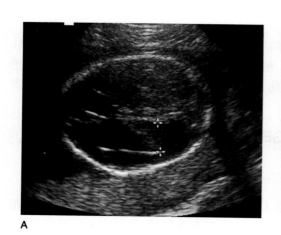
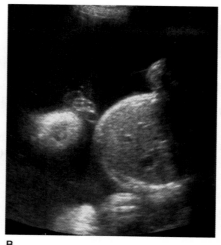

图 31-13　Goldenhar 综合征（眼部缺陷、心脏异常、后鼻孔闭锁、精神发育迟缓、生殖器异常和耳异常）。A. 横切面显示 19 周胎儿侧脑室轻度增宽（11mm）。B. 36 周随访显示心室增大、羊水过多、胃泡未显示和生长发育迟缓。出生时，胎儿被诊断为 Goldenhar 综合征，伴有后鼻孔闭锁、眼部异常和生殖器异常

疾病相关知识点 31-3 CHARGE 综合征病理及临床特征	
生长	身材矮小 生长迟缓
中枢神经系统	Dandy-walk 畸形 生长迟缓 全前脑 精神发育迟滞 耳聋
心血管系统	法洛四联症 右室双出口 房间隔缺损
颅面部	鼻后孔闭锁或狭窄 唇腭裂 耳朵异常、耳聋、鼓膜异常导致听觉障碍 前庭功能障碍 颞骨畸形 眼部异常，眼残缺 小头畸型 小下颌
消化系统	食管闭锁/狭窄 气管食管瘘 肛门闭锁，狭窄 脐膨出
泌尿生殖系统	中枢性性腺机能减退 隐睾 马蹄肾 肾积水
激素	垂体功能减退症 甲状腺功能减退症 甲状旁腺发育不良 生长激素缺乏症

CHARGE：C 代表眼残缺（coloboma of the eye），H 代表心脏病（heart defects），A 代表胆管闭锁（atresia of the choanae），R 代表智力及生长发育迟缓（retarded mental and growth development），G 和 E 分别代表生殖（genital）和耳畸形（ear anomalies）。

经许可引自 McKusick VA, ed. Online Mendelian inheritance in man. Available at: http://www.ncbi.nlm.nih.gov/omim. McKusick-Nathans Institute for Genetic Medicine, Johns Hopkins University（Baltimore, MD）and National Center for Biotechnology Information, National Library of Medicine（Bethesda, MD），2000.

预后

围产期死亡可能是由于心脏异常，食管气管瘘，或者是后鼻孔的闭锁引起的。[20]发育迟缓出现在生后前 6 个月。[6]认知功能随着大多数患者表现出不同程度的精神缺陷而不同。[6,20]由于 CHARGE 综合征患儿有广泛的系统受损，所以对它的管理是很大的一个挑战。[22]

Goldenhar 综合征

简述

也被称为眼-耳-脊柱综合征，[3]Goldenhar 综合征是一种罕见的病症，Goldenhar 在 1845 年发现，但直到 1952 年才有了文字记录。[7]它的特点是耳朵、鼻子、上颚、嘴唇发育不完全。[4]这是在胚胎发育中第一、二臂弓异常发育的结果。[23]因为 85%[24]的病例出现同侧的外耳和面部发育不良，这些都被认为是综合征的特征性表现。然而，双侧畸形也可能出现。[23,24]常见的脊柱异常包括脊柱侧凸、半椎体、颈椎融合。[24]这种综合征发生率在 1/3000 ~ 1/50 000 之间，[3,4]男女比例为 3:2。[23,24]

实验室检查

常规的孕妇血清检测不能明确诊断 Goldenhar 综合征。然而，这种综合征的一些病例发生脑膜脑膨出，[25]这可能会导致 AFP 水平的增加。[4]

遗传学

这种综合征是一种散发性的模式，遗传学原因不详，但与 22-三体的镶嵌有关，[4]它被认为是遗传原因和环境因素等多种因素结合引起的。[23]

超声表现

面部异常最常见的,如不对称、唇裂、腭裂和微眼症等[3,4]半椎体和脊柱侧凸也很常见。心脏异常常见的有室间隔缺损、法洛四联症、主动脉缩窄,同时伴有肾脏异常、肾盂输尿管连接处梗阻和多囊肾(图31-14)[3,4,24]Monni 等的一项研究发现,[26]NT 增厚的胎儿在新生儿期诊断为 Goldenhar 综合征(图31-15)。具体的病理及临床特征见疾病相关知识点31-4。

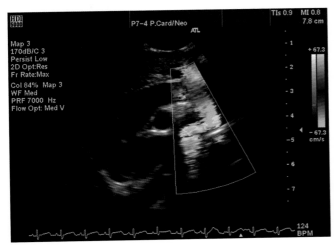

图 31-14　彩色多普勒显示一个儿童的主动脉缩窄。(图像由 Philips Healthcare,Bothell,WA 提供)

预后

大多数结构异常都是通过手术矫正的;然而,这种严重程度可能会导致呼吸和进食问题。[4]受影响的人经常遭受精神发育异常,[3]但仍然有正常的寿命。[23]

Holt-oram 综合征

简述

也被称为心脏-肢体综合征,Holt-oram 综合征(HOS)是由 Holt 和 Oram 在 1960 年发现的。它的特征是上肢、心脏异常,[6]发病率大约 1/100 000。[6]

实验室检查

没有特异性指标。

遗传学

它是 12 号染色体上一种常染色体显性 T-box(TBX)[3]基因突变。[4,6]这个基因,特别是 TBX5,产生 T-box 蛋白质,它附着在其他基因上,有助于器官形成

的。[6]在胚胎发育过程中,T-box 蛋白质通过激活形成身体的这些基因有助于促进上肢和心脏的发育。[6]因为这种蛋白质也有助于形成心脏传导系统,它的缺失导致了心脏异常的节律。[21]这种综合征的传播是 100%,[4]大多数病例都是新的突变。[6]

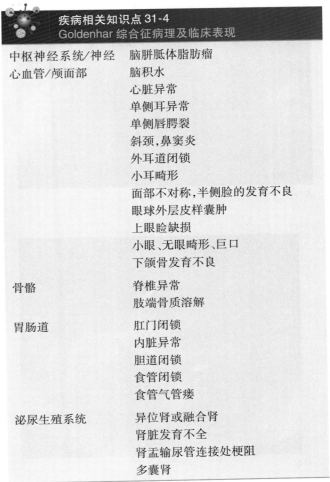

疾病相关知识点 31-4 Goldenhar 综合征病理及临床表现	
中枢神经系统/神经	脑胼胝体脂肪瘤
心血管/颅面部	脑积水
	心脏异常
	单侧耳异常
	单侧唇腭裂
	斜颈,鼻窦炎
	外耳道闭锁
	小耳畸形
	面部不对称,半侧脸的发育不良
	眼球外层皮样囊肿
	上眼睑缺损
	小眼、无眼畸形、巨口
	下颌骨发育不良
骨骼	脊椎异常
	肢端骨质溶解
胃肠道	肛门闭锁
	内脏异常
	胆道闭锁
	食管闭锁
	食管气管瘘
泌尿生殖系统	异位肾或融合肾
	肾脏发育不全
	肾盂输尿管连接处梗阻
	多囊肾

经许可引自 McKusick VA,ed. Online Mendelian inheritance in man. Available at:http://www. ncbi. nlm. nih. gov/omim. McKusick-Nathans Institute for Genetic Medicine,Johns Hopkins University(Baltimore,MD) and National Center for Biotechnology Information,National Library of Medicine(Bethesda,MD),2000.

超声表现

最常见的超声表现是影响上肢和心脏。手的异常比如并指畸形(特别是拇指和食指)、手指弯曲变形、短指和拇指异常是最常见的。[3,6]畸形可能是不对称的,左侧的情况更严重。常见桡骨、尺骨、肱骨,锁骨、肩胛骨和胸骨的异常。常见的心脏异常包括房间隔和室间隔缺损、心动过缓和纤颤,另外有三分之一可能有其他类型的缺陷。[3,6]偶尔出现的异常包括眼距过宽、脊柱异常和多指畸形。具体的病理及临床特征见疾病相关知识点31-5。

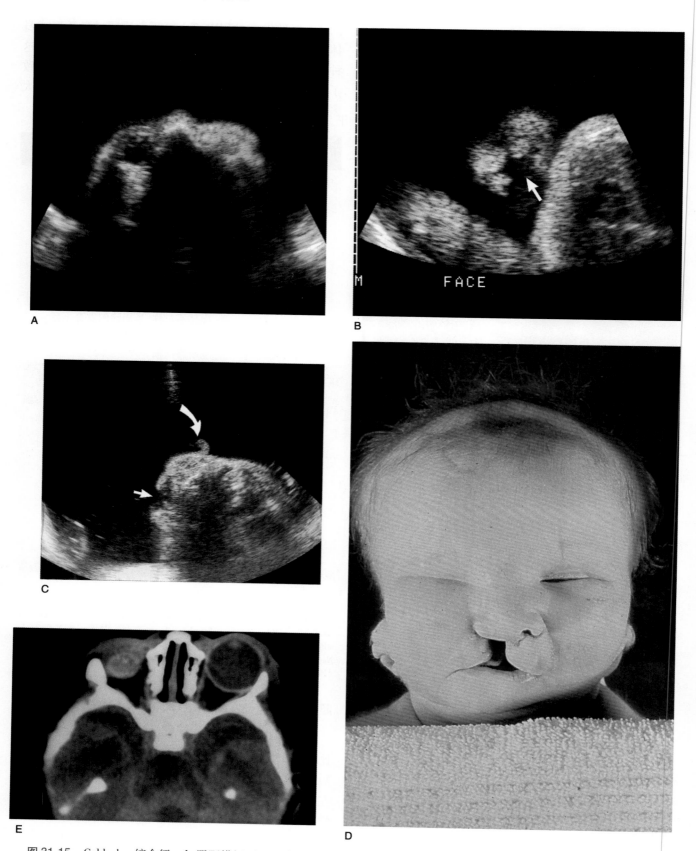

图 31-15　Goldenhar 综合征。A. 眼眶横切面显示单眼。B. 颜面冠状面显示单侧唇/腭裂（箭头所示）。C. 颜面部横切面显示同侧异常的耳朵（曲线所示）。D. 引产后证实超声所见。E. 另一个 Goldenhar 综合征婴儿的产后 CT 成像证实无眼畸形

疾病相关知识点 31-5
Holt-Oram 综合征病理及临床表现

心血管	房间隔缺损
	室间隔缺损
	左心发育不良综合征
胸部	胸大肌缺失
	漏斗胸或鸡胸
骨骼	脊髓异常
	胸椎侧凸
	拇指缺失
	分叉状拇指
	拇指三指节畸形
	腕骨异常
	上肢肢体短小畸形
	尺桡骨异常
激素方面	垂体功能减退症
	甲状腺功能减退
	甲状旁腺发育不全
	生长激素缺乏症

预后

预后取决于畸形的严重程度。[1]个体可能会受到心脏传导的影响,缺陷可能随着时间的推移而恶化。[3]

肢体-体腔壁综合畸形

简述

肢体-体腔壁综合畸形(limb-body wall complex,LBWC)是一组包括体壁和肢体异常的综合征。文献中发现两种类型的 LBWC 分别是胎儿有或没有颅面缺陷。有缺陷的胎儿显示脑膨出或露脑畸形,伴有面裂,胎盘与颅骨缺损之间有羊膜粘连。第二种类型显示脐带过短,完整羊膜,以及额外的胚外体腔持续存在,同时有泌尿生殖畸形、肛门闭锁和腰骶部位的脊膜膨出。[27]

这些畸形取决于怀孕时的羊膜破裂和随后的胚胎附着情况。如果在怀孕 5 周时破裂,胚胎表现出无脑畸形、不对称的脑膨出、面裂、胎盘与头部和腹部相连。如果几周后发生了破裂,会导致肢体减少或肢体畸形、胸腹畸形如脊柱侧凸。在怀孕的早期和后期,破裂导致四肢发育不全、畸形和截肢。[28]报道发生率从 1/7000~ ~1/42 000 不等。[4,29]

实验室检查

中孕期发现 MSAFP 升高。[4]

遗传学

这一散发的综合征病因不明,也无明确的基因相关性。[4]

超声表现

胎儿表现为"卡在"或被"栓"在胎盘或者是子宫上,有腹壁缺陷、面裂、严重的脊柱后侧凸、肢体异常(图 31-16)。[4,28]具体的病理及临床特征见疾病相关知识点 31-6。

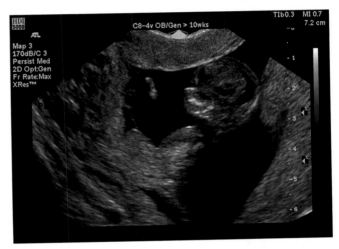

图 31-16　这是一个 LBW 综合征的胎儿的矢状面,显示了与这组畸形相关的异常。(图像由 Philips Healthcare,Bothell,WA 提供)

疾病相关知识点 31-6
Limb-body Wall 综合征病理及临床表现

腹部/胸部	大的腹部缺损
颅面部	颅面部异常
骨骼	神经管闭合不全
	脊柱侧弯
	肢体缺陷
环境因素	短脐带或单脐动脉
	羊膜带

预后

该综合征为致死性畸形。[4,27]

Meckel-gruber 综合征

简述

Meckel-gruber 综合征很罕见,其特点是肾脏发育不良、肢体异常和脑膨出。[4]它的发病率为在 0.07/10 000 ~ 0.7/10 000，除了在芬兰报告的发病率为 1.1/10 000。[3]男女比例是 1:1。[28]

实验室检查

没有特异性的实验室指标。但是出现脑膨出或其他脊柱异常是会使 AFP 升高。

遗传学

该疾病与多个染色体有联系，是一种常染色体隐性遗传病。[3,6,28]17q22[4]染色体包含 MKS1 基因，产生纤毛上皮细胞生长所需的蛋白质。[6]MKS1 基因的缺乏导致中枢神经系统异常，通常为脑膨出、囊肿、肝管发育不良、多指趾畸形。[6]与综合征相关的其他基因包括 CC2D2A、TMEM67、RPGRIP1L，和 11q。[4,6,28]

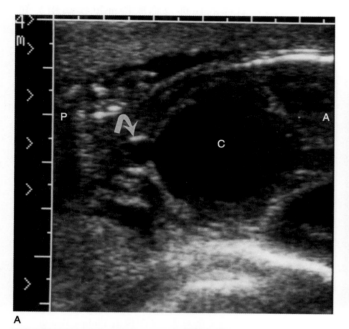

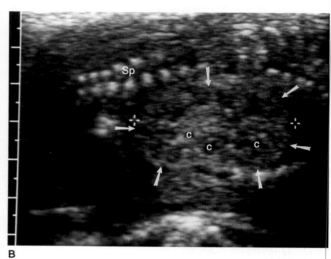

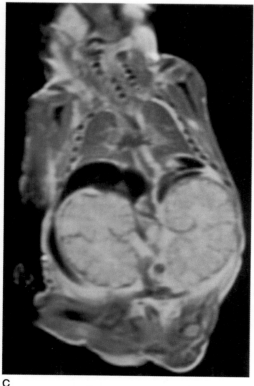

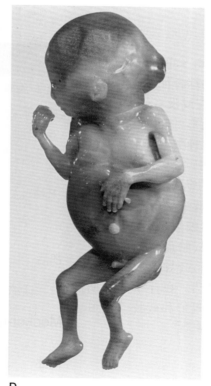

图 31-17 Meckel-Gruber 综合征。A. 矢状面显示一个小的脑膨出（箭头所示）。C, Dandy-Walker 囊肿。B. 腹部长轴面显示增大、回声增强的多囊肾脏（箭头所示）。C. 出生后 MRI 显示增大的多囊肾。D. 尸检显示典型的特征，包括枕叶脑膨出和轴后多指

超声表现

Meckel-Gruber 综合征典型表现[4]为由于多囊性疾病引起的肾脏增大、回声增强（100%）、多指（55% ～75%）和枕叶脑膨出（60% ～80%）。[3,30]羊水过少是由于尿液产生不足引起的。轴后多指（趾）也常常出现在 Dandy-Walker 综合征中（图 31-17）。[4]这个综合征最早可以在 11～14 周被诊断，但是由于羊水过少会比较困难。直到 20 周后，异常的肾脏才会被发现。[30]

预后

因为肾脏的畸形，很少能存活下来。[3,4]

Turner 综合征（XO 综合征）

简述

特纳综合征，也称为单 X 染色体（45 XO），是由于缺乏一种性染色体造成。[1,3]尽管发生率为 1/8000，[2]但是 98% 的单染色体 X 导致流产。[31]它占了所有自然流产的 10%。[3]日本后裔的发病率更高。[3]缺失的性染色体更有可能来自于父亲。与 Noonan 综合征不同的是，特纳综合征只会影响女性。

实验室检查

特纳综合征中非免疫性水肿胎儿中可能出现 hCG 和抑制素的升高。[3,4]非水肿胎儿中，雌激素明显降低，AFP 和抑制素也降低。[4]

遗传学

单 X 染色体是偶发性事件，原因是在配子时发生不分裂错误。[3,4,6]四分之三的病例是由于精子的原因造成的，缺失的 X 染色体导致了一个来自母亲 X 染色体和没有来自的父亲的遗传特征。[2]特纳综合征中一半人是 45X 染色体核型。[2]

该综合征与 SHOX 或矮个子的同种基因的相关。X 染色体携带着 SHOX 基因，正常个体有两个 SHOX 基因，而特纳综合征只有一个基因。这个基因产生 SHOX 蛋白，特纳综合征女性只有正常身高和骨骼发育的所需蛋白质的一半（图 31-18）。[6,32]

超声表现

特纳综合征的典型超声表现是囊状水瘤（图 31-19）。[3]肾脏形态异常，如马蹄肾、以及心脏缺陷如主动脉缩窄、水肿、短的 C 形脊柱、NT 增厚、小头畸形、羊水过多和生长发育迟缓。[1,3,4,6,32]

预后

在出生的个体中，异常是多种多样的，如生长和智力缺陷、先天性淋巴水肿、卵巢发育不良及肾脏和心脏畸形。

Noonan 综合征

简述

Noona 综合征典型的表现为眼距过宽，眼角下拉、

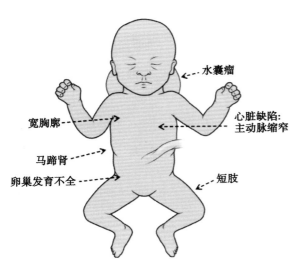

A

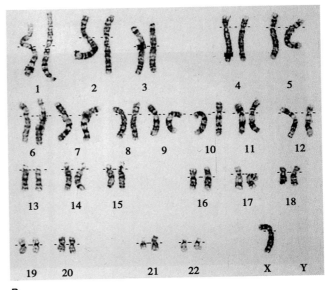

B

图 31-18　特纳综合征（45，X）。A. 一般表现。B. 核型显示为 45，X

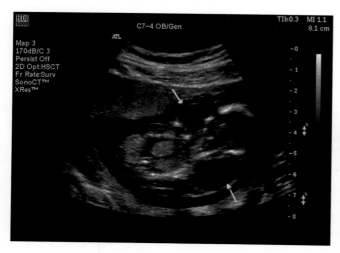

图 31-19 通过头部和身体的躯干矢状面显示特纳综合征胎儿的双侧水囊瘤(箭头所示),导致典型的颈蹼的出现。(图像由 Philips Healthcare,Bothell,WA)

眼睛斜视,以及向后旋转的低位耳朵。身材矮小、颈蹼和心脏异常与特纳综合征可相比较。[33]这种发育障碍导致心脏缺陷、骨骼畸形、出血问题和眼异常。发生率为 1/1000 ~ 1/2500。[6,33]

实验室检查

无特异性实验室指标。

遗传学

Noonan 综合征是一种常染色体显性遗传病。[4]男、女性间无差异。这种综合征是由于 12 号染色体的突变而散发产生。[3,33]

超声表现

水囊瘤与特纳综合征相似。[3,4]但是,男性生殖器的

识别是 Noonan 综合征与特纳综合征的区别。心脏异常(60%),如肺动脉瓣狭窄,房间隔缺损和室间隔缺损[3]为诊断该疾病提供了最好的线索。耳位低、塌鼻、头大也有所报道(图 31-20)。[3]

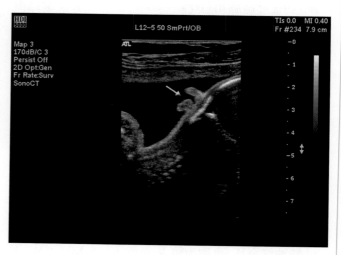

图 31-20 胎儿头部的冠状面显示一个畸形的低位耳朵(箭头所示)。(图像由 Philips Healthcare,Bothell,WA 提供)

预后

影响的范围是不同的。三分之二的人有心脏缺陷,而男性则是隐睾症导致的不育。[6]发育迟缓很常见。[4]

Potter 序列征

概述

与 Potter 序列征相关的原因是羊水过少。[34]羊水过少的原因是肾脏发育异常(双肾缺如、多囊性肾发育不良、生殖泌尿系梗阻)、羊膜泄漏或者胎盘异常。羊

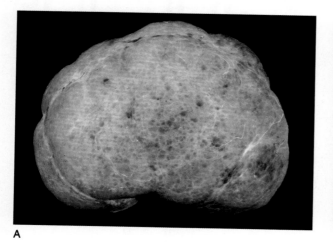

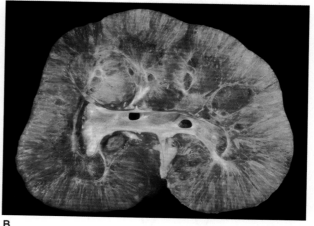

图 31-21 新生儿常染色体隐性遗传病多囊肾病的病理(ARPKD)。左图显示 10 周大女孩切除后的肾脏。A. 肾脏明显长大(重 745g)。实质内可见多个小囊肿。肾小叶明显。B. 肾实质为囊性,整个皮质和髓质被梭状囊肿取代了

水过少会损害胎儿结构的正常发育,导致四肢畸形、颜面部异常(Potter 脸)、肺发育不全(图 31-21 和图 31-22)。[2,35] Potter 序列征、Potter 综合征、羊水过少综合征三个词可以替换。肾血管的彩色多普勒可以用来确诊胎儿肾脏的有或无。疾病相关知识点 31-7 详细总结了 Potter 序列征的类型、原因、超声特点和预后。

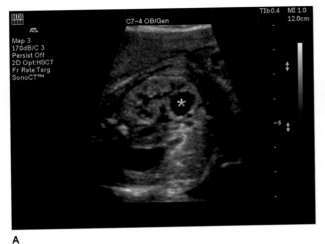

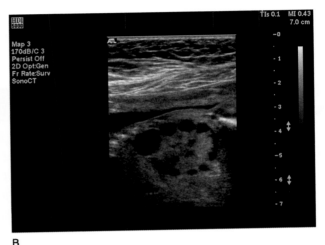

图 31-22 **A.** 位于右肾下极的一个囊肿(星形),疑似为 ARPKD。**B.** 多个不相通的囊肿是多囊性肾发育不良的常见表现。(图像由 Philips Healthcare,Bothell,WA 提供)

疾病相关知识点 31-7
Potter 序列症[2,4,35-37]

形式	类型	发生率	实验室检查	遗传/原因	超声特点	预后
经典	双肾发育不全(BRA)	1/4000 ~ 1/10 000,男女比为 3:1	无	未知	双肾缺如,孕中后期羊水过少,膀胱可以显示至 16 周,肺发育不良,增大的肾上腺呈"平卧征",缺乏肾动脉,眼距增宽,下颌后缩。	致死性
类型 I	常染色体隐性遗传(婴儿型)多囊肾(ARP-KD)	1/20 000 ~ 1/50 000	羊水穿刺查核型	染色体 6P,常染色体隐性(PKHD1)	双肾对称性长大,回声增强,膀胱小或不显示,羊水过少	高致死率
类型 II	多囊肾(MCKD)	1/3000,2/3 为单侧,男性为主	羊水穿刺查核型	无	不同大小的囊肿,羊水过少	单肾正常者预后好。多发异常预后差
类型 III	常染色体显性遗传(成人型)多囊肾	1/1000	羊水穿刺查核型	常染色体显性,16 号染色体端粒突变(PKD1);小部分由异常引起 4 号染色体(PKD2)	双肾对称长大,回声增强,皮髓质分界不清,通常为双侧,羊水过少	大部分一年内死亡,12 个月出现高血压,36 个月肾功衰
类型 IV	梗阻性囊性肾发育不良	1/8000,双侧发病约占 40%	羊水穿刺查核型	原因为早期肾脏梗阻	皮质囊肿,肾积水,严重的膀胱出口梗阻,呈"钥匙孔征",膀胱壁增厚,羊水过少	双侧发病预后差,单侧发病主要看存在的畸形情况

Pterygium 综合征

简述

该综合征有四种类型，依照类型的不同预后可能是致死性的或非致死性的。[38,39]这综合征有一种典型的叫做"翼状"的关节。[4]脖子上的网状回声，通常被称为翼叶，也常常出现。[3,4]关节弯曲，永久固定在一个收缩的部位，是所有形式翼型综合征的一个典型特征。[4,6,12,15,39]这些收缩导致胎儿运动减少。[6,12,15,39]对Pterygium 综合征详细的总结，包括发病率、遗传、超声表现、预后等见疾病相关知识点 31-8。

疾病相关知识点 31-8
Pterygium 综合征[3,4,6,38-41]

	发生率	实验室检查	基因	超声表现	预后
致命性多发翼状胬肉综合征	未知	无特异性	孟德尔病，常染色体隐性遗传，X-连锁基因；*CHRND*，*CHRNA1*，*CHENG*，*PIP5K1C*，*GLE1*	孕早期：颈部透明层增厚，之后蔓延至全身，水肿，囊性湿疹 孕中期：多发性翼状胬肉，胎儿生长受限，羊水过多，颅面/眼部疾病，前臂短，肺发育不全，脊柱侧凸，骨折，肺发育不全，脊柱融合，低位耳	致死性
多发性翼状胬肉综合征（Escobar 综合征/非致死多发性先天性关节炎）	未知	无特异性	孟德尔病，常染色体隐性基因；*IRF6*，*CHRND*，*CHRNA1*，*CHENG*，*PIP5K1C*，*GLE1*	肢体挛缩、翼状胬肉、小下颌、屈曲指、畸形足、足下垂、直立畸形、生殖器畸形、小头畸形、低置耳、唇腭裂、脊柱融合、眼距宽、膈疝	智力正常
非致死性型腘窝翼状胬肉综合征	1/300 000	无特异性	常染色体显性基因；*IRF6*，*CHRNG*	唇腭裂，腘窝翼状胬肉，牙齿缺失，并指，生殖器畸形，脊柱裂，畸形足	智力正常，语言发育迟缓，学习障碍
致死性型腘窝翼状胬肉综合征	未知	无特异性	常染色体隐性基因；*IRF6*，*CHRNG*	腘窝翼状胬肉，骨融合，手指发育不全，并指，唇腭裂，鼻骨发育不良	致死性

三倍体

概述

三倍体是额外多出一套完整的染色体。[1,6]这种情况怀孕时的发生率约在 2%，多数导致流产。[42]在活产儿中的发病率是 1/2500。[4]只有 3% 的三倍体胎儿能够存活（特别是 69XYY、XXX 或 XXY）。[31]详细的病理及临床特征总结见疾病相关知识点 31-9。

实验室检查

早孕期 MSAFP 和 HCG 有所升高，PAPP-A 降低。[43]中孕期由于胎盘小，[42]HCG 和雌激素水平低，AFP偏低或正常。[43]中枢神经系统或腹壁异常可导致 AFP增高。[4]在部分性葡萄胎中，抑制素 A 会升高。[4]

遗传学

90% 的三倍体妊娠是由两个精子与一个卵子受精（双雄受精）或者是来自母亲的一套额外染色体（双雌受精）造成的。[4,42]超过一半的三倍体是由于双精子受精最终导致流产；而母亲原因造成的三倍体则在活产中占主因（图 31-23）。[42]

超声表现

早孕期会看到 NT 增厚。[4]受影响的胚胎和胎儿会表现出多种异常，这取决于父母提供的额外的染色体的不同。如果多余的染色体来自父亲,我们常常看到一个巨大水肿的胎盘和一个对称型 IUGR 的胎儿。[4,42]这种三倍体的胎盘被认为是一种部分性的水泡状葡萄胎。[42]如果多余染色体来自母亲,则会出现一个不对称的 IUGR 胎儿和一个小胎盘。[4,31]母亲的合并症包括早期的子痫前期、双侧多囊卵巢、剧吐和持续的滋养细胞疾病。[44]三倍体胎儿的结构异常包括眼距过宽、脑积水、全前脑、小下颌、并指(趾)畸形、马蹄足、间隔缺损、肾上腺发育不全(图 31-24)。[1,4,42]脑室扩大和第三、四并指是最常见的联合异常。[45]

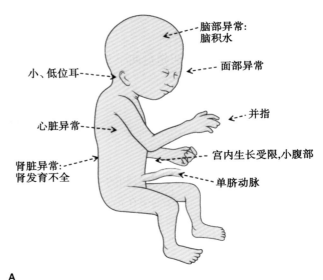

A

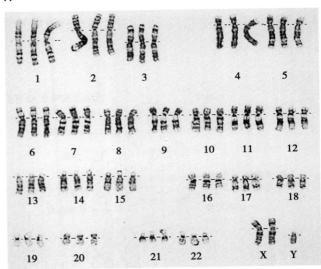

B

图 31-23　A. 一般表现。B. 额外多一组染色体的细胞被认为是三倍体,导致染色体数目为 69

疾病相关知识点 31-9	
三倍体病理及临床特征	
生长发育	明显的生长发育迟缓
	头围腹围生长不一致,腹围偏小
中枢神经系统	全前脑
	脑积水
	胼胝体发育不全
	脊髓脊膜膨出
心血管系统	心脏病
颅面部	小眼畸形
	眼距过宽
	睑残缺
	面部不对称
	低位耳
	唇腭裂
	小下颌
	颈背部皮肤层增厚/增颈项透明层增厚/水囊瘤
骨骼	并指,尤其是第三/四指
	畸形足
消化系统	脐膨出
	脐疝
泌尿生殖系统	多囊肾
	肾积水
	肾发育不全
	肾上腺发育不全
	尿道下裂
	隐睾

经许可引自 McKusick VA, ed. Online Mendelian inheritance in man. Available at : http://www. ncbi. nlm. nih. gov/omim. McKusick-Nathans Institute for Genetic Medicine, Johns Hopkins University (Baltimore, MD) and National Center for Biotechnology Information, National Library of Medicine (Bethesda, MD), 2000.

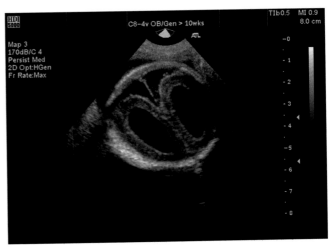

图 31-24　脑室增宽提示脑积水。(图像由 Philips Healthcare, Bothell, WA 提供)

预后

很少有新生儿能存活超过两个月,[42]无人能存活 1 年。[43]

13-三体(Patau 综合征)

简述

13-三体是一种染色体异常引起的一系列畸形,可以导致胎儿和新生儿死亡。[29]发生率在活产儿中为 1/5000 ~ 1/16 000。[4,46]母亲年龄的增加导致这种畸形的发生。[6]

实验室检查

母亲在中孕期的三联、四联筛查用处不大。13-三体中的抑制素水平会增高。[4]中枢神经系统和腹壁异常的胎儿中 AFP 会增高。[4]早孕期 HCG 和 PAPP-A 水平会降低。[4]

遗传学

额外的染色体扰乱了正常的胚胎发育,导致了13-三体特征性的畸形。[6]13 号染色体的不分离、镶嵌或易位导致这些畸形的发生(13-三体)。[4,6]染色体的不分离发生在减数分裂中,这是一个随机的,不可遗传的事件。[6]基因的易位发生在胚胎发育的早期或配子生产过程中,会产生额外的可遗传的第 13 号染色体。一个完整的易位会导致完全的畸形;然而,它有可能仅为一条染色体的易位。[6]临床表现取决于易位的部位。镶嵌性13-三体中仅有部分细胞存在额外的 13 号染色体。13-三体的临床表现取决于有多少细胞存在异常的染色体(图 31-25)。[6]

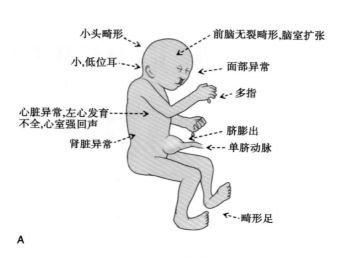

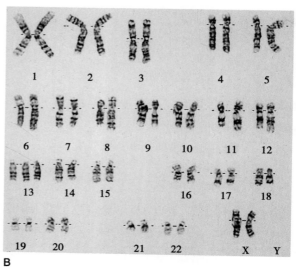

图 31-25　13-三体。A. 一般表现。B. 13-三体的核型

超声表现

因为 13-三体胎儿会有严重的畸形表现,所有超声诊断的敏感性较高。[47]早孕期会出现 NT 增厚,中孕期出现多个系统异常。[4]中枢神经异常率较高(70%),还有面部异常(50%)、肌肉骨骼异常(50%)、心脏异常(80%)、肾脏(50%)、IUGR(50%)和胃肠道异常。[45]Patau 综合征一般的超声表现包括前脑无裂畸形、严重的面部异常(唇裂、腭裂、独眼畸形、眼距过近、无眼畸形和象鼻)、小头畸形、小下颌畸形、室间隔缺损、多指畸形和单脐动脉。[1,4,6,46]Patau 综合征中出现较少的表现有脐膨出、并指畸形、畸形足、肾脏异常、胼胝体发育不全、心室点状强回声、小脑发育不全和脑脊膜膨出。

(图 31-26)。[1,416]

预后

大部分三体胎儿能存活至出生。[45]Patau 综合征存活平均数为两天半。82% 患者在 1 个月内死亡,95%在 6 个月内死亡。[6,46]生存者患有严重的精神和身体发育迟滞,包括癫痫、喂食困难、肌张力减退、肌张力亢进和生长缓慢。[45,47]

18-三体(Edward 综合征)

简述

18-三体首次发现在 1960 年。发生率为 1/3000,

13-三体

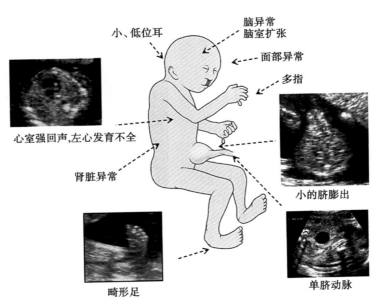

图 31-26　13-三体的超声指标和微小异常。这里没有包括主要的异常,如全前脑、唇腭裂、心脏畸形和肾脏畸形

活产率为 1/5000 ~ 1/8000,[6,46]是第二常见的三体综合征。由于男性胎儿的死亡率较高,所以受影响的个体主要是女性,比例为 3∶1。[4,46]母亲年龄增加是高危因素。[6]

实验室检查

　　使用任何标记的组合(AFP、雌三醇、游离 α-HCG、游离 β-HCG、雌二醇、人胎盘催乳素)均可提高发现率。[4]雌三醇、HCG 和 AFP 三联筛查可获取较低的值。[4,46]抑制素 A 不会提高检测率,但是 PAPP-A 是对 18-三体较敏感的指标之一。[4]早孕期,游离 β-HCG 和 PAPP-A 会降低。[4]

遗传学

　　与 13-三体相似,[6]原因是染色体的不分离、镶嵌、易位。[4]减数分裂不分离不会遗传,而 18 号染色体的易位会遗传(图 31-27)。[6]

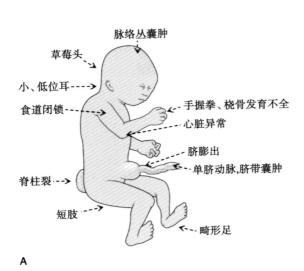

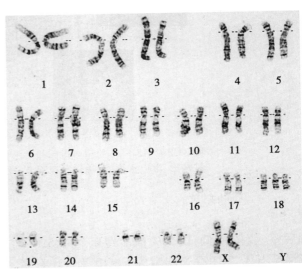

图 31-27　18-三体。A. 一般表现。B.18-三体的核型

超声表现

大多数 18-三体胎儿都有超声能够显示的结构异常。最常见的表现为心血管和肢体异常。[48] 实际上每个器官系统都有与 18-三体相关的超声识别指标。早孕期，NT 增厚，并且大于 21-三体胎儿（图 31-28）。[4] 大多数胎儿表现出多个异常。特别是"草莓头"。心脏异常（房、室间隔缺损）和重叠指是最常见的。[1,6] 其他异常包括淋巴水囊瘤、脐带囊肿、单脐动脉、颅面部异常、并指畸形、脐膨出、摇椅足、畸形足、肾脏异常、先天性膈疝、小脑发育不良、脑脊膜膨出和脉络丛囊肿。[1] 胎盘激素分泌和合成的减少导致胎儿小于孕龄或 IUGR，以及羊水过多（图 31-29）。晚孕期，异常的手姿势、生长发育受限和羊水过多同时出现应该高度怀疑 18-三体。[4,47]

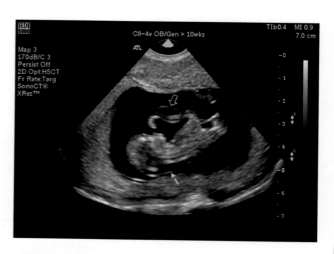

图 31-28 孕 11 周胎儿表现为 NT 增厚（箭头所示）和脐带囊肿。（图像由 Philips Healthcare，Bothell，WA 提供）

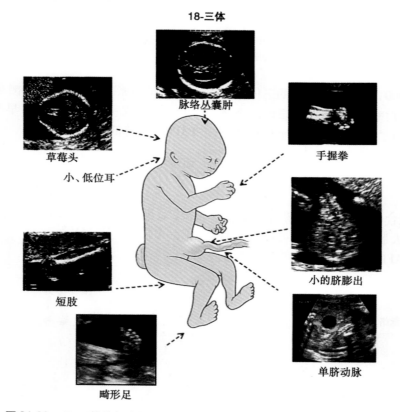

图 31-29 18-三体的超声指标和微小异常。这里没有包括主要的异常，如心脏畸形、淋巴水囊瘤、桡骨发育不全、脊柱裂、食管闭锁和小脑异常

预后

预后差。生存率低，仅 50% 能活到 2 个月，5% ~ 10% 能活至 1 年。[4,6] 生存平均数为 5 ~ 15 天。生存者常合并精神和身体发育异常。[47]

21-三体（唐氏综合征）

简述

人类最常见的畸形模式，[29] 这种综合征最初是在 1866 年由 John Langdon 描述。这种染色体异常导致个体的智力缺陷并有特征性面容、新生儿肌张力减退。大约一半的 21-三体患儿有心脏和消化道异常。[6]21-三体是由于多出 1 个 21 号染色体,发生率约占活产儿的 1/800,并随着母亲年龄的增大而升高。[1,6]

实验室检查

没有特异性的检测。最高的检测率是通过实验室测试和超声检查结合起来的。雌三醇、PAPP-A、AFP 水平低,而 HCG 和抑制素 A 水平升高(表 31-1)。[4]外周血胎儿游离细胞 DNA 检测技术相对来说是一项新的评价胎儿染色体异常的方法,检测 21-三体、18-三体和 13-三体的风险度。它也可以用来检测其他由于染色体增加或减少引发的罕见疾病。

表 31-1 中孕期最常见非整倍体的超声软指标和实验室指标[1,4,43,49-56]						
异常类型	hCG/β-hCG	AFP	UE3	抑制素 A	PAPP-A	NT
21-三体	↑	↓	↓	↑	↓	↑
18-三体	↓	↓	↓	正常	↓	↑
13-三体	正常	小幅↑	正常	正常	↓	↑
特纳综合征	↑	小幅↓	小幅↓	↓	↓	↑
其他性染色体非整倍体	正常或↑	正常或↑	正常	无效	无效	↑
1 型	↑	正常或↑	↓	↓	轻微↓	↑
2 型	↓	↓	↓	无效	↓	正常

遗传学

母亲染色体的不分离占所有病例的 95%,并随着母亲年龄的增加而升高。剩余部分的原因是镶嵌(2%)或易位(3%)。[4,6]21-三体通常为随机事件,不能遗传。如果该综合征是由于易位而引起的,那么个体可能不会表现出症状,但会增加生产患有唐氏综合征儿童的风险(图 31-30)。[6]

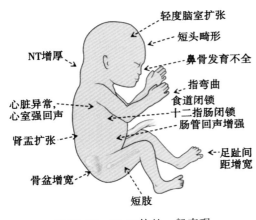

图 31-30 21-三体的一般表现

轻度脑室扩张
短头畸形
NT 增厚
鼻骨发育不全
指弯曲
食道闭锁
心脏异常、心室强回声
十二指肠闭锁
肠管回声增强
肾盂扩张
足趾间距增宽
骨盆增宽
短肢

超声表现

近年来,超声诊断发生了显著的变化,NT 联合其他生物学指标测量已经将 21-三体的诊断从中孕提前至早孕期。除了 NT 增加,另外的早孕指标还包括鼻骨缺失、静脉导管血流反向和三尖瓣反流。[57]如果早孕筛查没有进行,则中孕筛查是有用的。如果孕妇早孕期筛查高风险,[58]仅有 25% 的 21-三体胎儿能在中孕期间超声发现主要结构异常。[47]

大量研究显示,很多结构异常和超声软指标均与 21-三体有关。据报道,25% 的 21-三体胎儿有先天异常,虽然不是特异性的;大于 50% 胎儿有心脏异常、50% 肱骨缩短、40% NF 增厚、鼻骨缺失或发育不良、40% 股骨缩短、25% 轻度肾盂扩张、3%～27% 肠管回声增强、16% 心室强光点。仔细扫查能发现 21-三体的超声表现,如髂骨角测量、小指内弯、耳朵长度、足中趾到 5 趾的发育不全、面部扁平。虽然 21-三体胎儿中超声至少能发现一个结构异常,但是每个指标的敏感性较低。[47]因此,识别 21-三体胎儿的高敏感性和特异性的方法是,通过识别一组超声指标来发现异常的个体。[59]这些发现能计算调节后的染色体异常风险率,为是否进行侵入性检查做指导(图 31-31)。与 21-三体相关的结构异常和超声指标见表 31-2。

预后

大多数患者有不同程度的精神缺陷和肌张力减退。[16,21]死亡率通常与心脏缺陷有关。平均寿命是 49 岁。

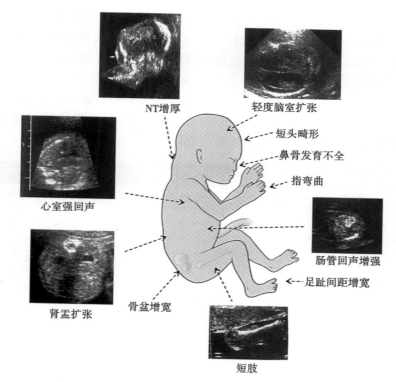

NT增厚

轻度脑室扩张

短头畸形

鼻骨发育不全

指弯曲

心室强回声

肠管回声增强

足趾间距增宽

肾盂扩张

骨盆增宽

短肢

图 31-31　21-三体常见的超声指标。这并不包括主要的结构缺陷,如心脏缺陷、淋巴水囊瘤或十二指肠闭锁

表 31-2	21-三体综合征的表现[1,4,43,46,60]				
结构异常	软指标		结构异常	软指标
颅脑/颈部			**腹部**	
脑室扩张	脉络丛囊肿		妊娠晚期食管和十二指肠闭锁	肠管回声增强
全前脑	NT 增厚		小肠梗阻	肾盂扩张大于 4mm
眼距过近/过远	鼻骨缺失或发育不良		膈疝	
唇腭裂			脐膨出	
小下颌			肾积水	
耳位低			肾脏发育不全	
小耳			盆骨角度增宽	
巨舌症			**肌肉骨骼**	
淋巴水囊瘤			手指弯曲变形	股骨或肱骨短
小头畸形			并指	
胼胝体发育不良			畸形足	
前额叶过短			摇椅足	
心脏			握紧拳头	
室间隔缺损	心室强光点		趾间距离增宽	
房室间隔缺损			**其他**	
心内膜垫缺损			IUGR	单脐动脉和静脉
左心发育不良综合征			水肿	
法洛四联症				

VATER/VACTERL 联合征

简述

　　VATER 联合征是一组异常,包括脊柱缺陷、肛门闭锁、气管食管瘘和肾脏异常。[4]当前术语 VACTERL,包括脊柱异常、肛门直肠闭锁、心脏缺陷、气管食管瘘、肾脏和肢体异常。[4]两个词语都在使用,表明定义这组畸形有一定的困难。异常模式情况可能发生在一个正常的孩子上,或者染色体异常孩子上。发生率还未知(图 31-32)。[4]详细的病理及临床特征总结见疾病相关知识点 31-10。

实验室检查

　　没有特异性指标。枕部脑膨出或开放性脊柱缺陷会导致 AFP 升高。

遗传学

　　虽然没有明确的致病基因,但是被认为是 X 链的常染色体隐性遗传病。[3]大多数出生缺陷是由环境因素引起,如雌-孕激素、BCP[2]和母体糖尿病。[2,4]

超声表现

　　VATER 超声表现有脊柱异常(半椎体、脊椎闭合不全)、气管食管瘘、食管闭锁、肛门闭锁、心脏异常、桡骨、拇指异常、肢体发育不全、轴前多指症和肾脏异常。[3,4]患者可能出现生长受限。

预后

　　畸形的严重程度和类型决定患者的预后。[4]大多数患者手术矫正后恢复良好。

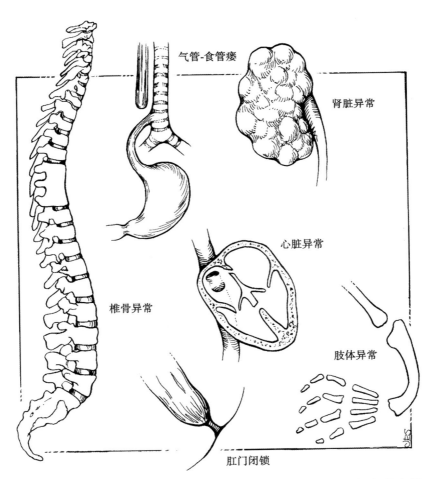

图 31-32　VACTERL 联合征:脊柱异常、肛门直肠闭锁、心脏缺陷、气管食管瘘、肾脏和肢体异常

疾病相关知识点 31-10
VATER/VACTERL 综合征病理及临床特征

器官发育	发育迟缓	器官发育	发育迟缓
中枢神经系统	脊柱裂		放射性骨关节炎
	枕部脑膨出		多指畸形
	脑积水		椎体异常(椎体融合,半椎体)
心血管系统	室间隔缺损		拇指缺如或发育不全
	动脉导管未闭		并指
	法洛四联症		拇指三指骨畸形
	大动脉转位	消化系统	气管食管瘘
	单脐动脉		食管闭锁
颜面部,呼吸,胸腔	唇腭裂		肛门闭锁
	鼻后孔闭锁	泌尿生殖系统	尿道下裂
	喉狭窄		肾发育不全
	气管发育不全		肾发育不良
	肋骨异常		肾积水
	胸骨异常		异位肾
骨骼	椎体异常		膀胱输尿管反流
	脊柱侧弯		肾盂输尿管连接处梗阻
	桡骨发育不良		永久性脐尿管
	桡骨发育不全		

VACTERL:V 代表脊柱异常(vertebral anomalies),A 代表肛肠直肠闭锁(anorectal atresia),C 代表心脏缺陷(cardiac defects),TE 代表气管食管瘘(TE fistula),RL 代表肾脏和肢体异常(renal and limb anomalies)。VATER:V 代表脊柱缺陷(vertebral defects),A 代表肛门闭锁(anal atresia),TE 代表气管食管瘘(TE fistula),R 代表肾脏异常(renal anomalies)。

经许可引自 McKusick VA,ed. Online Mendelian inheritance in man. Available at:http://www. ncbi. nlm. nih. gov/omim. McKusick-Nathans Institute for Genetic Medicine,Johns Hopkins University(Baltimore,MD)and National Center for Biotechnology Information,National Library of Medicine(Bethesda,MD),2000.

小结

■ 胎儿异常分为综合征、关联或序列征。

■ 用畸形、变形、破坏和发育不良来描述一个胎儿形态学的异常。

■ 有丝分裂的结果是两个含有正常染色体数量的单倍体细胞(46XX 或 46XY)。

■ 减数分裂形成两个含有一半染色体数的正常单倍体细胞(23X 或 23Y)。

■ 染色体异常可能是由于缺失、插入、倒置或易位造成的。

■ 无论性别,只要存在一个基因的遗传性状都是常染色体显性遗传特征。

■ 需要两个基因才能表达的遗传特性是常染色体隐性遗传。

■ 当母亲携带一种本身只表达在儿子身上的基因时,这称为 X-连锁染色体。

■ 胎儿异常的产前检查是通过三联、四联筛查和超声检查完成的。

思考题

1. 孕 10 周检查,发现颈项透明层增厚,超声医生应采集哪些图像?列出需要鉴别诊断的疾病。

2. 一名患者接受了针对异常三联筛查的孕中期检查。但她不记得哪些筛查指标有异常。检测结果异常最常见原因是什么?请解释三联和四联筛查的意义。分析物测试和超声检查联合使用对胎儿异常的诊断有何意义?

3. 一名患者在孕 18 周时进行常规超声检查。此时,胎儿部分结构显示欠佳,其中包括胎儿肾脏。超声检查显示此时胎儿解剖结构,胎盘位置和羊水均正常。孕 30 周进行随访时发现,胎儿性别为男性,有肾脏缺如,羊水过少及肾动脉血流量不足。胎儿轮廓和面部有异常。确定此胎儿畸形类型,并解释为何孕早期羊水正常,后期检查时出现羊水过少。

(田雨 译)

参考文献

1. Norton ME. Genetics and prenatal diagnosis. In: Callen P, ed. *Ultrasonography in Obstetrics and Gynecology*. 5th ed. Philadelphia: Saunders Elsevier; 2008.
2. Moore KL, Persaud TVN. *The Developing Human*. 8th ed. Philadelphia: Saunders; 2008.
3. Leite JM, Granese R, Jeanty P, et al. Fetal syndromes. In: Callen P, ed. *Ultrasonography in Obstetrics and Gynecology*. 5th ed. Philadelphia: Saunders Elsevier; 2008.
4. Nyberg DA, McGahan JP, Pretorius DH, et al. *Diagnostic Imaging of Fetal Anomalies*. Philadelphia: Lippincott Williams & Wilkins; 2003.
5. Aicardi J, Crow YJ, Stephenson JBP. Aicardi-Goutières syndrome. In: Pagon RA, Bird TC, Dolan CR, et al., eds. *GeneReviews* [Internet]. Seattle: University of Washington, Seattle; 1993–2005 [updated 2008 Apr 17].
6. National Library of Medicine. Genetics Home Reference. August 1, 2011. Available at: http://ghr.nlm.nih.gov/. Accessed August 4, 2011.
7. Kroner BL, Preiss LR, Ardini MA, et al. New incidence, prevalence and survival of Aicardi syndrome from 408 cases. *J Child Neurol*. 2008;23(5):531–535.
8. Steffensen TS, Gilbert-Barness E, Lacson A, et al. Cerebellar migration defects in Aicardi syndrome: an extension of the neuropathological spectrum. *Fetal Pediatr Pathol*. 2009;28(1):24–38. doi:10.1080/15513810802545319.
9. Paladini D, Foglia S, Sglavo G, et al. Congenital constriction band of the upper arm: the role of three-dimensional ultrasound in diagnosis, counseling and multidisciplinary consultation. *Ultrasound Obstet Gynecol*. 2004;23(5):520–522.
10. Narea Matamala G, Fernández Toro Mde L, Villalabeitía Ugarte E, et al. Beckwith-Wiedemann syndrome: presentation of a case report. *Med Oral Patol Oral Cir Bucal*. 2008;13(10):E640–E643.
11. Ortiz-Neira CL, Traubici J, Alan D, et al. Sonographic assessment of renal growth in patients with Beckwith-Wiedemann syndrome: the Beckwith-Wiedemann syndrome renal nomogram. *Clinics (Sao Paulo)*. 2009;64(1):41–44.
12. Mussa A, Peruzzi L, Chiesa N, et al. Nephrological findings and genotype-phenotype correlation in Beckwith-Wiedemann syndrome. *Pediatr Nephrol*. 2012;27(3):397–406. doi:10.1007/s00467-011-2009-4.
13. Smith AS, Grable I, Levine D. Case 66: caudal regression syndrome in the fetus of a diabetic mother. *Radiology*. 2004;230(1):229–233.
14. Peregrine E, Pandya P. Structural anomalies in the first trimester. In: Rumack CM, Wilson SR, Charboneau JW, et al., eds. *Diagnostic Ultrasound*. 3rd ed. St. Louis: Elsevier Mosby; 2005.
15. Kokrdova Z. Caudal regression syndrome. *J Obstet Gynaecol*. 2013;33(2):202–203. doi:10.3109/01443615.2012.743508.
16. Titomanlio L, Giurgea I, Sachs P, et al. A locus for sacral/anorectal malformations maps to 6q25.3 in a 0.3 Mb interval region. *Eur J Hum Genet*. 2006;14(8):971–974.
17. Pavone P, Ruggieri M, Lombardo I, et al. Microcephaly, sensorineural deafness and Currarino triad with duplication-deletion of distal 7q. *Eur J Pediatr*. 2010;169(4):475–481.
18. Samartis D, Shen FH. Caudal regression syndrome. *Ann Acad Med Singapore*. 2008;37(5):446.
19. Wilmhurst JM, Kelly R, Borzyskowski MB. Presentation and outcome of sacral agenesis: 20 years' experience. *Dev Med Child Neurol*. 1999;41(12):806–812.
20. Lalani SR, Hefner MA, Belmont JW, et al. CHARGE Syndrome. GENEREVIEWS. Available at: http://www.ncbi.nlm.nih.gov/bookshelf/br.fcgi?book=gene&part=charge. Accessed July 2010.
21. Charge Syndrome. Online Mendelian Inheritance in Man. Available at: http://www.ncbi.nlm.nih.gov/omim/214800. Accessed July 2010.
22. Hsu P, Ma A, Wilson M, et al. CHARGE syndrome: a review. *J Paediatr Child Health*. 2014;50(7):504–511. doi:10.1111/jpc.12497.
23. Vinay C, Reddy RS, Uloopi KS, et al. Craniofacial features in Goldenhar syndrome. *J Indian Soc Pedod Prev Dent*. 2009;27(2):121–124.
24. Mehta B, Nayak C, Savant S, et al. Goldenhar syndrome with unusual features. *Indian J Dermatol Venereol Leprol*. 2008;74(3):254–256.
25. Kita D, Munemoto S, Ueno Y, et al. Goldenhar's syndrome associated with occipital meningoencephalocele—case report. *Neurol Med Chir (Tokyo)*. 2002;42(8):354–355.
26. Monni G, Zoppi MA, Ibba RM, et al. Nuchal translucency in multiple pregnancies. *Croat Med J*. 2000;41(3):266–269.
27. Prasun P, Behera BK, Pradhan M. Limb body wall complex. *Indian J Pathol Microbiol*. 2008;51(2):255–256.
28. Meckel Syndrome. Online Mendelian Inheritance in Man. Available at: http://www.ncbi.nlm.nih.gov/omim/249000. Accessed July 2010.
29. Sieroszewski P, Perenc M, Basaa-Budecka E, et al. Ultrasound diagnostic schema for the determination of increased risk for chromosomal fetal aneuploidies in the first half of pregnancy. *J Appl Genet*. 2006;47(2):177–185.
30. Leite J, Jeanty P, Herbst S. Fetal Syndromes. In: Callen P. *Ultrasonography in Obstetrics and Gynecology*. 5th ed. Philadelphia: Saunders Elsevier; 2008.
31. Chromosomes in cells – Human Molecular Genetics. NCBI Bookshelf. Available at: http://www.ncbi.nlm.nih.gov/bookshelf/br.fcgi?book=hmg&part=A196#bottom. Accessed July 2010.
32. Kannan TP, Azman BZ, Ahmad Tarmizi AB, et al. Turner syndrome diagnoses in northeastern Malaysia. *Singapore Med J*. 2008;49(5):400–404.
33. Noonan Syndrome. Online Mendelian Inheritance in Man. Available at: http://www.ncbi.nlm.nih.gov/omim/163950. Accessed July 2010.
34. Blaas HG, Eriksson AG, Salvesen KA, et al. Brains and faces in holoprosencephaly: pre and postnatal description of 30 cases. *Ultrasound Obstet Gynecol*. 2002;19(1):24.
35. Liapis H, Winyard PJ. Cystic diseases and development kidney defects. In: Jennette JC. *Heptinstall's Pathology of the Kidney*. 6th ed. Philadelphia: Wolters Kluwer Health/Lippincott Williams & Wilkins; 2007.
36. Avni FE, Maugey-Laulom B, Cassart M, et al. The fetal genitourinary tract. In: Callen P, ed. *Ultrasonography in Obstetrics and Gynecology*. 5th ed. Philadelphia: Saunders Elsevier; 2008.
37. Fong KW, Maxwell CV, Ryan G. The fetal urogenital tract. In: Rumack CM, Wilson SR, Charboneau JW, et al., eds. *Diagnostic Ultrasound*. 3rd ed. St. Louis: Elsevier Mosby; 2005.
38. Multiple Pterygium Syndrome, Lethal Type. Online Mendelian Inheritance in Man. Available at: http://www.ncbi.nlm.nih.gov/omim/253290. Accessed July 2010.
39. Multiple Pterygium Syndrome, Escobar Variant. Online Mendelian Inheritance in Man. Available at: http://www.ncbi.nlm.nih.gov/omim/265000. Accessed July 2010.
40. Popliteal Pterygium Syndrome. PPS. Online Mendelian Inheritance in Man. Available at: http://www.ncbi.nlm.nih.gov/omim/119500. Accessed July 2010.
41. Popliteal Pterygium Syndrome, Lethal Type. Online Mendelian Inheritance in Man. Available at: http://www.ncbi.nlm.nih.gov/omim/263650. Accessed July 2010.
42. McFadden DE, Robinson WP. Phenotype of triploid embryos. *J Med Genet*. 2006;43(7):609–612.
43. Birth defect risk factor series: Triploidy. Texas Department of State Health Services Birth Defects Epidemiology and Surveillance. Available at: http://www.dshs.state.tx.us/birthdefects/risk/risk24-triploidy.shtm. Accessed July 2010.
44. Bromley B, Benacerraf B. Chromosomal Abnormalities. In: Rumack CM, Wilson SR, Charboneau JW, et al, eds. *Diagnostic Ultrasound*. 4th ed. St. Louis: Elsevier Mosby; 2011.
45. Woodward PJ. Chromosomes. In: Woodward PJ, Kennedy A, Sohaey R, et al., eds. *Diagnostic Imaging Obstetrics*. Salt Lake City: AMIRSYS; 2008.
46. Yeo L, Vintzileos AM. The second trimester genetic sonogram. In Callen P, ed. *Ultrasonography in Obstetrics and Gynecology*. 5th ed. Philadelphia: Saunders Elsevier; 2008.
47. Lami Y, Vintzileos A, The Second Trimester Genetic Sonogram. In: Callen P. *Ultrasonography in Obstetrics and Gynecology*. 5th ed. Philadelphia: Saunders Elsevier; 2008.
48. Verderio M, Pozzi E, Vergani P, et al. OP15.12: Prenatal ultrasound detection and natural history of trisomy 18. *Ultrasound Obstet Gynecol*. 2008;32(3):363.
49. Malone FD. First trimester screening for aneuploidy. In: Callen P, ed. *Ultrasonography in Obstetrics and Gynecology*. 5th ed. Philadelphia: Saunders Elsevier; 2008.
50. Lambert-Messerlian GM, Saller DN, Jr, Tumber MB, et al. Second-trimester maternal serum inhibin A levels in fetal trisomy 18 and Turner syndrome with and without hydrops. *Prenat Diagn*. 1998;18(10):1061–1067.
51. Souter VL, Nyberg DA. Sonographic screening for fetal aneuploidy: first trimester. *J Ultrasound Med*. 2001;20(7):775–790.
52. Watanabe H, Hamada H, Yamada N, et al. Second-trimester maternal pregnancy-associated plasma protein a and inhibin a levels in fetal trisomies. *Fetal Diagn Ther*. 2002;17(3):137–141.

53. Akolekar R, Pérez Penco JM, Skyfta E, et al. Maternal serum placental protein 13 at eleven to thirteen weeks in chromosomally abnormal pregnancies. *Fetal Diagn Ther*. 2010;27(2):72–77.

54. Barsoom MJ, McEntaffer A, Fleming A, et al. Marked abnormal quadruple screen in a patient with severe preeclampsia at 20 weeks with a triploid fetus. *J Matern Fetal Neonatal Med*. 2006;19(7):443–444.

55. Barken SS, Skibsted L, Jensen LN, et al. Diagnosis and prediction of parental origin of triploidies by fetal nuchal translucency and maternal serum free beta-hCG and PAPP-A at 11–14 weeks of gestation. *Acta Obstet Gynecol Scand*. 2008;87(9):975–978.

56. Huang T, Alberman E, Wald N, et al. Triploidy identified through second-trimester screening. *Prenat Diagn*. 2005;25(3):229–233.

57. Ghaffari S, Tahmasebpour A, Jamal A, et al. First-trimester screening for chromosomal abnormalities by integrated application of nuchal translucency, nasal bone, tricuspid regurgitation and ductus venosus flow combined with maternal serum free beta-hCG and PAPP-A: a 5-year prospective study. *Ultrasound Obstet Gynecol*. 2012;39(5):528–534.

58. Cuckle H, Maymon R. Role of second-trimester ultrasound in screening for Down syndrome. *Ultrasound Obstet Gynaecol*. 2013;(3):241.

59. Geipel A, Willruth A, Vieten J, et al. Nuchal fold thickness, nasal bone absence or hypoplasia, ductus venosus reversed flow and tricuspid valve regurgitation in screening for trisomies 21, 18 and 13 in the early second trimester. *Ultrasound Obstet Gynecol*. 2010;35(5):535–539.

60. Raniga S, Desai PD, Parikh H. Ultrasonograhic soft markers of aneuploidy in second trimester: are we lost? *MedGenMed*. 2006;8(1):9.

妊娠期母体疾病的影响

TAMMY STEARNS

第 32 章

目标

- 列举与 TORCH 相关的母体感染。
- 解释孕妇及胎儿与母体及妊娠期糖尿病相关的并发症。
- 描述妊娠期高血压。
- 讨论原发性高血压对胎儿的影响。
- 辨别子痫与子痫前期的区别。

术语表

巨细胞病毒(cytomegalovirus,CMV):是一种疱疹病毒,可导致上皮细胞体积增大,引起出生缺陷、损害人类免疫系统。

糖尿病(diabetes mellitus):相对或绝对胰岛素缺乏引起的血糖升高和多尿征。

子痫(eclampsia):子痫前期后第二和第三阶段的昏迷和癫痫。

EB 病毒(Epstein-Barr virus):可引起传染性单核细胞增多症的疱疹病毒。

原发性高血压(essential hypertension):孕前已诊断的孕妇高血压。

生殖细胞系(germ line):含有遗传物质的卵子或精子(生殖细胞)。

妊娠期糖尿病(gestational diabetes/gestational diabetes mellitus,GDM):孕前血糖正常而孕期出现血糖升高的情况。

人类免疫缺陷病毒(human immunodeficiency virus,HIV):引起艾滋病(获得性免疫缺陷综合征)的病毒。

甲状旁腺功能亢进(hyperparathyroidism):甲状旁腺激素过度分泌导致的血钙异常增高,可影响机体多个系统(尤其导致骨质再吸收及骨质疏松症)。

甲状腺功能亢进(hyperthyroidism):甲状腺功能亢进;甲状腺激素病理性过度分泌或造成甲状腺激素过度分泌的情况。

甲状腺功能减退(hypothyroidism):甲状腺功能低下;甲状腺激素不足导致的腺体功能紊乱。

流行性感冒(influenza):急性发热性传染性强的病毒性疾病。

宫内生长受限(intrauterine growth restriction,IUGR):胎儿体重低于相应孕周的第 10 百分位。

非免疫性水肿(nonimmune hydrops):除外母婴血型不相容所致的腹水、胸水、皮肤水肿等形式的液体在胎儿组织内集聚。

关键词

先天性疟疾
TORCH
弓形虫
非免疫性胎儿水肿
免疫性胎儿水肿
风疹
糖尿病
妊娠期糖尿病
巨大儿
苯丙酮症
RH 同族免疫
胎儿成红细胞增多症
镰刀细胞疾病
地中海贫血
毒血症
子痫
子痫前期
HELLP
血栓形成倾向
系统性红斑狼疮
畸形发生
胎儿酒精综合征
寨卡病毒

753

细小病毒 B19（parvovirus B19）：传染性红斑或第五疾病；通过上呼吸道传播，与成人相比，这种病毒对儿童的影响更明显。

苯丙酮尿症（phenylketonuria）：遗传性代谢疾病；缺乏将苯丙氨酸转变为酪氨酸所需的酶，引起体液中苯丙氨酸的累积，导致不同程度的精神障碍。

胞饮作用（pinocytosis）：一种细胞摄取细胞外液的机制。

Rh 同族免疫（Rh isoimmunization）：RH 阳性胎儿的免疫豁免，其母为 Rh 阴性。

风疹（rubella/german measles）：一种温和的持续 3～4 天的麻疹病毒传染疾病

镰状细胞性贫血（sickle cell anemia）：先天性贫血，黑人发病为主，月牙形血细胞为其特征。

系统性红斑狼疮（systemic lupus erythematosus）：全身结缔组织疾病，具有多种临床表现，包括：发烧、无力、易疲劳性、关节痛，以及颜面部、脖子或手臂的皮肤病变。

地中海贫血（thalassemia）：由血红蛋白合成异常导致的遗传性贫血

血栓形成倾向（thrombophilias）：或高凝状态，是由于凝血异常引起的血栓（血凝块）形成的倾向。

TORCH[toxoplasmosis, other viruses（syphilis, varicella-zoster, parvovirus B19）, rubella, cytomegalovirus, and herpes infections]：包括弓形体病、其他病毒（梅毒、水痘-带状疱疹、细小病毒 B19）、风疹病毒、巨细胞病毒和疱疹病毒感染。

子痫前期（toxemia/pre-eclampsia）：以高血压、水肿、尿蛋白为特征的异常妊娠状态。

弓形虫病（toxoplasmosis）：食用未煮熟的肉类或接触猫粪而传染的人类寄生虫感染。

水痘-带状疱疹（varicella-zoster infection）：水痘感染。

寨卡病毒（Zika virus）：蚊虫传播的与登革热病毒有关的单链 RNA 病毒。

母体疾病可能引起早期受精卵或胚胎受损、发生严重畸形甚至胎儿宫内死亡，属于高危妊娠。虽然母体疾病影响胎儿的机制各不相同，但是胎盘在预防或促进传递过程中的重要作用已经非常明确。[1,2]

胎盘的主要生理功能是在母体与胎儿循环之间进行气体、营养物质和代谢产物之间的交换。这一交换过程有多种方式，包括扩散、主动转运和胞饮作用。例如，血液中的气体物质能够迅速而轻易地经胎盘从母体向胎儿循环移动或扩散，但较大的分子，如碳水化合物，必须通过辅助或主动转运才能穿过胎盘。有些物质，通常是较大的分子，不能穿过胎盘，从而胎盘屏障有效地阻止它们进入胎儿循环。即便如此，依然有各种物质和介质可以穿过这个屏障，损害发育中的胎儿，比如传染性病原体、药物和抗体。

母体疾病引起的胎盘损伤会间接伤害胎儿。母亲的血管疾病，如高血压，会减少子宫胎盘血流量，影响胎盘的营养功能。胎儿宫内生长受限（IUGR）在子宫胎盘损伤中常见。

超声在评价合并母体疾病的妊娠中具有重要价值，可以进行胎儿畸形和宫内生长受限的筛查。此外，超声能够评估胎盘成熟度与羊水量，还可为剖宫产手术提供孕周估算。在诊断性操作如羊膜腔穿刺术和经皮脐静脉脐血取样（PUBS）中，超声可以实时引导穿刺针（图 32-1）。[3,4]

多普勒成像提供了有关胎儿胎盘循环的信息。多数情况下测量脐动脉血流速度，少数情况下测量子宫

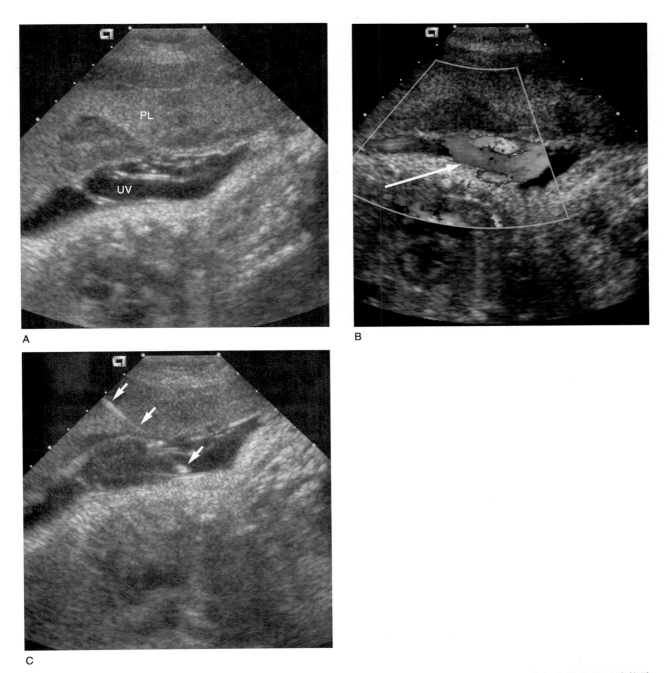

图 32-1　通过前壁胎盘进行经皮脐血采样。**A**. 脐带胎盘（PL）插入处可以看到脐静脉（UV）。**B**. 彩色多普勒显示脐静脉血流（箭头）。**C**. 穿刺针（箭头）穿过胎盘，针尖位于脐静脉

动脉进行评估。收缩期与舒张期速度比值（S/D）是正常或异常状态的量化指标（图32-2）。[5]脐动脉多普勒血流速度波形是监测胎儿状态的一个有用指标。正常情况下，舒张期血流速度随孕周增加，

阻力随孕周降低。胎膜早破（premature rupture of membranes，PROM）、子痫前期、IUGR、镰状细胞病和糖尿病可导致胎儿脐血 S/D 比值升高、血管阻力增加。[3,6,7]

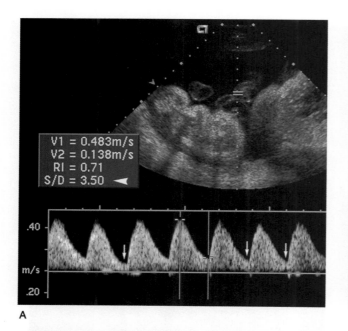

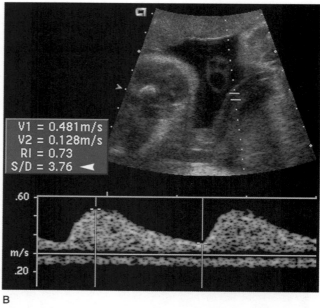

图32-2 脐动脉舒张期流速减低。A. 35周胎儿脐动脉血流频谱多普勒显示舒张期流速减低（箭头），收缩/舒张（S/D）比值升高为3.5。B. 另一35周胎儿脐动脉血流多普勒显示因为舒张期血流速度减少而 S/D 比值升高为3.76

在这一章中，我们将讨论一些较为常见的影响胎儿结局的母体疾病和情况，包括传染病、内分泌和代谢性疾病、血液病、中毒、药物成瘾，以及营养不良。同时包括讨论超声在这些不同情况下的特殊作用。

感染

孕期来自母体的胎儿感染可导致多种临床结局。即使在怀孕前，母体感染也可能对未来妊娠产生不良影响。

胎儿损伤的程度取决于多种因素，如病原体的毒性和传播途径。妊娠时间也很关键，因为胚胎所处的发育阶段决定其对致畸因素的易感性。器官发生是在早孕期，此期间胎儿易发生畸形，而感染可发生在孕前、着床前、着床后，以及产褥期。[8]

研究人员利用逆转录病毒对小鼠进行了孕前感染的研究。结果表明，病毒可感染胚胎、整合到生殖细胞系，并在后代中发病。

母亲生殖道感染发生在孕前和孕期。生殖道和循环系统为其传播途径。透明带阻止了大多数致畸因子从而避免受精卵或胚胎损伤。

着床后感染，特别是在器官发生阶段，所占胎儿不良影响的比例最多。此阶段胚胎正常发育的中断可导致严重的胎儿畸形。母体感染引起病毒血症、菌血症，或寄生虫血症，然后通过血源性途径蔓延到胎盘。病原体穿过胎盘进入胎儿循环，并扩散到胎儿全身。这些病原破坏实质细胞和血管，可导致胎儿损伤。由于这些病原体在胎儿组织内复制从而改变生长方式并引发自身免疫反应。母体的免疫可减轻胎儿损伤。

病毒感染

在美国，大多数育龄妇女有水痘-带状疱疹（水痘）感染的血清学证据。水痘病毒感染孕妇有三种结果：先天性异常、新生儿的良性或致命性疾病、出生后数月或数年出现带状疱疹。[9]1947年定义的先天性异常包括胎儿宫内生长受限、肢体发育不全、小眼畸形以及脑钙化。[3]病毒在孕8~20周感染给胎儿即可造成这些异常。

Epstein Barr 病毒（Epstein-Barr virus，EBV）感染是一种常见的儿童期病毒感染，在孕期并不经常发生。在一项研究中，10 000多名孕妇中仅有7人检测呈阳性。[10,11]EBV 感染会引起单核细胞增多症，与自然流

产、死胎、低体重儿、先天性心脏畸形和小眼畸形（图
32-3）等有关。[11-13]目前这些相关性仍受到质疑，需要进
一步研究来确定 EBV 与胎儿先天畸形之间的相关程
度。一些研究认为 EBV 并非胎儿致畸的重要病原。[11]

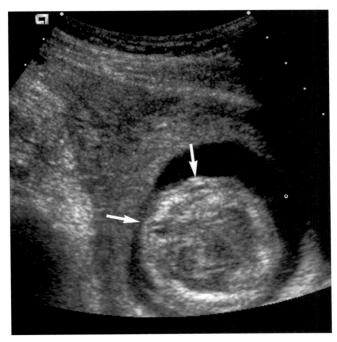

图 32-3　小眼畸形。眼睛水平的胎头横切面显示非常小的
眼眶（箭头）

　　将流感病毒与不良妊娠结局联系起来的证据是矛
盾的。后来的研究并不支持早期有关先天性心脏和中
枢神经系统畸形的报道。[14]孕期流感感染的间接致畸
作用可能会因为服用适当的药物缓解伴随症状（如高
体温）而得以减轻。

　　大多数儿童的人类免疫缺陷病毒（HIV）（获得性
免疫缺陷综合征的致病原）感染是在围产期由母婴传
播的。影响传播的因素包括母体 HIV 粒子总数、母体
和胎儿免疫反应的有效性，以及胎盘屏障的完整性。[15]
在宫内，HIV 对胎儿的影响可能会导致早产、IUGR、肝
脏肿大、淋巴结肿大。

细菌感染

　　Handsfield 等已经报道淋病是增加早产、胎膜持续
破裂、绒毛膜羊膜炎、败血症和 IUGR 的原因。[17]新生儿
淋球菌感染可导致脑膜炎和关节炎。青霉素或其他抗
生素（青霉素过敏患者）可以成功治疗梅毒和淋病。[18]

　　莱姆病，以蜱为媒介传播，已成为美国东北部地区
备受关注的一个原因。而今人们对在美国和欧洲其他
地方也可能感染这种传染病的风险有了更多认识。一

项大规模的调查没有排除也没有证实与未经治疗的感
染相关的特殊异常。[19]

　　尿路感染（urinary tract infections，UTI）是一种常
见的妊娠并发症。处理不当会对母婴造成不良影响。
UTI 包括无症状菌尿症、急性膀胱炎、急性肾盂肾炎。
尽管一些研究并不支持这一结果，但无症状的细菌感
染仍然被认为会导致早产和低出生体重。孕期肾盂肾
炎与低出生体重、围产期死亡率增加、贫血、毒血症和
PROM 有关。患肾盂肾炎孕妇的孩子其智力和运动发
育可能出现障碍。孕期 UTI 患者应给予抗生素治疗并
进行多次尿培养监测。

寄生虫感染

　　怀孕期间的寄生虫感染可能并不总是对胎儿或母
亲构成威胁。决定寄生虫病临床表现的几个因素包
括：人类宿主的生命周期、寄生虫的数量和部位，以及
宿主-寄生虫的相互作用。当寄生虫侵入宿主内脏时，
会威胁到胎儿。这些生物可能直接穿透并感染子宫和
胎盘，或通过胎儿循环感染胎儿。此外，如果在人类宿
主中繁殖，它们显然对母亲和胎儿有威胁。两种常见
的人类寄生虫病包括弓形虫病和疟疾。

　　先天性疟疾在居住于高发病率地区有免疫力的孕
妇中的发生率增加。[21]孕妇疟疾造成胎盘功能低下，引
起 IUGR、出生体重低、流产和死胎。[21]抗寄生虫药物在
妊娠期间成功治疗弓形虫病和疟疾感染，但有些药物
也是潜在的致畸因子。

TORCH

　　围产期感染占所有先天性异常的 2% ~ 3%。[22]
TORCH 包括了与胎儿先天性异常相关的一些常见母
体感染，如弓形体病、其他病毒（梅毒、水痘-带状疱疹、
细小病毒 B19）、风疹病毒、巨细胞病毒和疱疹病毒感
染。非免疫性水肿和（或）颅内钙化同样引起对先天
性异常的关注（图 32-4）。

　　弓形虫病是一种寄生虫感染，一般是通过被寄生
虫孢子污染的未经煮熟或生的肉（羊肉或猪肉）传播，
或通过被污染的食物或水传播。怀孕期间，由于存在
感染寄生虫的风险，孕妇不宜处理猫砂。在美国，先天
性弓形虫病的发病率约为每千活产婴儿出现 1 例。[23]

　　孕妇通常无症状，但是 15% ~ 17% 早孕期的母体
感染（第 7 ~ 14 周）通过胎盘经血道传播可能导致胎
儿畸形。在 15% ~ 17% 的感染中，只有 10% 为严重感
染。严重感染表现为中枢神经症状异常（如脑积水、

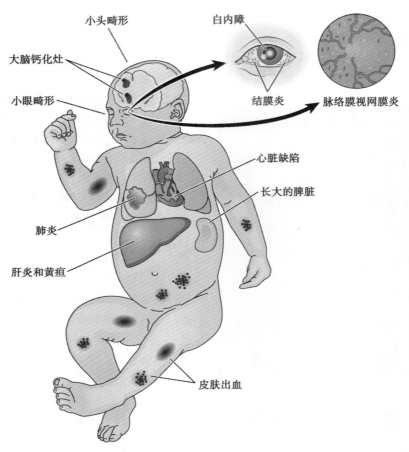

图 32-4 TORCH。中孕期弓形虫、风疹、巨细胞病毒、疱疹病毒或其他微生物感染的胎儿具有与图中所示相似的临床表现

小头畸形、颅内钙化、癫痫、精神发育迟滞)、腹水、胎儿和新生儿肝脾肿大(图 32-5)。早孕期发生的弓形体感染比晚孕期感染的频率低。在孕早期，小胎盘通常保护胎儿不受寄生虫感染。在孕晚期，由于母体胎盘界面扩大和胎盘老化，这个屏障功能下降。胎儿受到的影响常常是毁灭性的。

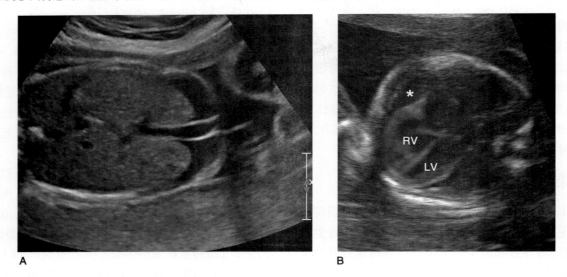

图 32-5 胎儿弓形体病。A. 脐带插入口水平腹部横切面显示腹水。(引自 Kline-Fath B，Bahado-Singh R，Bulas D. *Fundamental and Advanced Fetal Imaging*. Philadelphia：Wolters Kluwer；2015：Figure 23-14.)B. 扩张性心肌病的室壁回声与心包积液(星号)。LV，左心室；RV，右心室。(引自 Abuhamad A，Chaoui R. A Practical *Guide to Fetal Echocardiography：Normal and Abnormal Hearts*. 3rd ed. Philadelphia：Wolters Kluwer；2015：Figure 24-1.)

TORCH 中的"其他"代表包括梅毒、水痘病毒和细小病毒 B19。孕早期感染梅毒可能导致自然流产。因晚期暴露所导致的先天性疾病会增加死胎和新生儿死亡率的风险。晚期梅毒感染可能在 2 到 4 周内不会表现出先天性梅毒的临床症状。新生儿梅毒感染特征表现为肝脾肿大、高胆红素血症、溶血迹象以及广泛性淋巴结病。

母体感染水痘引起的胎儿污染会导致胎儿水痘-带状疱疹。孕妇在孕期任何时候感染水痘病毒都会将胎儿暴露于胎盘传播的高风险之中。然而，胎儿异常的风险在早孕和中孕期最高。晚孕期暴露对新生儿发展为水痘-带状疱疹有较大风险。水痘-带状疱疹病毒感染的超声表现包括胎儿死亡、胎儿宫内生长受限、手和四肢位置异常、非免疫性水肿、羊水过多、小头畸形、脑室扩张，以及肝脏强回声灶（图32-6，图 32-7）。

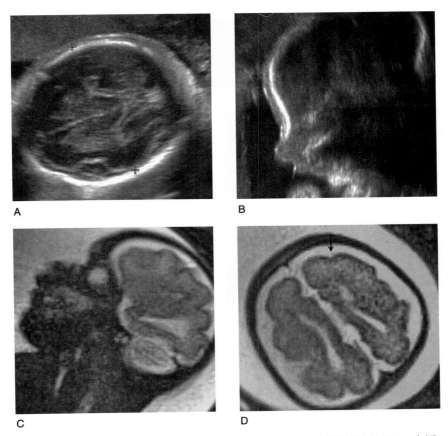

图 32-6　小头畸形胎儿与简单旋转模式。A. 孕 28 周双顶径测量（标尺）。头围小于相应孕周平均值的 3 个标准差。额叶小。B. 超声矢状切面显示小头畸形的颜面及倾斜的前额。C. 孕 32 周 MRI 检查的 T2 矢状面显示头部小和面部突出。D. T2 纵切面显示大脑小与髓外液体空间增宽。仅有少量脑回显示，并且这些脑回都非常浅（箭头）

孕期感染引起急性细小病毒 B19 或第 5 种疾病的发生，可能导致包括从早孕流产到非免疫性水肿的妊娠并发症。95% 以上的胎儿并发症（胎儿水肿和死亡）发生在妊娠急性细小病毒 B19 感染后的 12 周以内。与猫和狗的细小病毒 B19 不同的感染可能导致胎儿的几种严重并发症，如胎儿贫血、神经系统异常、非免疫胎儿水肿（胎儿水肿）和胎儿死亡。通过早期诊断和治疗来预防胎儿并发症。在孕妇感染的情况下，胎儿结构观察和大脑中动脉收缩期峰值速度监测是诊断胎儿贫血和非免疫性水肿敏感的无创性手段（图 32-8，图 32-9）。[25]

风疹病毒（又名德国麻疹或三日麻疹）是最早公认的导致胎儿畸形的母体感染之一。[26]有 3% ~ 5% 的妊娠会发生早孕期风疹病毒感染致畸。[26]风疹综合征包括白内障、心脏缺陷和耳聋。[10]早期接触风疹病毒会增加先天性缺陷的严重程度。[8]在风疹感染胎儿中发现的非特异性畸形包括 IUGR、心血管异常、小头畸形、小眼畸形、肝脾肿大及骨病（图 32-10）。[8,27,28]

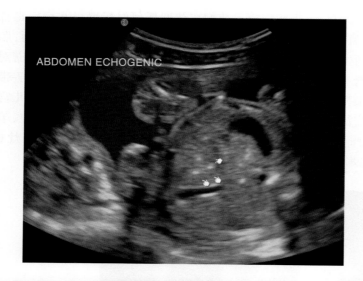

图 32-7 疑患先天性水痘综合征胎儿的腹部横切面显示肝脏钙化灶。(引自 Kline-Fath B,Bahado-Singh R,Bulas D. *Fundamental and Advanced Fetal Imaging*. Philadelphia:Wolters Kluwer;2015:Figure 23-13.)

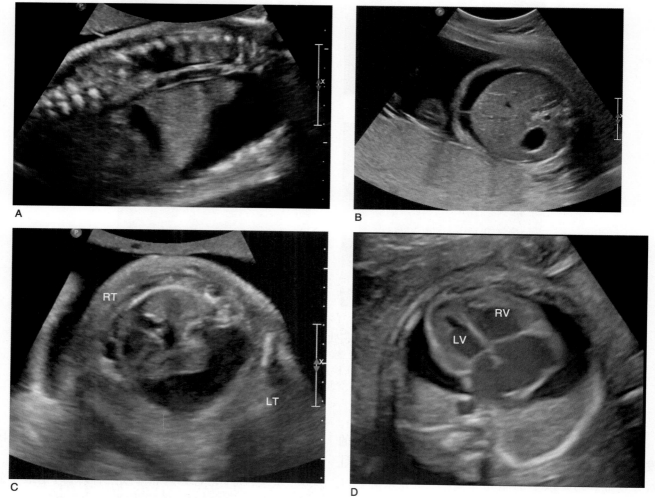

图 32-8 先天性细小病毒。A.巨细胞病毒。孕 20 周胎儿胸部矢状面显示胸腔积液。(引自 Kline-Fath B,Bahado-Singh R,Bulas D. *Fundamental and Advanced Fetal Imaging*. Philadelphia:Wolters Kluwer;2015:Figure 23-9.)B.腹部横切面显示大量腹水。(引自 Kline-Fath B,Bahado-Singh R,Bulas D. *Fundamental and Advanced Fetal Imaging*. Philadelphia:Wolters Kluwer;2015:Figure 23-6.)C.胸部横切面显示双侧胸腔积液,以左侧明显。胎儿心脏推挤至胸腔右侧 LT,左侧;RT,右侧。(引自 Kline-Fath B,Bahado-Singh R,Bulas D. *Fundamental and Advanced Fetal Imaging*. Philadelphia:Wolters Kluwer;2015:Figure 23-11.)D.细小病毒 B19 感染、缺血同时怀疑患有心肌炎胎儿的四腔心切面显示心脏扩大以及心包积液。LV,左心室;RV,右心室。(引自 Abuhamad A,Chaoui R. *A Practical Guide to Fetal Echocardiography:Normal and Abnormal Hearts*. 3rd ed. Philadelphia:Wolters Kluwer;2015:Figure 32-1.)

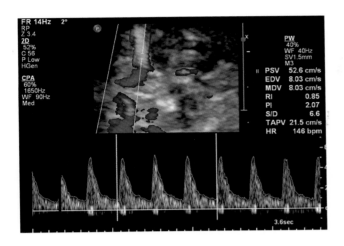

图 32-9　孕 24 周细小病毒感染胎儿大脑中动脉血流频谱显示收缩期峰值流速增高。（引自 Kline-Fath B，Bahado-Singh R，Bulas D. *Fundamental and Advanced Fetal Imaging*. Philadelphia：Wolters Kluwer；2015：Figure 23-5.）

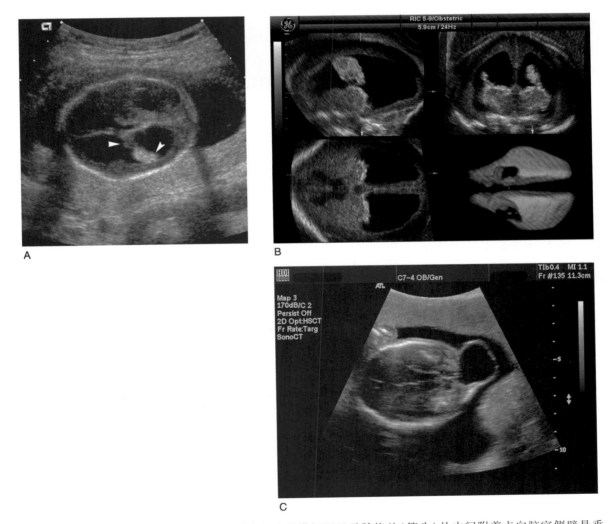

图 32-10　A. 脑积水，脉络丛悬垂。孕 18 周脑积水的横切面显示脉络丛（箭头）从中间附着点向脑室侧壁悬垂。B. 脑积水的多平面重建（MPR）视图。（图片由 GE Healthcare，Wauwatosa，WI 提供）C. 枕叶脑膨出胎头的横切面图像。（图片由 Philips Medical Systems，Bothell，WA 提供）

大多数人在一生中会在某一刻感染人类疱疹病毒〔CMV、Ⅰ型和Ⅱ型疱疹病毒（单纯疱疹病毒）、水痘-带状疱疹病毒和EBV〕。病毒通常在身体中潜伏，但可以间歇性激活并引发疾病。

妊娠疱疹病毒感染是经过宫颈上行通过胎盘或经阴道生产时通过产道接触胎儿而传播给胎儿。CMV是人类最常见的先天性感染的原因。研究显示6%的婴儿在子宫内感染了这种疾病。[9]新生儿CMV病的特点包括肝脾肿大、黄疸、血小板减少症、视网膜脉络膜炎、颅内钙化和小头畸形（图32-11）。与先天性缺陷相关的其他报道，包括腹股沟疝、第一鳃弓畸形和中枢神经系统异常。其他可能的产前表现包括腹水、脾肿大、IUGR、脑积水和羊水过多。[23,29]

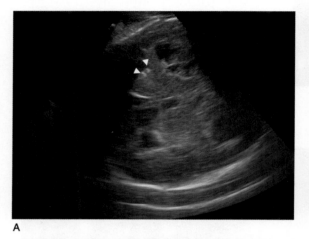

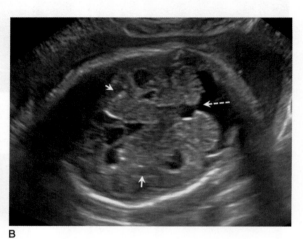

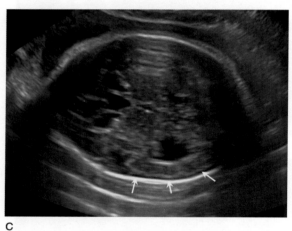

图32-11　产后诊断为巨细胞病毒感染的孕33周胎儿。A.中轴切面显示与钙化灶相符合的灶状强回声（箭头）。B.大脑双侧基底神经节灶状强回声（箭头）。轻度的脑室扩张以及下蚓部异常（虚线箭头）。胎儿还患有小头畸形、大脑中动脉收缩期峰值流速（PSV）增高。C.中轴切面显示胎儿脑皮质异常的波形结节外观（箭头）可疑迁移异常。（引自 Kline-Fath B，Bahado-Singh R，Bulas D. *Fundamental and Advanced Fetal Imaging*. Philadelphia：Wolters Kluwer；2015：Figure 12b-1a-c.）

单纯疱疹病毒感染在新生儿的传播率很高。[30]怀孕前半年的原发感染与自发性流产的增加和胎儿死亡有密切关系。[6]相关的先天畸形包括小头畸形、颅内钙化、小眼畸形以及肝脾肿大。由于经阴道分娩新生儿感染率高，分娩时产妇生殖道存在这些病毒则提示需要进行剖宫产。大多数婴儿早产。

超声在评估母体感染期间胎儿生长和健康方面起着独特的作用。通过连续的研究比较头部、腹部大小与胎儿生长发育来评估胎儿生长。胎儿体重低于相同孕龄第十百分位数时诊断IUGR。利用连续评价，通过比较胎儿估算体重来评估胎儿发育。倾斜的前额和异常的胎头指标相结合有助于诊断小头畸形。羊水指数

（amniotic fluid index）可评估羊水、提供有关羊水流量的信息。羊水过多是母体感染已经穿过胎盘的典型表现。

除了超声测量之外，可以通过评价胎儿结构来评估整体胎儿发育。CMV感染和弓形虫病通常导致脑室周围钙化，超声图像表现为与扩张脑室壁相邻的钙化灶回声。孕妇感染常常导致非免疫性水肿。非免疫性水肿表现为胸膜、腹膜和心包组织中的任何两处积液与胎儿软组织增厚。这也与母体感染穿过胎盘影响胎儿有关。

超声也用于评价传染病感染胎儿。例如，胎儿超声心动图有助于排除CMV和风疹接触孕妇的胎儿心

脏异常。超声检查系列的生物学测定有助于诊断细菌感染引起的 IUGR。准确的超声测量可以提供疱疹病毒感染胎儿合适的剖宫产分娩时机。

疾病相关知识点 32-1

TORCH	超声表现
弓形虫	肝脾肿大,脑积水,脑脊液病
其他(梅毒、水痘-带状疱疹、细小病毒 B19)	小头畸形,颅内钙化,腹水,IU-GR,胎儿死亡
风疹	羊水过多,非免疫胎儿水肿,脑室扩张
巨细胞病毒	
疱疹	手与肢体位置异常,肝脏强回声灶
	心血管异常,大脑中动脉 S/D 比值升高

内分泌和代谢障碍

糖尿病

糖尿病也许是产科超声医师遇到的最常见的母体障碍。据估计,美国每 324 至 350 例妊娠中就有 1 例。[1]临床表现是与胰岛素缺乏有关的碳水化合物代谢紊乱,特点为高血糖。

糖尿病分为 1 型(胰岛素依赖性,以前称为幼年型糖尿病)、2 型(非胰岛素依赖性,以前称为成人发病型糖尿病)和其他继发性糖尿病。继发性糖尿病的原因包括胰腺疾病或胰腺切除术、激素、药物或化学物

质,以及某些遗传综合征。其他类型的糖尿病包括糖耐量异常和仅在孕期出现的妊娠期糖尿病。[31]

1885 年人们开始认识到糖尿病与胎儿先天性异常之间的关系。今天,糖尿病母亲后代异常发生率估计为 5% ~ 10% ,自然流产率 15% ~ 20%。[32]糖尿病引起先天性畸形可能是因为高血糖水平(高血糖)导致胚胎器官发生破坏。糖尿病早期控制可以减少先天性畸形和自发性流产。[33]

糖尿病母亲婴儿的先天异常包括骨骼、中枢神经系统、心脏、肾脏和胃肠道类型(图 32-12)。[34]另外,约 6.4% 的糖尿病母亲发生胎儿单脐动脉(single umbilical artery,SUA)(图 32-13)。SUA 可合并多种畸形,包括心血管异常、肺发育不良、泌尿生殖道异常、脊椎异常、马蹄足内翻(马蹄足)、腹股沟疝和多指趾畸形(图 32-14)。[32]因此,发现 SUA 必须进行彻底检查以排除这些畸形。除畸形之外,糖尿病母亲的胎儿也可能出现生长障碍问题,如 IUGR 或巨大儿(身体组织和脂肪增加)。严重糖尿病母亲胎儿的生长迟缓归因于子宫胎盘血管功能不全,导致较少的营养物传输给胎儿。巨大儿被认为是胎儿高胰岛素血症导致的,因为母亲持续高血糖会进入胎儿循环系统。巨大儿是胎儿体重超过 4500g 或出生体重高于相同孕龄的第 90 百分位数,[35]其常见并发症如死胎和产伤。[36]巨大儿的危险因素包括妊娠期糖尿病、1 型或 2 型糖尿病、多胎、孕妇年龄、孕妇体重增加和(或)肥胖、过期妊娠以及较大胎龄(LGA)胎儿分娩史。

可使用超声测量几个生长参数来监测糖尿病母亲的妊娠,包括双顶径、腹围和胎儿估算体重。最近的研究证实,晚孕期超声准确测量胎儿腹围是预测新生儿

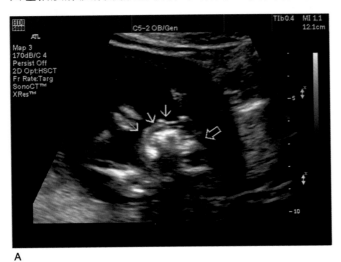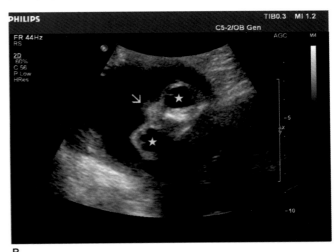

图 32-12　无脑儿。A. 超声长轴切面显示胎儿躯干和面部结构(实心箭头)。未显示颅骨(空心箭头)。B. 胎儿眼眶横切面。注意鼻梁(箭头)分离眼睛球形回声(星号)。(图片由 Philips Medical Systems,Bothell,WA 提供)

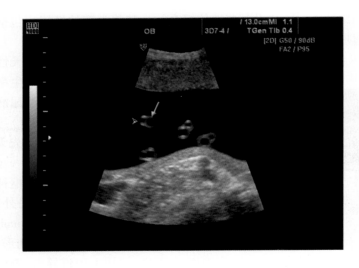

图 32-13　双管脐带横截面图。漂浮在羊水中的脐带其横切面图像表现为两个血管,较大者为脐静脉(箭头),较小者为单一脐动脉(箭头)。(图片由 Philips Medical Systems, Bothell,WA 提供)

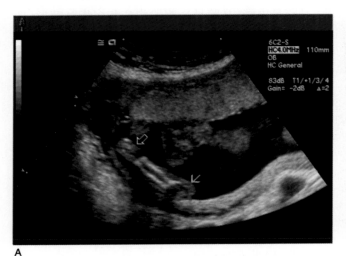

A

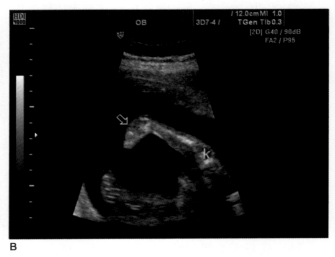

B

图 32-14　正常足和马蹄足。**A.** 从膝盖(实心箭头)到脚(空心箭头),正常胎儿的小腿与足位于垂直平面。**B.** 马蹄足(空心箭头)背离小腿向右成角。K,膝盖。(图片由 Philips Medical Systems,Bothell,WA 提供)

体重的最佳方法,而双顶径和胸围是不可靠或不好的预测指标。最近,羊水量大于或等于相同孕龄的第 60 百分位被认为与巨大儿有关(图 32-15)。[17]当出现腹围增大和羊水过多时,巨大儿的诊断更加明确。胸部尺寸测定和胎儿呼吸运动评估不是常用参数。[38,39]

在糖尿病母亲妊娠的超声评估中,建议进行早孕期检查以确定孕龄。18 ~ 22 周的解剖学观察可以筛查神经管缺陷、人鱼体序列综合征(腰椎或骶椎发育不全、下肢融合、长骨缺失)和心脏缺陷,并可排除其他严重畸形[32]随后应每 4 ~ 6 周检查一次胎儿生长和体重估算。因为糖尿病的慢性高血糖症,可能引起胎盘增生。巨大儿和生长受限的胎儿应该检查得更频繁。脐动脉血流特征,特别是高阻的多普勒速度模式也很明显。[7]

疾病相关知识点 32-2
糖尿病母亲婴儿先天性异常

心脏	肾脏
有或没有 VSD 的大血管转位	肾积水
VSD	肾脏发育不全
ASD	输尿管重复畸形
有或没有 VSD 的主动脉缩窄	**中枢神经系统**
心脏扩大	人鱼体序列征
胃肠道	神经管缺陷
十二指肠闭锁	无脑畸形
肛门闭锁	小头畸形
小左结肠综合征	**其他**
	单脐动脉

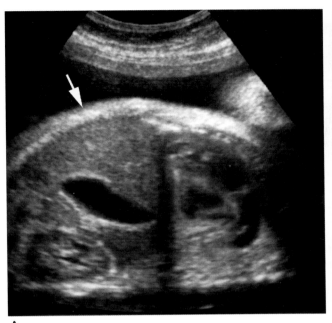
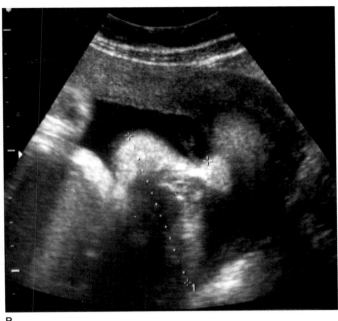

图 32-15　巨大儿。A. 胎儿腹部皮肤增厚(箭头)。有中度羊水过多。B. 巨大儿的大面颊(见测量标记)。(引自 Sanders RC. *Clinical Sonography: A Practical Guide.* 5th ed. Philadelphia: Wolters Kluwer; 2015: Figure 26-4.)

巨大儿会增加孕妇和胎儿并发症的风险。妊娠并发症包括自然流产、羊水过多和胎盘肿大。胎儿风险包括先天性心血管、肾脏和胃肠道畸形、人鱼体序列征、神经管缺陷、肩难产、骨折、脑病以及臂丛神经损伤。孕妇并发症包括增加出血、直肠和阴道撕裂的风险,以及增加剖宫产。此外,胎儿出生体重增加与孕妇和围产期发病率以及死亡率有关,[34] 突显出巨大儿诊断的重要性。

妊娠期糖尿病仅发生在怀孕期间,约占孕妇总数的 7%。[40] 它通常开始于怀孕的第 5 或 6 个月(24 周和 28 周),分娩后不久消失。[41] 妊娠期糖尿病的病史风险因素包括死胎、先天畸形婴儿、巨大儿或糖尿病家族史。[42] 妊娠期糖尿病对胎儿的影响与孕前糖尿病相似,但由于发生在器官发生分裂后,降低了畸形风险。临床症状可能落后于母体代谢的变化,因此,无论何时诊断都不能确定胎儿器官发育是否受到影响。检查所有孕 24 周前母亲表现出症状的胎儿是最佳方法。

孕 24 ~ 28 周进行葡萄糖耐量试验是首选诊断方法。葡萄糖耐量试验包括喝葡萄糖溶液、一小时后检查葡萄糖水平。正常血糖水平低于 140mg/dl。较高的血糖水平需要 3 小时的葡萄糖耐量试验。3 小时血糖测试期间发生两个或两个以上的高血糖可诊断妊娠期糖尿病(图 32-16)。[43]

妊娠期糖尿病孕妇有患巨大儿、羊水过多、胎盘肿大以及与之相关并发症的风险。

甲状腺功能亢进

甲状腺功能亢进症,又称为甲状腺功能亢进,发生在大约 0.1% ~ 0.4% 的妊娠。甲状腺刺激产生过多的甲状腺素,扰乱正常细胞的发育,显著增加低出生体重儿的发病率,新生儿死亡率也略有增加。

临床上甲状腺功能亢进症最常见的原因是 Graves 病(毒性弥漫性甲状腺肿)、Plummer 病(毒性结节性甲状腺肿)、滋养细胞肿瘤和葡萄胎。[45]

甲状腺功能减退

由于缺乏正常的激素刺激,怀孕的可能性很小,所以孕妇甲状腺功能减退症的发病率很低,但却有很高的死胎率。[46]

甲状旁腺功能亢进

妊娠期甲状旁腺功能亢进的发生率很低。最常见的原因是甲状旁腺腺瘤。此病会增加早产、流产、孕晚期胎儿死亡、新生儿低钙血症以及手足搐搦。[47]

苯丙酮尿症

苯丙酮尿症(phenylketonuria,PKU)是一种可遗传的,常染色体隐性遗传病,由血液中苯丙氨酸增加导致。个体饮食通过摄入蛋白质(牛奶、鸡蛋)以及一些人工甜味剂如阿斯巴甜来提供氨基酸。[48] 美国发病率

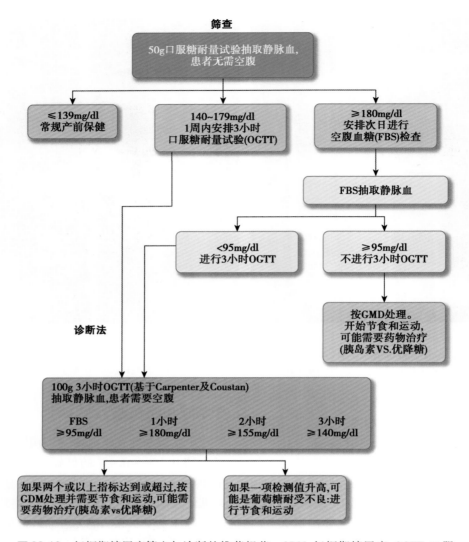

筛查

50g口服糖耐量试验抽取静脉血,患者无需空腹

≤139mg/dl 常规产前保健

140~179mg/dl 1周内安排3小时 口服糖耐量试验(OGTT)

≥180mg/dl 安排次日进行 空腹血糖(FBS)检查

FBS抽取静脉血

<95mg/dl 进行3小时OGTT

≥95mg/dl 不进行3小时OGTT

按GMD处理。 开始节食和运动, 可能需要药物治疗 (胰岛素VS.优降糖)

诊断法

100g 3小时OGTT(基于Carpenter及Coustan) 抽取静脉血,患者需要空腹

| FBS | 1小时 | 2小时 | 3小时 |
| ≥95mg/dl | ≥180mg/dl | ≥155mg/dl | ≥140mg/dl |

如果两个或以上指标达到或超过,按GDM处理并需要节食和运动,可能需要药物治疗(胰岛素vs优降糖)

如果一项检测值升高,可能是葡萄糖耐受不良:进行节食和运动

图 32-16 妊娠期糖尿病筛查与诊断的推荐规范。GDM,妊娠期糖尿病;OGTT,口服葡萄糖耐量试验。(引自 Alldredge BK, Corelli RL, Ernst ME, et al. *Koda-Kimble and Young's Applied Therapeutics*. 10th ed. Philadelphia:Wolters Kluwer;2012:Figure 49-4.) If one value is elevated, likely glucose intolerance:Manage

为 1/10 000 ~ 1/15 000 新生儿。由于新生儿筛查,多数 PKU 患者得到及时治疗,很少发生严重病例。

不遵循低苯丙氨酸、低蛋白饮食的女性会产生潜在的中毒水平的代谢产物。孕期苯丙氨酸过高增加自然流产、小头畸形、精神发育迟滞、先天性心脏病、低出生体重以及行为问题的风险。[35,48] 为避免胎儿并发症,应于受孕前开始限制苯丙氨酸饮食。孕初期调整孕妇饮食不能成功预防异常情况。

血液系统疾病

RH 同种免疫

Rh 同种免疫是指胎儿红细胞表面抗原激发母体抗体的生成。母体抗体将胎儿抗原视为外来入侵者,试图攻击并消灭它们。已被前一胎 Rh 抗原致敏的 Rh 阴性母亲怀有 Rh 阳性胎儿时,可能发生以胎儿红细胞迅速破坏和肝脾肿大为特征的胎儿成红细胞增多症(图 32-17)。[9] 最严重的是称为胎儿免疫水肿的液体超负荷的情况(图 32-18)。随着预防性母体免疫阻断治疗(抗 RhoD 免疫球蛋白) 的引入,对 Rh 因子的临床 Rh 同种免疫不太常见。然而,源于主要血型(ABO) 的母体不相容性的同种免疫还是会偶尔发生。

羊膜腔穿刺术是监测羊水中胆红素浓度的重要手段,因为溶血性疾病严重程度直接与羊水胆红素水平相关。超声检查有助于监测胎儿体内体外液体变化以及胎儿的生长。确定准确的孕龄对于

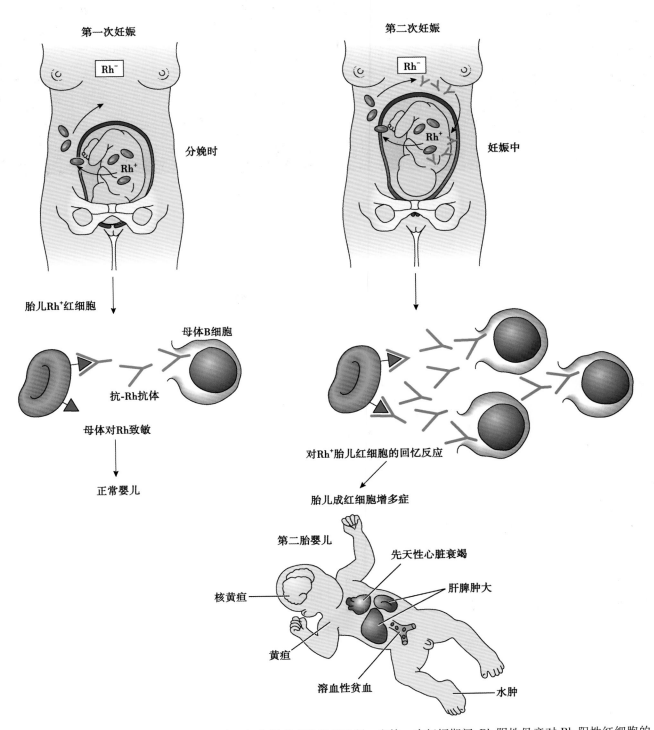

图 32-17　母胎 Rh 不相容性导致胎儿成红细胞增多症的发病机制。在第一次妊娠期间,Rh 阴性母亲对 Rh 阳性红细胞的免疫导致形成 IgG 型的抗 Rh 抗体。这些抗体穿过胎盘,并在以后的妊娠中损伤 Rh 阳性胎儿

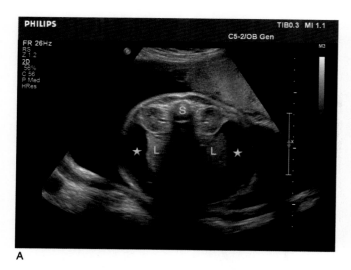

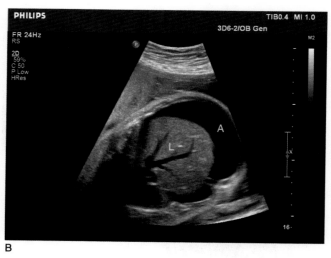

图 32-18 胎儿水肿。A. 脊柱（S）在前的胎儿胸部横切面。胸腔积液（星号）包绕肺脏（L）。B. 胎儿腹部横切面显示肝脏周围有腹水（A）。（图片由 Philips Medical Systems，Bothell，WA 提供）

羊膜穿刺时间、分娩计划和实时观察 PUBS 手术穿刺针位置至关重要（图 32-19）。从脐带中直接采集胎儿血液样本，可以测定抗体滴度，从而有助于判断胎儿预后。在脐带胎盘插入处或脐带胎儿腹壁插入处进行脐静脉输血在治疗同种免疫妊娠方面有很高成功率。[49,50]

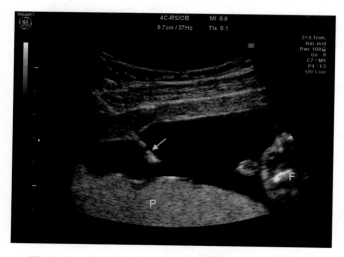

图 32-19 羊膜腔穿刺术中取样针（箭头）的超声图像。混响伪像使得针尖显得很大，折射则造成回声中断。P，胎盘；F，胎儿。（图片由 GE Healthcare，Wauwatosa，WI 提供）

多普勒超声也有助于评估受到潜在影响胎儿的健康状况。随着胎儿血红蛋白的减少，血管阻力增加，导致 S/D 比值增加。[51-53]

除了同种免疫，水肿还可以由其他原因引起。有 40 种以上的情况可能导致胎儿非免疫性水肿。[54,55] 最常见的导致非免疫性水肿的异常包括心血管疾病（左心发育不良，胎儿心律失常）、感染（弓形体、单纯疱疹）、血管阻塞性问题（脐静脉血栓形成）、肺部疾病（肺囊性腺瘤样畸形）、肿瘤（神经母细胞瘤、畸胎瘤）、染色体异常（18-三体或 21-三体），以及先天性肾病。母体因素包括糖尿病、子痫前期。[56]

水肿的超声表现包括羊水过多、胎儿腹水、胸腔与心包积液、胎儿全身水肿（皮肤厚度>5mm 的皮下水肿）、胎盘增厚（>6cm）、胎儿肝脾肿大、心脏扩大，以及脐静脉扩张（图 32-20）。[7,9,33,55] 胎儿水肿的结构异常有多种超声表现（表 32-1）。

镰状细胞病

镰状细胞病，又称镰状细胞贫血，是一种遗传性疾病，影响来自非洲、中美洲或南美洲、加勒比群岛、地中海国家、印度和沙特阿拉伯家庭的人群。[48] 在美国，非洲人后裔的发病率最高，[48] 非裔美国人遗传该病的预期概率为 1∶500，而拉美裔美国人为 1∶1000 ~ 1∶1400。[48]

镰状细胞病影响血液中的血红蛋白分子，这是负责将氧气输送到全身的血液成分。正常的血细胞是有弹性的圆形，而镰状细胞病的血细胞呈现僵硬的镰刀样外观（图 32-21）。这种形状变化是由于为 β-珠蛋白生产提供指令的血红蛋白 β（HBB）基因上的基因突变。HBB 基因突变造成 β-珠蛋白的产量减低，导致特征性的镰状血细胞生成。异常形状的细胞过早死亡，引起贫血。由于僵硬的镰状细胞不能在小血管内改变形状而导致并发症。[48]

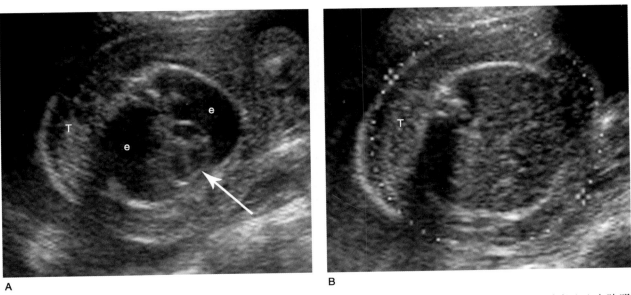

图 32-20　胎儿全身水肿。A. 胎儿心脏四腔心切面（箭头）水平胸部横切面显示大量双侧胸腔积液（e）。胸部（T）皮肤明显增厚。B. 胎儿腹部横切面也显示皮肤无明显增厚（T）。（引自 Brant WE，Helms C. *Fundamentals of Diagnostic Radiology*. 4th ed. Philadelphia：Wolters Kluwer；2012：Figure 37-39.）

表 32-1　与超声结构异常有关的免疫和非免疫性胎儿水肿

结构	超声发现	异常
头	与充血性心力衰竭和小头畸形有关的颅内肿块	动静脉畸形，Galen 静脉瘤，巨细胞病毒或弓形虫病感染
颈部	颈部囊肿	淋巴管发育不良
胸部	心脏收缩减弱	充血性心力衰竭
	心包积液，心动过速	心脏异常
	心搏停止	死亡
	纵隔肿块	肿瘤
	胸部肿块	囊性腺瘤样畸形
	狭胸	侏儒症
	穿过横膈的囊性肿块	膈疝
腹部	管状透声结构	胃肠道梗阻，闭锁，肠扭转
	腹部肿块	肿瘤，神经纤维瘤病
腹膜后	腹膜后肿块	神经肿块
	肾积水	肾积水，后尿道瓣膜症
四肢	短肢	侏儒症
	挛缩	关节挛缩
	骨折	成骨不全症
胎盘	胎盘增厚	感染，髓外造血，贫血
羊膜腔	胎儿数量，相对大小，羊膜脐带异常	双胎输血
		单脐动脉
		脐带扭转

Fleischer AC，Killam AP，Boehm FH，et al. *Hydrops fetalis*：Sonographic evaluation and clinical implications. Radiology. 1981；141：163-168.

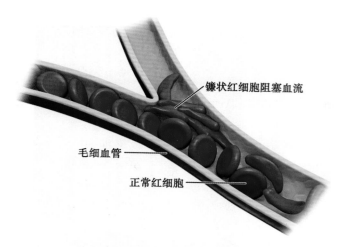

镰状红细胞阻塞血流

毛细血管

正常红细胞

图 32-21 镰状细胞病的血管梗阻。（引自 Hoppenfeld JD. *Fundamentals of Pain Medicine*. Philadelphia : Wolters Kluwer ; 2014 : Figure 7-6. ）

疾病相关知识点 32-3
Rh 同族免疫妊娠中的超声表现

肝脾肿大
免疫性胎儿水肿（腹水，胸腔积液、心包积液、全身水肿）
S/D 比值升高
羊水过多
胎盘增厚
心脏扩大
脐静脉扩张

镰状细胞病增加了自然流产、早产、死胎、围产期发病率和死亡率。[57]其他表现包括股骨短、出生体重低。[58]

镰状细胞病胎儿的超声随访应检查胎儿发育迟缓、脐动脉与子宫动脉阻力增加。频谱多普勒通过采用 S/D 比值有助于进行监测。在孕 30 周或 30 周以上脐动脉和子宫动脉 S/D 比值达到或超过 3.0 的临界值。同一研究发现 88% 的镰状细胞病的孕妇这些动脉中至少有一个出现血流异常，而仅有 4% ~7% 的正常孕妇会出现这种情况。[14]

镰状细胞病的孕期治疗包括铁和叶酸的膳食补充。[59,60]据报道，预防性输血可降低孕产妇和胎儿的发病率与死亡率，但存在血源性感染以及产生同种抗体的风险，这可能影响将来输血。[61]

疾病相关知识点 32-4
镰状细胞病的超声表现

胎儿死亡
股骨短
IUGR
脐动脉和子宫动脉 S/D 比值升高

地中海贫血

地中海贫血是世界范围内与孕期相关的最常见的母体常染色体隐性遗传疾病之一。[48,62]称为 β 地中海贫血，这种血液病的特征是血红蛋白生成减少。由于缺乏血液中的氧载体-血红蛋白从而导致贫血。较为严重的 β 地中海贫血有两种：重型地中海贫血（Cooley 贫血）和中间型地中海贫血。[48]地中海国家、北非、中东、印度、中亚和东南亚地区的地中海贫血发病率最高。[48]

与镰状细胞病相同的基因（*HBB*）突变也导致 β 地中海贫血。β-珠蛋白、β-加（B⁺ 或 B⁰）数量的减少导致血红蛋白缺乏而破坏红细胞生成。由于缺氧，血细胞不能成熟，造成器官损伤以及缺氧引起的生长不足。[48]

地中海贫血患者需要多次输血，会出现铁超负荷，通常将缩短患者的寿命。[48]大多数地中海贫血妇女在生育期前死亡。怀孕后，地中海贫血对胎儿的影响可以从非免疫性水肿、死亡到毫无影响。[40,62,63]

子痫前期与高血压

妊娠毒血症（子痫前期）是一个晚孕期疾病，以孕妇水肿、高血压、蛋白尿，和中枢神经系统易激惹为特征。该病分为两个阶段，子痫前期和子痫。子痫前期特征为高血压伴蛋白尿和（或）水肿。如果子痫阶段发生一次或多次抽搐，将显著增加孕妇和胎儿死亡率。[47]子痫前期发病率为 1.5%，但据报道如孕 36 周前发展为子痫前期，产前死亡率可高达 20%。年轻的初孕妇和年纪较大的经产妇最常发生。子痫前期的病因尚不清楚，可能与免疫、激素和营养因素有关。据推测，子痫前期患者前列腺素合成减少会激发胎盘血管病变和子宫胎盘血流量减少。子痫前期可合并低出生体重、胎儿宫内窘迫和胎盘早剥。[64]治疗方案取决于严重程度。使用抗高血压药物控制血压，严重者，使用抗癫痫药物控制癫痫发作。大多数子痫前期意味着胎儿立即分娩（图 32-22）。

2% ~12% 的子痫前期患者会受 HELLP 综合征影响。HELLP 是三种主要临床表现的英文缩写：溶血（hemolysis）、肝酶升高（elevated liver enzymes）和血小板减少（low platelets）。HELLP 预计发生在不到 1% 的普通人群中，[48,65]很少发生在晚孕期前，[48]约 1/3 发生在分娩后 2 天内。[65]HELLP 更多的发生在非裔后代、[66]患有子痫以及具有子痫家族史[48]的未生育过的白人妇

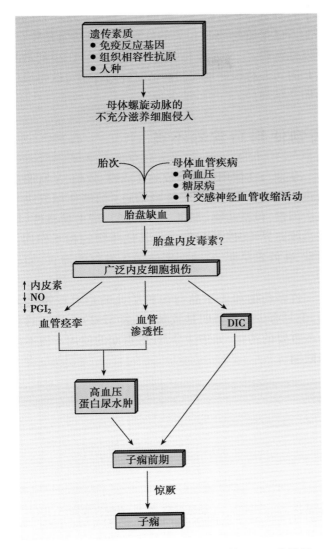

图 32-22　子痫前期和子痫的发病机制。DIC，弥漫性血管内凝血；PGI₂，前列腺素 I₂

女中。[28] HELLP 的病因知之甚少，发病机制可能与胎盘功能异常、胎盘血管灌注受损、氧化应激相关，最终导致母体血管病变。[48] 50% 的 HELLP 孕妇具有类似于子痫前期的临床症状，包括右上腹痛、恶心呕吐、全身不适、视觉症状、高血压、蛋白尿、体重增加过多，以及全身水肿。[65]

妊娠期高血压可以不发展成子痫前期。妊娠前或产后依然持续的高血压被诊断为原发性高血压，而妊娠期高血压和产后即消失的高血压被认为是妊娠高血压综合征。妊娠期高血压，不论哪种类型，对胎儿和母亲总是存在风险的。

超声能够准确监测子痫前期孕妇情况并早期发现异常。超声表现为：胎儿宫内生长受限、羊水过少、胎盘梗死、胎盘早剥发生率增高、胎盘体积降低、胎盘老化加速以及胎儿死亡。[15] 此外，S/D 比值的动态监测可发现胎盘血管阻力增加（图 32-23）。慢性高血压患者主诉腹痛时应注意排除胎盘早剥的可能。这些患者必须进行仔细的超声监测和严密的临床观察并卧床休息。

高血栓形成倾向

高血栓形成倾向是一组促进血液凝固的疾病。由于凝血因子生成过多或抗凝蛋白质生成过少，具有血栓形成倾向的个体很容易形成血凝块。[48,67] 正常妊娠女性处于高凝状态，高血栓形成倾向孕妇可能出现妊娠并发症，如反复早孕晚期流产、死胎、胎盘早剥、IUGR 以及孕妇深静脉血栓形成（deep vein thrombosis，DVT）。最常见的获得性血栓形成是抗磷脂综合征（antiphospholipid syndrome，APS）。APS 造成 10% ~

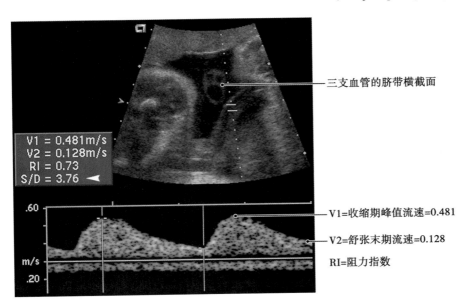

三支血管的脐带横截面

V1 = 0.481m/s
V2 = 0.128m/s
RI = 0.73
S/D = 3.76

V1=收缩期峰值流速=0.481

V2=舒张末期流速=0.128

RI=阻力指数

图 32-23　多普勒血流测量。孕 35 周胎儿脐动脉多普勒显示增高的收缩/舒张（S/D）比值为 3.76。增高的比值表明血管阻力增加。（引自 Snyder R，Dent N，Fowler W，et al. *Step-Up to Obstetrics and Gynecology*. Philadelphia：Wolters Kluwer；2014：Figure 20-1.）

20%的反复自然流产,也与子痫前期、IUGR及早产有关。[68]

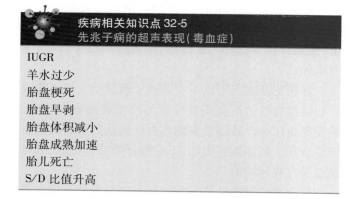

疾病相关知识点 32-5
先兆子痫的超声表现(毒血症)

IUGR
羊水过少
胎盘梗死
胎盘早剥
胎盘体积减小
胎盘成熟加速
胎儿死亡
S/D 比值升高

系统性红斑狼疮

系统性红斑狼疮(systemic lupus erythematosus, SLE)是一种多系统性自身免疫性疾病,在妇女中尤为常见,特别是育龄期妇女。SLE 对胎儿的影响可能是由于自身抗体穿过胎盘传递或母亲健康状况不佳间接引起。已报道与 SLE 相关的妊娠疾病包括胎儿死亡、复发性流产、生长迟缓和妊娠期毒血症。[72]在小剂量激素和阿司匹林很好地控制病情时计划怀孕可获得最佳的胎儿结局。

药物使用与营养不良

孕期药物使用可能造成胎儿成瘾、致畸、子宫胎盘血流变化或 IUGR 而影响妊娠结局。[9]致畸作用取决于几个因素,包括药物、剂量、服用时间、宿主易感性、宿主遗传差异性,以及与环境中其他药物的相互作用。[8]通常,在妊娠早期,致畸剂影响最先发育的器官,如心脏。

许多药物和化学品与多种胎儿畸形有些零星关联,但只有少数被证明是致畸剂(表 32-2)。遗憾的是一些重要的药物,如华法令,在妊娠期的使用不得不严格限制。

表 32-2　致畸剂及其胎儿效应[8,26,55]

致畸剂	胎儿效应
氨蝶呤	脑膜脑膨出,脑积水,马蹄足,腓骨发育不良
抗甲状腺药物	多指甲,甲状腺肿
硫唑嘌呤	肺动脉狭窄
酒精	脑积水,小头畸形,发育迟缓,特殊面容,室间隔缺损,法洛四联征,主动脉缩窄,腭裂,脊髓脊膜膨出,IUGR
阿司匹林	胃炎,动脉导管早闭
一氧化碳	脑萎缩,脑积水,唇裂
香烟	口裂,IUGR
可卡因	胎盘早剥,早产,胎儿死亡,低出生体重,小头畸形,四肢畸形,尿道畸形,神经发育不良,梅干腹综合征
华法林	小头畸形,骨骺发育不良和钙化斑,心脏畸形,眼距过宽,唇或腭裂,生长迟缓,发育迟缓,眼睛缺陷,听力损失,中枢神经系统缺陷
环磷酰胺	法洛四联征,并指(趾),少指(趾)
柔红霉素	无脑儿,心脏缺陷
乙醇	小头畸形,心脏缺陷,生长迟缓
肝素	拇指缺失
布洛芬	腹裂,动脉导管早闭
甲氨蝶呤	尖头畸形,额骨缺失,右位心,生长迟缓,小下颌,低耳,上颌发育不全,短肢畸形,马蹄足内翻,IUGR,小头畸形
甲基汞	小头畸形,头部不对称,脑萎缩,强直状态,失明
苯妥英	小头畸形,心脏畸形,眼距过宽,唇或腭裂,生长迟缓,心动过缓
多氯联苯	生长迟缓

表 32-2（续）　致畸剂及其胎儿效应[8,26,55]

致畸剂	胎儿效应
甲基苄肼	脑出血
辐射	小头畸形
维甲酸	先天性心脏畸形、脊柱畸形、肢体短小、十二指肠闭锁或狭窄、幽门狭窄、先天性小耳畸形
沙利度胺	先天性心脏畸形、脊柱畸形、肢体短小、幽门狭窄、十二指肠闭锁或狭窄、先天性小耳畸形,短肢畸形、并指、缺指、外耳缺损,面部毛细血管瘤,马蹄内翻足,脑神经Ⅵ和Ⅶ麻痹,肾、胆囊、脾、阑尾缺如,多指(趾)
三甲双酮	小头畸形、心脏畸形、马蹄内翻足、食管闭锁、发育不足,面裂,小颌畸形
丙戊酸	脑脊膜脊髓膨出,小头畸形,发育不足,法洛四联征,口裂,双额径过窄,突前额,内眦赘皮,眶下皱褶,内眦距过宽,低鼻梁,朝天短鼻,面中部发育不全,长人中,小嘴,长指(趾),超凸指甲,唇裂

药物滥用包括酒精、安非他明、巴比妥类及毒品（海洛因、美沙酮、可卡因）。这些药物对胎儿的影响轻重不一。除了已证明的致畸作用,主要影响表现为营养不良与药物联合导致的 IUGR。

过量饮酒是众所周知的致畸剂,孕期可导致胎儿酒精综合征（fetal alcohol syndrome,FAS）,是胎儿酒精谱系障碍不良结局谱的一部分。[28]据估计,11% 妊娠妇女是问题饮酒者,约 5% ~ 10% 的后代出现全面 FAS。FAS 是欧美地区精神发育迟滞的主要原因,在 1000 例活产儿中多达 2 例。[28,66,70]

孕期没有安全的饮酒量。虽然 FAS 大部分特征是与认知功能障碍相关,但在胎儿期会发生一些结构和生长的异常。[28]FAS 包括全身性生长迟缓、中枢神经系统功能障碍以及面部畸形,包括小头畸形、小眼畸形。酒精的其他影响包括心脏异常（如室间隔缺损）、增加感染风险、胎盘早剥、羊膜炎、死胎、婴儿猝死及自然流产等。[70,71]由于毒品效力、纯度、使用多种毒品以及瘾君子围产期感染、营养不良的高发率等复杂因素,很难确定街头毒品（苯丙胺类、巴比妥类药物）在先天性异常发展中的作用。[72]安非他明涉及诱发腭裂、IUGR。据报道,巴比妥酸盐可能增加心脏异常以及唇裂、腭裂的风险。[73]麻醉品的主要影响是母亲和胎儿的药物依赖以及 IUGR。此外,可卡因的使用与胎盘早剥、泌尿生殖器畸形、少肢畸形以及心脏缺陷的风险有关。[74-76]尼古丁和咖啡因也与胎儿不良结局相关。尼古丁可增

加自然流产、围产期死亡率、胎盘早剥、早产以及低出生体重的风险。[77,78]孕妇咖啡因过量（100mg/d）会增加自然流产率。[79]

营养不良问题与药物滥用密切相关。药物滥用常常会忽视包括营养在内的个人护理。轻度孕妇营养不良将增加早产、出生体重减轻及 IUGR。[80]据报道,妊娠早期孕妇饥饿与中枢神经系统异常（脊柱裂、脑积水）有关,妊娠后期可能导致 IUGR。

肥胖是发达国家最常见的营养紊乱,其定义为身体质量指数大于 30。[81]中度肥胖的三大产前并发症是高血压、子痫前期和妊娠期糖尿病。[16,82,83]严重肥胖是产前超声成像和剖宫产的主要技术难题。

超声检查对于评估吸毒成瘾、营养不良及肥胖孕妇的胎儿具有重要作用。在暴露于致畸剂的胎儿中可以检测到相当数量的胎儿结构异常。使用高分辨率设备进行细致的超声检查,可以在孕 17 ~ 18 周早期排除脑积水、少肢畸形和心脏异常等。动态监测胎儿生长发育,可以检测 IUGR 或巨大儿。需要剖腹产的营养不良或肥胖孕妇,应利用超声检查帮助修正手术计划。

其他母体疾病

患有发绀型先天性心脏病的妇女怀孕,早产儿、IUGR 及流产的发生率较高。[84,85]她们的婴儿先天性心脏病的发病率也高于正常人群（表 32-3）。

表 32-3　与母亲疾病有关的胎儿超声表现[26,55]

母亲疾病	超声与相关表现
病毒感染	
巨细胞病毒	小头畸形,脑积水,心脏异常,IUGR,肝脾肿大,腹水,羊水过多,非免疫性水肿,颅内钙化,基底神经节线性条纹,肠管强回声,脉络膜视网膜炎,癫痫发作,失明,视神经萎缩
单纯疱疹	小头畸形,颅内钙化,小眼畸形,肝脾肿大,肠管强回声,非免疫性水肿
水痘-带状疱疹	IUGR,肢体发育不良,小眼畸形,颅内钙化,小头畸形,非免疫性水肿,四肢发育不良,脑室扩大,肝脏强回声,白内障,肠管强回声

表 32-3(续)　与母亲疾病有关的胎儿超声表现[26,55]

母亲疾病	超声与相关表现
Epstein-Barr	心脏,IUGR,小眼畸形
风疹	小头畸形,脑积水,脑膨出,胼胝体发育不全,白内障,长骨异常,室间隔缺损,肺动脉狭窄
流感	心脏异常
人类免疫缺陷病毒	IUGR,肝肿大
寨卡病毒	小头畸形,严重的大脑缺陷
细菌感染	
梅毒	脑积水,枕骨裂露脑畸形,胎盘增厚,水肿,骨炎,IUGR,胎儿死亡,非免疫性水肿,肝脾肿大,肠管扩张
淋病	IUGR,羊水过少
尿路感染	IUGR,羊水过少
寄生虫感染	
弓形虫	IUGR,脑积水,小头畸形,颅内钙化,胼胝体发育不全,肝脾肿大,非免疫性水肿,脑室扩大,肝脏强回声,巨大胎盘
疟疾	IUGR
内分泌和代谢	
糖尿病	胎盘增厚
甲状腺功能亢进	IUGR
甲状腺功能减退	胎儿死亡,甲状腺肿
甲状旁腺功能亢进	胎儿死亡,甲状腺肿
苯丙酮尿症	小头畸形,心脏病
血液病	
同族免疫	胸腔、心包积液,腹水,皮肤增厚,羊水过多(免疫性胎儿水肿)
镰状细胞病	股骨短,IUGR
地中海贫血	非免疫性胎儿水肿
妊娠期毒血症	IUGR,羊水过少,胎盘早剥,胎盘体积减小,胎盘提前成熟,胎儿死亡
营养不良	IUGR,羊水过少,胎盘体积减小,宫内生长迟缓

小结

- 病毒、细菌或寄生虫感染对胎儿的影响取决于胎儿的孕龄。
- TORCH 是与先天性异常相关的 5 项孕妇感染组合。
- Ⅰ型或Ⅱ型孕妇糖尿病增加胎儿异常的发生率。
- 胎儿血红蛋白降低可导致脐血流 S/D 比值升高。
- 由于激素失衡,甲状腺功能亢进、甲状腺功能减退、甲状旁腺功能亢进以及苯丙酮尿症的妇女受孕几率低。

- 母体为 Rh 阴性血型且胎儿为 Rh 阳性血型时,会发生 Rh 同族免疫。
- 母体的 Rh 阴性血在足月分娩或流产时与 Rh 阳性血混合均可导致 Rh 同族免疫。
- Rh 同族免疫增加免疫胎儿水肿的风险。
- 镰状细胞病和地中海贫血是导致胎儿和孕妇贫血的血液病。
- 妊娠期毒血症或子痫前期是一系列症状,包括高血压、蛋白尿和水肿。
- 子痫前期患者癫痫发作就是子痫。

- 血栓形成倾向是高凝状态的遗传形式。
- 系统性红斑狼疮是一种自身免疫疾病,可增加胎儿死亡、复发性流产、IUGR 以及妊娠期毒血症的风险。
- 许多处方药、非法药品以及非处方药会增加胎儿先天性异常的可能性。
- 由于母体循环中氧含量较低,发绀型先天性心脏病可能导致早产、IUGR 与流产。

思考题

1. 孕妇,38 岁,Rh 阴性,G2P1,孕期体重增加 15.9kg,患高血压和妊娠期糖尿病。前一个孩子健康,血型为 Rh 阳性,孕妇为 Rh 抗体阳性。先前的检查显示正常单胎妊娠、前壁胎盘。请描述可能的胎盘超声表现,并阐述其发生机制。这些母体条件如何影响胎儿?

2. 一位刚诊断为妊娠期糖尿病的 40 岁孕妇,G7P5A1,本次妊娠体重增加了 27.2kg。她的 5 个孩子中有 2 个出生体重超过 4.5kg。超声检查发现羊水过多、腹围大、脐动脉 S/D 比值升高,胎盘前后径 7cm。请描述糖尿病孕妇出现的两种生长障碍。该患者可能会出现与糖尿病相关的什么类型的生长障碍? 请阐述你的答案。

（陈娇 译）

参考文献

1. Benson RC, Pernoll M. *Handbook of Obstetrics and Gynecology*. 10th ed. New York: McGraw-Hill Professional; 2001.
2. Kahn BF, Hobbins JC, Galan HL. Intrauterine growth restriction. In: Gibbs RS, Karlan BY, Haney HF, et al., eds. *Danforth's Obstetrics and Gynecology*. 10th ed. Baltimore: Wolters Kluwer Lippincott Williams & Wilkins; 2003:199.
3. Doubilet PM, Benson CB. *Atlas of Ultrasound in Obstetrics and Gynecology*. Lippincott Williams & Wilkins. Philadelphia; 2003.
4. Dugoff L. Prenatal diagnosis. In: Gibbs RS, Karlan BY, Haney HF, Ingrid Nygaard. *Danforth's Obstetrics and Gynecology*. 10th ed. Baltimore: Wolters Kluwer Lippincott Williams & Wilkins; 2003:119.
5. Dicke JM, Heuttner P, Yan S, et al. Umbilical artery Doppler indices in small for gestational age fetuses: correlation with adverse outcomes and placental abnormalities. *J Ultrasound Med.* 2009;28(12):1603–1610.
6. Sciscione Ad, Hayes EJ. Uterine artery Doppler flow studies in obstetric practice. *Am J Obstet Gynecol.* 2009; 201(2):121–126.
7. To WW, Mok CK. Fetal umbilical arterial and venous Doppler measurements in gestational diabetic and nondiabetic pregnancies near term. *J Maternal Fetal Neonatal Med.* 2009;22(12):1176–1182.
8. Ferris TF. Toxemia and hypertension. In: Burrow GM, Ferris TF, eds. *Medical Complications During Pregnancy*. 3rd ed. Philadelphia: WB Saunders; 1988.
9. Burrow GN, Duffy T, Copel J. eds. *Medical Complication during Pregnancy*. 6th ed. Philadelphia: WB Saunders; 2004.
10. Avgil M, Diav-Citrin O, Shechtman S, et al. Epstein-Barr virus infection in pregnancy? A prospective controlled study. *Reprod Toxicol.* 2008;25(4):468–471.
11. Avgil M, Ornoy A. Herpes simplex virus and Epstein-Barr virus infections in pregnancy: consequences of neonatal or intrauterine infection. *Reprod Toxicol.* 2006;21(4):436–445.
12. Gibson CS, Goldwater PN, MacLennan AH, et al. Fetal exposure to herpesviruses may be associated with pregnancy-induced hypertensive disorders and preterm birth in a Caucasian population. *BJOG.* 2008;115(4):492–500.
13. Icarf J, Didier J, Dalens M, et al. Prospective study of EBV infection during pregnancy. *Biomedicine.* 1981;34:160.
14. Desforges JF, Warth J. The management of sickle cell disease in pregnancy. *Clin Perinatol.* 1974;1:385–394.
15. Carroll B. Ultrasound features of preeclampsia. *J Clin Ultrasound.* 1980;8:483–488.
16. Temmerman M, Chomba EN, Ndinya-Achola J, et al. Maternal human immunodeficiency virus-1 infection and pregnancy outcome. *Obstet Gynecol.* 1994;83(4):495–501.
17. Hackmon R, Bornstein E, Ferber A, et al. Combined analysis with amniotic fluid index and estimated fetal weight for prediction of severe macrosomia at birth. *Am J Obstet Gynecol.* 2007;196(4):333.e1-e4.
18. Strobino BA, Williams CL, Abid S, et al. Lyme disease and pregnancy outcome: a prospective study of two thousand prenatal patients. *Am J Obstet Gynecol.* 1993;169(2 pt 1):367–374.
19. Simpson ML, Graziano EP, Lupo VR, et al. Bacterial infections during pregnancy. In: Burrow GN, Ferris TF, eds. *Medical Complications during Pregnancy*. 3rd ed. Philadelphia: WB Saunders; 1988.
20. Sweet RL. Bacteriuria and pyelonephritis during pregnancy. *Semin Perinatol.* 1977;1:25.
21. Lee RV. Parasites and pregnancy: The problems of malaria and toxoplasmosis. *Clin Perinatol.* 1988;15(2):351–363.
22. Stegmann BJ, Carey JC. TORCH infections. Toxoplasmosis, other (syphilis, varicella-zoster, parvovirus B19), rubella, cytomegalovirus (CMV) and herpes infections. *Curr Womens Health Rep.* 2002;2(4):253–258.
23. Rorman E, Zamir C, Rilkis I, Ben-David H. Congenital toxoplasmosis-prenatal aspects of *Toxoplasma gondii* infection. *Reprod Toxicol.* 2006;1(4):458–472.
24. Enders M, Schalasta G, Baisch C, et al. Human parvovirus B19 infection during pregnancy—value of modern molecular and serological diagnostics. *J Clin Virol.* 2006;5(4):400–406.
25. De Jong EP, De Haan TR, Kroes AC, et al. Parvovirus B19 infection in pregnancy. *J Clin Virol.* 2006;36(1):1–7.
26. Freij BJ, South M, Sever JL. Maternal rubella and the congenital rubella syndrome. *Clin Perinatol.* 1988;15:247–257.
27. Eliezer S, Ester F, Ehud W, et al. Fetal splenomegaly: ultrasound diagnosis of cytomegalovirus infection: a case report. *J Clin Ultrasound.* 1984;12:520–521.
28. Romero R, Chervenak FA, Berkowitz RL, et al. Intrauterine fetal tachypnea. *Am J Obstet Gynecol.* 1982;144:356–357.
29. Price JM, Fisch AE, Jacobson J. Ultrasound findings in fetal cytomegalovirus infection. *J Clin Ultrasound.* 1978;6:268.
30. Nahmias AJ, Josey WE, Naib WE, et al. Perinatal risk associated with maternal genital herpes simplex virus infection. *Am J Obstet Gynecol.* 1971;110:825–837.
31. National Diabetes Data Group. Classification and diagnosis of diabetes mellitus and other categories of glucose intolerance. *Diabetes.* 1979;28(12):1039.
32. Reece AE, Hobbins JC. Ultrasonography and diabetes mellitus in pregnancy. In: Sanders RC, James AE, Jr, eds. *Ultrasonography in Obstetrics and Gynecology*. 3rd ed. Norwalk: Appleton-Century-Crofts; 1985.
33. Pedersen J, Molsted-Pedersen L, Andersen B. Assessors of fetal perinatal mortality in diabetic pregnancy: Analysis of 1,332 pregnancies in the Copenhagen series 1946–1972. *Diabetes.* 1974;23(4):302.
34. Golditch IM, Kirkman K. The large fetus: Management and outcome. *Obstet Gynecol.* 1978;52:26–30.
35. Lenke RR, Levy HC. Maternal pheylketonuria and hyperphenylalaninemia: an international survey of the outcome of untreated and treated pregnancies. *N Engl J Med.* 1980;303:1202.
36. Wladimiroff JW, Bloemsma CA, Wallenburg HCS. Ultrasonic diagnosis of the large-for-dates infant. *Obstet Gynecol.* 1978;52:285–288.
37. Loetworawanit R, Chittacharoen A, Sututvoravut, S. Intrapartum fetal abdominal circumference by ultrasonography for predicting

fetal macrosomia. *J Med Assoc Thai.* 2006;(suppl 4):S60–S64.

38. Campbell S, Wilkin D. Ultrasonic measurement of fetal abdomen circumference in the estimation of fetal weight. *Br J Obstet Gynaecol.* 1975;82:689.

39. Grandjean SH, Saraman MF, DeMouzo J, et al. Detection of gestational diabetes by means of excessive fetal growth. *Am J Obstet Gynecol.* 1980;138:790–792.

40. Houchang D, Modanlou ND, Komatsu G, et al. Large-for-gestational-age neonates: Anthropometric reasons for shoulder dystocia. *Obstet Gynecol.* 1982;60:417–423.

41. Boney CM, Verma A, Tucker R, et al. Metabolic syndrome in childhood: association with birth weight, maternal obesity, and gestational diabetes mellitus. *Pediatrics.* 2005;115(3):e290–e296.

42. Olson C. *Diagnosis and Management of Diabetes Mellitus.* 2nd ed. New York: Raven Press; 1985:181.

43. Hanna FW, Peters JR. Screening for gestational diabetes; past, present and future. *Diabet Med.* 2002;19(5):351–358.

44. Burrow GN. Thyroid diseases. In: Burrow GN, Ferris TF, eds. *Medical Complications during Pregnancy.* 3rd ed. Philadelphia: WB Saunders; 1988.

45. Fleischer AC, Killam AP, Boehm FH, et al. Hydrops fetalis: sonographic evaluation and clinical implications. *Radiology.* 1981;141:163–168.

46. Creasy RK, Resnick R. Maternal-fetal medicine: principles and practice. Philadelphia: WB Saunders; 1984:926.

47. Kelton JG, Cruickshauk M. Hematologic disorders of pregnancy. In: Burrows GN, Ferris TF, eds. *Medical Complications during Pregnancy.* 3rd ed. Philadelphia: WB Saunders; 1988.

48. Genetics Home Reference, Berkowitz RL, Chitkara U, Goldberg JD, et al. Intravascular transfusion in utero: The percutaneous approach. *Am J Obstet Gynecol.* 1986;154:622–623. Available from: http://ghr.nlm.nih.gov/50. Accessed September 2010.

49. Seeds JW, Watson AB. Ultrasound-guided fetal intravascular transfusion in severe rhesus immunization. *Am J Obstet Gynecol.* 1986;154:1105–1107.

50. Gill RW. Doppler assessment in obstetrics and fetal physiology. *Clin Diagn Ultrasound.* 1984;13:131–147.

51. Warren PS, Gill RW, Fisher CC. Doppler flow studies in rhesus isoimmunization. *Semin Perinatol.* 1987;11:375.

52. Weiner S, Bolognese RJ, Librizzi DO. Ultrasound in the evaluation and management of the isoimmunized pregnancy. *J Clin Ultrasound.* 1981;9:315–323.

53. Etches PC, Lemons JA. Nonimmune hydrops fetalis: Report of 22 cases including three siblings. *Pediatrics.* 1979;64:326–332.

54. Perlin BM, Pomerance JJ, Schifrin BS. Nonimmunologic hydrops fetalis. *Obstet Gynecol.* 1981;57:584–588.

55. Queenan JT, O'Brien GD. Diagnostic ultrasound in erythroblastosis fetalis. In: Sanders RC, James AE, Jr, eds. *Ultrasonography in Obstetrics and Gynecology.* 3rd ed. Norwalk, CT: Appleton-Century-Crofts; 1985.

56. Serjeant GR. Sickle haemoglobin and pregnancy. *Br Med J.* 1983;287:628.

57. Roopnarinesingh S, Ramsewaks S. Decreased birth weight and femur length in fetuses of patients with the sickle-cell trait. *Obstet Gynecol.* 1986;68:46–48.

58. Anyaegbunam A, Langer O, Brustman L, et al. The application of uterine and umbilical artery velocimetry to the antenatal supervision of pregnancies complicated by maternal disease. *Am J Obstet Gynecol.* 1988;159:544–547.

59. Lindenbaum J, Klipstein FA. Folic acid deficiency in sickle cell anemia. *N Engl J Med.* 1963;269:875.

60. Morrison JC, Blake PG, Reed CD. Therapy for the pregnant patient with sickle hemoglobinopathies: a national focus. *Am J Obstet Gynecol.* 1982;144:268–269.

61. White JM, Richards B, Byrne M, et al. Thalassemia trait and pregnancy. *J Clin Pathol.* 1985;38:810.

62. Guy G, Coady DJ, Jansen V, et al. Alpha-thalassemia hydrops fetalis: Clinical and ultrasonographic considerations. *Am J Obstet Gynecol.* 1985;153:500–504.

63. Moore KL, Persaud TVN. *The Developing Human: Clinically Oriented Embryology.* Philadelphia: Saunders; 2003.

64. Wall RE. Nutritional problems during pregnancy. In: Abrams RS, Waxler P eds. *Medical Care of the Pregnant Patient.* Boston: Little, Brown; 1983.

65. Sibai BM, Abdella TM, Anderson DG. Pregnancy outcome in 211 patients with mild chronic hypertension. *Obstet Gynecol.* 1983;61:571–576.

66. Rodgers BD, Lee RV. Drug abuse. In: Burrow GN, Ferris TF, eds. *Medical Complications during Pregnancy.* 3rd ed. Philadelphia: WB Saunders; 1988.

67. Carp H, Dirnfield M, Dor J, et al. ART in recurrent miscarriage: preimplantation genetic diagnosis/screening or surrogacy? *Hum Reprod.* 2004;19(7):1502–1505.

68. Ramsey-Goldman R, Kutzer LH, Guziick D, et al. Previous pregnancy outcome is an important determinant of subsequent pregnancy outcome in women with systemic lupus erythematosus. *Am J Reprod Immunol.* 1992;28:195–198.

69. Gray R, Mukherjee R, Rutter M. Alcohol consumption during pregnancy and its effects on neurodevelopment: what is known and what remains uncertain. *Addiction.* 2009;104(8):1270–1273.

70. Beckman DA, Brent RL. Mechanism of known environmental teratogens: drugs and chemicals. *Clin Perinatol.* 1986;13:649–687.

71. Robertson L, Wu O, Langhorne P, et al. Thrombophilia in pregnancy: a systemic review. *Br J Hematol.* 2005;132(2):171–196.

72. Wladimiroff JW, Stewart PA, Reuss A, et al. The role of ultrasound in the early diagnosis of fetal structural defects following maternal anticonvulsant therapy. *Ultrasound Med Biol.* 1988;14:657–660.

73. Chasnoff IJ, Burns WJ, Schnolls H, et al. Cocaine use in pregnancy. *N Engl J Med.* 1985;313:666.

74. Chavez GF, Mulinare J, Cordero JF. Maternal cocaine use and the risk for genitourinary tract defects: an epidemiologic approach. *Am J Hum Genet.* 1988;43(suppl):A43.

75. Cherukuri R, Minkoff H, Feldman J, et al. A cohort study of alkaloidal cocaine ("crack") in pregnancy. *Obstet Gynecol.* 1988;72:147–151.

76. Di Franza JR, Lew RA. Effect of maternal cigarette smoking on pregnancy complications and sudden infant death syndrome. *J Fam Pract.* 1995;40:385–394.

77. Meyer MB, Tonascia JA. Maternal smoking, pregnancy complications and perinatal mortality. *Am J Obstet Gynecol.* 1977;128:494–502.

78. Srisuphan W, Braken MB. Caffeine consumption during pregnancy and association with late spontaneous abortion. *Am J Obstet Gynecol.* 1986;154:14–20.

79. Landon MB, Gabbe SG, Mullen JL. Total parenteral nutrition during pregnancy. *Clin Perinatol.* 1986;13:57–72.

80. Treharne L. Obesity in pregnancy. *Br Med J.* 1984;4:127–138.

81. Rosett HL, Weinger L. Alcohol and the fetus: a clinical perspective. New York: Oxford University Press; 1984.

82. Ruges S, Anderson T. Obstetric risks in obesity: An analysis of the literature. *Obstet Gynecol Surv.* 1985;40:57.

83. Niebyl JR. Genetics and teratology, drug use in pregnancy. In: Pitkin R, Zlatnik F, eds. *1984 Year Book of Obstetrics and Gynecology.* Chicago: Year Book Medical Publishers; 1984.

84. Presbitero P, Somerville J, Stone S, et al. Pregnancy in cyanotic congenital heart disease: Outcome of mother and fetus. *Circulation.* 1994;89:2673–2676.

85. Koren A, Edwards MB, Miskin M. Antenatal sonography of fetal malformation associated with drugs and chemicals: a guide. *Am J Obstet Gynecol.* 1987;156:79–85.

产 后 子 宫

JULIA DMITRIEVA

第 33 章

目标

- 描述产后子宫、卵巢及韧带的变化。
- 阐述正常产后的生理现象。
- 识别正常及异常产后子宫的超声声像图表现。
- 鉴别粘连性、植入性及穿透性胎盘植入。
- 明确产褥感染的原因及超声声像图表现。
- 总结产后卵巢静脉血栓形成的原因。
- 列举剖宫产术后并发症。

术语表

收缩乏力 (atony) : 缺乏正常肌张力。

绒毛膜羊膜炎 (chorioamnionitis) : 由细菌引起的羊膜和绒毛膜感染。

凝血病 (coagulopathy) : 体内凝血机制异常导致出血。

栓子 (emboli) : 血液里移动的异物,如血栓和空气。

血肿 (hematoma) : 由溢出血管外的血液聚集形成。

子宫切除术 (hysterectomy) : 切除子宫。

退化 (involution) : 一个器官的正常外形及大小的变小,以及功能减退。

静脉肾盂造影 (intravenous pyelogram,IVP) : 注入放射性造影剂后肾脏、输尿管及膀胱形成的放射影像。

肾结石 (nephrolithiasis) : 肾脏内的结石。

血栓性静脉炎 (thrombophlebitis) : 可导致血栓形成的静脉非化脓性炎症。

静脉造影 (venogram) : 注入放射性造影剂后进行的静脉显影。

关键词

产褥期
产褥期感染
产后卵巢静脉血栓形成
粘连性胎盘植入
植入性胎盘植入
穿透性胎盘植入
胎物残留
子宫收缩乏力
子宫内膜炎

产后期也称为产褥期,为胎盘及子宫内容物娩出后 6 ~ 8 周或直至子宫恢复到产前状态的时期。[1]产褥期行超声检查的主要原因有:①产后出血;②寻找产后感染的原因;③产后卵巢静脉血栓炎;④出现剖宫产并发症,例如切口血肿及脓肿。

正常产后解剖及生理

产褥期生理及生化变化是由于怀孕产生的激素消退而引起,它可以使子宫恢复到怀孕前的状态。停止哺乳则排卵和月经恢复。

　　刚分娩后的子宫体积大而重。子宫收缩及回旋可以使子宫恢复到产前的形态,恢复到肚脐及耻骨联合之间的位置。子宫的这种恢复通常在产后一周内完成,难产或辅助分娩(如使用产钳或巨大儿)的情况例外。产褥期超声检查不作为常规检查,除非是失血过多或疼痛的情况无缓解,或者是剖宫产。临床医师可以通过双合诊或其他一些体格检查来判断子宫是否恢复到产前状态。

超声检查技术

　　超声技师尽可能选择高频率、又能够通过皮肤表面穿透组织结构获得足够分辨力的探头。最常用的探头为 2.5 ~ 5MHz 的凸阵或线阵探头。必要时可以选择 5 ~ 10MHz 的经阴道探头。经会阴超声检查常常用于经腹部评估产后子宫。经腹部超声需要充盈膀胱将子宫前方的含气体肠道推开,从而显示盆腔结构。检查者需要利用总增益及时间补偿增益来调节由组织衰减或膀胱增强造成的亮度差异。经腹部盆腔检查包括子宫、卵巢及其他盆腔结构的纵、横切面扫查。经阴道超声可以显示盆腔结构的矢状切面及冠状切面。两种检查技术的结合可以显示整个盆腔结构。对于剖宫产术后不能忍受经腹部检查疼痛的患者,可以应用 2.5 ~ 5MHz 的探头并使用消毒耦合剂,经阴唇或经会阴检查。应用这种检查方式时,患者的体位与经阴道检查相同,探头紧贴阴唇。

　　需要注意的是,与非孕期检查比较,产褥期超声检查时应按压相对轻柔,较重的压力可能压缩子宫导致子宫前后径(AP)减小而子宫的横径增加。由于这些患者可能会存在盆腔疼痛或压痛,超声技师应考虑到患者对疼痛的忍耐力,注意保持患者舒适。

正常产后子宫的超声表现

　　由于产后子宫处于增大状态,双合诊及视诊可能不适用于评估产后子宫。超声可以在首诊及随访中提供与病理相符合的可靠的子宫及卵巢检查结果。

　　产后子宫在复旧过程中可能出现各种各样的情况。超声可以显示从产后第一天表现为部分开放、边界不清晰到逐渐关闭的宫颈内口。子宫肌层总厚度约 7 ~ 10cm。因为怀孕期间子宫血流量增多,二维超声(2D)及 Doppler 超声检查可以显示产后子宫肌层的血

管。产褥期初期子宫内膜增厚(某些报道中可达 13mm),在后期可以减少到正常厚度(2 ~ 8mm)。[1]产后当血液及其他物质从宫腔排出时可以看到宫腔内有液性分离,[1]其测量值常不超过 1.2 ~ 1.4cm。

　　当子宫收缩到产前大小时,子宫纵切面/矢状切面长度测值为 14 ~ 25cm。如果产后早期测量子宫可能需要分段测量然后累加起来作为总长度。子宫横切面/冠状切面宽度范围约 7 ~ 14cm。纵切面/矢状切面测量需要选择正确的角度。造成测量错误的原因有:①经腹部检查时按压力度过大;②测量点不同;③子宫收缩;④膀胱的充盈量会影响子宫底至宫颈内口的距离(图 33-1)。

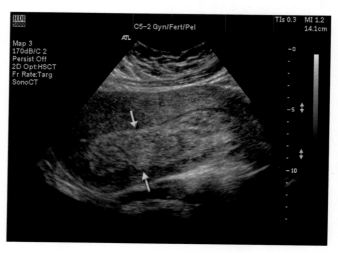

图 33-1　体积增大的产后子宫内可见增厚的宫内膜(箭头)。(图片来源于 Philips Healthcare, Bothell, WA)

　　患者的附属韧带一般在分娩后立即开始恢复,在 1 个月内可达到产前状态。认识到阔韧带是正常而非病理性结构是非常重要的。除非在早孕期出现卵巢囊肿,否则卵巢怀孕前后无变化,因此,产褥期卵巢很容易被显示。

疾病相关知识点 33-1 产后超声正常测值范围	
结构	**直径(cm)**
前后径	
内膜前后厚度	0.4 ~ 1.3
肌层	3.0 ~ 6.5
子宫	7.0 ~ 10.0
长度(矢状切面测量)	14.5 ~ 25.0
宽度(横切面测量)	7.0 ~ 14.0

产后出血

产后出血的定义是在第三产程或在阴道分娩后急性失血大于 500ml。[8]若为剖宫产则出血量需要大于 1000ml 才能称为产后出血。[8]产后出血的几个原因中最常见的是胎盘植入。根据胎盘植入子宫肌层的深度分为以下三型：

- 粘连性胎盘——胎盘不是附着在子宫内膜上而是附着于子宫肌层。有剖宫产史[9]或其他子宫瘢痕形成病史的妇女胎盘粘连的风险增加。Rumack 提出超过 30%[10]的胎盘粘连患者具有胎盘前置。[9]超声不一定能作出诊断,特别病灶很小的时候(图 33-2)。

- 植入性胎盘——胎盘侵入肌层的程度大于粘连性胎盘。[9]

- 穿透性胎盘——当胎盘完全侵入肌层达到子宫浆膜层。[9]

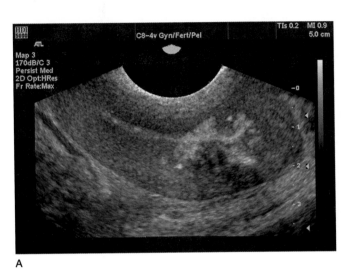
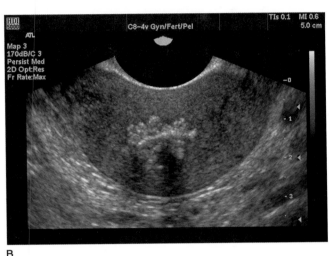

图 33-2　子宫胎盘植入。A. 经阴道超声显示早期胎盘植入的正中矢状切面。B. 同一个子宫的横切面图像。(图片来源于 Philips Healthcare, Bothell, WA)

所有这些疾病都是由于蜕膜基底层的完全或部分缺失造成的。[11]超声检查有助于识别胎盘侵袭子宫肌层的标识——多个胎盘湖。[9,11]通常认为这些胎盘湖是异常蜕膜基底部引起的非典型血流。然而也可能会出现子宫破裂引发紧急分娩和子宫切除术这些罕见情况。

急性出血是在分娩后立即出现严重的出血,通常导致紧急急子宫切除术。[11]延迟性出血是在产后几天至几周内发生的出血。以下所有情况都与产后出血有关:血细胞比容减少、低血压、子宫切除术、肾衰竭、休克,有时甚至死亡。

产褥感染

产褥感染是特指在产后 24 小时内连续两天体温超过 38℃ 的任何感染。子宫压痛(不是产后宫缩痛)通常是感染的第一个信号。其他的症状包括寒颤、头痛、不适和厌食。[13]子宫通常柔软、压痛及增大。恶露或阴道分泌物可能会减少,也可能是量大且有气味。[12]

大多数产后的感染是尿路感染,但也可能是乳腺感染、血栓性静脉炎或子宫内膜炎。

子宫内膜炎定义为子宫内膜感染,通常是由正常阴道菌群迁移引起,从而导致产后出血。其他原因还包括:胎膜早破、妊娠物残留和产程延长。[14]剖宫产后的阴道分娩会增加子宫内膜炎的发病率。[12,15]子宫内膜炎超声表现:子宫内膜增厚、不规则,宫颈管内可探及液体。[15]一些报道提到宫腔内可见气体,然而在产后 3 周内宫颈管内有一些气体是正常的。[1,15]

产后出血的另一个原因是宫内残留(retained products of conception, RPOC),[8,15]是在生产和分娩过程中未完全排出宫内妊娠物。宫内残留也可引起感染。超声可见宫腔内高回声团块。[10]胎盘组织残留物称为胎盘息肉,由胎盘组织从子宫内未完全排出形成(图 33-3)。[16]有时用超声监测人工剥离胎盘。有研究报道人工剥离胎盘术后立即床旁超声检查不能够影响预后,但是可能会增加不必要的干预。混杂团块内可能包含坏死组织、血块或感染物。[15]RPOC 使 1% 的足月分娩变得复杂化。[17]如果不治疗,可能出现出血、感

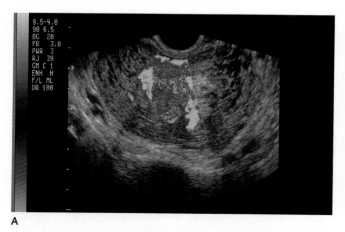

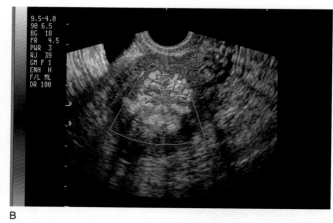

图 33-3 A.胎盘残留团块及血供情况。宫腔镜手术成功,恢复正常月经。B.另一个胎盘残留团块

染和宫腔粘连。子宫内膜炎及 RPOC 超声表现非常类似(图 33-4)。

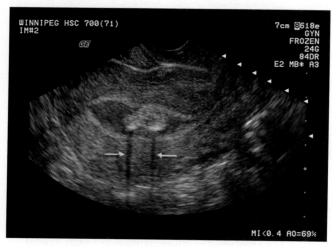

图 33-4 这是患者择期终止妊娠后的超声。宫内形状不规则强回声团是宫内残留。伪像(箭头)可能是由于空气造成的彗星尾征。(图片来源于 GE Healthcare,Wauwatosa,WI)

宫缩乏力是造成产后出血最常见原因之一。[8,18,19] 宫缩乏力时子宫无法恢复到妊娠前张力状态,变得松弛并不能保持形状。多胎妊娠、巨大儿、产程延长、妊娠次数大于 5 次、产程过快、羊水多及绒毛膜炎都会增加宫缩乏力的风险。[8] 凝血病在产后也很常见。凝血是出血的自然反应,然而当血凝块脱落时,附着面就会出现出血。

产后卵巢静脉血栓性静脉炎

血栓性静脉炎是由血管腔内的血栓引起静脉炎形成的。产后卵巢静脉血栓性静脉炎(postpartum ovari-

an vein thrombophlebitis,POVT)是一种罕见疾病,通常在产后出现,但也可能出现在恶性肿瘤和盆腔感染性疾病。[20] 这种罕见的、潜在危及生命的并发症随着剖宫产数量的增加发病率从 1∶600 到 1∶2000。[20,21,22] POVT 的发病机制与 Virchow 三联征有关:①妊娠期和产后的高凝状态;②静脉瘀血;③子宫扩张和收缩引起的静脉壁损伤。[23,24]

大多数 POVT 病例都涉及右卵巢静脉(某些文献中提出 80% ~ 90%)。[15,24] 这个理论根据是右卵巢静脉呈锐角进入 IVC。左卵巢静脉逆流减少了子宫内感染的扩散。[15,24] 怀孕期间因为血流量增加使静脉扩张,产后身体会减少血液的产生导致静脉瘀滞,而卵巢静脉中的瓣膜功能不全可能造成这种静脉瘀滞。

症状

由于 POVT 症状与其他疾病症状相似,仅凭临床表现很难诊断。最常见症状包括盆腔疼痛、发烧和右侧盆腔肿块。[22,25] 子宫感染的细菌传播可能是 POVT 发生原因之一。极少数患者可能会出现恶心、呕吐、腰腹疼痛、腹股沟疼痛,甚至肠梗阻。通常情况下,患者在分娩后 48 ~ 96 小时内会出现这些症状。[21]

诊断

随着 CT、MRI 和超声成像技术的应用,POVT 的诊断得到了极大的提高。[22] 在应用这些检查技术之前,POVT 通常可以通过 IVP 或静脉造影做出诊断。因为 CT 能显示整个卵巢静脉,所以 CT 是 POVT 首选的诊断方法。[20,25] POVT 的超声声像图表现为来自附件区向上延伸呈无回声到低回声的扩张管状结构(图 33-5),[26] 典型特点为无彩色或多普勒信号;管腔内可见有

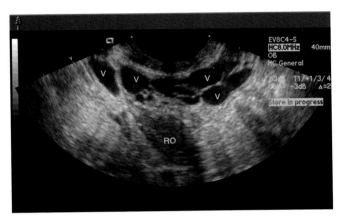

图 33-5 右卵巢（RO）周围静脉曲张（V）

回声的栓子可证实血栓存在。[26]血凝块可延伸至下腔静脉（IVC）管腔内。[22]血栓也可以表现为位于子宫和腰大肌之间的团块，最常见的 POVT 部位是 IVC 和右卵巢静脉汇合处。POVT 的鉴别诊断包括阑尾炎、肌瘤、肾结石、卵巢扭转和输卵管卵巢脓肿，诊断 POVT 需要证明卵巢静脉内有血栓形成。[20-22,24]

治疗

治疗 POVT 通常为经静脉（IV）的抗凝血剂治疗，如肝素和血液稀释剂（如华法林）。[26]一些病人使用 IVC 滤网防止栓子进入心脏或肺部而导致肺栓塞或死亡。影像学随访有助于监测血栓是否溶解。也可能会使用到抗生素。[20-22,24]

剖宫产术并发症

美国疾病预防控制中心（CDC）报告 2007 年剖宫产的比例达到了美国所有分娩量的 31.8%，在过去十年中增加了 50%。传统上剖宫产切口是沿着子宫的长轴进行垂直或纵向切开。[15]为了增加剖宫产后的阴道分娩，大多数手术现在都采用了横向切口。横切口在超声图像上表现为无回声还是低回声，取决于局部组织对手术的反应。剖宫产手术常见并发症是切口部位血肿和感染。[15]

血肿

在剖宫产手术中，外科医生通常会在膀胱和子宫之间切开腹膜，显露子宫下段。这一潜在区域被称为膀胱腹膜反折，是剖宫产后血肿好发部位。[15]当切口处有出血，且未能被重新吸收就会产生血肿。在膀胱腹膜反折区发现血肿呈边界不清的无回声区，[15]其边界范围可以从非常小（小于 1 cm）到非常大（大于 15 cm）。有时，团块内由于混杂有凝血块、内部分隔或碎片组织，在图像表现为混合性团块。[27]有时需要高频探头来充分显示其结构和内部成分（图 33-6）。

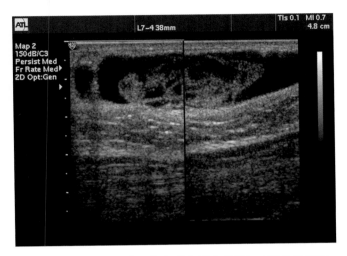

图 33-6 双幅图显示血肿表现为混合回声。（图片来源于 Philips Healthcare，Bothell，WA）

感染

剖宫产术后感染可能是由于手术时间长、子宫内膜炎、羊水进入切口及术前感染等因素引起。剖宫产术后任何时候发热的病人必须怀疑出现感染。剖宫产术后感染可在腹壁或子宫壁切口内。也可能沿着切口形成脓肿。这些并发症可能形成各种各样的声像图，包括无回声、囊性、混合性以及有或无明确的边界。CT 图像可以提供更好的整体情况有助于诊断（图 33-7）。

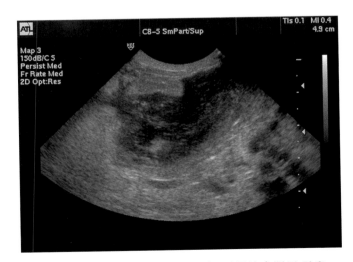

图 33-7 术后脓肿表现为混合回声。（图片来源于 Philips Healthcare，Bothell，WA）

小结

■ 胎盘粘连、胎盘植入和穿透性胎盘植入是胎盘与子宫肌层的关系异常，它们可能会导致产后出血。

■ 子宫内膜炎是一种子宫内膜感染，它可能会延伸到子宫肌层和宫旁组织。

■ RPOC 和子宫内膜炎有类似的超声表现。

■ 子宫收缩乏力会导致出血。

■ POVT 更多见于右卵巢静脉。

■ 血肿和感染是剖宫产的两种并发症。

思考题

1. 某患者首次妊娠顺产后两周来就诊。孕产过程正常。目前主诉阴道出血、低烧及全身不适。临床查体子宫有压痛，妊娠试验阴性，无尿路感染症状。列出根据患者的症状及体征可以做出的鉴别诊断，什么样的超声表现可以帮助诊断？

（熊雯　译）

参考文献

1. Poder L. Ultrasound evaluation of the uterus. In: Callen PW, ed. *Ultrasonography in Obstetrics and Gynecology*. 5th ed. Philadelphia: Saunders Elsevier; 2008.

2. Defoort P, Benijts G, Thiery M, et al. Ultrasound assessment of puerperal uterine involution. *Eur J Obstet Gynecol Reprod Biol*. 1978;8:95–97.

3. Land JA, Stoot JE, Evers JL. Puerperal ultrasonic hysterography. *Gynecol Obstet Invest*. 1984;18:165–168.

4. Lavery JP, Shaw LA. Sonography of the puerperal uterus. *J Ultrasound Med*. 1989;8:481–486.

5. Rodeck CH, Newton JR. Study of the uterine cavity by ultrasound in the early puerperium. *Br J Obstet Gynaecol*. 1976;83:795–801.

6. VanRees D, Bernstine RL, Crawford W. Involution of the postpartum uterus: An ultrasonic study. *J Clin Ultrasound*. 1981;9:55–57.

7. Wachsberg RH, Kurtz AB, Levine CD, et al. Realtime ultrasonographic analysis of the normal postpartum uterus: technique, variability, and measurements. *J Ultrasound Med*. 1994;13:215–221.

8. Postpartum Hemorrhage. Merck Manual. Available at: http://www.merckmanuals.com/professional/gynecology-and-obstetrics/abnormalities-and-complications-of-labor-and-delivery/postpartum-hemorrhage. Accessed August 27, 2016.

9. Feldstein VA, Harris RD, Machin GA. Ultrasound evaluation of the placenta and umbilical cord. In: Callen PW, ed. *Ultrasonography in Obstetrics and Gynecology*. 5th ed. Philadelphia: Saunders Elsevier; 2008.

10. Alkazaleh F, Viero S, Kingdom J. Sonographic evaluation of the placenta. In: Rumack CM, Wilson SR, Charboneau JW, et al., eds. *Diagnostic Ultrasound*. 3rd ed. Elsevier; 2005.

11. Yi KW, Oh MJ, Seo TS, et al. Prophylactic hypogastric artery ballooning in a patient with complete placenta previa and increta. *J Korean Med Sci*. 2010;25(4):651–655.

12. Davies JK, Gibbs RS. Obstetric and perinatal infections. In Gibbs RS, Karlan BY, Haney AF, Nygaard I, eds. *Danforth's Obstetrics and Gynecology*. 10th ed. Baltimore: Wolters Kluwer Lippincott Williams & Wilkins; 2008.

13. Osborne NG. Infections of the uterus. In: Baggish MS, Valle RF, Guedj H, eds. *Hysteroscopy-Visual Perspectives of Uterine Anatomy, Physiology and Pathology*. 3rd ed. Baltimore: Wolters Kluwer Lippincott Williams & Wilkins; 2007.

14. Puerperal Endometritis. Merck Manual. Available at: http://www.merck.com/mmpe/sec18/ch265/ch265c.html. Accessed August 27, 2016.

15. Salem S, Wilson SR. Gynecologic ultrasound. In Rumack CM, Wilson SR, Charboneau JW, eds. *Diagnostic Ultrasound*. 3rd ed. Elsevier; 2005.

16. Yi JG, Choi SE, S YK, et al. Placental polyp: sonographic findings. *Am J Roentgenol*. 1993;161:345–346.

17. Weissbach T, Haikin-Herzberger E, Bacci-Hugger K, et al. Immediate postpartum ultrasound evaluation for suspected retained placental tissue in patients undergoing manual removal of placenta. *Eur J Obstet Gynecol Reprod Biol*. 2015;192:37–40.

18. Bodelon C, Bernabe-Ortiz A, Schiff MA, et al. Factors associated with peripartum hysterectomy. *Obstet Gynecol*. 2009;114(1):115–123.

19. Baudo F, Caimi TM, Mostarda G, et al. Critical bleeding in pregnancy: a novel therapeutic approach to bleeding. *Minerva Anesthesiol*. 2006;72(6):389–393.

20. Chellman-Jeffers MR. Ovarian Vein Thrombosis. WebMD. Available at: http://emedicine.medscape.com/article/404364-overview. Accessed August 27, 2016.

21. Prieto-Nieto MI, Perez-Robledo JP, Rodriguez-Montes JA, et al. Acute appendicitis-like symptoms as initial presentation of ovarian vein thrombosis. *Ann Vasc Surg*. 2004;18(4):481–483.

22. Al-toma A, Heggelman BGF, Kramer MHH. Postpartum ovarian vein thrombosis: report of a case and review of literature. *Neth J Med*. 2003;61(10):334–336.

23. Singh RS, Galt SW. The role of ultrasound in the management of extremity disease. In: Zwiebel WJ, Pellerito JS, eds. *Introduction to Vascular Ultrasonography*. 5th ed. New York, Elsevier Saunders; 2005.

24. Takach TJ, Cervera RD, Gregoric ID. Ovarian vein and caval thrombosis. *Tex Heart Inst J*. 2005;32(4):579–582.

25. Karaosmanoglu D, Karcaaltincaba M, Karcaaltincaba D, et al. MDCT of the ovarian vein: normal anatomy and pathology. *Am J Roentgenol*. 2009;192(1):295–299.

26. Akinbiyi AA, Nguyen R, Katz M. Postpartum ovarian vein thrombosis: two cases and review of literature. Case Reports Med. 2009. Available at: http://www.hindawi.com/journals/crm/2009/101367.html. Accessed August 27, 2016.

27. Baker ME, Bowie JD, Killam AP. Sonography of post-cesarean-section bladder-flap hematoma. *Am J Roentgenol*. 1985;144:757–759.

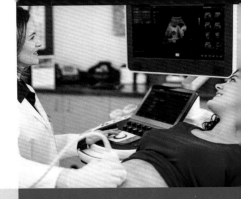

介入性超声

SANJA KUPESIC

第34章

目标

- 定义羊膜腔穿刺术,绒毛膜绒毛采样(CVS)和经皮脐血采样。
- 列举羊膜腔穿刺术、CVS、胎儿组织采样和阴道内手术的适应证。
- 确定进行遗传羊膜穿刺术或 CVS 抽样的合适孕龄。
- 描述羊膜腔穿刺术和 CVS 的操作步骤。
- 总结多胎妊娠羊膜腔穿刺术或减胎术的方法。
- 阐述经官颈与经腹 CVS 技术间差异。
- 列举采集胎儿组织或血液样本的侵入性方法。
- 回顾超声引导下阴道内侵入性手术。

关键词

羊膜腔穿刺术

绒毛膜绒毛采样

经皮脐血采样

胚外体腔穿刺术

脐静脉穿刺术

胎儿治疗

多胎妊娠

减胎

术语表

高龄孕妇(advanced maternal age,AMA) :35 岁以上女性。

羊水穿刺(amniocentesis) :羊水采样。

绒毛膜绒毛采样(chorionic villus sampling,CVS) :胎盘绒毛膜绒毛采样。

胚外体腔穿刺术(coelocentesis) :早期通过非胎盘区的胚外体腔液采样。

多胎(mutifetal) :多于一胎。

经皮脐血采样(percutaneous umbilical blood sampling/cordocentesis, PUBS) :通过脐带的胎血采样。

培养皿(petri dish) :用于培养胎儿组织或细胞的圆盘。

经官颈(transcervical) :穿过官颈。

羊膜腔穿刺术和绒毛膜绒毛采样(chorionic villus sampling,CVS)是从妊娠子宫获得存活胎儿的细胞或细胞产物,用以进行产前诊断最常见的两种临床技术,非常依赖超声的使用。经皮脐血采样(percutaneous umbilical blood sampling,PUBS) 也称为脐静脉穿刺,[1] 是另一种需要使用超声获得胎儿细胞的技术,但是这种技术与羊膜腔穿刺术或 CVS 相比,手术风险更高。PUBS 在超声引导下将细长并精确校准的穿刺针小心地插入母体腹部皮肤、皮下组织、腹膜、子宫及羊膜腔内,直接经脐带血管采集少量胎儿血液用于分析。该

方法存在较高的并发症风险,因此仅用于特殊适应证和特殊分析,例如在晚孕期,需要胎儿血液进行化学分析或染色体研究的快速血细胞培养。

特别是 DNA 技术的使用,现在越来越多的遗传性疾病能在产前诊断,因而羊膜腔穿刺术和 CVS 已被纳入日常医疗操作的范畴。让患者意识到侵入性手术的优势和局限性以及并发症的发生率是非常重要的。遗传咨询研讨会向患者及其家属提供了传递这些信息的机会。

遗传咨询是用来讨论家族遗传疾病的发生和复发

风险的一个沟通过程。[2]事实上却不止于此:遗传咨询者向患者或家属提供与遗传疾病相关的最新资料,包括诊断可能涉及的风险以及可供选择的治疗方案。[2,3]

除了备受关注的情感问题还有道德伦理问题,对妊娠子宫和发育胎儿进行操作需要向每个患者进行说明。需要进行充分的手术讨论并解答患者疑问才符合目前产前诊断的护理标准。团队协作是一种有效的方法,一般来讲,医疗团队不仅有产科医生,还有遗传顾问、超声医师以及相应的外科与内科专家。

羊膜腔穿刺术

来自希腊语的"羊膜穿刺术"是指"穿刺羊膜囊"。羊膜和绒毛膜是围绕和保护整个孕期子宫内发育胎儿的两个主要膜状结构,它们与胎儿一样,均由相同的受精卵发育而来。胎儿出生意味着胎盘和胎膜功能结束,最后排出胎盘胎膜组织。

发展史

1881 年,Lamble 和 Schatz 首先描述了羊膜腔穿刺术作为缓解羊水过多导致的宫内高压的方法。[4,5]Parvey 是首先报道经腹部穿刺成功治疗急性羊水过多的人之一,他将之归功于早在 1900 年第一个尝试这种手术的 Bumm。[6,7]反对用穿刺针盲插妊娠子宫的理由包括:可能对胎儿造成损伤、胎盘损伤、子宫出血、感染以及妊娠停止。这些理由阻止了这一技术的进一步发展,直到 Bevis 发现羊水的某些特征具有诊断和判断新生儿溶血性疾病预后的价值。[8]Walker 以及后来的 Liley 在一名患者身上进行了连续的羊膜腔穿刺而未发生事故,以此证明了该手术的相对安全性。[9,10]现在,超声引导可显示手术过程中的穿刺针,以排除过去曾发生的手术并发症,但是依然存在一些固有的风险。

最初高龄孕妇(AMA)或有特殊出生缺陷生育史的孕妇会被建议进行产前诊断性羊膜腔穿刺术。然而,1983 年召开的医学与生物医学及行为科学伦理问题研究委员会建议重新审查遗传性羊膜腔穿刺术的资格标准,以便所有年龄的妇女都能够从这一手术中获益。[11]

诊断准确性的增加、并发症风险的降低,同时通过电视和其他大众媒体宣传,增加了全球大多数人对羊膜腔穿刺术的接受度。据报道,羊膜腔穿刺术并发症的发生率为 0.5%,在定期进行手术、人员经过良好培训的医疗中心,实际发生率低于 3:1000。[12]

随着 DNA 新技术的出现以及鉴定那些通过分子遗传学方法检测出的越来越多的染色体疾病,在过去十年中,羊膜腔穿刺术和 CVS 的需求数量显著增加。

适应证

35 岁以后与孕妇年龄相关的染色体异常的风险会增加,通常将进行遗传性羊膜腔穿刺术。这类需求占产前诊断的 65% ~80%。[13,14]血清甲胎蛋白(MSAFP)筛查结果升高或降低至普通人群中位数以下的孕妇,是第二大类需求人群,占总数的 10% ~ 15%。1972 年,Leek 和同事们首先阐述了 MSAFP 值异常升高与神经管缺陷之间的关系,而 MSAFP 值低于指定孕龄平均水平则与胎儿染色体三倍体症的风险增加相关。[15,16]

甲胎蛋白(AFP)是胎儿肝脏产生的血清蛋白,正常情况下只存在于胎儿循环系统中。羊水循环阻塞导致羊水中蛋白质累积,随后表现为在孕妇血清中增加。与 MSAFP 升高相关的其他情况包括多胎妊娠、胎儿死亡和胎儿异常。[17]MSAFP 水平与羊水 AFP 水平在不同妊娠阶段会发生变化。评估 AFP 水平应结合不同的孕龄。MSAFP 值超过该孕龄平均值的 2.5 倍即为可疑。目前接受的筛查方案建议应进行超声检查确定孕龄,以及是否存在多胎妊娠或其他超声可显示的异常。不准确的孕龄将导致对 MSAFP 结果的错误理解。几乎所有神经管缺陷的病例都有 MSAFP 升高,故 MSAFP 升高的患者需要进行仔细的超声检查(图 34-1,图 34-2)。

越来越多的健康状况良好的孕妇也要求进行检查,她们不具有特定风险但却过度担心异常妊娠结局的可能性。因此,不管多大年龄,孕妇焦虑已经成为产前遗传诊断的公认指征。羊膜腔穿刺术的其他适应证是评估肺成熟度、胎儿感染以及同种免疫状态。分光光度法测定胆红素水平不再是评估 RH 同种异体免疫患者红细胞增多症的标准。这种检测已被脉冲多普勒测量大脑中动脉(MCV)取代。

曾经分娩过染色体缺陷或代谢紊乱孩子的孕妇也会被建议去进行遗传性羊膜腔穿刺术。现在可以在产前通过生物化学检测出 100 种以上的代谢疾病和数量不断增加的 DNA 胎儿缺陷。遗传异常的复发风险取决于遗传模式。复发率从父母无异常但生过染色体缺陷孩子者的小于 1%,常染色体隐性遗传生化缺陷(如 TaySachs 病或囊性纤维化)的 25%,到(男性儿童)X 连锁肌营养不良症的 50%。

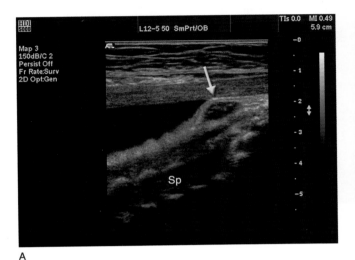

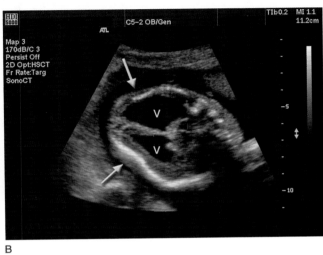

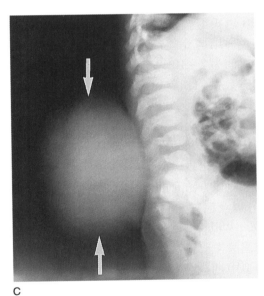

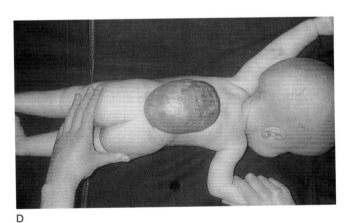

图 34-1　对血清甲胎蛋白水平明显升高的孕妇通常需要进行胎儿超声检查。A. 可能的畸形包括从脊柱（Sp）向后凸出的脊髓脊膜膨出（箭头），还有（B）脑室扩大（V）与胎儿颅骨（箭头）正位"柠檬"征。C. 放射片显示软组织包块凸出（箭头）D. 脊髓脊膜膨出。（图片 A 与 B 由 Philips Medical Systems，Bothell，WA 提供）

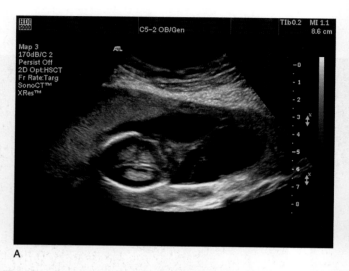
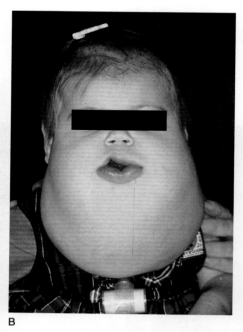

图 34-2　A. 超声检查发现自胎儿后颈部凸出的囊性水囊瘤。（图片由 Philips Medical Systems，Bothell，WA 提供）
B. 9 个月婴儿颈部巨大而柔软的包块（囊性水囊瘤）。出生时放置了气管造口。（图片由 Ellen Deutsch，MD 提供）

时间

　　进行遗传性羊膜腔穿刺术的最佳时间是妊娠 14 周到 20 周。足够的羊水量对胎儿威胁最小并且提供有用的样本采集，其中有足够数量的存活羊膜细胞以便及时得到结果。此外，这个孕龄增加了超声胎儿解剖学检查的内容，异常情况筛查较为容易。

　　产前诊断希望尽可能早的得到结果，但在孕 14 周前进行羊膜腔穿刺术将显著增加胎儿死亡的风险。[18] 从技术上讲，羊膜腔穿刺术可在中孕及晚孕期任何时候安全进行，不同国家妊娠终止的法律限制是决定羊膜腔穿刺术最后期限最关键的因素。通过培养或聚合酶链反应进行羊水分析可用于鉴别巨细胞病毒、细小病毒 B19、弓形虫病和（或）水痘-带状疱疹病毒的产前感染。此外，羊水的革兰染色、血糖水平、白细胞计数以及白细胞介素-6 水平用以诊断绒毛膜羊膜炎。

　　一般在妊娠 32 周后，通过羊膜腔穿刺术来测定卵磷脂与鞘磷脂的比值（L/S 比值），检测磷脂酰甘油（PG）或这两种方法都可以用来评估新生儿患呼吸窘迫综合征（RDS）的风险。L/S 比值大于 2 并且存在 PG 时，患 RDS 的风险较低。

　　通常在妊娠 15～17 周进行羊膜腔穿刺术。遗传性羊膜腔穿刺术的时间选择必须能够完成所有实验室检查，以便那些非致死性出生缺陷者能够在合法时间内选择终止妊娠。结果［即检测染色体数量异常如 21-三体（唐氏综合征），染色体单倍体如 Turner 综合征或染色体结构克隆性重排、易位、缺失、插入等］平均等待时间为 7～10 天。某些情况可能需要 3 周才能生长足够数量的细胞得到检测结果。生物化学（酶）缺陷，举几个例子，如半乳糖血症、Gaucher 病、Niemann Pick 病、苯丙酮尿症和 Tay-Sachs 病等，一般可以比染色体培养分析更早完成诊断。随着检测 DNA 缺陷分子探针的出现，在标本采集后几小时内就可以进行诊断了。该方法有助于诊断如前所述的多种生物化学缺陷，以及诸如囊性纤维化、Duchenne 肌营养不良症、Prader-Willi 综合征和血红蛋白病之类的疾病。

　　美国医学遗传学学会建议选择性终止妊娠应以传统的分裂中期染色体分析、异常超声检查和/或异常 13-三体、18-三体或 21-三体筛查试验为基础。为了解决妊娠终止时间超过法定时限的问题，特别当畸形胎儿存在争议时，许多机构指定了伦理委员会分别对每一种情况进行评估。该委员会由非专业人士、神职人员、非医学人士及医学专业人员组成。他们听取证据、评估病例，并就这些关键问题提出建议。[19]

超声引导下羊膜腔穿刺术的方法

　　在完成遗传咨询和知情同意流程后，最理想的情况是，手术前几天或几周内安排进行同步的超声检查和羊膜腔穿刺术。羊膜腔穿刺术是一种门诊手术，根据美国超声医学研究所（AIUM）发布的指南，可在超声实验室进行。[20]

在执行羊膜腔穿刺术之前,超声医师应了解以下信息:

1. 胎儿数量、胎位和胎儿活力。
2. 羊水量(正常、减少或增加)。
3. 胎盘位置。
4. 孕龄,可通过以下测量:双顶径、股骨长、腹围、头围以及眼距(眶内)
5. 评估以下解剖结构:脑室、胎心(四腔心切面)、胃泡、膀胱、脐带插入口、脐带血管数量、肾脏、脊柱及四肢。
6. 羊膜腔穿刺的最佳穿刺点。
7. 评估手术前后的胎心率。

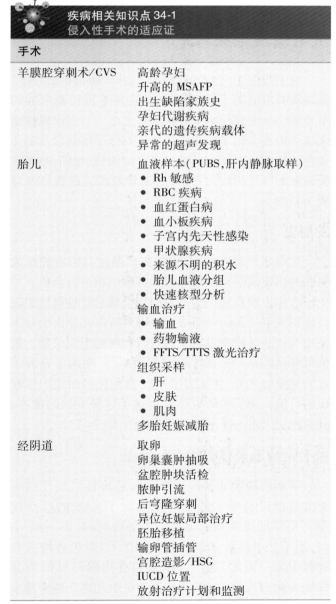

疾病相关知识点 34-1
侵入性手术的适应证

手术	
羊膜腔穿刺术/CVS	高龄孕妇 升高的 MSAFP 出生缺陷家族史 孕妇代谢疾病 亲代的遗传疾病载体 异常的超声发现
胎儿	血液样本(PUBS,肝内静脉取样) ● Rh 敏感 ● RBC 疾病 ● 血红蛋白病 ● 血小板疾病 ● 子宫内先天性感染 ● 甲状腺疾病 ● 来源不明的积水 ● 胎儿血液分组 ● 快速核型分析 输血治疗 ● 输血 ● 药物输液 ● FFTS/TTTS 激光治疗 组织采样 ● 肝 ● 皮肤 ● 肌肉 多胎妊娠减胎
经阴道	取卵 卵巢囊肿抽吸 盆腔肿块活检 脓肿引流 后穹隆穿刺 异位妊娠局部治疗 胚胎移植 输卵管插管 宫腔造影/HSG IUCD 位置 放射治疗计划和监测

FFTS,胎儿-胎儿输血综合征;TTTS,双胎输血综合征

手术开始时先用无菌治疗巾在手术部位进行铺巾。严格的无菌预防措施可减少羊膜腔穿刺术后的感染相关并发症。由助手拿着涂有耦合剂的超声探头,医生用无菌塑料袋包裹探头。[21] 在超声监测下,用一根长 3.5 英寸、20G、无菌的、带针芯的脊髓穿刺针穿入羊膜囊。超声图像可以显示穿刺针穿过组织层的进展情况。针尖在超声显示屏上表现为一个亮点,被称之为“闪烁”。[22] 用图像记录羊膜腔穿刺部位。穿刺过程中,引导穿刺针进入羊膜囊时,要特别小心。必须注意,在液体与固体组织交界面,超声图像所示的穿刺针位置可能因为折射与反射伪像而严重失真。[22] 超声监测和羊膜腔穿刺可由同一操作者同时进行(图 34-3 ~ 图 34-5)。

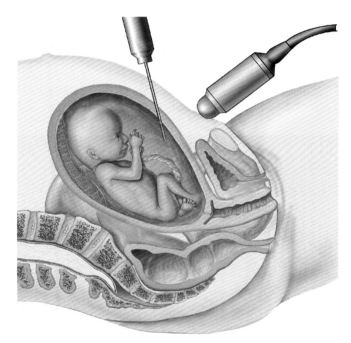

图 34-3　通常在 14 ~ 20 周左右进行遗传性羊膜穿刺术,采集含有胎儿细胞的羊水。在超声直接引导下进行羊膜腔穿刺针插入

为了避免母体细胞污染样本,去除针芯后,应丢弃最初几滴羊水。[23,24] 鲁尔锁定针座为 20 英寸长、无菌的、柔韧的延长管提供了一个固定位置。管的另一端连接 20ml 无菌注射器。延长管为羊水吸出提供了更大的便利和更好的稳定性;或者也可以不使用延长管,注射器直接连接针座。取出约 20 ~ 30ml 羊水转移至无菌的、正确标记的锥形管,运送至实验室。抽取羊水样本后,拔出针头。在患者离开之前,应最后再确认一次胎心搏动情况。

在 Coombs 测试阴性以及 Rh 阴性孕妇的羊膜腔穿刺术后应立即给孕妇注射 300mg 抗-D IgG 可防止

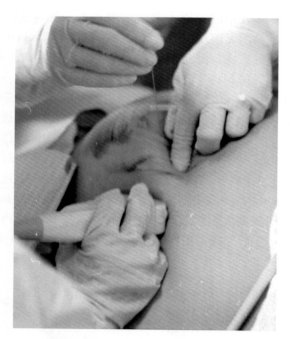

图34-4　羊膜腔穿刺术。穿刺针插入。（引自 Ricci S，Kyle T，Carman S. *Maternity and Pediatric Nursing*. 2nd ed. Philadelphia：Wolters Kluwer；2012：Figure 12-7.）

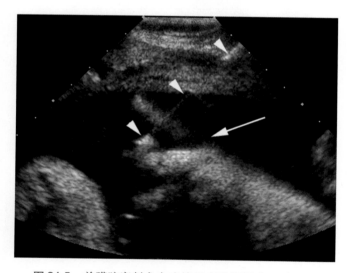

图34-5　羊膜腔穿刺术中连续超声监测胎儿运动。羊膜腔穿刺中，胎儿的手（长箭头）接近穿刺针（箭头）。（引自 Doubilet PM，Benson CB. *Atlas of Ultrasound in Obstetrics and Gynecology*. 2nd ed. Philadelphia：Wolters Kluwer；2011：Figure 22. 2-1.）

Rh 阳性胎儿发生致敏。

　　从羊水离心分离出羊水细胞。用羊水检测 AFP 或其他生化物质，用细胞培养进行染色体核型分析。

多胎妊娠

　　超声有助于估算孕龄、确认胎儿生存力，并记录胎儿与胎盘的数量和位置，同时确定胎儿间隔膜的存在。

双羊膜囊双胎，根据每个羊膜囊在孕妇腹部的位置，由超声分辨并标记为 A 或 B。容易识别的隔膜将双羊膜囊双胎的羊膜腔分隔开来，有助于安排每个羊膜囊穿刺的方案。虽然是双胎妊娠，但每个胎儿的生物学特征评估反映的是单个胎儿的情况。

　　从第一个羊膜囊（双胞胎 A）中取出羊水后，将 1~2ml 靛蓝色的胭脂红染料注入羊膜囊 A，羊水变成蓝色。第二个羊膜腔穿刺术是在双胞胎 B 进行。从第二个羊膜囊中抽出蓝染的羊水提示羊膜囊之间存在交通，单羊膜囊双胎会发生这种情况，或者又穿入了第一个羊膜囊。超声直接同步显示穿刺针的插入进程可以帮助避免再次误入。双胎羊膜腔取样成功率约为双胎妊娠的 88%。如果是三胞胎，第二个羊膜囊成功穿刺后再次重复"蓝色染色手术"。

绒毛膜绒毛采样

　　绒毛膜绒毛采样（chorionic villus sampling，CVS）是最新开发的用于安全、有效地进行基因诊断所需的早孕期活体滋养层组织取样的技术之一。组织取样越来越多地被应用于检测胎儿生化与分子疾病以及胎儿染色体异常。实际上采集的滋养层细胞、组织，是源自受精卵的胚外结构的一部分，随着妊娠的进展将发育成为胎盘。

发展史

　　在前超声时代，最早的研究者通过名叫宫腔镜的坚硬的内窥镜经宫颈采集滋养细胞组织进行分析。[25,26] 中国医生在没有超声引导下使用金属套管抽吸组织进行性别鉴定。[27] Kazy 和他的同事们[28]首次在超声引导下使用柔软的活检钳进入子宫进行直视的组织采集。最值得赞扬的是一个意大利研究团队[29,30]明确了这种手术的风险与优势，并证实了 CVS 在生化胚胎组织诊断中的价值。他们的研究结果促进了这种方法的推广，同时推动了进一步的研究（图 34-6，图 34-7）。

绒毛膜绒毛采样的优点与缺点

　　早期诊断胎儿遗传性疾病和遗传性妊娠代谢失衡的需求以及手术的准确性推动了 CVS 的广泛使用。[31]更早的诊断和更短的结果等待时间（24~48 小时，而不是羊膜腔穿刺术的 7~10 天）对患者特别具有吸引力。因此，这一诊断能够在肉眼可见的明显妊娠变化出现之前，以及在患者对胎儿建立越来越多的更深层次心理依恋之前进行。CVS 检查时间在末次

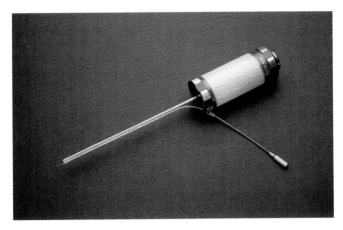

图 34-6 改良的接触式宫腔镜，具有套管可通过的通道，以便进行绒毛膜绒毛采样

月经的第 9~12 周，比较羊膜腔穿刺术更早因此更具优势。通过短期培养的方法可在 48 小时内获得初步的实验室结果。[32]需要通过 4~7 天长期培养的方法确认结果。

肢体缺陷

对于一些正统的犹太教团体来说，在妊娠第 40 天之前对严重异常胎儿进行诊断，进而终止妊娠，是可以接受的。[33]然而，许多报告都提出经宫颈和经腹部 CVS 均与胎儿横向肢体缺陷有关联的问题，因此，自 1991 年以来[34-38]并不鼓励这种做法。研究发现，无论是单一发病或是作为肢体发育不全综合征的一部分，在妊娠 10 周(70~76 天)时进行 CVS 会增加横向肢体畸形的风险，约为普通人群类似畸形 0.3∶1000 发生率的 3 倍。[39]随着孕龄的增加，肢体缺损的频率和严重程度将逐渐降低。世界卫生组织对 216 381 例 CVS 进行评估的一份报告没有证实肢体退化缺陷与 CVS 之间的关系，尤其在妊娠 10 周后。[39]

据报道 CVS 后的胎儿损失率为 4%，而羊膜腔穿刺术后的损失率为 0.3%~1.0%。[12]更多最新的 CVS 注册数据[40]汇总信息表明，临床经验丰富的医疗中心

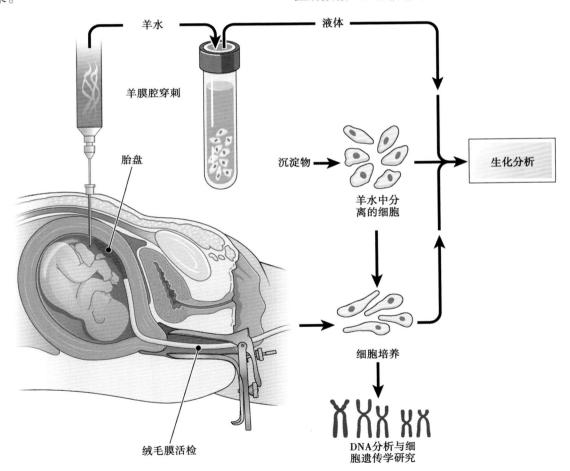

图 34-7 产前诊断。关键要点：羊膜腔穿刺从羊水液采集细胞，而绒毛膜取样从胎盘的胎儿部分采集细胞。对细胞和体液的生化分析可以发现一些胎儿畸形。一旦细胞培养(数量增加)，可以分析胎儿染色体。(引自 Cohen BJ, Hull K. *Memmler's The Human Body in Health and Disease.* 13th ed. Philadelphia：Wolters Kluwer；2014；Figure 25-12.)

胎儿损失数量明显减少,使得 CVS 风险与羊膜腔穿刺术的风险相当。[31,41]

从绒毛膜、羊膜及新生儿采集的细胞中染色体的不一致性问题尚未解决。Callen 及其同事[42]最近的一份报告指出,在 1312 例诊断性 CVS 手术中,22 种核型分型不一致,发生率高于羊膜腔穿刺术所报道的 20 倍。因此,绒毛膜细胞可能并不总是胎儿的真实代表。

疾病相关知识点 34-2 绒毛膜取样的优缺点	
优点	缺点
• 准确 • 早期遗传性诊断	• 肢体缺失 • 胎儿死亡 • 假阳性结果

超声引导下采样

在产前胎儿评估的所有方法中,无论超声的产前应用是为了诊断还是术中引导,超声可视化已成为必要条件。超声医生的培训和经验比所用设备更重要,他们必须能够与操作者协调工作,采集组织样本。对于 CVS 来说,使用何种实时设备并没那么重要。[43]超声监测和样本采集可以由一人同时进行,或者一人监测同时另一人采集组织样本。第三种替代方案是产科医生在操作套管的同时进行监测,然后将探头交给超声医生,产科医生自己用双手去采集样本。

经宫颈 CVS

与羊膜腔穿刺术一样,CVS 是在超声实验室进行的门诊手术。目的是采集未受母体细胞污染的少量具有活性的绒毛膜组织样本,而不会伤害妊娠。可以早期确定存在风险的患者、明确遗传问题、提供适当的遗传咨询并可计划在孕 10 ~ 11 周进行手术。

安排患者进行检查之前,临床医生必须全面掌握患者的产科及妇科病史。任何阴道或生殖道的活动性感染、宫内节育器以及宫颈口狭窄都是 CVS 的禁忌证。患者充盈或排空膀胱取决于哪种情况能够更好地观察盆腔器官。有时膨胀的膀胱可能引起子宫结构的不良变形。进行手术之前需要告知患者异常孕囊或胎心搏动消失。

CVS 之前必须进行超声检查,不仅是为了确认妊娠和宫内存在具有存活力的胎儿,还要估算孕龄并确定胎盘位置。通常在使用聚维酮碘溶液做阴道和宫颈准备之前,用阴道和宫颈涂片培养以排除淋病奈瑟氏球菌和其他病原体。插入窥阴器;一开始监测,临床医生小心地用把持钩夹住宫颈(图 34-8)。超声成像即

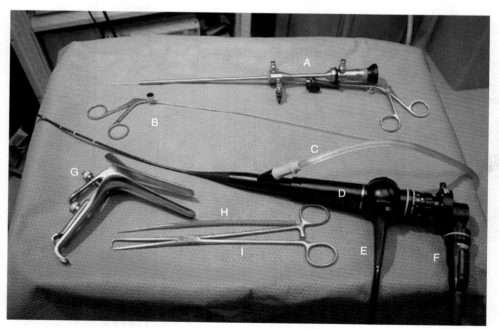

图 34-8　宫腔镜标配器械。A. 带 5.5mm 直径外鞘的组装连续进水操作宫腔镜。B. 5F 活检钳连接操作通道。C. 连接系统的水管接入 3mm 外鞘的灵活可控宫腔镜(D)。连接宫腔镜的医学摄像机(F)与光源连接(E)。扩阴器(G)帮助器械适当的移除。一支小号扩宫棒(H)或一系列扩宫棒对很多病人来说是必需的。把持钩(I)通常夹住宫颈帮助扩张宫颈并帮助宫腔镜进入宫腔。(引自 Berek JS. *Berek and Novak's Gynecology*. 15th ed. Philadelphia:Wolters Kluwer;2011:Figure 23-25.)

可确定宫颈口的位置。

不同的临床医生使用不同的坚硬器械和柔弱导管或插管。无论何种工具或操作,超声将监测器械经宫颈进入子宫的过程。滋养层最厚的部分(脐带连接处的绒毛膜隆起)是采集样本的目标区域(图 34-9,图 34-10)。许多临床医生使用卵黄囊作为标识。测量顶臀长,确定宫腔形状和宫腔走行。将配有金属针芯的柔软塑料导管插入子宫颈。

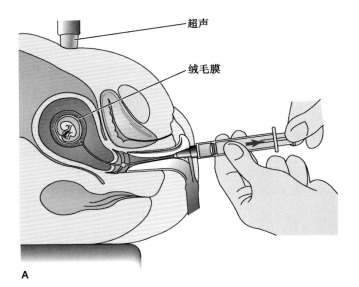

A

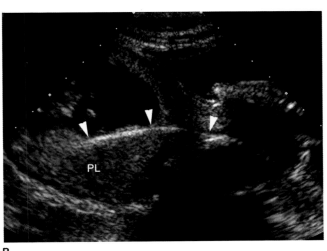

B

图 34-9 CVS 手术区域示意图。**A.** 经阴道 CVS 使用柔软的塑料导管。经腹法使用腰椎穿刺针从腹部穿入。(引自 Pillitteri A. *Maternal and Child Health Nursing.* 7th ed. Philadelphia:Wolters Kluwer;2013:Figure 7-12.)。**B.** 经阴道 CVS。导管(箭头)通过孕妇宫颈到达胎盘(PL)。(引自 Doubilet PM,Benson CB. *Atlas of Ultrasound in Obstetrics and Gynecology.* 2nd ed. Philadelphia:Wolters Kluwer;2011:Figure 22. 2-2.)

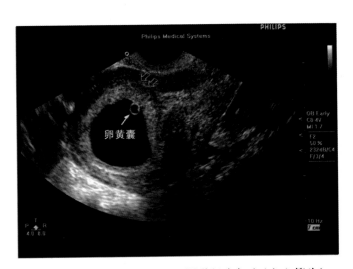

图 34-10 CVS 目标区域的经阴道超声扫查(空心箭头)。(图片由 Philips Medical Systems,Bothell,WA 提供)

当导管顶端到达合适位置时,临床医生将去除具有延展性的铝制针芯。预先制备含有 3 ~ 5ml 无菌培养基和少量肝素的 20ml 注射器,连接导管外端,并通过抽吸采集样本。当导管缓慢退出时,单次或重复地迅速回拉注射器的活塞产生负压。手术过程中,超声持续监测记录导管的放置和移动。

将平均 20 ~ 30mg 组织放入含有培养基的无菌培养皿中。用无菌培养基或盐水溶液洗涤样本后,病理医生在低功率解剖显微镜下检查样本,验证绒毛膜绒毛的存在。在解剖显微镜下用解剖针除去污染的孕妇细胞。然后组织培养实验室处理洗涤好的绒毛膜组织标本。

完成标本采集、取出器械后,在患者离开前应重新进行超声检查。检查者应观察采集点,排除手术可能引起的血肿形成或其他并发症。应在几天到一周内进行随访超声检查。

经腹部 CVS

目前,大多数 CVS 手术是经腹部进行的。经腹法与经宫颈法不同之处仅在于解剖通路和用于标本采集的器械。两种方法的患者准备、手术部位以及手术目标都是相同的。经腹方法,患者处于仰卧位而非截石位。识别胎盘并测量厚度。使用聚维酮碘溶液消毒选取的腹部穿刺点。在超声医生的监测下,20G、3.5 英寸的脊髓穿刺针与针芯,类似羊膜腔穿刺术中使用的穿刺针,刺入胎盘(图 34-11,图 34-12)。操作者取出针芯,将穿刺针稳定放置,连接一个 20ml 的 Luer-lok 注射器,其内含有混合了几滴肝素的 3ml 汉克培养液,同时采集样本。拉出注射器的活塞产生负压。缓慢移动针尖采集约 30mg 样本组织。然后取出穿刺针,进行类似先前羊膜腔穿刺术和子宫颈 CVS 所述的操作。在经宫颈和经腹 CVS 的患者中,如果 CVS 的结果不明确,那么患者就还需要再进行羊膜腔穿刺术检查。

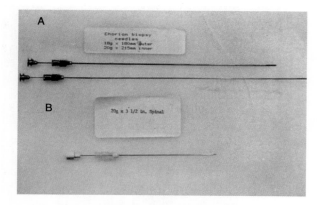

图 34-11　A. 用于经腹 CVS 的双针装置大口径的针头首先穿过腹壁插入到目标位置附近。取出针芯,将第二个较小的(20G)针插入第一个针管内至采样部位,并按照文中所述采集样本。B. 部分退出针芯的腰椎穿刺针。该针可用于羊膜腔穿刺术和经腹 CVS

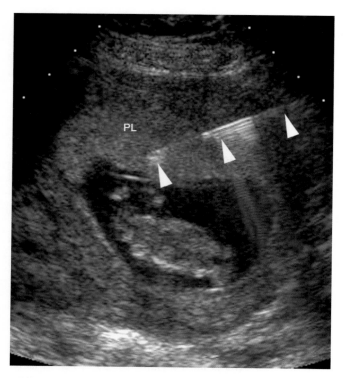

图 34-12　经腹部 CVS。穿刺针(箭头)通过孕妇前腹壁经皮插入至胎盘(PL)。(引自 Doubilet PM,Benson CB. *Atlas of Ultrasound in Obstetrics and Gynecology*. 2nd ed. Philadelphia: Wolters Kluwer;2011:Figure 22.2-1.)

经宫颈 vs 经腹部

直到最近,Brambati 及其同事[44]介绍的经宫颈 CVS 依然是最受认可的 CVS 方法。这种方法使用柔软的塑料导管并配有一个具延展性的针芯,经阴道插入子宫颈,探头放置在腹部进行引导(图 34-9)。经腹 CVS 于 1984 年首次介绍,这种方法因为降低了感染几率而具有较高的样本采集成功率,所以得到广泛认可。[45]在宫颈 CVS 失败的情况下,例如在胎盘前置或子宫过屈时,可以成功实施经腹 CVS。

已经有一些前瞻性、随机的大型研究在全世界范围内比较了经腹 CVS 和经宫颈 CVS。在美国,一项关于随机人群的研究报告显示,其中经宫颈 CVS 组 1944 例,经腹 CVS 组 1929 例,首次尝试经腹部取样成功率为 94%,经宫颈取样成功率为 90%。[45]孕妇并发症如羊水渗漏、阴道污染和出血在经宫颈 CVS 组中显著升高,具有统计学意义。经腹 CVS 组自发流产率为 2.3%,经宫颈 CVS 组为 2.5%。这就确定了这两种方法的安全性。在 2882 名女性中比较两种方法,首次尝试经腹组取样成功率为 98.1%,经宫颈取样成功率为 96%。[46]研究人员发现,与经腹 CVS 组(3.7%)相比,经宫颈 CVS 组(7.7%)自发流产率明显升高。经腹 CVS 取得的标本血液和母体细胞污染比经宫颈 CVS 更大。循证医学综述认为经腹 CVS 的胎儿丢失率与孕中期羊膜腔穿刺术相似,而经宫颈 CVS 与流产和自然流产高风险相关。[47]

羊膜腔穿刺术 vs 绒毛膜绒毛采样

Rhoads 及其同事[41]比较了 2278 例经宫颈 CVS 与 671 例羊膜腔穿刺术的安全性和有效性。他们获得的细胞遗传学诊断比例分别为 CVS 组 97.8%、羊膜腔穿刺组 99.4%。由于获得的组织样本不足,CVS 组重复取样次数最高达 4 次。CVS 组的总体妊娠损失率为 7.2%,羊膜穿刺组为 5.7%。包括自发流产、过期流产、终止异常妊娠、死胎以及新生儿死亡。CVS 组轻微并发症较多,包括抽搐、污染、出血以及羊水渗漏。因为 CVS 诊断不明确,17 例患者之后又进行了羊膜腔穿刺术。经腹 CVS 和经宫颈 CVS 与羊膜腔穿刺术的比较证明,经宫颈 CVS 组术后胎儿损失率最高(7.63%),其次为经腹 CVS 组(2.34%),羊膜腔穿刺组(1.16%)最低。[47]

研究表明,羊膜腔穿刺术是三种手术中最安全、最准确的。CVS 不管选择何种方式,都会存在重复手术、母体细胞污染、取样失败、因样本组织数量不足而多次插入的较高风险,结果的假阳性和假阴性发生率也较高。

早期羊膜腔穿刺术 VS. 经腹部绒毛膜绒毛采样

有人尝试在传统的 15 周之前进行羊膜腔穿刺术。一项前瞻性研究纳入了 731 例需要进行胎儿核型分型的 10~13 周妊娠接受早期羊膜腔穿刺术,570 例接受经腹 CVS。[18] 两组的取样成功率相同(97.5%)。胎儿损失率早期羊膜腔穿刺组(5.3%)明显高于 CVS 组(2.3%)。随机亚组(238 例随机分入羊膜腔穿刺组,250 例随机分入经腹 CVS 组)中,胎儿损失率分别为5.9% 和 1.2%。早期羊膜腔穿刺术(2.3%)比 CVS(0.53%)细胞培养失败率更高。120 例早期羊膜腔穿刺组中有 8 例胎儿损失,而 64 例经腹 CVS 组中没有发生胎儿损失。[48]

早期羊膜腔穿刺术的主要优点是降低嵌合率、减少重复检查,并可直接进行 AFP 测定。主要缺点是在孕 13 周前进行手术,胎儿损失率和细胞培养失败率升高。因而建议,孕 14 周前不应进行早期羊膜腔穿刺术。根据上述研究所得信息认为,经腹 CVS 优于早期羊膜腔穿刺术。

胚外体腔穿刺术

在妊娠第 10 周,体腔液环绕羊膜囊。胚外体腔穿刺术是一项新技术,包括从妊娠 6 周开始,在超声引导穿刺针经阴道插到羊膜腔外的胚外体腔(图 34-13)。[49]

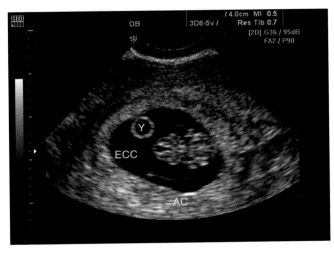

图 34-13　胚外体腔穿刺术从胚外体腔(ECC)进行羊水取样。Y,卵黄囊;AC,羊膜腔

这种方法有助于早期胎儿生理学和病理生理学的研究。此外,它还提供了至少从妊娠 7 周进行极早期产前诊断的可能性。[49,50] 三个主要局限性使人们不能用胚外体腔穿刺术替代羊膜腔穿刺术和 CVS 来进行胎儿核型分析。第一,体腔细胞很难培养。第二,分析颈部透明层厚度与早孕期或中孕期的生化检查也有助于筛查染色体缺陷。最后,手术的安全性备受关注。体腔穿刺术可能导致胎儿死亡或胎儿畸形最可能的机制是出血、子宫收缩导致的缺氧、宫内创伤激发的血管活性物质释放,导致对胎儿心脏和循环系统的直接损害。[50]

胎儿血液采样

到 20 世纪末,胎儿血液采样最常见的适应证包括血红蛋白病和红细胞病症的诊断,Rh 同族性免疫、血小板疾病和宫内先天性感染的诊断与治疗,以及快速核型分析。新的分子生物学技术的发展,如 CVS 和羊膜穿刺术后的聚合酶链反应(PCR)限制了胎儿血液采

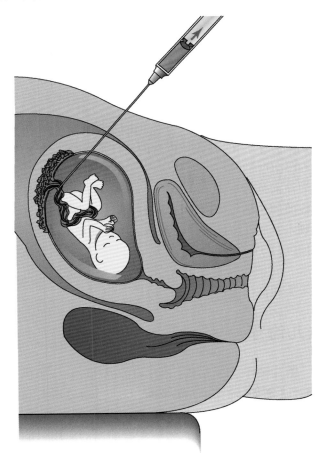

图 34-14　经皮脐带血采集应用羊膜腔穿刺术从脐带采集血液样本。(引自 Pillitteri A. *Maternal and Child Health Nursing*. 7th ed. Philadelphia:Wolters Kluwer;2013:Figure 7-13.)

样在具有镶嵌现象的羊膜腔穿刺术、Rh 同族免疫、不明原因水肿、同种异体血小板减少症、胎儿感染、胎儿血液分组、甲状腺疾病以及快速核型延迟诊断先天性异常等病例中的应用。[51] 子宫前壁胎盘需要经过胎盘进行脐带穿刺，而后壁胎盘可以从胎盘脐带插入处约 1cm 的脐带采集，应避免游离脐带（图 34-14）。手术开始前，需进行初步的超声检查帮助确定胎儿活力、位置、羊水量，以及定位胎盘与脐带插入处。彩色和（或）能量多普勒将有助于胎儿血液采样，因为可以显示静脉插入胎盘。肝内脐静脉可以在该部位进行胎儿血液采样，但只是备选技术，因为相较于脐带穿刺（1%～5%），肝内脐静脉穿刺的胎儿损失率更高（6.2%）。[51,52] 胎儿取血过程中血液样本量随孕龄以及所需检验次数而不同。通常 4ml（妊娠中期）和 6ml（妊娠晚期）的样本量足够满足检测。手术完成后 10 分钟应检查穿刺部位是否有出血。术前与术后 30～60 分钟应评估和记录胎儿心率。胎儿采血最常见的并发症是胎儿血液采集失败、胎儿损失、出血、脐带血肿以及绒毛膜羊膜炎。[52] 为了防止 Rh 阴性患者与 Rh 阳性或未知 Rh 胎儿的 Rh 致敏，需给予 300mg 抗 D 球蛋白。

胎儿输血

Rh 免疫球蛋白的广泛使用明显降低了新生儿溶血病的发生。Rh 同族免疫宫内治疗工作起步于 20 世纪 60 年代的腹腔灌注，然后由经脐静脉穿刺进行血管内灌注而持续下来。[53,54] 以往，同族免疫所致的妊娠并发症监测包括母体间接抗球蛋白滴度、超声标记、羊膜穿刺术及胎儿血液采样。评估大脑中动脉的收缩期峰值速度（PSV MCA）显著减少了对侵入性诊断方法的需求。[55] 目前仅需要在 PSV 异常的患者中进行胎儿血液采集和宫内输血。

胎儿治疗

胎儿循环通路为用于治疗目的的药物注入提供了可能性（例如：地高辛治疗因室上性心动过速引起的胎儿水肿，治疗胎儿代谢紊乱、胎儿甲亢与甲减，急性妊娠期弓形虫感染等）。另一个有前途的应用可能是宫内基因治疗。

直接胎儿疗法中最常见的侵入性操作是治疗胎儿贫血、免疫性血小板减少症，以及通过脐带穿刺治疗非免疫性胎儿水肿。胎儿尿路梗阻、严重胎儿腹水和卵巢囊肿病例通常会进行经皮手术。胎儿尿路梗阻、脑积水、囊性腺瘤样畸形可能会计划分流手术。胎儿间输血综合征（也称为双胎输血综合征）宫内激光治疗可以进行胎盘浅血管吻合支选择性凝聚。开放的和内窥镜胎儿手术已在人类胎儿取得了不同程度的成功，但仍然处于实验性质。

胎儿组织采样

胎儿组织采样的方法与血液采样方法相似，但仅限于数量有限的三级中心。[51] 为了诊断特异性酶缺陷，超声引导下的胎肝活检有助于获得组织样品。胎儿皮肤活检帮助诊断皮肤病。Duchenne 肌营养不良和其他遗传性肌病的产前诊断是通过肌肉活检进行的。

多胎妊娠减胎术

在过去 25 年中，促排卵药物及医疗辅助生殖技术的使用导致了大量的多胎妊娠（图 34-15）。多胎妊娠与高死亡率和发病率相关，并且拥有健康新生儿的足月妊娠的可能性与胎儿数量成反比。多胎妊娠减胎的目的是减少胚胎的数量，以提高其余胚胎的存活率（图 34-16）。[56] 临床医生经常为四个或更多胚胎的妇女提供选择性减胎，胚胎数通常减少到两个。手术一般

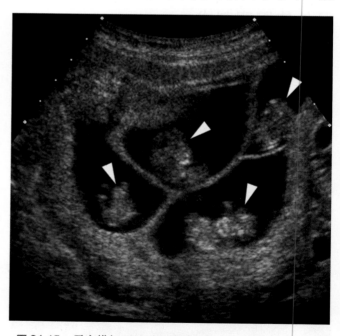

图 34-15　子宫横切面显示四胞胎（箭头），每个胚胎在各自的妊娠囊内。（引自 Doubilet PM，Benson CB. *Atlas of Ultrasound in Obstetrics and Gynecology*. 2nd ed. Philadelphia：Wolters Kluwer；2011：Figure 20.1-4.）

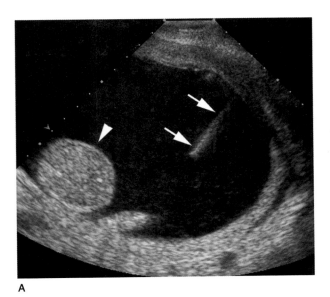
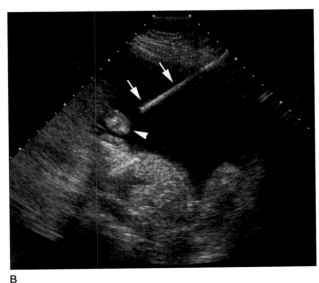

图 34-16 双胎输血综合征羊膜腔穿刺术减胎术。A. 导管（长箭头）在羊水过多的受血儿（箭头）羊膜腔内。B. 在另一个双胎妊娠羊膜腔内放羊水的导管（长箭头）接近胎儿肢体（箭头）。（引自 Doubilet PM，Benson CB. *Atlas of Ultrasound in Obstetrics and Gynecology*. 2nd ed. Philadelphia：Wolters Kluwer；2011：Figure 23. 8-1. ）

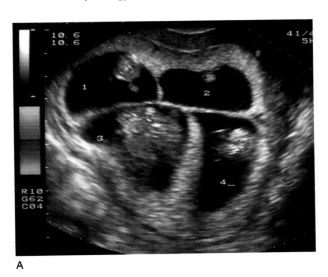
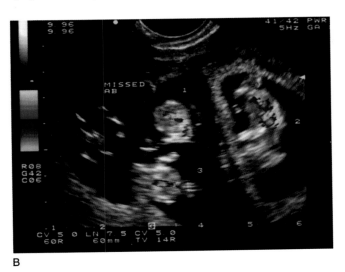

图 34-17 A. 四胞胎妊娠孕 10 周时彩色多普勒超声图像。注意所有胎儿正常胎心搏动的彩色信号。B. 1 周后随访的超声图像。那时，彩色多普勒显示三胎有胎心搏动，一胎无胎心搏动

在妊娠 8 周后进行，此时自发性流产相对较低。妊娠 10～12 周之间的多胎妊娠减胎优选经腹方法，而妊娠 8～10 周之间则可成功应用经阴道方法。[57-59] 经阴道超声引导手术的优点如下：较短的穿刺线路以及更精确的穿刺针放置，减少对邻近的妊娠囊或其他盆腔结构意外伤害的风险。彩色多普勒将有助于监测超声引导过程中以及术后胎儿心脏搏动情况（图 34-17）。

经阴道多胚胎减胎技术的简要说明如下：

● 绒毛膜囊的基本分布描述

● 详细评估目标胎儿心跳，并将穿刺针放入 0.5～1ml 的 2mEq/ml KCl 溶液。

每个注药胎儿心跳需观察 5～10 分钟，以确定心跳停止。术后 3 小时以及 1 周后需重新进行超声检查。经阴道减胎术的缺点是，在妊娠早期，胎儿的最终数量尚不能明确。有前瞻性研究评估了 90 例早期经阴道选择性减胎术的女性，于妊娠 7.5 周（7.0～8.0 周）在胎儿心脏附近注射氯化钾，报道的未减胎妊娠损失率为 11.7%。[60] 在评估早期经阴道心脏内胚胎穿刺有效性的研究中也发现了类似的结果。[61] 与早期胚胎抽吸相关的总体妊娠损失率同较晚期的总体妊娠损失率类似，但当胚胎初始数量大于等于 4 时，则显著降低。

在妊娠 11 周后进行多胎妊娠减胎术的患者中，进行前瞻性无创遗传筛查和详细颈部透明层测量有助于检测染色体异常风险增加的胎儿。在手术之前，需要对每位患者的胎儿数量、胎儿生存能力、胎儿之间的相互关系以及与宫颈内口的位置关系进行全面咨询和评估，同时还需要定位胎盘以及进行胎儿解剖学评估。经腹手术通常使用徒手技术进行操作。孕囊位置最低的胎儿通常不会被减胎，除非检测到胎儿异常。穿刺针的穿刺点是在纵切面上进入胎儿胸部，缓慢注射 2 ~ 3 毫当量（mEq）的氯化钾。仔细观察心脏活动至少 2 分钟。术后一小时内观察患者有无子宫收缩、阴道出血或羊水漏出。再次超声检查以确保非减胎胎儿的正常心脏活动和减胎胎儿心脏跳动消失。目前临床建议每次减胎不超过三胎。如果所有胎儿在妊娠 12 周都是活的，并且具有适当的大小，那么由于不可能发生自发性流产，所以延迟手术没有任何优势。同时，会增加流产和胎膜早破的风险。[63]

超声引导下经阴道手术

随着超声设备设置和技术的进步，使用阴道超声引导手术已经在大多数妇科干预中取代了经腹引导穿刺。Smith 和 Bartrum 第一个使用超声引导穿刺手术来达到诊断和治疗目的，[64] 他们在 1974 年进行了腹腔内脓肿的经皮抽吸术，Gerzof 等人用超声引导放置腹腔导管进行脓液引流。[65] 与外科手术相比，这些治疗手段的优点在于准确的穿刺点、对邻近脏器极少的损伤、成本低、手术时间较短、便携性以及患者舒适度。可能的罕见并发症包括出血、感染以及相邻脏器的意外穿刺。

经腹壁进行手术时，使用穿刺架引导器或徒手操作技术。经阴道进行穿刺手术时，由于探头移动度有限，徒手操作较困难。安装在探头柄上的固定的穿刺针引导器可以更容易地在扫描平面内显示整个穿刺针，更好地精确控制穿刺点。当与经阴道探头柄配合时，自动穿刺装置将提供高准确性和高精确性，这种高速穿刺使得手术实际上是无痛的，不需要麻醉或止痛。在辅助生殖技术的取卵方案中首次使用这种技术。由于每个新的卵泡抽吸都需要重新加载，使得人们很快放弃了这种技术。在精度要求极高时，使用自动穿刺装置至关重要。手动穿刺时穿刺针前向运动速度较慢，容易移动非固定目标而不能将其刺穿，因此采用手动穿刺针不但准确性不高并且会增加患者的疼痛感。[66]

使用 5.0 ~ 7.5MHz 的经阴道超声探头，连接探头柄穿刺针引导器有助于穿刺。在超声显示屏上软件生成的固定"活检引导"线，指示穿刺针穿刺路径。从 14G 到 21G，穿刺针规格的选择取决于手术本身的性质，使用能够完成穿刺的最小的穿刺针。为了获得更好图像，请尽可能多使用设备的"缩放"功能。约在第一次穿刺后 10 分钟，需超声检查穿刺针、骨盆结构和子宫直肠陷窝，并在观察 2 ~ 3 小时后重新进行扫查，检查内出血或之前未检测到的并发症。最常见的超声导向阴道穿刺手术如下：

1. 经阴道取卵
2. 卵巢囊肿抽吸
3. 盆腔肿块活检
4. 盆腔脓肿引流
5. 后穹隆穿刺术
6. 异位妊娠局部治疗

超声引导阴道内非穿刺手术如下：

1. 胚胎移植和输卵管导管插入术
2. 子宫造影和子宫输卵管造影
3. 评估子宫内节育器的位置和位移
4. 放射治疗计划和监测

经阴道取卵术

经验证明，使用配有穿刺针引导器的阴道探头的经阴道超声技术优于所有其他超声引导技术。[67] 探头邻近盆腔脏器则可以使用高频探头，从而提高分辨率和临床效率。超声医生将探头顶端推压阴道后穹隆，探头可以更加接近卵巢。由于不需要充盈膀胱，骨盆解剖不变形，卵巢在探头的聚焦区域以远的位置。肥胖或粘连不会明显妨碍卵巢的显示。通过阴道超声检查监测受控卵巢过度刺激。[68] 通过测定激素、研究卵巢和子宫血供的彩色多普勒[69-71] 以及三维（3D）超声可以获得更多的信息（图 34-18）。

治疗全部在门诊进行。患者在妇科检查床取截石位。虽然约 50% 的体外受精（IVF）已不使用麻醉或任何镇静药物镇痛，但还是可以使用镇静药物。[72] 由于取卵的平均时间为 10 分钟，大多数患者容易耐受手术。但是，操作者应该意识到一些病人可能出现的血压下降和不适。将探头套入套子之前，操作者应使用超声耦合凝胶，然后将套子（消毒避孕套、外科橡胶手套或特制橡胶套）从探头顶端排出空气。这样可以防止手术中出现伪像。因为杀精作用和报道的胚胎毒性，不能在插入探头时使用凝胶或润滑剂。[73] 相反，可使用生理盐水或培养基。使用无菌穿刺针引导器经阴道进行

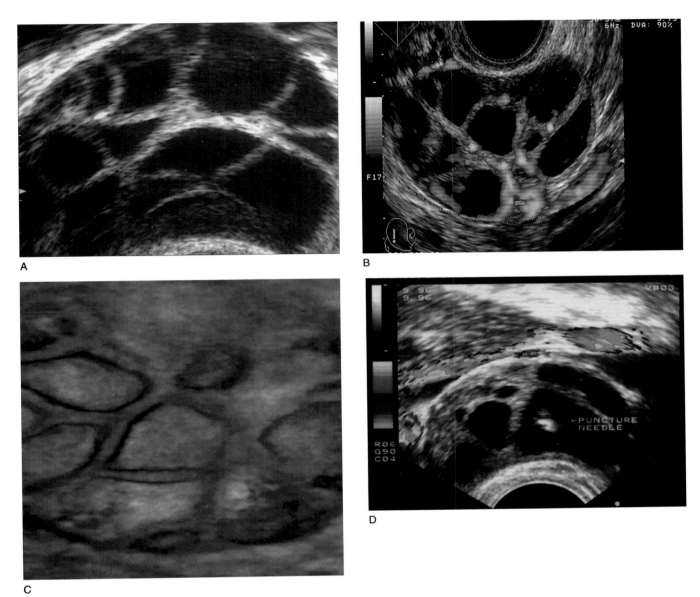

图 34-18　**A.** 卵巢过度刺激患者卵巢长大的经阴道超声图像。**B.** 卵巢过度刺激的能量多普勒成像。滤泡周围区域的显示率与取卵数量和质量有关。**C.** 卵巢过度刺激的 3D 超声成像。**D.** 抽吸术后经阴道彩色多普勒扫查卵巢。穿刺针尖进入到邻近的卵泡。彩色多普勒显示髂血管

穿刺卵泡。无菌的超声仪键盘套可以帮助操作者在无菌状态下进行任意调节。然后用无菌治疗巾盖住患者腿部和大腿根部区域。使用等渗盐水或培养液清洗阴道后,经阴道探头插入阴道。使用自动穿刺装置有助于防止穿刺过程中的潜在风险。该装置包括一个可移动的金属管,一个穿刺针托架,取卵针插入其中并通过旋转固定。[67]在插入带有穿刺装置的探头之前,应装入并固定装置。插入探头后,应进行详细的超声检查以确定子宫和卵巢的位置。活检引导线指示穿刺针的进针方向,将穿刺针放置在最近卵泡的中央部分。操作者在显示屏上测量活检组织的距离,自动或手动"射击"卵泡。当穿刺针迅速进入卵泡后,操作者开始通过连接了抽吸泵的管道抽吸(图 34-18)。卵泡液进入收集腔,卵泡塌陷。[67]可采用冲洗法提高取卵成功率。含有肝素的冲洗液通过管道或使用自动冲洗系统注射。[74]同一直线上的所有卵泡都能抽吸而不用拔针。许多作者报道经阴道取卵技术是一种低并发症的标准技术。有时髂静脉会被误认为是一个卵泡而误穿,可能导致子宫直肠陷窝出血。据观察,充盈膀胱可能压迫出血点而止血。彩色多普勒能够预防这种并发症,因为这种技术很容易显示髂血管(图 34-18D)。

阴道穹隆出血很容易发现,可以通过压迫止血。盆腔炎(PID)是经阴道卵泡穿刺术的一种罕见并发症,据报告发生率约为 0.14%。[72]感染主要是由受感染

的精液引起的,并发生在 PID 阳性病史的患者中。[73]

最近的技术可以实时进行 3D 和四维(4D)穿刺操作,[73]特别是对于严重粘连的患者,具有更准确的解剖定位。[74,75]

卵巢囊肿抽吸术

经阴道引导可以直接观察和抽吸持续存在的卵泡囊肿。[74]激素释放或卵巢实质受压血流灌注减少而损伤

滤泡发育可能导致这种囊肿。在卵巢囊肿或卵巢旁囊肿穿刺中,囊肿的中心是穿刺目标以及穿刺点。文献中,这种操作具有很大争议。因为担心细胞从潜在恶性卵巢囊肿中漏入腹腔,许多人不会更多地使用这种方法。虽然抽吸液必须进行细胞学检查,但阴性的细胞学检查结果有时可能会是假阴性。鉴别良性和恶性附件病变的高敏感性和特异性的经阴道彩色多普勒可能增加确定哪些囊肿应该可以进行吸引术的可靠性(图 34-19)。

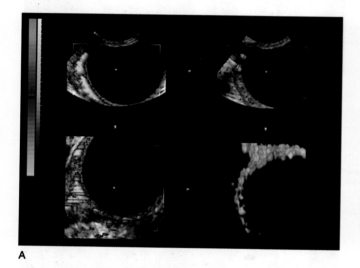
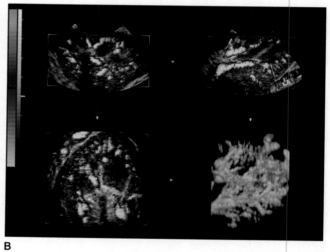

图 34-19　A. 单纯卵巢囊肿的 3D 能量多普勒超声图像。注意包绕囊肿规则分布的血管。B. 复发性卵巢癌的 3D 能量多普勒成像。大量杂乱无章分散的血管辅以不规则的分支提示复发性卵巢恶性肿瘤

卵巢囊肿抽吸术在文献中备受争议的另一个原因是复发率高(绝经前妇女 48%,绝经后妇女 80%)。[76,77]囊肿吸引术后立即注射酒精预防囊肿复发的成功率仅为 57% 左右。[78]

在卵巢囊肿患者接受人工受精的早期卵泡期进行卵巢囊肿吸引术可能有助于减少手术取消率。卵巢子宫内膜异位囊肿穿刺术操作简单,但其整体效益和安全性还没有定论。

盆腔肿块活检

盆腔肿块超声引导活检是安全、准确、有效的。与 CT 引导活检相比,超声引导手术的优点是实时成像、无电离辐射、低成本(图 34-20)。[79]对于腹腔内肿块的患者,超声引导穿刺针抽吸与针芯活检可有效地用于早期确认和(或)排除恶性肿瘤。穿刺针抽吸活检期间,通过连接注射器的空针抽吸获得组织。针芯活检是使用大空针取出组织。在最近对 129 例腹部病变进行的研究中,细针穿刺细胞学鉴定了 86% 的恶性病变,针芯活检检测了 80.6%。[80]

这些取样技术的联合使用增加了诊断的灵敏度,

并且提供了更准确的腹腔和盆腔肿瘤的术前分类。

在具有多次腹部手术史的腹腔积液患者的腹腔抽吸和(或)活检中,并发症发生率高,主要是造成肠道损伤。这些患者特别适合使用超声引导的阴道内抽吸。

盆腔脓肿引流术

据报道,在输卵管-卵巢脓肿患者中,超声引导下脓肿引流可以加快康复,并提高抗生素疗效。一旦将穿刺针置于脓腔内,能够尽可能完全彻底抽吸内容物,或者可以放置引流导管。[81]图 34-21 显示了盆腔脓肿的超声引导下引流术。这种技术被认为是一种开放性腹腔镜治疗输卵管-卵巢脓肿的替代方案。

诊断性后穹隆穿刺术

经阴道超声的使用限制了诊断性后穹隆穿刺的需要。经阴道超声很容易诊断直肠陷窝积液,但鉴别积液类型(清亮液体、血液或脓液)依然困难。经阴道彩色多普勒超声在常规诊断程序中很有帮助,这种技术基于不同的血管模式,能够区别存在盆腔积液的情况

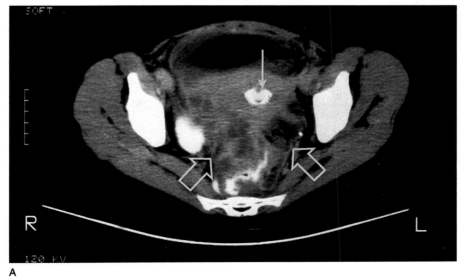

A

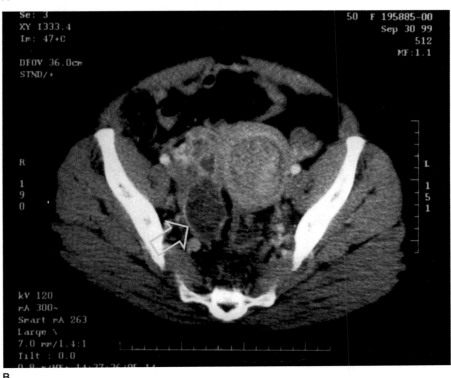

B

图 34-20 A. 输卵管-卵巢脓肿(空心箭头)伴宫内节育环(箭头)的 CT 图像。B. 输卵管-卵巢脓肿(空心箭头)的 MRI 图像

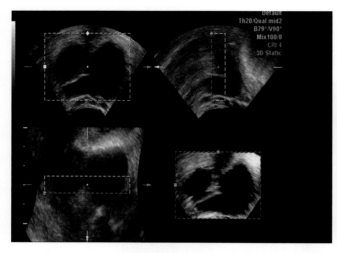

图 34-21　输卵管-卵巢脓肿穿刺术的 3D 超声图像。三个正交平面清晰显示了穿入脓腔的针尖

下的主要盆腔病变。在经阴道超声的引导下,直肠陷窝穿刺是一种操作起来安全而准确的简单技术(图 34-22)。高质量的二维经阴道超声结合彩色多普勒血

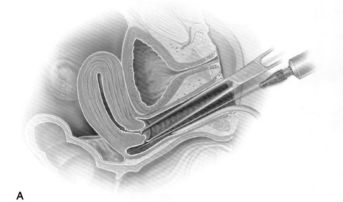

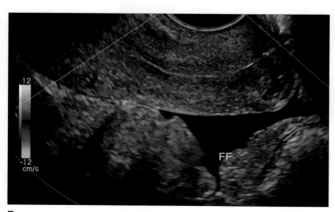

图 34-22　A. 如果针头插入位置正确,并且后穹隆处阴道黏膜紧绷,则可以轻易进行后穹隆穿刺术。B. 子宫-直肠陷凹游离液体的经阴道超声图像

流可以准确识别盆腔大血管、黄体生理性血管以及宫外滋养层周围性血管。[82]彩色超声有助于准确定位穿刺针的位置,降低损伤邻近血管的风险,尤其是那些以前患过炎症疾病与盆腔粘连的女性。

利用经阴道超声高频探头彩色血流成像的使用,人们可以更准确、更快速的诊断异位妊娠。彩色多普勒超声在附件区无孕囊的宫外孕诊断中很有价值。[91]滋养层周围血流信号很明显,随机分散在附件肿块的实性部分并与卵巢组织界限分明(图 34-23)。低阻血流信号以及彩色编码区域阻力指数小于 0.45,表示侵袭性滋养细胞。输卵管流产的临床表现可能为无彩色流,或滋养层周围血流血管阻力增加以及 β-HCG 水平低于 1000IU/ml。多普勒可以确定滋养层细胞活力和侵袭性,这是异位妊娠治疗方案制定中最重要的指标。

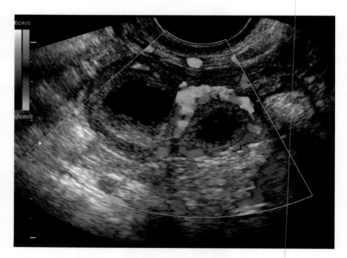

图 34-23　异位妊娠的经阴道彩色多普勒图像。彩色多普勒有助于显示包绕异位孕囊的杂乱分散的输卵管动脉,对滋养细胞活力明显提示可指引临床医生异位妊娠的位置。同侧黄体位于孕囊旁边

采用类似技术,在经阴道超声引导下注射氯化钾可用于宫颈和具有胎心搏动的宫角异位妊娠患者的治疗(图 34-24)。[92,93]

胚胎移植与输卵管导管插入术

虽然人们不认为子宫内胚胎移植是一种超声引导手术,但许多医学中心研究报道,与临床触诊盲移法相比,超声引导下胚胎移植明显增加了临床妊娠和活产率。[94-97]

还有报道认为,根据超声评估的子宫颈角度来设定胚胎移植导管的形状,能够增加临床妊娠和植入率,并且可以降低难度和移植出血的发生率。[98,99]在宫颈异常患者中,子宫穿刺可以在超声引导下进行。[76]

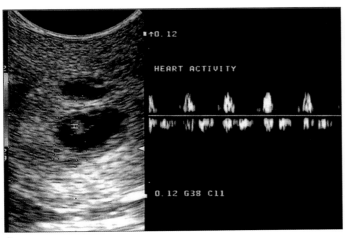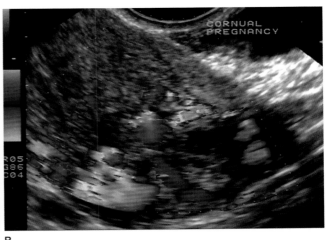

图 34-24　A. 宫颈异位妊娠患者宫颈的经阴道彩色多普勒图像。注意纳氏囊肿位于孕囊上方。血流信号源于胎儿心脏并提示正常的胎心搏动。B. 宫角妊娠的经阴道彩色多普勒图像。彩色多普勒有助于通过显示孕囊周边的滋养细胞周围血管来诊断异位妊娠

　　输卵管导管插入术是通过注射和观察液体流入盆腔来诊断输卵管通畅性的一种诊断和治疗技术。可以使用腹部超声监测手术过程,从而更好地定位输卵管内导管。使用超声引导,受精卵可以送至输卵管壶腹部。

宫腔造影术及宫腔输卵管造影术

　　输卵管不育的患者数量不断增加,输卵管功能障碍或梗阻等输卵管因素约占不育原因的 35% 。影像技术在女性不育的诊断评估中发挥了关键作用。[100] X 线子宫输卵管造影(HSG)和腹腔镜检查时的输卵管通液法是显示输卵管通畅的最常用方法。宫腔镜检查是补充子宫输卵管造影术并准确区分子宫内膜息肉和黏膜下肌瘤的技术,这种技术可用于先天性子宫发育异常和宫腔粘连的微创治疗。腹腔镜检查是确定输卵管状态的金标准,但需要全身麻醉并有麻醉和手术并发症的风险,如肠或血管损伤、出血和感染。

　　超声设备分辨率的显著提高以及经阴道探头的应用使得宫腔和输卵管的超声评估成为分析子宫和输卵管不孕不育原因的一种可行的选择。宫腔造影、宫腔内灌注盐水评估宫腔以及子宫输卵管造影(盐水宫内灌注以评估宫腔和输卵管通畅性)的优势在于低成本,并且可以避免电离作用以及对造影剂的过敏反应。这些方法易于重复,能够评估输卵管的运动能力。手术过程可以与不孕夫妇一起当面进行记录、复查和分析,增加他们对不孕问题的认识和理解。最近,彩色/能量、脉冲多普勒及三维超声已被用于评估子宫腔和输卵管的通畅性。与 X 线 HSG 相比,子宫输卵管造影的准确度从 70.37% 到 92.20% 。[101,102]根据所使用的方法(B 型超声与彩色多普勒与三维超声),子宫输卵管造影术与输卵管通气法相比,精确度从 81.82% 到 100% 不等。[103-106]

　　这种方法的准确度也取决于造影剂。造影剂与人体的不同回声可作为对比。造影剂分为两大类:低回声造影剂和高回声造影剂。等渗盐水、林格酮以及葡聚糖溶液属于第一类。这些造影剂的灌注便于显示回声边界表面,如子宫内膜。使用高回声造影剂可以增强回声信号,能够应用二维超声和多普勒超声检测血流。商业造影剂含有微泡,通常含有悬浮于半乳糖溶液或无菌水中的特殊半乳糖微粒。[107]滴注这些液体的绝对禁忌证是半乳糖血症,一种常染色体隐性疾病,是由于半乳糖-1-磷酸尿苷转移酶的缺乏造成半乳糖不能代谢成葡萄糖。

　　当通过血管系统或体腔给予超声造影剂时,会改变身体检测区域的声学特性。造影剂在声学上不均匀,可以引起散射从而显示那些结构。[109]利用彩色、能量或 B-flow 进行分析,能够实现这些效果。

　　手术前必须进行妇科和超声检查,以确定子宫位置、异常情况(如果存在)以及双侧附件区。在进行任何操作之前,应进行妊娠试验。应进行临床查体和生殖道和阴道涂片的检查,以排除局部或全身感染。有活动性盆腔感染的女性绝对不能进行此项手术,建议患有 PID 阳性的患者采取抗生素预防措施。子宫输卵管造影应在月经完全干净后、月经周期早期卵泡期进行。这样可以避免月经碎屑散播到腹腔内。在此期间完成的操作可以在排卵之前吸收造影剂,从而避免黄体形成前后有异物存在。这样可减少造影剂对输卵管

运输的潜在影响。

　　进行子宫输卵管造影术的技术类似于 X 线 HSG。排尿后,患者仰卧于妇科病床。患者双腿固定,窥阴器插入阴道并固定显示整个子宫颈,使宫颈口容易接近。子宫颈和阴道消毒后,把持钩放置于子宫颈前唇,将导管轻轻地导入宫颈管。造影剂通过一个带有球囊的纤细导管注入子宫,这个球囊用于稳定和闭塞宫颈内口。首先观察子宫腔,确定导管位置。移除把持钩后,将经阴道探头插入阴道后穹隆。在超声监测下缓慢注入低回声造影剂(即无菌盐水)。这个阶段,与无回声对比,可以观察子宫和子宫内膜的形态,并检测子宫重复畸形、异常突出于宫腔的子宫内膜息肉或黏膜下肌瘤(图 34-25)。

　　显示子宫腔后,超声探头横向扫查可以观察左右两侧腹腔的液体流动。两侧输卵管至少需要三个观察

阶段进行监测,期间间歇性注入造影剂来验证输卵管的状态。为了排除医源性输卵管积水,仔细检查双侧附件区和子宫后间隙。双侧继发积液提示双侧输卵管通畅。如果存在粘连,表现为附件区和(或)直肠陷窝的强回声带。

　　推荐使用脉冲多普勒波形分析作为可疑输卵管堵塞灰阶成像的补充,那些患者仅能够显示较短距离的输卵管内血流。使用脉冲多普勒与子宫输卵管超声造影、常规子宫输卵管造影术以及染色腹腔镜检查分析 152 例输卵管,超声检查与其他技术有 87.5% 一致,输卵管堵塞预测率为 100%,输卵管通畅检出率为 86%。[108]

　　彩色多普勒也有助于灰阶 HSG 的准确性。显示彩色和/或能量多普勒信号通过输卵管说明输卵管通畅,没有信号则表示输卵管堵塞。[110]液体从伞端流出,

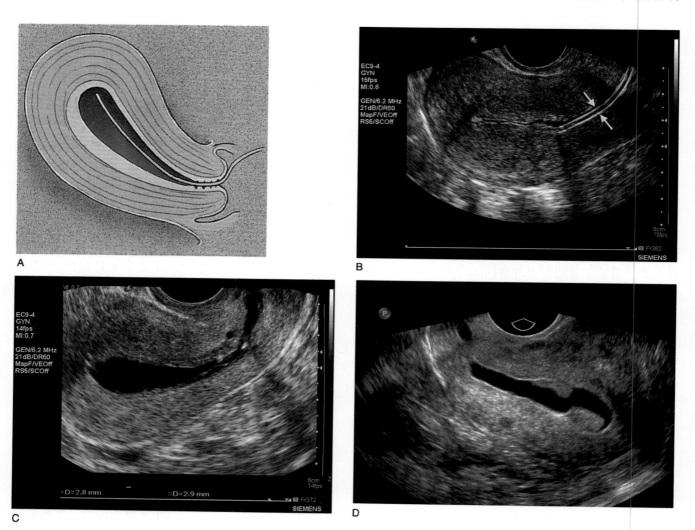

图 34-25　A.示意图显示为详细评估子宫内膜,使用盐水扩张宫腔的宫腔内导管。B. 子宫颈与子宫下段内的管状强回声。C.盐水无回声区显示子宫腔轮廓,以便测量正常子宫内膜单层厚度。D. 子宫腔内增强回声的两个核心区域是在注入无回声造影剂后清晰显示的两个息肉。(图像 B 和 C 由 Robin Davies,Ann Smith 和 Denise Raney,Derry Imaging Center,Derry NH 提供)

然后通过经阴道彩色和脉冲多普勒监测直肠陷窝的积液,是评价输卵管通畅性的准确指标。

最近,人们开始应用三维超声评价输卵管通畅性。[106,110,111]这种方法的主要优点在于除了检查时间缩短,它还具有多平面显示、三维重建、表面成像以及能量多普勒技术,能够准确评估体积,并且可以在冠状面分析子宫解剖结构,从而降低患者不适。图 34-26 显示 HSG 的三维能量多普勒超声表现。

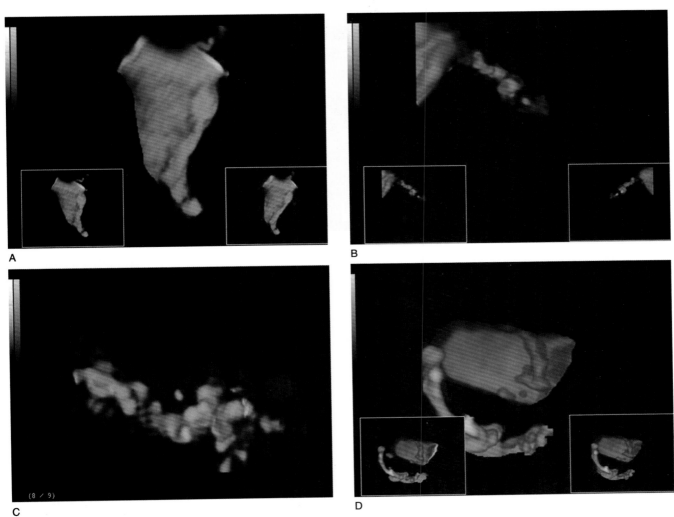

图 34-26　A.注射造影剂后子宫的 3D 能量多普勒图像。能量多普勒成像清晰显示子宫三角形宫腔。B. 使用 3D 能量多普勒 HSG 可同时评估三角形子宫腔和输卵管近端部分。C.新奇的输卵管 3D 能量多普勒图像。D.同步评估子宫腔及整个输卵管长度。注意造影剂从输卵管伞端自由溢出

疾病相关知识点 34-3
绒毛膜采样的优缺点

优点	缺点
• 避免	• 需要技术能力
• 辐射暴露	• 技术掌握需要 10～20 次考试
• 碘化造影剂过敏反应	• 技术水平要求高
• 全身麻醉	• 输卵管痉挛可导致输卵管阻塞误诊
• 可以作为门诊手术进行	• 输卵管积水时因输卵管液体流动可导致输卵管通畅的假象
• 持续时间短	
• 耐受性良好,极少不适和少量不良事件	• 不能显示肠内和肠道的病理学改变
• 实时显示输卵管通畅性	

宫内节育器的位置和移位

在子宫内避孕装置(IUCD)安放之前,经阴道超声,特别是三维超声可以准确评估子宫解剖结构、检测黏膜下肌瘤以及先天性子宫发育异常。[112]相同的技术可以有效地用于随访 IUCD 的位置、主轴与分支的走向,还可以检测 IUCD 移位。[113]图 34-27 显示了 T 形 IUCD 的三维超声。

放射治疗计划与监测

放射治疗的目的是向恶性组织投放尽可能高的放

射剂量,尽量减少对邻近正常组织的损伤。无创的经阴道超声可以精确测定子宫和宫颈大小,如子宫腔的长度和宽度、子宫和宫颈的前后径,以及肌层的厚度,有助于制定治疗计划。放疗前应仔细检测膀胱的肿瘤浸润情况。超声可以监测宫颈癌患者对放疗的反应。放疗后,宫颈癌或子宫内膜癌的病变减小以及回声减弱已有报道。[114]经阴道超声可检测放疗后遗症,例如卵巢囊肿或由宫颈狭窄导致的宫腔积血(图34-28)。

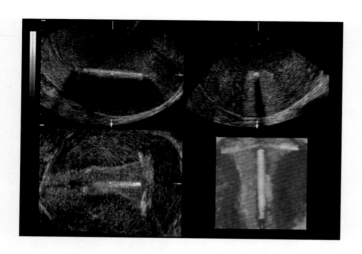

图34-27　T形宫内节育器的3D超声图像。冠状切面是展示T形环分支的最佳切面

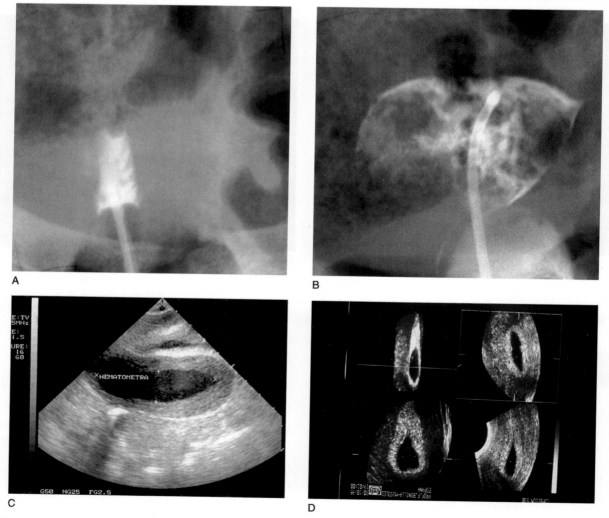

图34-28　A.一例子宫内口瘢痕形成和血肿的患者尝试HSG。B.同一患者,HSG显示子宫声学造影后已分粘。起初诊断为子宫癌,实则是多个血块。C.超声显示刮宫术后闭经及子宫下段瘢痕形成患者的宫腔积血。D.宫腔积血患者的三维超声图像

小结

- 孕龄校正后的 MSAFP 值超过正常值的 2.5 倍时可疑出生缺陷或多胎妊娠。
- 羊膜穿刺术最佳时间为妊娠 14～20 周。
- 为了确保多胎妊娠不同羊水取样, 靛蓝胭脂红染料注射将已取样羊膜囊囊内液染成蓝色。
- CVS 通常在妊娠 11～13 周进行。胚外体腔穿刺术从羊膜囊周围的胚胎体腔采集液体。
- 经阴道胚外体腔穿刺术最早可以在妊娠 6 周采集样本。
- 胎儿血液取样部位在脐静脉胎盘插入处。
- Rh 治疗和 PSV MCA 指南的发展减少了胎儿输血。
- 促排卵药物的使用增加了多胎妊娠减胎术需求。

- 经阴道引导手术包括取卵、卵巢囊肿吸引、盆腔肿块活检、脓肿引流、后穹隆穿刺术、异位妊娠局部治疗、胚胎移植、输卵管导管插管术、输卵管通畅性评估、IUCD 位置及放射治疗计划制定。

思考题

1. 一个 38 岁的非洲裔初产妇:
   - 姐姐、表妹和嫂子均患镰状细胞病。
   - 末次月经在 12 周前。
   - 妊娠期血清甲胎蛋白。
   此患者需要做哪些有创性产前检查? 并阐述原因。

2. 患者经体外授精获得 5 个胚胎。5 个胚胎为双绒毛膜双羊膜囊, 第 4 和第 5 为单绒毛膜单羊膜囊双胞胎。减胎术时, 应选择哪几个胚胎进行减胎术?

(陈娇 译)

参考文献

1. Daffos F, Capella-Pavlosky M, Forestier F. A new procedure for fetal blood sampling in utero: preliminary results of 53 cases. *Am J Obstet Gynecol*. 1983;146(8):985–987.
2. Shaw MW. Genetic counseling. *Science*. 1974;184(138):751.
3. Shaw MW. Review of published studies of genetic counseling: A critique. In: Lubs HA, de la Cruz F, eds. *Genetic Counseling. A Monograph of the National Institute of Child Health and Human Development*. New York: Raven Press; 1977:252–259.
4. Lambl D. Ein seltener Fall von Hydramnios. *Zentralbl Gynakol*. 1881;5:329–334.
5. Schatz F. Eine besondere Art von ein seitiger Poly bei Zwillingen. *Arch Gynaekol*. 1882;19:329–369.
6. Parvey B. Report of a case of acute hydramnion treated by abdominal puncture. *N Engl J Med*. 1933;208:683–685.
7. Bumm E. Cited by Wormser E. Uber Punktion des Uterus bei Hydramnion. *Zentralbl Gynakol*. 1920;44:137–140.
8. Bevis DCA. Composition of liquor amnii in haemolytic disease of newborn. *Lancet*. 1950;2(6631):443.
9. Walker AHC. Liquor amnii studies in the prediction of haemolytic disease of the newborn. *Br Med J*. 1957;2(5041):376–378.
10. Liley AW. Liquor amnii analysis in the management of the pregnancy complicated by rhesus sensitization. *Am J Obstet Gynecol*. 1961;82:1359–1370.
11. President's Commission for the Study of Ethical Problems in Medicine and Biomedical and Behavioral Science. *Screening and Counseling for Genetic Conditions*. Washington, DC: U.S. Government Printing Office; 1983.
12. Elias S, Simpson JL. Amniocentesis. In: Milunsky A, ed. *Genetic Disorders and the Fetus: Diagnosis, Prevention and Treatment*. 3rd ed. Baltimore: The Johns Hopkins University Press; 1992:33–57.
13. Dacus JV, Wilroy RS, Summitt RL, et al. Genetic amniocentesis: a twelve years' experience. *Am J Med Genet*. 1985;20(3):443–452.
14. Golbus MS, Loughman WD, Epstein CJ, et al. Prenatal diagnosis in 3000 amnioceneses. *N Engl J Med*. 1979;300:157–163.
15. Merkatz IR, Nitowsky HM, Macri JN, et al. An association between maternal serum alphafetoprotein and fetal chromosome abnormalities. *Am J Obstet Gynecol*. 1984;148:1331–1334.
16. Leek AF. Raised alpha-fetoprotein maternal serum with anencephalic pregnancy. *Lancet*. 1972;2(7825):385.
17. Milunsky A. Maternal serum screening for neural tube and other defects. In: Milunsky A, ed. *Genetic Disorders and the Fetus: Diagnosis, Prevention and Treatment*. 3rd ed. Baltimore: The Johns

Hopkins University Press; 1992:507–563.
18. Nicolaides K, Brizot ML, Patel F, et al. Comparison of chorionic villus sampling and amniocentesis for fetal karyotyping at 10–13 weeks' gestation. *Lancet*. 1994;344:435–439.
19. Test and Technology Transfer Committee. American College of Medical Genetics. Technical considerations. *Genet Med*. 2000;2:356–361.
20. American Institute of Ultrasound. *Guidelines for Second and Third-Trimester Sonography*. Laurel: American Institute of Ultrasound; 1994:1–8.
21. Duff P, Brady WK, Robertson AW. An important medical use for the baggie. *N Engl J Med*. 1986; 315(26):1681.
22. Simpson JL, Elias E. Genetic amniocentesis. In: Sabbagha RE, ed. *Diagnostic Ultrasound Applied to Obstetrics and Gynecology*. 2nd ed. Philadelphia: JB Lippincott; 1987:64–82.
23. Benn PA, Hsu LY. Maternal cell contamination of amniotic fluid cell cultures: results of a U.S. nationwide survey. *Am J Med Genet*. 1983;15(2):297–305.
24. Benn PA, Schonhaut AG, Hsu LY. A high incidence of maternal cell contamination of amniotic fluid cell cultures. *Am J Med Genet*. 1983;14(2):361–365.
25. Hahnemann N. Early prenatal diagnosis: a study of biopsy techniques and cell culturing from extraembryonic membranes. *Clin Genet*. 1974;6(4):294–306.
26. Kullander S, Sandahl B. Fetal chromosome analysis after transcervical placental biopsies during pregnancy. *Acta Obstet Gynecol Scand*. 1973;52(4):355–359.
27. Han A, Zhou B, Wang H. Long-term follow-up results after aspiration of chorionic villi during early pregnancy. In: Fraccaro M, Simoni G, Brambati B, eds. *First-Trimester Fetal Diagnosis*. Berlin: Springer-Verlag; 1985:1–6.
28. Kazy Z, Rozovsky IS, Bakharev VA. Chorion biopsy in early pregnancy: a method of early prenatal diagnosis for inherited disorders. *Prenat Diagn*. 1982;2:39–45.
29. Brambati B, Simoni G. Fetal diagnosis of trisomy 21 in the first trimester of pregnancy. *Lancet*. 1983;1:586.
30. Simoni G, Brambati B, Danesino C, et al. Diagnostic application of first-trimester trophoblast sampling in 100 pregnancies. *Hum Genet*. 1984;66(2–3):252–259.
31. Pergament E, Verlinsky Y, Ginsberg NA, et al. Assessment of the safety and accuracy of chorionic villus sampling in first trimester fetal diagnosis. In: Fraccaro M, Simoni G, Brambati B, eds. *First Trimester Fetal Diagnosis*. Berlin: Springer-Verlag, 1985:314–320.
32. Heaton DE, Czepulkowski BH. Chorionic villi and direct chromosome preparation. In: Liu DTY, Symonds EM, Golbus MS, eds. *Chorionic Villus Sampling*. Chicago: Year Book Medical Publishers, 1987:273–286.

33. Edelman C, Heimler A, Stamberg J. *Acceptability of chorionic villus sampling in view of the Orthodox Jewish views on abortion.* New York: L. I. Jewish Hospital; unpublished manuscript, 1988.

34. Firth HV, Boyd PA, Chamberlain P, et al. Severe limb abnormalities after chorion villus sampling at 56–66 days' gestation. *Lancet.* 1991;337(8744):762–763.

35. Burton BK, Schulz CJ, Burd LI. Limb anomalies associated with chorionic villus sampling. *Obstet Gynecol.* 1992;79(5 pt 1): 726–730.

36. Firth HV, Boyd PA, Chamberlain PF, et al. Analysis of limb reduction defects in babies exposed to chorionic villus sampling. *Lancet.* 1994;343(8905):1069–1071.

37. Hsieh F, Shyo M, Sheu B, et al. Limb defects after chorionic villus sampling. *Obstet Gynecol.* 1995;85(1):84–88.

38. Olney RS, Khoury MJ, Botto LD. Limb defects and gestational age at chorionic villus sampling. *Lancet.* 1994;344(8920):476.

39. Evaluation of chorionic villus sampling safety: WHO/PAHO consultation on CVS. *Prenat Diagn.* 1999;19:97–99.

40. Jackson LG. *CVS Newsletter No. 26.* Philadelphia: Jefferson Medical College; 1988.

41. Rhoads GG, Jackson LG, Schlesseiman SE, et al. The safety and efficacy of chorionic villus sampling for early diagnostic abnormalities. *N Engl J Med.* 1989;320(10):609–617.

42. Callen DF, Korban G, Dawson G, et al. Extra embryonic/fetal karyotypic discordance during chorionic villus sampling. *Prenat Diagn.* 1988;8(6):453–460.

43. Richardson RE, Liu DTY. Ultrasound for transcervical chorionic villus sampling. In: Liu DTY, Symonds EM, Golbus MS, eds. *Chorionic Villus Sampling.* Chicago: Year Book Medical Publishers; 1987:107–125.

44. Brambati B, Terzian E, Tognoni G. Randomized trials of transabdominal vs. endovaginal chorionic villus sampling methods. *Prenat Diagn.* 1991;11:285–292.

45. Jackson LG, Zachary JM, Fowler SE, et al. A randomized comparison of transcervical and transabdominal chorionic villus sampling. *N Engl J Med.* 1992;327(9):594–598.

46. Smidt-Jensen S, Permin M, Philip J, et al. Randomized comparison of amniocentesis and transabdominal and transcervical chorionic villus sampling. *Lancet.* 1992;340:1237–1244.

47. Mujezinovic F, Alfirevic Z. Procedure related complications of amniocentesis and chorionic villus sampling: a systematic review. *Obstet Gynecol.* 2007; 110(3):687–694.

48. Vandenbussche FPHA, Kanbai HHH, Keirse MJNC. Safety of early amniocentesis. *Lancet.* 1994;344:1032.

49. Jurkovic D, Jauniaux E, Campbell S, et al. Coelocetesis: a new technique for early prenatal diagnosis. *Lancet.* 1993;341(8861):1623–1624.

50. Makrydimas G, Georgiu I, Bouba I, et al. Early prenatal diagnosis by coelocentesis. *Ultrasound Obstet Gynecol.* 2004;23(5):482–585.

51. Antsaklis A. Amniocentesis and fetal blood sampling for prenatal diagnosis. In: Kurjak A, Chervenak FA, eds. *Donald School Textbook of Ultrasound in Obstetrics and Gynecology.* New Delhi: Jaypee Brothers; 2008:755–764.

52. Antsaklis AI, Daskalakis G, Papantoniou NE, et al. Fetal blood sampling—indication-related losses. *Prenat Diagn.* 1998;18(9):934–940.

53. Liley AW. Intrauterine transfusion of the fetus in hemolytic disease. *Br Med J.* 1963;2:1107–1109.

54. Daffos F, Capella Parlovsky M, Forestier F. A new procedure for fetal blood sampling in utero: preliminary results of fifty-three cases. *Am J Obstet Gynecol.* 1983;146(8):985.

55. Mari G, Deter RL, Carpenter RL, et al. Noninvasive diagnosis by Doppler ultrasonography of fetal anemia due to maternal red-cell alloimmunization. Collaborative Group for Doppler Assessment of the Blood Velocity in Anemic Fetuses. *N Engl J Med.* 2000;342(1):9–14.

56. Berkowitz RI, Lynch L. Selective reduction: an unfortunate misnomer. *Obstet Gynecol.* 1990;75(5):873–874.

57. Dumez Y, Oury JF. Method for first trimester selective abortion in multiple pregnancy. *Contrib Gynecol Obstet.* 1986;15:50–53.

58. Birnholz JC, Dmowski WP, Binor Z, et al. Selective continuation in gonadotropin-induced multiple pregnancy. *Fertil Steril.* 1987;48(5):873.

59. Brandes JM, Itskovitz J, Timor-Tritsch IE. Reduction of the number of embryos in multiple pregnancy. *Fertil Steril.* 1987;48(2):326–327.

60. Coffler MS, Kol S, Drugan A, et al. Early endovaginal embryo aspiration: a safe method for selective reduction in high order multiple gestations. *Hum Reprod.* 1999;14:1875–1878.

61. Iberico G, Navarro J, Blasco L, et al. Embryo reduction of multifetal pregnancies following assisted reproduction treatment: a modifica-

tion of the endovaginal ultrasound-guided technique. *Hum Reprod.* 2000;15(10):2228–2233.

62. Berkowitz RL, Lynch L, Lapiski R, et al. First trimester transabdominal multifetal pregnancy reduction: a report of two hundred completed cases. *Am J Obstet Gynecol.* 1993;169(1):17–21.

63. Evans J, Krivchenie EL, Gelber SE, et al. Selective reduction. *Am J Obstet Gynecol.* 2003;30:103–111.

64. Smith EH, Bartrum RJ Jr. Ultrasonically guided percutaneous aspiration of abscesses. *Am J Roentgenol Radium Ther Nucl Med.* 1974;122:308–312.

65. Gerzof SG, Johnson WC. Radiologic aspects of diagnosis and treatment of abdominal abscesses. *Surg Clin North Am.* 1984;64(1):53–65.

66. Kupesic S, Ahmed B. Guided procedures using endovaginal sonography. *Ultrasound Review Ob Gyn.* 2005;5:201–209.

67. Feichtinger W. Endovaginal oocyte retrieval. In: Chervenak FA, Isaacson GC, Campbell S, eds. *Ultrasound in obstetrics and gynecology.* London: Little, Brown and Company; 1993:1397–1406.

68. Kupesic S. Sonographic imaging of infertility. In: Kurjak A, Chervenak F, eds. *Donald School Textbook of Ultrasound in Obstetrics and Gynecology.* New Delhi: Jaypee; 2008:865–887.

69. Kurjak A, Kupesic S, Schulman H, et al. Endovaginal color Doppler in the assessment of ovarian and uterine blood flow in infertile women. *Fertil Steril.* 1991;56(5):870–873.

70. Kupesic S, Kurjak A. Uterine and ovarian perfusion during the periovulatory phase assessed by endovaginal color Doppler. *Fertil Steril.* 1993;60(3):439–443.

71. Kurjak A, Kupesic S. Ovarian senescence and its significance on uterine and ovarian perfusion. *Fertil Steril.* 1995;64(3):532–537.

72. Feichtinger W, Putz M, Kemeter P. New aspects of vaginal ultrasound in an in vitro fertilization program. *Ann NY Acad Sci.* 1988;541:125–130.

73. Schwimer SR, Rothman CM, Lebovic J, et al. The effect of ultrasound coupling gels on sperm motility in vitro. *Fertil Steril.* 1984;42:946–950.

74. Hill ML, Nyberg DA. Endovaginal sonography guided procedures. In: Nyberg DA, Hill LM, Bohm-Velez M, Mendelson EB, eds. *Endovaginal Ultrasound.* St. Louis: Mosby Year Book; 1992:319–329.

75. Feichtinger W. Follicle aspiration with interactive three-dimensional digital imaging (Voluson): a step toward real-time puncturing under three-dimensional ultrasound control. *Fertil Steril.* 1998;70(2):374–377.

76. Kato O, Takatsuka R, Asch RH. Transvaginal-transmyometrial embryo transfer: the Towako method; experiences of 104 cases. *Fertil Steril.* 1993;59(1):51–53.

77. Bret PM, Guibaud L, Atri M, et al. Endovaginal US-guided aspiration of ovarian cysts and solid pelvic masses. *Radiology.* 1992;185(2):377.

78. Bret P M, Atri M, Guibaud L, et al. Ovarian cysts in postmenopausal women: preliminary results with endovaginal alcohol sclerosis. *Radiology.* 1992;184(4):661.

79. Yarram SG, Nghiem HN, Higgins E, et al. Evaluation of imaging-guided core biopsy of pelvic masses. *Am J Roentgenol.* 2007;188(5):1208–1211.

80. Stewart CJR, Coldewey J, Stewart IS. Comparison of fine needle aspiration cytology and needle core biopsy in the diagnosis of radiologically detected abdominal lesions. *J Clin Pathol.* 2002;55(2):93–97.

81. Teisala K, Heinonen PK, Punnonen R. Endovaginal ultrasound in the diagnosis and treatment of tuboovarian abscess. *Br J Obstet Gynaecol.* 1999;97:178–180.

82. Kupesic S, Kurjak A. Guided procedures using endovaginal sonography. In: Kurjak A, Chervenak F, eds. *Donald School Textbook of Ultrasound in Obstetrics and Gynecology.* New Delhi: Jaypee; 2008:913–922.

83. Stowall TG, Ling FW, Gray LA. Single dose methotrexate for treatment of ectopic pregnancy. *Obstet Gynecol.* 1991;77(5):754–757.

84. Fernandez H, Baton C, Lelaidier C, et al. Conservative management of ectopic pregnancy: prospective randomized clinical trial of methotrexate versus prostaglandin sulphostrone by combined endovaginal and systemic administration. *Fertil Steril.* 1991;55(4):746.

85. Ory SL. Chemotherapy for ectopic pregnancy. *Obstet Gynecol Clin N Am.* 1991;18:123–124.

86. Feichtinger W, Kemeter P. Conservative treatment of ectopic pregnancy by endovaginal aspiration under sonographic control and methotrexate injection. *Lancet.* 1987;1(8529):381–382.

87. Egarter C. Methotrexate treatment of ectopic gestation and reproductive outcome. *Am J Obstet Gynecol.* 1990;62:406–409.

88. Brown DL, Felker RE, Stowall TG, et al. Serial endovaginal sonography of ectopic pregnancies treated by methotrexate. *Obstet Gynecol.* 1991;77(3):406–408.

89. Mottla GL, Rulin MC, Guzick DS. Lack of resolution of ectopic

pregnancy by intratubal injection of methotrexate. *Fertil Steril.* 1992;57(3):685.

90. Timor-Tritsch IE, Peisner DB, Monteagudo A. Vaginal sonographic puncture procedures. In: Timor-Tritsch IE, Rottem S, eds. *Endovaginal Sonography.* New York: Elsevier; 1991:427.

91. Kupesic S, Kurjak A. Color Doppler assessment of ectopic pregnancy. In: Kurjak A, Kupesic S, eds. *An Atlas of Endovaginal Color Doppler.* New York: The Parthenon Publishing Group; 2000:137–149.

92. Monteagudo A, Tarricone NJ, Timor-Tritsch IE, et al. Successful endovaginal ultrasound-guided puncture and injection of a cervical pregnancy in a patient with simultaneous intrauterine pregnancy and a history of a previous cervical pregnancy. *Ultrasound Obstet Gynecol.* 1996;8:381–386.

93. Timor-Tritsch IE, Monteagudo A, Lerner JP. A 'potentially safer' route for puncture and injection of cornual ectopic pregnancies. *Ultrasound Obstet Gynecol.* 1996;7(5):353–355.

94. Eskandar M, Abou Setta AM, Almushait MA, et al. Ultrasound guidance during embryo transfer: a prospective, single operator, randomized, controlled trial. *Fertil Steril.* 2008;90:1187–1190.

95. Anderson RE, Nugent NL, Gregg AT, et al. Endovaginal ultrasound guided embryo transfer improves outcome in patients with previous failed in vitro fertilization cycles. *Fertil Steril.* 2002;77(4):769–775.

96. Sallam HN, Sadek SS. Ultrasound-guided embryo transfer: a meta analysis of randomized controlled trials. *Fertil Steril.* 2003;80(4):1942–1946.

97. Buckett WM. A meta-analysis of ultrasound-guided versus clinical touch embryo transfer. *Fertil Steril.* 2003;80(4):1037–1047.

98. Sallam HN, Agameya AF, Rahman AF, et al. Ultrasound measurement of the uterocervical angle before embryo transfer: a prospective controlled study. *Hum Reprod.* 2002;17(7):1767–1772.

99. Li R, Lu L, Hao G, et al. Abdominal ultrasound-guided embryo transfer improves clinical pregnancy rates after in vitro fertilization: experiences from 330 clinical investigations. *J Assist Reprod Genet.* 2005;22(1):3–8.

100. Steinkeler JA, Woodfield CA, Lazarus E, et al. Female infertility: a systematic approach to radiologic imaging and diagnosis. *Radiographics.* 2009;29(5):1353–1370.

101. Peters JA, Coulam CB. Hysterosalpingography with color Doppler ultrasonography. *Am J Obstet Gynecol.* 1991;164(6 Pt 1):1530–1532.

102. Volpi E, Zuccaro A, Patriarca S, et al. Endovaginal sonographic tubal patency testing air and saline solution as contrast media in a routine infertility clinic setting. *Ultrasound Obstet Gynecol.* 1996;7(1):43–48.

103. Stern J, Peters AJ, Coulam CB. Color Doppler ultrasonography assessment of tubal patency: a comparison study with traditional technique. *Fertil Steril.* 1992;58(5):897–900.

104. Kupesic S, Kurjak A. Gynecological vaginal sonographic interventional procedures–what does color add? *Gynecol Perinatol.* 1994;3:57–60.

105. Deichert U, Schlief R, van de Sandt M, et al. Endovaginal hysterosalpingo-contrast sonography for the assessment of tubal patency with gray scale imaging and the additional use of pulsed wave Doppler. *Fertil Steril.* 1992;57:62–67.

106. Kupesic S, Plavsic MB. 2D and 3D hysterosalpingo-contrast-sonography in the assessment of uterine cavity and tubal patency. *Eur J Obstet Gynecol Reprod Biol.* 2007;133(1):64–69.

107. Deichert U, van de Sandt M. Endovaginal hysterosalpingo-contrast sonography (Hy-Co-Sy). The assessment of tubal patency and uterine abnormalities by contrast enhanced sonography: advances in echo-contrast. *Fertil Steril.* 1993;2:55–58.

108. Kupesic S, Kurjak A. Contrast enhanced three-dimensional power Doppler sonography for differentiation of adnexal lesions. *Obstet Gynecol.* 2000;96(3):452–458.

109. Kurjak A, Kupesic S. The use of echo enhancing contrasts in gynecology. *Ultrasound Rev Obstet Gynecol.* 2001;1:85–95.

110. Sladkevicius P, Ojha K, Campbell S, et al. Three-dimensional power Doppler imaging in the assessment of Fallopian tube patency. *Ultrasound Obstet Gynecol.* 2000;16(7):644–647.

111. Kiyokawa K, Masuda H, Fuyuki T, et al. Three-dimensional hysterosalpingo-contrast sonography (3D-HyCoSy) as an outpatient procedure to assess infertile women: a pilot study. *Ultrasound Obstet Gynecol.* 2000;16(7):648–654.

112. Kupesic S, Kurjak A. Septate uterus: detection and prediction of obstetrical complications by different forms of ultrasonography. *J Ultrasound Med.* 1998;17(10):631–636.

113. Kalmantis K, Daskalakis G, Lymberopoulos E, et al. The role of three-dimensional imaging in the investigation of IUD malposition. *Brat Lek Listy.* 2009;110(3):174–177.

114. Weitman HD, Knocke TH, Waldhausl C, et al. Ultrasound guided interstitial brachytherapy in the treatment of advanced vaginal recurrences from cervical and endometrial carcinoma. *Strahlenter Onkol.* 2006;182(2):86–95.

妇产科超声的三维和四维成像

BRIDGETTE LUNSFORD

第 35 章

目标

- 解释与三维(3D)/四维(4D)成像相关的常见术语。
- 描述二维(2D)、3D 和 4D 成像之间的区别。
- 明确 3D/4D 成像的优点。
- 列出这三种数据组合获取技术的优缺点。
- 总结用于获得 3D 容积成像的基本步骤和系统设置。
- 使用多平面重建(MPR)格式来重新获取 3D 容积数据的采集。
- 列出使用多平面成像的优点。
- 描述断层成像或多切面超声成像并列出此种成像模式的优点。
- 解释常见的渲染模式和每种模式的临床应用。
- 定义体积自动测量技术,列出其在妇产科超声成像中的潜在临床应用。
- 描述如何使用时空关联成像技术(STIC)评估胎儿心脏。
- 描述在妇产科超声成像中 3D 超声常见的临床应用。
- 明确关于打印胎儿图片的一些担忧,并且描述超声团体目前位置。

术语表

三维超声(3D ultrasound):包括自动或手动获取的成像技术,是一系列二维图像的展示。

三维容积或容积数据组合(3D volume or volume data set):获得的二维图像的收集。

四维成像(4D imaging):容积信息连续的更新显示,也被称作实时三维超声。

C 平面(C-plane):冠状面,也被称为 Z 平面;通常,2D 超声显示不了这个平面上的图像。

医学数字成像及通信标准(digital imaging and communication in medicine,DICOM):每类医学图像在处理、储存、打印和传输信息中使用的标准格式文件(比如放射学、病理学、检验室等)。

多平面重建(multiplanar reconstruction,MPR):同时显示多个平面的显示算法;往往是互相垂直的矢状面、横切面和冠状面。也被称为分段平面或正交平面。

正交平面(orthogonal planes):总是呈垂直(90°)的平面。通常为矢状面、横切面和冠状面。

图像存储与传输系统(picture archiving and communication system,PACS):计算机或服务器用于存储、检索和显示数字图像和来自各种成像资源的患者信息

关键词

三维
四维
三维容积
像素
体素
正交平面
感兴趣区域(ROI)
多平面重建(MPR)
断层成像
渲染模式
体积自动测量技术(VOCAL)
时空关联成像技术(STIC)

像素（pixel）：二维图像的最小单元；具有长度和高度。

参考点（reference dot）：所有三个正交平面在容积内相交的点；在三个正交平面上描绘的相同的点；也称为标记点。

感兴趣区域（region of interest/ROI）：三维/四维容积中数据采集的区域。

时空关联成像技术（spatio-temporal image correlation，STIC）：用于获取和显示胎儿心脏容积数据组合的技术；容积成像将跳动的心脏显示为四维的电影序列。

表面成像（surface rendering）：显示身体的表面或皮肤而不显示深面结构的三维成像模式。

阈值（threshold）：用来消除低水平回声的过滤器。

超声层析成像（tomographic ultrasound imaging，也称为 multislice）：将超声数据显示为平行的层析图像的成像模式，类似于传统应用在 CT 和 MRI 中的显示方法。

透明度（transparency）：决定体素有多少透明度的决定因素。

体积自动测量技术（virtual organ computer-aided analysis，VOCAL）：用来测量容积的软件程序。

容积超声（volume ultrasound）：用来描述 3D 和 4D 超声成像的术语。

体素（voxel）：三维容积的最小单位，包括长度、宽度和深度。

超声在最近 30 年中发生了巨大的变化并且将继续飞速的发展。三维（3D）超声代表了领域里最近的创新之一。在过去的几十年里，3D 技术飞速发展，它在临床上得到了越来越多的认可，特别是在产科和妇科学领域。对医学文献的回顾研究显示数以百计的研究论文描述了 3D 和四维（4D）超声的临床应用。3D 超声具有克服二维（2D）成像固有局限性的某些优势，而目前研究的焦点就在于提高 3D 超声的诊断能力。[1]

与许多新兴技术一样，人们对 3D/4D 成像技术的使用和应用前景感到兴奋和怀疑。尽管许多超声从业人员相信容积成像技术，即用来描述 3D 和 4D 技术的术语，将会改变超声检查的方式，但也有一些人认为这些技术的主要目的是娱乐大众。随着 3D/4D 技术在商业超声机器上得到广泛应用，越来越多的超声中心有了这些技术。尽管这些技术的可接受度高，仍然有许多用户对这些技术并不熟悉，因此使用舒适度不高。在很多的诊室，3D/4D 成像只是用来向父母展示胎儿的面部。这一应用使 4D 成像在医疗机构和公众中得到普及，然而，这个应用只是这项技术所能提供的其中一小部分。

3D 超声代表了一个重大的进展。就像任何突破性的进展一样，这项技术的进步需要临床医生和研究人员学习一套新的技能，甚至是一门新的语言。[2] 超声技师总是在他们的头脑中将连续获得的二维图像中重建成三维图像。这种重建一直伴随着超声检查过程。3D 超声将这些脑海中创造的画面提供了可视化的图像。尽管回顾和操作容积技术的新格式看起来很复杂，但这些应该被熟知，因为临床医生从一开始就一直在练习这个新技术。

大量的研究结果显示了容积成像的优点。3D 超声提供了一些 2D 超声很难甚至不可能提供的解剖化的视图。不管容积获取方法如何，数据操作允许在任何平面或方向上查看数据。相比于传统超声检查提供的多个静止图像，3D 检查通过向临床医生提供大量的容积图像，从而提高诊断效能。在患者离开检查室后，仍然可以脱机回顾和重建这些容积数据，因此可以从这方面专家那里获得远程咨询。另一个优势是 3D 超声类似 CT 或 MRI，可以快速重建图像，在保持诊断质量的同时将检查标准化以及提高诊断的质量及效率。[3]

本章回顾了这项令人兴奋且仍在发展的技术的许多应用。本章包含了关于批量采集信息的过程，可用的数据显示选项，容积技术，以及妇产科的临床应用。学习 3D/4D 成像技术所涉及的术语和技术，有助于消除接触新技术可能会遇到的一些顾虑。对现有技术的熟悉鼓励超声技术人员在诊断过程中使用 3D/4D 成像技术。

3D/4D 成像技术的历史

3D 超声是超声技术中发展最快的技术之一。自 20 世纪 70 年代初以来,工程师和临床医生一直在努力使三维超声成为现实,在过去几十年中取得了最大的进展。[2]在早期的 3D 技术中,大型计算机与处理数据的超声仪器是分开的。连接在超声探头上的附加设备使其体积庞大、难以使用(图 35-1)。在 20 世纪 80 年代,由于需要大量的计算机来处理重建 3D 图像,这一过程仍然耗费大量时间。这个过程可能需要几个小时,而重建出的图像没有原始的二维图像的诊断信息。[2]

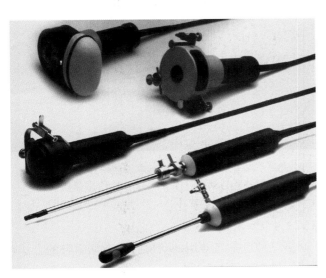

图 35-1　早期 3D 探头。(图片由 GE Healthcare, Wauwatosa, WI 提供)

3D 技术的突破与计算机速度、大小和存储容量的快速发展并行。[1,4,5]随着计算机变得越来越快、越来越小,使得快速的运算数据成为可能。超声机器本质上是一台计算机;因此,随着数据处理速度的加快,图像重建从另外的计算机转移到超声机器本身。[1,2,4,5]这一变化发生在 20 世纪 90 年代,使三维超声的临床应用成为可能。[2]

从 20 世纪 90 年代中期开始,市面上的超声设备就可以使用了,而且从它一开始引进(图 35-2)就迅速发展。[5]最具临床意义的进展是更快的获取速度、更高的容积率,以及越来越多的显示选项。[6]这些改进使 3D 更快、更灵敏、更容易使用,并帮助将 3D/4D 技术从实验技术转移到临床可接受的应用中去。

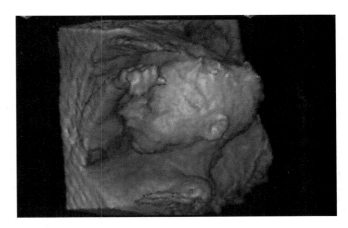

图 35-2　早期 3D 图像。(图片由 GE Healthcare, Wauwatosa, WI 提供)

什么是容积超声?

2D 超声检查包括获取和储存一系列的单一图像。这些具有解剖结构代表性的图片构成了检查。虽然有些图片是可以后处理的,但是你就只能查看你储存的这些图像。如果对已经采集下来的解剖图像有疑问,就需要对患者另外进行检查,有时,需要请患者再次回到诊断室。容积超声有可能改变我们评估患者的方式。

容积超声是一个用来描述 3D 和 4D 成像的术语。这些技术被称为“容积超声”,是因为它们能够获取完整的数据容量,而不是获取和存储单个图像。这就产生了一个问题,即是什么构成了容积数据或容积数据的组合。在讨论二维图像时,组成图像的最小单位是像素或图像元素(图 35-3)。[4]一个像素有 X 和 Y 维度,本质上是平面单位。三维数据或容积的最小单位是体

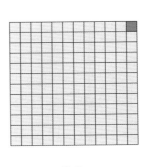
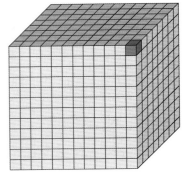

像素=2D　　　　体素=3D

图 35-3　像素是组成二维图像的最小单位,由 X 和 Y 轴构成。体素是构成三维容积的最小单位,由 X、Y 和 Z 轴构成。体素有深度。(图片由 GE Healthcare, Wauwatosa, WI 提供)

素或容积元素。[4]

体素是三维立方体,包含了 X、Y 和 Z 三个维度,这些维度使体素有深度。一个类比是把 2D 图像想象成一本书中一个单一的页面,而容积数据组合是由几百张单独的页面组成的完整的一本书。查看这本书中每张页面上的信息就跟翻书一样容易。容积数据组合也是一样的道理;上述情况可适用于容积数据库,可随意选取任何一张图像或切面进行评估。

获取技术

进行 3D 超声的第一步是获得容积数据组合。有多种途径可以获得。目前获得容积的方法包括手绘、基于传感器和自动获取。

手绘获得容积的技术允许使用传统的 2D 探头。这种方法的主要优点是不需要额外的设备。在这种方法中,操作者会手动地将探头扫过感兴趣的区域,就像他们常规做的实时扫描一样(图 35-4)。[2]这个方法需要练习,因为需要缓慢的、稳定的扫描,并且必须保持一个稳定的帧频。当使用 2D

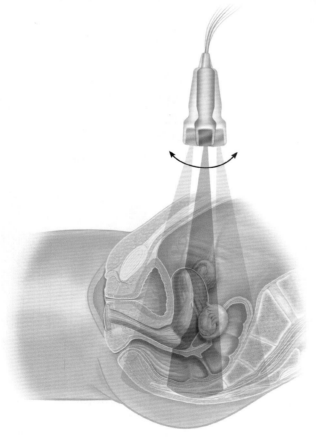

图 35-4　这张图展示了获取数据集的手绘方法

探头时,设备不知道探头的位置或方向,因此,使用此方法时不能测量。[2,4,7,8]

在基于传感器的技术中,一个独立的传感器产生一个电磁场(图 35-5)。传感器安装在传统的 2D 探头上,在获得容积的过程中,可以记录探头的运动、位置和方向。这种方法需要额外的设备并且可能体积较大;然而,这种对位置和方向的获得允许在任何平面上进行测量。[2,8]这种容积获取过程与手绘方法中使用的技术完全相同,要求操作者缓慢的稳定的手动扫描感兴趣的区域。

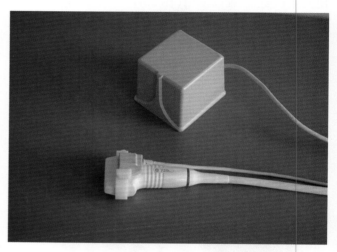

图 35-5　基于传感器的 3D 超声需要一个单独的发射器来产生一个电磁场。探头上放置的传感器将探头的位置和方向传递给超声仪器。(图片由 GE Healthcare, Wauwatosa, WI 提供)

第三种也是最常用的获得容积数据组合的方法包括使用机械的 3D/4D 探头。这些探头可以进行常规的 2D 扫描,也可以获得 3D/4D 容积数据(图 35-6)。探头外壳内的电机提供自动扫描。传感器是由电子控制的,没有外部移动部件,[8]当探头元件以扇形运动扫查时探头在感兴趣的区域内保持静止。[2]元件可以进行单次的静态扫描获得 3D 图像,也可以连续地来回扫描以获得 4D 图像。与传感器探头所使用的外部传感器不同,机械探头将传感器集成到探头外壳中。[2]这些传感器提供空间信息,允许在所有切面上进行精确的容积重建和定量测量。[8]机械探头提供平滑、稳定的数据采集并已成为行业标准。[2]机械 3D/4D 探头在商业上有很多用途,这种探头包括腹部、经阴道和高频线性探头。检查小儿和心脏的探头也可获得。

随着传感器技术的改进,一种被称为矩阵探头的 3D/4D 新型探头可用于产科研究。这种探头主要应用于心脏(图 35-7)。机械探头对于提供容积率和外

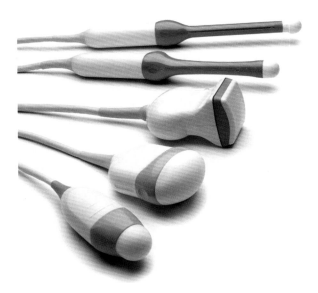

图 35-6　机械的 3D/4D 传感器在探头外壳内有一个马达，它可以提供持续的自动扫描。这种探头包括经阴道、高频线性、腹部和小儿探头。（图片由 GE Healthcare，Wauwatosa，WI 提供）

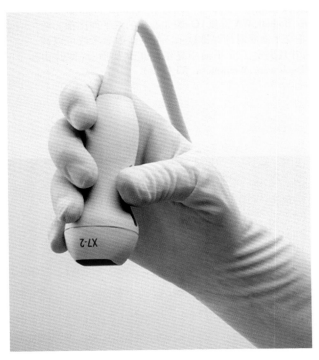

图 35-7　X7-2 探头由于外壳中包含了矩阵晶体，它的尺寸和面积更小。（图片由 Philips Medical Systems，Bothell，WA 提供）

平面分辨率有着固有的限制。这类新型探头与目前的机械探头相比提供了许多优势。使用矩阵探头时，不需要像机械探头一样来回移动，声束是电子操纵的。[9]电子声束控制使探头在两个正交平面自动控制，同时显示两个实时平面（图 35-8）。当评估胎

儿心脏、脑、脊柱和牙槽时双平面成像非常有用。[9]矩阵探头使用更多的传感器晶体来提供更大的外平面聚焦和空间分辨率（图 35-9）。[7-10]这使所有成像平面有着更好的分辨率。矩阵技术的发展最终将使容积率更接近实时成像，并可能在评估胎儿心脏方面特别有用。[7-9]

三维容积的获取

下面的步骤描述了用机械 3D 探头存储 3D 容积的方法。尽管这个术语每个超声仪器制造商的叫法不同，但基本的步骤还是一样的。在获取 3D 容积时，第一个步骤是确定感兴趣区域（ROI）或容积中包含的区域。将取样框放置在感兴趣区域结构上，包括在 X 和 Y 轴上获得的数据（图 35-10）。ROI 决定了容积数据组合的宽度和高度，但与 2D 图像不同，容积同样也包含 Z 轴或深度。调整容积角度控制 Z 轴上获得的信息量。容积角度等于探头在扫描过程中所覆盖的距离。[11]

当评估一个较小的器官如胎儿心脏时，使用一个小的容积角度；为了评估更大的器官，如子宫，则使用更大的容积角度。

一个用户控制的参数，即获取速度，可以改变结果数据的质量。[4]较慢的获取速度会产生更多的断面，从而获得更大的数据量。[4]这些图像将会更加接近，需要补充或插入的数据需要量更少。这就产生了更高质量的容积和重建平面更高的分辨率。[12]较慢的获取速度可以用于妇科成像和胎儿不动的情况。[5,12]胎动较多的胎儿需要快速地获取速度，以消除运动伪像。[5,12]

当获取容积的时候，2D 图像质量是非常重要的。基于不良二维图像采集出的容积数据组合图像质量也差。在开始采集容积数据前优化二维图像参数。三维参数的优化是在系统 3D 选项的激活后发生的。ROI 取样框出现在屏幕上，允许调整大小以包含所需的解剖结构。超声技师选择正确的容积角度和图像质量的设置。当患者静止和屏住呼吸时开始 3D 模式。探头握住不动，探头外壳内的阵列对 ROI 区域进行缓慢的、单一的扫描（表 35-1）。获得数据后经分析，屏幕上将出现图像的正交平面。容积数据可以存储在超声机器的硬盘驱动器中。通常，为了确保采集到感兴趣的解剖结构，需要采集几次容积数据。获取一次 3D 容积需要不到一分钟的时间，并且可以为超声检查提供关键信息。

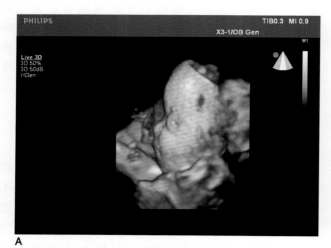

A

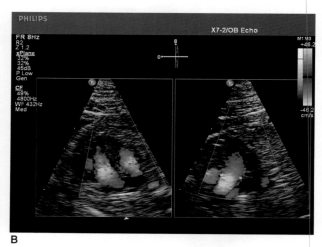

B

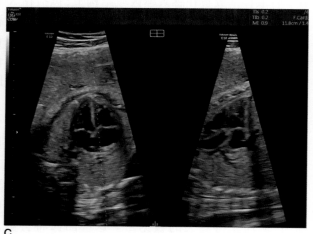

C

图 35-8　A.用矩阵探头获得的患有尖头并指综合症的胎儿图像。请注意颜色的变化,以帮助确定哪些结构与操作者更接近。B.矩阵探头的晶体结构可以显示出双平面的图像。在这种情况下,两张胎儿心脏的彩色成像互相垂直 90°。(图片由 Philips Medical Systems,Bothell,WA 提供)C.胎儿心脏的双平面图像。两个正交平面实时的并排显示。A 平面中参考线可以调整,并且决定了 B 平面中显示的正交切面。(图片由 GEHealthcare,Wauwatosa,WI 提供)

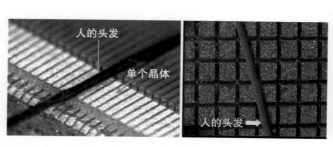

图 35-9　左边的照片展示了在传统探头中晶体的结构。右边的图片展示了在矩阵探头中晶体的大小和位置。(图片由 Philips Medical Systems,Bothell,WA 提供)

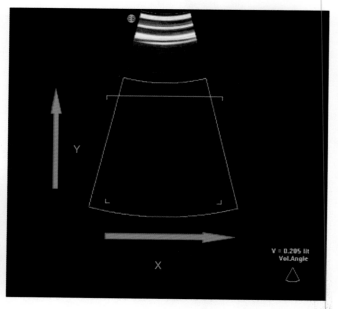

图 35-10　将 ROI 取样框显示在屏幕上,并可以调整大小以包含感兴趣区域。ROI 取样框的大小决定了在 X 和 Y 平面中获得了哪些数据。右下方显示的图标显示了数据采集的角度

表 35-1　三维获取的基本步骤

- 优化二维图像参数
- 选取感兴趣区域
- 调整容积角度
- 选择质量设置
- 让患儿屏住呼吸
- 激活 3D 模式

3D 多平面重建

一旦获得并存储了容积数据,就会选择一个显示格式。用于查看数据组合的格式很多;MPR 显示格式可以获得容积信息并且以一种可用的格式显示。使用这种格式,三个正交平面和渲染图像可以显示在同一个屏幕上。

这三种正交平面总是两两互相垂直。[2,5] 屏幕左上角显示的图像称为获取平面或 A 平面。屏幕右上方的图像,或者说 B 平面,是与地面垂直并与 A 平面呈 90 度。屏幕左下角的图像是 C 平面,也就是冠状面。这个平面垂直于地面并与 A 平面水平。[11,13] A、B 和 C 平面即 X、Y、Z 平面构成了容积数据;然而,取决于容积的获取和操作,它们可能并没有直接关联。[2] 如果这个图像是在矢状切面得到的,那么 A 平面显示矢状图像,B 平面显示横切面,C 平面显示冠状面的图像(图

35-11)。[4] 渲染的图像显示在屏幕的右下方,是由容积中的薄层切面获得的合成图像。

ROI 取样框的大小决定了 A 和 B 平面中的信息量,而 C 平面中的信息量是通过容积角度的大小确定。A 平面即获取平面,具有最高的分辨率。B 和 C 平面是根据容积数据集重建的,分辨率低于 A 平面。C 平面的分辨率最低。[2,11]

三个正交平面相交的点,有时被称为标记点或参考点(图 35-12)。[4,5,7] 这个点代表了三个平面上相同的点或体素。[4,5] 当评估病理时,参考点可以被放置在其中一个平面内的感兴趣区域内,并且在另外的平面上同时显示同一区域。[4,7] 当重建容积时,标记点在评估与解剖学的空间关系和保持方向时很有用。

在查看 MPR 显示时,用户并不局限于最初显示的三个影像。对数据组合的处理可以产生无穷多的图像。请记住,数据是作为一个容积存储的,而不是一个单独的切面。这种格式允许用户在任何轴上旋转图像。每个图像都可以使用 X、Y 和 Z 旋转轴进行旋转。连接的平面以直角的角度保持正交平面,而参考点在这三个平面上标记相同的点。转化控制,也被称为平行移动,在每个平面上从前至后或从一侧到另一侧扫过。有了这些控制,可以将正交平面处理为任何方向,并给临床医生提供所谓的"虚拟再扫描"。处理容积类似于移动探头来获得更好的视野。现在即使患者不

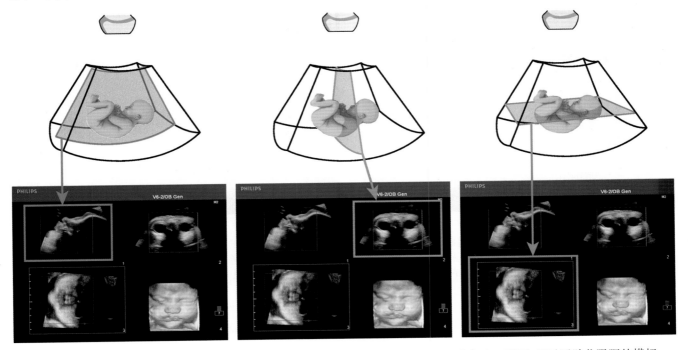

图 35-11　A 平面是直接获取的平面,这个病例是胎儿面部的矢状面。B 平面 90°垂直于 A 平面,显示了胎儿眼眶的横切面。C 平面显示了胎儿面部的冠状面,而右下方的图像则是重建后的面部表面图像。(图片由 Philips Medical Systems,Bothell,WA 提供)

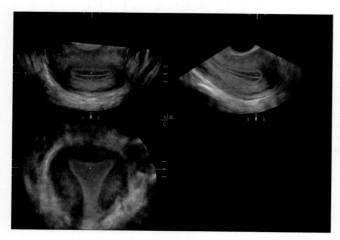

图35-12　有颜色的标记或参考点代表了三个平面上相同的点，并且可以在容积内移动，同时在三个正交平面上识别感兴趣区域。在这个容积内，标记点被放置在子宫内膜内。（图片由 GE Healthcare，Wauwatosa，WI 提供）

在检查室里也可以完成这些后处理。屏幕上的定位标记可以帮助用户保持方向，从而不至于在数据处理时产生混乱。

MPR 显示提供了同时从三个不同平面查看感兴趣解剖结构的选择，让临床医生有可能从多个角度对解剖结构进行评估。[2,4,7]这种格式显示传统切面的同时也可以获得传统切面显示不了的切面。C 平面，或者有时候被称为 Z 平面，是我们无法用二维扫描获得的平面，对于做出某些诊断是至关重要的。了解这种数据显示模式可以让临床医生快速地从容积数据集中重建出具有诊断意义的图像。[2]通过少量的实践，操作容积数据组合可以像手动地扫描患者一样直观，并且提供了更多的可能性。

断层超声显像技术

在许多超声扫描仪上，数据也可以显示为一系列类似于 CT 和 MRI 显示方法的图像切面。[5,7,14,15]这种成像模式通常被称为多切面或断层超声。一个参考或概述图像显示在左上角，并为显示的切面提供一个解剖学参考（图 35-13）。[7]参考切面显示了在容积中每个单独的平行切面的位置。[7]用户可以选择切面的数量和显示切面之间的距离。在 MPR 显示中可以使用的 X、Y 和 Z 旋转控件也可以在断层超声显像中显示。使用彩色或能量多普勒也可以获得容积数据，并且这些信息也可以显示在断层格式中。[5]断层成像允许用户像 CT 或 MRI 成像一样快速而有效地重建图像格式。[3,16]这种格式可以让超声像其他成像方式一样，实现更统一的图像。[3]断层超声显像格式可以快速、全面地显示出容积信息，提高对解剖结构的理解。[17]

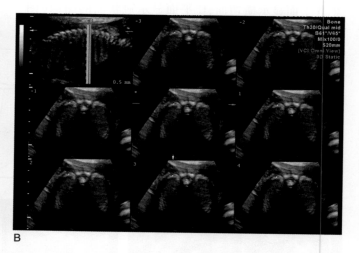

图35-13　超声断层成像是评估感兴趣器官的一种快速方法。左上方参考图像中的平行线代表了屏幕上显示的各个切面之间的空间关系和距离。A. 这些切面隔得较远，以评估整个子宫。B. 这些切面相隔较近以便更详细的评估胎儿脊椎上的一个平面。（图片由 GE Healthcare，Wauwatosa，WI 提供）

成像模式

一旦容积数据被存储，可以将不同的成像模式应用到相同的容积中，从相同的数据源中获得不同的信息。成像模式是在屏幕上用于显示 3D 数据的不同算法。[2]大量的可用成像模式给了超声技师从未想象过的图像，而且这些选项还在继续扩大。不同的成像技术使得检查者能够突出不同的解剖特征，比如上颚的骨结构或者嘴唇的软组织。[7,17]本节将讨论一些最常用的成像模式及其临床应用。

胎儿表面成像技术无疑是最被熟知的成像模式。[4,5]3D/4D 技术因为胎儿面部表面成像技术在患者和医疗界中流行(图 35-14)。表面成像模式可以显示胎儿的面部或身体的表面,而不显示深面的解剖结构。[14]这样就可以更好地观察软组织。

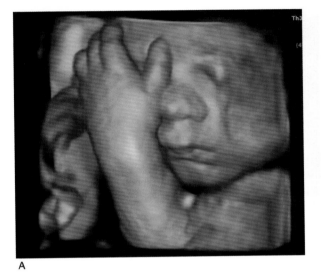 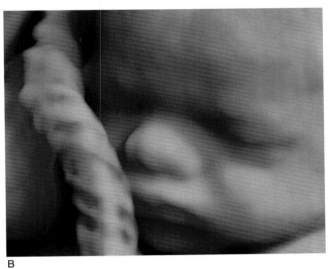

图 35-14 A. 在胎儿的面部和手臂表面成像中,只显示了胎儿的皮肤或表面,而不显示胎儿深面的结构。B. 采用表面成像模式对胎儿面部和脐带进行成像,目的是提供更为逼真的胎儿面部成像。(图片由 GE Healthcare,Wauwatosa,WI 提供)

在表面成像模式下可以使用各种控制模式,如表面光滑,表面纹理,或光梯度。正如名字所暗示的,表面光滑模式控制表面的光滑程度。表面纹理通过增加纹理以加强显示表面更细节的结构。光梯度的设置使显示的结构就像被光源照亮一样。[4]这种技术给人提供了一种深度的直观印象,使图像看起来更逼真。[2]这个阈值也可以手动调整。低阈值的设置过滤了低回声。但要注意,因为一个高的阈值可以过滤掉更多的回声,这会去掉有价值的信息。(图 35-15)。[2]透明度控制决定了我们通过体素所看到的程度。[2]可以使用电子橡皮或刀清除图像中不需要的结构。这种技术类似于编辑数码照片(图 35-16)。恢复或初始化按钮可以撤销任何已做的更改,并将容积数据返回到原始保存时的版本。

最大骨骼或 X 线模式可以减少或消除软组织结构中较弱的回声,并突出显示骨骼结构的较强回声(图 35-17)。[4,5,14]这种成像模式对评估脊柱、四肢、颅缝还有脸部的骨头非常有用。

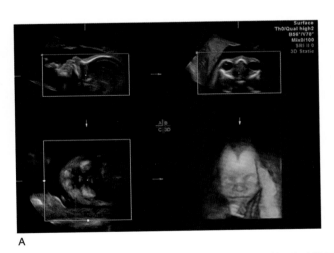 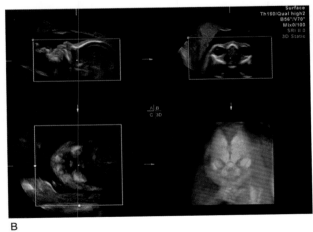

图 35-15 A. 用一个低阈值来处理胎儿表面的图像,这消除了很少的一些回声,使我们可以看到脸部的皮肤,而不看到深面的骨结构。B. 在相同的容积中提高阈值,消除了皮肤的低强度回声,并突出了面部的骨结构。(图片由 GE Healthcare,Wauwatosa,WI 提供)

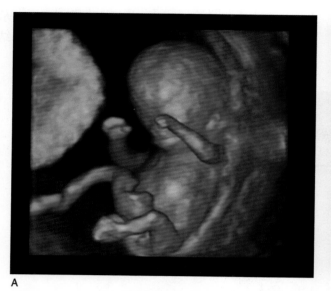
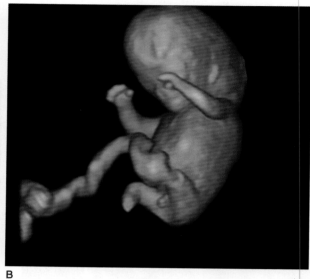

A　**B**

图 35-16　可以用魔术刀将胎盘、脐带、子宫壁和其他围绕在胎儿周围的结构移除。（图片由 GE Healthcare，Wauwatosa，WI 提供）

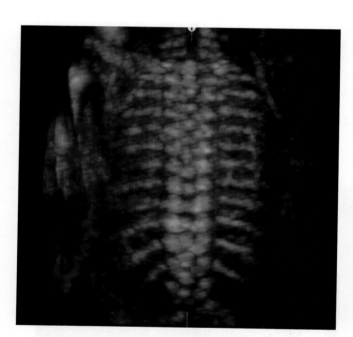

图 35-17　最大成像或 X 线模式突出显示在一个容积数据中最强的回声，如这张图片中的胎儿骨骼。（图片由 GE Healthcare，Wauwatosa，WI 提供）

有两种技术用于评估低回声结构：最小模式和反转模式。最小模式是用来评估低回声或充满液体的结构。[14]这种模式可用于评估胎儿充满液体的结构，比如胎儿循环系统、胃泡、泌尿道和脑室。在宫腔声学造影中，最小模式也有助于评估充满生理盐水的子宫腔。反转模式可以获取低回声结构，并将其显示为实体结构，或将目标结构重建成数字模型。[14]解剖结构的灰度部分被移除了，整个容积内的所有囊性区域都作为回

声区一起被整合在一起。[18]这就改善了不能在单一切面显示整体的复杂囊状结构的成像。[5,18]反转模式在评价胎儿扩张的泌尿道或脑积水时特别有帮助（图 35-18）。盆腔成像中利用反转模式评价复杂的输卵管积水和多囊卵巢，并在刺激排卵时快速地对卵泡进行计数。[18]当使用最小模式和反转模式时，必须正确设置阈值。如果设置太高，只能显示单纯的囊性区域；如果设置过低，实性区域有可能被显示。[18]

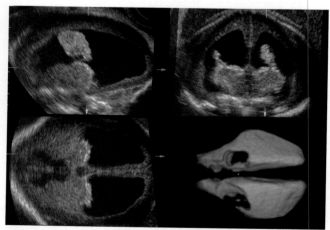

图 35-18　在此容积中采用反转模式，以便更好的展示扩张的胎儿脑室的大小和形状。反转模式将液性结构以实性容积的形式呈现出来。（图片由 GE Healthcare，Wauwatosa，WI 提供）

玻璃体或透明模式是一种与能量或彩色多普勒结合使用的成像模式（图 35-19）。[5]这一技术对于突出血管解剖，同时还能显示周围的组织是很有用的。[14]在这

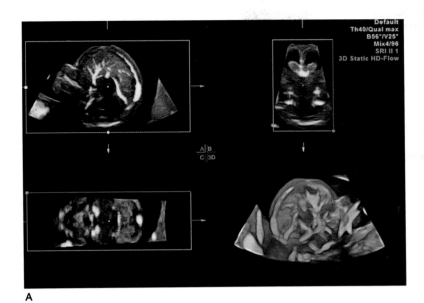

A

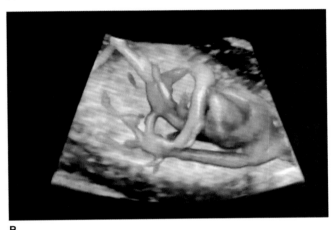

B

图 35-19 使用彩色或能量多普勒的玻璃体或透明模式提供了一个结构中血管的三维视图。周围的组织更加透明,因此可以更好地评估解剖关系。A. 胎儿大脑的血管系统。B.13 周胎儿的血管系统。(图片由 GE Healthcare,Wauwatosa,WI 提供)

种模式下组织更加透明,允许血管在整个容积内显示,使血管与周围解剖的关系更加明显。所有的灰度数据都可以被移除,从而只显示血管解剖结构,以显示与血管造影相似的一种彩色多普勒图像(图 35-20)。[5]

一旦容积数据被存储,就可以将多种成像方法应用到相同的容积数据中,以评估不同的结构。一个容积数据可以提供几乎无限的诊断可能性。在患者离开检查室后,可以用多种方式评估解剖结构是 3D 技术最大的优势之一。

体积自动测量技术或 VOCAL 技术是一种用来计算某一器官容量的三维测量工具,比如子宫内膜腔、卵巢囊肿或胎儿器官,包括侧脑室、肺和膀胱等。[7,14,19,20] VOCAL 允许对一个感兴趣的区域进行轮廓绘制,创建感兴趣结构的 3D 模型。这种复杂的体积计算取代了经常使用的球体公式(长×宽×高/1.57)。数据组合通过预先设定的旋转步骤围绕固定的中轴线旋转 180

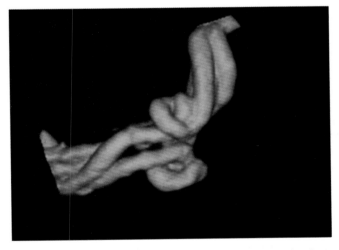

图 35-20 当使用玻璃体或透明模式时周围的组织可以被完全移除,只显示血管系统,就像此容积数据中只显示脐带一样。(图片由 GE Healthcare,Wauwatosa,WI 提供)

度。在每一步中,手动或自动追踪物体的轮廓轨迹。在轮廓被勾勒出来之后,系统就会重建轮廓模型,并提供体积测量。[15]

3D vs 4D

3D 和 4D 是两种不同的容积成像模式。3D 有时被称为"静态 3D"。在 3D 成像中,超声探头对感兴趣区域进行单次扫描,并将所获得的数据存储在一个可用的多种格式中。4D 成像通常被称为"实时 3D 成像"。当获得 4D 图像时,探头元件来回扫描,不断获取容积数据以获得接近实时的图像。4D 成像的容积率是每秒获得的容积,与二维成像的帧频相似。[2]图像的容积率越高,图像就越接近实时。

4D 成像在胎儿成像的许多方面都很有用。容积的采集过程与三维成像相似。将 ROI 取样框放置在感兴趣的区域中,在合适的条件下激活 4D 模式。当探头元件连续地在该区域来回扫描时,探头仍保持在静止状态。跟二维成像一样,胎儿位置、羊水量及母亲的体型都会影响 3D/4D 的成像质量。为了获得胎儿面部良好的 4D 图像,胎儿必须处于一个良好的位置,羊水衬托在面部周围,而不应与子宫壁或胎盘表面接触。为了获得面部的表面成像,胎儿面部和子宫壁或胎盘之间至少要有少量的羊水。通过 4D 超声,可以观察到胎儿的运动和面部表情。在 4D 扫描中,用户可以动态地改变图像。用户可以移动探头以获得更好的角度、重新选取 ROI 或更改增益和其他 2D 参数。

3D/4D 在妇科超声中的应用

三维超声在妇科的一些临床应用中起到了辅助的作用(表 35-2)。特别是子宫的冠状面的显像,是三维超声在盆腔成像中最大的优势之一。[21]传统的二维成像不能获得冠状面,但是这个切面的显示对某些诊断来说是至关重要的。冠状面的应用包括:

- 评估先天性异常的子宫形状和轮廓。
- 确定子宫肌瘤和宫内节育器的确切位置。
- 评估内膜,是否有息肉或其他病变。
- 评价卵巢。
- 确定附件肿物的来源。
- 操作中如宫腔声学造影的监测。
- 盆底的评估。

表 35-2　3D/4D 在妇科超声中的临床应用
● 先天性子宫畸形
● 宫内节育器的位置
● 内膜损伤
● 评估子宫肌瘤的数目和位置
● 附件肿物的来源
● 生理盐水注入宫腔声学造影
● 不孕症的评估
● 盆底的评估

3D 盆腔超声是非侵入性的,并且比 MRI 更便宜,应该尽可能地使用以获得更确切的诊断,并避免了进一步的检查。

3D 超声在妇科中最有用的应用之一是对先天性子宫畸形的评估。在一般人群中,米勒管畸形的发生率约为 3% ~ 4%,这种畸形增加了不孕和不良妊娠结局的风险。[23,24]2D 超声并不能总是准确地区分双角和纵隔子宫。[25]区分这两种情况的最可靠的方法通常是采用宫腔镜和腹腔镜来观察子宫形态和轮廓,或者行 MRI 检查。[23,24]用 3D 经阴道超声来观察子宫的冠状平面,是诊断这类疾病的一种更有效、更经济的方法,并且已经被证明是非常准确的。[5,25,26]冠状面对于检查宫底形态和子宫内膜是非常有帮助的,从而使得子宫畸形的诊断更加准确(图 35-21)。[23-26]

诊断双角子宫是基于在冠状切面上看到两个分开的宫角。双角子宫的诊断标准是宫底的凹陷大于或等于 1cm。[21,23]当子宫宫底凹陷小于 1cm 的同时,宫腔被隔分开,这时诊断为纵隔子宫。[23]弓形子宫的外部轮廓是正常的,宫底的内膜腔略凹陷,小于 1cm(图 35-22)。[23]修复米勒管畸形的外科手术已经更加先进,这需要对子宫和子宫内膜进行更加详细的评估。[27]对于纵隔子宫和双角子宫的鉴别诊断是非常重要的,对手术方案的制定是非常有帮助的。[24]三维经阴道超声可以对子宫提供更全面的评估,而使得其他的影像检查如 MRI,不是必需的(图 35-23)。[27]

3D 超声还可以在生理盐水宫腔声学造影时提供另外的信息。在注射生理盐水后,子宫的容积数据可以迅速地储存到硬盘中。三维重建已被证明能提供息肉、子宫肌瘤和粘连更好的视图,特别是在复杂的情况下。[27]冠状视图提供了一个更好的视角来观察任何空腔的扭曲并能提供一个更好的全局视角(图 35-23)。[27]然而,3D 超声最大的优点是患者的舒适度。因为容积数据可以很快的存储,检查可以在较短的时间和使用较少生理盐水的情况下完成,而不会影响结果。[5]一旦检查完成,就可以重建容积数据,允许检查者对解剖结构进行更全面的评估。临床医生可以在所有的三个切面上滚动查看图像,也可

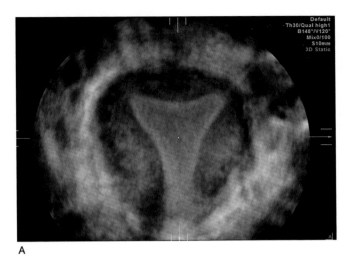

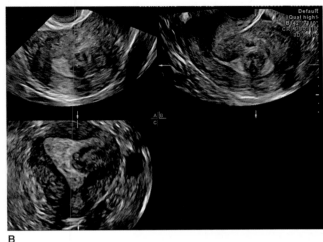

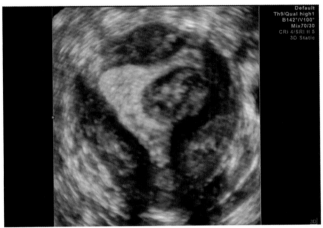

图 35-21　子宫的冠状平面可以用来评估子宫宫底和子宫内膜的轮廓。A. 子宫的冠状面显示正常的子宫内膜轮廓。B. 多平面的子宫扫查显示了使内膜腔变形的一个黏膜下肌瘤。C. 同一患者的冠状切面，突出显示肌瘤的位置。（图片由 GE Healthcare，Wauwatosa，WI 提供）

图 35-22　弓形子宫的横切面显示内膜腔的形态。宫底内膜的凹陷小于 1cm。（图片由 GE Healthcare，Wauwatosa，WI 提供）

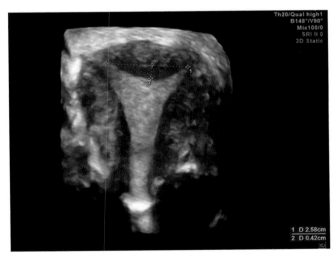

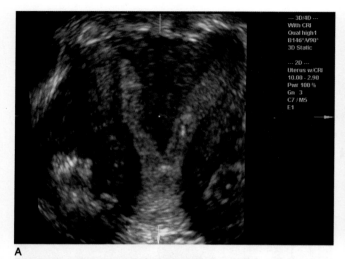

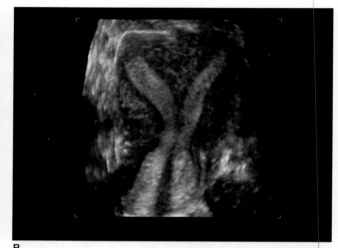

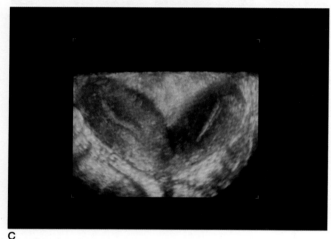

图35-23　先天性子宫异常。A. 纵隔子宫的冠状面。B. 纵隔子宫。C. 双角子宫的冠状图。（图片由 GE Healthcare，Wauwatosa，WI 提供）

以放大或测量任何需要的区域。在生理盐水注入的宫腔声学造影中，可以使用反转模式来重建出一个腔体模型。[5]在宫腔声学造影中，从患者的舒适度到诊断信息的提高，3D 超声比 2D 超声提供了更多的优势（图35-24）。

　　在评价宫内节育器位置时，子宫冠状平面的 3D 成像是一个很有意义的补充。[28]通常，在查体时不能确定节育器尾丝位置时，需要进行一次超声检查确定节育器在宫内的位置。3D 超声提高了定位节育器的精确度。冠状切面可以提供节育器位置的精确视图，确定节育器的所有部分是否都在宫腔内，并且可以多次看到这个尾丝（图35-25）。[28,29]节育器移位或穿孔的病例更容易诊断，另外因为节育器位置正常才可以发挥它的作用，因此对于节育器位置的诊断也是非常重要的。[28,29]3D 成像可以诊断双角子宫的宫内妊娠或者双角子宫中宫内妊娠和宫内节育器的共同存在（图35-26）。[28,29]宫内节育器和子宫畸形时的冠状面的成像可以帮助做出可靠的诊断，而不是根据 2D 图像推断出的诊断。[28]

　　2002 年，美国食品和药物管理局（FDA）批准了一种名为"Essure"的永久避孕的新方法，并且在美国被越来越多的妇科医生使用。[30]与传统的输卵管结扎术相比，Essure 是一种很有吸引力的选择，因为它不需要切开。[30]在宫腔镜的引导下，将微线圈放置在每侧的输卵管中。在 3~6 个月的时间里，线圈会刺激组织生长从而阻塞输卵管。[30]目前的流程要求在 3 个月内行子宫输卵管造影来确定输卵管是否被成功堵塞。[30]相对于子宫输卵管造影，三维超声可以在患者不暴露在射线的情况下，提供一种侵入性较低的方式来评估线圈在宫角的位置是否正常（图35-27）。[30]

　　三维成像中最新最有前途的应用之一是盆底的评估。约 13%~40% 的初产妇患有盆底功能紊乱。[31]盆底疾病的症状如尿失禁、大便失禁和盆腔器官脱垂会严重影响女性的生活质量。[32]尿失禁影响了全世界超过 1300 万的妇女。骨盆功能紊乱是由于薄弱的盆底肌肉或支持盆腔脏器的结缔组织的撕裂。最常见的原因是分娩；然而，反复剧烈活动、更年期和盆腔手术也可以造成这一结果。[32]随着三维超声技术的进展，盆底

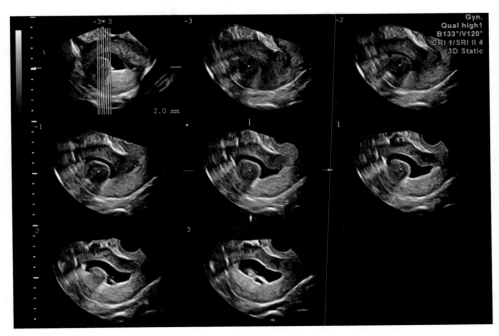

图 35-24　宫腔声学造影时子宫矢状面的断层显像。可以看到一个息肉突入于子宫腔内。这些紧邻的平行断层切面用于评估息肉。(图片由 GE Healthcare, Wauwatosa, WI 提供)

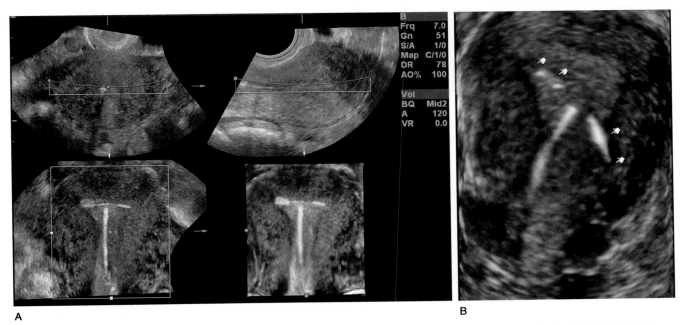

A

B

图 35-25　A. 子宫的多切面显示宫腔内位置正常的节育器。B. 子宫冠状面显示异位的节育环。一位患者盆腔疼痛及阴道流血,图像显示节育环的左臂穿透肌层。(图片由 GE Healthcare, Wauwatosa, WI 提供)

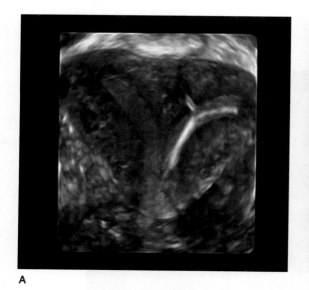
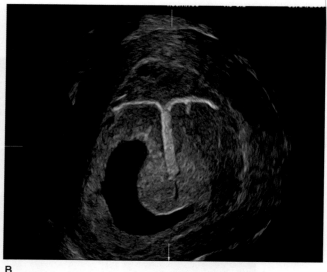

图 35-26　A. 双角子宫的冠状切面重建显示节育器在一侧的宫腔中。B. 纵隔子宫的冠状切面重建显示一侧宫腔的宫内妊娠和另一侧宫腔内的节育器。（图片由 GE Healthcare, Wauwatosa, WI 提供）

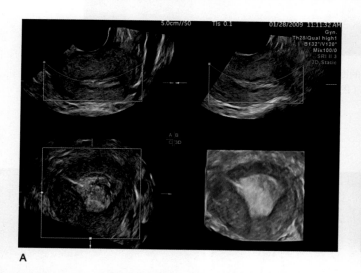
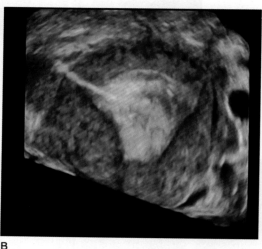

图 35-27　A. 放置 Essure 后子宫的多切面重建图。在冠状切面和渲染图像中都可以看到 Essure 的回声位于右侧宫角。B. 同一患者的重建图像确定了线圈的正确位置。（图片由 GE Healthcare, Wauwatosa, WI 提供）

功能紊乱的超声评估有了显著的提高。[33]肛提肌复合体、提肌裂孔、肛管和盆腔器官可以用三维超声来评估。肛提肌复合体对盆腔器官的支撑至关重要。这一位置的外伤使妇女易患器官脱垂。[31-33]3D 阴道内探头由于其小巧及高频，因此用于这项检查。当对肛提肌复合体和提肌裂孔进行成像时，探头放置在阴道的入口并不进入阴道。评估肛管时，探头向后倾斜。

这种方法可以对肛管进行评估，而没有直肠内超声检查时肛管变形这一缺点。它的侵入性也较低，而且患者的耐受性更好（图 32-28）。[33]腹部 3D 探头也可能使用在经阴唇检查中。此前，评价肛提肌复合体和提肛裂孔只能通过查体或 MRI 来完成。4D 超声允许实时动态评估盆底肌肉和脏器。[32,33]结果显示与 MRI 评估相似并且比单独查体更加敏感。[34]

表 35-3　使用 Z 技术获取子宫冠状面的步骤

- 在矢状面获得子宫的三维容积
- 使用 MPR 格式显示容积数据
- 在 A 平面（矢状面）中，将参考点放在子宫内膜的中心
- 使用 Z 旋转旋钮，对齐子宫内膜使它平行于水平面
- 在 B 平面（横状面）中，将参考点放在子宫内膜的中心
- 再次使用 Z 旋转旋钮来矫正横切面图像，使子宫内膜平行于水平面
- C 平面现在应该显示子宫内膜的冠状图像。使用 Z 旋转旋钮来旋转 C 平面图像，使冠状面以惯例显示

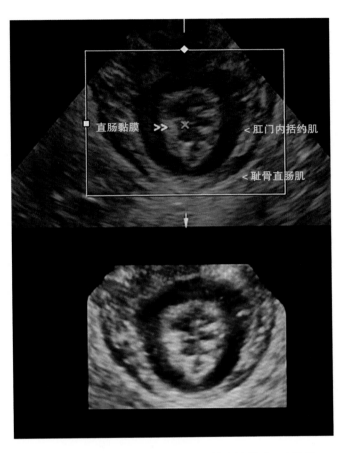

图 35-28　正常肛管和肛门括约肌的渲染模式。（图像由 GE Healthcare，Wauwatosa，WI. 提供）

虽然它在许多临床情况下都很有价值，但是 3D 重建并不是在所有的检查中都可以提供额外的信息。研究表明，冠状切面对 2D 超声表现正常的患者来说并没有帮助。[24,35]子宫内膜层的测量被证明是冠状面实用性一个重要的指标。[35]在内膜层厚度小于 5mm 的患者中重建内膜的冠状面在技术上是较困难的。[24,35]当子宫内膜层厚度超过 5mm 时，重建的图像可能会有更多的临床意义。然而，获得 3D 容积数据并不费时，有临床指征时可以在 2D 扫描基础上增加 3D 容积的采集。

当实施如 3D 等新技术时，任何减少学习弯路和简化过程的技术都得到了重视。由 Abuhamad 等[36]引进的 Z 技术是一个循序渐进的过程，用于从 3D 容积数据中重建子宫的冠状平面。[28]Z 技术概述了操作 3D 容积并生成子宫冠状面的所需步骤（表 35-3）。根据 Abuhamad 等[36]的说法，Z 技术"简化了对子宫 3D 容积处理的步骤，并保持了一致性，是沿着标准化道路前进的第一步。"临床医生和超声技师们都对 3D 容积的获取和操作缺乏标准表示担忧。[3,36]一些流程比如 Z 技术通过简化 3D 的使用，提高了临床上 3D 技术的接受度

和使用度（图 35-29）。[3,36]

利用能量多普勒获取 3D 容积可能有助于鉴别附件肿物的良恶性。[37,38]能量多普勒血管显像可以对肿瘤的血管网络进行三维重建，并有助于降低因二维超声诊断肿瘤的假阳性率。[37,38]两种类型肿瘤的血管模式似乎有所不同。恶性肿瘤的血管分布更混乱，血管变窄、微小动脉瘤和异常的分支更多。[37]一旦容积数据被储存，VOCAL 就可以采用能量多普勒血管指数，从而对肿瘤的血管供应进行更客观的观察。[37,38]有三种能量多普勒血管指数：血管化指数（VI）、血流指数（FI）和血管化血流指数（VFI）。VI 测量了容积中彩色体素与灰阶体素的比例，代表了感兴趣区域中的血管密度。[24,37,38]FI 测量了容积中的彩色体素密度，而 VFI 是前两者之间的关系。[38]恶性肿瘤通常表现出较高的微血管密度，因此与对应的良性肿瘤来说应具有较高的三维能量多普勒血管指数（图 35-30）。[38]

随着 3D/4D 成像在临床实践中广泛应用，了解这些成像模式产生的特有伪像是非常重要的。在 2D 显像中常见的比如声影或增强这样的伪像也会出现在 3D 图像中，并且会引起混淆。[39]根据容积的方向和操作，声影和增强可能看起来是向上的，而不是向下的。[39]上述伪像中的一种是来自于子宫内膜的回声增强伪像。[39]这种伪像在月经周期的黄体期更明显，被认为是子宫内膜含水量增加导致的。[39]当子宫在冠状面成像时，增强伪像类似于正常的内膜。在这种情况下，参考点可以帮助操作者在冠状平面上正确的显示子宫内膜，而不是增强伪像。[39]IUD 的声影持续的出现在子宫冠状切面上，不应被混淆为 IUD 的实际位置。与 2D 成像一样，节育器的后方有明亮的声影（图 35-31）。

容积超声有可能改变盆腔超声检查的成像模式。目前，盆腔超声需采集包括子宫、卵巢和附件在内的 12-30 张图像。[22]假如不采集那些单独的图像，而是简单的采集 4 个 3D 容积图像会怎么样？[22]Benacerraf 等[22]的一项研究表明，与其按标准流程采集 2D 图像，不如获取盆腔的 4 个容积图像，并从这些容积数据中获得所需的所有图像。在这项研究中，检查时间至少减少了一半，并且没有降低扫描的准确性，也没有对患者的医疗造成影响。[10,22]容积超声有很多的优点，包括提高效率、降低患者的检查时间和将检查流程标准化。[10,22]容积的获取还减少了超声检查中一些操作者依赖性。[22]

尽管 3D 超声融入盆腔成像的日常应用比产科超声更为缓慢，但 3D 超声已经被证明是妇科疾病中对于 2D 超声一种有意义的补充。[5]2005 年美国超声医学

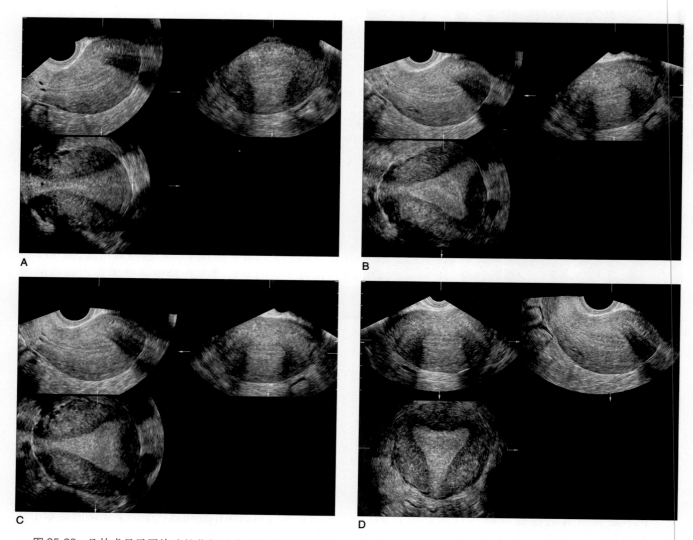

图 35-29　Z 技术显示了快速的获得重建的子宫冠状面图像。对重建三维容积进行标准化可以提高 3D 在临床上的应用。A. 子宫的多维视角。B. 选择子宫的 A 平面或矢状面,并将参考点放置在子宫内膜内。Z 旋转旋钮用于沿水平轴方向调整子宫内膜。C. 再选中子宫的 B 平面或横切面,再使用 Z 旋转钮,旋转图像使子宫内膜沿水平轴排列。D. 选择子宫的 C 平面或冠状图,并使用 Z 旋转钮,将图像转换为传统方向的子宫冠状切面图像。(图片由 GE Healthcare 提供)

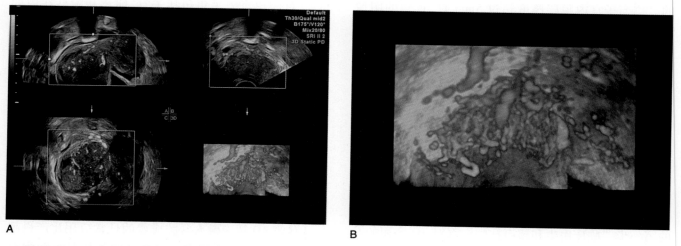

图 35-30　A. 一个实性包块的多维重建。这个容积是用能量多普勒获得的。B. 同一患者的渲染图像,用玻璃体成像模式来呈现整个包块中的脉管系统。(图片由 GE Healthcare 提供)

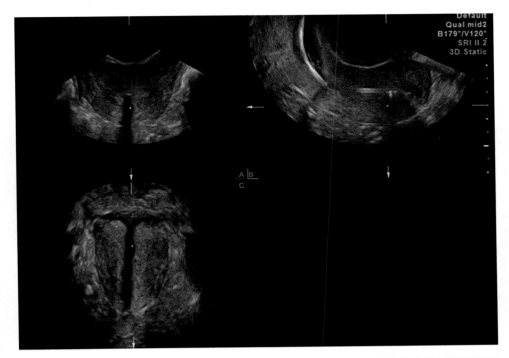

图 35-31　3D 成像中的伪像可能会令人迷惑。标记点可用于区分。子宫的多平面视图显示宫内节育器。C 平面的图像中显示了 IUD 后方明显的声影。注意到 A 和 B 平面上的标记点是放置在 IUD 的后方。（图片由 GE Healthcare 提供）

研究所（AIUM）在 3D/4D 超声的共识会议上列出了 3D 在临床上的大量的应用，为盆腔超声检查提供了许多额外的信息。[3] 在盆腔 2D 超声检查结束之后获取子宫的容积信息，帮助临床医生获得额外的信息，同时并未增加多少检查时间。研究将会继续，并决定未来 3D 超声在盆腔检查中扮演怎样的角色。

产科中 3D/4D 的应用

超声在产科领域应用最为广泛，具有重要的诊断价值。关于 3D/4D 的大多数文章都涉及产科的应用。目前，3D 超声在孕期许多检查中都提供了很多帮助（表 35-4）。

表 35-4　3D/4D 在产科中的临床应用

- 面部畸形和耳朵
- 鼻骨
- CNS 畸形
- 颅缝
- 脊柱
- 肢体
- 胎儿心脏
- 染色体异常和综合征
- 胎儿运动和行为

3D 超声最早的应用之一，即胎儿面部的成像，至今仍是最常用的技术之一。面部结构的解剖细节可以在 13 至 14 周的孕期使用表面成像技术进行评估。[1,40]

在 18~20 周的时间里，对于父母来说，胎儿的面部结构变得更加容易辨认，但由于胎儿面部缺少脂肪组织，这些图像看起来仍然比较骨感。获得面部表面成像的最佳时间是在 23~30 周；然而，就像 2D 超声成像一样，胎儿的位置和羊水量对成像质量影响很大，如果条件允许，直到足月都可以获得图像（图 35-32）。[1,40] 在表面成像模式下，许多前所未有的细节得以显示，比如眉毛、眼睑、嘴巴和耳朵。[40]

3D 超声对唇裂和腭裂的评估，以及对胎儿的耳朵和其他面部异常的成像，都是非常有用的。[1,3,5,6,7,17,40] 口面裂畸形在最常见的出生缺陷中排名第四，发生率约 1/700。[41] 在 2D 超声下，由于前腭的声影，单纯腭裂的诊断比唇裂更加困难。[41] 为了评估唇裂和腭裂，在矢状切面存储 3D 容积数据（图 35-33）。[41] 为了获得最高的分辨率，放慢扫描速度，并在前后径上使取样框尽可能的小。[41] 一种称作 3D 反转面部显示技术可以更准确地诊断后腭裂。[1,40,42] 在 MPR 格式中，表面成像的面部被旋转 180°，使胎儿的后腭到前腭的解剖结构都能显示。[1,40,42] 这种方法有助于消除从相反方向获得腭部、鼻腔和眼眶图像时产生的声影。[1] 阈值水平的调整决定

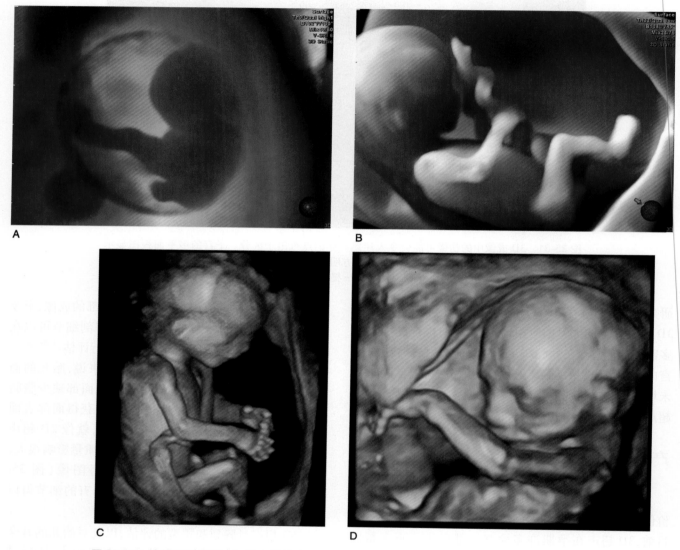

图 35-32　胎儿表面成像。A. 孕 8 周的胎儿显示妊娠囊和卵黄囊。这种成像技术提供了后方光源照射胎儿的外观。B. 孕 10 周的胎儿和脐带。C. 孕 13 周的胎儿。D. 孕 20 周的胎儿。(图片由 GE Healthcare，Wauwatosa，WI 提供)

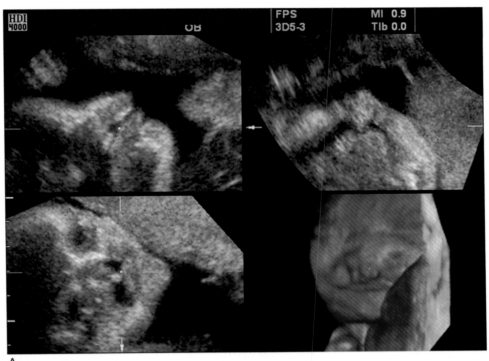

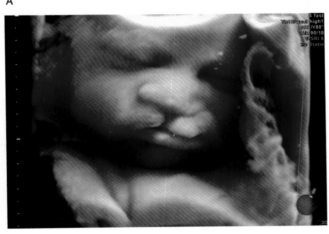

图 35-33　A. 这个 MPR 图像展示了唇裂和腭裂。(图片由 Philips Medical Systems,Bothell,WA 提供)B. 唇裂的重建图像。(图片由 GE Healthcare,Wauwatosa,WI 提供)

突出显示皮肤或者骨性结构。[40]

　　单次采集胎儿面部的容积数据就可以提供胎儿面部全面评估所需要的所有图像。[40]表面成像技术可用于评价嘴唇和耳朵,而最大模式可用于评估面部的骨性结构。在面部的横切面上使用平移或平行移动控制,观察者可以评估下颌骨、上颌骨、上颚、牙蕾和眼眶。[40]矢状面对于评估前额、鼻骨和下颌骨非常有用;冠状视图显示了面部的对称性、软组织,以及面部的骨性特征。[40]以上这些证明了从单个 3D 容积数据中可以获得多少信息。

　　缺失的鼻骨可以提示染色体异常的可能,因此显

示鼻骨的结构已经成为许多常规检查的一部分。获得一个真正的正中矢状视图对于诊断是至关重要的。[1,3,8,40]

　　非正中矢状切面的图像可能导致假阳性或假阴性的结果。[1,3,8,40]3D 多平面视图可以帮助超声技师确保选择正确的平面。真正的正中矢状面可以在三个切面上显示鼻骨。参考点的使用可以确保三个切面上都显示的是同一结构(图 35-34)。耳朵的异常与复杂的先天性畸形综合征有关。3D 表面成像模式可以更好地显示耳朵形态上的细节、位置和方向(图 35-35)。[40]

　　多切面视图也可以用来评估胎儿下巴的小下颌畸

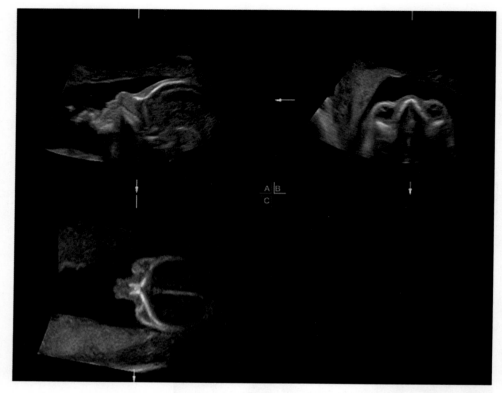

图35-34　胎儿面部的多平面视图。通过沿 X、Y、Z 轴旋转容积获得真正的正中矢状切面。将标记点放置在鼻骨上，可以在三个平面同时显示鼻骨。（图片由 GE Healthcare，Wauwatosa，WI 提供）

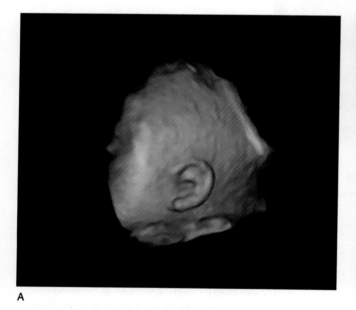

A

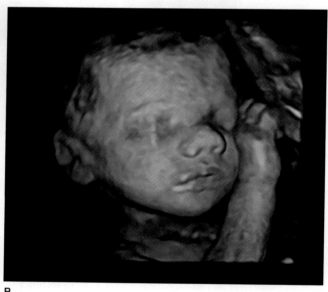

B

图35-35　表面成像模式可以用于详细评估胎儿耳部结构。（图片由 GE Healthcare，Wauwatosa，WI 提供）

形和下颌后缩。[40]这两种异常都增加了染色体异常的几率，因此，诊断这两种异常有重要的意义。同样，多切面视图的好处在于能够确保我们评估的面部轮廓是真正的正中矢状切面。[3,8]MPR 格式也可以更全面的评估胎儿颅骨骨缝和囟门。[1,3,4,5,6,7,14,40,42,43]在三个正交平面上，可以完整的观察到颅骨结构，可以评估在 2D 超声上难以显示的一些颅骨病变（图35-36）。[7]

　　3D 超声在评估胎儿中枢神经系统方面也有价值。[4,8,44]使用 MPR 视图允许临床医师从多个角度观察脊柱，使脊柱的评价更快、更全面（图35-37）。在脊柱

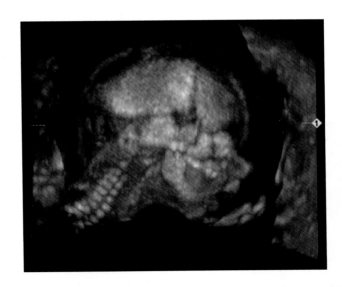

图 35-36　显示了胎儿的颅骨,这幅图使用最大模式突出胎儿的颅骨和骨缝。(图片由 GE Healthcare,Wauwatosa,WI 提供)

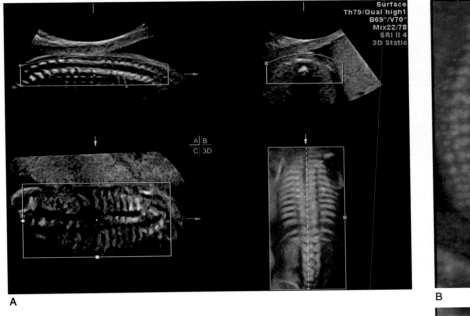

A

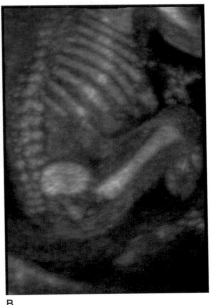

B

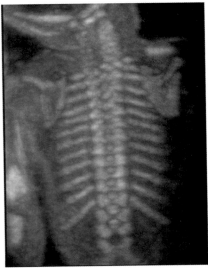

C

图 35-37　A.胎儿脊柱的多平面视图。在这个容积中使用容积控制可以评估整个脊柱。在矢状切面上沿着脊柱移动标记点,就可以在 B 和 C 平面上观察到同一椎体。B、C.最大成像模式显示的胎儿骨骼。(图片由 GE Healthcare,Wauwatosa,WI 提供)

裂的病例中,更容易评估病变的位置和严重程度。研究显示 3D 超声对病变的位置和严重程度提供了更真实的视图。[8]一旦储存了脊柱的容积数据,旋转或者平行移动模式可以用来在三个平面上评估脊柱的每个节段。最大强度模式对于骨性结构的评估非常有用,而表面成像模式可以突出皮肤的线条。[1,3,5,7,8,14,42]脊柱侧凸和半椎骨也可以被评估。[7,42]评估胎儿大脑时,传统 2D 超声对于胼胝体发育不良的诊断较为困难。[4]使用 3D 成像时,可以得到一个真正的正中矢状切面,因此可以得到更为明确的诊断(图 35-38)。[3,4,5,7,43]

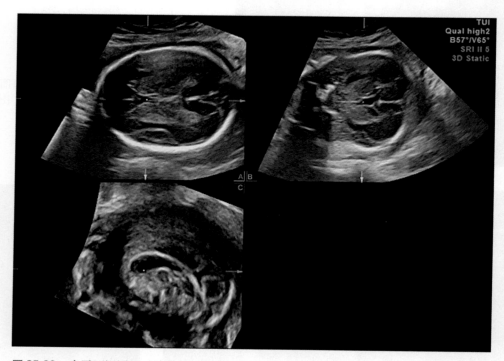

图 35-38　多平面视图显示胎儿的颅内结构。标记点放置在胼胝体上,可以在所有三个平面上显示。冠状切面的评估可以更确切的诊断胼胝体发育不良。(图片由 GE Healthcare,Wauwatosa,WI 提供)

3D 超声在早孕期的扫描中可以提供益处。在胎儿位置不好时,颈部透明层的扫查会非常耗时。在胎儿位置不理想的情况下,3D 多平面成像可以在短时间内准确的测量颈部透明层的厚度。[4,5,7,14,20,43]

3D 和 4D 超声在胎儿四肢的检查中都提供了临床价值。4D 成像显示了肢体的大小和形状,并观察它们的运动。[1,3,4,14,42]可以仔细的评估胎儿的腿和脚板,排除是否有异常比如马蹄足或摇篮足。[1]3D/4D 成像可以更好地显示多指、并指和内翻手。[17]4D 超声可以显示手的伸和握,用于排除胎儿是否患有 18 三体,因为这种胎儿的手经常收紧成拳头状(图 35-39)。[17]

心脏缺陷在产前超声诊断中是最常被忽视的疾病。先天性心脏病的发生率约 8/1000,是最常见的先天性畸形。[13]心脏缺陷的产前诊断增加了生存率,但只有 5%～22% 的病例在产前被发现。[12,13]AIUM 和美国放射学会(ACR)的指南都推荐基本的胎儿心脏切面扫查,包括四腔心切面,以及当条件允许时,心脏的双流出道切面。[16,45]在大动脉转位、主动脉弓缩窄和其他一些四腔心切面正常的心脏畸形中,流出道的检查至关重要。[13,45]需要流出道和大血管切面诊断的心脏畸形中,超声检出率不到 10%。[13]超声技师的技能和经验在先天性畸形的诊断中扮演了重要的角色。容积成像提供了两个工具来评估胎儿心脏,可以减少检查者的依赖性,这两个工具分别是时空关联成像技术,常被称为“STIC”和自动成像。使用这些技术可以提高先天性心脏病的检出率,减少新生儿的发病率和死亡率。[12,46]

从 2003 年开始使用的“STIC”,是一种有效的、标准化的评估胎儿心脏的工具。这一技术在所有的三个平面上都能产生更好的图像分辨率。[11]STIC 与任何容积技术一样,第一步是获取容积数据。一旦激活 STIC 模式,胎儿心脏的单次容积数据采集就开始了。根据 Falkensammer 和 Helmut 的说法:“系统根据它们的时

常,谁对患者负责?患者应该对此负责吗?[59]另一个问题是谁在为孕妇检查。未经培训的检查者可能会产生一种虚假的安全感,或者会出现假阳性结果,从而导致不必要的焦虑。[43]

医学界认为,在检查过程中,允许父母查看胎儿的 2D 或 3D 图像,并为父母提供有纪念意义的照片是合理的。尽管大多数的超声技师都是在检查结束以后给父母看图片,但是医学界并不允许纯粹为了获得纪念照片进行的检查。[43]

容积数据组合获取后的使用

获取容积数据组合仅仅是开始。正如我们已经讨论过的,在获取之后,任何时候,该容积都可以在扫描仪本身进行操作。只要在系统上保存了容积,就可以在最初的检查后几天甚至几周内进行操作。软件程序可以使超声机器上进行的操作转移到电脑上。[4]目前,设备上有 3D/4D 技术的大部分厂家同时提供了脱机电脑软件,可以接收机器上的容积数据组合。[4]这样就可以脱机进行操作和重建,甚至可以在远程位置进行操作。一个缺点是软件是专有的,这意味着程序不能接受来自其他厂家机器的数据,[4]限制了系统之间的容积数据交换。

2D 超声图像可以存储在 DICOM 格式中。在医学领域,DICOM 代表数字成像和通信。[3]根据 AIUM 的说法,"DICOM 标准及其补充物是工程师、制造商、科学家和其他成像专业人士共同合作,创造出的全球通用的文件格式定义和计算机通信代码,它能被所有制造商的扫描仪、服务器、工作站、打印机和网络硬件所采用。"[62]标准化的 DICOM 允许来自不同制造商的超声机器的图像可以在不同供应商提供的 PACS 系统上查看和储存。不幸的是,目前 3D 超声数据组合还没有可用的 DICOM 标准;因此,大多数的 PACS 工作站都不接受 3D 超声容积。DICOM 标准委员会正致力于开发 3D 超声的 DICOM标准。这被称为 DICOM 补充 43:3D 超声图像的存储。[49,63]一旦所有的超声设备和 PACS 制造商都采用 3D DICOM 标准,PACS 工作站将接受来自超声扫描仪的 3D 容积。若能在 PACS 工作站中重建容积数据组合,将会使 3D 更加容易的融入临床实践中。[3]

在妇产科超声中,容积成像所扮演的角色将会继续发展。在过去的 10 年里,3D 和 4D 成像技术在日常工作中的应用不断增加,并且对 3D/4D 的兴趣也在持续增长。2005 年关于 3D/4D 的 AIUM 共识会议上报告说:"当与 2D 超声结合使用时,3D 超声增加了在妇产科超声中选择适应证的诊断和临床价值。"[5]至少在不久的将来,3D 成像技术不会取代传统的二维成像技术,但是会作为一种补充技术。[3,7,42]3D 超声可以同时在获得的平面中和不能直接获得的平面比如冠状面中,显示数量巨大的图像,因此,增加了传统 2D 超声成像的诊断价值。[3,14]3D 超声被称为解决问题的工具,因为当处理复杂的情况时,这项技术的能力变得明显(表 35-6)。[1,3,40]

表 35-6　3D/4D 成像的好处
• 获得容积数据,而不是单个图像
• 在容积中能显示任何平面
• 获得二维成像中不能得到的平面
• 多种成像模式选择
• 表面成像
• 准确的体积测量
• 容积可以电子化储存,以便回顾
• 远程咨询
• 虚拟重新扫描
• 帮助临床理解
• 提高诊断信心
• 理解空间关系更好的视图
• 标准化
• 提高了生产率
• 教学正常和异常的解剖结构和标准化图像

为了将 3D 技术融入到实践中,超声这个团体需要做得更多的是培养超声技师和内科医生,不止是对 3D 超声的临床应用,还需要技术上的学习。[3,14]然而,不同的制造商之间缺乏统一标准,是培训的一个限制因素。[2,3,14,36]为了将 3D 超声融入日常实践中,这项技术必须更快、更容易使用和更直观(表 35-7)。[3,14]容积的获得、显示和处理需要形成流程。[3,14,36]诸如用于评估子宫的冠状平面的 Z 技术和用于评估胎儿心脏的旋转技术都简化了这一过程。随着诸如此类的技术越来越多,3D 的接受程度会更加广泛。与任何新技术一样,学习获取和处理容积需要时间,但一旦被克服了,这项技术带来的优势是值得这些时间成本的。随着技术的不断进步,3D/4D 成像技术也将不断进步。有很多东西需要学习,但这项研究是令人兴奋和鼓舞人心的。毫无疑问 3D 超声提供了独特的优势,并且它的应用将继续扩展。

表 35-7　3D/4D 成像的局限
• 学习曲线
• 没有标准化的采集流程和处理技术
• 3D 成像不能克服 2D 图像质量差的问题
• 在重建的平面上图像分辨率较低
• 声波的伪像和方向可能让人困惑
• 患者本身的情况也会影响成像,如羊水量较少、患者的体型和胎动

小结

- 计算机的大小,处理速度,以及储存能力与 3D 成像技术共同发展。
- 容积超声(3D 和 4D)是一系列 2D 图像的获取和储存。
- 像素是平面 2D 图像的一部分;体素的增加创造了图像或数据组合的容积部分。
- 容积的获取可以通过手动、传感器或自动采集获得。
- ROI 决定了在 X 轴、Y 轴(2D)和 Z 轴(3D)上所获得的数据量。
- 3D 或 4D 数据的图像质量取决于 2D 图像,因此在容积采集前需要优化图像。
- 最常见的 3D 图像视图格式是 MPR。
- 正交的 A、B 和 C 平面上的同一点表示了三个图像的相交点。
- C 平面是传统 2D 成像无法获得的解剖冠状面的图像。
- 三个正交图片的处理可以重建出无数图像。
- 多层或断层超声是数据组合中 2D 图像的系列显示。
- 3D 数据的渲染允许显示感兴趣的特定解剖结构比如骨性结构或者面部特征。
- 表面成像技术显示了结构的表面,如显示胎儿面部和四肢的表面。
- 当虚拟的解剖刀将周围结构移除时,透明度改变了我们看透体素的程度,增加了我们对需要观察结构的可视化。
- 最大模式、骨骼模式或 X 线模式可以对胎儿骨骼结构进行成像。

- 最小模式和反转模式可以帮助评估低回声的结构。
- 与彩色多普勒结合应用的透明体模式,通过降低表面组织的透明度,突出显示血管解剖。
- 可以在检查过程中处理 3D 数据组合,也可以在数据组合储存后再进行处理。
- VOCAL 帮助不规则解剖结构或者腔室的测量,如子宫腔内的容积和胎儿的肢体。
- 4D 成像增加了数据的时间性,产生了实时显示。
- Z 技术是帮助子宫冠状面重建的系统化的过程。
- 2D 显像中出现的伪像也会转移到 3D 数据中。
- 容积显像可能会改变超声技师如何进行检查的方式。
- 胎儿检查中的 3D 数据处理可以显示出胎儿的缺陷,例如在心脏成像中采用的 STIC 技术。
- 妊娠过程中的容积显像已经显示可以增加父母的亲昵感、降低父母的焦虑和培养正确的健康习惯。

思考题

1. 一位孕 30 周的孕妇为了行胎儿 3D 检查来就诊。胎儿在这家诊所之前的常规检查已显示患有腭裂。用哪种成像方法来显示此胎儿的面部异常最好?请阐述你的答案。

2. 这张图片是 3D 数据图像中的一个例子(图 32-44)。飞利浦称其为 iSlice,GE 称之为断层超声成像(tomographic Ultrasound Imaging),而西门子称之为 fourSight。用这种模式显示常规解剖结构有什么优缺点?(图 35-44)

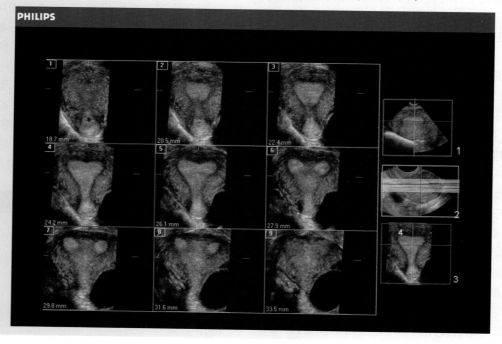

(罗红　刘丹　译)

参考文献

1. Kurjak A, Miskovic B, Andonotopo W, et al. How useful is 3D and 4D ultrasound in perinatal medicine? *J Perinat Med.* 2007;35(1):10–27.
2. Stephenson SR. 3D and 4D sonography: history and theory. *J Dent Med Sci.* 2005;21:392–399.
3. Benacerraf BR, Benson CB, Abuhamad AZ, et al. Three and 4-dimensional ultrasound in obstetrics and gynecology: proceedings of the American Institute of Ultrasound in Medicine consensus conference. *J Ultrasound Med.* 2005;24(12):1587–1597.
4. Timor-Tritsch IE, Platt LD. Three-dimensional ultrasound experience in obstetrics. *Curr Opin Obstet Gynecol.* 2002;14(6):569–575.
5. Timor-Tritsch IE, Monteagudo A. Three and four-dimensional ultrasound in obstetrics and gynecology. *Curr Opin Obstet Gynecol.* 2007;19(2):157–175.
6. Chaoui R, Heling KS. Three-dimensional ultrasound in prenatal diagnosis. *Curr Opin Obstet Gynecol.* 2006;18:192–202.
7. Goncalves LF, Lee W, Espinoza J, et al. Three- and 4-dimensional ultrasound in obstetric practice: does it help? *J Ultrasound Med.* 2005;24(12):1599–1624.
8. Lee W. 3D fetal ultrasonography. *Clin Obst and Gynecol.* 2003;46(4):850–867.
9. Angiulli A, Tai A, Easterbrook S. *Voluson Electronic 4D Imaging: Designed for Women's Health.* GE Healthcare, Wauwatosa, WI; 2014.
10. Hagle J, Bicknell SG. Impact of 3D sonography on workroom time efficiency. *Am J Roentgenol.* 2007;188(4):966–969.
11. DeVore GR. Three-dimensional and four-dimensional fetal echocardiography: a new frontier. *Curr Opin Pediatr.* 2005;17(5):592–604.
12. Goncalves LF, Lee W, Espinoza J, et al. Examination of the fetal heart by four-dimensional (4D) ultrasound with spatio-temporal image correlation (STIC). *Ultrasound Obstet Gynecol.* 2006;27(3):336–348.
13. Tuning N. Does spatiotemporal image correlation enhance the diagnostic usefulness of 3D and 4D fetal cardiac imaging? A literature review. *J Dent Med Sci.* 2007;23:75–84.
14. Chaoui R, Heling KS. Three-dimensional ultrasound in prenatal diagnosis. *Curr Opin Obstet Gynecol.* 2006;18:192–202.
15. Yagel S, Cohen SM, Messing B, et al. Three-dimensional and four dimensional ultrasound applications in fetal medicine. *Curr Opin Obstet Gynecol.* 2009;21(2):167–174.
16. DeVore GR, Polanko B. Tomographic ultrasound imaging of the fetal heart: a new technique for identifying normal and abnormal cardiac anatomy. *J Ultrasound Med.* 2005;24(12):1685–1696.
17. Zheng Y, Zhou XD, Zhu YL, et al. Three- and 4-dimensional ultrasonography in the prenatal evaluation of fetal anomalies associated with trisomy 18. *J Ultrasound Med.* 2008;27(7):1041–1051.
18. Benacerraf BR. Inversion mode display of 3D sonography: applications in obstetric and gynecologic imaging. *Am J Roentgenol.* 2006;187(4):965–971.
19. Kalache KD, Espinoza J, Chaiworapongsa T, et al. Three-dimensional ultrasound fetal lung volume measurement: a systematic study comparing the multiplanar method with the rotational (VOCAL) technique. *Ultrasound Obstet Gynecol.* 2003;21(2):111–118.
20. Shaw SW, Hsieh TT, Hsu JJ, et al. Measurement of nuchal volume in the first trimester down screening using three-dimensional ultrasound. *Prenat Diagn.* 2009;29:69–73.
21. Sakhel K, Benson CB, Platt LD, et al. Role of 3-Dimensional sonography as a first-line imaging technique in the cost-effective evaluation of gynecological pelvic disease. *J Ultrasound Med.* 2013;32:381–388.
22. Benacerraf BR, Shipp TD, Bromley B. Improving the efficiency of gynecologic sonography with 3-dimensional volumes: a pilot study. *J Ultrasound Med.* 2005;25(2):165–171.
23. Ghi T, Casadio P, Kuleva M, et al. Accuracy of three-dimensional ultrasound in diagnosis and classification of congenital uterine anomalies. *Fertil Steril.* 2009;92(2):808–813.
24. Wu MH, Pan HA, Chang FM. Three dimensional and power Doppler ultrasonography in infertility and reproductive endocrinology. *Taiwan J Obstet Gynecol.* 2007;46:209–214.
25. Bocca SM, Oehninger S, Stadtmauer L, et al. A Study of the cost, accuracy, and benefits of 3-dimensional sonography compared with hysterosalpingography in women with uterine abnormalities. *J Ultrasound Med.* 2012;31:81–85.
26. Bocca S, Abuhamad AZ. Use of 3-dimensional sonography to assess uterine anomalies. *J Ultrasound Med.* 2013;32:1–6.
27. Lev-Toaff AS, Pinheiro LW, Bega G, et al. Three-dimensional multiplanar sonohysterography: comparison with conventional two-dimensional sonohysterography and x-ray hysterosalpingography. *J Ultrasound Med.* 2001;20(4):295–306.
28. Wilson M, Whyte-Evans J. The use of volume imaging in the evaluation of intrauterine contraceptive devices. *J Dent Med Sci.* 2009;25:38–43.
29. Zohav E. Use of three-dimensional ultrasound in evaluating the intrauterine position of a levonorgestrel-releasing intrauterine system. *Reprod Biomed Online.* 2007;14:495–497.
30. Oliveira M, Johnson D, Switalski P, et al. Optimal use of 3D and 4D transvaginal sonography in localizing the Essure contraceptive device. *J Dent Med Sci.* 2009;25:163–167.
31. Lipschuetz M, Valsky DV, Shick-Naveh L, et al. Sonographic finding of postpartum levator ani muscle injury correlates with pelvic floor clinical examination. *Ultrasound Obstet Gynecol.* 2014;44:700–703.
32. Steensma AB. Ultrasound imaging of the pelvic floor: linking anatomical findings with clinical symptoms. 2009. http://repub .eur.nl/pub/18053/090623_Steensma,%20Anneke%20Baukje.pdf. Accessed July 25, 2016.
33. Abdool Z, Sultan AH, Thakar R. Ultrasound imaging of the anal sphincter complex: a review. *Br J Radiol.* 2012;85:865–875.
34. Falkert A, Willmann A, Endress E, et al. Three-dimensional ultrasound of pelvic floor: is there a correlation with delivery mode and persisting pelvic floor disorders 18–24months after first delivery? Ultrasound Obstet Gynecol. 2013;41:204–209.
35. Benacerraf BR, Shipp TD, Bromley B. Which patients benefit from a 3D reconstructed coronal view of the uterus added to standard routine 2D pelvic sonography? *Am J Roentgenol.* 2008;190:626–629.
36. Abuhamad AZ, Singleton S, Zhao Y, et al. The Z technique: an easy approach to the display of the midcoronal plane of the uterus in volume sonography. *J Ultrasound Med.* 2006;25(5):607–612.
37. Alcazar JL, Cabrera C, Galvan R, et al. Three-dimensional power Doppler vascular network assessment of adnexal masses: intraobserver and interobserver agreement analysis. *J Ultrasound Med.* 2008;27(7):997–1001.
38. Alcazar JL, Rodriguez D. Three dimensional power Doppler vascular sonographic sampling for predicting ovarian cancer in cystic-solid and solid vascularized masses. *J Ultrasound Med.* 2009;21:1105–1111.
39. Abuhamad AZ. Clinical implications of the echo enhancement artifact in volume sonography of the uterus. *J Ultrasound Med.* 2006;25:1431–1435.
40. Kurjak A, Azumendi G, Andonotopo W, et al. Three- and four-dimensional ultrasonography for the structural and functional evaluation of the fetal face. *Am J Obstet Gynecol.* 2007;196:16–28.
41. Platt LD, DeVore GR, Pretorius DH. Improving cleft palate/cleft lip antenatal diagnosis by 3-dimensional sonography: the "flipped face" view. *J Ultrasound Med.* 2006;25(11):1423–1430.
42. Avni FE, Cos T, Cassart M, et al. Evolution of fetal ultrasonography. *Eur Radiol.* 2007;17(2):419–431.
43. Benacerraf BR. Three-dimensional fetal sonography: use and misuse. *J Ultrasound Med.* 2002;21(10):1063–1067.
44. Rizzo G, Abuhamad AZ, Benacerraf BR, et al. Sonography for the prenatal diagnosis of central nervous system defects. *J Ultrasound Med.* 2011;30:1003–1008.
45. DeVore GR, Polanco B, Sklansky MS, et al. The 'spin' technique: a new method for examination of the fetal outflow tracts using three-dimensional ultrasound. *Ultrasound Obstet Gynecol.* 2004;24:72–82.
46. Abuhamad A, Falkensammer P, Reichartseder F, et al. Automated retrieval of standard diagnostic fetal cardiac ultrasound planes in the second trimester of pregnancy: a prospective evaluation of software. *Ultrasound Obstet Gynecol.* 2008;31:30–36.
47. Falkensammer P, Helmut B. 4D fetal echocardiography: spatio-temporal image correlation for fetal heart acquisition. Ultrasound Technology Update. http://www.gehealthcare.com/euen/ultrasound/docs /education/whitepapers/UltrasoundTechnologyUpdate-STIC.pdf. Accessed September 25, 2009.
48. Yeo L, Romero R. How to acquire cardiac volumes for sonographic examination of the fetal heart: Part 1. *J Ultrasound Med.* 2016;35:1021–1042.
49. Yagel S, Cohen SM, Shapiro I, et al. 3D and 4D ultrasound in fetal cardiac scanning: a new look at the fetal heart. *Ultrasound Obstet Gynecol.* 2007;29:81–95.
50. Zhivora SM. Improving detection of transposition of the great arteries in routine obstetric sonographic screening. *J Dent Med Sci.* 2008;24:279–283.
51. Gindes L, Hegesh J, Weisz B, et al. Three and four dimensional

ultrasound: a novel method for evaluating fetal cardiac anomalies. *Prenat Diagn*. 2009;29(7):645–653.

52. Yeo L, Romero R. How to acquire cardiac volumes for sonographic examination of the fetal heart: Part 2. *J Ultrasound Med*. 2016;35:1043–1066.

53. Gibson KS, Stetzer B, Catalano PM, et al. Sonography for estimation of birth weight and neonatal adiposity in the setting of suspected fetal macrosomia. *J Ultrasound Med*. 2016;35:1123–1129.

54. Lee W, Balasubramaniam M, Determ RL, et al. Fetal growth parameters and birth weight: their relationship to newborn infant body composition. *Ultrasound Obstet Gynecol*. 2009;33(4):441–446.

55. Dolkart L, Harter M, Snyder M. Four-dimensional ultrasonographic guidance for invasive obstetric procedures. *J Ultrasound Med*. 2005;24(9):1261–1266.

56. Pretorius DH, Hearon HA, Hollenbach KA, et al. Parental artistic drawings of the fetus before and after 3-/4-dimensional ultrasonography. *J Ultrasound Med*. 2007;26:301–308.

57. Benacerraf BR, Shipp TD, Bromley B. Three-dimensional US of the fetus: volume imaging. *Radiology*. 2006;238:988–996.

58. Lee S, Pretorius DH, Asfoor S, et al. Prenatal three-dimensional ultrasound: perception of sonographers, sonologists, and undergraduate students. *Ultrasound Obstet Gynecol*. 2007;30:77–80.

59. Wiseman CS, Kiehl EM. Picture perfect: benefits and risk of fetal 3D ultrasound. *Am J Matern Child Nurs*. 2007;32:102–109.

60. Burlbaw J. Obstetric sonography – that's entertainment? *J Dent Med Sci*. 2004;20:444–448.

61. AIUM. AIUM official statement on keepsake imaging. Available at: http://www.aium.org/publications/viewStatement.aspx?id=31. Accessed September 25, 2009.

62. AIUM. DICOM–explained. Available at: http://www.aium.org/misc/dicom.aspx. Accessed September 25, 2009.

63. NEMA. Digital Imaging and Communications in Medicine (DICOM) Supplement 43: Storage of 3D Ultrasound Images. Available at: ftp://medical.nema.org/medical/dicom/final/sup43_ft.pdf. Accessed August 1, 2016.